U0195762

医院管理规范与
公共卫生服务实践指南

主编　陈　凌　李增元　张庆泉　徐　涛
　　　刘莎莎　侯　艳　任金亭　李乔娟

上海科学技术文献出版社
Shanghai Scientific and Technological Literature Press

图书在版编目（CIP）数据

医院管理规范与公共卫生服务实践指南 / 陈凌等主编 .-- 上海：上海科学技术文献出版社,2023
ISBN 978-7-5439-8971-9

Ⅰ.①医… Ⅱ.①陈… Ⅲ.①医院 – 管理规范 – 指南 ②医院 – 公共卫生 – 卫生服务 – 指南 Ⅳ.
① R197.32-62②R199.2-62

中国国家版本馆CIP数据核字（2023）第199618号

组稿编辑：张　树
责任编辑：王　珺
封面设计：宗　宁

医院管理规范与公共卫生服务实践指南
YIYUAN GUANLI GUIFAN YU GONGGONGWEISHENG FUWU SHIJIAN ZHINAN
主　　编：陈　凌　李增元　张庆泉　徐　涛　刘莎莎　侯　艳　任金亭　李乔娟
出版发行：上海科学技术文献出版社
地　　址：上海市长乐路746号
邮政编码：200040
经　　销：全国新华书店
印　　刷：山东麦德森文化传媒有限公司
开　　本：787mm×1092mm　1/16
印　　张：35
字　　数：893 千字
版　　次：2023年8月第1版　2023年8月第1次印刷
书　　号：ISBN 978-7-5439-8971-9
定　　价：198.00 元

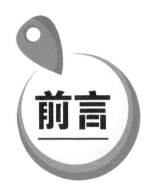

前言

公共卫生与管理学、经济学、法学等多门学科的关系十分密切。医院作为公共卫生体系不可或缺的重要组成部分，是公共卫生信息的重要来源，也是各类公共卫生服务的重要提供者，在公共卫生工作中发挥着重要作用，其工作开展的质量极大程度影响着公共卫生服务的质量和效益。现阶段，医院管理的主要任务是认真贯彻执行国家的卫生方针政策，增进医院发展活力，充分调动医院及医务人员的积极性，不断提高医院服务质量和效率，更好地为人民健康服务，为构建社会主义和谐社会服务。而医院管理规范化是医疗体系中非常重要的一环，是提高医师诊疗水平、保证医院医疗服务质量与安全的保障，也是规范公共卫生服务实践不可缺少的一部分。因此，编者编写了本书，旨在为各级公共卫生机构提供规范化管理方案，进一步指导公共卫生服务实践。

本书从医院管理入手，首先简单讲解了医院管理学的内容；随后，围绕医院管理中的常见问题进行讲解，涉及医务及医疗安全管理、医院电子病历管理、医院病案质量管理、医院绩效管理、医院固定资产管理和医疗废物管理等内容；最后，基于医院管理规范化进行延伸，详细总结了公共卫生的相关内容，围绕卫生政策研究和社区卫生服务管理进行了讲解。本书旨在强化医院管理和公共卫生实践的基本理论与基本技能，提高各级公共卫生服务提供者处置突发公共卫生事件、管理医疗机构公共卫生、预防控制疾病的能力，适用于各级医疗机构管理者及从事公共卫生相关工作的从业人员。

虽然,本书在编写过程中参考了大量国内外文献,但由于编者学识水平有限,对医疗机构公共卫生工作的理解还缺乏一定的深度和广度,若有不当之处敬请读者给予批评指正。

《医院管理规范与公共卫生服务实践指南》编委会
2023 年 5 月

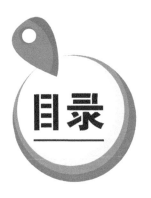

目录

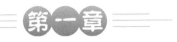

第一章 医院管理学

第一节 医院管理学概述

一、医院管理及医院管理学的概念

(一)医院管理的概念

医院管理是指根据医院的环境和特点,运用现代管理理论和方法,通过计划、组织、控制、激励和领导等活动,使医院的人力、物力、财力、信息、时间等资源得到有效配置,以期更好地实现医院整体目标的过程。医院管理活动的目的是要在有限的医疗卫生资源条件下,以充分实现医院的最佳社会效益和经济效益,发挥医院的整体效能并创造出最大的健康效益。医院管理的主要任务是认真贯彻执行国家的卫生方针政策,增进医院发展活力,充分调动医院及医务人员的积极性,不断提高医院服务质量和效率,更好地为人民健康服务,为构建社会主义和谐社会服务。

(二)医院管理学的概念

医院管理学是运用现代管理科学的理论和方法,研究并阐明医院管理活动的规律及其影响因素的应用学科。医院管理学是管理学的一个分支和理论性、实践性、综合性较强的学科,既与医学科学相联系,又与其他社会科学及自然科学紧密相连,是医学和社会科学的交叉学科。医院管理学与管理学、组织行为学、社会学、公共政策学、经济学、卫生事业管理学、卫生经济学、卫生法学、卫生统计学、流行病学等许多学科有着十分密切的关系。

二、医院管理研究的主要任务与研究对象

(一)医院管理研究的主要任务

医院管理研究的目的是发现医院管理活动的客观规律,完善和发展医院管理科学理论,指导医院管理活动实践。医院管理研究的主要任务是研究医院系统的管理现象和运行规律,医院系统在社会系统中的地位、功能和制约条件,医院管理体制,监督、补偿、治理和运行等机制,医院内部组织领导、经营管理、质量控制和资金、人力、物流、信息等要素的组织协调等。

医院管理研究是卫生政策与管理研究的重要领域,是研究医院管理现象及其发展规律的科学,综合运用政策学、经济学、管理学的原理和方法,研究影响医院发展的宏观管理体制、运行机

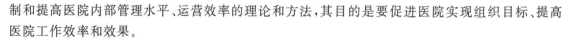

制和提高医院内部管理水平、运营效率的理论和方法,其目的是要促进医院实现组织目标、提高医院工作效率和效果。

(二)医院管理学的研究对象

医院管理学的研究对象主要是医院涉及的要素、医院系统及各子系统的管理现象和规律,系统之间的关系、定位、作用和制约机制,医院运行的过程及影响其运行的内外环境,同时也要研究医院系统在社会大系统中的地位、作用和制约条件。

三、医院管理学的研究内容和学科体系

(一)医院管理学的研究内容

医院管理学的研究内容主要包括:医院管理的基本理论和方法;与医院管理紧密相关的卫生发展战略与卫生政策、卫生服务体系、卫生资源及筹资体系等卫生管理内容;医院人力资源管理、质量管理、信息管理、财务管理、经营管理、后勤保障管理、绩效管理等内部运行管理内容。

也有将医院管理研究分为理论研究、宏观政策研究、服务体系研究、微观运行管理研究等内容。理论研究包括医院管理思想、管理原则、医院管理研究方法论、研究对象、学科体系、医院管理职能等。宏观政策研究包括运用系统论思想,研究医院在卫生体系中的地位、作用及运行规律,管理体制、运行机制、监管机制,以探索医院整体发展思路和战略目标等宏观战略研究;法律法规、政策、税收、支付等政策环境,群众卫生服务需要、需求等社会环境,经济环境,竞争环境等环境研究。服务体系研究包括医疗服务体系、区域医疗规划及资源配置、城乡医疗服务网、医院分级管理等。微观运行管理研究主要包括:运用管理学基本理论,研究医院管理的各个环节,领导,计划,决策,控制,效率(人员、设备的利用),医院业务流程管理等;组织人事管理,经营管理,质量管理,财务管理,信息管理,后勤管理等。

(二)医院管理学的学科体系

医院管理学的研究内容非常广泛,有必要对其学科体系进行划分,明确该学科的研究对象、研究范畴及其之间的有机联系,促进医院管理学的学科建设和发展。关于医院管理学的学科体系,目前国内外还没有形成完全一致的看法,有以医院科室和部门设置为基础进行分类的,如医疗科室管理、医技科室管理、护理管理、病案管理等;也有划分为业务管理、行政管理、经济管理等。这些分类方法概念不够清晰,难以形成理论体系。为了突出医院管理的理论性、整体性、层次性、实践性及实用性等特点,多数医院管理研究者将其分为综合理论和应用管理两大部分。

1.综合理论部分

综合理论部分也称为医院管理学总论,主要研究医院管理的基本原理与医院概论等基本理论问题,包括医院管理学的概念、研究对象、学科体系与发展,医院管理的职能和方法、医院管理的政策等。

医院概论主要从社会角度来研究医院这个特定系统的一般规律,主要包括医院的发展历史、定义和类型、性质、地位、工作特点、任务和功能、医院管理的方针政策、医院发展趋势、医疗法规等。

此外,还要研究医院体系的管理,包括医院管理体制、治理机制、补偿机制、运行机制和监管机制,医院服务体系的布局与发展规划、医院资源的筹集与使用(如医疗保障制度、医院支付方式改革等)、城乡医疗服务网建设和医院之间协作等。

2.应用管理部分

应用管理部分也可以称为医院管理学各论,主要研究医院管理这个系统中既相互联系又有

区别的各个要素及其之间的关系等。这些要素管理主要有组织及人力资源管理、质量管理(医疗管理、技术管理、质量改进、安全管理)、信息管理、财务与经营管理(即经济管理)、科教管理、后勤管理(包括物资设备、后勤保障)等。由这些要素形成各个专业的管理,有些专业管理又可以分为若干子系统。

(1)组织管理:为了实现医院目标,将医院的人员群体按照一定的功能分工划分成相应的组织机构并有机结合,使其按一定的方式与规则进行活动的集合体。医院组织机构设置是医院进行各项活动的基本条件,医院组织管理也是整个医院管理的基础。

(2)人力资源管理:人力资源是任何组织中的第一资源,在医院中则更为重要。医院人力资源管理包括人员的录用、培养、使用等相关的体制和激励约束机制、人员的编配、职权的划分、医德医风建设等。

(3)质量管理:对医院活动全过程进行组织、计划、协调和控制,从而提高技术水平、医疗质量和技术经济效果,包括医疗服务的及时性、有效性、安全性,患者的满意度,医疗工作效率,医疗技术经济效果等内容,可以具体划分为医疗管理、技术管理、质量改进和安全管理。

(4)信息管理:信息处理、信息系统的建立和情报资料的管理,如医院统计、病案管理、资料管理等。它作为一项专业管理,贯穿在各项专业及其相互联系中。

(5)财务管理:进行经济核算和成本核算,降低医疗成本,避免浪费。管好用好资金,合理地组织收入和支出,以较少的财力和物力发挥较大的医疗技术经济效果,保证医疗业务的开展及发展业务的需要。

(6)经营管理:从医院经济实体性的角度,将医院经济活动与医疗服务活动相结合,社会效益与经济效益相统一基础上的经济管理过程。医院经营主业是医疗业务,同时有科研、教学、预防保健服务、医药器材物品生产与加工,以及其他生产经营活动。

(7)科教管理:将现代管理学原理、方法应用于医院的科技活动及教学中,调动临床科技人员和医院有关部门的积极性,实现在科技活动中各要素的最佳组合并发挥最大效能。内容包括医院科研规划及实施管理、科研制度管理、科研人才管理、科研经费管理、临床医学教育管理、住院医师规范化培训、继续医学教育管理等。

(8)后勤管理:围绕医院的中心任务,对医院的能源供给、环境卫生、保养维修、车辆调度、生活服务、药品器材、医疗设备等进行计划、组织、协调和控制,以保障医院工作的顺利进行,可以划分为总务保障管理、物资管理和设备管理。

医院管理系统各部分可以有各自的目标,但医院作为一个整体系统则有一个总的目标,医院各个子系统的运行和各项专业的管理都必须围绕医院总体目标的实现而进行。医院各项专业管理各有特点,但又密切联系,在实际管理工作中相互交叉、难以分割。不同历史时期,医院管理学研究的内容也各有侧重。在新的形势下,"以人为本"的服务观与"以患者为中心"的医疗观已成为医院管理研究的主旋律。如何完善医疗服务体系,改革医院管理体制及治理、运行、补偿和监管机制,转变医院发展模式,加强医院内部管理,减轻患者负担等,已经成为当前医院管理研究的重要内容。而关于医院质量管理、医院经营管理、医学科技与教育、职业道德建设、医院管理理论等的研究,则是医院管理学研究的长久课题。

四、医院管理学的研究方法

目前我国医院管理正处于从经验管理向科学管理的转变之中,医院管理实践中产生许多新的问题,迫切需要从医院管理学学科发展的角度进一步研究,这就必然需要了解医院管理学的一般研究方法,属于方法论中一般科学方法论和具体科学方法论的范畴。医院管理学是一门交叉学科,其研究方法多为借鉴管理学、社会学、经济学和医学等学科的理论和方法,结合医院管理的特点和规律,研究解决医院管理中的问题。主要方法可以分为定性研究和定量研究。

(一)定性研究方法

定性研究方法是社会学常用的一种探索性研究方法,多运用在关于事物性质的研究。通常是根据研究者的认识和经验确定研究对象是否具有某种性质或某一现象变化的过程及原因。定性研究方法主要是通过特定的技术或方式获得人们的一些主观性信息,对特定问题的研究具有相当深度,通常是定量研究的先前步骤。常用的定性研究方法如下。

1.观察法

观察法是社会学研究的最基本方法之一,它不同于日常生活中的一般观察,而是一种有意识的系统行为。定性观察法是指在自然状态下对研究对象的行为和谈话进行系统、详细的观察,并记录其一言一行。

2.访谈法

访谈法是指研究者在一定的规则下,按照事先确定的目的和内容,面对面地询问被访者并通过与其交谈获取有关信息的方法;可以分为非结构式访谈、半结构式访谈和结构式访谈,通常与观察法结合使用。

3.专题小组讨论法

专题小组讨论法也称焦点小组讨论法,是由一个经过训练的主持人以一种无结构的自然形式召集一小组同类人员(通常不超过 12 人),对某一研究专题在主持人协调下展开讨论,从而获得对讨论问题的深入了解的一种定性研究方法。该方法常用于收集目标人群中较深层次的信息,定性了解人们对某问题的看法和建议等。经常作为定量调查的补充。

4.选题小组讨论法

选题小组讨论法是一种程序化的小组讨论过程,召集 6～10 人来讨论某个特定问题的有关方面及原因,并对其进行收集判断,以确定优先方案。该方法既提供了表达个性和权威的机会,也照顾到了大多数人的意见,常用于社会需求评估。

5.文献分析方法

文献分析方法是通过查阅有关文献资料或记录,在较短时间内尽快了解某个研究问题相关情况的一种方法,是开展各种研究通常必不可少的一种重要方法。

6.德尔菲法

德尔菲法是一种预测和决策的方法,通过匿名方式,让专家独立地针对一个问题进行思考,并采用信函方式与研究者建立信息联系。研究者对信函信息汇总整理并将主要结果反馈给各位专家,供专家再次分析判断,反复多次后,专家意见趋于一致。该方法通常用于预测领域,也可广泛应用于各种评价指标体系的建立和具体指标的确定过程。

7.新发展的研究方法

新发展的研究方法主要有头脑风暴法、SWOT 分析法、利益相关者分析法、情景分析法等。

(二)定量研究方法

定量研究方法是指运用概率论及统计学原理对社会现象的数量特征、数量关系及变化等方面的关系进行研究,并能用定量数据表示结论的一种研究方法。该方法使人们对社会现象的认识趋向精确化,与定性研究相结合以进一步准确把握事物发展的内在规律。

常用方法有系统分析法、预测分析法、投入产出分析法、统计分析法和层次分析法等。

（辛先祥）

第二节 医院管理学的方法论与基本原则

一、医院管理学的方法论

方法论是指认识世界和改造世界的一般方法,在不同层次上有哲学方法论、一般科学方法论、具体科学方法论之分。关于认识世界、改造世界、探索实现主观世界与客观世界相一致的最一般的方法理论是哲学方法论;研究各门学科,带有一定普遍意义,适用于许多有关领域的方法理论是一般科学方法论;研究某一具体学科,涉及某一具体领域的方法理论是具体科学方法论。三者是互相依存、互相影响、互相补充的对立统一关系。哲学方法论在一定意义上带有决定性作用,它是各门科学方法论的概括和总结,是最为普遍的方法论,对一般科学方法论和具体科学方法论有着指导意义。

每一门学科都有其方法论,也就是总的指导思想和原则。研究我国医院管理,其方法论应该包括,必须从我国的国情和医院发展的实际出发,掌握有关社会科学、现代管理科学和医学科学等知识,并以此为基础,运用一般科学研究的基本方法,如定性调查的方法、统计和实验等定量的方法、综合分析的方法等。同时要研究现代管理科学在医院管理中的应用,紧密结合国情和实际,借鉴国外一切先进的科学管理理论和经验。重视我国医院管理的实践经验,全面理解医院作为社会事业重要组成部分的性质,坚持社会效益第一的原则和促进人民健康的根本宗旨,合理运用医院管理的相关理论和方法。

二、医院管理学的基本原则

医院管理学作为一门科学,其发展既要遵循哲学层面的普遍客观规律、也要遵循管理科学的一般规律,还要紧密结合本学科领域的特点。医院管理学的发展应坚持以下原则。

(一)遵循医院管理客观规律

马克思主义认为,规律是事物、现象或过程之间的必然关系。规律具有本质性的内部联系,也是现象间的必然关系,是现象中的普遍东西。管理作为一门科学,存在不以人们意志为转移的客观规律。医院管理者的责任就是要正确认识并把握医院管理的客观规律,运用科学管理方法,使医院良好运行并实现其发展目标。切忌脱离客观实际、主观随意。

(二)坚持发展的观点

一切客观事物都处在不断运动、发展、变化之中,因此医院管理必须与不断发展变化着的客观实际相适应。医院管理的对象是发展、运动着的,新情况、新问题不断出现,发展观点强调管理上的动态性、灵活性和创造性。要始终坚持发展的观点,改革创新,切不可满足现状,墨守成规,停滞不前,思想僵化。

（三）坚持系统的观点

所谓系统，一般是指由相互作用和相互依赖的若干组成部分相结合而成为具有特定功能的有机整体。任何系统都不是孤立的，它总是处在各个层次的系统之中，它在内部和外部都要进行物质、能量、信息的交换。所谓系统的观点，就是把所研究的事物看作是一个系统。医院正是这样一个系统，因此，研究医院管理必须坚持将医院作为一个整体系统加以研究。医院作为一个系统，由人员、设备、物资、经费、信息等要素组成，并按功能划分为若干子系统及更小的子系统，形成层次结构。

（四）坚持"以人为本"的理念

人是一个系统中最主要、最活跃的要素，也是一切活动的最重要资源。重视人的因素，调动人的积极性，已成为现代管理的一条重要观点。传统管理以管理事务为主体，现代管理则发展到以人为主体的管理，即只有充分调动人的积极性、主动性、创造性，才能实现管理的目标。在医院系统中，服务提供者是医院员工，服务对象是病患中的人，这就要求在医院管理中既要充分调动医院员工的积极性、主动性和创造性，又要切实尊重患者、服务患者，真正做到"以人为本"。

（五）遵循医疗行业特点

医疗行业作为一个服务行业，有其显著特点。医院是一个劳动、知识和资金密集型兼有的组织，对生产诸要素中劳动力素质的依赖更为明显；医疗服务具有明确的区域性、连续性、协调性和可记性等特点，且调节供需矛盾的方法少、效果差、难度大和周期长；医疗服务的产出直接依赖消费者的协作，医疗服务消费者严重依赖提供者；由于医疗服务的需求弹性较小，医疗服务的价格和服务的效用、意愿之间的关系并不紧密。医院提供的服务是直接面对消费者的即时性供给，具有明显的不确定性、专业性、垄断性和不可替代性，同时责任重大、客观上要求无误和完整，还有部分福利性的特点。医疗服务的需求者具有明确的目的性，即以较少的花费治愈疾病；但其寻求服务的过程则是盲目的、被动的和不确定的；同时医疗服务要求公益性和公平性，往往表现为第三方付费。

医疗服务具有其他服务性行业难以比拟的复杂性，医院管理者要认真研究。

（六）坚持一切从实际出发

医院管理研究在我国还是一门新兴学科，其理论体系、研究方法还很不完善，大多是直接学习和借鉴其他一些学科的理论和方法，尚未形成独立的学科体系。在这样一个阶段，我们必须加强医院管理理论的研究，同时又要认真总结我国医院改革发展的经验和教训，紧密结合医药卫生体制改革的实际，坚持理论研究与医院实践相结合。在研究方法上，要坚持定性与定量研究相结合，针对研究问题，采取适宜研究方法。在推进医院改革发展中，要坚持借鉴国际经验与开拓创新相结合，既要从中国国情出发、坚持走中国特色的创新之路，又要学习借鉴国际的先进经验，同时避免其已走过的弯路。

（辛先祥）

第三节　医院管理的职能

所谓职能是指人、机构或事物应有的作用。管理职能是管理系统功能的体现，是管理系统运行过程的表现形式。管理者的管理行为,主要表现为管理职能,每个管理者工作时都在执行这些职能中的一个或几个。医院管理的职能主要是管理职能在医院工作实践中的运用,通常包括计划职能、组织职能、控制与协调职能、激励职能、领导职能等。现结合医院管理的具体内容,逐一做出说明。

一、计划职能

计划是管理的首要职能。计划是对未来方案的一种说明,包括目标、实现目标的方法与途径、实现目标的时间、由谁完成目标等内容,是管理工作中必不可少的重要内容。计划贯穿于整个管理工作中,具有如下特点:目的性,即计划工作为目标服务;第一性,管理过程中的其他职能都只有在计划工作确定了目标后才能进行;普遍性,计划工作在各级管理人员的工作中是普遍存在的;效率性,计划要讲究经济效益;重要性,计划是管理者指挥的依据、进行控制的基础。

计划工作也是医院管理的首要职能,主要包括确定医院目标、实现目标的途径和方法等,而目标又可分为医院的整体目标和部门的分目标。按照计划所涉及的时间分类,可以分为长期计划、中期计划和短期计划。长期计划是战略性计划,它规定医院在较长时期的目标,是对医院发展具有长期指导意义的计划;短期计划通常是指年度计划,它是根据中长期计划规定的目标和当前的实际情况,对计划年度的各项活动所做出的总体安排。中期计划介于长期计划和短期计划之间,是指今后一段时间内,医院的发展步调、重点任务等。

按照计划内容来分,可分为整体计划和部门计划。整体计划是对整个医院都具有指导意义的计划,如医院总体发展规划。部门计划是医院科室和部门的工作计划,如医疗计划、药品计划、财务计划、人员调配计划、物资供应计划、设备购置计划、基建维修计划等。

计划工作是一种特定的管理行为,是医院各级管理者所要完成的一项劳动,是一种预测未来、设计目标、决定政策、选择方案的连续程序。所以在制订计划和目标时,要进行调查研究和预测,并在此分析比较的基础上,做出最优的选择。

二、组织职能

组织是为达到某些特定目标,经由分工和合作及不同层次的权利和责任制度而构成的人的集合。实现计划目标,要建立有效的、连续性的工作系统。这个系统包括体制、机构的建立和设置,工作人员的选择和配备,规定职务、权限和责任,建立工作制度和规范,同时建立有效的指挥系统,使单位的工作有机地组织起来,协调地发展。组织有以下基本含义:目标是组织存在的前提,组织是实现目标的工具,分工合作是组织运转并发挥效率的基本手段,组织必须具有不同层次的权利和责任制度,组织这一工作系统必须是协调的。

医院组织是指为了实现医院目标,以一定的机构形式,将编制的人员群体进行有机地组合,并按一定的方式与规则进行活动的集合体。医院组织是组成医院的基本机构,是医院进行各项活动的基本条件,也是整个医院管理的基础。医院组织设置的原则主要考虑以下几点:管理宽度原则,一个领导者有效指挥下属的人数是有限的;统一指挥原则,一个人只能接受一个上级的命令和指挥;责权一致原则,赋予责任的同时,必须赋予相应的权力;分工协作的原则,按照不同专业和性质进行合理分工,各部门也要协调和配合;机构精简原则,保证机构正常运转情况下配置少而精的管理人员。

医院组织机构的设置,要从医院的工作性质和任务规模出发,适应自身的职能需要。组织工

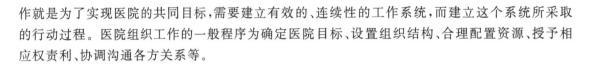
作就是为了实现医院的共同目标,需要建立有效的、连续性的工作系统,而建立这个系统所采取的行动过程。医院组织工作的一般程序为确定医院目标、设置组织结构、合理配置资源、授予相应权责利、协调沟通各方关系等。

三、控制与协调职能

控制是指组织在动态变化过程中,为确保实现既定的目标而进行的检查、监督、纠偏等管理活动。控制就是检查工作是否按既定的计划、标准和方法进行,若有偏差要分析原因,发出指示,并做出改进,以确保组织目标的实现。它既是一次管理循环过程的重点,又是新一轮管理循环活动的起点。按照控制活动的性质分,可分为预防性控制、更正性控制;按照控制点的位置分,可分为预先控制、过程控制、事后控制;按照信息的性质分,可分为反馈控制、前馈控制;按照采用的手段分,可分为直接控制、间接控制。

医院不论是惯性运作还是各项工作计划的执行,都必须在有控制的条件下进行。医院内的控制通常可以分为三种:一是事前控制,又称前馈控制,是指通过情况观察、规律掌握、信息收集整理、趋势预测等活动,正确预计未来可能出现的问题,在其发生之前采取措施进行防范,将可能发生的偏差消除在萌芽状态,如制定实施各种规章制度,开展医疗安全、药品安全、预防医院感染等活动;二是过程控制,又称事中控制,是指在某项经济活动或者工作过程中,管理者在现场对正在进行的活动或者行为给予指导、监督,以保证活动和行为按照规定的程序和要求进行,如诊疗过程、护理过程等;三是事后控制,又称后馈控制,是指将实行计划的结果与预定计划目标相比较,找出偏差,并分析产生偏差的原因,采取纠正措施,以保证下一周期管理活动的良性循环,如医疗事故处理等。

医院进行控制的方式主要有利用医院信息系统,进行各类绩效考核等。控制是一种有目的的主动行为。医院的各级管理人员都有控制的职责,不仅对自己的工作负责,而且必须对医院整体计划和目标的实现负责。控制工作离不了信息的反馈,在现代化医院中建立医院信息系统将会成为管理者进行控制工作、保证管理工作沿着医院的目标前进的一种重要手段。

协调就是使组织的一切工作都能和谐地配合,并有利于组织取得成功。协调就是正确处理组织内外各种关系,为组织正常运转创造良好的条件和环境,促进组织目标的实现。它包括组织内部的协调、组织与外部环境的协调、对冲突的协调等。协调也可以说是实现控制的一种重要手段,与控制相比有更好的管理弹性。

四、激励职能

激励是指人类活动的一种内心状态,它是具有加强和激发动机,推动并引导行为使之朝向预定目标的作用。激励有助于激发和调动职工的积极性,这种状态可以促使职工的智力和体力能量充分地释放出来,产生一系列积极的行为;有助于将职工的个人目标与组织目标统一起来,使职工把个人目标统一于组织的整体目标,激发职工为完成工作任务做出贡献,从而促使个人目标与组织目标的共同实现;有助于增强组织的凝聚力,促进内部各组成部分的协调统一。

医院管理者要对职工进行培训和教育,充分激励职工的积极性、创造性,不断提高业务水平,更好地实现目标。正确的激励应遵循以下原则:目标结合的原则,将医院组织目标与个人目标较好地结合,使个人目标的实现离不开实现组织目标所做的努力;物质激励与精神激励相结合的原则,既要做好工资、奖金等基本物质保障的外在激励,也要做好满足职工自尊心和自我实现的内在发展激励;正负激励相结合的原则,即运用好奖励和惩罚两种手段进行激励约束。

目前,医院激励职工的手段与方法:①物质激励,在物质激励中,突出的是职工的工资和奖金,通过金钱的激励作用满足职工的最基本需要;②职工参与管理,参与管理是指在不同程度上让职工和下级参与组织决策和各级管理工作的研究和讨论,能使职工体验到自己的利益同组织利益密切相关而产生责任感,职工代表大会是目前医院职工参与管理的主要形式之一;③工作成就感,使工作具有挑战性和富有意义,满足职工成就感的内在需求,也是激励的一种有效方法;④医院文化建设,通过建设富有特色的医院文化,增强职工的凝聚力和归属感,从精神上激励职工产生自尊和责任感。

五、领导职能

领导是在一定的社会组织或群体内,为实现组织预定目标,领导者运用法定权力和自身影响力影响被领导者的行为,并将其导向组织目标的过程。领导的基本职责,是为一定的社会组织或团体确立目标、制定战略、进行决策、编制规划和组织实施等。

领导职能是领导者依据客观需要开展一切必要的领导活动的职责和功能,医院领导的基本职能包括规划、决策、组织、协调和控制等。有效的领导工作对于确保医院高效运行并实现其目标至关重要。在医院经营管理活动的各个方面都贯穿着一系列的领导和决策活动。例如,办院方针、工作规划、质量控制、人事安排、干部培训、财务预算、设备更新等都要做出合理的决定。从我国医院管理现状来看,领导者在现代医院管理中的作用越来越大,地位也越来越重要。领导的本质是妥善处理好各种人际关系,其目的是形成以主要领导者为核心、团结一致为实现医院发展目标而共同奋斗的一股合力。

我国医院的领导体制也在不断变化之中。自1991年以来,我国公立医院的领导体制多实行院长负责制,也有少部分为党委领导下的院长负责制;而在一些股份制医院、民营医院、合资医院则有不少实行的是董事会领导下的院长负责制。院长负责制是目前我国医院领导体制的主体形式,在该体制下医院院长对医院行政、业务工作全权负责,党委行使保证监督的职能,职工通过职工代表大会参与医院的民主管理与民主监督。公立医院院长受政府或其下属机构委托全权管理医院,对行政、业务工作全面负责,统一领导。当前,新一轮的医药卫生体制改革正在全面深化的过程中,我国医院的领导和管理体制也必将会随之发生相应的改变。

(辛先祥)

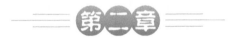

第二章
医务及医疗安全管理

第一节 医务管理

一、概述

医疗工作是医院的核心业务,医务管理维护医院医疗秩序,保障医疗质量和医疗安全具有非常重要的作用,也是医院综合管理水平的重要体现。管理是一种活动,即执行某些特定的功能,以获得对人力和物资资源的有效采购、配置和利用,从而达到某个目标。医务管理是指医院相关管理部门对全院医疗系统活动全过程进行的计划、组织、协调和控制,使之经常处于工作状态,并能够快速适应客观环境的变化,从而达到最佳的医疗效果和医疗效率。

(一)医务管理发展的历史沿革

医务管理的范畴是在不断变化的,大致可以分为3个阶段。

1.第一阶段

19世纪中叶至20世纪50年代。社会经济的发展和工业革命的完成推进近代医院的建设,社会化大生产促使社会医疗卫生需求的增长,也对医院建设与发展提出进一步要求。医院成为医疗卫生服务的主要形式,并形成了专业分工、医护分工、医技分工和集体协作的格局,也催生了规范化的管理制度和技术性规章制度的建立。但医务管理维度大部分都仅包含医疗档案管理、医疗行为规范和非常简单的医疗资质准入。

2.第二阶段

20世纪50～80年代。随着二战之后重建及经济的复苏,社会生产不断扩大,社会生产力得到空前的发展,各家医院的规模也随之不断增加,从而使近代医院向现代医院转变。为了更好地管理医疗行为,现代管理学开始与医学相结合,发展出了医院管理学,医务管理维度随之扩展为医疗资质准入、医疗服务组织、医疗行为规范、医疗资源协调、医疗档案管理等。

3.第三阶段

20世纪80年代后。随着电子信息技术的不断发展,通过信息化监控和数据提取开展评价及医疗流程改善成为现代医院建设的必备要求。管理维度逐渐引入医疗流程改进、医疗质量评价、医疗安全改善等内容,适应医院管理的总体发展。国内医务管理加强了对外医疗服务组织和医疗质量评价等维度的强调力度,比如卫生应急管理、对口支援管理和临床路径管理都属于比较有中国特色的管理工作。

(二)医务管理的主要职能

通常,由于各个医疗机构的规模、类别、科室设置等不同,其对医务管理部门所赋予的相应工作职责也会有所差异,医务管理的工作职能大体可以概括为计划、组织、控制和协调职能。

1.计划职能

计划职能即根据医院总体工作计划拟定符合医院实际情况和发展特点的业务计划。

2.组织职能

组织职能即根据有关法律、法规、条例、标准及医院的规章制度,组织全院医技人员认真贯彻执行,保证医疗业务工作的常规运行,杜绝医疗事故,减少医疗缺陷。

3.控制职能

控制职能即负责医疗工作的宏观管理,制订医疗质量标准和考核办法,并对全院医疗质量进行检查、监督和控制,确保医疗安全。

4.协调职能

协调职能即正确处理医院内外各种关系,为医院正常运转创造良好的条件和环境,促进医院整体目标的实现。

(三)医务管理面临的最主要问题——管理效率

在管理实践过程中我们常常发现,需要进行协同完成的工作,往往是整个管理流程中最可能出现各种问题的环节。管理问题有各种各样的表现形式,譬如相互推诿、流程不清、责任不明、执行力不强,但其最终的表现形式,均体现为项目推进效率低下。原因之一是因为在组织管理,尤其是多部门涉及的组织管理过程中存在一个非常重要的概念被忽视——"命令链"。

命令链是一种连续的、不间断的权力运行路线,从组织最高层扩展到最基层,不可见但实际存在。它可以回答谁向谁报告工作。例如,有问题时,"我去找谁"和"我对谁负责"。命令链的运行效率直接决定了组织执行力的效果。

国内的医院无一例外都是典型的科层制组织,在这样的组织架构中,讨论命令链的重要性一定要理清两个附属概念:权威性和命令统一性。权威性是指管理岗位所固有的发布命令并期望命令被执行的权力。为了促进协作,每个管理岗位在命令链中都有自己的位置,每位管理者为完成自己的职责任务,都要被授予一定的权威;命令统一性原则有助于保持权威链条的连续性。它意味着,一个人应对一个且只对一个主管直接负责。如果命令链的统一性遭到破坏,一个下属可能就不得不疲于应付多个主管不同命令之间的冲突或优先次序的选择,直接降低效率。

国内各公立医院的现行体制,决定了在医务管理命令链的信号传递中,权威性是没有异议的,但是,由于管理维度和科室职责之间的不匹配,导致很多具体的管理实务需要两个以上的部门或个人协同处理,命令统一性就存在较大的分歧,因此多部门协作的工作往往缺乏效率。

这里就引申出了一个非常重要的问题,如何保障医务管理工作的有序推进且保有效率?

(四)现代医院医务管理的核心——制度

提高医务管理效率需要体制机制做支撑,关键是需要制度体系做保障。在人类的社会互动过程中,每个人所拥有的有关他人行为的信息均是不完全的,因此,有必要制订一种旨在简化处理过程的规则和程序,通过结构化人们的互动、限制人们的选择集合来规范人的行为。

这种规则和程序就是制度。往往需要协同完成的医务管理呈现出效率低下的特点,原因是命令统一性出现了问题,实质就在于多方的参与使得事务的执行出现了不确定性从而影响效率。

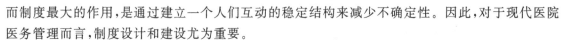

而制度最大的作用,是通过建立一个人们互动的稳定结构来减少不确定性。因此,对于现代医院医务管理而言,制度设计和建设尤为重要。

在进行制度设计时,为了保证制度的完整和全面,尤其是制度的可执行性,通常情况下要兼顾到下列几个方面的问题。

1.设计的目的

制度本质上是一种人为设计的、重塑人们互动关系的约束。因此在每一项制度设计之初就应该有明确的管理对象、内容、流程、目的。

2.权威的明确

制度应该界定一套位置与每一个位置上参与者的命令归属关系。让参与其中的人能够依照这样的归属关系明确其本人命令链的上下游,从而避免决策、意见的冲突和混乱。

3.行为的界定

在制度设计中最为重要的,是要对所涉及的各个环节给出明确的规则,让人知晓其对"约束"的界定。任何人通过对制度的学习即可明确合规与违规之间的区别、界限。

4.流程的规范

制度必须提供一个框架,包含标准的执行流程和大概率出现异常情况时的应急处置方案。每一种不同的处置方案均有明确的指令发出者和指令执行人,保证制度执行的畅通。

5.交流的渠道

在制度被执行时,一定会出现不同位置上参与者之间观念、意识、行为的冲突。因此在设计时,要充分考虑到不同参与人的交流渠道,并且能够界定所使用的方式和流程上的约束。

6.依从的监督

制度在被设计时,一定要将依从成本考虑在内。因为任何制度都存在依从与违反两种结果。必须在设计之初就要考虑到如何识别那些违反制度的行为,并衡量其违反的程度,尤其重要的是,知道谁在违规。

精巧的制度设计是提高医务管理效率水平的最优方式。此外,对于医务管理而言,制度的设计固然重要,制度的全面性也是现代医院医务管理的重要保障。

二、组织架构

组织架构是指一个组织整体的结构。医务管理的组织架构一般是指与医务管理有关的科室设定、分工安排、人员权责及各个环节之间的相互关系。医务管理组织架构的本质是为了实现医院管理目标而进行的分工与协作的安排,组织架构的设计要受到内外部环境、组织文化、组织内人员的技术技能等因素的影响,并且在不同的环境、不同的时期、不同的使命下有不同的组织架构模式。

(一)医务管理组织架构将随着多院区发展模式发生相应变化

按照国家深化医药体制改革相关文件精神,未来公立医院改革方向会有两个:"医院合理规模控制"和"医院集团化趋势"。随着分级医疗政策的推进,由单体医疗中心规模扩张模式转为医联体多院区模式将是必然的趋势。

要适应这样的变化,医务管理要做两方面的准备:①医务管理人员应对整个医务管理的内容做到去芜存菁,洞悉医务管理的内涵和实质,然后对各项管理工作开展制度化、体系化、标准化改造以利于快速复制,同时将医务管理从管理实务性工作上升到学术理论高度,保证同一医务管理理论在不同医疗机构中管理水平与质量的同质化;②开始探索有效的医师集团管理模式,为了解决优质医疗资源的不均衡,除了行政性的拆分优质大型医院,还有一种有效的方法就是利用市场的力量调配医疗资源,医师集团模式就是一种有益的尝试。

现有的医师集团模式存在以下几个问题:①组织内医师晋升机制和继续教育机制缺失;②组织结构松散成员黏度低;③缺乏明确的战略目标和盈利模式;④缺乏实体医院作为依托;⑤目标客户没有明确的市场区分。这几个缺点都可以通过与传统的大型医院结合,也即"联合执业"来弥补。

以下几个新的问题需要医务管理人员认真思考:①责任与收益的分配模式;②集团内医师的再培训机制;③"联合执业"中相关法律法规的适用问题;④"联合执业"中组织有效性如何解决。

(二)MDT 医疗模式对医务管理组织架构的可塑性提出了更高要求

医学学科整合,是继学科细分后的又一学科发展趋势。在历史上,随着科学技术的进步,医学学科不断细分,这样的分化在初期确实有利于医学研究的深入和发展。但是,在临床实际诊疗过程中,一方面因为不同专精方向的医师给出的诊疗计划不尽相同,仅让患者独立选择诊疗方案造成极大的困扰;另一方面对医学生的全面培养、医疗基本技术的掌握也面临很大的缺陷。因此,国内外先进的医疗机构都开始了对学科设置的重组,开展学科发展中心化的探索。

将学科进行重组,如将心外科与心内科重组建立心脏疾病中心、将神经内科与神经外科融合组建神经疾病中心、胸外科与呼吸科组建胸部疑难危重症疾病诊治中心,甚至以老年、免疫等综合性疾病为中心建设综合性科室等,都是国内部分医疗机构已经开展了对学科融合的尝试。这样做不仅有利于患者得到联合支持治疗,也可以执行高效的 MDT 诊疗模式,打破科室间的壁垒,提高危重患者的救治经验和科研能力,带动学科整体发展。现代化医院管理必然会进入医学学科整合时代,医务管理也要随之改变甚至先于医院做出调整以适应时代的变化和临床工作中对效率需求的提高。

医务管理群组化可能是一种切实可行的解决方案。我们必须要认识到的是,无论医学学科如何整合,医务管理维度也不会发生太大的变化,只是会出现不同的管理项目组合形式。比如,以"授权管理"为例,原来可以分为门诊资质授权、手术资质授权、药物资质授权、会诊资质授权等,因为,医学学科整合的自下而上性,管理部门的设置应该随临床需求而变化,因此,可能会将各类授权工作从原有的职能部门剥离出来组建成为一个新的"授权管理办公室",全面负责医院授权管理,保证效率与质量;再比如,随着学科整合,医学新技术势必会蓬勃发展,可以将医疗技术管理、医学伦理审查、医学技术转化组建成一个综合性办公室,简化流程,提高医院新技术转化效率。

(三)人工智能等技术革命可能颠覆传统的管理组织架构

随着国民经济的发展和技术水平的提高,互联网概念和信息技术开始渗透进入生活中的方方面面,医疗卫生行业也不例外。

传统的医疗体系中有六大利益相关方:医师、患者、医院、医药流通企业、医药制造企业、医疗保险机构。随着互联网概念的介入,将会重构或新建一些关系连接模式。

可以看出,在互联网概念介入后与医务管理相关的发展模式主要有以下几种:就医服务、远程医疗、医疗联合体改革、新型健康管理模式发展等。面对这些变化,医务管理人员应该进行思考和积极改变,梳理管理体系,改变管理流程,重组医务管理模式,适应市场变化。

(四)科学合理的医务管理组织架构要求执行力强的职业化管理人员

客观地讲,长期以来中国的公立医院一直处于半计划经济体制时代,行政管理接受上级卫生主管部门管理,医院收益绩效接受市场检验。在这样的体制下,公立医院内部管理体制和运行机制中存在明显的官僚化和行政化。随着医疗体制改革的深入和开放社会资本进入医疗行业,公立医院必然会面临市场经济的冲击,当面临生存考验的时候各个医院就需要精简人员、缩编机构,这时就要求每一个医务管理从业人员不仅拥有医学知识,还需要具备现代化管理思维及管理水平,否则一定会被市场所淘汰。

医务管理需要从以下方面入手:①对医务管理人员的管理学、社会学、法律知识等方面的培训优于医学知识的培训,基本的医学知识和医院运行体系、规则仍然是继续培训的重点;②医务管理团队要注意学科背景的构成,加强团队异质性方面的考量,强化医务管理中多学科交叉所带来的创新收益;③借鉴企业管理中的职业经理人模式,参考企业在职业化上的管理经验和绩效考核方法,开拓管理思路,提高管理水平。

三、主要内容

(一)依法执业管理

依法执业是指医疗机构按照我国《医疗机构管理条例》《医疗机构管理条例实施细则》《医疗机构诊疗科目名录》等卫生法律、法规、规章、规范和相关标准要求,开展一系列诊疗活动的行为,主要包括机构合法、人员合法、设备合法和行为合法4个内容。其中,机构合法是指医疗机构必须依据《医疗机构管理条例》《医疗机构管理条例实施细则》等国家相关法律法规规定,经登记取得《医疗机构执业许可证》;人员合法是指在医疗机构内从事需要特许准入的工作人员必须按照国家有关法律、法规和规章规定依法取得相应资格或职称,如从事临床医疗服务的医师必须依法取得执业医师资格并注册在医疗机构内;设备合法是指医疗机构不得使用无注册证、无合格证明、过期、失效或按照国家规定在技术上淘汰的医疗器械。医疗器械新产品的临床誓言或者试用按照相关规定执行;行为合法是指医疗机构和医疗机构内的有关人员必须按照国家有关法律、法规和规章的要求开展相关工作。

1.医疗机构依法执业的意义

医疗服务涉及公民的生命健康权,是我国《宪法》明确规定的公民最基本权利,任何人不得侵害;同时,医务人员在提供医疗服务过程中往往又涉及对患者进行检查、用药、甚至手术等。由于医患双方在专业知识方面的差异,导致患方往往只能"被动"接受服务。因此,国家、卫生行政部门为确保医务人员的医疗行为所导致的结果不与患者的生命健康权相违背,从不同层面出台了一系列法律法规、规章制度,对医方的主动权加以约束,对患方的被动权加以保护。但实际生活中由于这些法律法规又不够健全完善,医务人员法制意识相对薄弱,而人民维权意识在不断增强,导致医务人员在发生医疗纠纷、诉讼时,往往拿不出有利于自己的证据。因此,在全面深化依法治国的大背景下,加强医疗机构依法执业管理应该成为医院管理的重要工具和组成部分,也是防范医疗事故,保障医疗安全,促进医疗机构健康发展的重要保证。

据不完全统计,目前,与医疗机构执业相关的法律共11部、行政法规39部、部门规章138部,还有形形色色的行业规范、技术规程、技术指南及行业标准等。但其中使用较多的主要有《中华人民共和国执业医师法》《医疗机构管理条例》《医疗事故处理条例》《人体器官移植条例》《医疗机构病历管理规定》《医疗机构临床用血管理办法》《放射诊疗管理规定》等。

2.医疗机构常见违法违规行为

(1)未取得《医疗机构执业许可证》擅自执业,主要表现形式如下。①未经许可,擅自从事诊疗活动;如黑诊所、药店坐堂行医等;②使用通过买卖、转让、租借等非法手段获取的《医疗机构执业许可证》开展诊疗活动的;③使用伪造、变造的《医疗机构执业许可证》开展诊疗活动的;④医疗机构未经批准在登记的执业地点以外开展诊疗活动的;⑤非本医疗机构人员或者其他机构承包、承租医疗机构科室或房屋并以该医疗机构名义开展诊疗活动的。

(2)使用非卫生技术人员:卫生技术人员是指按照国家有关法律、法规和规章的规定依法取得卫生技术人员资格或者职称的人员;非卫生技术人员是指未取得上述任职资格(资质或者职称)的人员在医疗机构从事医疗技术活动的。医疗机构使用非卫生技术人员的主要表现形式如下:①医疗机构使用未取得相应卫生专业技术人员资格或职称(务)的人员从事医疗卫生技术工作的;②医疗机构使用取得《医师资格证书》但未经注册或被注销、吊销《医师执业证书》的人员从事医师工作的;③医疗机构使用卫生技术人员从事本专业以外的诊疗活动麻醉药品和第一类精神药品处方资格的医师开具麻醉药品和第一类精神药品处方的;④医疗机构使用未取得医师资格的医学毕业生独立从事医疗活动的;⑤医疗机构使用未取得药学专业技术任职资格(执业资格或者职称必须均无)从事处方调剂工作;⑥医疗机构使用取得《医师执业证书》但未取得相应特定资质的人员从事特定岗位工作的;⑦医疗机构使用未变更注册执业地点的执业医师、执业护士开展诊疗或护理工作的;⑧医疗机构使用未获得《外国医师短期行医许可证》的外国医师从事诊疗活动的;⑨其他。

(3)超范围行医:超范围行医是指医疗机构超出《医疗机构执业许可证》核准登记的诊疗科目范围开展诊疗活动的行为。主要表现形式:①未经核准从事计划生育专项技术服务;②未经核准开展医疗美容服务;③未经核准擅自开展性病专科诊治业务;④未经批准开展人类辅助生殖技术;⑤擅自从事人体器官移植;⑥未经医疗技术登记擅自在临床应用医疗技术;⑦其他。

(4)非法发布医疗广告:医疗广告是指利用各种媒介或形式直接或间接介绍医疗机构或医疗服务的广告。医疗机构非法发布医疗广告的主要表现形式如下:①未经取得《医疗广告审查证明》发布医疗广告;②虽取得《医疗广告审查证明》,但医疗广告内容或发布媒体与《医疗广告审查证明》内容不一致;③医疗机构以内部科室名义发布医疗广告;④利用新闻形式、医疗资讯服务类专题节(栏)目发布或变相发布医疗广告;⑤其他。

3.医师多点执业带来的影响

2009年4月《中共中央国务院关于深化医药卫生体制改革的意见》中首次提出医师多点执业概念,此后,陆续出台相关政策大力推进医师多点执业得到有效落实。然而,医师多点执业后,医师从定点执业向多点执业的转变,身份由"单位人"向"社会人"的转变必然会促进医务管理工作发生变化。第一,医师多点执业对传统医师培训模式也将产生重要影响,目前而言,医师的毕业后教育主要发生在医院,而医院也遵循"谁培养谁收益"的原则,掌握了对医师技术劳务价值使用的控制权。而多点执业政策执行后,既有格局将可能被打破,出现"为他人作嫁衣裳"的局面。第二,在不同地点执业过程中,参与多点医师面临的医疗纠纷和医疗安全问题等医疗风险和责任的分担也将是新形势下医务管理部门即将面对的问题,特别是在医师执业相关法律法规不完善的情况下这一问题将更加凸显。第三,医师多点执业对传统的工作评价模式也将产生挑战,多点执业后医师的工作将在多个执业点进行,对其执业绩效考核变成一个相对动态的过程,无论是工作的数量和质量还是数据收集的全面性、及时性都将面临新的挑战;第四,医师的流动虽然能够扩大医院的影响力,但也有可能会带走部分病源,从而影响到主执业机构的既得利益。

4.如何加强依法执业

随着现代医学技术不断发展,放射诊疗设备被广泛运用到各级医疗机构,在提高患者疾病放射诊断与治疗质量同时存在放射设备无证经营、从放人员非法执业,放射性职业病、过量照射或防护不当引起患者投诉、医疗纠纷、放射事故等问题。医院应从管理机制、从放人员、放射设备及受检者防护管理等几方面开展放射防护管理工作。

(1)完善管理组织架构:医院成立以分管院领导为主任委员,相关临床、医技科室和有关职能部门负责人为委员的放射防护委员会,管理办公室设在医务部,安排专人负责放射防护管理工作;相关科室成立了放射防护管理小组,安排兼职人员负责本科室的放射防护管理工作,从院、科两级构建了放射防护组织体系,委员会建立了工作制度,明确了部门职责,放射防护委员会实行例会制度,定期对放射防护管理工作存在的问题进行总结并提出整改意见和办法。

(2)健全规章制度:按照国家相关法律法规规定,对新、改、扩建放射工作场所,放射设备的引进、换源、退出,放射防护用品的规范使用均做出明确规定,同时,各科室还根据设备分类制订了放射设备操作规程,由医院统一修订后下发并上墙,为强化放射防护管理提供了制度、规程保障。

(3)强化过程管理:①规范从放人员管理,医院对所有从事放射工作人员均进行了职业健康岗前、在岗及离岗体检,其中在岗体检不超过2年进行1次;每2年进行1次工作培训,每4年进行1次辐射安全与防护培训,通过加强放射防护安全培训,降低了职业照射和提高了放射防护水平。工作人员在体检、培训合格取得《放射工作人员证》后方能从事放射诊疗工作。从放人员进入放射工作场所必须按要求佩戴个人剂量计,医院委托第三方检测机构每季度进行1次个人剂量检测,针对剂量＞1.25 mSv的人员进行调查,并填写分析调查记录表。同时,医院为每位从放人员建立职业健康档案,包括职业健康检查记录、放射培训记录、个人剂量监测数据等资料,为规范从放人员管理提供了资料保障。②重视放射设备管理,医院凡新增放射设备均按要求委托第三方有资质的卫生技术服务机构及环评机构进行职业病危害预评价与环境影响评价,对新增放射设备项目可能存在的职业放射危害因素及项目拟采取的防护措施、防护用品分析评价。评价报告完成后报卫生、环保主管部门进行审批,审批通过完成项目建设后再进行职业病危害控制效果评价与环境验收监测,再报卫生、环保行政主管部门审批并通过专家验收后,放射设备在取得《放射诊疗许可证》《辐射安全许可证》后正式投入运营使用。在用放射设备每年定期进行1次设备性能及防护状态检测,检测合格后方能继续使用。严格做到放射设备依法执业管理。③加强工作场所管理,放射工作场所防护门、观察窗厚度均按规定达到与墙体相同防护厚度,进出口设置醒目的电离辐射警示标志,工作指示灯有文字说明。按照放射工作场所分类:放射治疗(简称放疗)场设置了多重安全联锁系统、剂量监测系统、影像监控、对讲装置、固定式剂量报警装置,剂量扫描装置和个人剂量报警仪等;核医学设置了专门的放射性同位素分装、注射、储存场所与放射性固体废物存储室及放射性废水衰变池,配备了活度计及表面污染监测仪;介入放射及X射线诊断场所配备了工作人员及受检者的铅围裙、铅围脖、铅帽、铅眼镜等防护用品。④强化受检者管理,受检者在进行放射诊疗前,工作人员告知放射检查的危害,检查时对其他非检查的敏感部位(如甲状腺、性腺等)采取屏蔽防护,如受检者较为危重检查时需陪伴,工作人员也为陪伴提供并使用了相应的防护用品,由于受检者防护意识较为薄弱,医院在每个放射检查室设置了防护用品使用示意图指导受检者及陪护如何正确使用防护用品。

(4)管理成效:通过规范放射防护管理,健全组织构架,完善管理工作机制,优化工作流程,提升人员防护意识等措施。历年来,在放射诊疗人次数持续快速增长的同时,医院未发生1例放射

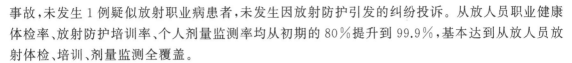

事故,未发生 1 例疑似放射职业病患者,未发生因放射防护引发的纠纷投诉。从放人员职业健康体检率、放射防护培训率、个人剂量监测率均从初期的 80% 提升到 99.9%,基本达到从放人员放射体检、培训、剂量监测全覆盖。

(二)医疗技术管理

医疗技术是指医疗机构及其医务人员以诊断和治疗疾病为目的,对疾病做出判断和消除疾病、缓解病情、减轻痛苦、改善功能、延长生命、帮助患者恢复健康而采取的诊断、治疗措施。

1.医疗技术管理的重要性

医药卫生是高新技术密集型领域,现代生命科学技术的飞速发展,推动了组织学技术、系统生物学技术、干细胞和再生医学、生物治疗等高新技术迅速发展,高新技术的发展是把双刃剑,为疾病治疗和健康维护带来了曙光的同时,也会产生一些如医学伦理等方面的影响。我国医疗技术准入管理和监督制度发展相对落后,医疗技术的发展和管理步调的不一致,致使少数涉及重大伦理问题、存在高风险或安全有效性有待进一步验证的医疗技术管理与监管存在一定风险。因此,对医疗技术实行规范化管理,是医院伦理管理的必然要求,也是医疗机构保障医疗安全、规避风险、承担社会责任的具体体现。对此,2008 年国家卫计委颁布《医院管理评价指南(2008 年版)》,将医疗技术管理列为医院管理评价体系中的一项重要考核指标,也是十八项医疗核心制度和三级医院等级评审中重要评价指标之一。

2.医疗技术管理的现状和难点

医疗技术的监管,是全球化的难题,为更好实现对医疗技术的有效管理,各国采取了包括医疗技术评估、行政规划和干预、专科医师培训制度、医疗保险制度等各种综合手段和方法。2009 年之前,我国仅有《人类辅助生殖技术管理办法》《人体器官移植条例》等几部针对专项技术管理的特别规定,尚无一部系统性规定。2009 年国家卫计委颁布了《医疗技术临床应用管理办法》,对医疗技术实行分类分级管理:将医疗技术分为三类,并对第二类、第三类技术实施准入管理和临床应用前第三方技术审核制度。2015 年以后,我国医疗技术管理逐渐进入创新转型阶段。在政府简政放权的大环境下,原第三类医疗技术管理规范已不适应当前医疗技术管理要求。对此,卫健委印发《关于取消第三类医疗技术临床应用准入审批有关工作的通知》取消第三类医疗技术临床应用准入审批,并对医疗技术的管理由"准入审批"改为"备案管理",医疗机构对本机构医疗技术临床应用和管理承担主体责任。

2018 年 11 月 1 日,国家卫生健康委员会公布《医疗技术临床应用管理办法(2018 年版)》,目的在于加强医疗技术临床应用管理,建立医疗技术准入和管控制度,促进医学发展、技术进步,提高质量,保障安全。该管理办法以部门规章的形式下发,旨在加强医疗技术应用管理顶层设计、建立制度和机制、强化主体责任和监管责任。

3.医疗技术管理实务

(1)高风险医疗技术管理。高风险医疗技术广义上是指,安全性、有效性确切,但技术难度大、风险高,对医疗机构服务能力、人员水平有较高要求,或者存在重大伦理风险,需要严格管理的医疗技术。相对于普通医疗技术,具有高危险性、高难度操作性,具有准入要求。高风险医疗技术管理是医院医疗技术管理工作的重要组成部分,应当遵循科学、安全、规范、有效、经济、符合伦理的原则。科室开展高风险医疗技术,应当与其功能任务相适应,具有符合资质并获得医院高风险技术授权的专业技术人员,相应的设备、设施和质量控制体系,并严格遵守技术管理规范。在高风险医疗技术管理中,应该建立相配的医疗技术准入和管理制度,同时对开展高风险技术的医务人员进行动态授权,以提高医疗质量,保障医疗安全。

(2)医疗新技术。医疗新技术主要是指医疗机构此前从未开展过的,对治疗、诊断疾病确切有效的,具有一定创新性并且具有一定技术含量的,有临床应用价值的新技术和新方法。它包括对各类医技检查、临床诊断和临床治疗过程中相关的器械设备、药物、检验检测试剂、手术耗材等的技术创新,改造和扩展功能、医疗新技术开展临床应用涉及设备、药剂、运营及伦理审查等方面。

(3)强化过程管理。①申报管理,新技术审核实施院科两级审核。申报人所在科室对申报者的资质、能力、技术条件、安全性、有效性及伦理风险等进行可行性论证,医务部组织专家进行可行性论证,专家论证严格实行回避、保密制度;医院伦理办公室进行伦理审查;医疗新技术管理专委会审批。②审批管理,医疗新技术管理专委会定期对通过专家论证和伦理审查的新技术/新项目进行审批,经委员讨论投票通过后正式开展实施。③应用管理,经批准开展的新技术/项目在临床应用中,严格履行告知义务,征得患者书面同意后方可实施;实施过程中一旦发生不良医疗事件,严格按照"不良损害应急处置预案"相关规定进行处置,并立即停止该项目,收集相关证据资料,查找原因,报告医教部,医务部组织相关人员开展调查后报医疗新技术管理专委会决定该技术/项目是否继续开展。④追踪管理,经批准开展的新技术/项目,项目负责人定期向医务部提交《诊疗新技术/新项目进展报告》,内容包括诊治患者情况、质量和安全分析、成本效益分析等。⑤保障支撑,医院将临床新技术/项目申报、开展情况纳入科室年终考核评分;同时,对技术新颖、成熟度较高、临床应用前景好的新技术/项目,可申请医院临床新技术基金资助。

(三)医疗授权管理

医学作为一门实践科学,需长期实践经验的积累。依法取得执业资格并进行注册,是一名医师能够从事医疗活动的基本条件,通常并非所有满足执业医师从业条件的医师都能独立完成所有与自身专业相关的临床工作,按照不同工作能力、岗位职责及岗位管理要求,医师的资质水平对质量安全影响重大,根据资质实施授权是有效手段。

1.医疗授权管理的界定

20世纪50~60年代,许多企业特别是一些大的公司已经提出了授权的概念。授权是指将权利转移出去,让他人共担,以实现更大的管理效益,授权管理目前广泛应用于金融、信息、企业等行业管理中。由于患者疾病的个体差异性、医疗救治的时效性、医疗专科的独特性,对患者的诊疗活动采取统一固定的模式会脱离临床实际。因此,对医疗服务主体(如医师、护士等)进行分权、授权的程度,远远大于其他行业,即每位医疗组长有权力决定其诊治的患者所需的医疗服务项目。但由于医疗服务的不可逆性,没有约束的授权又容易导致医师对同一种疾病可能采取各种不同的治疗方案,使得治疗效果与治疗成本参差不齐,势必造成患者的利益损害,影响医疗质量和医疗安全。

2.医疗授权管理的必要性

医疗管理的最终目的在于提高医院的社会效益和经济效益。因此,医院管理者进行决策时,应充分运用授权与目标管理的理念,达到管理的专门化与人性化。

(1)医疗授权是规范执业人员行为的基础:授权是完成目标责任的基础,权力伴随责任者,用权是尽责的需要,只有权责对应或权责统一,才能保证责任者有效地实现目标,进而规范执业人员的行为。

(2)医疗授权是调动执业人员积极性的需要:通过赋予权力,实现目标,激发执业人员的潜在

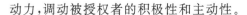

动力,调动被授权者的积极性和主动性。

(3)医疗授权是提高下级人员能力的途径:通过授予具备相应岗位素质要求的医师从事相应岗位工作的权利,实现自我控制与自我管理,在一定程度上改变完全在上级医师指导或指挥下做事的局面,有利于下级人员发挥临床工作和协调能力。

(4)医疗授权是增强应变能力的条件:现代医疗管理环境的复杂多变性,对医院组织管理提出了更高的要求:必须具备较强的适应和应变能力。而具备这种能力的重要条件即相应岗位素质要求的医师应被赋予相应的自主权。

3.医疗授权的原则

开展医疗授权管理以医疗授权为手段,健全机制,理顺流程,对影响医疗质量和医疗安全的重要环节(如岗位),技术开展评估、实施准入,强化考核,从而实现全过程监管。通过提高执业人员的素质和能力,规范医师行为,合理、安全、有效地应用医疗技术,规避可避免的医疗风险,从而持续改进医疗质量,保障医疗安全。医疗授权管理具有以下特点。

(1)明确授权:授权以责任为前提,授权的同时应明确其职责,责任范围和权限范围,包括行使权力的前提、时间、对象、方式、规范等。同时,还需要建立处罚机制,对超越授权范围开展医疗行为进行处罚。

(2)视能授权:医疗服务的授权标准必须以医师、技师的自身能力和水平为主体,依据工作的需要和授权对象的能力大小、水平高低制订授权标准,不可超越授权对象的能力和水平所能承受的限度,以保证医疗安全为前提,最大限度地发挥授权对象的能力。

(3)完整授权:"疑人不用,用人不疑",卫生技术人员一旦达到授权的标准,医疗管理部门就应向其授予对应的权利,并为其行使对应的医疗诊疗权利提供支持和便利。

(4)动态授权:授权不是弃权,在授权以后,应对医师、技师等行使医疗权限的行为进行持续动态追踪的监管,同时定期对医疗权限进行清理和重新评定,针对不同环境,不同条件、不同时间,授予不同的权力。如果出现权力使用不当或违反规章制度者,应及时缩减或终止授权。

4.医疗授权的实施

(1)搭平台,建制度:医院层面应成立医疗授权管理委员会,成员应包括院领导、医务、质控、护理等行政部门负责人,以及各临床、医技科室主任。同时,应该建立工作制度,明确权限申请、审批、调整和终止程序;建立工作例会制度,定期对全院各级授权进行调整。

(2)抓重点,分类管:医疗业务过程环节千头万绪,将医疗授权工作全面铺开势必不具可操作性,医疗授权管理工作是否能落到实处,关键在于抓住重点环节,进行重点管理。

(3)强监督,勤考核:授权不等于弃权,如何确保被授权者合理使用取得的授权,必须建立与之配套的考核评价体系,不合格者及时终止授权。医院应建立完整的考核评价体系,确保被授权者合理使用被授予的权力,组织多部门进行动态管理,定期或不定期对各级授权人员进行考核,考核不合格者及时终止授权。同时,取得医疗授权意味着医院对其医疗业务水平的认可,取得岗位和技术授权也意味着要付出更多的努力,承担更重要的责任。为保证每一位被授权者以积极的态度认真履职,必要的激励机制不可或缺。

(四)医务流程管理

医务流程管理是医务管理的重要内容之一,流程一词指的是主体为达到某种特定目标,按照一定形式进行的连续不断的系列动作或行为。通过分析流程中的各个环节,保留有价值的环节,尽量减少没有价值或阻碍流程运行的环节,最终达到每个步骤都能够为流程创造价值的目的。

医院流程优化通过借鉴流程管理在生产中的成功经验，从而利用其理念和工具对医院管理流程进行优化和改善，以满足广大患者的需求和医院自身发展的需要。目前，医务管理的流程主要涉及资质审核、任务指派、应急处置、风险预警等。其业务流程的正常运行需以流程管理方法论的运用为基础，以"规范、培训、总结、改进"的实施为保障。

在医务管理中推进流程管理是一个循序渐进的过程。应重点做好宣传引导，在医疗相关部门统一思想，在流程管理的重要性上达成共识。具体操作层面，应根据管理实际情况，明确管理目标，对现有流程进行分析，判断现有流程与管理目标的协调程度，从而决定是否设计新流程，舍弃一些比较陈旧的流程，设计过程中要注意流程的可操作性；如果现有流程无明显缺陷，则仅需对其进一步规范，可通过加强日常宣讲、培训，强化流程管理意识，保证全院职工认可管理的各个环节，从而确保流程管理的全面展开、有序推进。同时，在流程管理中，要任命流程负责人或成立管理小组，负责整个流程的规范、改进、革新；新的流程在设计结束后，需要对其进行全面检查，并加强制度建设，总结经验，反思流程的可行性和最优化探索，持续改进，构建流程优化长效机制。以下以院内科间会诊管理优化为例浅谈医务管理流程优化。

1.院内科间会诊流程优化背景

会诊是在临床诊疗过程中，对疑难危重患者的诊治，仅凭本医院、本科室医疗水平不能解决，需要其他医院、科室医务人员协助时，由科室发出会诊邀请，被邀医院、科室相关专业医务人员前往会诊并共同确定诊疗意见的医疗过程。其目的是为了帮助解决疑难病症的诊断和治疗，是发挥综合医院协作医疗功能的重要方式。会诊作为集多学科力量、加强学科间技术交流、保证优势互补、提升临床诊治水平的关键环节和手段，其重要性和不可替代性毋庸置疑。会诊质量的高低已成为衡量医院医疗环节质量水平的重要指标，尤其是会诊的时效性，是医疗环节质量控制的重要指标。不断提高会诊质量管理水平是医疗质量持续改进，确保医疗安全的重要内容。

2.会诊流程改进思路和重点

会诊流程管理重点在于及时发现现有管理中的问题、找到问题根源，并及时解决会诊质量和会诊时效两方面的问题，从而不断提升医院会诊质量。从找问题的角度出发，目前运用最多的是鱼骨图，它是一种发现问题"根本原因"的方法，也可以称为"因果图"。其特点是简捷实用，深入直观。

针对上述存在的问题，医院应加强制度建设，做到有章可循、有法可依：①对会诊人员资质做明确规定，通过准入保证会诊质量；②发挥信息化优势，保证会诊信息传递的及时有效，加强监控；③在电子会诊系统增设不良事件提醒、会诊任务智能排序、患者检查结果等便捷链接，以便于临床查询、提高会诊效率；④建立评价指标，实现会诊结束后"请会诊-会诊"双向评价单方可见的会诊质效评价，为会诊相关医疗质量的评价提供客观依据；⑤将院内科间会诊纳入医疗质量考核指标，提高会诊及时率和满意度。

3.流程改进中的注意事项

(1)加强宣传，转变观念：为确保医务流程管理工作扎实有效开展，制订全面流程管理计划，对医务管理人员、医务人员进行专题讨论，进一步统一思想，达成共识；同时，做好宣传教育培训工作，加强对流程管理重要性的认识，举办专题讲座，使流程管理的核心理念渗透到全体医务人员，确保此项工作顺利开展。

(2)完善机制，确保成功：最优医疗服务流程的实现，依赖于相应管理机制的建立和完善，如多科会诊督导人员设置及会诊质效考评等，而相关工作的经济效益核算及合理分配是重要因素，要以强有力的组织措施和合理激励机制保障流程管理顺利进行。

（3）以点带面,逐步推广:医务流程管理的推行是一个循序渐进的过程,相关制度的制订和实施为其提供了有力保障,推行后认真总结、及时反馈、逐步推广。流程管理改造的出发点和立足点要基于简化流程的原则,同时也要注意改进的新流程是否能有效降低成本和提高质量,也要考虑医院自身的承受能力。

（五）医师培训管理

1.医师培训的重要性

如前所述,医务管理的范畴是在不断变化的,有着鲜明的时代特点和文化特点。但是,医务管理的重要对象则一直是临床医师,临床医师是提供医疗服务的核心,临床医师的水平和素质直接决定着医院的医疗质量和医疗安全。因此,对医院而言,全方位高水平人才的持续性培养是医院持续发展的重要保障,是提高医院核心竞争力的关键。开展医师培训正是医院人才培养的重要形式。

医学作为一门实践科学,需不断学习和长期实践经验的积累。尤其随着医学科学技术的迅速发展,各种医疗新技术、新方法不断涌现;随着医改的深入,在医联体多院区模式和医院集团化趋势明显,医师多点执业法律法规的出台,医务人员法制意识相对薄弱、而人民维权意识在不断增强、医疗纠纷事件层出不穷等的时代背景下,如何做好医师培训机制建设,通过医师培训,提升临床医师专业理论和技能,提升医院整体医疗质量,防范医疗事故,保障医疗安全,捍卫医师权益等,都是医务管理者急待思考的问题。

2.目前我国医师培训发展现状

基于医师培训的重要性,我国各大医院非常重视院内医师的培训工作,开展了多种形式的培训,但培训效果不尽人意。针对培训内容来说,目前我国医院主要侧重于知识和技能等基本胜任力的培训,对于医德医风、医患沟通能力、医疗相关法律法规、科研、教学,以及团队合作能力等人文素质的培训较少;针对培训形式,缺乏分层分类培训,导致培训的内容缺乏系统性和针对性,不适应时代发展和临床实际需求;同时医师培训缺乏有效的监督和考核制度,使培训流于形式,不能调动临床医师参加培训的积极性。

所以,大型综合性医院要做好医师培训工作就应积极响应国家号召,顺应时代发展,深入挖掘临床医师需求,合理设置培训课程及内容,优化医师培训模式,开展分层分类的医师培训工作。医院应根据本院医师、规培医师、研究生、进修生等人员类别的不同、岗位的不同,以及职称的不同来开展培训,应坚持分阶段、分层次、分类别、全面覆盖原则开展全面培训。具体做法如下。

（1）设立医师分级培训管理和监督机构。由机构负责培训工作的总体规划、组织、实施和协调工作。负责督导各专科专业理论和临床技能培训计划的落实和完成,督导各专科培训管理小组的考核并提出指导意见。

（2）成立培训指导委员会,专门负责确定医师培训总体目标、实施计划与考核办法,制订医师培训相关政策,审核各专科、各级别、各类别人员的培训计划及培训合格的认定。

（3）建立系统的、有针对性的医师分级培训、考核和监督体系:由医院负责引导,各专科培训管理小组负责落地各专科培训计划的制订、实施和考核,并提供本专科各级医师培训与考核情况。①制订培训计划:全院各专科首先分别确定本专科初、中、高级培训医师名单,再按照医院规定的统一格式和模板分别制订本专科各级人员培训细则,医院将各专科的培训细则整理成册,各部门、专科各尽其责,严格按照培训计划实施培训内容,将专科培训工作制度化、常态化,使培训工作有据可依;②执行培训内容,监督培训过程:各专科培训管理小组按照培训计划,督促科内各级医师按要求进行培训,切实把培训内容贯穿于平时工作。培训内容既有基础理论、基础技能,又有专科手术操作技能,同时涉及科研、教学能力的培养和创造性思维的培养。科室负责所有培训人员的考核并及时组织上报。医院督导培训过程及考核情况并提出指导意见。

(4)立足专业培训基础,医院牵头开展综合素质培训:医师培训中综合素质培训及专业技术培训两手抓两手都要硬。对于专科培训,医院在组织开展时除了建立系统的、有针对性的医师分级培训、考核和监督体系,积极引导及督导科室落地培训外,还应丰富培训形式,提高培训积极性。对于综合素质培训,医院则应发挥更大的主导性,从医院层面提供更多的通用课程设置,比如医学基础理论和操作培训,包括内、外科基础临床技能、急救技能、放射检查报告解读、临床检验新项目概览、医学人文教育、医疗核心制度解读、医疗相关最新法律法规解读、医疗机构常见违法违规行为案例分析、多点执业相关法律解读、医患沟通与纠纷防范、新技术申报及合理用药等,旨在通过培训提高临床医师执业相关法律意识、人文素养并推进医务管理制度的落实,提高制度执行效率,培养全面复合型高水平人才。

(5)以信息化手段为支撑,提高培训效率:医院信息化建设是提高质量效率的必由之路,医师培训同样需要信息化建设为支撑,医师的分层分类安排、培训细则、培训计划、讲课安排、授课课件,以及考核情况等信息都应达到标准化、信息化建档,通过信息系统查询便可快速得到所需数据,为科学决策提供服务。同时可利用信息化手段创新培训方式,增加在线在位培训方式,扩大培训辐射面及培训时间选择的灵活性。

3.医院进修生岗前培训管理

进修医师岗前培训是院内医师分层分类培训的一种重要形式。进修生岗前培训的目的在于向新到院的临床进修学员,系统介绍医院基本情况,开展规章制度、医德医风教育,以及基本工作流程、规范、标准等要求的系统培训,帮助进修生依法依规参与临床工作,最大限度地降低医疗风险,规避医疗纠纷,圆满完成临床进修学习计划。所以医院应对进修生岗前培训十分重视。

(六)关键环节实施项目管理——合理用血管理

患者在医院中进行的诊疗经过,本质上是一种流程,带有明显的时间属性和逻辑属性。医务管理对患者的诊疗行为进行全程管控,也即是一种流程管理。整个医务管理流程由若干个环节构成,其中部分环节对于患者的诊疗效果、医疗质量影响巨大,我们将其称为"医疗关键环节"。在现代企业管理学与工程管理学中,有一个原理叫"控制关键点原理",是指管理者越是尽可能选择计划的关键点作为控制标准,控制工作就越有效。控制关键点原理是管理工作中的一个重要理念。对一个肩负管理职责的人员来说,随时注意计划执行情况的每一个细节,通常是费时且低效的。管理人员应当也只能够将注意力集中于计划执行中的一些主要影响因素和节点上。而且事实上,控制住了关键点,也就控制住了最终的效果。

正如本章第一节我们谈到的,医务管理工作纷繁复杂,管理项目多,管理难度大,通常都需要多部门科室进行协作联动解决,关键环节的项目种类也不胜枚举。在此,鉴于篇幅原因,我们以"合理用血管理"这一医务管理关键环节为例,给大家展示如何对关键环节实施项目管理。

输血是现代医学的重要组成部分,如果应用得当,可以挽救患者生命和改善生命体征。但血液供应、血液保管、血液传播疾病和输血不良反应对患者健康的威胁又使得合理用血管理成为医务管理中最重要的关键节点之一。

运用项目制推进关键环节工作,首先要设立明确、可行的工作目标。例如,在合理用血管理项目"技术创新结合科学管理,大力推广合理用血"中,项目目标被设置为以下内容。①根据各科室年度用血量,以及合理用血指数制订详细的临床合理用血评分细则,每月对各临床科室进行合理用血评分,准备把该评分纳入科室医疗质量考核。②建立定期反馈机制:包括各临床科室总用血量、相比上月的增减率等;以医疗组为单位分析评估治疗用血液的合理性、平均输血前血红蛋白等,要求科室将该指标纳入科室医疗质量管理,定期分析评估改进。③紧密跟踪创新性技术,促进合理用血相关转化医学研究成果的推广应用和制度化实施(如围术期的输血指征评分)。④完善合理用血分析评估制度,督导临床科室持续改进。

之后项目组按照既定计划和目标,逐条进行项目推进,并做期中阶段成果总结。总结结果:①输血科已拟定临床合理用血评分细则(试行),对输血量大及不合理输血例数较多的科室和个人定期公示。②医教部根据每月评分情况及分析数据,向科室反馈合理用血相关数据、督导整改,通过院内信息系统、即时通信工具等方式加强管理部门、输血科及各临床科室的联系和沟通;注重加大合理用血培训的强度和重点科室的针对性培训。③创新性合理用血相关转化研究成果的专项宣教及制度改进,已依据研究进展试行制度化实施。④阶段性成果已形成改善医疗服务行动计划全国擂台赛案例,报医院审核后提交。

进入到一定阶段以后,项目组对研究的工作亮点、创新结果、优秀经验、未按计划完成部分及原因,以及下一阶段工作推进安排进行总结和讨论。

最终,该项目通过引入革新性的输血理念(如国际上首创以围术期的输血指征评分指导临床用血),持续增加日间手术病种及比例,推行外科快速康复模式、大力发展微创技术、改进自体输血技术等方法,在手术台次逐年增加的同时,用血量呈下降趋势,有力保障了患者就医需求。

（七）多院区医务管理

根据国务院印发的《"十四五"卫生与健康规划》和《"健康中国 2030"规划纲要》相关精神,在今后的医疗体制改革中会逐步建立"体系完整、分工明确、功能互补、密切协作、运行高效的整合型医疗卫生服务体系",建立不同层级、不同类别、不同举办主体医疗卫生机构间目标明确、权责清晰的分工协作机制,引导三级公立医院逐步减少普通门诊,重点发展危急重症、疑难病症诊疗。完善医疗联合体、医院集团等多种分工协作模式,提高服务体系整体绩效。

从上述文件精神可以看出,下一阶段的公立医院改革将会出现"医院合理规模控制"和"医院集团化趋势"两个方向。这是为了适应现代医院的发展趋势,确定地区内医院的规模,保证医疗资源的合理分配。按照国外医院管理经验,现代化医院的床位在 1 500～2 000 床位为宜,保持管理幅度和管理层级规模效应最佳。随着分级医疗政策的推进,由单体医疗中心规模扩张模式转为医联体多院区模式将是必然的趋势。

1.多院区发展历史沿革

早在 20 世纪 80 年代初期,我国医疗卫生领域曾以医疗合作联合体的形式,进行过一场医疗资源的重组,医疗联合体模式下的各个院区主要以技术上的互助形式松散联结;到 20 世纪 90 年代中后期开始,国内很多医院开始尝试医院集团化发展道路,通过采用合作共建、委托管理等多种方式,形成了以资本或长期的经营管理权等为纽带并拥有两个及以上院区的医院。需要说明的是,目前国内多院区医院通常组织形式为核心院区加一个或多个分院区,由核心院区向其他院区输出人力、技术、管理等各类资源要素,这与由产权独立的医疗机构组成的松散医联体仍有本质差别。随着大型公立医院多院区发展趋势日趋明显,医联体建设步入快速、纵深发展阶段,纯粹意义上的单体医院将越来越少。

2.多院区模式的优势

多院区医院的出现和发展与既往我国优质医疗资源主要集中于各大型公立医院有着密切联系。首先,位于城市中心的大型医院发展空间往往受到地域的严重限制,医院在扩张战略中不得不选择迁建或新建院区的多院区模式;其次,可提高资源利用效率,降低服务成本是医院发展多院区的重要目标。另外,多个院区同时运行,使多院区医院医疗服务提供能力增强,服务覆盖人群更广,从而使得医院品牌知晓度提高等。

3.多院区医务管理的难点和对策

一体化管理难度大几乎是所有多院区医院发展过程中的共性问题,具体包括院区间文化整合问题、学科布局的科学性和前瞻性问题、成本控制问题、医疗同质化问题等。

对于医务管理而言,核心仍然是如何在多院区模式下保证整体的医疗质量和安全,促进医疗同质化。必须正视各个院区由于人员质量文化认同差异、技术水平参差不齐、医疗设备配置不同、各自有学科重点发展方向等因素对于医务管理带来的挑战,一般而言,可从以下几个方面入手提高医务管理质效。

(1)尽力建立统一的医疗质量标准、医疗服务流程和医疗质量考核体系。由此需要充分发挥核心院区的引领作用,合理配置各分院区的人力资源、医疗设备。

(2)针对性进行人员培训和院区间交流,促进医疗质量和文化的整合。可依据现有人员的技术水平差异采取集中培训、鼓励院区间科室-人员互访、医院自媒体平台及时发布各院区建设发展信息等方式,以实现整体质量安全文化的整合。

(3)强调前置风险管理,合理界定不同层级医务管理部门权限。对于层次化管理模式的院区,有适度赋予其医务管理权限,以提高对医疗风险前置处理效率;同时也要注重医疗质量核心指标数据的信息共享,以保证及时介入干预。

(辛先祥)

第二节 医疗安全管理

一、概述

(一)概念

医疗安全管理是指通过积极的手段、方式设计和运用以防止医疗错误及其带来的不良后果的行动。

《"健康中国 2030"规划纲要》中明确提出"持续改进医疗质量和医疗安全,提升医疗服务同质化程度,再住院率、抗菌药物使用率等主要医疗服务质量指标达到或接近世界先进水平"的工作目标。为了顺利推进"健康中国战略"的实施,习近平总书记在中国共产党第十九次全国代表大会上也明确提出"全面建立优质高效的医疗卫生服务体系,健全现代医院管理制度"。医疗质量安全和医疗服务被放在了十分突出的重要位置。

(二)医疗安全管理现况及进展

近年来,随着医药卫生体制改革工作的不断深化,我国在努力满足人民群众日益增长的医疗

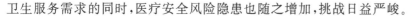

卫生服务需求的同时,医疗安全风险隐患也随之增加,挑战日益严峻。

1.医疗资源配置和就医格局的改变给医疗质量安全带来的挑战

随着分级诊疗制度建设不断推进,政府对社会办医的鼓励和扶持力度日益加大,患者的就医地点选择呈现向基层和民营医疗机构集中的趋势,但基层和民营医疗机构的医疗技术、医疗质量安全管理基础较为薄弱,服务能力不足,医疗质量安全隐患也随之增加。

2.医疗发展模式和社会相关领域的变革给医疗质量安全带来的挑战

随着我国经济发展和社会进步,环境变化、人口老龄化及生活方式转变等,使得我国疾病谱从以感染性疾病为主向以心脑血管疾病及恶性肿瘤等慢性病为主转变。医学模式的转变和"大卫生概念"的确立,医疗服务范围的领域拓展,医疗机构的功能向院前和院后延伸,日常工作也从院内医疗向院外社区服务扩展。医疗机构的服务质量应在内涵上不断深化,外延上不断拓展,不仅仅体现在"治好病",还要在预防保健、服务方式、设施环境、医疗费用等方面让患者满意,得到社会的认可。健康服务业、社会办医、医师多点执业、医药电子商务、互联网医疗等新生事物蓬勃发展,医疗相关法律法规及配套设施建设相对滞后的矛盾越来越凸显。这些变化,对医疗卫生行业,特别是医院的医疗质量安全管理提出了更高要求。

3.医院外延式发展阶段的后续效应给医疗质量安全带来的挑战

医院的规模扩大,优质资源摊薄效应导致医疗质量安全同质化水平下滑,管理机制落后和管理人才不足导致有效的质量安全管理工作难以为继,服务量的超负荷增长导致的质量安全问题愈加突出,管理理念、管理手段、管理模式、管理能力和管理水平仍滞后于发展需要。

(三)组织构架

医疗安全管理是医院管理的重要组成部分,医疗安全管理需打破碎片化管理的模式,应形成相应的组织管理体系。至少包含医疗机构决策层、医疗安全管理专职部门、临床科室管理小组三位一体的组织构架模式,决策层由医疗安全专委会统筹全局,医疗安全管理专职部门负责日常管理事务,各科医疗主任负责科室常规医疗安全防控,各个环节履行相应的职责,还需建立与之相对应的风险预警、质量控制、授权管理的平台,保障医疗安全落到实处。

二、前期风险防范措施

(一)医疗安全培训

1.培训目的

医疗安全培训的目的旨在提高医务人员临床服务能力、医患沟通技巧、医疗安全(不良)事件的处置能力,提高医疗风险防范意识,减少和避免医疗纠纷,保障医疗安全。

2.培训对象

医疗安全培训对象应包含各级医师、护士、技师、药师、实习生、进修生,以及行政工勤人员、新进职工等,教学性质的医院还应包括医学生等。

3.培训形式

根据医院的培训目标和要求,医疗安全的培训形式是多样化的,针对不同层级、不同类别的人员进行针对性的培训,包括自己组织培训或者委托给企业、管理机构代为培训。方式有理论培训(授课)、实践培训(在医院的职能部门轮岗)、卫生行政监督执法培训(参与执法调查)、参加医疗争议案件的鉴定或诉讼程序。

4.培训内容

医疗安全培训内容包括医患双方的权利与义务、患者安全目标、依法执业、医疗质量、医疗文书、医患沟通、保护患者隐私等。培训内容围绕牢固树立以患者为中心的服务理念,加强医德医风教育,注重医学人文教育和医疗服务的科学性、艺术性。

(二)医疗安全(不良)事件管理

1.定义及分类

(1)定义:临床诊疗工作中及医院运行过程中,任何可能影响患者的诊疗结果、增加患者痛苦和负担,并可能引发医疗纠纷或医疗事故,以及影响医疗工作的正常运行和医务人员人身安全的因素和事件称为医疗安全(不良)事件。

妥善处理医疗安全(不良)事件也是医疗风险防范工作的关键环节。目前医疗行业将医疗安全(不良)事件按事件的严重程度分4个等级。①Ⅰ级事件(警告事件):非预期的死亡,或是非疾病自然进展过程中造成永久性功能丧失;②Ⅱ级事件(不良后果事件):在疾病医疗过程中是因诊疗活动而非疾病本身造成的患者机体与功能损害;③Ⅲ级事件(未造成后果事件):虽然发生了错误事实,但未给患者机体与功能造成任何损害,或有轻微后果而不需任何处理可完全康复;④Ⅳ级事件(隐患事件):由于及时发现错误,但未形成损害事实。

但是在实际操作过程中,医疗安全(不良)事件报告的原则和流程就决定了医疗安全(不良)事件需要再划分到Ⅴ级。因为免责和鼓励报告原则尽可能地激发了医务人员的主动性,所以,如欠费、三无人员等无任何医疗安全隐患的事件也在报告事件范围内。

(2)分类:医疗安全(不良)事件的分类没有统一明确的规定,医疗机构可结合实际情况来进行分类,从四川某大型医院的经验来看,把医疗安全(不良)事件先分等级后再进行分类,类别主要有诊疗相关、用药相关、手术相关、辅助检查相关、医患沟通相关、意外事件、体液暴露、跌倒、医疗器械相关、院感相关、费用相关、院内流程相关、备案等13类。

2.报告流程及处理

医疗安全(不良)事件的报告流程根据医院的发展程度应满足多渠道的上报方式,包括手工、邮箱、电话或电子信息系统填报等。满足一个原则,即医疗安全(不良)事件的填报方式和处理的流程是快速和通畅的。医院职能部门就医疗安全(不良)事件应尽量做到事件各个击破,且不同类型的报告由专业的职能部门介入处理,做到专事专管,提高医疗安全(不良)事件处理的效率。这样不仅能鼓励临床医务人员的报告积极性,还有利于医院管理部门对全院医疗安全(不良)事件的知晓情况。因为每个医疗机构的处理模式不同,且没有统一的规定。

3.分析

医疗安全(不良)事件是内部主动发现和报告的,该数据会明显高于医疗纠纷的数据,从医院管理的角度讲,有明显的分析意义,从医疗安全(不良)事件发生的时间、类型、具体科室等作为划分标准,做到前后对比和典型医疗安全(不良)事件PDCA的循环管理。

4.奖罚机制

鼓励报告医疗安全(不良)事件的态度及免责报告的原则就决定了医疗安全(不良)事件主要是奖励的管理模式。按照三级医院综合评审要求,每百张床位年报告≥20件。现阶段难以从质上评价医疗安全(不良)事件报告的好与差,但是可以做到量上的评价,对达到标准的科室进行适当的奖励,发生医疗纠纷反查漏报的科室进行考核。

三、医疗纠纷及投诉管理

(一)医疗纠纷的现状分析

医疗纠纷可以做广义和狭义的不同理解,广义上强调纠纷双方当事人的身份,即一方是患方,一方是医疗机构,就可以称之为医疗纠纷;狭义上说更强调的是纠纷的内容,指患者因购买、使用或接受医疗服务与医疗机构发生的纠纷称之为医疗纠纷。近年来,我国医疗纠纷的医患关系仍呈现紧张状态,尤其是职业医闹的出现、媒体的不实报道,使医患之间的关系恶化。医疗纠纷的现状可归纳为数量多、类型广、索赔高、处理难。该态势短期内不会改变。

(二)医疗纠纷处理

1.医疗纠纷常规处理模式

我国目前常见医疗纠纷的处理有4种模式:分别为医患双方协商、人民调解委员会调解、医疗争议行政处理(医疗事故技术鉴定)和民事诉讼。

(1)医患双方协商:协商解决医疗纠纷是法律赋予医患双方在意思表示真实且完全自愿的条件下,进行沟通协商,协议内容不违背现行法律和社会公序良俗。

(2)人民调解委员会调解:人民调解委员会为医患双方搭建了沟通平台,有利于医患双方矛盾的缓冲。但由于我国的调解制度运行时间较短,尤其是医疗纠纷调解中往往涉及专业性很强的医学、法律知识,调解员队伍及素质还有待提高。

(3)医疗争议行政处理(医疗事故技术鉴定):医疗事故技术鉴定是围绕是否构成医疗事故及事故等级展开的。医疗事故技术鉴定是由各级医学会主持进行的,鉴定专家都是具有一定临床经验的专科医师,鉴定的科学性较高。同时也是判断患方能否依据《医疗事故处理条例》获得赔偿的关键。但由于医院与医学会及鉴定人员的关系特殊,且医疗事故技术鉴定是集体负责制,使患方对医疗事故技术鉴定的中立性和公正性大打折扣。我国现行医疗鉴定体制是二元化的鉴定体制,即医疗事故技术鉴定和医疗过错的司法鉴定并行。既有医学会作为官方代表进行医疗事故责任鉴定,又有司法鉴定机构进行医疗过错责任鉴定。

(4)民事诉讼:民事诉讼是医疗纠纷处理最权威的解决方式,也是医疗纠纷处理的最后一道防线。医疗纠纷启动诉讼程序后,卫生行政部门及其他机构不再受理,若已受理的,应当终止处理。由于诉讼程序性极强,医疗鉴定专业性强,这种模式成本高、周期长,易造成案件久拖不决。此外,诉讼的强对抗性及专注于法律问题而忽视灵活性,不利于医患关系的和谐。

2.重大、突发医疗纠纷事件及应急事件处置

重大、突发医疗纠纷出现苗头或已发生后,医疗机构应启动医疗纠纷处置预案,并按程序处置,防止医疗纠纷矛盾激化升级。处置程序包括医疗机构和上级卫生行政部门的联合接访;患方情绪失控与医务人员发生纠纷后,医疗机构和警方加强警医联动,并向上级主管单位报备。

在我国,暴力伤医、辱医及其他突发公共卫生应急事件时有发生,在处置该类事件中,应当做好以下几点:①端正意识,提高防范能力;②做好应急预案;③梳理隐患,妥善处置纠纷;④善安保措施;⑤合理应对新媒体;⑥依法处置伤医者。

3.涉及医疗纠纷的尸体处置

《医疗事故处理条例》明文规定患者在医疗机构内死亡的,尸体应当立即移放太平间。但部分医疗纠纷患者家属拒绝移动尸体,以此给医疗机构施压。为维护病房正常秩序,医院应立即启动院内应急预案,多部门联动,包括保卫部、医教部,必要时报警处置。若患方对患者死亡原因有

异议要求尸检,医疗机构应当予以配合。

4.医疗纠纷病历的复印和封存

根据《中华人民共和国侵权责任法》《医疗事故处理条例》相关规定,患方有权复印或封存患者住院病历资料。目前行业内习惯将病历分为主观病历和客观病历。实践操作中,患方可复印客观病历,封存主观病历。

5.医疗纠纷的分析、考核、整改

医疗纠纷充分反映了医院医疗服务过程中存在的问题和缺陷,以及潜在的医疗服务需求。重视投诉处理既是提高医疗服务质量、改进服务水平的一项措施,也是构建和谐医患关系的重要手段。将PDCA循环运用于医疗投诉处理中,能使投诉的接待和处理更加规范化和程序化,对医院的可持续发展具有重要意义。建立医疗投诉处理PDCA质量管理流程需注意以下几点。

(1)疏通渠道,明确目标:为保障投诉渠道的通畅,在院内公布各类型纠纷的投诉电话。同时,制订医疗安全管理制度,优化投诉处理流程。

(2)明确职责,执行目标:投诉接待实行"首诉负责制"。在听取投诉人意见后,核实相关信息,并如实填写《医院投诉登记表》,并经投诉人签字(或盖章)确认。对于涉及医疗质量安全、可能危及患者健康的投诉,组织相关专业专家及被投诉科室管理小组成员进行讨论。

(3)依照指标,检查落实:每起投诉处理后,须向相关科室反馈处理结果及医疗过错中待改善的地方,要求科室定期进行整改。定期以典型的医疗投诉、不良医疗安全事件为重点,进行院内展示,对相应科室整改再进行督导,提高全院医务人员的防范意识。与此同时,利用临床科室晨交班时间,进行宣教。

(4)反馈处理,评价总结:各科室落实检查阶段中针对医疗安全工作制订的各类规章制度,医院定期组织科室质量大查房及机关、专家查房等方式对科室的整改情况进行监督;建立医疗投诉预警机制,该机制主要通过对医院往年的医疗投诉发生率、医疗数量、质量及效率指标进行统计分析,得出医院在各个时段不同的患者收治数量下,医院发生医疗隐患的预警指数,并划分出预警级别,针对不同的预警级别采用检查阶段制订的各种整改措施。

(辛先祥)

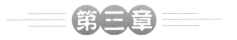

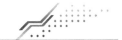

医院电子病历管理

第一节 医院电子病历的概念

一、电子病历的产生

（一）医疗工作对病历电子化的需求

病历是患者病情、诊断和处理方法的记录，是医护人员进行医疗活动的信息传递媒介和执行依据，是临床教学和科研的主要信息源。病历在医疗工作中的基础地位，决定了它对医疗、教学和科研水平的重要影响。如何提高病历的记录质量和管理利用水平，是医院管理的一个重要目标。传统上，病历一直是以纸张为介质，完全靠手工记录。在医院信息化的发展进程中，如何利用计算机和网络技术来改变这一现状，实现纸质病历的电子化，帮助医院提高医疗效率、改善医疗质量、降低医疗成本，成为医务工作者和信息技术工作者的共同期待。

病历的电子化并不仅仅是病历本身信息化管理的发展需要，更是医疗活动对信息的获取和处理需要。医师对患者的诊断治疗过程实质上是一个不断获取信息并利用信息进行决策的过程。医师的问诊过程是为了获取直接信息，申请检验检查是为了获取间接信息，查阅手册、教科书是为了获取相关知识，然后依据这些信息、运用知识和经验，进行判断和处置。可以说，医护人员能否充分、准确、及时地获取信息，直接影响诊断和治疗质量。概括起来，医疗工作对病历信息处理的要求有以下几个方面。

1.记录的方便性

为了信息的后续利用，获取的患者信息首先必须记录下来。一些客观的、可由机器设备完成的检查信息，应当能够自动记录下来，如化验、监护、放射、超声信息等。而由人工观察和手工记录的内容，则应当提供尽可能方便的录入手段，在计算机辅助下由人工记录。这些自动和半自动化的记录手段应大大简化传统的纸张病历的记录方式。

2.信息的及时性

信息的及时获得对医疗工作极为重要。信息的及时性有几方面的含义：首先是信息发生后能及时传递给医护人员。如化验结果一旦出来，就能够通过网络实时地传递给医师而无须等待纸张的传递。其次是信息在需要时随时随地可以获得，只要在有计算机联网的地方，就可以调阅所有相关的患者资料，不需要去查找患者病历，不会出现病历资料被别人借走、丢失的情况。

3.信息的完整性

医护人员对患者的信息掌握得越完整,也越有利于疾病的准确诊断,也越有利于治疗措施的确定。完整的医疗信息包括来自医疗过程中各个环节生成的检查、检验、观察记录,包括历史的和当前的医疗记录。在医院内部临床科室和辅助科室之间、辅助科室与辅助科室之间,医护人员需要参照患者的各类信息。如麻醉医师在患者行手术之前需要了解患者身体整体情况;病理诊断、影像学诊断需要参照患者的临床表现与临床诊断,以便在复杂情况下做出正确诊断。

4.信息表现的多样性

传统的纸张病历,或者以信息的类别或者以时间顺序划分记录,患者信息的阅读利用方式完全取决于病历的记录排列方式。比如,患者的一次住院病案按病案首页、病程记录、化验单、医嘱单的顺序排列。而医疗工作需要了解信息的方式是多种多样的。如了解某一化验项目随时间的变化情况或者某一化验结果与某一用药量的关系,了解某一时间病情与各种治疗措施的对照等。医护人员期望计算机能够在一次性采集的患者原始信息的基础上,根据用户的不同需要,以最恰当的方式来展现患者信息。

(二)医疗保障体系发展对病历电子化的要求

医疗保障体系的发展变化,对病历电子化也提出了迫切要求。

首先,日益增长的个人保健需求和层次化医疗保健体系的建立对病历信息的共享要求更加迫切。人们不仅有病才来医院,健康状态下也定期查体,接受健康教育和固定的保健服务。以医疗资源合理利用为目标的社区医疗→医院→专科中心模式的层次化就医体系将越来越普遍,患者根据病情选择不同层次的医疗机构就诊。人们希望建立自己的个人健康档案,医疗机构之间对病历信息的共享要求迫切。我国推行的医疗体制改革,重要目标是建立层次化的就医服务体系和双向转诊制度。居民的初级医疗及健康服务由社区等基层卫生服务机构承担,需要时由社区医师将患者转入医院治疗,患者出院后仍转由社区医师负责。英国的保健体系,美国的商业医疗保险制度下的医疗保健体系都有类似的特点。在这样的保健体系下,对患者信息有高度共享的要求,只有病历信息的电子化才能满足这一需求。

其次,医疗保险这样的第三方付费制度的发展,也要求实现病历信息的电子化。一方面,付费方(保险公司)需要对患者的治疗方案进行审核控制,医院对实施的医疗项目和费用需要申报,这些过程逐步过渡为电子化方式进行。另一方面,第三方付费制度对医疗机构的医疗行为和医疗成本控制提出了更高要求。传统的纸张病历不能够对医师的医疗行为进行有效的提示和控制,只有依靠电子化的病历系统才能够在医师发出处置指令的同时,进行审查和主动提示。

(三)医院信息化由以业务为中心发展到以人为中心

医院信息系统的建设是随着医院内部诸多业务过程的信息化而逐步发展的,如收费业务管理、药房业务管理、医嘱处理过程的计算机管理等。医院信息系统发展的前期是以业务为中心的。随着医学科技的进步,越来越多的医疗设备本身就是数字化的信息系统,如监护设备、检验设备、CT、CR 等。而临床信息系统的发展,越来越多的临床业务实现了计算机管理,如检验信息系统、放射信息系统、护理信息系统等。这些临床业务信息系统是站在各自不同的业务的角度纵向看待患者信息的。但医疗工作本身对患者信息的需求是从单个患者的信息整体出发的,对患者信息的需求是全方位的、是以人为中心的。随着临床信息系统对患者信息覆盖范围的扩大,信息管理需求很自然地由以业务为中心发展到以患者整体为中心。病历作为患者信息的载体,实现以患者为中心的信息计算机管理,就是要实现病历的电子化。

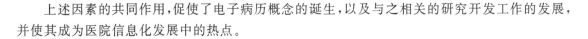

上述因素的共同作用,促使了电子病历概念的诞生,以及与之相关的研究开发工作的发展,并使其成为医院信息化发展中的热点。

二、什么是电子病历

(一)电子病历的定义

尽管人们从各自不同的角度都可以对电子病历的需求进行一番描述,但电子病历在不同的参与者心目中有不同的想象。这一点从对电子病历的不同叫法就可见一斑。在国外称呼电子病历的名词中,有电子病案(electronic medical record,EMR)、电子患者记录(electronic patient record,EPR)、计算机化的患者记录(computerized patient record,CPR)、电子健康记录(electronic health record,EHR)等。每种不同的称谓实质上强调了不同的含义。虽然中文都概称电子病历,但事实上对其有不同的理解:有把医师用计算机记录病案称为电子病历的,有把医院与患者信息所有相关业务的计算机化称为电子病历的,也有把纸张病案的计算机扫描存储称为电子病历的等,只不过都使用了同一名词罢了。

的确,对电子病历的不同称谓,反映了对电子病历概念的不同理解,也反映出人们对电子病历的内容及功能还缺乏非常清晰的界定。这毫不奇怪,因为对电子病历的内容和其具备的功能尚处在探索的过程中,而技术的进步又使得人们对电子病历的可能功能期望在不断提高,人们只能从方向上、轮廓上探讨电子病历的范围,而不能从具体的功能上对电子病历进行锁定。

提到对电子病历认识的发展,必须要提到美国医学研究所早期的工作。他们先后两次开展了电子病历进展状况研究并分别于 1991 年和 1997 年出版了电子病历研究进展报告:电子病历——一项用于保健的基础技术,对电子病历的概念、意义、进展及存在的困难进行了综述。该书把电子病历称为 computer-based patient record。他们不仅对电子病历的发展进行了比较系统的研究,而且组织了一个松散的电子病历研究机构——电子病历研究所。

电子病历是以电子化方式管理的有关个人终生健康状态和医疗保健行为的信息,它可在医疗中作为主要的信息源取代纸张病历,提供超越纸张病历的服务,满足所有的医疗、法律和管理需求。电子病历依靠电子病历系统提供服务。电子病历系统是包括支持病历信息的采集、存储、处理、传递、保密和表现服务的所有元素构成的系统。对电子病历的研究与开发实际上集中在电子病历系统上。

(二)电子病历的内涵

在上述电子病历的定义中,强调了电子病历的内容和功能两方面的特征。

从包含的信息内容上,定义又分别从时间跨度和内容两方面进行了强调。从时间跨度上,要求电子病历覆盖个人从生到死的整个生命周期。从内容上,强调了健康信息。电子病历不仅包含传统意义上的发病的诊断治疗记录,包含文字、图形、影像等各种类型的病历记录,而且包含出生、免疫接种、查体记录等健康信息。按这一定义,电子病历实质上是个人终生的健康记录。它突破了传统的病历内容,也因此突破了一个医疗机构的范围而扩展到家庭、社区甚至整个社会。

从电子病历系统的功能上,定义强调了电子病历超越纸张病历的服务。采集功能包括了各种来源数据的手工录入和自动化采集;存储功能则要提供永久、持续的患者信息存储及备份;加工处理功能则面向患者医疗提供原始信息的各种处理、面向其他用途提供统计分析;传递功能指集成分散的患者信息所需的传递和其他共享要求的患者信息传递;保密功能提供患者信息不被未授权者使用的保护服务;展现功能指根据使用者需要以其更适合的形式来展现患者信息的服

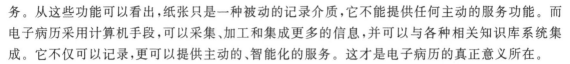

务。从这些功能可以看出,纸张只是一种被动的记录介质,它不能提供任何主动的服务功能。而电子病历采用计算机手段,可以采集、加工和集成更多的信息,并可以与各种相关知识库系统集成。它不仅可以记录,更可以提供主动的、智能化的服务。这才是电子病历的真正意义所在。

（三）EMR 与 EHR

尽管在引用的定义中将电子病历定位于个人终生的健康记录,但在现实环境中,人们在讨论电子病历时往往是处在两个不同的语境下,侧重于电子病历的不同内涵。一种是针对医院内部电子病历的应用,一种是针对区域医疗环境下电子病历的应用。有时候分别使用"电子病历"和"电子健康记录"来表示医院内部电子病历和区域电子病历,有时候则都使用"电子病历"一词。国外通常分别用 EMR 和 EHR 来表示医院内部电子病历和区域电子病历。很显然,EMR 与 EHR 内容上有重要关系,同时两者又有明显不同。

个人健康记录包含了医疗记录,医院内部的电子病历当然是个人健康记录的重要组成部分。但 EHR 中包含 EMR 的内容主要是临床诊断、主诉、检查检验报告、用药等与长期健康管理密切相关部分,而不必是 EMR 的全部内容。除各医疗机构的部分 EMR 内容外,EHR 中包含着 EMR 所不具备的居民健康档案内容。因此 EMR 与 EHR 是交集关系。

美国 HI MSS Analytics 指出 EMR 与 EHR 的差别,见表 3-1。

表 3-1　EMR 与 EHR 的差别

EMR	EHR
医疗机构的法定记录	来自患者就诊的各医疗机构的信息子集
患者就诊过程的医疗服务记录	患者所有
医疗机构所有	社区、州、区域、国家范围
系统购自厂商,由医疗机构安装	提供患者访问,并可有患者追加信息
可能为患者提供查询结果的门户,但不能互动	与国家卫生信息网络连接
不包括其他医疗机构的就诊信息	

三、国内外病历的发展

（一）国外电子病历的发展

美国电子病历研究所在 1992 年出版的电子病历进展报告中曾预言,10 年后,将开发出真正的电子病历系统。这一预言显然过于乐观。在其 1997 年的修订版中,将这一目标向后推迟。电子病历的研究与开发在各个方面取得了很大进展。在电子病历信息模型方面,HL7 发布了 HL7 3.0 及作为该标准基础的参考信息模型 RIM,在医疗文档标准方面发布了 CDA。在信息展现方面,开发了一些更加符合临床应用习惯的患者信息表现方法,如反映整个病情和治疗发展变化的图表化表示方法。在输入手段上,开发了不同专科的结构化的输入界面、有知识库导航的输入方法。在病历结构化方面,有半结构化的面向段落的病程记录,有完全结构化的专科病历记录。在临床辅助决策方面,建立了比较完善的药品知识库的应用,也有各种专科(如糖尿病、高血压)的临床指南。在医疗机构之间信息共享方面,IHE 发布了基于文档的信息共享技术规范 XDS 及其他相关规范。

政府方面也积极组织推动电子病历的发展和推广。美国总统布什在 2004 年的国情咨文中,要求在 10 年内为绝大多数美国人实现电子病历,目的是减少医疗差错、降低医疗成本、提高医疗质量。政府积极推动医疗机构内部电子病历系统特别是医嘱医师录入系统(CPOE)的应用。通过 CPOE 和药品知识库,实现电子化处方,自动核查医师处方中潜在的用药差错,避免严重的医疗事故。英国医疗服务机构 NHS 制订了 1998-2005 年医疗信息的 8 年发展规划,明确提出将患者信息在基层保健医师到各级医疗机构之间的实时共享的发展目标。日本医药信息协会健康信息系统工业协会正在开展病历安全规范和临床信息交换标准的研究。香港医院管理局所属的医院已经实现了院际间患者检验、检查报告信息的共享,并将逐步实现其他信息的院际共享。

(二)国内电子病历的发展

随着医院信息化向临床信息系统方向发展,特别是医师工作站的应用,国内医院对于电子病历的关注程度越来越高。在医嘱录入、病历编辑、系统集成等方面取得了显著进步。国内医师工作站的应用基本上都是从医嘱录入开始的,医嘱录入解决了护士重复转抄和计费问题,部分医院在医嘱录入系统中嵌入了合理用药自动审核功能,能自动发现潜在的用药错误。在病历编辑录入软件开发和应用方面,一些公司开发了结构化、半结构化的病历编辑软件。医师可以根据专科和病种需要自行定义录入模板,在模板中可以通过单选、多选等交互方法快速录入患者症状、体格检查等内容。有些系统还结合医学相关知识,提供医学术语相关性录入辅助。近两年,也出现了基于 XML 描述的病历录入软件,较好地实现了病历的结构化表达和用户自定义结构化模板的功能。基于用户定义的病历结构,软件也提供一定程度的统计分析功能,一定程度上满足了对病历的科研利用需求。在系统集成方面,在信息化程度较好的医院,比较多地实现了患者医嘱、处方、住院病历、检验报告的计算机管理,部分医院实现了放射影像检查、超声检查、心电图检查、护理记录、手术麻醉记录等报告的集成。总体上看,国内电子病历的发展正处于由临床信息系统建设向完整的信息集成,由医疗事务处理系统向智能化应用方向发展的阶段。

四、电子病历的发展阶段

电子病历的定义为电子病历设立了一个非常高的标准,它是电子病历的最终目标。电子病历的发展过程是对患者信息或健康信息不断覆盖的过程,是电子病历系统功能不断增强的过程。在医院内部电子病历系统建设方面,如何评价电子病历的应用发展水平,有不同的阶段划分和评价标准。其中,较为著名的有美国 Himss Analytics 对 EMR 的阶段划分及评价要点,见表 3-2。

表 3-2 EMR 的阶段划分(HIMSS)

阶段	特征
阶段 7	全电子化病历、与外部医疗机构共享 HER、数据仓库
阶段 6	医师医疗文书录入(结构化模板)、全功能辅助临床决策、完整 PACS
阶段 5	闭环式用药过程
阶段 4	医师医嘱录入,基于循证医学的辅助决策
阶段 3	护理记录、电子给药记录、合理用药检测、科室级 PACS
阶段 2	临床数据库存储 CDR,受控医学词汇 CMV,初步的冲突检测 CDSS,文档扫描
阶段 1	三大辅助科室:检验、放射、药房
阶段 0	三大辅助科室未应用

阶段 0:部分临床自动化系统可能存在,但实验室、药房、放射科三大辅助科室系统尚未实现。

阶段1：三大临床辅助科室系统已安装。

阶段2：大的临床辅助科室向临床数据仓库（CDR）送入数据且该临床数据仓库为医师提供提取和浏览结果的访问功能。该CDR包含受控医学词汇库和初步的用于冲突检测的临床决策支持/规则引擎，文档扫描信息可能链接到CDR系统。

阶段3：临床文档（如体温单、流程单）是必须要求。护理记录、诊疗计划图和/或电子给药记录（eMAR）系统可获得加分，并被实现和以提供至少一种院内服务的形式与CDR相集成。实现用于医嘱录入中错误检测（通常药房中应用的药品/药品、药品/食物、药品/检验冲突检测）的初步的决策支持。某种程度的通过PACS的医学影像访问成为现实，医师在放射科之外通过内部Intranet或其他安全的网络可以访问。

阶段4：计算机化的医师医嘱录入系统（CPOE）加入护理和CDR环境中，同时伴随第二级的基于循证医学的临床决策支持能力。如果一个患者服务区域实现了CPOE并且达到了上一个阶段，则本阶段已达到。

阶段5：闭环式给药环境已完整地在至少一个患者服务区域实现。eMAR和条形码或其他自动标识技术，如RFID，被实现并被集成到CPOE和药房系统，以最大化患者给药过程中的安全。

阶段6：完整的医师文书（结构化模板）在至少一个患者服务区域实现。第三级的临床决策支持对医师所有活动提供指导，这种指导以可变和遵从警告的形式、与协议和成效相关的方式提供。完整的PACS系统通过Intranet为医师提供医学影像，取代了所有的基于胶片的影像。

阶段7：医院具有无纸化的电子病历系统（EMR）环境。医疗信息可以通过电子交易很容易地共享，或与区域卫生信息网络内的所有实体（其他医院、门诊部、亚急性环境、雇主、付费方和患者）进行交换。这一阶段允许HCO像理想中的模型那样支持真正的电子健康记录。

由于美国医院的传统、文化背景、医疗保障制度等的不同，上述划分不一定完全适合中国医院的情况。如处于阶段4的医师医嘱录入在国内医院应用就比较靠前。结合国内医院的情况，可以把电子病历的发展过程划分为几个阶段。

从电子病历包含的信息内容上可以划分为3个阶段。①第一阶段是电子医疗文书阶段。这一阶段的主要目标是围绕患者信息处理的业务环节的信息化。它的基本特征是患者在院就诊期间的医疗文书处理都已计算机化。医护人员可以通过计算机系统来记录和使用患者信息。②第二阶段是电子病历阶段。这一阶段的主要目标是实现以患者为中心的信息集成和存储管理。它的基本特征是与患者信息有关的信息系统各个部分集成到一起，患者历次的就诊和住院信息集成到一起，并且实现了病历信息的长期保存和随时访问。医护人员可以通过计算机系统以统一的视图随时访问病历信息。③第三阶段是个人健康记录阶段。这一阶段的主要目标是实现分布在不同地方的患者病历和健康信息的集成。它的基本特征是区域医疗机构之间可以共享患者信息。医护人员在任何一个医疗机构都可以访问到患者的整体信息。

从电子病历系统所提供的服务功能上可以划分为2个层次。①第一层次是事务处理层次。这一层次的主要目标是利用计算机取代手工完成医疗文书的记录和处理工作。计算机起到取代纸和笔的作用。②第二层次是智能化服务层次。这一层次的主要目标是发挥计算机的主动服务优势，对医疗工作本身提供主动化、智能化的服务。这一阶段的特征是各种知识库、临床指南的建立和应用。

当然电子病历的发展并不是严格按照阶段来划分的，阶段和层次之间可能有交替。比如，在未完全实现电子病历第二阶段的目标下,已经实现了检查检验结果的院际共享;部分信息仍为手工处理的情况下,部分系统已经应用知识库系统。就目前电子病历的发展状况而言,在患者信息的内容上,基本上处于第二发展阶段。而在国内,绝大多数医院仍处于第一发展阶段,即实现临床信息系统、实现患者信息的计算机管理。而在系统服务功能方面,主要集中在第二层次,即智能化服务功能的研究上。

五、发展电子病历的意义

(一)电子病历的应用可以提高医疗工作效率

电子病历系统改变了医师护士的医疗文书记录方式。医师可以直接在计算机上通过适当的编辑软件来书写病历。通过建立典型病历模板、输入词库、方便的编辑功能,可以提高输入的速度,更不存在字迹潦草的问题。医师直接在计算机上下达医嘱,护士直接通过计算机自动处理医嘱、生成各种执行单和医嘱单,避免了转抄工作,也避免了一些转抄错误。而检查、检验、观察结果的自动化采集,更直接简化了记录过程。

电子病历系统可以加快信息传递。医院内部各部门之间依靠信息的传递来协同工作。如医师与护士之间的医嘱传递、病房与药局之间的用药申请传递、病房与医技部门之间的申请传递和结果回报等。传统模式下,这些信息用人工以纸张方式传递,不及时且不可靠。电子病历的实现变"人跑"为"电跑",及时可靠。

电子病历使得患者信息随时随地可得。传统病历同时只能一个人在一个地点使用。如我们常听到麻醉医师抱怨,到病房查看第二天手术患者的病历,但因病历在别的医师手上而无法及时看到。电子病历使得医师不仅可以在病房、家里,甚至可以在医院外的任何地方,通过网络访问患者信息。患者信息可以同时为多人使用、互不影响。

(二)电子病历的应用可以提高医疗工作质量

电子病历系统可以以更全面、更有效的方式为医师提供患者信息,帮助医师正确决策。通过电子病历系统,临床医师可以随时随地了解患者既往病史、各种健康状态、各种检查结果(包括图像)。这些信息可以各种更有效的形式提供,如对多次化验项目的结果进行图形化显示、对医学图像进行增强处理。医技科室的医师在检查过程中,不同检查之间可以相互参照,如做 CT 检查时参考超声报告,以利于提高检查质量。

电子病历系统可以为医师提供疾病诊治的临床路径和临床指南。按照循证医学的方法,可以制订特定病种的临床路径,规范同种疾病的治疗路径和医师的医疗行为,缩短患者的住院时间。在电子病历系统中应用临床指南知识库,以疾病和症状等条件选择出来供医师参考,甚至可以智能化地辅助医师的医疗决策。

电子病历系统可以对医师不合理的医疗行为进行告警。对药品之间的相互作用、用药对检验之间的干扰等不符合医疗常规的行为提出警告,避免出现医疗差错。

电子病历系统可以提供各种联机专业数据库,如药品数据库、各种诊疗常规,供医师查询。

(三)电子病历的应用可以改进医院管理

电子病历的应用为实施环节质量控制提供了支持。传统的医疗管理主要是终末式管理。各种医疗指标在患者就诊住院完成后统计出来,再反馈回医疗过程管理,像三天确诊率、平均住院日等。这样的管理滞后于医疗过程,并且数据不够准确。实现了电子病历系统,各种原始数据可以在医疗过程中及时地采集,形成管理指标并及时反馈,达到环节控制的目标。如根据电子病历中患者的诊断时间判断患者入院后三天内是否确诊,规定的时间内患者是否实施手术等,对这些事件可以实时监控并作出处理。再比如,对感染的控制,可以对术后患者,根据患者体征及使用抗生素情况,自动判断是否发生了感染,以便于及时处理。

电子病历的应用为控制医疗成本提供了手段。医疗费用的多少,在相当大程度上取决于医师,取决于对医疗过程的控制。通过电子病历系统可以建立各种疾病的典型医疗计划,什么时间完成什么工作,进行哪些检查。从患者入院开始,严格按计划提示医师进行医疗活动。在医师工作站中,可以围绕降低费用提供智能服务,如合理用药咨询、医疗方案咨询等。可以建立医师评价系统,对医师个人的医疗质量及治疗患者的费用消耗进行考评,个人与标准、个人与个人进行对比。结合管理措施,对考评结果进行反馈,从根本上建立医疗成本控制系统。

(四)电子病历为患者信息的异地共享提供了方便

远程医疗是以患者信息的异地共享为基础的。目前远程医疗的模式基本上都是在会诊之前将患者的病历资料准备好(往往是录入或扫描成计算机文件),以电子化方式传到对方地点。会诊方在研究这些资料的过程中,也许需要发起方提供其他资料,需要一些反复,最后将结果反馈回去。有了电子病历系统的支持,这些资料不再需要额外的准备,而且可以由会诊方主动地通过网络从患者所在地读取病历信息,会诊工作随时可以进行。这是一种在电子病历系统支持下新的会诊工作模式。

当患者转诊时,电子病历可以随患者转入新就诊医院的电子病历系统中。如果需要,也可以通过移动介质自由携带。

(五)电子病历为宏观医疗管理提供了基础信息源

电子病历也为国家医疗宏观管理提供了丰富的数据资源。与原始病历相对应,CPRI 称其为第二病历。这是一个巨大的数据仓库,政府管理部门可以根据需要,从中提取数据进行统计分析,像疾病的区域分布,各种疾病的治疗情况、用药统计、医疗费用统计等。根据这些统计,可以制订宏观管理政策、合理安排卫生资源。

另外,医疗保险政策的制订,如保险费率、各病种的医疗费用及补偿标准,都依赖于对大量病例的统计分析。电子病历无疑提供了极大的方便。我国的医疗保险正处于大发展的初期,对电子病历的需求会越来越强。

(李乔娟)

第二节　医院电子病历的系统架构与功能组成

一、电子病历系统的整体架构

电子病历系统的功能包含了患者医疗信息的采集、存储、展现、处理等各个方面,覆盖了患者就医的各个环节。从广义上看,电子病历系统在医院信息系统中并不是一个独立的系统,它与医院信息系统融合在一起,各类与医疗相关的信息系统都是它的组成部分。另一方面,电子病历系统又不是各类临床信息系统的简单叠加,它要解决支撑电子病历的一些基础架构问题。电子病历系统的实现方法或系统结构可能各不相同,但整体上其组成成分是类似的,都包含了信息的采集、存储、展现、利用、智能服务等部分。

各部门临床信息系统包含检验信息系统(LIS)、医学影像信息系统(PACS)、心电信息系统、监护信息系统等各医学专科信息系统。它们既是各医学专科的业务信息系统,也是电子病历的信息源,通过接口为电子病历系统提供数据。

集成引擎主要负责各类异构临床信息系统与电子病历的接口。它通常具有多种接口形式,能完成数据格式、编码转换,把不同来源的医疗记录以统一的格式提交电子病历系统管理和使用。

数据存储是电子病历的数据中心,负责电子病历数据的存储和管理。它可以有不同的实现方式,可以是集中式的,也可以是分布式的;可以是数据库形式,也可以是文档形式或者两者的混合形式。

安全访问控制负责电子病历的访问权限控制。它包括了用户的身份认证、授权、访问控制策略的执行与验证、日志记录等功能,保障电子病历数据不被超范围使用。

医师工作站是电子病历的最主要使用者。它是电子病历的重要信息源,提供患者的医嘱录入、临床病历录入;同时又是电子病历信息的综合使用者,提供患者各类信息的综合浏览展现。

访问服务主要为其他需要访问电子病历的临床或管理应用提供访问服务。它以统一接口的形式提供电子病历的浏览和访问服务,屏蔽电子病历数据管理的实现细节,简化其他系统使用电子病历的复杂度。

知识库系统主要为医师提供临床决策辅助。它通常包括合理用药审核、临床路径、临床指南等服务,嵌入到医嘱录入、诊断处置过程中,为医师提供主动式的提示、提醒、警告,起到规范医疗、防止医疗差错的目的。

本节将重点阐述电子病历系统组成中的患者信息采集、存储与处理等功能,有关信息集成、展现和安全服务在后续节进行讨论。

二、患者医疗信息采集

患者医疗信息发生在医疗过程的问诊、检查、诊断、治疗的各个业务环节,对这些信息的采集要尽可能做到在发生现场实时进行。这需要医护人员在工作的过程中将获得的信息,如问诊记录、病程记录、医嘱、检查报告、生命体征观察记录等,及时记录到计算机中。病历内容的记录可分为两类:一类是由患者主诉或由医护人员观察得到的需要手工记录的信息,另一类是由各种医疗设备,如CT、MRI、超声、监护设备等产生的检查信息。设备产生的信息是病历的重要组成部分,也要将其输入到电子病历系统中。

(一)手工记录

由纸加笔的记录方式到计算机录入方式,对医护人员的记录习惯是个很大的挑战。更困难的是,许多情况下,记录发生在面对患者诊断治疗的过程中。记录习惯的改变会直接影响到医疗过程,从而阻碍医护人员的接受。因此,医护人员直接录入一直是病历电子化推进过程中最困难的问题。这就要求计算机录入方式要尽可能简单、符合医护人员的工作和思考习惯。在手工记录方面,为了简化录入工作,常采用词库、模板、相互关联、表格化界面、智能化向导等手段,这些技术将在医师病历录入一节详细介绍。

除了手工键盘录入,语音方式输入也是一种有效的记录手段。辅诊科室医师记录检查报告可以直接采用录音方式。国外一些医院传统上就采用医师录音,由护士或秘书打字的记录方式。

这种记录方式容易为用户所接受。对于语音可以采用两种方式来处理:一种是以数字化语音方式记录并保存,访问时直接还原语音;另一种是通过语音识别,将语音转换为文字信息保存。另外,扫描输入也是另一种辅助输入手段。特别是对于患者携带的纸张病历资料,可以采用直接扫描进入病历系统的方法,以保持病历资料的完整。

(二)联机采集

在检查设备产生的信息记录方面,可以采用接口的方式将这些设备与信息系统直接连接,将其生成的信息记录到患者病历中。这种方式可以极大地提高工作效率、保证信息的原始性、提高信息的质量。一些新的检查设备产生的信息,如监护记录、内镜动态视频图像等内容进入病历,也是对传统的纸张病历内容的丰富。越来越多的设备提供了数字化的接口,为信息系统的连接提供了方便。但同时由于医疗设备种类越来越多,接口的研制也面临着巨大压力,这需要依靠接口标准化来解决。

三、病历信息存储与 CDR

(一)电子病历存储需求

纸张方式下医院都有病案库、X 线片库等专门的机构来负责病历资料的归档和管理。大型医院的病历资料库往往要占据较大的空间,病历资料不断增长的存储空间成为令人头痛的问题。患者资料往往不能做到集中存放与管理,如患者的 X 线片、CT 片、病理切片、纸质病案等需要分别管理,使用起来非常不便。

电子病历的存储服务必须起到病案库的作用。具体地讲,它应能提供如下服务。

病历信息必须能长期永久保存(至少在一个人的生命周期内),这就要求存储容量足够大。一个患者的信息,包括结构化文本、自由文本、图像甚至是动态图像,其占用空间可能需要几兆字节、几十兆字节。对于一个大型医院,长期保存这些信息必须建立一个海量的存储体系来对其加以管理。

存储体系要保证病历信息的访问性能。因为患者随时可能再次来就诊,其历史记录必须能够随时获得。这就要求病历信息或者时刻处于联机状态,或者能很快由脱机自动转为联机状态。

病历信息是累积式增加的,如同手工归档系统一样,存储系统应能够将新增的信息归并到历史信息中,实现病历的动态维护。

电子病历的存储系统提供完善的备份和恢复机制。为了确保病历信息不丢失,备份和恢复机制能做到出现故障及恢复后,能将数据恢复到故障断点时的状态。

(二)临床数据存储库

能满足以上需求的电子病历数据存储体系称为临床数据存储库(clinical data repository,CDR)。CDR 是电子病历系统的数据核心,电子病历的一切服务功能围绕 CDR 来构建。

由于电子病历数据类型的复杂性、来源的异构化以及数据的海量特征,CDR 的具体实现形态是一个非常复杂的问题。其中,最为复杂的是电子病历数据的模型问题,这方面已有理论研究成果。

HL7V3 提出的参考信息模型(reference information model,RIM)是以医疗活动(ACT)对象为中心,对整个医疗数据集进行概念建模。在 RIM 中,整个医疗过程由活动及活动之间的关系进行表达。RIM 的具体实现是一个较为复杂的工作,为了简化这一工作,有数据库公司开发了 HTB(医疗事务平台)来简化应用系统对 RIM 模型的应用。通过该平台,应用系统可以通过接口服务层来操作 RIM 的各个对象。

相对于 RIM 高度抽象、完全通用化的信息模型,产品开发者也可以针对不同的电子病历数据类型定义较为具体的数据库模型,如分别针对处方、检验报告、各类检查报告等,相比于 RIM,这样的模型的通用性和扩展性会稍差,但电子病历应用开发的效率较高。

除了单纯的数据库模型外,还可以采用数据库与文档相结合的方式来实现 CDR。由于大部分的医疗记录在形成后都是文档形式,所以采用文档结构表达电子病历数据是一种非常自然的方式。不同的医疗记录具有不同的结构,从图形、图像、自由文本到结构化的项目,但都可以表达为不同结构的文档。XML 在文档结构表达方面具有先天优势,能够适应医疗记录类型复杂多变的情况。HL7 专门针对电子病历制订了以 XML 为描述语言的文档结构标准 CDA,该标准定义了通用的医疗文档结构,能够适应各类医疗文档不同的结构化粒度,适于在异构环境中表达医疗文档,也是采用文档实现 CDR 的一种选择。

四、病历信息处理与利用

病历信息的处理可以分为以患者个体医疗为目的的个体病历信息处理和以科研、管理为目的的病历信息的统计分析处理两方面。

在辅助医疗方面,从根据医嘱生成各种执行单这样最简单的信息处理到将各种知识库应用于患者的医疗过程这样的智能化处理,对病历信息的充分利用有很大的潜力。如基于药品知识库和患者个体信息,在医师下达用药医嘱过程中,对用药的合理性进行审查;又如,在患者医疗过程中应用临床路径管理,根据患者诊断及病情,选择临床路径,并按照路径安排医疗过程。

病历的原始信息是一丰富的数据源,在其基础上可以对科室甚至医师个人的工作效率和质量进行客观的评价,可以进行广泛的流行病学调查,可以进行药物使用的统计分析、疗效的评价,可以分析疾病的相关因素,可以对医疗成本进行分析等。充分利用病历信息进行各种统计处理,对于医疗质量的提高,对于社会医疗保障水平的提高都具重要价值。

（李乔娟）

第三节　医院电子病历的录入

一、病历录入的需求

在医师的日常医疗文书记录中,大量的是病历的书写记录。在门诊,有患者主诉、体格检查等记录;在病房,有病史、体格检查、病程记录等。病历管理要求病历书写字迹工整,不能随意修改,写错的地方要重新抄写。写病历占去了医师医疗文书记录的大部分时间,对医师是较大的负担,医师非常期望通过计算机解决这一问题。

病历内容以描述性文字为主,与医嘱等结构化较强的内容相比,计算机处理病历在技术上与应用上都有较大的难度。特别是在门诊这种工作节奏比较快,与患者面对面记录的场合,实现病历的实时记录难度更大。这就要求医师工作站的病历编辑功能要尽可能地符合医师记录需求,满足如下要求。

(1)病历编辑要有足够的自由度。因为上述病历内容多为描述性文字,患者的个体情况千差万别,所以必须允许自由格式编辑。除了文本内容外,病历内容还经常有示意图形等非文字内容(如病灶部位的图形标注),因此病历编辑软件应能支持图形、表格等的嵌入。

(2)病历编辑要能对版式外观进行控制。编辑软件能提供诸如字体大小、版心大小、行距等版面控制。记录者不仅可以记录内容,而且能将病历的外观保留下来,对于仍需打印纸张记录的需求提供支持。

(3)对病历框架结构的支持。尽管病历内容是描述性文字,但病历的整体是有框架结构要求的。如住院病案包括入院记录和病程记录,入院记录又包括病史部分和体格检查部分,而病史部分又包括现病史、过去史、家族史等,这构成了住院病案结构的框架。病历记录应符合这一结构以便于后续使用时的内容定位。病历编辑软件要提供这种框架约束。

(4)对病历的各组成部分的记录要根据时间发展进行操作控制。病历的及时性及不可修改性在医疗法规上有具体的规定。对住院患者,其病程记录要随着时间的推移分阶段记录。对于已经记录完成的阶段记录,不能回过头来随意修改。对门诊患者,对已经完成的前一次就诊记录也同样不能再行修改。

(5)为上级医师对下级医师的病历记录检查和修改提供支持。上级医师有权修改下级医师记录的病历,但对于修改的内容要保留记录。

(6)为病历编辑过程提供方便性手段。病历内容采用自由格式,记录工作量很大。编辑功能要针对病历编辑的特点提供辅助录入功能,加快医师的记录速度。对于相对固定的内容(如体格检查),提供表格化的模板,医师可以采用填空或选择的方式完成记录。病历有严格的格式要求,其中有许多重复性内容,如患者的基本信息和症状,医师工作站可以提供简单的复制或患者信息插入功能。对于病历中对检查检验结果、处方的引用,可以从相关的信息源获得并直接插入到病历中。

(7)为以后病历的检索提供支持。病历自由格式的内容不利于病历的分类检索利用。全文检索在一定程度上可以解决这一问题,但正文检索的准确性较差。为了弥补这一不足,可以采用标注关键词的方法,如采用 SNOMED 医学术语系统对病史部分进行人工标注,以后可以按照关键词方法准确检索。

二、辅助录入功能

医师工作站病历编辑功能的方便与否,直接影响医师记录病历的效率,影响到医师能否接受计算机书写病历。所以,病历编辑的关键是提高医师的记录效率。在医师工作站中,常用以下方式辅助医师记录。

(一)提供医学术语词库

这是最简单、最微观的方法。病历中需要大量地用到医学术语,如症状、诊断、操作、药物等。通过收集应用这些术语,并将词库应用于医师的录入过程中,只要输入几个字母,整个词汇术语就可以完成录入。这种方法对于记录病史或患者主诉较为有效,在门诊医师工作站中得到比较多的应用。

(二)表格病历

表格病历是对纯描述性病历的一种简化和规范。它适合于专科、专病病历记录的需要。医师在记录时,只要选择或填空即可,既减少了书写量,又增加了记录的准确性,避免遗漏项目。这种格式的病历多用在体格检查记录中。在医师工作站的病历记录中,可以结合这种表格化病历。但由于各专科需要不同的表格内容,医师工作站应允许用户自己定制表格病历的结构。这对于提供具备交互式功能的表格来讲非常困难,所以这种表格化的病历结构目前只是在国外的专科医师工作站中较为多见。因为表格病历只能解决病历中部分内容的表格化,在通用的医师工作站中只能是部分地结合表格化病历的功能。

(三)病历模板

如果让医师每一份病历都逐字逐句地在键盘上敲,其速度一般比不上手写速度。事实上,医院各专科医师所处理的患者在病种上是类似的,其主诉、查体、鉴别诊断、治疗方案等内容也是类似的。各个专科可以建立典型疾病的病历模板,如查体记录模板、手术记录模板等,这些模板可以同时起到规范医疗的作用。医师在记录病历时,可以直接调入对应模板,在模板的基础上进行修改。除了普通的自由文本模板外,模板中可以设置有如表格病历项目元素的可交互式模板,包括填空、单选、多选等元素,以增强模板的适应性和操作的方便性。除了这些经过规范化的公共模板,每个医师还可以根据自己接触的典型病例,建立自己私用的模板供以后使用。词库辅助录入解决了键盘输入的微观问题,而依靠模板可以从宏观上减少病历内容中手工录入的文字量。

(四)引用患者信息

在病历中反复出现的患者基本信息、诊断、检查检验报告,可以从其他信息源直接获得。在病历编辑中,提供这种信息引用的功能,可以直接地将这些信息复制过来。

(五)智能化结构化录入

将疾病相关知识结合到病历编辑功能中,根据医师已录入的信息内容自动提示后续可能的录入内容。如在患者症状描述部分,如果患者主诉感冒,系统就会提示感冒相关症状。这种功能建立在病历内容结构化基础上,需要大量医学相关知识的整理。目前这种功能只是在国外个别专科系统中试用,短时间内还不可能达到普遍适用的程度。

采用上述手段后,自由文本的病历编辑可以得到较大程度的简化,住院医师记录病历的效率与手工相比可以有较大幅度的提高。目前,住院医师病历计算机录入已经得到了较为广泛的应用,但在门诊病历的计算机录入方面,由于门诊实时性要求高、医师对计算机录入熟练程度等的限制,应用上仍然存在一定困难。

三、病历编辑器的种类

通过以上对病历编辑功能需求的讨论,不难看出,一个完美的病历编辑器对于医师的病历录入的便捷性至关重要,同时适合于病历录入编辑的专用文档编辑软件的开发在技术上也有较高的难度,需要付出相当大的工作量。根据编辑功能的不同,可以把当前的病历录入软件分为以下几类:全自由文本编辑、半结构化编辑和全结构化编辑。每类软件各有其特点。下面分别来看一下各类软件的工作方式。

(一)自由文本录入

自由文本编辑就是在录入和编辑时不受任何格式限制,医师就像手工书写病历一样自由录入。目前最常用的自由录入编辑软件就是 Word。一般通过把 Word 嵌入到医师工作站系统中作为集成的病历编辑软件。也有采用自行开发的简单的纯文本编辑软件。

由于 Word 是通用化的文字处理软件,要提高录入病历的速度,通常采用以下手段:一是复制,即复制病历中内容重复的部分;二是建立固定模板,可以由医师建立各种疾病、专科的常用模板,在录入时根据需要调入模板,然后在其上修改。

采用 Word 等自由文本录入方法有如下好处:它提供了充分的自由格式的录入,能够满足各专科、各病种病历的录入要求,能够插入图表、图片,是一个充分通用的录入软件;Word 的排版功能强大,它在录入病历内容的同时,能够充分地控制病历显示和打印的外观;用户已熟悉了 Word 的操作习惯,容易学习掌握,这一点对于计算机病历编辑的推广具有不可忽视的作用。

但使用 Word 也有明显的弱点。由于在全自由文本模式下,只能使用固定模板,在固定模板中无法加入选择、填空等元素,不利于专科表格病历的定制;病历通篇缺乏结构,不利于在编辑方面施加更多针对病历特征的编辑功能,如对病历结构的控制、操作的控制等;自由文本检索也比较困难。对于病历检索需求,可以通过人工标识关键词的方法进行弥补,即由医师对病历进行编目索引,通过关键词索引实现病历的快速和准确检索。但人工标识关键词的方法额外增加了工作环节,并且对于病历的回顾性科研,很难在关键词标注时考虑到各种回顾科研条件。

(二)半结构化录入

所谓半结构化是指把病历内容按照病历组成分为计算机可控制的"块"。一份住院病历可以划分为入院记录、病程记录、手术记录、出院小结等,其中入院记录又可进一步分为主诉、现病史、过去史等内容。半结构化录入是指对病历内容的框架进行结构化控制,而对于框架下的内容作自由文本处理。半结构化录入可以提供按照框架结构的导航与定位、与框架模块内容相关的模板定义与引用、以模块为单位的认证及修改控制等。

与全自由文本录入相比,半结构化录入的优点是,保留了自由文本录入的自由描述的优点;可以按病历块提供与病历块相关的服务功能或施加控制,如按块进行病历记录的时限控制;分块模板可以控制全自由文本下的自由复制,避免病历的整体复制。

由于半结构化录入仍然保持了内容上的自由,在检索方面几乎与全自由录入面临同样的问题。

(三)结构化录入

所谓结构化是把病历内容分解为计算机可理解的元素,计算机可对每个元素的录入内容进行控制。病历结构化录入就是以表格化方式录入,表格中的每一项可以通过交互式选择、填空等手段录入。由于各个专科或病种所记录的内容不同,也就是表格中的项目不同,如眼科病历必然与普通外科病历描述项目不同,因此,这种录入方式必然要求软件提供表格模板的定制功能,医师要建立自己专科使用的表格化模板。当然,表格化病历并不是要求病历中的所有内容全部表格化,而是对适于表格化的内容制订表格,其他部分,如病程记录,仍可以使用自由文本。

结构化病历编辑软件的开发具有较高的难度,主要困难在于允许医师自己定义录入内容的结构,然后由编辑软件根据定义的模板,呈现出表单化的录入界面。基于 XML 技术的文档结构的出现为这类编辑软件的研发提供了一条可行的技术路线。由于 XML 结构的自定义性,可以通过 XML 来表达医师自定义的文档结构,并将录入的内容以 XML 文档的格式保持其结构。

结构化录入的优点:录入简单、快速;信息的可利用性高,由于每个表格元素及其内容都可以进行控制,录入之后便于检索使用;元素之间可以进行相关性校验,如患者性别与体征症状之间的校验,以防止病历中的记录错误。

结构化录入在应用中存在的问题主要是各科需要制订自己的专用表格模板,使用前准备工作量大,技术上比较复杂;采用表格病历不利于自由描述的表达,特别是对于主诉内容的记录,因此其使用范围受限。

上述几种病历录入方式各有优缺点。经过前期的应用反馈和产品的不断完善,目前各厂商的病历编辑器呈现出逐渐统一的特征,即采用半结构化框架＋结构化模板＋自由文本的混合式特征。使用者既可以定制病历中某一部分的结构化模板,借助模板录入,也可以以自由文本方式录入,从而具有较强的灵活性和适应性,同时也满足了管理者对于病历质量控制的需求。从目前来看,这种混合式结构是适合国内病历书写的较为理想的方式。

四、病历质量控制

(一)病历质量问题

利用计算机录入病历是对病历书写方式的重大变革。不仅是用键盘代替了纸和笔,更重要的是通过计算机化的表格交互、模板、复制、信息引用等手段,病历的记录方式发生了重大变化。应用表明,各类辅助功能极大地减少了逐字录入,避免了手写出错时的重抄,计算机录入病历可以大大提高医师病历记录的效率。但同时,应用计算机录入病历后,病历质量出现了不少手写病历所没有的新问题。这些问题包括:病历内容张冠李戴,或与患者情况不符;病历内容前后矛盾,表述不一致;未查体和问诊的内容通过模板实际记录在病历中;尚未发生的医疗活动,提前出现在病历中等等。这些问题是伴随着记录方式的改变而出现的。与逐字手写相比,医师在利用这些辅助编辑功能提高书写效率的同时,更容易"编辑出"有问题的病历。于是,一些医务管理人员甚至对计算机录入病历提出了质疑。

客观上,使用计算机记录病历,改变了医师手写时"笔随心想"的思维习惯,医师不再完全主导书写过程,键盘加鼠标的操作方式也更容易出现"笔误"。主观上,医师只顾追求效率,甚至部分医师责任心不强和管理制度不落实,对所记录内容没有认真检查、校对,导致问题病历的最终出现。应当看到,本质上,这些问题并非计算机录入所必然导致。过去手写病历方式下,同样存在虚假病历问题,只不过手写速度更慢。

利用计算机书写病历是对传统手写病历的一种变革,毫无疑问是一大进步,同时也会出现新的问题。关键是不能简单地把问题归咎于计算机录入这一工具,而是应当建立与新的模式相适应的提高病历质量的技术手段和管理制度。

事实上,通过计算机记录病历,为病历质量的管理与控制提供了比手工方式下更为优越的手段和更大的潜力。

(二)病历质量管理手段

在计算机和网络工作方式下,病历内容的实时共享成为可能。提高病历质量关键是如何加强管理,通过计算机和人工实施实时检查,建立起与计算机书写病历相适应的病历质量保证和管理体系。建立计算机辅助下的病历质量管理系统可以从以下几个层面入手。

1.医师层面

可以充分发挥计算机的主动式、智能化服务功能,对病历内容进行交互式、实时化的质量控制。可以通过病历模板的规范化,规范病历记录内容,提示医师需要观察、记录的项目以免漏项。可以设置一些校验规则(如男女患者的不同体征取值、体征数据的取值范围、项目之间的互斥等),对医师录入的内容自动校验,防止录入的笔误。可以控制一些不合理的复制(如禁止不同患者之间病历内容复制),避免张冠李戴式的文字错误。可以根据患者病历的记录情况,自动提示医师病历内容的完成时限。

2.科室层面

上级医师可以通过网络实时调取下级医师的病历进行审查,发现的问题可以通知下级医师进行修改,或者对下级医师已完成的病历直接进行修改并保持修改记录。

3.医院层面

建立病历质量问题检查及反馈系统。由病案室建立专门的网上病历质量审查制度,对各科室的病历实时抽查。通过专门的病历质量检查软件,进行自动检查和人工检查。自动检查侧重于对病历的完成时限进行检查,对未按时间完成的病历进行警告。人工检查主要通过阅读网上病历及患者其他信息,对病历内容中存在的问题进行检查。对发现的问题进行记录。对于检查发现的问题,通过网络反馈给记录的医师。在医师工作站,医师及时获得病历中存在的问题,并对这些问题进行响应和修改。从而建立起实时化、闭环式的病历质量控制系统,把传统的病历质量终末控制转变为事中的环节控制。

建立计算机病历质量保证和管理系统,并不只是针对医师计算机录入病历出现的问题,而是对病历质量的全面管理,包括手工方式下存在的病历形式上及内在的质量问题。这是病历质量管理手段的一次跃升,也是实行电子病历的又一优势。

（李乔娟）

第四节　医院电子病历的集成

一、集成是电子病历的基础

电子病历系统是以单个患者为中心提供医疗信息服务的。这意味着电子病历系统必须以人为中心采集、管理和展现信息。患者的医疗信息来源于各个医疗环节,来源于医院信息系统的各个业务子系统,如入出转子系统、检验信息系统、PACS、心电信息系统等。这些系统在完成自身业务工作的同时收集患者的医疗信息,它们是电子病历系统的组成部分,不存在另外独立设置的电子病历信息采集系统。如果医院信息系统是由单一厂商开发的集成式系统,患者的医疗信息采用集中管理模式,则业务信息系统和电子病历系统的发展可以高度融合在一起,从不同的角度实现患者信息的共享。但这只是理想情况,实际情况却往往不是这样。随着医院信息系统应用的深入和覆盖范围的扩大,由不同厂商或不同时期建立起来的分散式系统越来越常见。特别是随着数字化医疗设备的广泛应用,由设备供应商提供的专门化的信息处理系统越来越多。而这些设备又是患者医疗信息的一个主要来源。如监护系统、自动化检验设备和信息处理系统、各种数字影像设备及相关处理系统等。这些系统都拥有非常专业化的数据处理系统或者网络化的业务信息处理系统,由一个厂商来开发所有这些系统已越来越不现实。这些分散的系统都有各自的数据库,从各自业务需要的角度来管理业务和患者信息,采用的是不同的平台和开发技术。在这样的环境下,建立电子病历系统,实现以完整统一的视图提供患者医疗信息的目标,就要在这些业务信息系统的基础上实现以患者为中心的信息集成。

集成是电子病历系统建设中首先要解决的问题,分散式异构医院信息系统架构是国外医院信息系统普遍存在而国内医院信息系统今后也同样会面临的共同问题。

二、集成方法

患者信息的集成方法决定了电子病历系统与医院信息系统的各个业务系统的关系,决定了电子病历系统的架构。当前,病历信息的集成主要有集中式数据集成、分散式数据集成和界面集成3种方式。

(一)集中式数据集成

所谓集中式数据集成是指建立一个物理上的患者医疗信息"仓库",将患者的各种信息以人为中心汇集到一起,以独立于原业务系统的统一方式进行管理。

这种方式下,患者医疗信息"仓库"完全是重新定义的结构。各业务系统产生的患者各类医疗记录通过符合业务系统数据结构的特定的归档程序进行转换后,统一存储于该"仓库"中。后续的电子病历应用则基于这一新的中心"仓库"来开发。其结构见图3-1。

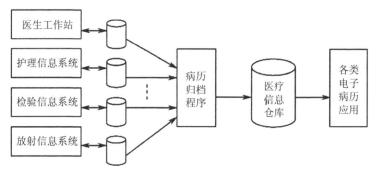

图 3-1　集中式数据集成

这种集成方式物理上有统一的病历数据,因而具有这样的优点:实现了患者医疗数据以人为中心的统一管理,电子病历系统不受各业务系统数据管理方式、数据保存时间的影响;基于统一的结构,后续的各种电子病历应用系统开发比较容易;后续应用系统的结构比较稳定,不受业务系统变化的影响。

这种方式下,需要将各业务系统生成的医疗记录复制到中心"仓库"中,因此存在如下缺点:对于在院患者,中心"仓库"病历信息的实时性受到数据复制时机的影响,实时复制在技术上存在一定困难;由于数据复制的存在,容易造成数据的不一致。

医疗信息"仓库"在实现上可以采用数据库技术。采用传统的关系式数据库,患者的各类信息保存到不同的表中,表之间通过患者的唯一标识号关联起来,形成以单个患者为中心的数据模型。也可以采用面向对象的数据库,将患者作为一个对象,将患者的各类医疗信息作为子对象进行描述。病历数据库要求其容量要足够大,能长期联机保存病历中的各类信息。

除数据库外,还可以采用 XML 文档来记录病历。在该方式下,患者的各类医疗记录形成一个 XML 文档(可以采用 CDA 标准)。病历中的每个描述项目通过定义的标记进行标识。病历的 XML 文档格式非常有利于病历的交换和共享。病历文档本身可以作为文件管理,也可以存放到数据库中。这种形式的医疗信息仓库实际上是一个医疗文档库。

(二)分散式数据集成

所谓分散式数据集成是指由各个业务系统自行管理相关的患者医疗记录,各类电子病历应用程序通过各个接口将分散的医疗记录逻辑上关联到一起。其结构见图3-2。

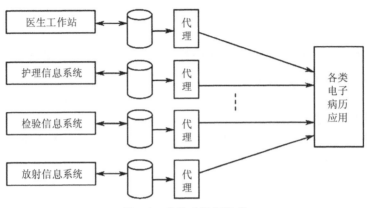

图 3-2 分散式数据集成

这种集成方式,并没有一个集中管理的患者医疗信息库。电子病历相关的应用程序通过接口直接访问各个业务系统中的患者医疗记录。它的优点:电子病历系统可以与业务系统得到完全相同的数据,实现了数据的实时访问;患者各类医疗信息只由业务系统保存一份,不会出现数据不一致问题。

这一方式的缺点:与直接操作患者信息数据库相比,电子病历应用程序需要通过接口来分别操作不同的数据,程序复杂,开发上受到接口功能的限制;电子病历系统受到各业务系统管理患者医疗记录方式和联机存储患者数据时间长短的限制;由于缺乏数据的统一管理,不利于患者信息的集中安全控制。

(三)界面集成

所谓界面集成是指将各个业务系统的患者医疗信息显示界面通过一定的接口协议集成到一个应用程序中,实现以患者为中心的信息访问。

与前两种以数据集成的方式相比,这一方式采用的是程序集成。使用者直接使用的仍然是各个业务系统的功能。比如,查看患者的检验结果需要使用检验信息系统的功能;查看患者的超声报告需要超声信息系统的功能。这些功能不再是独立存在,用户不需要来回切换应用程序和输入同一患者的标识号,而是由集成程序维持指定患者的一个上下文环境,由集成程序在这些功能之间切换并保持当前所关注患者的环境。这种方式下,用户只需要一次登录即可使用各业务系统的原有功能。其结构见图 3-3。

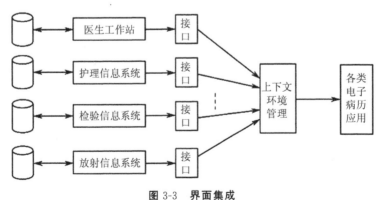

图 3-3 界面集成

这种方式下,电子病历应用并不直接跟患者数据打交道,而是通过原业务程序访问患者数

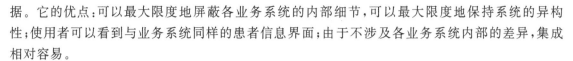

据。它的优点:可以最大限度地屏蔽各业务系统的内部细节,可以最大限度地保持系统的异构性;使用者可以看到与业务系统同样的患者信息界面;由于不涉及各业务系统内部的差异,集成相对容易。

这种方式的缺点:它只是解决了电子病历"看"的问题。由于应用程序不涉及患者的数据本身,所以不能完成对数据的进一步处理,无法实现各种智能化的服务。因此,从电子病历的长远发展看并不是一个很好的解决方案。

三、集成平台

(一)集成平台的引入

由于医院环境中存在着大量的异构系统需要共享患者的各类信息,一个应用程序可能需要和多个异构系统之间交换和共享信息。如 HIS 中的入出转子系统需要和多个外围系统集成,传递患者的入出转信息;医嘱处理系统需要和多个检查科室系统集成,传递检查申请信息等。对于一个应用系统(如入出转子系统)来讲,由于需要连接的外部系统来自不同厂家,它们的接口要求往往不同,这就要求这样的应用系统必须同时具有多种集成接口分别连接不同的外部系统。这种情况在目前国内 HL7 标准的应用并不普及的情况下更是如此。这大大增加了各个应用系统的集成负担。为了解决这一问题,使各应用系统更集中精力于自身的业务处理,出现了将集成功能从应用系统中剥离出来的系统架构,形成专门负责集成的中间层。这种相对独立的集成中间层被称为集成平台、集成引擎或者集成中间件,其目的是为应用系统之间的集成提供通用的服务,简化应用系统集成工作。目前,已经有多种集成中间件产品可供选用。典型的产品包括微软公司的 BizTalk Server 及 HL7 Accelerator,IBM 公司的 MQSeries,Oracle 公司的 BEPL 及 HTB 等。

(二)集成平台的功能特点

作为通用的集成服务提供者,集成平台面对各类应用系统和各种集成接口,必须具有很强的适应性,提供集成所需的各类通用服务。通常,一个集成平台具有以下典型功能。

1.多种类型的接口适配器

为了和不同接口的系统连接,集成平台同时提供多种方式的接口。其中既包含标准化的接口,如 HL7,也包含普通的消息接口、文件传输接口、Web Services 接口等。特别地,针对非标准化的应用,提供可定制接口的能力。比如,对于需要直接通过内部数据库访问的应用系统,可以直接通过 SQL 或 PL/SQL 定制一个接口。

2.消息的存储转发功能

一个应用系统的消息往往需要发送给多个外部系统。集成平台提供了消息路由功能,可以通过配置指定某个来源或某类消息发往哪些应用系统。同时,为了确保消息可靠送达,集成平台提供消息的存储功能。当某个需要接收消息的应用在消息发出时处于停止状态时,可以在该应用激活后及时收到集成平台补发的消息。

3.消息格式转换服务

由于消息的发送方和接收方的接口可能不同,集成平台通常提供消息格式的转换服务,如把一个非 HL7 消息转换为 HL7 消息。这需要集成平台对消息进行解析和重组。通常,这通过对消息格式的定义配置来实现。

4.术语对照服务

由于发送和接收方采用的医学术语或编码体系不同,在传递的消息中需要解决术语或编码转换问题。集成平台通常提供这样的对照服务,在集成平台内建立双方的编码字典及其对照,在传递的消息中自动转换不同系统之间的术语和编码。

5.数据存储功能

HTB在提供集成功能的同时,把经过平台的消息中的数据提取并保存下来。如果所有的医疗业务活动都通过集成平台传递信息,则集成平台可以建立起较为完整的医疗数据库。HTB采用了HL7的RIM模型来表达医疗活动记录,这些"沉淀"下来的医疗数据形成了电子病历的数据存储库。部分专门针对医疗行业的集成平台,如Oracle。

(三)集成平台的局限性

尽管集成平台的出现剥离了部分集成功能,但集成平台的应用并非完全解决了应用系统之间的集成问题。这是因为,一个应用系统通过集成平台与外部应用系统集成,虽然免去了直接在应用系统之间集成工作,但该应用系统必须与集成平台进行集成。与集成平台的集成并非是即插即用的,需要进行大量的定义配置,甚至是定制接口的工作。

另外,从整个医院信息系统来看,医院信息系统比较合理的架构应该是以一体化的基础HIS系统为主体,集成外围的部门级系统。这些外围系统通常只与主体HIS直接集成,从而构成一个星型结构。在这样的情况下,主体的HIS系统可以直接内含一个集成层,负责直接与外围系统点—点相连,从而简化系统整体的集成复杂度。在这样的架构下,引入通用的集成平台的必要性也就大大降低了。

四、集成标准

无论哪种集成方式,要实现不同系统之间的信息交流和共享,必须依靠接口将专有的数据及传输格式转换为另一方自己的格式。为了减少接口的种类、简化接口设计,人们定义了各种接口标准作为系统之间通信的公共语言。不管系统内部如何实现,如果各个系统开发商都支持相同的对外接口标准,则系统之间的集成就要容易得多。在集成需求的推动下,集成标准的制订与应用得到了广泛的重视。

HL7是在医院信息系统中应用比较广泛的集成标准。它由美国HL7组织提出,主要是用于医院信息系统各部分之间的信息交换,目前已成为美国国家标准。该标准定义了各类业务的事件及相应的消息格式。在不同系统之间的数据传递上,既支持基于事件的主动的消息通知,也支持被动的数据查询。如患者的住院登记模块,可以在患者入院时,将新入院患者的信息实时传递给病房模块。同时病房模块可以在任何时间查询住院登记模块的入院患者信息。基于该标准,电子病历系统可以实现患者中心数据仓库的集成方案,各业务系统在事件驱动下将发生的患者各类相关数据传递给集成模块,汇总到中心数据仓库;也可以实现分散式数据集成方案,由电子病历系统的用户发起患者信息查询,在该标准的查询功能支持下,将分散在各业务系统中的患者数据返回给电子病历用户。

面对医院中各种类型的数字化医疗设备,国际上也制订了相关的标准用于集成这些设备产生的患者检查信息。医学影像是病历的重要组成部分。DICOM主要是面向医学影像设备系统的集成标准,它由美国放射学会和电气制造商协会提出。该标准规定了医学图像数据表示、存储以及传输的格式。基于该标准,电子病历系统可以接收或主动提取来源于医疗影像设备的数据。

ASTM是另一项专用于数字化检验设备系统集成的标准。该标准由美国检验和材料协会提出，它规定了检验系统与医院信息系统之间有关检验申请和报告的传递格式。基于该标准，电子病历系统可以直接接收来自检验设备的患者的检验结果，而检验系统则可以从医院信息系统中获取检验申请项目等信息。除此以外，还有用于床旁设备数据互联的标准MIB等。

上述这些标准主要用于患者信息数据的共享和集成。HL7组织还制订了一项用于应用程序界面的集成标准CCOW。该标准的目的是将用户同时需要使用的不同厂家的应用程序（如医护人员同时要使用的医嘱系统、检验报告系统、入出转系统等）在界面一级进行集成。为了解决用户需要分别登录到各个应用程序、在各个应用程序之间手工切换、分别在各程序中选择同一患者才能了解患者各方面信息的状况，该标准引入上下文管理器。所谓上下文就是用户当前关心的患者以及操作的环境。通过上下文管理器记录用户所选择的患者，并在各个应用程序之间进行协调和同步，使得用户只要一次登录、选择所关心的患者，就可以自动协调各应用程序的界面来显示该患者的各类信息。

基于因特网技术的WEB浏览方式在患者信息集成中有重要作用。一方面，浏览器为电子病历的展现及浏览提供了无所不在的支持；另一方面，通过WEB服务器可以将分散在各子系统的患者医疗信息汇集到一起，以统一的界面（HTML）提供给用户，屏蔽各系统结构上的差异。CCOW中还专门针对WEB服务方式的集成提供了支持。如果各系统厂家提供了各自的WEB方式的信息浏览，通过CCOW规定的上下文管理可以实现整个患者信息的WEB页面集成。

五、院际间病历集成

电子病历不仅要实现一个医疗机构内部以患者为中心的信息集成，还要实现医疗机构之间的信息集成。院际之间患者信息的共享与一个医疗机构内部的不同系统之间的信息共享相比有其特殊的问题。

（一）患者标识

在一个医疗机构内部可以做到一个患者使用一个唯一的识别号，各系统都使用同一识别号来关联患者医疗信息。但在不同的医疗机构，采取的是完全不同的标识号，如何将一个患者分散在不同地点的信息关联到一起成为首先要解决的问题。

解决患者标识问题，最理想的方法是直接采用同一的标识方法，如居民身份证号码。香港医院管理局所属医院采用的就是全港统一的标识号。对于采用自己的标识号的医院，可以通过建立医院内部标识号与公共标识号对照表的方式实现患者信息的关联。在医院A要访问患者在医院B的就诊信息，可以通过患者在医院A的标识号查到公共标识号并提交给医院B，由医院B通过公共标识号再对照到患者在医院B的内部标识号。

（二）分布式集成方法

患者在各医院的信息一般采用在各医院分散保存管理的方式，而不大可能建立集中的患者信息数据库。解决患者信息在院际之间的集成，就要解决如何获知一个患者的信息分散在哪些地方的问题。

实现分散的患者信息的定位，可以采用建立集中的患者信息目录的方式（目录信息的集中是必需的）。对患者每次就诊或住院，在目录中增加一项用以说明就诊的医疗机构及对应的识别号（或者公共识别号）。该目录可以集中存放在一个位置，也可以各个医院保持一个拷贝。当要访问患者的整个病历信息时，先通过这个目录查找到患者就诊记录及信息的所在位置，然后向患者信息所在的医疗机构提取患者医疗记录。

由于各医疗机构信息管理上的自治性以及医疗机构之间通信条件的限制,院际信息的访问适宜采用请求/服务式,即由需要方发出提取信息的请求,由提供方验证后将所需信息发送给需要方。因特网和 SOA 技术在医疗机构之间患者信息网络的构建上有明显的优势。在各个医院设立专门的服务器用于所有外来的访问患者信息请求的管理和处理。电子病历浏览程序通过查找病历信息分布目录,分别与各个访问服务器建立连接,获得病历信息。这种结构较好地实现了在各医疗机构病历信息的自治管理基础上的信息共享。

(李乔娟)

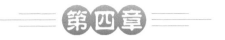

第四章 医院病案质量管理

第一节 医院病案质量管理的内容

病历书写质量反映着医院的医疗质量与管理质量,是医院重点管理工作。病历书写质量监控是全过程的即时监控与管理,以便及时纠正在诊疗过程中影响患者安全和医疗质量的因素,促进医疗持续改进,为公众提供安全可靠的医疗服务。

一、病案书写质量管理的目的

(一)医疗安全目的

以患者安全为出发点,对诊疗过程中涉及落实医疗安全核心制度的内容进行重点监控,包括首诊负责制度、三级医师查房制度、分级护理制度、疑难病例讨论制度、会诊制度、危重患者抢救制度、术前讨论制度、死亡病例讨论制度、查对制度、病案书写基本规范与管理制度、交接班制度、技术准入制度等,是医疗质量管理的关键环节,在病历中能够真实体现实施过程。

(二)法律证据目的

以法律法规为原则,依法规范医务人员的诊疗行为。如医师行医资质;新技术准入制度;各种特殊检查、治疗、手术知情同意书签署情况及其他需与患者或家属沟通履行告知义务的文件;输血及血制品使用的指征;植入人工器官的管理;毒、麻、精神药品等的使用及管理制度等。可以通过病历记录,对以上法规的执行情况进行监控和管理。

(三)医学伦理学目的

重视在病历书写中贯穿的医学伦理特点,科学、严谨、规范地书写各项记录有利于规范医疗行为,保护患者安全。医疗中的许多判定往往是医疗技术判断和伦理判断的结合。从具体的病历书写中可以体现医师伦理道德。如在病史采集过程中,临床医师全面和真实地收集与疾病相关的资料,了解病史及疾病演变过程并详细记载;从病情分析记录中反映了医师周密的逻辑思维,体现医疗过程的严谨和规范;治疗中坚持整体优化的原则,选择疗效最优、康复最快、痛苦最小、风险最小、副损伤最小、最经济方便的医疗方案;以及知情同意书中对患者的权利尊重等,这些都是医学伦理的具体实践,也是医学伦理对临床医师的基本要求。

(四)医师培养目的

培养医师临床思维方法。病历真实地记录了医师的临床思维过程。通过病历书写对疾病现

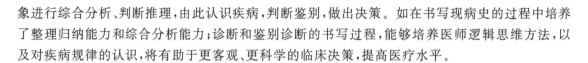

象进行综合分析、判断推理,由此认识疾病,判断鉴别,做出决策。如在书写现病史的过程中培养了整理归纳能力和综合分析能力;诊断和鉴别诊断的书写过程,能够培养医师逻辑思维方法,以及对疾病规律的认识,将有助于更客观、更科学的临床决策,提高医疗水平。

二、病历书写质量管理的内容

病历书写质量管理的范围包括急诊留观病历、门诊病历和住院病历的书写质量。应按照卫生部(现卫健委)《病历书写基本规范》对病历书写的客观、真实、准确、及时、完整、规范等方面进行监控。

(一)病历组成

住院病历的重点监控内容包括病案首页、入院记录、病程记录、各项特殊检查及特殊治疗的知情同意书、医嘱单、各种检查报告单和出院(死亡)记录等。

1.住院病案首页

住院病案首页在患者出院前完成,书写质量要求各项内容填写准确、完整、规范,不得有空项或填写不全。病案首页填写各项与病历内容相符合。重点是出院诊断中主要诊断选择的正确性和其他诊断的完整性。

2.入院记录

入院记录应当于患者入院后 24 小时内完成,质量监控内容:①主诉所述症状(或体征)重点突出、简明扼要。具体部位及时间要准确,能反映出疾病的本质。当有多个症状时,要选择与本次疾病联系最密切的主要症状。②现病史内容要求全面、完整、系统。要科学、客观、准确地采集病史;能够反映本次疾病发生、演变、诊疗过程;重点突出,思路清晰。考察书写病历的医师对病史的了解程度和对该疾病的诊断、鉴别诊断的临床思路。③既往史、个人史、月经史、生育史、家族史简明记录,不要遗漏与患者发病有关联的重要病史及家族史。④体格检查的准确性,阳性体征及有鉴别意义的阴性体征是否遗漏。

3.病程记录

病程记录按照《病历书写基本规范》的要求完成各项记录。

(1)首次病程记录:首次病程记录即患者入院后的第一次病程记录,病例特点应对主诉及主要的症状、体征及辅助检查结果高度概括,突出特点。提出最可能的诊断、鉴别诊断及根据,要写出疾病的具体特点及鉴别要点,为证实诊断和鉴别诊断还应进行哪些检查及理由。诊疗计划要具体,并体现最优化和个体化治疗方案,各项检查、治疗有针对性。

(2)日常的病程记录:日常的病程记录应简要记录患者病情及诊疗过程,病情变化时应及时记录病情演变的过程,并有分析、判断、处理及结果;重要的治疗应做详细记录,对治疗中改变的药物、治疗方式进行说明。及时记录辅助检查异常(或正常)结果、分析及处理措施。抢救记录应及时记录患者的病情变化情况、抢救时间及措施,参加抢救的医师姓名、上级医师指导意见及患者家属对抢救、治疗的态度及意愿。出院前一天的病程记录,内容包括患者病情变化及上级医师是否同意出院的意见。

(3)上级医师查房记录:上级医师查房记录中的首次查房记录要求上级医师核实下级医师书写的病史有无补充,体征有无新发现;陈述诊断依据和鉴别诊断,提出下一步诊疗计划和具体医嘱;三级医院的查房内容除要求解决疑难问题外,应有教学意识并体现出当前国内外医学发展的新水平。疑难或危重病例应有科主任或主(副主)任医师的查房记录,要记录具体发表意见医师的姓名、专业技术职称及意见,不能笼统地记录全体意见。

(4)会诊记录:会诊记录中申请会诊记录应包括患者病情及诊疗经过,申请会诊理由和目的;会诊记录的意见应具体,针对申请会诊科室要求解决的问题提出诊疗建议,达到会诊目的。

(5)围术期相关记录:①术前小结,重点是术前病情,手术治疗的理由,具体手术指征,拟实施手术名称和方式、拟实施麻醉方式,术中术后可能出现的情况及对策。②术前讨论记录,对术前准备情况、手术指征应具体,有针对性,能够体现最佳治疗方案;在场的各级医师充分发表的意见;对术中可能出现的意外有防范措施。新开展的手术及大型手术须由科主任或授权的上级医师签名确认。③麻醉记录及麻醉访视记录,麻醉记录重点监控患者的生命体征、麻醉前用药、术前诊断、术中诊断、麻醉方式、麻醉期间用药及处理、手术起止时间、麻醉医师签名等记录准确,与手术记录相符合。术前麻醉访视记录重点是麻醉前风险评估、拟实施的麻醉方式、麻醉适应证及麻醉前需要注意的问题、术前麻醉医嘱等。术后麻醉访视记录重点是术后麻醉恢复情况、生命体征及特殊情况如气管插管等记录。④手术记录应在术后 24 小时内完成,除一般项目外,术前诊断、术中诊断、术中发现、手术名称、术者及助手姓名应逐一填写。详细记录手术时体位、皮肤消毒、铺无菌巾的方法、切口部位、名称及长度、手术步骤;重点记录病变部位及大小、术中病情变化和处理、麻醉种类和反应、术后给予的治疗措施及切除标本送检情况等。⑤手术安全核查记录,对重点核查项目监控,有患者身份、手术部位、手术方式、麻醉和手术风险、手术物品的清点、输血品种和输血量的核对记录。手术医师、麻醉医师和巡回护士的核对、确认和签名。

4.知情同意书

知情同意书在进行特殊检查、治疗、各类手术(操作)前,应向患者或家属告知该项手术或检查、治疗的风险、替代医疗方案,须签署知情同意书;在患者诊治过程中医师需向患者或家属具体明确地交代病情、诊治情况、使用自费药物等事项,并详细记录,同时记录他们对治疗的意愿。如自动出院、放弃治疗者须有患者或家属签字。各项知情同意书必须有患者或家属及有关医师的签名。

5.检查报告单

检查报告单应与医嘱、病程相符合。输血前应有乙肝五项、转氨酶、丙肝抗体、梅毒抗体、HIV 各项检查报告单内容齐全,粘贴整齐、排列规范、标记清楚。

6.医嘱

医嘱内容应当准确、清楚,每项医嘱应当只包含一个内容,并注明下达时间,应当具体到分钟。打印的医嘱单须有医师签名。

7.出院记录

出院记录应当在患者出院前完成。对患者住院期间的症状、体征及治疗效果等,对遗有伤口、引流或固定的石膏等详细记录。出院医嘱中,继续服用的药物要写清楚,药名、剂量、用法等。出院后复查时间及注意事项要有明确记录。

8.死亡记录

住院患者抢救无效而死亡者,应当在患者死亡后 24 小时内完成死亡记录。重点监控内容是住院时情况、诊疗经过、病情转危原因及过程、抢救经过、死亡时间、死亡原因及最后诊断。

9.死亡讨论记录

于患者死亡后 1 周内完成,由科主任或副主任医师以上职称的医师主持,对死亡原因进行分析和讨论。

(二)门诊病历质量内容

一般项目填写完整,每页门诊病案记录纸必须有就诊日期、患者姓名、科别和病案号。主诉要求准确、重点突出、简明扼要。初诊病史采集准确、完整,与主诉相符,并有鉴别诊断的内容。复诊病史描述治疗后自觉症状的变化,治疗效果。对于不能确诊的病例,应有鉴别诊断的内容。既往史重点记录与本病诊断相关的既往史及药物过敏史。查体记录具体、确切。确诊及时、正确;处理措施及时、得当。检查、治疗有针对性。注意维护患者的权利(知情权、隐私权)。

(三)急诊留观病历质量管理内容

急诊留诊观察病历包括初诊病历记录(门急诊就诊记录)、留诊观察首次病程记录、病程记录、化验结果评估和出科记录等内容。留诊观察首次病程记录内容包括病例特点,诊断和鉴别诊断,一般处理和病情交代。病程记录每 24 小时不得少于两次,急、危、重症随时记录;交接班、转科、转院均应有病程记录。须有患者就诊时间和离开观察室时间,并记录去向。化验结果评估须对检查结果进行分析。出科记录简明记录患者来院时情况、诊疗过程及离开时病情。

三、临床路径实施中的病案质量管理

临床路径(clinical pathway,CP)是由医师、护士及相关人员组成一组成员,共同对某一特定的诊断或手术做出最适当的有顺序性和时间性的照顾计划,使患者从入院到出院的诊疗按计划进行,从而避免康复的延迟和减少资源的浪费,是一种以循证医学证据和指南为指导来促进治疗组织和疾病管理的方法。临床路径的实施,可以有效地规范医疗行为,保证医疗资源合理及有效使用。在临床路径具体执行中,病历质量监控是不可忽视的,通过病历记录可以监控临床路径的执行内容和流程,分析变异因素,有效论证临床路径实施方案的科学性、规范性和可操作性,使临床路径的方案不断完善。根据临床路径制订方案(医师版表单)所设立的内容,遵循疾病诊疗指南对住院病历质量进行重点监控。

(一)进入路径标准

病种的选择是以疾病的诊断、分型和治疗方案为依据进入相应的路径。是否符合入径标准,可以通过入院记录中现病史对主要症状体征的描述,体格检查中所记录的体征、辅助检查的结果是否支持该病种的诊断,上级医师查房对病情的评估等几个方面进行评价。

(二)治疗方案及治疗时间

根据病程记录,以日为单位的各种医疗活动多学科记录,观察治疗方法、手术术式、疾病的治疗进度、完成各项检查及治疗项目的时间、流程。治疗措施的及时性、抗生素的使用是否规范。

(三)出院标准及治疗效果

检查患者出院前的病程记录和出院记录,根据患者出院前症状、体征及各项检查、化验结果对照诊疗指南制订的评价指标和疗效及临床路径表单(医师版)制订的出院标准。

(四)变异因素

对于出现变异而退出路径的病历,应进行重点分析。确定是不是变异,引起变异的原因,同一变异的发生率是多少等。

(五)患者安全

在执行临床路径中,患者安全也是病历质量监控的主要目的。治疗过程中其治疗方式对患者的安全是否受到危害,路径的选择对患者是不是最优化的治疗,避免盲目追求入径指标而侵害了患者的利益。

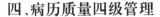

四、病历质量四级管理

（一）一级管理

由科主任、病案委员、主治医师组成一级病案质量监控小组。对住院医师的病案质量实行监控，指导、督促住院医师按标准完成每一份住院病案，是病区主治医师重要的、必须履行的日常工作之一。要做到经常性的自查、自控本科或本病房的病案质量，不断提高各级医师病案质量意识和责任心。科主任或病区主任医师（副主任医师）应检查、审核主治医师对住院医师病案质量控制的结果。"一级质量监控小组"是源头和环节管理最根本、最重要的组织。如果工作人员素质不高，质量意识差，是造不出合格的或优质产品的。所以，最根本的是科室一级病案质量监控。

（二）二级管理

医务部是医疗行政管理主要部门，由他们组成一级病案质量监控小组，每月应定期和不定期、定量或不定量地抽检各病区和门诊各科病案。还应参加各病房教学查房，观察主任查房，参加病房重大抢救，疑难病例讨论，新开展的风险手术术前讨论，特殊的检查操作，有医疗缺陷、纠纷、事故及死亡的病案讨论。结合病历书写，严格要求和督促各级医师重视医疗质量，认真写好病案，管理好病案，真正发挥医务部门二级病案质量的监控作用。

（三）三级管理

医院病案终末质量监控小组每天检查已出院病历。病案质量监控医师应对每份出院病案进行认真严格的质量检查，定期将检查结果向有关领导及医疗行政管理部门汇报，并向相关科室和个人反馈检查结果。病案科质量监控医师所承担的是日常质量监控工作，是全面的病案质量监控工作。由于每个人都有自己的专业限定，因此在质量监控工作中要经常与临床医师沟通，并经常参加业务学习和培训，坚持临床工作，提高业务水平和知识更新。

（四）四级管理

病案质量管理委员会是病案质量管理的最高权威组织，主任委员和副主任委员应定期或不定期、定量或不定量，普查与抽查全院各科病案，审查和评估各科的病案质量，特别是内涵质量。检查可以侧重重大抢救、疑难病案、死亡病案、手术后10天之内死亡病案或有缺陷、纠纷、差错、事故的病案。从中吸取教训，总结经验，提高内涵质量。可采取各种方法，最少每个季度应活动一次，每年举办一次病案展览。如有不合格病案或反复书写病案不合格医师，应采取措施，进行病案书写的基本功训练。发挥病案质量管理委员会指导作用，不断提高病案的内涵质量和管理质量。

（李乔娟）

第二节　医院病案质量管理的要求

病案科工作质量的管理应当有目标，管理有专人，有记录。病案科的岗位设置可多达数十个，每一个岗位都应当有质量目标。下面列举几个重要项目。

一、病案号管理要求

病案的建重率是一所医院病案管理水平重要衡量标准，保证患者一人一份病案是必要的，有利于医疗的延续性、统计的准确性。严格控制病案号的分派,杜绝患者重建病案或病案号重复发放,及时合并发现的重号病案是病案管理的重要环节。病案的建重率应当控制在 0.3％以内。

二、入院登记工作质量要求

认真准确做好入院登记工作,坚持核对制度,准确书写或计算机输入患者的姓名、身份证明资料和病案号,正确率为 100％;患者姓名索引卡的登记应避免一个患者重复建索引卡或一个患者有多个病案号;再次住院患者信息变化时切忌将原信息资料涂掉。保证各项数据的真实、可靠、完整和安全。及时、准确提供查询病案号服务,提供病案号的正确率为 100％。录入计算机的数据应保证其安全性和长期可读性。

三、出院整理、装订工作质量要求

出院病案按时、完整地收回和签收,依排列程序整理,其 24 小时回收率为 100％;保证各项病案资料的完整及连续。出院病案排序正确率≥98％。出院病案装订正确率为 100％。分科登记及时、准确。

四、编码工作质量要求

编码员应有国际疾病分类技能认证证书,熟练掌握国际疾病分类 ICD-10 和 ICD-9-CM-3 手术操作分类方法,并对住院病案首页中的各项诊断逐一编码。疾病分类的编码正确率≥95％;手术操作编码正确率≥95％。负责疾病诊断检索工作,做到及时、准确。

五、归档工作质量要求

坚持核对制度,防止归档错误。保持病案排放整齐,保持松紧适度,防止病案袋或病案纸张破损。病案归档正确率为 100％。各项化验报告检查单正确粘贴率 100％。

六、供应工作质量要求

严格遵守病案借阅制度,及时、准确地提供病案,维护患者的知情权、隐私权。必须建立示踪系统,借出病案科的病案应按时限收回。

七、病案示踪系统质量要求

准确、及时、完整地进行病案的出入库登记,准确显示每份病案的动态位置。记录使用病案者的姓名、单位和联系电话及用途。

八、病案复印工作质量要求

复印手续及复印制度符合《医疗事故处理条例》的要求,复印件字迹清晰。复印记录有登记备案,注意保护患者隐私。

九、医疗统计工作质量要求

按时完成医疗行政部门管理要求的报表,利用计算机可以完成主要医疗指标的临时报表。每年出版医院统计报表及分析报告。每天向院长及相关职能部门上报统计日报表。出入院报表

24 小时回收率为 100％。病案统计工作计算机应用率为 100％。各类医学统计报表准确率为 100％。统计人员必须有统计员上岗证。

十、门诊病案工作主要监控指标

门诊病案在架率（或者可以说明去向）为 100％；门诊病案传送时间≤30 分钟；送出错误率≤0.3％；当日回收率 95％（因故不能回收的病案应能知道去向）；门诊化验检查报告 24 小时内粘贴率 99％（医师写错号、错名且不能当即查明的应限制在≤1％）；门诊化验检查报告粘贴准确率 100％；门诊病案出、入库登记错误率≤0.3％；门诊病案借阅归还率 100％；门诊患者姓名索引准确率（建立、归档、入机）100％；挂号准确率≥99％；挂号信息（挂号证）传出时间≤10 分钟。

（李乔娟）

第三节　医院病案质量管理的方法

一、全面质量管理

全面质量管理（total quality management，TQM）是把组织管理、数理统计、全程追踪和运用现代科学技术方法有机结合起来的一种系统管理。全面质量管理就是对质量形成的全部门、全员和全过程进行有效的系统管理。

（一）全面质量管理的指导思想

全面质量管理有一系列科学观点指导质量管理活动，其指导思想是"质量第一，用户至上""一切以预防为主""用数据说话""按 P、D、C、A 循环办事"。

1.用户至上

也就是强调以用户为中心、为用户服务的思想。其所指的用户是广义的，凡产品、服务的直接受用者或企业内部，下一工序是上一工序的用户。全面质量管理的指导思想也体现在对质量的追求，要求全体员工，尤其是领导层要有强烈的质量意识，并付之于质量形成的全过程。其产品质量与服务质量必须满足用户的要求，质量的评价则以用户的满意程度为标准。它既体现质量管理的全面性、科学性，也体现质量管理的预防性和服务性。

2.预防为主

强调事先控制，是在质量管理中，重视产品设计，在设计上加以改进，将质量隐患消除在产品形成过程的早期阶段，同时对产品质量信息及时反馈并认真处理。

3.用数据说话

所体现的是在全面质量管理过程中需要科学的工作作风。对于质量的评价要运用科学的统计方法进行分析，对于影响产品质量的各种因素，系统地收集有关资料，经过分析处理后，得出正确的定性结论，并准确地找出影响产品质量的主要因素。最终，实现对产品质量的控制。

4.按 P、D、C、A 循环办事

全面质量管理的工作程序，遵循计划阶段（Plan）、执行阶段（Do）、检查阶段（Check）和处理阶段（Action）顺序展开，简称为 PDCA 循环。在保证质量的基础上，按 PDCA 循环模式进行持续改进,是全面质量管理的精髓。通过不断循环上升,使整体质量管理水平不断提高。

(二)全面质量管理的基本方法——PDCA循环法

P、D、C、A循环最早由美国戴明博士所倡导,故又称"戴明环"。是全面质量工作的基本程序。共分为4个阶段、8个步骤。

1.第一阶段为计划阶段(Plan)

在制订计划前应认真分析现状,找出存在的质量问题并分析产生质量问题的各种原因或影响因素,从中找出影响质量的主要因素,制订有针对性的计划。此阶段为4个步骤:①第一个步骤分析现状找出问题;②第二个步骤找出造成问题的原因;③第三个步骤找出其中的主要原因;④第四个步骤针对主要原因,制订措施计划。

2.第二阶段为执行阶段(Do)

按预定计划和措施具体实施。此阶段为第五个步骤,即按措施计划执行。

3.第三阶段为检查阶段(Check)

把实际工作结果与预期目标对比,检查在执行过程中的落实情况。此阶段为第六个步骤,检查计划执行情况。

4.第四阶段为总结处理阶段(Action)

在此阶段,将执行检查的效果进行标准化处理,完善制度条例,以便巩固。在此循环中出现的特殊情况或问题,将在下一个管理计划中完善。此阶段分为2个步骤:①第七个步骤是巩固措施,对检查结果按标准处理,制订制度条例,以便巩固;②第八个步骤是对不能做标准化处理的遗留问题,转入下一轮循环;或作标准化动态更新处理。

这4个阶段循环不停地进行下去,称为PDCA循环。质量计划工作运用PDCA循环法(计划-执行-检查-总结),即计划工作要经过4个阶段为一次循环,然后再向高一步循环,使质量步步提高。

(三)全面质量管理在病案质量管理中的应用

在病案质量管理中,"PDCA"循环方法已经得到广泛应用,取得了良好的效果。

1.第一计划阶段(Plan)

实施病案质量管理首先要制订病案质量管理计划。第一个步骤要进行普遍的调查,认真分析现状,找出当前病案质量管理中存在的问题,包括共性问题和个性问题。第二个步骤分析产生这些质量问题的各种原因或影响因素。第三个步骤从中找出影响病案质量的主要因素。第四个步骤针对主要原因,制订有针对性的计划和措施。计划是一种目标和策略,计划包括长期计划,可以是3年、5年;短期计划为月、季度或年计划。病案质量管理计划包括病案质量管理制度、质量管理流程、质量管理标准、质量管理岗位职责等。

2.第二阶段为执行阶段(Do)

按预定的病案质量管理计划和措施具体实施。此阶段分为两个步骤:第一要建立病案质量控制组织,健全四级质量控制组织,明确各级质量控制组织的分工和职责。第二要进行教育和培训。对全体医务人员进行质量意识的培训,强化医务人员执行计划的自觉性,是提高病案质量保证患者安全的有效措施。

3.第三阶段为检查阶段(Check)

把实际工作结果与预期目标对比,检查在执行过程中的落实情况是否达到预期目标。在病历质量监控中,注重对各个环节的质量控制。如在围术期的病历检查时,要在患者实施手术前,

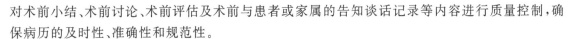

对术前小结、术前讨论、术前评估及术前与患者或家属的告知谈话记录等内容进行质量控制,确保病历的及时性、准确性和规范性。

4.第四阶段为总结处理阶段(Action)

病案质量管理工作应定期进行总结,将检查的效果进行标准化处理。此阶段分为2个步骤:第一步是对检查结果按标准处理,分析主要存在的缺陷和原因。明确哪些是符合标准的,哪些没有达到质量标准。并分析没有达标的原因和影响程度。哪些是普遍问题,哪些是特殊问题,是人为因素还是系统问题等。第二步是反馈,定期组织召开质量分析例会,将总结的结果及时反馈到相关科室和临床医师中去。使临床医师及时了解实施效果,采取改进措施,并为今后工作提出可行性意见。如果是标准的问题或是流程的问题,可以及时修改,以利于下个循环持续改进。

(四)病案质量的全过程管理

病案质量管理在执行"PDCA"循环中重要的是全员参与全过程的管理。全员参与,在病案质量实施的每一环节,都动员每位医务人员的主动参与,包括制订计划、制定目标、制订标准;在检查阶段,尽量有临床医师的参与,了解检查的目的,了解检查的过程,了解检查的结果;在总结阶段要求全员参加,共同发现问题,找出解决问题的方法,不断分析改进,达到提高质量的目的。

全面质量管理要注重环节质量控制,使出现的问题得以及时纠正,尤其是在病历书写的全过程中的各个环节,应加强质量控制,可以及时弥补出现的缺陷和漏洞,对于患者安全和规范化管理,起到促进作用。

二、六西格玛管理

西格玛原为希腊字母 δ,又称为 sigma。其含义为"标准偏差",用于度量变异,六西格玛表示某一观察数据距离均数的距离为 6 倍的标准差,意为"6 倍标准差"。六西格玛模式的含义并不简单地是指上述这些内容,而是一整套系统的理论和实践方法。

六西格玛管理于 20 世纪 80 年代中期,由美国的摩托罗拉开始推行并获得成功,后来由联合信号和通用电气(GE)实施六西格玛取得巨大成就而受到世界瞩目。中国企业最早导入六西格玛管理于 21 世纪初。随着全国六西格玛管理的推进,以及一些企业成功实施六西格玛管理的示范作用,越来越多的国内企业或组织开始借鉴六西格玛管理。目前,六西格玛管理思想在我国医疗机构中得到广泛关注,一些医院在病案质量管理中学习六西格玛管理理念和管理模式,收到很好的效果。

(一)管理理念

1.以患者为关注焦点的病案质量管理原则

这不但是六西格玛管理的基本原则,也是现代管理理论和实践的基本原则。以患者为中心,是医疗工作的重点,在病案质量管理过程中,应充分体现出来。如在确立治疗方案时,应充分了解患者的需求和期望,选择对患者最有利、伤害最小、治疗效果最好的方案,还要在病历中详细记录这个过程;出院记录中应详细记录患者住院期间的治疗方法和疗效,以便患者出院后进一步治疗和康复。

2.流程管理

病案质量管理中的流程管理是重中之重。六西格玛管理方法的核心是改善组织流程的效果和效率,利用六西格玛优化流程的理念,应用量化的方法,分析流程中影响质量的因素,分清主次,将重点放在对患者、对医院影响最大的问题,找出最关键的因素加以改进。在寻找改进机会的时候,即不要强调面面俱到,更不能只从单个部门的利益出发,必须用系统思维的方法,优先处理影响病案质量的关键问题,不断改善和优化病案质量管理流程。

3.依据数据决策

用数据说话是六西格玛管理理念的突出特点,在病案质量管理中,通过对病历书写缺陷项目的评价,总结出具体的数据,根据数据做出正确的统计推断,提示在哪些缺陷是关键的质量问题,直接影响到患者安全和医疗质量,是需要改进的重点。数据帮助我们准确地找到病案质量问题的根本原因,是改进流程的依据。

4.全员参与

病案质量不是某个医师某个科室或某个部门的工作,病案质量管理的整个流程可涉及医院的大部分科室和多个岗位。因此需要强调团队的合作精神,营造一种和谐、团结的氛围。其中必须有领导的重视,临床医师、护士认真完成每一项操作后认真书写记录,医疗技术科室医师及时完成各项检验报告,病案首页中的各项信息,如患者的一般信息、费用、住院数据需要相关工作人员如实填写及各级质量控制医师的严格审核。这个流程中的每个人都是质量的执行者和质量的控制者,重视发挥每个人的积极性,在全过程中每个人对所承担的环节质量负责,承担责任,推进改革。

5.持续改进

流程管理不是一步到位的,需要不断地进行循环和发展,病案书写质量管理过程的科学化和流程管理效果的系统评价需要不断探索,不断提高。病案书写质量需要通过不断进行流程改进,达到"零缺陷"的目标。

(二)管理模式

西格玛管理模式是系统的解决问题的方法和工具。它主要包含一个流程改进模式,即DMAIC(Define-Measure-Analyzc-Improve-Control)模式,在病案质量管理中采用这5个步骤,促进病案质量的每一个环节不断分析改进,达到提高质量的目的。

1.定义阶段(Define)

根据定义,设计数据收集表,根据病历书写内容,设计若干项目,如住院病案首页、入院记录、病程记录、围术期记录(可分为麻醉访视记录、术前小结、术前讨论、手术记录)各类知情同意书、上级医师查房记录、会诊记录、出院记录等项目。其中任何一项书写不规范或有质量问题为缺陷点。根据某时间段的病历书写检查情况,找出质量关键点,即对病案质量影响最大的问题,确定改进目标。

2.统计阶段(Measure 衡量)

根据定义,统计收集表,总结发生缺陷的病历例数和每项内容的缺陷次数及各科室、每位医师出现缺陷病历的频率和项目,并进行统计处理。

3.分析阶段(Analyzc)

利用统计学工具,对本次质量检查的各个项目进行分析,将结果向相关科室和医师进行反馈。同时,组织相关人员讨论、分析,确定主要存在的问题,找出出现频率最多和对流程影响最大、对患者危害最重的问题是哪些问题,出现缺陷的原因和影响因素、影响程度等。以利于下一步的改进。

4.改进阶段(Improve)

改进是病案质量管理中最关键的步骤,也是六西格玛的核心管理方法。改进工作也要发挥全员的参与,尤其是出现缺陷较多的环节参与改进,经过以上分析,找出避免缺陷的改进方法,采取有效措施,提高病案质量。

5.控制阶段(Control)

改进措施提出后,需要发挥各级病案质量管理组织的职责,根据病历质量监控标准,进行质量控制,使改进措施落到实处。主要是一级质量管理,即科室的自查自控作用,使医师在书写病历时就保证病案的质量,做到质量控制始于流程的源头。

三、"零缺陷"管理

"零缺陷"管理是由著名质量专家 Philip B.Crosby 于 1961 年提出的,他指出"零缺陷"是质量绩效的唯一标准。其管理思想内涵是,"第一次就把事情做好",强调事前预防和过程控制。"零缺陷"管理的工作哲学的四个基本原则是"质量的定义就是符合要求,而不是好""产生质量的系统是预防,而不是检验""工作标准必须是零缺陷,而不是差不多就好""质量是以不符合要求的代价来衡量,而不是指数"。树立以顾客为中心的企业宗旨,零缺陷为核心的企业质量环境。

(一)"零缺陷"的病案质量管理原则

"零缺陷"作为一种新兴的管理模式,首先用于制造业,逐渐受到更多的管理层的关注,被多个领域所借鉴引用。在我国多家医疗机构用于医疗服务质量的控制和管理。病案质量管理是医疗质量的重要组成部分,"零缺陷"管理模式是病案质量管理的目标,是促进病案管理先进性和科学性的有效途径。

将"质量的定义就是符合要求、而不是好"的原则应用于病案质量管理中,是"以人为本"的体现,要求病历质量形成的各个环节的医务人员以"患者为中心",以保证患者安全为目标规范医疗行为,认真书写病历,使医疗质量符合要求。实施病案质量各个环节的全过程控制,从建立病历、收集患者信息开始,加强缺陷管理,使病历形成的每一基础环节,都要符合质量要求,而不是"差不多"。各环节、各元素向"零缺陷"目标努力。

(二)病案质量不能以检查为主要手段

病案质量管理要强化预防意识,"一次就把事情做好",而不是通过病历完成后的检查发现缺陷、修改病历来保证质量。要求医务人员从一开始就本着严肃认真的态度,把工作做得准确无误。不应将人力物力耗费在修改、返工和填补漏项等方面。病历质量管理在医疗质量管理中占有重要的作用,病案质量已经成为医院管理的重点和难点。20 世纪 50 年代以来病案质量管理是将重点放在终末质量监控上,将大量的医疗资源耗费在检查病历、修改病历、补充病历方面,质量管理是被动的和落后的。利用先进的管理模式替代传统的质量控制模式势在必行。实行零缺陷管理方法,病历质量产生的每个环节、每个层面必须建立事先防范和事中修正措施保证差错不延续,并提前消除。病历质量管理中实施的手术安全核查制度,由手术医师、麻醉医师和巡回护士三方在麻醉实施前、手术开始前和患者离开手术室前,共同对患者的身份、手术部位、手术方式、麻醉和手术风险、手术使用物品清点等内容进行核对、记录并签字。这项措施有利于保证患者安全,降低手术风险的发生率。

(三)病案质量标准与"零缺陷"原则

零缺陷管理的内涵是,通过对生产各环节、各层面的全过程管理,保证各环节、各层面、各要素的缺陷等于"零"。因此,需要在每个环节、每个层面必须建立管理制度和规范,按规定程序实施管理,并将责任落实到位,彻底消除失控的漏洞。病案质量管理要按照"零缺陷"的管理原则建立质量管理体系,以"工作标准必须是零缺陷,而不是差不多就好"为前提。制订可行性强的病历书写规范、病案质量管理标准、质量管理流程、各岗位职责等制度,加大质量控制的有效力度。在病案质量控制中要引导医务人员注重书写质量与标准的符合,而不是合格率。强化全员、全过程的质量意识,使医务人员知晓所执行的内容、标准、范围和完成时限,增强工作的主动性和责任感,改变忽视质量的态度,建立良好的质量环境。

四、ISO9000 相关知识

(一)ISO 的定义

ISO 是国际标准化组织(International Organization for Standardization)的缩写,是一个非政府性的专门国际化标准团体,是联合国经济社会理事会的甲级咨询机构,成立于 1947 年 2 月 23 日,其前身为国家标准化协会国际联合会(ISA)和联合国标准化协会联合会(UNSCC)。我国以中国标准化协会名义正式加入 ISO。

(二)ISO 族标准

ISO 族标准是 ISO 在 1994 年提出的概念,是指"由 ISO/TC176(国际标准化组织质量管理和质量管理保证技术委员会)制订的所有国际标准"。该标准族可帮助组织实施并有效运行质量管理体系,是质量管理体系通用的要求或指南。它不受具体的行业或经济部门限制,可广泛适用于各种类型和规模的组织,在国内和国际贸易中促进理解和信任。

1.ISO 族标准的产生和发展

国际标准化组织(ISO)于 1979 年成立了质量管理和质量保证技术委员会(TC176),负责制订质量管理和质量保证标准。1986 年,ISO 发布了 ISO8402《质量一术语》标准,1987 年发布了 ISO9000《质量管理和质量保证标准-选择和使用指南》、ISO9001《质量体系设计开发、生产、安装和服务的质量保证模式》、ISO9002《质量体系-生产和安装的质量保证模式》、ISO9003《质量体系-最终检验和试验的质量保证模式》、ISO9004《质量管理和质量体系要素-指南》等 6 项标准,通称为 ISO9000 系列标准。

2.2000 版 ISO9000 族标准的内容

2000 版 ISO9000 族标准包括以下一组密切相关的质量管理体系核心标准。

(1)ISO9000《质量管理体系基础和术语》,表述质量管理体系基础知识,并规定质量管理体系术语。

(2)ISO9001《质量管理体系要求》,规定质量管理体系,用于证实组织具有提供满足顾客要求和适用法规要求的产品的能力,目的在于增进顾客满意。

(3)ISO9004《质量管理体系业绩改进指南》,提供考虑质量管理体系的有效性和效率两方面的指南。该标准的目的是促进组织业绩改进和使其他相关方满意。

(4)ISO19011《质量和/或环境管理体系审核指南》,提供审核质量和环境管理体系的指南。

3.2000 版 ISO9000 族标准的特点

从结构和内容上看,2000 版质量管理体系标准具有以下特点:①标准可适用于所有产品类别、不同规模和各种类型的组织,并可根据实际需要删减某些质量管理体系要求;②采用了以过程为基础的质量管理体系模式,强调了过程的联系和相互作用,逻辑性更强,相关性更好;③强调了质量管理体系是组织其他管理体系的一个组成部分,便于与其他管理体系相容;④更注重质量管理体系的有效性和持续改进,减少了对形成文件的程序的强制性要求;⑤将质量管理体系要求

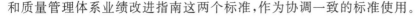

和质量管理体系业绩改进指南这两个标准,作为协调一致的标准使用。

(三)ISO9000 族系列标准

ISO9000 族标准是国际标准化组织颁布的、在全世界范围内使用的、关于质量管理和质量保证方面的系列标准,目前已被 80 多个国家等同采用,该系列标准在全球具有广泛深刻的影响,有人称之为 ISO9000 现象。我国等同采用的国家标准代号为 GB/T19000 标准,该国家标准发布于 1987 年,于 1994 年进行了部分修订。

ISO9000 族标准总结了各工业发达国家在质量管理和质量保证方面的先进经验,其中ISO9001、ISO9002、ISO9003 标准,是针对企业产品产生的不同过程,制订了 3 种模式化的质量保证要求,作为质量管理体系认证的审核依据。目前,世界上有 80 多个国家和地区的认证机构,均采用这 3 个标准进行第三方的质量管理体系认证。

ISO9000 族标准中有关质量体系保证的标准有 3 个(1994 年版本):ISO9001、ISO9002、ISO9003。

1.ISO9001

ISO9001 是 ISO9000 族质量保证模式标准之一,用于合同环境下的外部质量保证。ISO9001 质量体系标准是设计、开发、生产、安装和服务的质量保证模式。可作为供方质量保证工作的依据,也是评价供方质量体系的依据;可作为企业申请 ISO9000 族质量体系认证的依据;对质量保证的要求最全,要求提供质量体系要素的证据最多;从合同评审开始到最终的售后服务,要求提供全过程严格控制的依据。

2.ISO9002

ISO9002 是 ISO9000 族质量保证模式之一,用于合同环境下的外部质量保证,是生产和安装的质量保证模式。用于供方保证在生产和安装阶段符合规定要求的情况;对质量保证的要求较全,是最常用的一种质量保证要求;除对设计和售后服务不要求提供证据外,要求对生产过程进行最大限度的控制,以确保产品的质量。

3.ISO9003

ISO9003 是 ISO9000 族质量保证模式之一,用于合同环境下的外部质量保证。可作为供方质量保证工作的依据,也是评价供方质量体系的依据;是最终检验和试验的质量保证模式,用于供方只保证在最终检验和试验阶段符合规定要求的情况;对质量保证的要求较少,仅要求证实供方的质量体系中具有一个完整的检验系统,能切实把好质量检验关;通常适用于较简单的产品。

五、电子病历质量管理

(一)电子病历书写要求

基本要求:电子病历的书写应当客观、真实、规范、完整,电子病历的书写应当符合国家病历书写基本规范对纸张与格式的要求:医疗机构应建立统一的书写格式,包括纸张规格和页面设置,完成时限与原卫生部《病历书写基本规范》要求保持一致。可以使用经过职能部门审核的病历书写模板,理想的模板应该是结构化或半结构化的,避免出现错误信息;同一患者的一般信息可自动生成或复制,复制内容必须校对;不同患者之间的资料不可复制。电子病历的纸质版本内各种资料(包括各种检验、检查报告单)须有医师或技师签名。

(二)电子病历修改

1.修改基本要求

(1)医务人员应按照卫生行政部门赋予的权限修改电子病历。

（2）修改时必须保持原病历的版式和内容。

（3）病历文本中显示标记元素和所修改的内容。

（4）电子病历修改时必须标记准确的时间。

2.修改签字

（1）电子病历修改后需经修改者签字后方可生效（电子签名正式实施前系统自动生成签名并不可修改）。

（2）对电子病历当事人提供的客观病历资料进行修改时，必须经电子病历当事人认可，并经签字后生效。签字应采用法律认可的形式。

（三）电子病历质量控制

1.质量监控方式

电子病历质量控制包括对网上病历信息和打印的纸质病历实施的质量控制。病历质量检查工作应采取终末质量监控和环节质量监控相结合的方式，实现实时控制质量，做到问题早发现、早纠正。

2.质量监控重点

（1）应将环节质量监控作为主要手段，尽可能应用病历质量监控软件来实施。

（2）应将危重死亡病历、复杂疑难病历、纠纷病历、节假日病历、新上岗医师病历等作为质量控制重点，实施专题抽查，重点突出。

（3）应将病历书写的客观性、完整性、及时性、准确性、一致性，以及内涵质量作为监测内容，防止电子病历实施后出现新的病历质量问题。

3.质量监控标准

（1）电子病历质量控制依据原卫生部《电子病历基本规范》及有关病历书写的要求进行，网上电子病历和打印纸质病历等同标准，且同一患者的纸质与电子病历内容必须一致。

（2）环节电子病历质量监控发现问题后及时纠正，终末电子病历质量监控须评定病历质量等级。

（3）医疗机构应对电子病历质量控制结果实施严格奖惩。

（李乔娟）

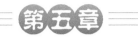

医院绩效管理

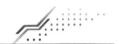

第一节 医院绩效管理概述

一、医院绩效管理产生的背景

(一)国外医院绩效管理发展概况

绩效管理(Performance Management,PM)是当代一种先进的管理思想和方法。20世纪70年代美国管理学家Aubrey Daniels提出"绩效管理"这一概念后,人们展开了系统而全面的研究。早在20世纪70年代,美国的许多企业就已经出现了"以财务为导向"的绩效管理模式。绩效管理30多年来已受到全世界管理界的高度关注和重视,其根本目的是不断促进员工发展和组织绩效改善,最终实现企业战略目标,现已在全世界500强企业中广泛应用。

1995年,美国卫生组织鉴定委员会使用一套绩效测量系统对卫生机构的绩效进行评审,它允许每个医院或医疗机构灵活地选择与本机构特点相匹配的完美的测量系统。该系统包括82项绩效测量,被分为五大类,即患者护理、员工及服务提供者、物理环境与安全、组织管理水平、特殊部门需求。每个指标的得分在0~100,卫生组织鉴定委员会对每个医院的鉴定结果写出报告,并公之于众。因此,每个医疗机构的鉴定报告可以成为医疗消费者对医院之间进行比较的最有价值的工具。

衡量一家医院管理绩效如何,不单纯看经济指标,更需要综合评价综合运作指标和临床指标。财务指标包括人均患者出院费用、流动资金利润率、总资产与产出比等;运作指标包括患者平均住院天数、门诊患者收入占医院总收入比例;临床指标包括诊断符合率、治愈率、死亡率、并发症率等。美国最近的一项有关社区医院的研究已涉及开发一个战略操作管理模式,该模式将远期设备和服务选择、中层决策支持,以及考虑了结构约束后的社区医院绩效联系起来。该研究在使人们对战略操作管理决策有了更进一步理解的同时,确定了在操作决策过程中的一些因果关系及在医院绩效方面的作用。

英国国家卫生部制定的医院绩效管理评价方法则是采用关键绩效指标(Key Performance Indication,KPI)法,KPI指标是通过对组织内部流程的输入端、输出端的关键参数进行设置、取样、计算、分析,衡量流程绩效的一种目标式量化管理指标。新的医院绩效管理模式往往包括非财务措施,它代表了一种以战略为导向的绩效管理趋势。把医院的战略目标分解为可操作的工作目标。建立明确的、切实可行的 KPI 体系,是做好绩效管理的关键。英国采用预约等待住院患者的数量多少、门诊等待的时间长短、无预约等待住院 18 个月以上的患者数、理想的收支状况、在推车上候诊 12 小时以上的患者数、当天取消手术的数量等 9 项关键指标。

在法国的医院绩效管理模式里,主要将战略分解为财务与非财务指标,这是比较流行的一种绩效管理类型。

(二)国内医院绩效管理发展概况

新中国成立以来,我国的医疗卫生事业蓬勃发展,人民健康水平明显提高,医院也从经验管理逐渐走向科学的现代管理。随着医疗市场竞争日趋激烈,医院改革的深入,各医院竞相树立经营理念,引进和应用成就激励理论和绩效管理理论,对医院进行现代化管理。20 世纪 90 年代,绩效管理逐渐引起我国管理理论研究者和企业经营者们的重视。具体到医院绩效管理领域,我国一些医院也在进行医院绩效管理的研究及实践。医院绩效管理,主要是针对医疗单位、临床、辅助和职能科室、医护、管理和后勤人员,通过制定目标和考核标准,组织实施,严格考核,奖罚兑现,最终达到既定目标的一系列过程,绩效评价是绩效管理的核心环节。

2005 年,卫生部第一次将医院绩效作为一项重要评价指标写入《医院管理评价指南》。在新一轮医疗卫生体制改革的背景下,医院绩效管理的重要性更为突出。2007 年,卫生部在深入开展"以患者为中心,以提高医疗服务质量"为主题的医院管理年活动中,提出加强医院综合绩效考核,建立科学激励约束机制的要求,并在中共中央、国务院《关于深化医药卫生体制改革的意见》中提出:改革人事制度,完善分配激励机制,推行聘用制度和岗位管理制度,严格工资总额管理。实行以服务质量及岗位工作量为主的综合绩效考核和岗位绩效工资制度,有效调动医务人员的积极性。卫生部明确地将绩效管理与医院管理、医疗质量管理和持续改进、医疗安全、医院服务等一起作为对各级医院的重要考核与评价指标。面对医疗卫生体制改革的社会背景,医院开展绩效管理活动已经是迫在眉睫,但是针对非营利性医院的特殊角色、功能和目标定位,如何适宜地开展绩效管理,将是一个值得深入研究的重要课题。

二、医院绩效管理的相关概念

(一)绩效、绩效管理、医院绩效管理

1.绩效

绩效是评价一切实践活动的有效尺度和客观标准。美国医疗机构联合评鉴委员会对急性医疗机构的绩效定义:个人、群体或组织执行某程序或步骤,以增加所与其结果的能力。也有人认为绩效就是指:将机构可用资源凝聚在成果之上。综合以上不同定义,我们可以将绩效定义为一个机构及其成员的行为、活动、程序与行动所产生的结果,而且机构与成员期望这个结果是以最小的资源来达成的。绩效就是业绩和效果的综合反映。绩效分为组织绩效和个人绩效。组织绩效即集体绩效,主要看最终成果。个人绩效即员工完成的工作情况,主要考察工作过程。

2.绩效管理

绩效管理是一种系统的管理方法,是为实现组织发展的战略和目标,管理者和员工就既定目标及如何实现目标达成共识的全部活动过程,以及促进员工成功地达到目标的最佳管理方法。理查德·威廉姆斯在其《组织绩效管理》一书中曾经指出,绩效管理是把对组织的绩效管理和对员工的绩效管理结合在一起的一种体系。"绩效管理是对绩效实现过程各要素的管理,是基于企业战略基础上的一种管理活动。绩效管理是通过对企业战略的建立、目标分解、业绩评价,并将

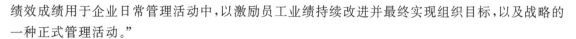

绩效成绩用于企业日常管理活动中，以激励员工业绩持续改进并最终实现组织目标，以及战略的一种正式管理活动。"

绩效管理是人力资源管理的核心组成部分，是组织实现企业战略目标的有效控制手段。通过对绩效目标的设定，持续的绩效沟通和不断的绩效改进，绩效管理起到了把人力资源转化为人力资本、把人力资本转换为经营绩效的作用，成为实现企业目标的推动力。绩效管理由4部分组成：绩效目标的确定、绩效辅导、绩效考核、绩效评价与反馈。绩效管理贯穿整个管理系统，特别强调持续不断地改进，不仅强调工作结果，更重视达到目标的过程。绩效管理是为实现组织发展战略目标，管理者和员工就既定目标及如何实现目标达成共识的全部活动过程，以及促进员工成功地达到目标的最佳管理方法。

3.医院绩效管理

医院绩效管理是对医院绩效实现过程各要素的管理，它是基于医院战略基础之上的一种有效的管理活动。通过对医院战略的建立、目标分解、业绩评价，将绩效管理的方法应用于医院日常管理活动中，以引导和激励员工的业绩实现、持续改进并最终实现组织的战略目标。

医院绩效管理是指为了实现医院的目标，在明确的组织目标下，通过持续开放的沟通过程，形成组织目标所预期的利益和产出，并推动团队和个人作出有利于目标达成的行为。在医院管理系统中，医院领导、职能管理部门、中层管理者和员工通过持续的沟通、反馈，将医院的战略、中层管理者的职责、管理的方式和手段，以及员工的绩效目标等管理的基本内容确定下来，中层管理者帮助和辅导员工清除工作过程中的障碍，并与员工一起共同实现绩效目标，从而实现组织的远景规划和战略。它是全体员工参与的不断完善与发展的过程，强调员工之间相互支持和鼓励，最终建立组织的绩效文化，形成具有激励作用的工作氛围。

医院绩效管理不仅应包括医院的医疗质量的管理，还应考虑医院的运行效率，同时还应满足外部顾客（患者）和内部顾客（工作人员）的期望和需求，并与医院的发展目标相结合来制定医院的绩效管理制度，以提高医院的核心竞争力，使医院在日益激烈的竞争中立于不败之地。它是针对提升医院管理水平，配套实施绩效工资制，实现医院战略，有效落实执行力，建立医院公平竞争的人才机制，充分发挥员工积极性的有效管理工具。

（二）医院绩效管理的基本原则

1.对绩效管理进行正确的定位

绩效管理的基本出发点，是需要在开展绩效管理，包括绩效考核和绩效工资改革前把定义搞清楚。如果将绩效管理仅仅定位为管理功能，那么相对而言，需要比较具体地设计绩效标准和绩效评价的流程。同时，主要以人力资源方面的专家和医院流程管理方面的主管共同设计，并尽可能与聘任、薪酬及雇员关系管理紧密结合起来，注意三者之间的接口。同时，注意各项改革推出时间上的前后配合。如果定位为绩效管理是沟通和价值导引功能为主的，则需要在更高层次上发动。一般来说，相对比较成功的绩效管理实践，基本上是"一把手"主抓，通过绩效管理，倡导正确的组织文化和基本价值取向，引导员工的正确行为。这种绩效管理实践，一般需要与组织学习和组织整体变革相联系，其时间比较长，涉及面广，但是一般来说，这种绩效管理的成功率相对较高。

2.强调基于组织和员工双赢原则的互动

在绩效管理的实践中，沟通相对而言是最为关键的行为准则。总结一些失败的绩效管理实践，往往是由高层管理团队，自上而下地制定一套绩效标准，通过相对比较简单的学习贯彻下去。

在绩效标准的制定过程中,比较强调任务和总体目标,甚至有些情况下,采取了任务层层分解,指标层层分解的做法。在这种做法中,由于缺乏事先的深度的互动和交流,员工没有参与到绩效标准的发展中,而绩效标准的制定和发展工作没有能够坚持人力资源管理工作所应该坚持的"客户导向",而无法赢得员工的信任和认同。这样,绩效管理从一开始就没有建立在双赢的原则上。而正确的做法,应该是绩效标准的制定、绩效管理的流程,从出发点就是建立高层管理团队和中层主管全心全意为员工服务,帮助员工成长的制度平台和管理平台就是保证员工生涯目标实现和组织目标实现的双赢原则。在绩效管理中,医院的一线员工,特别是专业医务工作者和医院管理专业人员是医院管理的目的本身。服务于一线员工的绩效管理,才可能从根本上赢得员工的认同感。在目前成功的医院绩效管理实践中,一些基层单位的绩效标准制定过程中,较多地是由员工自主来讨论不同水平上的标准,员工根据自身的实际情况进行较为理性的选择,这种方法使得绩效管理更加内在于员工的发展需要,从而成为员工能够内化和认同的绩效标准和行动方向。由于是互动产生的,绩效标准得到了员工的认同,虽然有些职务的绩效标准略高于大家的期望,但是,由于领导和其他员工都理解高绩效标准要求员工更多的投入,员工会承担更多的责任和风险。而在这种绩效管理的运用中,由于彼此能够互相支持,对于绩效标准设定得比较高,同时,自己都非常努力的员工,组织领导和组织其他成员都会比较支持和鼓励这些员工。

(三)现代医院绩效管理的意义

建立一个优秀的绩效管理系统对实现医院战略具有以下重要的现实意义。

1.建立更加规范的医院管理流程

它可以通过绩效计划、绩效辅导、绩效考核、绩效评价与反馈这一规范的流程,将医务人员的个人目标、工作目标与医院发展的总目标紧紧地联系在一起,让员工意识到自己的日常工作与医院的战略目标息息相关,使员工感到自身工作的意义和价值,从而有效地激发员工的成就感和使命感,并主动自觉地做好工作。使整个组织形成强大的向心力与凝聚力,保证组织战略的实现。

2.医疗服务质量得到提升

绩效管理的有效实施,通过各项医疗制度的规范、各项考核指标的检查考核、各项岗位责任制的落实,为提高医疗服务质量和工作效率打下了坚实的基础,保证了医疗服务质量的提升。

3.医院文化建设得到发展

绩效管理的激励功能、沟通功能及评价功能,能够增强医务人员的责任感、荣誉感与使命感。通过绩效管理的有效实施,医院精神和价值观得到灌输,团队意识得到增强,和谐的人际关系和良好的行为习惯得到倡导。医院文化将以主动学习、良性竞争为氛围;以高度责任感、强大凝聚力为特征而得到长足的发展。

优秀的医院管理者应该明确绩效管理的功能,并善于将其正确地应用到实际工作中去,使我们的医务工作者在工作的付出与肯定、贡献与回报之中,更能深切地体会到工作的意义与价值,从而极大地激发他们的工作热情,使我们医疗卫生服务的绩效在良性循环中不断地持续改进与发展。

三、医院绩效管理的功能

医院的管理者在制定相关决策时,应当在机构目标下,利用绩效管理来引导决策,使医院在满足患者的医疗保健需求的同时,适应社会环境的变化,以创新的医疗技术,更为流畅的工作程序或更高质量的医疗服务和态度,为患者提供更满意的医疗服务。在当前我国医院的经营和管理实践中,绩效管理的功能可以包括以下几个方面。

(一)绩效管理是提高医院组织层面上协调能力和管理水平的重要手段

从医院自身的运营活动来看,临床一线的医师需要根据自身对患者实际的健康问题,以及经济和时间等问题的判断,来定义恰当的诊断和治疗方案,并来整合医院,以及整个医疗领域的相关的技术、产品和服务。基层一线的分散化工作,是医院运营的基本模式。但是,医院又必须强化国际标准、行业标准和医院的统一规范来实现对医院医疗质量、服务质量,以及医疗安全的有效控制与管理,医院作为一个高风险、多环节的组织,又必须强调整体战略的统一协调,强调对医疗过程的高度统一管理。因此,医院管理中如何实现分散化运营模式和统一协调管理之间的平衡,是目前中国医院提高管理水平必须要面对的基本问题。而绩效管理的基本功能就是要保证组织层面上的协调能力和员工层面上的正确行为,通过医院高层对绩效管理活动的有效设计和管理,使得医院的战略目标得到贯彻和执行。作为一个有效的医院,除了能够根据医疗市场和外部医疗政策等相关环境因素,根据自身的核心胜任,根据自身的动态学习能力,选择正确的医院发展战略。但是,战略方向的实现是需要组织层面上的协调能力和制度建设来保证员工层面上的正确行为。需要员工能够理解并认同医院的总体战略,需要能够理解医院高层管理团队的战略意图及行动目标。同时,还需要员工在理解的基础上,能够采取正确的行为。而这种正确的行为,既取决于员工是否能干,是否具备完成相应任务所需要的知识、经验和技能,同时,还取决于其是否肯干,是否有正确的态度、价值和动机。员工既能干又肯干,才能保证战略得到有效的贯彻,也才能保证高层管理团队能够集中于长远的战略事务。而有效的绩效管理,则在一定程度上,能够通过标准的设定、行为规范的建立、绩效的评估和反馈,使得一线员工能够具有正确行为的能力和意愿。同时,绩效管理又通过反馈,包括对整个组织的诊断和反馈,在组织制度和组织结构等层面上,寻求保证战略目标实现的途径。绩效管理在这方面的功能是通过绩效目标沟通、绩效计划制订、绩效实施和管理,以及评价和反馈来实现的。

绩效管理有利于建立医院战略目标与具体行为和行为标准之间的联系。通过将关键绩效指标的思想引入到医院的绩效管理实践中,还可以建立其组织战略与员工关键行为、关键绩效标准和关键指标,以及最后的具体的明晰任务与职责之间的清晰联系,从而保证医院执行力的发展,响应患者的需求,有效支撑医院的战略和服务理念。

(二)绩效管理是医院人事制度改革的重要构成,是聘任和薪酬制度改革的有力保证

医院人事制度的改革是医院保证医院管理人才队伍和医院医务工作者队伍持续健康发展的基本手段,也是医院建设其医务能力和管理运营能力的基本手段。而作为人力资源管理系统中的重要环节,绩效管理与聘任制度、薪酬制度改革的关系相对更为紧密,在一定意义上,随着聘任制度和薪酬制度的改革,绩效管理的优化是必然趋势。

1.绩效管理是优化聘任管理的基本手段

(1)绩效管理可以为聘任管理提供基础支持。聘任管理的基本原则是以绩效—能力为基础的任用原则,无论是强调候选人与空缺职务的任职资格相符合,还是强调候选人的能力、经验、动机和价值、态度等与该职务的胜任特征相符合;无论采取何种方式来测试候选人是否有能力和潜力胜任,是否有意愿和诚意来认真履行职责,完成响应的任务,都需要对其相关的能力和忠诚方面的表现进行评价。而在基于绩效的评价、能力测试、考试及资历方面的评价 4 类不同等级的评价中,基于绩效的评价的准确性和可靠性最高。而候选人以往的绩效表现及评价等级是重要的数据来源,这种基于绩效的评价可以提高选聘和晋升工作的科学性和可靠性,聘任管理的合理性和公正性在一定意义上也更加有保证。

(2)绩效管理,特别是与聘任管理同步的绩效计划的启动和绩效管理的全程跟进,将使得聘任管理中各行为主体更加趋于理性。在聘任管理中,医院遇到的比较棘手的挑战往往是候选人对自身的胜任度估计过高,而竞争一些可能不能胜任的职务。而在其任职前,无论是高层管理团队,还是基层群众,都没有足够有力的方法证明其不能胜任。同时,聘任过程中的信息不对称问题也使得事先的判断比较困难,因此,在一定意义上会存在逆向选择现象。这种情况下的所谓逆向选择是指人力资产水平低的一些人反而非常积极地参与竞争,而人力资产水平高的人才则有可能不露声色。聘任中,如何有效地甄别人力资产水平低的劣质候选人就是关键。与聘任管理同步的绩效管理则可以通过制度设计部分实现这种甄别。在聘任管理中,通过明晰职务的工作职责和职务标准,明确候选人的任职资格,同时,要求候选人根据自己实际的人力资产情况、个人的生涯目标和主导需要,选择合适的职务,并陈述其自身设定的绩效标准。候选人自我设定的绩效标准,以及任用后的薪酬给付与绩效评价相联系,实际上建立了候选人与医院之间的绩效承诺。一般来说,绩效标准承诺会在一定程度上加大劣质候选人不诚实的代价。在一些医院聘任工作的实践中,竞争上岗后,公开陈述绩效标准的候选人要比没有经历公开陈述的候选人自我感觉的工作压力更大,工作积极性一般来说,都比较高。所以,通过将绩效标准的承诺与竞争职务空缺联系在一起,既可以使得候选人更加认真地思考岗位职责和任务,还可以使其行为更加趋于客观和理性。同时,公开的绩效陈述还可以使参与候选人评价的相关主体更加清楚地认识其胜任度,并对其有更加明确的预期。

(3)绩效管理还可以使得组织更加优化对任职人的生涯管理。任何聘任中关于职务的工作内容、工作职责和任职资格的分析都需要根据实际的任职人的情况,进行调整和修改。在聘任中,结合绩效标准的初步制订、候选人的绩效标准承诺,以及彼此之间的相互交流和沟通,可以使得医院关于某类职务的绩效标准,更加能够符合医院现有人力资产的实际,更加能够被任职人接受。因为事先的绩效标准上的沟通,以及候选人对该职务的竞争,实际上意味着其已经接受了该绩效标准的基本内涵,也就意味着其基本接受了该职务所承担的职责和责任,而医院高层和部门主管通过候选人对绩效标准的陈述,包括其对绩效内容中各个要素的侧重,则可以基本上了解候选人对绩效标准的理解和行动计划。这种结合绩效管理的聘任管理,使得组织能够根据任职人的绩效承诺,及时调整,并为其提供必要的组织保证和相关培训,使其更加适应新岗位,履行职责。而这种绩效标准上的沟通和交流及相互的调整,使得每个员工都可以在组织中找到一个合理的职业平台,同时,组织也可以找到有针对性的面向新任员工的生涯设计,以及系统的人力资源开发与培训。而任职者的任中管理和任后管理是优化生涯管理的重要阶段。这对于改进聘任管理,建立聘任管理的科学性和权威性具有重要意义。随着医院逐步完善聘任管理,绩效管理在聘任管理中的基础支撑作用,将会日益加大。目前,中国医院的管理需要经历从原先忽视过程性管理的粗放管理模式向过程控制和组织整合管理模式转变,在这个过程中,结合绩效管理的聘任管理是基本切入点,鼓励医务工作者和医院管理者能够更加主动地投入到组织的发展中。随着一些医院在绩效标准和绩效管理上的长足进步,这些医院的以绩效为基础的薪酬分配能够起到调动大家积极性的作用。总之,绩效管理作为人力资源管理的重要环节,是聘任和薪酬管理的必要环节。

2.绩效管理是保证薪酬管理科学公正的必要环节

在目前非营利医院的薪酬管理中,都需要能够根据员工的实际贡献来确定不同的报酬水平,无论是以职务为基础,还是以技能知识为基础,还是以绩效为基础,现有的医院薪酬设计基本上都需要将职务、能力和绩效因素结合起来考虑。动态的以绩效为基础,对职务聘任进行动态调整,是保证以职务为基础的薪酬保证内部公平的必要环节。而以能力为基础的薪酬制度,由于其比较强调能力和知识等因素对于个体工作效果的重要性,但是,以能力为基础的薪酬制度的关键难点是能力评价。而在能力评价中,相对准确性程度较高的是绩效评价基础上的能力评价。而绩效管理与聘任管理和薪酬管理的有效结合和相互整合,则可以使得医院的人力资源管理水平逐步提高,从而为医院的运营管理水平和医疗水平的全面提高提供坚实的人才基础。

四、医院绩效的影响因素

(一)医院内部组织结构方面

1.人事管理的主权问题

人事管理自主权是医疗机构组织结构的重要因素。许多国家的医院作为政府机构运作,主要的人事管理决策权属于政府部门,基层组织拥有的决策权很少。政府为保证非营利性医疗机构的发展依然要给以一定的财政补助,而这些非营利性医疗机构的人事管理自主权实际还是建立在政府财政补助基础上的,在获得财政补助的同时在人事管理自主权上受到的行政干预度就比营利性医院要大。在非营利性医疗机构缺乏人事管理自主权的情况下,医务人员的招募、筛选、聘任,以及解聘、辞退等人事管理就要受到制约,从而影响医院绩效的提高。

2.内部分配机制问题

非营利性医院在分配机制上最突出的问题是一直没有建立合理的管理人员职称晋升和分配待遇制度。管理人员的职称晋升和工资待遇受所在单位行政级别的严重制约。因为没有相应的晋升机会,得不到合理的分配待遇,使得许多人不安心管理岗位的工作。

3.市场的开放度

医院依靠吸引并留住患者使医院收入增加,提高了医院产品市场的开放度。市场开放度将医院的收入与绩效直接联系起来。因此,将促进医院从经济方面改善绩效。但是公立医院在人力和资本两个要素上缺乏竞争。

4.医院法定财务责任的程度

医院法定财务责任的程度包括享有结余的权利和负责财务亏损的责任。目前,公立医院通过专项经费支出,若创造更多收入、出现盈余或没有花掉预算分配的资金,这些资金需要上缴并在卫生部门重新分配。因此,这种状况不利于医院节约资金和提高效率。

(二)外部政策环境方面

外部环境压力是对医院行为和体制改革效果产生深远影响的关键要素。组织结构与外部压力之间的相互作用是医院体制改革成为复杂系统的改革。

1.政府行政职能的支持度对医院绩效管理的影响

由于医院需要实施大量的相互促进的改革措施,这些措施不仅作用于医院内部,而且作用于医院外部整个系统环境中,是一个复杂的社会系统工程。牵涉到医院补偿机制、价格管理体系、药品经营管理、人事制度改革,以及事业、养老等一系列政策性、原则性、宏观调控很强的问题,必须有政府的政策支持。所以从某种角度讲政府行政职能的支持决定着医院绩效管理的进度和深度,以及政府从微观管理转向宏观管理的程度。

2.卫生体制改革对医院绩效管理的影响

卫生体制改革的认识程度决定着医院绩效管理模式所持有的思想观念和行为方式。世界卫生组织(WHO)发表的《2000年世界卫生报告》指出卫生系统绩效评价的3个主要目标:健康、反应性和筹资公平性。因此医院绩效管理应当按照整个卫生系统绩效管理的战略方向进行。

(三)绩效管理系统的自身方面

尽管绩效管理是一种非常有前途的管理模式,但是这项工作开展却并不顺利。对此,国内外专家学者认为阻碍绩效管理工作开展的原因在于:绩效管理的核心环节——绩效评价系统本身不够完善。除了评价体系及确立指标权重存在"技术性"障碍外,更主要的原因是现有的绩效评价存在不公平性。评价结果往往仅体现被评对象的实力,难以反映人们主观对经营管理的有效努力程度。因此,用带有客观基础条件优劣影响的评价结果作为激励和约束的依据是不合理的。如果绩效评价的结果不公平,不仅不能有助于改善被评对象的经营管理,反而会造成一定的负面影响,难以充分调动工作人员提高绩效的积极性。

五、目前医院绩效管理工作中存在的问题

目前大多数医院的绩效管理工作往往是针对绩效考核而言,绩效考核已经成为现代医院管理中的一项基础性工作。其主要分为两个层面:一个层面是对部门或科室的考核,多采用综合目标责任制,其考核指标包括经济指标、质量指标、效率指标、科室管理、精神文明建设等项。但其中经济指标的权重最大。因为经济指标关系到部门或科室奖金的核算,其完成情况往往与部门或科室的绩效挂钩。另一个层面是对员工个人工作情况的年度考核,目前较通用的做法是沿用行政机关事业单位工作人员年度考核制度。医院里无论什么专业、什么层次的员工,都使用统一的考核标准,所考核的德、能、勤、绩的内容也很笼统,缺乏系统性和规范的量化指标,考核结果难以反映不同岗位人员的业绩贡献,只是为了工资薪金的兑现,与员工的实际使用并不挂钩,使得绩效考核基本流于形式,难以调动员工的工作积极性。因此,目前在医院绩效管理过程中,存在的不足主要有以下几个方面。

(一)设置的考核指标比较片面,选择指标的方法不够科学

单纯评审医院的结构功能和工作程序不能反映其卫生服务绩效,只有建立在对患者服务层次上、医院质量和绩效考核基础上的评审才有指导意义。绩效考核需要一系列内外部运行数据,这些数据要求有效、可信、客观和特异,要建立在一个共同的标准上与其他医院进行比较。过去中国医院评审的标准比较偏重评审医院的组织结构和功能,对医院绩效的考核指标主要是医院水平的绩效指标,较少有患者层次的评估指标,较多地强调各种组织形式,对管理的过程缺少有效的评估指标。因此,指标的全面性是首先要考虑的问题。

医院绩效考核离不开一套完整的科学的指标体系。已有的研究中筛选指标的方法大多用一些带有主观色彩的方法,如专家咨询法,忽视了利用客观数据进行多因素评估的方法,往往挑选出的指标带有片面性,难以做到公正合理评估。

(二)重视绩效评估,忽视绩效管理

目前许多的医院绩效的管理只是单纯进行绩效评估,绩效评估只是管理过程中的一个局部环节,并且只是在特定的时间进行,强调事后评价,侧重于考评过程的执行和考评结果的判断,常常是自上而下的,结果无法全面客观地反映真实的情况,而且对医院的绩效提高作用不大。在信息时代的今天,管理理念正向着人性化方向转变,传统的绩效评估也应向着系统的绩效管理转

变,这样才能真正提高绩效和医院的竞争力,实现可持续发展。

(三)未建立有效、完整的绩效管理评估模型

医院绩效管理涉及多层次多因素,是一个相互联系、相互制约的复杂系统,在建立绩效管理评估模型时,应充分考虑这些因素的关联性。目前国内医院管理所涉及的绩效管理只是初级的,不是系统的、有意识的绩效管理。主要表现:绩效管理是由管理者与员工一起来完成的,而目前医院管理人员的目标与计划很少与直接操作的医务人员共同制定;绩效管理要求定期举行提供工作质量的座谈会,能使医务人员得到他们工作业绩情况和工作现状的反馈,而在这方面很多医院都没有做到;绩效管理强调过程管理,而不只是单单的结果评价,而在现有的医院综合评价体系中,对治疗质量评价较多,对质量体系评价较少,对几个主要质量指标的数量很关注;对实际医疗服务过程质量的控制尚缺乏可操作的评价方法,说明国内对医疗过程缺乏科学和有效的控制;评估模型建立的理论基础非常简单肤浅,未充分考虑指标间的联系和不同医院因患者的病情和病种不同导致数据可比性和公平性,未将指标重要性和数据的特征结合在一起放入模型中进行多因素评估,得出结论不稳定,可靠性差,难以从评估中找出影响绩效低的因素。

(张庆泉)

第二节 医院绩效管理的内容

要想进行有效的医院绩效管理,就必须做好两项重要的基础工作:目标管理和工作分析(图 5-1)。目标管理的最佳结果,就是让所有的员工自愿地将组织战略和实际行动结合起来。"以岗位为核心的人力资源管理整体解决方案"就是指企业人力资源管理的一切职能都是以工作分析为基础的,以战略为核心的组织多采用关键指标法和平衡计分卡来将战略放在其变化和管理过程的核心地位,并推动新的以绩效为基础的文化形成。绩效管理重视行为也重视结果,绩效考核结果的合理转化和利用是发挥绩效管理推进器的作用,提高人力资源管理水平的关键。绩效的激励机制建设已经逐渐成为企业赢得竞争优势,形成核心竞争力的关键。

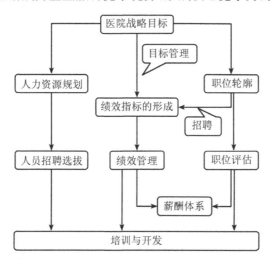

图 5-1 绩效管理在医院人力资源管理系统中的核心地位

一、目标管理

(一)目标管理的基本含义

目标管理(management by objectives,MBO)的概念最早由管理大师彼得·德鲁克(P.Drucker)于1954年在其著作《管理实践》中提出的。他认为,并不是有了工作才有了目标,而是相反,有了目标才有了工作。目标管理的具体形式多种多样,但其基本内容是一致的。它的主要内容:组织的最高领导层根据组织面临的形势和社会需要,制订出一定时期内组织经营活动所要达到的总目标,然后层层落实;要求下属各部门主管人员以至每个员工根据上级制订的目标和保证措施,形成一个目标体系,并把目标完成的情况作为各部门或个人考评的依据。简言之,目标管理就是让组织的主管人员和员工亲自参与目标的制定,在工作中实行"自我控制"并努力完成工作目标的一种管理制度或方法。

根据德鲁克的观点,目标管理应遵循的一个原则是每一项工作都必须为达到总目标而展开。衡量一个管理者或员工是否称职,就要看其对总目标的贡献如何。目标管理是一种管理哲学,把员工是否达到由员工和管理者共同制订的目标作为评估依据。

目标管理的精髓是需要有共同的责任感,依靠团队合作。主要是因为医院作为一个组织,只有具备了明确的同一目标,并在组织内部形成紧密合作的团队才能取得成功,但在实践过程中,不同因素妨碍了团队合作。如不同部门之间缺乏协调,目标不明确等。

1.目标管理的特征

从本质上说,目标管理是一种科学管理方法,它是参与管理的一种形式。他强调自我控制、促使权力下放、注重成果第一。目标管理是面向未来的管理,是系统的整体管理,是重视成果的管理,同时也是一种自主的管理。

2.目标管理的威力

通过人人制定目标,迫使每个人为未来做准备,防止短期行为,有利于个人和企业的稳定与长期发展;通过上下级共同制定评价标准和目标,能够客观、公平地考评绩效和实施相应的奖罚,便于对目标进行调整及对目标的实施进行控制。总之,目标管理在提高效率的同时,也提高了员工的胜任力,增进了企业的内部团结。

3.目标管理的新理念

设置目标的方法不同,目标管理强调个人目标、团体目标和企业目标的统一;目标管理采用员工自我管理的方式,上级通过分权和授权来实施例外控制;成果评价方法不同,目标管理根据上下级结合制定的评价标准由员工自己评价工作成果并做出相应的改进。

(二)目标管理在医院绩效管理中的应用

绩效管理是运用绩效管理体系以绩效考核为主体的管理过程,是管理者和团队或员工双方对等的承诺,就目标及如何达到目标而达成的共识。医院绩效管理体系是一套有机整合的流程和系统,专注于建立、搜集、处理和监控绩效数据,它既能增强医院的决策能力,又能通过一系列综合、平衡的测量指标,帮助医院实现策略目标和经营计划。绩效管理是建立在综合目标管理的基础上,注重公平、目标管理、绩效考核、效率和质量。目标管理法的实施具体可以分为5个步骤(图5-2)。

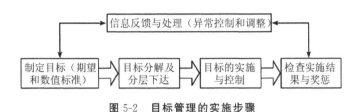

图 5-2　目标管理的实施步骤

1.医院综合目标的建立

医院综合目标的建立是目标管理程序的第一步,是指上下级共同确定各个层次所要达到的绩效目标。医院综合目标的建立应紧紧围绕医院愿景与目标来进行。愿景是医院未来发展的战略展望,将医院的战略目标按照实现的期限分解成逐级目标。医院的目标包括长期目标与短期目标;年度目标与月度目标;预期目标与期望目标。其中,预期目标是必须完成的,期望目标是证明团队或个人的潜力。

建立综合目标需要兼顾以下几个原则:围绕总体目标的原则、符合相应的法律法规的原则、突出重点的原则、实现和适度的原则、定性和定量相结合的原则和指标动态变化的原则。

院级管理层在综合目标管理中的作用决定了医院的发展方向及目标实现的可能。具体表现为医院宗旨、理念、战略目标的确定,医院组织管理结构的构建,高层次管理人才的培养与调配,以及提供物质保障和营造良好的公共关系。医院职能部门的作用包括:医院战略目标的执行、本系统目标及实施计划的制订、为高层决策提供信息支持、为业务科室提供服务保障。临床科室的作用是根据医院战略制定科室目标,并组织实施;考核员工,落实奖惩与激励;创新技术、促进科室发展。

2.目标的分解及分层下达

综合目标的确定,要紧紧围绕医院的战略目标。综合目标明确后,必须要有相应的措施和办法加以保证落实。因此,医院的综合目标必须层层展开,逐步分解,使各部门、各环节及每个员工都有自己的分目标,把任务变成员工的具体行动,把责任落实到具体人身上。

在确定目标时,上下级之间,各部门、各环节及相关责任人之间必须有效沟通,充分协商,实行有效的分权管理,充分发挥个人能动性和积极性。可以把综合目标分解为医疗效率指标、医疗质量指标、科研指标、教学指标、医保指标、服务指标、科室管理指标、成本控制指标、安全管理指标几部分。比如制定患者平均住院日,要根据全院总的年度目标,结合科室的具体情况、病种特点、既往相关指标的实际完成情况,历年来的增长幅度等因素分解到各临床科室。最后还要充分考虑科室将会发生的各种变动情况对分解后的目标进行调整。此外,床位的变动,人员的调整、新学科人才的引进、新设备的购置、新技术新业务的开展等都是需要考虑的因素。

使指标具有明确的导向性对于制定目标十分重要,可以让全体员工通过指标了解哪些工作是医院当前重点要抓的事情。具体做法是将所有指标分为一般指标、核心指标和单项否决指标,突出同一类指标中不同指标的不同权重。比如医疗指标中包含有门诊诊次、出院患者数、平均住院日、床位周转率、床位使用率、手术例数等。其中把出院患者平均住院日和手术例数定为核心指标,而把其余的指标定为一般指标,员工由此就可以看出医院今年的重点工作就是要缩短平均住院日和提高手术例数,从而使科室在制定自己的工作计划时能够符合医院的工作要求。同样,完成不同类别的指标,绩效奖励的力度也是不同的。

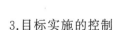

3.目标实施的控制

要经常检查和控制目标的执行和完成情况,查看在实施过程中有没有出偏差。目标管理的检查考评不是为了考评行为,而是为了考评绩效。指标的预期值和期望值指标没有压力就会失去考核的意义,不用努力就能完成的目标等于没有目标,就无法通过绩效达到提升医院工作的目的。但是指标定得高不可及同样也会失去考核的意义,而且可能导致员工失去希望,挫伤员工的积极性。针对这个问题可以用分层次制订定指标的方式来解决,将一个指标分为预期值和期望值两个层次。预期值是根据科室的能力及以往科室指标完成的情况等制定的,在科室正常运转下经过努力完全可以完成的指标。而期望值则是需要科室做出一番努力,充分发挥自身潜力才能达到的目标。完成不同层次的目标会有相应不同的绩效奖励方式。这样既能使科室感到努力有希望,同时为了获得更好的绩效奖励而去想方设法完成高一层次的指标。

制订与目标相匹配的目标管理考核体系。制订目标管理考核体系时,既要明确各项指标的制定部门,同时也要明确指标的考核部门、考核要求、考核方式及考核结果的落实方案,重视过程管理,定期评估并按照指标对应的时限落实奖惩与激励。针对不同的指标提出不同的实现时限,有的是月考核指标,有的是年考核指标,有些指标的考核时限还可以从整体完成的时限进行考核。有的指标既要有月考核指标,同时还要有年考核指标。比如医疗效率指标中的出院患者数,既要有月度指标还要有年度指标,而科研指标中的论文数就要按照年度进行考核,至于科研课题就要按照课题计划书要求完成的时限进行考核。

上下级之间要进行及时的沟通和定期的反馈,当实际进展与目标出现偏差时采取纠正措施。这一步骤有利于分析对培训的需求,同时也能提醒上级考评者注意组织环境,对下属工作表现可能产生的影响,而这些客观环境是被考评者本人无法控制的。

4.检查实施结果及奖惩

当目标管理周期结束时,管理者要对下属目标完成情况进行总体评价,并根据评价结果给以相应的物质和精神鼓励,进一步激发下属的组织目标认同感和工作自豪感。需要注意的是,我们要根据目标结果而不是根据过程来进行评价,即考评评价依据只能是目标实施结果而不是努力程度。经过评价,使得目标管理进入下轮循环过程。

5.信息反馈及处理

在考评之前,还有一个很重要的问题,即在目标实现的过程中,会出现一些不可预测的问题。要根据工作反馈及时对目标进行调整和反馈。使整个运行系统与实现目标的要求相匹配,促进目标的实现。因医院总体目标变更,科室设置调整等原因造成科室的工作性质、工作场所、工作范围、工作能力等发生变更的,医院将根据具体情况对目标进行合理的调整。

二、工作分析

(一)工作分析及其意义

工作分析,在人力资源管理中又称职位分析、岗位分析,是整理、分析、总结和描述一个系统化的技术操作(图5-3)。通过工作分析得到的关于工作的任务、内容、必要的工作条件、环境、能力素质要求和任职资格等信息,即以"工作说明"的形式明确岗位工作职责的定位和角色分工,优化组织结构和职位设置,强化组织职能,对人员的考核录用、培训开发、晋升、调整、工资等提供可靠的信息和依据。

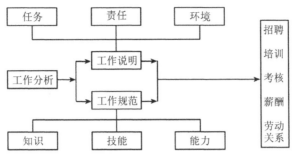

图 5-3　工作分析图

　　它是现代人力资源管理所有职能工作的基础和前提,是建立在对企业一切问题进行深刻了解的基础上,工作分析的结果可以在企业人力资源管理的规划、招聘配置、员工培训、绩效管理、薪酬福利等多个领域应用,只有做好了工作分析,企业的人力资源管理工作才能有的放矢,有章可循,更加规范,工作分析是现代人力资源管理所有职能工作的基础和前提,它在人力资源规划、招聘配置、员工培训、绩效管理、薪酬福利等多个领域得到广泛应用,在节省人力,提高工作效率,推动企业生产发展等方面具有不容忽视的重要意义。

　　1.工作分析是人力资源规划的基础

　　人力资源规划是根据企业内外环境和条件的变化。运用科学的方法对企业人力资源的需求和供给进行预测,并制订相应的政策和措施,使企业人力资源达到供需平衡,实现最佳配置。人力资源规划者在动态的环境中分析企业的人力需求和供给,所以必须要获得广泛的信息。在企业内工作任务的分配状况,工作岗位人员的配备情况,现岗位员工的工作效率等可从工作分析中得到较详细的资料,根据这些资料能够制订出组织人事规划、制度建设规划、员工开发规划等制度。另外在组织的不断发展中,工作分析可作为预测工作变更的基本资料,并且可让员工或其主管对将来的工作预先做好准备。

　　2.工作分析是人员甄选录用的需要

　　人员的招聘工作主要包括准备、实施、评估三个阶段。工作分析是准备、评估两阶段的重要前提。在准备阶段,必须根据工作分析确认是否一定需要进行招聘活动,所招聘的岗位具有什么特征、有什么要求、明确岗位应聘者的知识、技能、身体素质等方面的具体要求和所能给予的待遇条件。只有这样才能制定出具体的、可行性高的招聘计划和策略,招聘工作的实施才能做到有的放矢。招聘结束后,需对招聘工作进行评估,分析时间效率和经济效益,以及应聘者在工作岗位上的表现,以便及时发现问题、分析原因,寻找解决的对策,调整有关招聘计划。

　　人员的配置是指人与事的配置关系,通过人与事的配合及人与人的协调,充分开发利用员工,实现组织目标。通过工作分析,可以掌握工作任务的特点,对岗位的用人标准作出具体而详尽的规定。为企业人事部门在选人用人方面提供客观的依据。要使企业员工得到合理的配置,需做好人与事总量分析、人与事结构分析、人与事质量配置分析、人与工作负荷分析、人员使用效果分析。

　　3.工作分析是员工培训的必要条件

　　培训工作开展之前,培训者就要有意识地收集工作说明书、岗位规范、岗位评价等相关材料,以便随时掌握现有员工知识、技能情况。岗位对员工的基本要求。从而了解岗位培训需求及变动情况,并制定企业的相应培训制度。企业生存的内外环境是不断变化的,为适应企业的发展,岗位培训更加显得重要。

4.工作分析是绩效管理的依据

工作分析为企业员工的绩效管理提供了依据。员工的考核、晋级、提升如果缺乏科学的依据,将会挫伤员工的积极性,使企业的生产及各项工作受到严重影响。根据工作分析结果,企业劳动人事部门可制定出各类人员的考核指标和标准,以及晋级、提升的具体条件,从而使员工考核、晋升的科学性得到加强,提高员工的工作积极性。

5.工作分析是薪酬福利的重要步骤

岗位评价是工作分析结果的一种编写形式,它是对企业所设岗位的难易程度、责任大小、相对价值的多少进行分析,从而对岗位的价值进行判断,纳入薪酬等级。岗位评价能够确认哪些岗位在企业战略目标实现中具有更加重要的地位,哪些岗位需要高业务和技术水平的人员,现有岗位上人员是否符合岗位的任务要求从而实现薪酬的改进及合理确定工作。它是建立、健全企业工资制度的重要步骤。

(二)工作分析在医院绩效管理中的具体应用

1.工作分析的前期准备

在工作分析过程中,大量的收集、分析、记录工作相关信息等工作既耗费时间、金钱,又耗费人力和物力。因此,在正式启动该工作之前,应首要考虑以下几方面的问题。

(1)确定工作分析的内容:工作分析,顾名思义是对具体工作信息的系统化描述过程。因此,我们首先应获得以下几方面的信息。

工作的关系:包括工作的内部关系和外部关系。内部关系涉及上下级关系,即该岗位的直接上级和直接下级是谁,与医院内部哪些部门或岗位有合作关系。外部关系是指该岗位与哪些政府部门(如卫生部、市/区卫生局、疾病控制中心、税务局)、企业机构(银行、药厂、医疗器械供应商)或其他组织(如医药卫生学术团体)有联系。

工作职责:包括员工的主要工作内容是什么,每项内容在整体工作中的重要性是怎样的,任务的负责程度等。

岗位的发展路线:分为员工发展和自我发展两种。自我发展针对每一位员工,他们为了做好本职工作及本身的发展需要接受哪些培训(如去其他医院进修、继续教育),员工发展针对管理人员岗位,管理人员岗位需要对其下属作出什么样的培训安排。

工作条件与环境:工作条件包括该岗位完成工作任务需要哪些工具、机器和设备等,比如医疗诊断所用的心电图机、呼吸机、计算机设备等。医务人员工作环境根据其特殊性包括:工作的地点、有无传染源、放射源、有毒药品试剂及有害气体、室内温度。工作对任职人员的要求包括受教育程度、工作经验、岗前培训种类、相关上岗资格证、身体条件、心理素质、性格和特殊技能。

(2)确定参与分析的角色:为保证工作分析的顺利进行,对参与分析的角色定位至关重要,医疗行业的特殊性决定了其成员应包括:医院主管人事的院长、院中层干部、咨询公司的专业咨询师。

2.工作分析的实践过程

(1)信息搜集,即主要根据医院目前的岗位和工作流程搜集现有资料(各部门的部门职责、工作总结、工作目标、工作流程图、原有的职位说明书、医疗行业的相关政策法规等),并辅以访谈和调查问卷。为了使我们的访谈进行更有效,应当灵活地运用访谈、问卷、观察和典型事件法等工作分析方法,广泛深入收集有关职务特征和工作人员所要求的数据资料。

访谈法:工作分析访谈是指工作分析者于一个或者多个有关专家之间的有结构的谈话。访谈一般与员工及其科室主任们一道进行。与员工的面谈大多集中在工作内容和工作背景的信息上。

观察法:直接观察,顾名思义,就是由人力资源管理人员直接观察员工完成操作的过程、所用仪器设备、工作环境和工作有关的其他内容,并采取规范的格式记录观察结果。

工作日记法:以岗位员工填写日记表的方式记录其每天的工作活动,作为工作分析的资料。一般记录以一周为宜,由人力资源部对其日记按工作内容分类、整理、抽查,然后根据工作范围定岗位职责。

重要事件法:是指对员工工作中重要事件的完成过程进行详细记录并分析的一种方法。通过对实际工作中特别有效或者无效的工作行为进行描述来确定工作要求和特点。

工作体验法:指人力资源管理人员亲自体验工作,熟悉和掌握工作要求的第一手资料。

问卷调查法:一般采用较为成熟的问卷,工作小组首先对问卷进行讨论,选出符合本次任务的问卷,然后对问卷进行修改。

各工作方法优缺点的比较(表 5-1)。

表 5-1　工作分析常用方法优缺点比较一览表

工作方法	优点	缺点
访谈法	1.可以获得完全的工作资料,已免去员工填写工作说明书的麻烦 2.可以加强员工与管理者的沟通,以获取谅解和信任 3.可以不拘于形式,问句内容有弹性,又可以随时补充和反问,这是填表法所不能办到的	1.信息可能受到扭曲,因受访者怀疑分析者的动机,无意误解,或分析者访谈技巧不佳等造成信息的扭曲 2.分析项目费时,费成本 3.占用员工工作时间,妨碍生产
观察法	根据工作者自己陈述的内容进行分析,再直接到工作现场深入了解状况	1.干扰正常工作行为或工作者心智活动 2.无法感受或观察到特殊事故 3.如果工作在本质上偏重心理活动,则成效有限
工作日记法	1.可充分了解工作,有助于主管和员工面谈 2.逐日或在工作活动后及时记录,可以避免遗漏 3.可以收集到最详尽的资料	1.员工可能会夸大或隐瞒某些活动,同时掩盖其他行为 2.费时,费成本且干扰员工工作
重要时间法	1.主要针对员工在工作上的行为,故能深入了解工作的动态性 2.行为是可以观察可以衡量的,故记录的信息容易应用	1.需花大量时间收集、整合、分类资料 2.不适于描述日常工作
工作体验法	可在短时间内从生理、环境、社会层面充分了解工作。如果工作能够在短期内学会,则不失为一种好方法	不适于长期训练者及高危险工作者
问卷调查法	1.最便宜、最迅速	1.很难设计出一个能够收集完整资料的问卷表

工作方法	优点	缺点
	2.容易进行,且可同时分析大量员工的资料	2.一般员工不愿花时间正确填写问卷表
	3.员工有参与感,有助于双方对计划的了解	

(2)分析确认:初步整理搜集到的职位信息,经工作分析小组共同汇总,并对所搜集的信息进行适当的调整。

(3)汇总反馈:工作分析小组成员整理形成工作说明书初稿,并向上级反馈,经确认和补充最终完成工作说明书。

(4)应用和维护:将工作分析的成果运用到医院的岗位管理、绩效考核、招聘培训等人力资源管理与开发过程中。并在职位发生变化、医院组织发生变动时及时更新工作分析。

(三)工作分析在医院管理应用中的难点与对策分析

1.必须在明确的医院岗位说明书前提下开展

如前所述,工作分析又称职位分析、岗位分析,也正如此,它一定要在医院的工作岗位已经明确的前提下才能开展。在医院组织结构混乱或工作岗位尚未完全确定的情况下,通过工作分析所获得的信息对医院是毫无价值的。因此,明确工作岗位是进行工作分析的首要前提。

2.工作说明书编制的不完善

在工作分析过程中也有一个较为普遍的问题,即在工作说明书中没有将岗位的职责与绩效考核挂钩。负责考核的医院领导感到最困难的一件事往往是选取考核指标,即对一个岗位应该考核哪些指标才是最合理的,领导往往不得而知。事实上,发生这样问题的关键,是在做工作分析时没有充分考虑到工作说明书中工作职责与绩效考核的对应关系,因而导致岗位的职资与绩效考核不能有机结合。

3.避免工作分析过程中隐性因素的流失

所谓隐性因素是指隐藏在岗位说明书背后,无法用语言完全表达的,却能被医院内部人员理解的因素。在岗位价值实现中,这些因素往往发挥着重要的作用,却极易被忽视。由于岗位之间有许多关联因素,而这些因素极易造成岗位职资交叉,导致岗位职资难以截然分开的局面。岗位说明书的特点在于它的概括性,这是岗位说明书作为正式规范性文件的基础。但是,岗位说明书的缺点也就在于无法完全表达工作中的细节和隐藏的东西。为避免这种情况,我们应高度重视工作分析的过程,充分理解岗位,产生相对科学的工作说明书,在岗位评价时以参考但不能依赖。

4.人员的搭配也是不容忽视的方面

我们应注意人员的合理搭配,实行360度评价:咨询人员、领导、部门主管、在岗者、同事共同参与,然后就各自的记分结果进行适当的加权而得出来岗位总分。这样分析的结果即包括了岗位价值中那些显性的、细节的部分,因而可能会更加全面、公正。

5.在工作分析实践过程中员工存在恐惧心理

由于员工害怕工作分析会对其已熟悉的工作环境带来变化或者会引起自身利益的损失,因而会对工作分析小组成员及其工作采取不合作,甚至敌视的态度,从而会影响到员工所提供的信息资料的准确性,这对工作分析的实施过程、工作分析结果的可靠性及工作结果的应用等方面会产生较大的影响。因此,想要成功地实施工作分析,就必须克服员工对工作分析的恐惧,从而使其提供真实的信息。鉴于此,我们首先应就工作分析的原因、工作分析小组成员组成、工作分析不会对员工的就业和薪水福利等产生任何负面影响、为什么员工提供的信息资料对工作分析十分重要等问题向员工进行详细的解释,并将员工及其代表纳入工作分析过程之中。

(张庆泉)

第三节　医院绩效管理的实施

一、医院绩效管理的基本流程步骤

绩效管理内部系统是一个循环的过程,包括绩效计划、绩效管理的实施与管理、绩效评估、绩效反馈和绩效改进 5 个基本环节,是一个持续不断的沟通、控制、调整、反馈和改进的环节(图 5-4)。

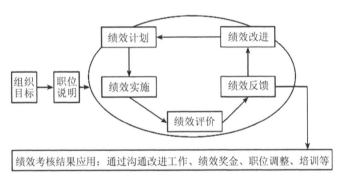

图 5-4　绩效管理流程图

(一)绩效计划

绩效管理的第一个环节是绩效计划,它是绩效管理系统的起点。组织战略要付诸实施,必须先将战略分解为具体的目标或任务,落实到各个岗位上。然后再对各个岗位进行相应的工作分析、人员资格条件及职位说明。这些步骤完成后,管理就该与员工一起根据本岗位的工作目标和工作职责进行讨论,明确在绩效计划周期内员工应该做什么工作、做到什么程度、何时应做完,以及员工权力大小和决策权限等。在这个阶段,管理者和员工的共同投入与参与是绩效管理的基础,如果是管理者单方面布置任务、员工单纯接受要求,就变成了传统的管理活动,失去了协作性意义,绩效管理也就不名副其实了。

1.明确组织战略

组织战略是组织对未来发展方向及资源进行部署的总纲,它是基于组织对未来发展的预测及对本组织各方面条件的认识而规划的。社会中任何一个成功的组织都具有明确的组织战略,它是引导组织前进的指南针。绩效管理的目的是实现组织战略,如果组织战略不清晰或不正确,组织目标就无法确定,组织发展就失去了方向。因此,组织战略的清晰性是我们实施绩效管理的首要因素。不同的医疗卫生机构所面临的问题也不同,而战略规划又具有前瞻性的特点,未来对于我们来说不确定性因素又有很多,因此,不同的医院在确定自己的发展战略时都应该尽可能地全面考虑各种因素的影响,把不确定因素降低到最低的限度,以保证战略规划的正确性。一般来说,医院在制定发展战略时应该重点考虑以下几个方面。

(1)社会环境:包括国家、政府有关医疗卫生发展的方针、政策,未来医疗卫生工作的重点,区域文化特点,风俗习惯等。

(2)经济环境:包括宏观经济环境和微观经济环境。经济发展水平直接关系到卫生服务的利用水平。

(3)技术环境:医学技术发展状况,新的医疗技术及手段的应用情况。

(4)资源环境:包括医院各种资源的数量、质量,也包括资源的配置情况。

(5)需求特点:包括卫生服务人群的人口构成、城乡人口比重、职业特点、收入情况、重点疾病等。

(6)竞争环境:包括对竞争对手的医疗技术、服务质量、价格、医院文化等方面的研究。

医院通过对各种影响发展因素的研究,明确自己的优势、劣势、机会和威胁,通过对医疗卫生服务市场的调查及对未来卫生服务需求的预测等,寻求医院的发展机会,明确医院的定位。即医院未来向何处发展、怎样发展、通过什么途径去发展等问题都要有明确的答案。也就是说医院要具有明确一致且令人鼓舞的发展战略。在制定发展战略时,应注意发挥专家、咨询公司的作用。

2.确定组织目标

医院发展战略确定之后,就要确定组织发展的总目标。总目标是医院根据其任务和目的确定在未来一定时期内要达到的具体成果或结果。对医院绩效成绩的衡量标准最重要的就是看其实现目标的程度。目标是协调人们行动的依据,它既是管理活动的出发点,同时也是管理活动追求的结果。目标确定的依据,一是内涵清晰,二是具有挑战性,三是具有可衡量性。目标定得低,可导致卫生资源的浪费,使卫生资源不能发挥出最大的效率;目标定得高,员工会因为缺乏信心而丧失努力的动力。因此,目标确定的适宜性是组织完成战略使命的关键。医院可根据内部、外部等具体情况来制定适宜目标,并根据任务的多寡程度来确定完成目标的期限,即遵循管理学上的许诺原理。医院的总目标确定之后,不同的管理层次和部门就要根据总目标来确定自己的分目标,而组织内各个岗位上的具体人员也要根据所在部门的分目标来确定自己的工作目标。在目标系统中,上级目标为下级目标的确定提供了依据,下级目标为上级目标的实现提供了保证。根据目标对医院战略达成的贡献程度和影响程度,我们又将目标分为关键业绩指标和普通业绩指标。承担关键业绩指标的岗位——关键岗位,是对整个医院绩效贡献最大的岗位,因此,关键业绩指标的确定是我们工作的重中之重,在制定关键业绩指标时应该反复论证,以保证它的准确性。确定的目标必须具体、可测量,否则将无法实施,更无法考核。无法考核的目标是没有意义的目标。对于定量目标来说,可以用数字来描述其实现的程度,可测量性强。但是对于定性目标来说,则很难用具体的数字来描述,即便这样,我们管理者在制定定性目标的测量方法时也应该尽可能地去寻求恰当和比较客观的方式。如在进行测评时,所设计的问题应该具体、清晰、特异性强,使其能够真正反映出每个人对组织的贡献程度,使接受测评者感觉到客观、公正,真正起到绩效评价的作用。进取性强且可衡量的目标是我们所共同期望的结果。组织通过目标来引导人们的行动并考核其行为结果,监督、检查目标实现的程度,是检验、衡量我们工作绩效的最直接、最有效的手段。

3.建立保证目标实现的高效组织结构

目标是实现组织战略的具体步骤,对于整个医院来说,目标系统具有层次性、网络性及多样性的特点。如果说目标是组织的灵魂,那么,适宜的、富有效率的组织结构就是实现组织目标的保障。因此,我们要根据实现组织目标的要求来设计、调整、激活医院的组织结构,以保证组织绩效的持续提高与组织目标的实现。组织结构是全面反映组织内各要素及其相互关系的一种模式,是围绕着组织目标,结合组织内外环境,将组织内各部分结合起来的一个框架。构成组织结构的要素有目标、协同、人群、职位、职责、关系、信息等。组织结构设计应该遵循精简、统一、效能的原则。组织结构的类型有很多,如有直线型、职能型、直线-职能参谋型、矩阵型、多维立体型等,不同的医院可根据自己的发展战略及目标来设计组织结构的类型。无论是何种类型的组织结构都包括纵向设计、横向设计和职权设计。纵向设计即管理层次的设计,根据目标的要求来确定管理层次和管理宽度;横向设计即为组织部门的设计,根据医院专业化分工的特点及工作重点来划分部门;职权设计即根据各个管理层次与各个部门相交叉的每一个节点来确定组织中的各个岗位及每个岗位的职权。一般来说,组织中存在 3 种形式的职权:直线职权、职能职权和参谋职权,对于不同的组织结构,存在的职权类型也不同。关键部门、关键岗位是实现组织目标的关键,也是我们绩效管理的重点,因此,在进行组织结构设计时,应该重点考虑这一点。

为了保证所设计出来的组织结构能够高效能地运转,我们必须处理好几种关系,如集权与分权的关系,个人管理与集体管理的关系,稳定性与灵活性的关系等。值得注意的是,设计出来的组织结构不是一成不变的,它应该随着组织内外环境的变化而适时地进行调整、修正,使我们所设立的每一个层次、部门、岗位、人员都与目标的实现相匹配。医院组织结构欠佳的表现:①医院决策者无法预知医院问题的发生,要事后才能作出补救;②医院本身对医疗卫生服务市场的变化缺乏反应;③医院内信息流通不畅;④医院管理人员对自己所扮演的角色认识越来越模糊,职责不明确;⑤各部门人员相互埋怨或投诉;⑥出了问题不知道该由谁来负责。

(二)绩效实施

在绩效周期开始时根据组织的经营目标、战略方向,对部门的经营和个人提出要求,分解出员工的具体绩效目标、工作职责,一般由上级和员工共同探讨并达成一致。制订绩效计划后,员工就按照计划开始工作。绩效计划不是在制定之后就一成不变的,随着工作的开展会不断调整。在工作过程中,管理者要对员工工作进行指导和监督,对其发现的问题及时予以解决,并随时根据实际情况对绩效计划进行调整。在整个绩效期间内,需要管理者不断对员工的工作进行指导和反馈,即进行持续的绩效沟通。这种沟通是一个双方追踪进展情况,找到影响绩效的障碍,以及得到使双方成功所需信息的过程。绩效沟通起着绩效监控、指导的作用,在整个绩效期间通过上级和员工持续不断的沟通,解决员工实现绩效过程中可能发生的各种问题,在调整方法后最大限度地保证实现绩效目标。持续的沟通能够保证管理者与员工共同努力,及时处理出现的问题,修订工作职责。

绩效沟通是实现绩效管理的重要手段,它贯穿于整个绩效管理的全过程,沟通的价值在于它能够打通组织内的信息屏障、情感屏障和交流屏障。绩效沟通包括 3 个部分,即纵向沟通、横向沟通与内外沟通。纵向沟通是指医院内不同管理层次之间的沟通,如院长(上层管理者)与各科室主任(中层管理者)之间的沟通,医师(基层管理者)与科主任(中层管理者)之间的沟通。纵向沟通能让管理者将最明确的指令和责任传递给员工,也能让员工将工作中遇到的问题和最直接的工作效果反映给管理者。通过沟通,使上下级共同明确每一个人必须达到的各项工作目标,明确个人的主要责任领域,最终根据目标的实现程度来考核每个成员的贡献。横向沟通是指同一管理层人员之间所进行的沟通,它是不同部门之间、同一部门内部进行交流的纽带与桥梁,通过横向沟通可以促进人员之间的相互了解,进而在组织中创造出工作上相互支持、相互依赖、相互配合的和谐的工作氛围。内外沟通是指与医院以外的其他部门及人员之间的沟通,如医院与政府、医院与药品供应商、医院与医疗器械公司、医院与服务人群之间的沟通。内外沟通在市场经济的今天,其地位越来越重要。内外沟通是医院与社会之间相互交流的通道,它既可以使医院了解医疗卫生服务市场的各种信息,为制订管理决策提供第一手资料;还可以使医院通过与各种新闻媒体的交流来传播自己的经营理念。

(三)绩效评价

绩效评价是绩效管理系统的核心,通过各种绩效评价方法对评价对象的绩效进行综合评议,它是一个按照事先确定的工作目标及其衡量标准,通过评价员工完成绩效目标的实际情况,分析和总结对人力资源决策提供各种有效信息。绩效评价可以根据实际情况和实际需要进行月度、季度、半年度和年度考核评价。考核期开始时签订的绩效合同或协议一般都规定了绩效的目标和绩效衡量标准。

绩效合同是进行评价的依据,一般包括工作目的的描述、员工认可的工作目标及衡量标准等。在绩效实施过程中,收集到的能够说明员工绩效表现的数据和事实,可以作为判断员工是否达到绩效指标要求的证据。绩效评价的目的,一方面是为了监督、检查目标实现的程度,另一方面是为了激励优秀员工、惩罚问题员工,以促进卫生服务绩效的不断持续改进。

应该注意的是,在绩效评价过程中要做到"用事实和数据说话",对被考核者的任何评价都应该有明确的评价标准和客观事实依据。一个具有良好评价功能的绩效管理系统,能让管理者在最短的时间内获得各层级员工的工作绩效,能发现实际工作与期望目标之间的差距,能给员工最准确和客观真实的工作业绩反馈。

(四)绩效反馈

绩效的管理过程不是为员工打出一个绩效考核的分数就结束了,管理人员还需要与员工进行一次甚至多次面对面的交谈,已达到反馈与沟通的目的。通过绩效反馈与面谈,使员工了解自己的绩效、了解上级对自己的期望,认识自己有待改进的方面;与此同时,员工也可以提出自己在完成绩效目标中遇到的困难,请求上级指导和理解。

绩效反馈是指考核者将绩效考核的结果真实、及时地反馈给被考核者本人,以达到员工工作绩效持续改进的目的。在绩效反馈中,应允许被考核者提出异议,如果确实存在有失公正的地方,应该及时纠正。及时、准确的绩效反馈,能够激发优秀员工的工作激情,同时也能够使问题员工得到及时的训导与警示。由绩效反馈提供的各种信息推进绩效管理工作,总结绩效管理工作的得失。绩效管理是一个周而复始、循环上升的过程,是一个以绩效评价为核心的绩效改进的过程。

(五)绩效改进

绩效改进是绩效管理过程的一个重要环节。传统绩效考核的目的是通过对员工工作业绩进行评估,将评估结果作为确定员工薪酬、奖惩、晋升或降级的依据,而现代绩效管理的目的不限于此,员工能力的不断提高,以及绩效的持续改进和发展才是其根本目的。所以绩效改进工作的成功与否,是绩效管理过程是否发挥效果的关键。

(六)考核结果应用

当绩效考核完成后,评估结果并不该束之高阁,而是要与相应的其他人力资源管理环节相衔接。其结果主要可以用于以下方面。

1.招聘和甄选

根据绩效考核结果分析,可以确认采用何种评价指标和标准作为招聘和甄选员工的工具,以便提高绩效的预测浓度,同时提高招聘的质量并降低招聘成本。

2.薪酬及奖金的分配

员工绩效中变动薪酬部分是体现薪酬激励和约束的主要方式,员工绩效则是确定和发放变动薪酬的主要依据之一。一般来说,绩效评价结果越好,所得工资越多,这也是对员工努力付出的鼓励和肯定。

3.职务调整、职务晋升、轮换、降职或解聘的决定

很大程度上是以绩效考核结果为依据的。一名经过多次考核业绩始终不见改善的员工,如果确实是能力不足,不能胜任,则管理者应考虑为其调整岗位;业绩保持优良且拥有一定发展潜力的员工,则可以通过晋升的方式更加充分地发挥其能力并激励其继续努力。

4.培训与开发

绩效考核的结果可以用于指导员工工作业绩和工作技能的提高,通过发现员工在完成工作过程中遇到的困难和工作技能上的差距,制定有针对性的员工培训和发展计划。发现员工缺乏的技能和知识后,企业应该有针对性地安排一些培训项目,及时弥补员工能力的不足。这样既满足了工作需要,又可以使员工自我提升的目标得以实现,对企业和员工都有利。

二、医院绩效管理的过程控制

(一)绩效管理基本流程步骤的整合

绩效管理是一个循环的动态系统,各环节紧密联系,环环相扣,任何一环的脱节都将导致绩效管理的失败。所以在绩效管理过程中应该重视每个环节的工作,并将各环节有效地整合在一起。

绩效计划是管理人员与员工合作,对员工下一绩效周期应该履行的工作职责、各项任务的重要性等级和授权水平、绩效衡量、可获得的帮助、可能遇到的障碍及解决办法等一系列问题进行探讨并达成共识的过程。因此,绩效计划在帮助员工找准路线、认清目标方面具有前瞻性,是整个绩效管理流程中最基本也是首要的环节步骤。

绩效实施的过程与核心,就是持续的绩效沟通,也就是管理者与员工共同工作以分享信息的过程。这些信息包括工作进展情况、问题和困难、可能的解决措施,以及管理员对员工的指导和帮助等。这种双向的交互式沟通必须贯穿于整个绩效管理过程,通过沟通让员工清楚考核制度的内容、目标的制定、工作中的问题、绩效与奖酬关系等重要问题,同时聆听员工对绩效管理的期望和建议,从而确保绩效管理最终目的的实现。

绩效评价本身也是一个动态持续的过程,所以不能孤立地进行考核,而应将绩效考核放在绩效管理流程中考虑,重视考核前期和后期的相关工作。绩效计划和实施过程中的沟通是绩效考核的基础,因为只要计划合理,执行认真并做好了沟通工作,考核结果就不会让考核双方大跌眼镜,最终产生分歧的可能性就会比较小。而考核最终结果也要通过与员工沟通反馈得到对方的认可,并提供工作改进的方案,再将结果应用到其他管理环节中。

绩效诊断和改进作为一种有效的管理手段,其意义就在于为企业提供促进工作改进和业绩提高的信号。正确地进行绩效管理,关键不在于考核本身,而在于如何综合分析考核资料并将之作为绩效改进的切入点,而这正是绩效诊断和改进的内容。通过绩效诊断发现绩效低下或可以

进一步提升的问题,然后找出原因。分析和解决的过程也是管理人员和员工沟通的过程,双方齐心协力将绩效水平推上一个新的平台。

一个循环过后,绩效管理活动又回到起点:再计划阶段。此时绩效管理的前一轮工作基本完成,应在本轮工作的基础上进行总结,制定下一轮的绩效计划,使得医院的绩效管理活动在一个更高的平台上运行。这些环节的整合,使绩效管理流程成为一个完整的、封闭的循环,从而保障了绩效能够不断得以提升和改善。

(二)医院绩效管理的监督与控制

医院人力资源管理的核心任务,就是形成医院的动力系统,建立一个高效的工作体系,所以,上至对医院战略的支撑,下至每个员工的个人利益,在很多重要管理环节,绩效管理都发挥着至关重要的作用。但是有些医院虽然建立起符合自身特点的绩效管理体系,但在实施过程中缺失问题摆出,归结起来,就是绩效管理体系的实施环节出了问题,而其中一个重要的原因,就是没有对绩效体系的实施进行有效的监督和控制。

在绩效管理的实施过程当中,需要进行多个层次的监控。对于最基础的层次,可以通过程序上的监督和及时的检查实施有效地控制。例如,如果我们希望医院的员工能够将填好的表格及时返回到人力资源部门,我们应该对实施的程序和实际的执行情况进行监督。程序上,我们检查这些表格是不是真正被返还了。如果没有,那么很明显肯定存在着某种问题,比如由于某种原因使得该系统没有被员工接受等。实际执行情况方面,我们可以根据返还的表格进行随机或全面的调查,看看各项指标的落实情况,如果表格的数据和实际情况之间存在差距,就会暴露出问题,其原因需要深入分析,可能是员工对指标的认识方面的原因,也可能是道德方面的原因,而这正是我们需要加以监督控制的环节。如果这类问题的产生没有被有效预防,那么,再好的绩效管理体系都不能发挥出任何作用。

绩效管理的监督与控制是一项非常复杂的工程,因为要对绩效实施过程中出现的问题进行评价,要对表格所提供的书面资料进行分析,而其中所反映问题的原因则可能是涉及医院内外很大的范围。例如,可能需要对某些指标的变动情况进行随时的跟踪,以确保能够发现其中的原因,并能针对这些原因提出建议或采取必要的措施;可能需要对培训和开发的有关环节提出建议;还可能需要对所提出的建议和措施的实施采取某种监督;对于绩效管理系统和薪酬支付,则需要对所提出的建议和措施进行监督,以确保公平、公正、确保绩效考评结果的应用有助于提高绩效水平,有助于发挥动力机制的作用,而不是降低绩效水平,使绩效管理系统的最终效果大打折扣。

在管理实践中,医院要实行绩效的有效监督和维护,就需要了解医院的管理人员和员工对医院绩效管理活动的看法。一方面,实施上述外部控制手段,通过充分的沟通和协调,建立起各类各级员工对实际工作行为的自我诊断和检查,发现各自工作中存在哪些影响个人绩效、部门绩效和医院绩效的认识和行为上的因素,有必要的话,可以把这种自我诊断和检查建立在调查问卷的基础上,该调查问卷的设计,要围绕绩效指标体系,尤其要有针对性,通过调查使各级管理人员与员工更加深入地认识到各自的工作绩效在整个医院战略目标所处的位置和所发挥的重要作用。

(张庆泉)

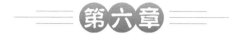

第六章

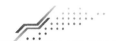

医院固定资产管理

第一节　医院固定资产管理概述

一、医院固定资产的定义

固定资产是指单位价值在1 000元及以上(其中专业设备单位价值在1 500元及以上),使用期限在一年以上(不含一年),并在使用过程中基本保持原有物质形态的资产。单位价值虽未达到规定标准,但耐用时间在一年以上(不含一年)的大批同类物资,应作为固定资产管理。图书参照固定资产管理办法,加强实物管理,不计提折旧。

医院固定资产是医院资产的重要组成项目,在医院资产总额中占绝对比重,它是医院开展医疗、科研、教学等各类活动必不可少的物质基础,是医院赖以生存和发展的重要资源。医院固定资产是反映医院经济实力、规模大小和医疗水平高低的重要指标之一,医院固定资产存在形态决定着医院服务规模和发展潜力。因此,加强医院固定资产管理,对保障医院各项业务活动的顺利进行,提高医院经济效益和社会效益,保证医院国有资产保值增值,使医院国有资产更好地服务社会具有重要意义。

从固定资产的定义看,医院固定资产具有以下几个特征。

(一)为提供医疗服务、运营、管理等而持有

医院持有固定资产的目的是为了提供医疗服务、运营、管理等,即医院持有的固定资产是医院开展基本职能的工具或手段,而不是用于出售的产品。

(二)使用年限超过一个会计年度

医院固定资产的使用年限,是指医院能够使用固定资产的预计期间或者该固定资产预计能提供医疗服务的能力,表现为提供医疗服务等的工作数量。通常情况下,医院固定资产的使用年限是指医院使用固定资产的预计使用期间,对于某些医疗设备或机器设备等固定资产,其使用年限也可以表现为该固定资产所能提供医疗服务的工作数量,例如,CT机、MRI等可按其能够提供医疗服务的工作量预计使用年限。

医院固定资产使用年限超过一个会计年度,意味着固定资产属于非流动资产,随着使用和磨损,通过计提折旧方式将其价值分次转移和补偿。

(三)单位价值一般在规定标准以上

《医院财务制度》明确规定,医院固定资产单位价值在1 000元以上,其中专业设备单位价值在1 500元以上。

《医院财务制度》还规定,单位价值虽未达到规定标准,但使用年限在一年以上的大批同类物资,也应作为固定资产管理。例如,图书、办公桌椅等家具。

(四)医院固定资产是具有实物形态的资产

医院固定资产具有实物特征,在使用过程中基本能保持原有实物形态,区别于医院无形资产。

二、医院固定资产的确认条件

固定资产在符合定义的前提下,应当同时满足以下两个条件才能加以确认。

(一)与该固定资产有关的经济利益很可能流入医院或产生预期社会效益

资产最重要的特征是预期会给医院带来经济利益,或产生预期社会效益。医院在确认固定资产时,需要判断与该项固定资产有关的经济利益是否很可能流入医院或将会产生相关的社会效益。

通常情况下,医院取得固定资产的所有权是判断与医院固定资产所有权相关的风险和报酬转移到医院的一个重要标志。但是,所有权是否转移,并不是判断与医院固定资产所有权相关的风险和报酬转移到医院的唯一标志,在有些情况下,某项医院固定资产的所有权虽然不属于医院,但是医院能够控制与该项医院固定资产有关的经济利益流入医院,说明与该医院固定资产所有权相关的风险和效益,实质上已流入到医院,在这种情况下,医院应将该项医院固定资产予以确认。例如,以融资租入等方式取得的医院固定资产,医院虽然不拥有其所有权,但与其所有权相关的风险和报酬实质上已转移到医院,因此,符合医院固定资产确认的第一个条件。

另外,医院购置的环保设备等资产,虽然其不能直接为医院带来经济利益,但是有助于医院提高对医用废水、医用废物等的处理能力,确保医疗安全,创造良好的就医环境,医院也因此将减少污染环境导致医院未来经济利益的流出,因此,这类设备,医院也应将其确认为固定资产。

(二)医院固定资产的成本能够可靠地计量

成本能够可靠地计量是资产确认的另一项基本条件。医院在确定固定资产成本时必须取得确凿证据,但是,有时需要根据所获得的最新资料,对医院固定资产的成本进行合理的估计。比如,医院对于已达到预定可使用状态但尚未办理竣工决算的医院固定资产需要根据工程预算、工程造价或者工程实际发生的成本等资料,按估计价值确定其成本,办理竣工决算后,再按照实际成本调整原来的暂估价值。

三、医院固定资产的分类

医院固定资产种类繁多,规格不一。为了加强管理,正确组织会计核算,医院应该对固定资产进行合理分类。根据不同的管理需要和核算要求及不同的分类标准,可以对固定资产进行不同的分类,常见的固定资产分类方法主要有按经济用途分类、按使用情况分类和按自然属性分类。

(一)按固定资产经济用途分类

按固定资产经济用途不同,医院的固定资产可分为临床服务用固定资产、医疗技术用固定资

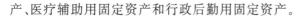

产、医疗辅助用固定资产和行政后勤用固定资产。

(1)临床服务用固定资产,指医院直接用于临床服务科室的各种固定资产,如医疗用房(如住院病房)等。

(2)医疗技术用固定资产,指医院直接用于医疗技术科室的固定资产,如医用设备(如CT)等。

(3)医疗辅助用固定资产,指医院直接用于医疗辅助科室的固定资产。

(4)行政后勤用固定资产,指医院直接用于行政后勤需要的各种固定资产,如办公用车、家具、办公设备(如电脑)等。

2.按固定资产使用情况分类

按固定资产使用情况不同,医院的固定资产可分为使用中固定资产、未使用固定资产和不需用固定资产。

(1)使用中固定资产,是指正在使用中的各项固定资产。由于季节性或大修理等原因,暂时停止使用的固定资产仍属于医院使用中的固定资产;医院出租给其他单位使用的固定资产和内部替换使用的固定资产也属于使用中的固定资产。

(2)未使用固定资产,是指已完工或已购建的尚未正式使用的新增固定资产,以及因进行改建、扩建等原因暂停使用的固定资产。如医院购建的尚未正式使用的固定资产、工作任务变更停止使用的固定资产以及主要的备用设备等。

(3)不需用的固定资产,是指医院多余或不适用的固定资产。按照固定资产使用情况分类,有利于反映医院资产的使用情况及其比例关系,便于分析固定资产的利用效率,挖掘固定资产的使用潜力,促使医院合理地使用固定资产。

(三)按固定资产的自然属性分类

按照固定资产自然属性的不用,医院固定资产分为四类:房屋及建筑物、专用设备、一般设备和其他固定资产,具体内容如下。

(1)房屋及建筑物,指医院拥有或控制的房屋和建筑物及其附属设施。其中,房屋包括门诊、病房等医疗用房、办公楼、库房、食堂等;建筑物包括道路、围墙等;附属设施包括房屋和建筑物内的电梯、通信线路、输电线路、水气管道等。

(2)专用设备,指医院根据业务工作的实际需要购置的具有专门性能和专门用途的设备,包括:①医用电子仪器(心、脑、肌电图、监护仪器、除颤器、起搏器等)。②光学仪器及窥镜(验光仪、裂隙灯、手术显微镜、内窥镜等)。③医用超声仪器(超声诊断仪、超声手术刀、超声治疗机等)。④激光仪器设备(激光诊断仪、激光治疗仪、激光手术设备等)。⑤医用高频仪器设备(高频手术、微波、射频治疗设备等)。⑥物理治疗及体疗设备(电疗、光疗、理疗、生物反馈仪等)。⑦高压氧舱。⑧中医仪器设备(脉相仪、舌色相仪、经络仪、穴位治疗机、电针治疗仪器等)。⑨医用磁共振设备(永磁型、常导型、超导型等)。⑩医用X线设备(X线诊断、治疗设备、CT、造影机、数字减影机、X光刀等)。⑪高能射线设备(医用加速器、放疗模拟机等)。⑫医用核素设备(核素扫描仪、SPECT、钴60机、PET等)。⑬临床检验分析仪器(电泳仪、色谱仪、生化分析仪、血氧分析仪、蛋白测定仪、肌酐测定仪、酶标仪等)。⑭体外循环设备(人工心肺机、透析机等)。⑮手术急救设备(手术床、麻醉机、呼吸机、吸引器等)。⑯口腔设备(牙钻、综合治疗台等)。⑰病房护理设备(病床、推车、婴儿暖箱、通信设备、供氧设备等)。⑱消毒设备(各类消毒器、灭菌器等)。⑲其他(以上未包括的医药专用设备等)。

（3）一般设备，指医院持有的通用性设备，包括：①家具用具及其他类。②交通运输设备。③电子产品及通信设备（彩电、摄像机、服务器、计算机、电话、传真等）。④电气设备（发电机、冰箱、空调、洗衣机等）。⑤通用设备（锅炉、电梯、空调机组、冷藏柜等）。

（4）其他固定资产，指以上各类未包含的固定资产，其中包括图书。

（李增元）

第二节 医院固定资产投资管理

投资是指医院在一定时期投入一定的资金，以期望未来获得更大收益的行为。在市场经济条件下，医院能否把筹集到的资金投放到收益高、回收快、风险小的项目上去，对医院生存与发展起着至关重要的作用。一般会计上的投资是指对外投资，包括股权投资和债权投资；而财务管理上的投资既包括对外投资，也包括对内投资，如固定资产投资。

一、医院投资管理概述

（一）医院投资的意义

1.投资是实现财务管理目标的基本前提

医院财务管理的目标是不断提高医院价值，为此，就要将筹资活动获取的资金，科学合理的投放到各种资产上，开展医疗业务活动，以得到收益。

2.投资是医院发展业务的必要手段

在科学技术、社会经济迅速发展的今天，医院无论是维持日常业务的顺利开展还是实现新技术、新项目领域的拓展，都必须进行一定的投资。尤其是加大对重点学科的投资与建设，才能够创造增强实力的条件，而且对医院树立市场形象、增强核心竞争力与品牌影响力意义重大。

3.投资是医院降低风险的重要方法

医院将资金投向日常业务的关键环节或薄弱环节，可以使医院各项业务开展配套、平衡，形成更加牢固的综合实力。另外，由于医院无法预测未来经营过程中发生的不确定因素，如医疗体制改革对医院经营产生的影响，因而可以在政策允许的范围内，通过投资活动，开展除正常医疗活动外的多元化经营活动，则更能增加医院收益的稳定性和持续性。

（二）医院投资的分类

为了加强投资管理，提高投资效益，必须分清投资的性质，对投资进行科学的分类，现分述之。

1.直接投资与间接投资

按投资与医院日常业务活动的关系进行分类，投资可分为直接投资和间接投资两类。直接投资指把资金投放于医院组织与开展业务活动的经营性资产，以便获取利润的投资。间接投资又称为证券投资，是指把资金投放于证券等金融资产，以便取得股利或利息收入的投资。

2.长期投资与短期投资

按投资回收时间的长短分类，投资可分为短期投资和长期投资。短期投资又称为流动资产投资，是指能够并且准备在 1 年以内收回的投资，包括投放的货币资产、应收账款、存货、短期有

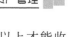

价证券等的投资,长期证券如能随时变现亦可作为短期投资。长期投资则是指1年以上才能收回的投资,包括投放在固定资产、无形资产和不准备在一年内变现的长期有价证券等方面的资金。

3.初创投资和后续投资

按投资的阶段不同分类,投资可分为初创投资和后续投资。初创投资是指在医院新成立时所进行的各种投资,是医院的原始资产,为医院开展正常的业务活动创造了必要的条件。后续投资是指医院为巩固现有实力、进而拓展市场、扩大规模吸引病源所进行的各种投资。

4.内部投资和外部投资

根据医院投资的方向不同分类,投资可分为内部投资和外部投资。内部投资是指医院将资金投放在内部,购置各种医疗服务和经营管理所用资产的投资。外部投资是指医院以货币资金、实物资产、无形资产等方式或者购买股票、债券等有价证券方式向其他单位的投资。内部投资都是直接投资,外部投资主要是间接投资,也可能是直接投资。

(三)医院投资的基本原则

医院投资的根本目的是为了增加医院的价值。医院能否实现这一目标,关键在于医院能否在纷繁复杂、纵横交错的市场环境条件下,捕捉有利时机,作出科学理智的投资决策。为此,医院在投资时必须坚持以下基本原则。

1.充分而细致的投资环境分析

投资环境是指影响医院投资的各种外部因素的总和。医院进行投资环境的分析,对及时、准确地作出投资决策和不断提高投资效益具有重要意义。通过对投资环境的研究,可以使医院充分了解市场的供求状况,当出现有利条件时,及时进行投资,以获得良好的效果。当出现不利因素时,及时采取对策,以避免客观环境的负面影响。另外,投资环境是动态变化的,医院必须主动适应这种变化,但如果总是疲于应对,难以取得预想的效果。这就要求决策者高瞻远瞩、独具慧眼,预见未来投资环境的变化,抓住机会作出判断,为医院创造财富。

2.科学而严密的投资决策程序

在市场经济条件下,医院的投资决策都会面临一定的风险。为了保证投资决策的正确有效,必须按科学的投资决策程序,认真进行投资项目的可行性分析,减少个人主观因素的盲目性。投资项目可行性分析的主要任务是对投资项目的必要性,技术、设计上的可行性和经济上的合理性进行论证,运用各种方法计算出有关指标,以便合理确定不同项目的优劣。投资决策程序一般可简单地分为以下几个步骤:市场调研明确目标、集思广益拟订方案、综合评价权衡利弊、确定最优方案并付诸实践。

3.足额而及时的投资资金保障

医院的投资项目,特别是长期投资项目,时间长、规模大、所需资金多,对医院财务成果和财务状况,尤其是资本结构具有极大的影响,需要进行专门的筹资工作来保证足够的资金供应。否则,就会中途下马,出现"半截子工程",从而给医院带来不可挽回的损失。

4.认真而全面的投资风险分析

投资风险的最主要因素有环境的风险、经营的风险、利率的风险、支付能力的风险、决策的风险、政策的风险。但收益和风险是共存的,医院在进行投资时,必须在考虑收益的同时认真考虑风险的情况,只有在收益和风险达到最好的均衡时,才有可能不断增加医院价值,实现财务管理的目标。

二、投资项目中的现金流量分析

投资项目中的现金流量是指在投资决策中由投资项目引起的医院现金流入和现金流出增加的数量,是进行投资决策分析的基础。这里的"现金"是广义的概念,不仅包括各种货币资金,而且还包括项目需要投入医院拥有的非货币资源的变现价值。例如,一个项目需要使用医院原有的某一间业务用房,则相关的现金流量是包含这间房屋的变现价值。

(一)现金流量的构成

投资项目的现金流量一般是由初始现金流量、营业现金流量和终结现金流量三部分构成。

1.初始现金流量

初始现金流量是指开始投资时发生的现金流量,一般包括如下几个部分。

(1)固定资产上的投资:包括固定资产的购入或建造成本、运输成本和安装成本等。需要注意的是,在固定资产更新投资决策时,如果原有旧的固定资产变现价值与其账面价值不等,则原有固定资产的初始购置投资的计算如下。

$$旧资产的初始购置投资=变现价值-变现增值×所得税税率$$
$$旧资产的初始购置投资=变现价值+变现减值×所得税税率$$

(2)流动资产上的投资:包括对材料、在产品和现金等流动资产的投资。

(3)其他投资费用:指与投资有关的职工培训费、谈判费、注册费用等。

(4)原有固定资产的变现收入:这主要是指固定资产更新时原有固定资产转让所得的现金收入。固定资产的清理费用、支付的相关税金应从变现收入中扣减。

2.营业现金流量

它是指投资项目实施后的整个寿命周期内,由于医疗服务活动而产生的现金净流量。这种现金流量通常是按年度计算的,一般由以下几个部分组成。

(1)医疗服务活动取得的现金流入。

(2)各项医疗服务现金支出:例如,卫生材料费、医务人员的工资、燃料费、管理费用等。

(3)税金支出如果每年医疗服务活动取得的收入都是营业现金收入,付现成本等于营业现金支出,则每年营业净现金流量的计算公式如下。

$$每年营业现金净流量(NCF)=医疗服务收入-付现成本-所得税$$

付现成本是指需要每年支付现金的成本。成本中不需要每年支付现金的部分称为非付现成本,其中主要指折旧费。

$$付现成本=医疗服务成本-折旧$$

$$
\begin{aligned}
每年营业现金净流量(NCF)&=医疗服务收入-付现成本-所得税\\
&=医疗服务收入-(医疗服务成本-折旧)-所得税\\
&=医疗服务收入-医疗服务成本-所得税+折旧\\
&=医疗服务税后净结余+折旧
\end{aligned}
$$

从每年现金流动的结果看,增加的现金流入来源于两个部分:一部分是结余造成的货币增值;另一部分是以货币形式收回的折旧。

如果医院的所得税税率是 T,非付现成本就是折旧,则投资项目每年产生的营业现金净流量还可以表示如下。

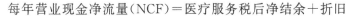

每年营业现金净流量（NCF）＝医疗服务税后净结余＋折旧

      ＝（医疗服务收入－医疗服务成本）×（1－T）＋折旧

      ＝（医疗服务收入－付现成本－折旧）×（1－T）＋折旧

      ＝医疗服务收入×（1－T）－付现成本×（1－T）＋折旧×T

上式可以理解为投资项目每年营业现金净流量等于税后收入减税后付现成本加折旧抵税。

对于无须缴纳所得税的医院而言，例如，公立非营利性医院，以及仍在纳税优惠期的营利性医院，税率 T 为零，每年营业现金净流量的计算比较简单，就是：每年营业现金净流量（NCF）＝医疗服务收入－付现成本。

在无税的情况下，折旧等非付现成本不影响医院的现金流。

3.终结现金流量

终结现金流量是指投资项目完结时所发生的现金流量。

(1)固定资产的残值收入或变现收入。

(2)原来垫支在各种流动资产上的资金的收回。

(3)停止使用的土地的变现收入等。

(4)为结束项目而发生的各种清理费用。

(二)现金流量分析时需要注意的几个问题

1.现金流量的基本假设

现实的投资活动中，项目产生的现金流入或流出的时点是不定的，现金取得或支出的形式也是复杂的，为了便于我们进行决策分析，需要将这些不确定的、复杂的现象抽象化，因此，在投资活动决策分析中，一般通常假设项目的现金流具有以下特点。

(1)全投资假设：假设项目所需要投入的资金都是自有资金，即不考虑该笔投资所需的现金是否为借入的，即使这笔资金是借入的，由此产生的利息支出也不作为此项目的现金流出。

(2)经营期与固定资产的折旧年限一致假设：虽然医院有相当一部分固定资产都超过了折旧年限仍在使用，但是折旧年限仍然是目前我们在进行投资决策时确定项目经营期的有据可查的重要依据。因此，在进行投资决策时，该项目的经营期按照固定资产的折旧年限确定。

(3)时点投资假设：虽然医院在项目经营中取得的现金流入或发生的现金支出可能发生在一年当中的任何一天，但是当我们按年确定现金流量时，都抽象的认为每年现金流量的发生都是在每年年末的那一个时点上。

(4)流动资金的垫支与收回时点假设：除应收账款外，假设医院因投资某个项目而垫支的营运资金发生在建设期的期末，投产期的期初，前期垫支的营运资金的收回则发生在项目经营期的期末。由于应收账款上垫支的资金往往发生在项目运营后，所以单独考虑应收账款的垫支时点应该是项目开始投产的第一年年末，应收账款资金的收回应该在项目经营结束的下一期期末。

2.在增量的基础上考虑现金流量，区分决策相关成本与无关成本

在确定投资方案的相关现金流量时，应遵循的最基本的原则是：只有增量现金流量才是与项目相关的现金流量。所谓增量现金流量是指接受或拒绝某个投资方案后，医院总的现金流量因此而发生了变动。只有那些由于采纳了某个项目引起的现金支出增加额才是该项目的现金流出，只有那些由于采纳了某个项目引起的现金流入增加额才是该项目的现金流入。

为了正确的计算投资方案的增量现金流量，需要区分哪些是与决策相关的成本，哪些是与决策不相关的成本。一般来说，差额成本、未来成本、重置成本、机会成本属于决策相关成本，而沉

没成本、账面成本等往往是非相关成本。

例如，某医院5年前打算购置一套放射科设备，在对其进行可行性分析时共发生费用1万元，后来由于有了更好的项目，该计划被搁置下来，当时发生的1万元论证费作为费用被记入当年的损益。现在旧事重提，5年前发生的论证费1万元是否是决策的相关成本呢？答案是否定的。因为该论证费已经列支，不管医院现在是否决定购置这套设备，它已经无法挽回，从这个意义上说，这笔5年前的论证费属于沉没成本，与医院未来的现金流量无关。

由此可见，在增量的基础上考虑现金流量，正确的区分决策相关成本与无关成本对投资决策至关重要。如果将非相关的成本纳入投资方案的现金支出中，可能会使一个有利的方案因此变得不利，一个较好的方案可能变成一个较差的方案，造成决策的错误。

3.不能忽视机会成本

机会成本不是我们通常意义上的"成本"，它不是一种支出或费用，而是失去的收益。而且这种收益不是实际发生的，而是潜在的。机会成本总是针对具体的方案，离开被放弃的方案就无从计算确定。在投资方案的选择中，如果选择了一个投资方案，则必须放弃投资于其他途径的机会。其他投资机会可能取得的最大的收益就是实行本方案的一种代价，被称为这项投资的机会成本。

例如，医院的投资活动将使用一间自有房屋，在进行投资分析时，因为医院不需要动用资金去构建房屋，可否不将这间房屋的成本考虑在内呢？答案是否定的。若医院不将这间房屋用于此投资项目，还可以将其用做其他用途，并取得一定的收入。只是由于用于这个投资项目才放弃了用作他用而可能获得的收入，那么这笔因此而放弃的收入就是本投资项目的机会成本。

机会成本的意义在于它有助于全面考虑可能采取的各种方案，以便为既定资源寻求最为有利的使用途径。

4.注意分摊费用对现金流量的影响

医院的每一个投资项目都会产生相应的分摊费用，例如，分摊的各种管理费用和行政费用。这些费用在计算成本时是要考虑的，并要从结余中扣除。但是，在做投资的现金流量分析时，要对这些分摊费用作进一步辨别。对那些因投资项目引起的分摊费用，例如，增加的管理人员或行政工作人员的费用，应计入投资项目的现金流量。而对那些医院原来就要发生的，因本项目投资后分摊过来的费用，例如，总部管理人员的有关支出，就不应该计入本项目的现金流量。

5.折旧对于现金流量的意义

折旧对于承担纳税义务的医院分析现金流量时起着重要作用。

(1)由于折旧资金留在医院内由医院支配，而不交给医院之外的任何个人和单位，因此，折旧不是现金流出。

(2)折旧可以作为成本、费用从医院收入中扣除，因此降低了医院的应纳税所得额，从而减少了医院的所得税支出，这部分减少的数额等于折旧额乘以所得税税率，即折旧抵税。由此可见，尽管折旧本身不是真正的现金流量，但是它的数量大小却会直接影响到纳税医院的现金流量的大小，折旧额越高，医院的实际现金流入量也就越大。

(3)对纳税医院而言，每一项固定资产的原值是固定的，其对应的折旧总额也是确定的。但是不同的折旧方法将影响各年提取的折旧额，进而影响现金流量。采用加速折旧法的医院虽然不能增加折旧总额，但是却可以使固定资产寿命期内每年的折旧额前大后小，从而使现金流量也前多后少。考虑到货币的时间价值，这对医院是很有利的。

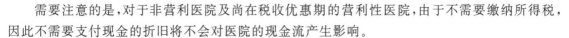

需要注意的是,对于非营利医院及尚在税收优惠期的营利性医院,由于不需要缴纳所得税,因此不需要支付现金的折旧将不会对医院的现金流产生影响。

6.通货膨胀对现金流量的影响

在明显的通货膨胀时期,无论是投资项目的收入还是支出,都会发生很大的变化。比如,存货的计价有先进先出和后进先出等不同的计价方法。在通货膨胀时期,后进的存货价格较高,先进的存货进价较低。使用同一批存货,若按先进先出法计价,则成本较低,结余较高,纳税金额也比较高,使医院的实际现金流入量减少。若按照后进先出法计价,则成本较高,结余较低,纳税额较少,使医院的现金实际流入量增大。由于医院所考虑的是实际现金流入量的大小,因此采用什么样的存货计价方法在通货膨胀时期就显得非常重要了。

在计算投资指标时,对通货膨胀的影响通常有两种处理方法:一种是调整投资项目的现金流量,扣除通货膨胀的影响;一种是调整计算贴现指标时所用的贴现率,抵消通货膨胀带来的对现金流量的影响。

(三)现金流量与结余的关系

会计上核算出来的结余是按照权责发生制确定的,而现金流量是根据收付实现制确定的,两者既有区别,又有联系。在投资决策的分析中,研究的重点是现金流量,而把结余的研究放在了次要的地位。究其原因,主要有以下三点。

(1)在整个投资有效年限内,如果不考虑货币的时间价值,结余总额与现金净流量的总计是相等的。所以,现金净流量可以取代结余作为评价净收益的指标。

(2)结余在各个年份的分布受到了折旧方法等人为因素的影响,而现金流量的分布不受这些人为因素的影响更加客观。在考虑货币时间价值的情况下,早期的收益比晚期的收益有明显的区别。作为投资决策指标的分布应该是客观的,不受人为选择的影响,而现金流量的分布可以满足这种需求。

(3)在投资分析中,现金流动状况比盈亏状况更重要。有结余的年份不一定能产生多余的现金用来进行其他项目的再投资。一个项目能否维持下去,不取决于一定时期是否盈利,而是取决于有没有现金用于各种支付。现金一旦支出,不管是否消耗都不能用于其他目的,只有将现金收回后才能用来进行再投资。因此,在投资决策中要重视现金流量的分析。

三、投资决策指标

投资决策指标是指投资决策的经济指标,是通过对投资项目经济效益的分析与评价,确定投资项目是否可取的标准。按其是否考虑货币的时间价值,可分为非贴现评价指标和贴现评价指标两大类。非贴现评价指标是指在计算过程中不考虑货币时间价值因素的指标,又称为静态指标,包括投资回收期、平均报酬率。与非贴现评价指标相反,在贴现评价指标的计算过程中必须充分考虑和利用货币时间价值,因此,贴现评价指标又称为动态指标,包括净现值、获利指数和内含报酬率。

(一)静态投资指标

静态投资指标是不考虑货币的时间价值的一种投资决策分析方法。它是按照有关承包收入资金周转等方法,来分析评价投资效果的一种方法。主要包括以下几方面。

1.投资回收期(payback period,PP)

投资回收期是指自投资方案实施起,至收回初始投入资本所需时间,即能够使与此方案相关的累计现金流入量等于累计现金流出量的时间。投资回收期的计算方法有如下两种。

(1)投资后每年净现金流量相等时,计算公式如下。

$$投资回收期 = 投资总额 / 年净现金流量$$

(2)投资后每年净现金流量不等时每年净现金流量不等时投资回收期可以用下式推算。

$$C_0 = \sum_{t=1}^{n} NCF_t$$

式中:n——投资回收期;t——投资年份;C_0——初始投资额。

求使等式成立的 n,即为投资回收期。

一般来讲,投资的回收期越短越好,因为这意味着投资所冒的风险可以被较快地解除。投资回收期法的优点:①对各种投资方案进行初步审查时,可以选择投资回收期较短的方案。因为医院可以用于投资的资金总是有一定限度的,必须尽可能地加速资金的周转。因此,一般情况下医院将会把注意力集中在投资回收期较短的方案上。②在投资风险较大或极大的情况下,以投资回收期作为标准,可以选择投资回收期较短的方案,尽快解除风险。因为投资时间越长,不稳定因素就会越多。③一般来讲,投资方案如果用其他分析方法分析的结果相同时,应选择投资回收期较短的投资项目。

投资回收期法的另一个主要优点是计算简便,同时投资回收期的长短也是项目风险的一种标志,因此在实务中也常常被当作一种选择方案的标准。但是,投资回收期的最大缺点在于它既没有考虑"货币的时间价值",也没有考虑回收期后的现金流量。在实际工作中,长期投资往往看重的是项目中后期将得到的较为丰厚的长久收益。对于这种类型的项目,用投资回收期法来判断其优劣,就显得过分片面了。

2.平均报酬率(average rate of return,ARR)

投资报酬率也叫投资利润率或会计利润率,它表示年平均会计收益占总投资的百分比。

$$平均报酬率 = \frac{年均会计收益}{投资总额} \times 100\%$$

一般来讲,投资的平均报酬率越高越好。在采用评价报酬率指标进行决策时,医院应首先确定一个要达到的平均报酬率,即要求报酬率,并以此为标准,同测算出来的平均报酬率进行对比,如果预期的平均报酬率高于要求的平均报酬率,这个方案就是可行的,否则方案就要被否决。

这种方法的主要优点在于计算简便,并且使用的是财务会计核算上的结余和成本的概念,容易被接受和掌握。但仍没有考虑货币的时间价值。

(二)动态投资指标

静态指标的最大问题是没有考虑到货币的时间价值,而动态投资指标则是考虑了货币的时间价值以后所采取的决策分析方法。

1.净现值(net present value,NPV)

净现值法是指通过计算投资项目的净现值以反映投资项目的优劣,并据以进行决策的方法。净现值是指投资项目未来现金流入的现值与未来现金流出的现值之间的差额。净现值的计算公式如下。

$$净现值(NPV) = \sum_{t=1}^{n} \frac{I_t}{(1+i)^t} - \sum_{t=1}^{n} \frac{O_t}{(1+i)^t}$$

式中:n——投资涉及的年限;I_t——第 t 年的现金流入量;O_t——第 t 年的现金流出量;i——折现率。

净现值还有另外一种表述方法,即投资项目投入使用后的净现金流量按照资本成本或医院要求的报酬率折算成现值,减去初始投资以后的余额。其计算公式如下。

$$NPV = \sum_{t=1}^{n} \frac{NCF_t}{(1+i)^t} - C$$

式中:NPV——净现值;NCF_t——第 t 年净现金流量;i——折现率;n——项目预计使用年限;C——初始投资额。

如果投资期超过 1 年,则在第 2 个公式中,应是减去初始投资的现值以后的余额。

(1)投资项目净现值的计算过程:①计算投资项目每年的净现金流量。②选用适当的折现率,确定投资项目各年的折现系数(通过查表确定)。③将各年净现金流量乘以相应的折现系数求出现值。④汇总各年的净现金流量现值,得出投资项目的净现值。

(2)折现率的确定方法:应当指出的是,在项目评价中,正确地选择折现率至关重要,它直接影响项目评价的结论。如果选择的折现率过低,则会导致一些经济效益较差的项目得以通过,从而浪费了有限的社会资源;如果选择的折现率过高,则会导致一些效益较好的项目不能通过,从而使有限的社会资源不能充分发挥作用。在实务中,一般有以下几种方法确定项目的折现率:①以投资项目的资金成本率作为折现率。②以投资的机会成本率作为折现率。③根据不同阶段采用不同的折现率,在计算项目经营期净现金流量时,以全社会资金的平均收益率作为折现率。④以行业平均收益率作为折现率。

(3)净现值法的决策规则:净现值是绝对值形式的正指标,采用净现值法的决策标准是:如果投资方案的净现值大于或等于零,该方案为可行方案;如果投资方案的净现值小于零,该方案为不可行方案;如果几个方案的净现值均大于零,那么净现值最大的方案为最优方案。

净现值法的优点有三个:一是考虑了资金的时间价值,增强了投资经济性的评价;二是考虑了项目计算期的全部净现金流量,体现了流动性与收益性的统一;三是考虑了投资风险性,因为折现率的大小与风险大小有关,风险越大,折现率就越高。

净现值法的缺点也是明显的:一是不能从动态的角度直接反映投资项目的实际收益率水平,当各项目投资额不等时,仅用净现值无法从投资效率的角度确定投资方案的优劣;二是净现金流量的测量和折现率的确定比较困难,而它们的正确性对计算净现值有着重要的影响;三是净现值法计算麻烦,且较难理解与掌握。

2.获利指数(profitability index,PI)

获利指数又称现值指数,是投资项目未来报酬的总现值与初始投资额的现值之比。其计算公式如下。

$$PI = \frac{\sum_{t=1}^{n} \frac{NCF_t}{(1+i)t}}{C}$$

式中:NCF_t——第 t 年净现金流量;i——折现率;n——项目预计使用年限;C——初始投资额。

(1)获利指数的计算过程:①计算未来报酬的总现值,这与计算净现值所采用的方法相同。②计算获利指数,即根据未来报酬的总现值和初始投资额之比计算获利指数。

(2)获利指数法的决策规则。在只有一个备选方案的采纳与否决策中,获利指数大于或等于1,则采纳,否则就拒绝。在有多个方案的互斥选择决策中,应采用获利指数超过1最多的投资项目。

获利指数法的优缺点与净现值法基本相同,但有一重要的区别是,获利指数法可从动态的角度反映项目之间不能比较的缺陷,使投资方案之间可直接用获利指数进行对比。其缺点除了无法直接反映投资项目的实际收益,另外计算起来比较复杂。

3.内部报酬率(internal rate of return,IRR)

内部报酬率又称内含报酬率,是使投资项目的净现值等于零的贴现率。内部报酬率的计算公式如下。

$$\sum_{t=1}^{n} \frac{NCF_t}{(1+IRR)^t} - C = 0$$

式中:NCF_t——第 t 年净现金流量;IRR——内部报酬率;n——项目预计使用年限;C——初始投资额。

(1)内部报酬率的计算过程。

1)如果每年的净现金流量 NCF 相等,按下列步骤计算。①计算年金现值系数:(P/A,IRR,n)=C÷NCF_t。②根据计算出来的年金现值系数,查 n 年的年金现值系数表。③若在 n 年系数表上恰好能找到等于上述计算出来的年金现值系数,则该系数所对应的折现率即为所求的内部收益率。④若在系数表上找不到事先计算出来的系数值,则可利用系数表上同期略大及略小于该数值的两个临界值及相对应的两个折现率,应用插值法计算近似的内部收益率。

2)如果每年的净现金流量 NCF 不相等,则需要按下列程序计算:①先预估一个贴现率,并按此贴现率计算净现值。如果计算出的净现值为正数,则表示预估的贴现率小于该项目的实际内部报酬率,应提高贴现率,再进行测算;如果计算出的净现值为负数,则表明预估的贴现率大于该方案的实际内部报酬率,应降低贴现率,再进行测算。经过如此反复测算,找到净现值由正到负并且比较接近于零的两个贴现率。②根据上述两个邻近的贴现率再使用插值法,计算出方案的实际内部报酬率。

(2)内部报酬率法的决策规则:在只有一个备选方案的采纳与否决策中,如果计算出的内部报酬率大于或等于资本成本或必要报酬率就采纳;反之,则拒绝。在有多个备选方案的互斥选择决策中,应选用内部报酬率超过资本成本或必要报酬率最多的投资项目。

内部收益率法的优点是非常注重资金的时间价值,能从动态的角度直接反映投资项目的实际收益水平,且不受行业基准收益率高低的影响,比较客观。但该指标的计算过程十分麻烦,尤其是当每年的净现金流量不等的投资项目,一般要经过多次测算才能求得。

4.NPV、PI、IRR 三种方法的比较

考虑了货币时间价值的动态投资评价指标,是科学的投资决策指标,但是,究竟哪一种方法更好呢,需要做一些比较。

(1)NPV 与 PI 的比较。由于计算 NPV 与 PI 使用的是相同的信息,所以在评价投资项目的优劣时,对项目的排序常常是一致的。但是也有例外,当初始投资不一致时,依据 NPV 法和 PI 法所得出的结论或排序可能会出现分歧。

出现分歧的原因是两个方案的初始投资额不同。由于 NPV 是一个绝对数指标,代表投资的总效益。而 PI 是一个相对数指标,代表投资的效率,因此,评价的结果可能产生不一致。一般来说,更高的 NPV 符合医院的最大利益,即 NPV 越高,医院所能获得的总收益越大,而 PI 只反映投资回收的程度,不反映投资回收的总额,所以,在资金无限量的互斥方案选择时,应选择

NPV 较大的方案进行投资。在资金无限量的独立方案选择时,可以考虑投资效率,选择 PI 值较大的方案投资。

(2)NPV 与 IRR 的比较。在多数情况下,运用 NPV 和 IRR 这两种方法得出的结论是相同的。但是当出现以下三种情况时,两种方法的结论会产生差异:①投资规模不同的互斥方案:当一个项目的投资规模大于另一个项目时,规模较小的项目的 IRR 可能较大,但 NPV 可能较小。②现金流量发生的时间不同:有的项目早期现金流入量较大,而有的项目晚期现金流入量较大。之所以会产生现金流量发生的时间上的问题,是因为"再投资率假设"。这两种方法假定投资项目使用过程中产生的现金流量进行再投资时,会产生不同的报酬率。NPV 假定产生的现金流入量重新投资会产生相当于医院已经设定的那个贴现率的回报率。而 IRR 法却假设现金流入量重新投资产生的回报率与此项目的特定的内部报酬率相同。在资本无限量,方案互斥的决策中,NPV 法总是正确的,而 IRR 法有时会出错。③非常规项目:正常项目现金流量的形式是初始投资为负,以后运营期间现金流量为正。但是非常规项目的现金流量比较特殊,除了期初有现金流出,以后各期也有多次现金流出,因此期望现金流量中一些为正,一些为负,此时会产生多重内部报酬率的问题。现在的计算机程序通常不能做出识别,它们只能给出碰到的第一个解。因此,如果盲目地使用 IRR 法进行决策,可能出现严重的错误。所以,NPV 法决策规则仍然优于其他规则。

总之,在资金无限量的情况下,利用 NPV 法在所有投资评价中都能作出正确的决策。

四、固定资产投资

(一)固定资产更新投资决策

固定资产更新是指对技术上或经济上不宜继续使用的旧的固定资产用新的固定资产更换,或用先进的技术对原有设备进行局部改造。由于旧设备总可以通过修理继续使用,所以更新投资决策就是在继续使用旧设备还是购置新设备之间进行选择,当然这两种方案的决策是互斥方案的决策,决策一般采用 NPV 法。

根据新设备是否可以提高运营效率,带来营业收入的增加,固定资产的更新投资决策可以分为以下两类。

1.新设备替代旧设备

新设备替代旧设备会提高运营效率,增加营业收入,净现值可以计算。此时,采用新设备所带来的增量的营业收入是决策的相关因素。

(1)如果新旧设备的使用年限相同,可以直接计算两个方案的 NPV,并比较选择 NPV 较大的方案。差量分析法的基本步骤:①分别计算初始投资的现金流量差量。②分别计算各年营业现金流量的差量。③比较新旧设备现金流量的差量。④计算比较净现值的差量。

(2)使用新设备可以增加营业收入,但是新设备的寿命与旧设备的剩余使用年限不同。一般情况下,新设备的使用寿命要长于旧设备的剩余使用寿命,此时,不能直接比较它们的净现值,为了使投资项目的各项指标具有可比性,要设法使其在相同的寿命期内进行比较,此时通常使用年均净现值(ANPV)的方法。年均净现值的计算方法如下。

$$ANPV = \frac{NPV}{PVIFA_{(i,n)}}$$

2.新旧设备更替不改变营业收入,仅降低运营成本

此时,营业收入是决策无关变量,通常不需要测算,所以此类固定资产的更新投资决策的现金流量特点是以现金流出为主,即使有少量的变价收入,也属于支出的抵减,而非实质的现金流入增加。不能使用 NPV 或 ANPV,只能比较现金流出量现值的大小,选择现金流出较低的方案。同样,此类决策也面临着新旧固定资产的寿命是否相同。

(1)新旧设备更替不改变营业收入,且使用寿命相同——增量法比较现金流出量现值的大小。

(2)新旧设备更替不改变营业收入,但使用寿命不同——年均成本法固定资产的平均年成本是指该资产引起的现金流出的年平均值。①如果不考虑货币的时间价值,它是未来使用年限内现金流出总额与使用年限的比值。固定资产年均成本 $=\dfrac{\text{该资产引起未来现金流出总额}}{\text{使用年限}}$。②如果考虑货币时间价值,它是未来使用年限内现金流出总现值与年金现值系数的比值。固定资产年均成本 $=\dfrac{\text{该资产引起未来现金流出的总现值}}{\text{年金现值系数}}$。③使用年均成本法进行评价的原则是:计算不同方案的年均成本,假定在收入相同的情况下,取其成本低者是好方案。④使用年均成本法时需要注意的问题:年均成本法是把继续使用旧设备和购置新设备看成是两个互斥的方案,而不是一个更换设备的特定方案。因此要有正确的"局外观",要从局外人角度考虑问题。即一个方案是假定按当前市价购买跟现在使用的旧设备一模一样的设备,当然这个旧设备的初始购置成本是机会成本。另一个方案就是购置新设备。在新旧设备预计使用寿命不同的情况下,比较新旧设备1年服务成本孰高孰低。年均成本法假定前提是将来设备再更换时,可以按原来的平均年成本找到可以替代的设备。

五、风险投资决策

前面在讨论投资决策时,都假定现金流量是确定的,即现金收支的金额和发生的时间都是确定的。但是实际上由于固定资产投资期限较长,除了初始现金流量是确定的外,经营期预计取得的现金流入和现金流出的不确定性和风险是比较大的,那么就应该对风险性进行计量并在决策时加以考虑。投资风险分析常用的方法有两种:风险调整贴现率法和肯定当量法。

(一)风险调整贴现率法

风险调整贴现率法的基本思想是将无风险贴现率调整为风险贴现率,对风险现金流进行贴现。对于高风险的互斥项目,采用较高的贴现率去计算净现值,然后根据净现值法的规则来选择方案。风险贴现率的计算如下。

$$K = R_F + b \times V$$

式中:K——风险贴现率;R_F——无风险贴现率;b——风险报酬斜率;V——风险程度。假定无风险贴现率 R_F 就是短期国债利率,要想求得风险贴现率 K,我们需要知道 b 和 V。

(二)肯定当量法

肯定当量法的基本思路是先用一个系数把有风险的现金流量调整为无风险的现金流量,然后用无风险的贴现率去计算净现值,再依据净现值法的决策规则判断是否投资。

$$NPV = \sum_{t=1}^{n} \frac{\alpha_t NCF_t}{(1+i)^t} - C_0$$

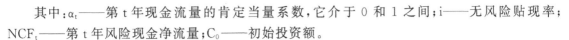

其中：α_t——第 t 年现金流量的肯定当量系数，它介于 0 和 1 之间；i——无风险贴现率；NCF_t——第 t 年风险现金净流量；C_0——初始投资额。

肯定当量系数是指不肯定的 1 元现金流量期望值相当于使投资者满意的肯定的金额的系数，它可以把各年不肯定的现金流量换算成肯定的现金流量。

$$\alpha_t = \frac{肯定的现金流量}{不肯定的现金流量期望值} \quad 0 < \alpha_t < 1$$

肯定当量系数的大小与风险程度大小有关。期望现金流量的风险程度越大，将其折算为无风险的现金流量的结果越小，即肯定当量系数越小。如果以标准离差率的大小来表示风险程度，则标准离差率与肯定当量系数之间的经验关系如表 6-1 所示。

表 6-1　经验表格

标准离差率 v＝d/E	肯定当量系数 α_t
0～0.07	1.00
0.08～0.15	0.90
0.16～0.23	0.80
0.24～0.32	0.70
0.33～0.42	0.60
0.43～0.54	0.50
0.55～0.70	0.40

(三)风险调整贴现率法与肯定当量法的比较

风险调整贴现率法是通过调整净现值公式分母的办法来考虑风险，而肯定当量法是通过调整净现值公式分子的办法来考虑风险，这是两者最大的区别。

六、对外投资管理

(一)对外投资的概述

1.对外投资的概念

《医院财务制度》规定："对外投资是指以货币资金购买国家债券或以实物、无形资产等开展的投资活动"。

随着社会主义市场经济体制的建立和发展，医院利用自身优势，以自有资产向其他单位或院办企、事业单位投资，发展横向经济联合，获取一定的经济利益，保证其主营业务的持续发展，这既符合医院自身的特点，也符合社会主义市场经济体制下事业单位发展的需要。因此，加强对外投资管理具有重要的意义。

2.对外投资的分类

(1)按其流动性即投资回收期的长短可分为长期投资和短期投资。

(2)按投资时出资的内容分类可分为货币投资、实物投资和无形资产投资。货币投资是指用现金、银行存款及其他货币资金进行的对外投资。实物投资是指用低值易耗品、固定资产等实物作价对外进行投资。无形资产投资是指用无形资产如专利权、品牌、商誉作价对外进行的投资。

(3)按投资性质分类可分为债券性投资和权益性投资。债券性投资是指单位通过投资取得受资单位的债权，从而形成投资单位和受资单位之间的债权债务关系。医院主要进行国家债券投资。权益性投资是指投资单位通过投资取得受资单位相应份额的所有权，从而形成投资单与受资单位的所有权关系。权益性投资包括向附属单位和其他单位投资,主要是通过采取合同或协议方式,利用货币、实物、无形资产等形式进行的对外投资。

3.对外投资的原则

(1)效益性原则:在经济转轨时期,医院的角色在逐步发生转变,由社会公益性事业成长为自主经营、自负盈亏,具有独立法人地位的经济实体。医院在保障一定社会效益的前提下,必须努力提高经济效益,获取更多的结余,才能在医疗行业中乘风破浪、站稳脚跟。因此,医院在进行对外投资时,必须考虑到该项投资的经济效益,以及对医院整体经济效益的影响。在综合考虑其他因素的同时,应尽可能选择一个经济效益最大的项目。

(2)安全性原则:医院的对外投资同样会面临许多风险,一般来说,风险越大,报酬率越高;风险越小,报酬率也越低。因此,医院必须在投资报酬和风险之间权衡利弊。所谓安全性原则就是投资能够按期收回本金和应得的投资收益。

(3)流动性原则:流动性原则要求医院的对外投资具有良好的变现能力。对外投资因其目的不同,投资的性质也各异。有的对外投资期限很长,一般不考虑在近期变现;有的对外投资,只是为了充分利用现有的闲置资金,这部分资金以后可能会有其他的用途,这种投资就应当考虑其流动性,以便在将来需要现金时,能够及时变现。

(4)整体性原则:医院的对外投资活动是医院整体经营活动的一个重要的组成部分,对外投资必须服从医院整体经营活动,对外投资的目标应与医院总的经营目标相一致。只有这样才能提高医院的整体经济效益,才能有利于医院的长期稳定发展。

4.对外投资的目的

(1)优化资源配置,提高资产利用效率:资产是医院拥有或控制的经济资源,医院必须充分利用现有的资产,提高资产的利用效率,以增加医院的收益,任何资产的闲置不用都是一种浪费。但是,在医院的日常业务活动中,由于市场的变化或者内部管理的原因,有时会出现资产闲置,或者资产报酬率下降甚至亏损的情况。在这种情况下,在政策允许的范围内,医院就可以考虑利用现有资产对外投资,进行资产的重新组合,以优化资源配置,增加医院收益。

(2)优化投资组合,降低经营风险:有时医院对外投资并不是因为出现了闲置资产,或者资产报酬率下降,才进行对外投资,而是出于降低经营风险方面的考虑。规避风险是医院在经营管理中应考虑的一个重要问题,对外投资发展多元化的技术与项目就可以达到这一目的。

(3)提高资产流动性,增强医院的偿债能力:资产的流动性是衡量医院偿债能力的一个重要财务指标。在医院的资产中,长期资产的流动性较差,一般不能直接用于偿还债务,流动资产中的现金可以直接用于偿还债务,可列为一级储备。但是,储备现金过多,会降低医院资产报酬率,而证券投资的流动性仅次于现金,可列为二级储备。证券投资可以随时出售转变成现金,用于偿还债务,既保持了资产的流动性,又可以增加收益。

(二)对外投资管理

对外投资是一项复杂的经济行为,它将直接影响医院的利益和发展,特别是长期投资,由于投资周期长、金额大,因此,涉及的风险也大。为了能作出科学的投资决策,管理好各项对外投资事项,确保医院长期健康的发展,并能协调各方面的利益关系,医院在进行对外投资前就要按照科学的程序进行论证,以免因决策的失误而造成重大的经济损失。

1.投资方案的提出

医院在进行对外投资时,必须认真分析医院当前的财务状况、经营目标及投资对象的收益与

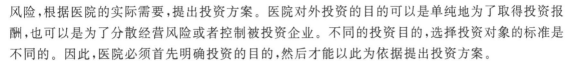

风险,根据医院的实际需要,提出投资方案。医院对外投资的目的可以是单纯地为了取得投资报酬,也可以是为了分散经营风险或者控制被投资企业。不同的投资目的,选择投资对象的标准是不同的。因此,医院必须首先明确投资的目的,然后才能以此为依据提出投资方案。

2.投资方案的可行性论证

对外投资应该由专家小组拟订多种投资方案,然后,对拟订的几种投资方案进行比较分析,从中选出最优方案。选择投资方案,不仅要考虑投资项目的盈利能力和发展前景,而且还要考虑各种投资项目在投资期限上的合理配合以及投资风险的抵御能力,以达到合理的投资组合。分析评价各种投资方案时,主要分析其收益与成本,计算其现金流量,医院对内投资决策的基本原理和方法,也适用于对外投资决策。

3.拟订投资计划,选择合理的出资方式和时间

医院在选出最优投资方案之后,就要作出投资决策,拟订投资计划。投资计划是医院进行投资活动的具体依据,它详细地规定了投资预算总额、出资方式、出资时间、投资的进度和期限等。医院在选择出资方式和出资时间时,必须综合考虑医院的总体现金流量以及筹资能力,力求避免因资金短缺而影响投资的进度。另外,医院的实物、无形资产对外投资,必须按照《国有资产评估管理办法》进行资产评估,核定其价值量,作为医院投入的本金,并以此作为占有、使用该部门国有资产的保值、增值的考核基础。

4.对外投资的报批

公立医院具有福利性与公益性,事关人们基本的生存权利。医院的对外投资必须按照规定的程序,报经财政部门和卫生主管部门或主办单位批准。对外投资属于将非经营资产转为经营性资产的还应按国家规定的审批程序进行办理。

5.投资方案的实施

投资计划拟订以后,就应该由具体的业务部门来实施。在执行过程中,必须严格按照投资计划进行,财务管理部门要进行财务监督,对投资活动加以控制,以便及时发现和解决问题。

6.投资效果的评价

在投资计划执行过程中和投资完成以后,都应该及时地对投资情况和投资结果进行分析评价,及时反馈各种信息,如发现问题,应尽可能进行弥补。对投资效果进行评价,可以总结经验教训,分析利弊得失,为以后的投资决策提供依据。

（李增元）

第三节 医院固定资产日常管理

一、医院固定资产管理机构

固定资产管理分散,主要原因应该是各部门各自为政,管理协调性不强,没有形成管理的合力,以致资产管理混乱,推诿扯皮现象严重,资产清查也没有落到实处,及时清查也是草草了事,这在一定程度造成资产账实不符,账账不符,资产管理不仅没有做到安全完整,保值增值更是无从谈起。

为了加强行政事业性国有资产的管理和监督,健全国有资产管理体制,推进国家治理体系和治理能力现代化,2020年12月30日国务院制定并颁布了《行政事业性国有资产管理条例》,这是行政事业性国有资产管理第一部行政法规。法规明确管理责任,规范全链条管理,并细化追责情形。2020年12月国家健康委会同国家中医药管理局联合印发《关于加强公立医院运营管理的指导意见》,提出医院运营效率要体现精细化管理水平,向内部管理要效益。所以结合时代特点及政策要求,越来越多的医院意识到国有资产管理的重要性和紧迫性,成立了专门的资产管理机构,医院固定资产按照"统一领导、归口管理"的管理原则,设立固定资产管理领导小组,在组织架构上设置国有资产管理科和日常业务办公室。其主要职责有以下几个方面。

(1)严格遵守国家相关的法律法规,按照《事业单位国有资产管理暂行办法》的要求,并依据医院财务制度和会计准则履行资产管理职能。

(2)固定资产管理:负责建立和健全医院固定资产管理的规章制度,明晰资产产权的关系,审定资产采购计划,组织和领导清产核资,审核大宗资产报废时向上级管理部门呈送的报批手续等。

(3)对外投资管理:对医院经营性资产的项目论证、监督、评估,相关国有资产的产权登记、变更及撤销,对医院投资的第三产业进行监管。

(4)基本建设管理:全面负责资料收集、实地考察及资质审查、拟定招标文件、完成会议纪要、合同谈判及制定正式合同等。

二、医院固定资产的计价

固定资产初始计量的基本原则是采用实际成本原则,即固定资产在取得时,应当按取得时的实际成本入账。由于固定资产取得方式不同,所以其初始成本的确定也有所不同,具体如下。

(一)外购固定资产

外购的固定资产,一般按照实际支付的购买价款、相关税费以及使固定资产达到交付使用状态前所发生的可直接归属于该项资产的运输费、装卸费、安装费和专业人员服务费等相关支出作为成本;以一笔款项购入多项没有单独标价的固定资产,按照同类或类似资产价格的比例对购置成本进行分配,分别确定各项固定资产的成本。

(二)自行建造的固定资产

自行建造的固定资产,其成本包括该项资产完工交付使用前所发生的全部必要支出,包括工程物资成本、人工成本、交纳的相关税费、应予资本化的借款费用以及应分摊的间接费用等。对于已达到预定可使用状态但尚未办理竣工决算手续的医院固定资产,应先按估计价值入账,待相关审计确定实际成本后再进行调整。医院自行建造的固定资产包括自营建造和出包建造两种方式。无论采用何种方式,所建工程都应当按照实际发生的支出确定其工程成本并单独核算。

(三)改扩建及修缮固定资产

在原有固定资产基础上进行改建、扩建、大型修缮后的固定资产,其成本按照原固定资产账面价值加上改建、扩建、大型修缮发生的支出,减去改建、扩建、大型修缮过程中的变价收入,再扣除固定资产拆除部分的账面价值的金额确定。

(四)融资租入固定资产

融资租入的固定资产,按照租赁协议或者合同确定的价款、运输费、运输保险费、安装调试费,以及融资租入固定资产达到交付使用状态前发生的借款费用等作为成本。

(五)无偿取得固定资产

无偿取得(如无偿调入或接受捐赠)的固定资产,其成本比照同类资产的市场价格或有关凭据注明的金额加上相关税费确定。没有参考依据的可根据评估价值确认资产,无法取得评估价值的可按名义金额入账。

(六)盘盈固定资产

盘盈的固定资产,应当按照同类或类似资产市场价格确定的价值入账。需要说明的是,设备上使用的应用软件应按具体情况计价,如果其构成相关硬件不可缺少的组成部分,应该将该软件价值包括在所属硬件价值中,一并作为固定资产进行核算;如果其不构成相关硬件不可缺少的组成部分,应该将该软件作为无形资产核算。

三、医院固定资产折旧管理

(一)医院固定资产折旧的定义

医院固定资产折旧是指在医院根据固定资产性质,对除图书外的固定资产在其预计使用年限内系统地分摊固定资产的成本。已提足折旧仍继续使用的固定资产不再提取折旧。

(二)医院固定资产折旧的相关要求

(1)医院原则上应当根据固定资产性质,在预计使用年限内采用年限平均法或工作量法计提折旧。折旧方法一经确定,不得随意变更。确需采用其他折旧方法的,应按规定报经审批,并在会计报表附注中予以说明。

(2)医院计提固定资产折旧不考虑残值。

(3)医院固定资产折旧应当按照所对应固定资产的类别及项目设置明细账,进行明细核算。

(4)医院固定资产应当按月计提折旧,并根据用途计入医疗业务成本、管理费用、其他支出等。当月增加的固定资产当月开始计提折旧;当月减少的固定资产,当月不再计提折旧。

折旧年限计算公式:月折旧额=固定资产原值/预期使用年限。

固定资产提足折旧后,不论能否继续使用,均不再计提折旧,提前报废的固定资产也不再补提折旧。所谓提足折旧是指已经提足该项固定资产的应计折旧额。

(5)计提融资租入固定资产折旧时,应当采用与自有固定资产相一致的折旧政策。能够合理确定租赁期届满时将会取得租入固定资产所有权的,应当在租入固定资产尚可使用年限内计提折旧,无法合理确定租赁期届满时能够取得租入固定资产所有权的,应当在租赁期与租入固定资产尚可使用年限两者中较短的期间内计提折旧。

(6)固定资产发生更新改造等后续支出而延长其使用年限的,应当按照更新改造后重新确定的固定资产的成本以及重新确定的折旧年限,重新计算折旧额。

(三)固定资产折旧的计提方法

医院固定资产的折旧方法一般选用直线折旧法,广义的直线折旧法包括平均年限法和工作量法,基本含义:固定资产在每一会计期间或每一单位产量上的价值损耗相同。

(1)年限平均法:年限平均法又称直线法,是指将医院固定资产的成本均衡地分摊到固定资产预计使用年限内的一种方法。采用这种方法计算的每期折旧额均相等。计算公式如下(不考虑预计净残值)。

$$年折旧率 = \frac{1}{预计使用年限} \times 100\%$$

$$月折旧率 = \frac{年折旧率}{12}$$

$$月折旧额 = 固定资产原价 \times 月折旧率$$

（2）工作量法：工作量法是根据实际工作量计算每期应提折旧额的一种方法。计算公式如下（不考虑预计净残值）。

$$单位工作量折旧额 = \frac{固定资产原价}{预计总工作量} \times 100\%$$

$$某项固定资产月折旧额 = 该项固定资产当月工作量 \times 单位工作量折旧额$$

四、固定资产"三账一卡"管理

医院固定资产管理涉及部门有实物归口部门（具体包括设备管理处、后勤管理处、信息科等）、财务处、实物使用部门，各部门应各司其职，协同配合做好全院固定资产的管理工作，在会计核算上保证账账相符、账卡相符、账实相符，即建立"三账一卡"管理模式。

（1）资产归口管理部门按各自权限主要承担全院资产实物管理和监督职责，具体包括：汇总、编制单位年度固定资产采购预算；组织固定资产购置的论证考察、组织评估二年度清产核资工作；登记固定资产明细账，建立固定资产卡片，及时与财务部、使用科室核对固定资产分布状况和使用情况，保证账账、账卡、卡实相符。

（2）财务处统管医院资产管理工作，具体包括：①审核汇总单位年度固定资产采购预算；②参与固定资产购置的论证考察、组织评估、年度清产核资工作；③审核固定资产核算业务原始单据的完整性、合法性；④登记固定资产总账，定期与设备部门对账，保证账账相符；⑤对外报送医院固定资产管理信息；⑥对资产进行绩效评价，促进实物管理和价值管理结合，资产管理和预算管理结合，更好的发挥资产效益。

（3）实物使用部门主要承担实物的保管和使用职责，具体包括：提出科室年度固定资产采购、维修及维护预算；保证固定资产实物的安全与完整，定期与设备部门核对，保证卡实相符；定期维护、保养固定资产，保证固定资产运转和使用。

五、医院固定资产后续支出管理

医院固定资产投入使用后，为了维护其正常使用或提高其使用效能等，需要对现有的固定资产进行修理、维护、改建、扩建或者改良，为此所发生的支出即为固定资产的后续支出。与固定资产有关的后续支出，分为资本化的后续支出和费用化的后续支出。

（一）资本化的后续支出

为增加固定资产的使用效能或延长其使用寿命而发生的改建、扩建或大型修缮等后续支出，符合固定资产确认条件，应当计入固定资产成本，同时将被替换部分的账面价值扣除。

（二）费用化的后续支出

一般情况下，医院固定资产投入使用之后，由于医院固定资产磨损、各组成部分耐用程度不同，可能导致医院固定资产的局部损坏，为了维护医院固定资产的正常运转和使用，充分发挥其使用效能，医院将对固定资产进行必要的维护。医院固定资产的日常修理费用等支出只是确保医院固定资产的正常工作状况，一般不产生未来的经济利益，因此，通常不符合医院固定资产的确认条件，在发生时应直接计入当期损益。

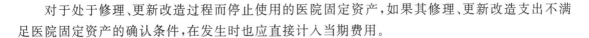

对于处于修理、更新改造过程而停止使用的医院固定资产,如果其修理、更新改造支出不满足医院固定资产的确认条件,在发生时也应直接计入当期费用。

六、大型医疗设备效益分析

医院应对科室大型医疗设备的使用进行效益分析,及时发现大型医疗设备使用中的问题,挖掘设备潜力,提高设备的经济效益和社会效益,在分析结果的基础上调整医院的投资方向,为新技术、新设备的购置提供更科学的依据,为医院的国有资产管理发挥更大的作用。

七、医院固定资产的盘点

每年年末,由医院固定资产管理部门牵头,总务、设备、财务及监审部门共同参与,对医院固定资产进行全面清产核资,确定盘点清查工作的参与人员及其相应的权责,确定盘点清查范围、盘点方式,自下而上以物对账以及自上而下以卡对物,有组织、全面地对各科室的各项财产物资进行认真清查,提交盘点清查报告。

对清查中发现的账实不符现象要查找原因,明确责任,并根据规定的管理权限,报经批准后进行处理。固定资产管理部门要定期与财务部门核对,做到财务部有账、职能部门有账有卡、使用部门有卡,有利于清查核对,互相制约,保证账账相符、账物相符,实物与资产账、资产账与财务账衔接一致,实现资产管理与财务管理有机结合,保证固定资产的安全完整。

八、医院在建工程财务管理

近年来,随着医疗体制改革的不断深入,医疗市场竞争日趋激烈。面对新情况、新形势,医院为求生存、谋发展,投入大量资金搞基本建设。医院基本建设具有涉及面广、技术性强、综合性强、建设期长、资金量大、对医院的发展影响深远的特点。

医院在建工程是指利用国家预算内基建资金、自筹资金、基建贷款及其他专项资金进行的,以扩大医院规模为主要目的的新建、改扩建工程及有关工作。对基本建设项目(以下简称基建项目)进行有效的财务管理,控制工程成本。提高项目建设的经济效益和社会效益,对于医院加强经济管理,提高资金使用效率,加强医院内部控制,具有十分重要的意义。

一个投资较大的基建工程,财务管理及监督工作应该贯穿工程建设的始终。如何加强控制基建项目的合理性、合法性,保障基建项目的正常开展,我们从建设项目前期阶段、建设项目实施阶段、建设项目竣工阶段这三个环节来分别说明如何加强基建财务管理和监督。

(一)建设项目前期阶段

(1)医院应成立基建项目管理机构,贯彻岗位责任制。如果基建项目管理只局限于一个部门一个岗位,则很难对工程项目实施有效控制。特别是对于重大基建项目,医院应该成立以院领导为成员的领导小组,下设项目建设实施小组、项目功能规划小组、项目监督小组、项目财务管理小组。财务管理小组由分管财务副院长、财务处长、财务副处长、会计及出纳组成,负责该项目的财务管理、基建资金管理与申拨、组织会计核算,做到专人专职、责权明晰,切实有效地完善和贯彻岗位责任制度,确保基建财务管理与核算符合各项制度、法规的要求。

(2)建立相关规章制度,确保建设资金管理有据可依。医院各方面管理的规范化都离不开相应的制度作为后备力量保障。医院应该结合相关的财经、建设方面的法律法规,制定相关基建投资管理制度及文件,明确基建工程管理、基建工程价款结算办法、工程款支付审批程序,使医院的基建财务管理规范化、制度化,确保基建资金的安全有效运行。

(3)构建科学的基建会计核算体系。建立合理的基建会计核算体系,需要使用基建财务核算软件,对基建财务报表和相关会计科目进行设置,只有用软件才能使会计科目核算与成本项目核算更好地结合在一起。我们可以根据科研报告的内容,对成本项目进行合理选择,每一笔成本费用都要反映在基建账户的明细科目上,通过细化核算来进行建设成本控制。

(4)从财务角度细化项目投资概算。科学、准确、真实、细化的投资概算是项目财务管理的基础。概算是否准确、是否符合特定建设项目的需要,直接影响到项目能否有效执行。因此,在编制项目细化投资概算时,还应结合项目具体情况再进行科学、准确的分析,保证项目的各项实际支出都能体现在概算中,为项目的概算执行奠定坚实的基础。对于重大的变更项目,必须重新报批可行性研究报告,其目的就是为了尽可能在不超概算的前提下保证项目的顺利实施。

(二)建设项目实施阶段

(1)加强建设资金管理,严格执行审批制度。就是要保证基建专项资金安全、有效使用,做到专款专用、不挤占、不挪用,杜绝建设过程中的浪费现象。在支付工程款之前,严格审核有关工程管理人员对支付工程款的意见和支付申请等相关凭证,对于违反国家财经法规和财经纪律的行为,财务部门及时给予制止和纠正。

(2)加强合同管理。在完成一个项目过程中,医院签订的合同多达几十个甚至上百个,每一个合同又具有独立性,不仅需从合同的数量方面进行管理,而且需加强对每个合同的订立、履行及履行后管理,管理不善就可能造成经济损失。

(3)加强建设单位管理费控制。建设单位管理费历来是外部审计关注的重点。会计人员需要明确管理费的内容、管理费使用额度及其中招待费额度。建设单位的管理费用是指建设单位从项目开工之日起至办理竣工财务决算之日止所发生的管理性质的开支,包括人员的工资、保险费、交通差旅与现场办公费、图书资料费、业务招待费等费用。建设单位管理费用实行的是总额控制、分年度据实列支的方。

管理费用计算比率见表 6-2。根据相关规定,重大基建项目建设单位的管理费用应该严格控制在 0.1% 以内,其中招待费支出不得超过建设单位管理费用总额的 10%。

表 6-2　建设单位管理费总额控制数费率表

工程总概算	费率(%)	算例	
		工程总概算	建设单位管理费
1 000 以下	1.5	1 000	$1\,000 \times 1.5\% = 15$
1001~5 000	1.2	5 000	$15 + (5\,000 - 1\,000) \times 1.2\% = 63$
5001~10 000	1	10 000	$63 + (10\,000 - 5\,000) \times 1\% = 113$
10 001~50 000	0.8	50 000	$113 + (50\,000 - 10\,000) \times 0.8\% = 433$
50 001~100 000	0.5	100 000	$433 + (100\,000 - 50\,000) \times 0.5\% = 683$
100 001~200 000	0.2	200 000	$683 + (200\,000 - 100\,000) \times 0.2\% = 883$
200 000 以上	0.1	2 800 000	$883 + (280\,000 - 200\,000) \times 0.1\% = 963$

(4)加强财务部与基建部的协作。财务人员应该加强与基建部的联系,主动配合基建部的工作,加强沟通与协作,与基建部一起共同做好基建成本的控制工作财会人员要主动了解医院投资方向和工程项目计划,参与工程项目预算、招投标、设计、采购和施工合同的签订。同时,经常深

入工程施工现场,了解各个基建项目的实际完成情况,对各个项目的工程进度做到心中有数。根据工程用款需要,积极筹措基建资金,按时支付工程款,及时将工程款支付情况反馈给基建部,确保工程的顺利进行。

(三)建设项目竣工阶段

1.组织编制竣工财务决算

财务部门应依据有关规定及时组织编制竣工财务决算。基建项目竣工决算的依据主要包括可行性研究报告、初步设计、概算调整及其批准文件、招投标书、历年投资计划、经主管部门审核批准的项目预算、承包合同、工程结算等有关资料。

2.及时清理竣工项目财产物资、债权债务

项目竣工后,应对各种物资、材料、设备、债权债务及时清理,做到工完账清。对各项资声进行清理核实,妥善保管,按照国家规定进行处理,不得任意侵占,处理的财产物资收入按照规定冲减相关成本;报废工程需按规定的程序上报有关部门批准。

3.正确处理基建结余资金

建设项目实际到位资金与建设成本之差就是基建结余资金。加强基建结余资金管理和监督应从几个方面进行:一是属于财政拨款的结余资金,应严格按照财政法规进行处理,该上交的要全部上交,不得截留和挪用;二是属于建设单位自筹的结余资金,应及时转回医院"大账",并作相应账务处理。

4.考核基建项目使用状况

基建项目在竣工、验收后,要根据新增固定资产特点、用途,建立相应的使用、管理、核算制度,切实保障其使用效益。同时按规定计提折旧,真实反映固定资产价值。对新增固定资产使用状况及其效益状况,定期进行全面考核和分析,以真正实现固定资产保值和增值,也为今后项目投资积累资料,提供依据。

(李增元)

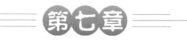

第七章
医疗废物管理

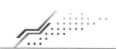

第一节　医疗废物的定义与特性

一、医疗废物的定义

医疗废物是指医疗卫生机构在医疗、预防、保健及其他相关活动中产生的具有直接或者间接感染性、毒性及其他危害性的废物。包括医疗活动中产生的一切废物，如手术和包扎残余物，生物培养、动物试验残余物，化验检查残余物，传染性废物，废水处理污泥，废药物，废化学试剂、消毒剂，感光材料废物(如 X 线和 CT 检查中产生的废显影液及胶片)。医疗废物是高污染、高危险性的垃圾，虽然其产量仅占城市固体废物的 3%，但其中可能含有多种传染性病菌、病毒、化学污染物、针头锐器及放射性等有害物质，具有极大的危险性，必须严格处理与管理，应该控制收集、运送、贮存和处理过程中可能发生传染性物质、有害化学物质的流散等，以确保居民健康和环境安全。国际上已将其列入控制危险废物越境转移及其处置的《巴塞尔公约》，我国的《国家危险废物名录》也将其列为头号危险废物。医疗废物如果处置不当，将对广大居民的身体健康和生命安全构成巨大威胁。

医疗废物分为感染性废物、损伤性废物、病理性废物、药物性废物和化学性废物五大类。感染性废物为携带病原微生物具有引起感染性疾病传播危险的医疗废物；损伤性废物为能够损伤人体的废弃的医用锐器；病理性废物为人体废弃物或医学实验动物尸体等废物；药物性废物为过期、淘汰、变质或者被污染的废弃的药物；化学性废物为具有毒性、腐蚀性、易燃易爆性的废弃的化学物品。根据医疗废物材质的不同感染性废物和损伤性废物又可分为塑料类、棉纤维类、玻璃类和其他材质类等组别，有利于按照材质进行无害化处置。

二、医疗废物的理化特性

医疗废物不同的理化特性决定了其处置方法的不同。

(一)医疗废物的物性与热解-焚烧特性

医疗废物的物性与热解-焚烧特性与医疗废物的处置密切相关，是医疗废物无害化处理的重要因素，也是保证全系统整体功能正常发挥的重要基础。一般说来，准确掌握医疗废物物性、热解特性和焚烧特性，对医疗废物无害化处置方案的规划、决定适宜的处置方式、配置设施和系统具有决定性作用。因此评价废物的组成是非常重要的,国家与国家之间很不相同,且在同一国家的不同医院也是不同的。这是与每个医院的性质、医疗废物管理政策、使用可重复使用的用品的比例等有关。众所周知医疗废物在焚烧处理时,被处理物的热值和焚烧结果好坏、处置成本费用高低有着密切的关系。热值高含水量低的废物焚烧效果好,相同热值时,含水量越高,焚烧效果越差,为达到一定炉温加入的助燃剂越多。调查表明,在医疗废物分类中,忽略了这一技术问题。在收集的废物中,存在数量不少的废液和被液体浸透的固体废物。由于废物总量不变,这类废物如采用非焚烧技术处理,不但可提高焚烧的质量,也能有效节省焚烧的成本费用。

(二)高分子材料废物的特性

高分子材料是以高分子化合物为基础的材料。高分子材料是由相对分子质量较高的化合物构成的材料。高分子材料按来源分为天然、半合成(改性天然高分子材料)和合成高分子材料。按特性分为橡胶、纤维、塑料、高分子胶粘剂、高分子涂料和高分子基复合材料等。用于一次性医疗器械和用品的材料主要是合成或半合成的高分子材料。

高分子聚合物通常安全无毒,但几乎所有的塑料制品都添加了一定成分的添加剂,使得塑料制品的可塑性和强度得到改善,从而满足塑料制品的各种使用性能。也导致了其水解和光解速率都非常缓慢,属于难降解有机污染物,在大气、降尘、生物、食品、水体和土壤等的污染及河流底泥、城市污泥等介质中残留,并可以在焚烧过程中产生大量的持久性有机污染物。适合于非焚烧技术处置。

高分子废物中的塑料废物主要有四种:聚乙烯、聚苯乙烯、聚氨酯和聚氯乙烯,其中以聚乙烯材料的塑料废物占比例最大。适合此类废物处置的非焚烧方法包括高温蒸汽处理技术、微波处理技术、等离子热解法和化学浸泡法。

(三)玻璃材料的特性

在医疗废物中玻璃材料大约占 8%,具有体积大,易碎伤人和价值低的特点。在压力蒸汽消毒过程中,瓶上有盖的容器不易被蒸汽穿透,消毒效果不佳,需做进一步的细分处理,可选择的处理方法包括用化学消毒剂浸泡、压力蒸汽、微波等消毒处理后,送玻璃制品厂熔炼再生利用。

(四)金属材料的特性

金属材料在医疗废物中大约占 2.5%,由于比重大,体积小的特点,十分适合做现场处理,试验表明,压力蒸汽对金属材料的消毒效果稳定可靠,消毒后的医用金属废物可回收利用。

(李增元)

第二节 医疗废物的危害

在医疗卫生机构的医疗、预防、保健及其他相关活动中可以产生大量的废物,其中 85% 的废物属于对人类、环境无危害的非危害性废物,非危害性废物可以视为生活废物而按照生活废物的处置方法进行处置。只有 15% 对人类及环境直接造成危害即为危害性废物。危害性废物则称之为医疗废物,这类废物能对人类和环境造成很大影响。

一、医疗废物的危害性

(1)可以造成疾病的传播,此类医疗废物携带病原微生物具有引起感染性疾病传播的危险即感染性废物。

(2)可以造成人体损伤,同时可能导致感染性疾病传播的危险金属类废物及玻璃类废物。

(3)可以造成人体毒性伤害的毒性药物废物、化学性废物、重金属废物。

(4)涉及伦理道德问题及国家相关政策的人体组织类废物。

(5)可以造成人体放射性危害的放射性废物。

(6)由于医疗废物处置不当造成的环境污染,对人类和环境造成极大的危害。

二、各类医疗废物的主要危害

(1)感染性废物以传播感染性疾病为主。被患者血液、体液、具有传染性的排泄物污染了的废弃的器具和用品具有高度引发感染性疾病传播危险。但接触废物不一定都会使人和动物受到传染,废物所含的病原体可以通过下列途径传染给人体:皮肤的裂口或切口吸收(注射),黏膜吸收及罕见情况下由于吸入或摄取吸收。棉纤维类废物多为天然纤维类的一次性医疗用品,主要存在生物危害。

(2)金属性和玻璃性废物以损伤性锐器为主,锐器不仅造成伤口或刺孔,而且会由已被污染锐器的媒介感染伤口。由于这种伤害和传播疾病的双重风险,锐器被列为危险废物。关注的主要疾病是可能通过媒介的皮下导入传播的传染病,如经血液传播的病毒感染。注射针头特别受到关注。这类锐器离开医院后,如不进行有效管理,也极有可能对废物处理处置人员和普通民众造成身体伤害,并进而引发相关疾病的发生。

(3)药物性废物涵盖多种多样的活性成分和各种制剂。根据其危害程度不同分为几类管理。①一般性药物:对环境无明显危害,但要防止被不法再用,因此成批的过期药品应集中收回统一处理。②细胞毒性药物:是一类可有效杀伤免疫细胞并抑制其增殖的药物,可用于抗恶性肿瘤,也用作免疫抑制剂。能作用于 DNA(遗传物质),导致 DNA 损伤,包括致癌,诱变或致畸物质及某些抑制细胞增长的药物。细胞毒性废物的主要危害是在药物的准备过程中和处理废弃药物的搬运和处置过程中对处置人员造成严重危害。造成危害的主要途径是吸入灰尘或烟雾,皮肤吸收和摄入毒害细胞(抗肿瘤)药物、化学品或废物偶然接触的食品,或接触化疗患者的分泌物和排泄物。细胞毒性药物主要用于一些特殊部门如肿瘤科和放射治疗单位,不过在医院其他部门和医院外的使用正在增加。此类毒性废物产生可以有几个来源,包括以下内容:在药物管理和药物制备的过程中污染的材料,如注射器、针头、仪表、药瓶、包装;过期的、剩余的、从病房返回的药品;其中可能包含潜在或有害的被管理的抑制细胞生长的药物或代谢物的患者的尿液、粪便、呕吐物,这种毒性可以持续到用药后至少 48 小时,有时可以长达 1 周。③疫苗和血液制品:均是无菌的,因此对环境无危害,主要要防止使用该类过期产品不法再用,因此对于过期的疫苗和血液制品要严格管理,以防流入社会,造成不良后果。④用于卫生保健机构的许多化学品和药品是危险化学品(比如有毒、腐蚀性、易燃、活性的、对震动敏感的、毒害细胞或毒害基因的化学品)。在使用后或不再使用时(过期)即成为医疗废物。⑤病理性废弃物:主要涉及伦理道德观念和国家的相关政策的问题,废弃的人体组织、器官、肢体及胎盘应严格管理,妥善处理。⑥汞金属遗撒或丢弃后,造成对土壤和水源的污染,以及汞蒸汽对大气的污染,都给人体健康带来严重的危害。

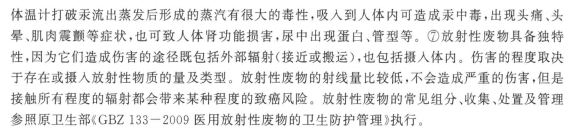

体温计打破汞流出蒸发后形成的蒸汽有很大的毒性,吸入到人体内可造成汞中毒,出现头痛、头晕、肌肉震颤等症状,也可致人体肾功能损害,尿中出现蛋白、管型等。⑦放射性废物具备独特性,因为它们造成伤害的途径既包括外部辐射(接近或搬运),也包括摄入体内。伤害的程度取决于存在或摄入放射性物质的量及类型。放射性废物的射线量比较低,不会造成严重的伤害,但是接触所有程度的辐射都会带来某种程度的致癌风险。放射性废物的常见组分、收集、处置及管理参照原卫生部《GBZ 133—2009 医用放射性废物的卫生防护管理》执行。

(李增元)

第三节　医疗废物的管理

为规范医疗卫生机构对医疗废物的管理,有效预防和控制医疗废物对人体健康和环境产生的危害,国务院颁布了《医疗废物管理条例》及一系列的配套文件。《医疗废物管理条例》从法规的高度确定了中国医疗废物分类管理的原则和集中处置方向,首次以法规的形式对医疗废物进行了界定,明确规定了医疗机构和医疗废物集中处置单位应当建立、建全医疗废物管理责任制,其法定代表人为第一责任人。使我国医疗废物管理有了法律保障,推动了我国医疗废物管理的规范化进程。

国内外的实践经验表明,医疗废物管理是一项复杂的系统工程,应通盘考虑环境、社会、经济和技术等多种因素的影响,力争社会效益和经济效益的综合平衡;立法部门和卫生保健、环保、环卫等执法部门及社会监督部门要在明确划分责、权、利的基础上密切配合,发挥整体合力;对医疗废物的产生、收集、储存、运输、处理处置的实施全过程跟踪管理。

一、医疗废物管理原则

根据医疗废物本身的特殊性及借鉴国内外的实践经验,对医疗废物的收集、储存、运输和处置要遵循的原则:遵循全过程管理、源头分类收集、密闭运输和集中处置的原则,以达到医疗废物处理无害化、减量化和资源化的目的。

(一)基本原则

(1)建立有效的医疗废物管理系统,在分类、收集、包装、转运、暂存和处置的整个过程中加强监管。

(2)加强一次性使用医疗器械和用品使用的管理,在保证医疗安全的前提下尽量使用可重复使用的医疗器械和用品。并在医疗废物分类、运送和存储过程中尽量减少包装产生的废物,在安全的前提下尽可能重复使用可利用的包装物,减少塑料包装物。

(3)选择使用无害化处置方法。

(4)在考虑公共卫生前提下,最大限度地提倡资源回收、再使用、再循环。

(5)密切关注科学知识和认知方面的技术进步和变化,采用已经试验成功的新技术、新措施,做好示范工作,替代已过时的不合理技术。

(二)采用最佳可行技术和最佳环境实践处理医疗废物、减少持久性有机污染物排放

为预防和减少持久性有机污染物的危害并最终将这类有毒化合物降低到环境和人类可接受

的安全水平,世界各国政府参加的国际公约大会在瑞典召开,会后签署了《关于持久性有机污染物的斯德哥尔摩公约》。公约的核心内容之一是立即着手减少并最终消除首批 12 种有毒的持久性有机污染物,其中包括人类无意生产的两种持久性有机污染物:多氯二苯并对二英(PCDD)和多氯二苯并呋喃(PCDF),公约附件 C 第二部分来源类别指出"PCDD、PCDF、六氯代苯(HCB)、多氯联苯(PCB)这四类物质同为在涉及有机物质和氯的热处理过程中无意形成和排放的化学品,均系燃烧或化学反应不完全所致。"医疗废物焚烧是重要排放源之一。采用最佳可行技术和最佳环境实践处理医疗废物,减少持久性有机污染物排放,是缔约方履行公约的重要工作之一。减少医疗废物对人类健康及环境带来的危害应从以下几个方面着手。

1.无害化

能进行产生地处置的医疗废物实行就地处置的原则,减少因转运带来的运输环节污染;所有的处置技术坚持最少污染物排放原则;必须科学地处置所有废物,认识到每种处置技术都有其不稳定性和局限性,终端监测和在线监测是必不可少的;经处置后的医疗废物对环境的综合影响应是最少的,在适当的范围内,如果处置成本的增加能明显减少持久性有机污染物的排放,应充分考虑采用该类技术的可能性。另外要开发可降解的高分子材料产品,如聚乳酸、聚乙烯醇类高分子材料,同时不断开发能达到无害化处置各种医疗废物的方法。

2.减量化

应该做到源头减量,即减少一次性医疗器械和用品的生产、采购和使用;减少包装用品的使用量;有些高端一次性医疗器械可重复使用;严格界定医疗废物与生活废物,杜绝生活废物进入医疗废物。减少化学性有害物质的使用。

(1)合理使用一次性医疗卫生用品:要做到合理使用,首先应当选择合理、适度的医疗方案,其次是要认真评估一次性医疗用品在医疗方案中作用和意义,做到必须用才用,可用可不用的坚决不用,鼓励医院建立一次性医疗用品控制指标。

(2)改变过分依赖一次性医疗卫生用品的倾向:一次性医疗卫生用品的出现和应用固然是医疗技术进步的一个体现,也曾经为控制医院感染发挥的一定作用。但随着一次性医疗卫生用品在医院的大量使用,监控手段的滞后,事实上其控制医院感染作用大幅降低,同时医务人员中存在过分依赖一次性医疗卫生用品的倾向,使医院一次性医疗卫生用品的使用量日益剧增,甚至在有些医院成为医疗辅材的主要内容。因此,增强医务人员的环保意识对减少一次性医疗卫生用品的使用有重大意义。

(3)医疗卫生机构积极推行从源头减少化学品使用调查结果显示,部分医疗卫生机构医学影像科使用数字放射成像技术替代传统模拟 X 线机成像,减少放射性胶片使用,还能进一步提高成像质量;口腔科使用压力蒸汽灭菌消毒替代化学灭菌剂浸泡,消毒灭菌效果好,更经济高效;内镜器械消毒使用现制备现使用的流动酸性氧化电位水,相比戊二醛消毒液作用更快速,容易冲洗且无刺激性气味等优势;病理科硬脂酸和组织脱蜡透明液替代二甲苯用于组织标本透明、脱蜡,更简便、经济,避免二甲苯对人体的危害及对环境的污染。

(4)加强医院消毒供应中心功能和作用建设:医疗机构应加强消毒供应中心的建设,为其开展的医疗活动提供合格的消毒灭菌用品,是提升医院感染控制工作水平的主要技术保障,因此加强医院消毒供应中心的作用建设对控制医院感染发生,减少一次性医疗卫生用品的使用量有重大的作用。

(5)慎行侵入性诊疗行为以减少感染性废物生产:医院医疗活动中应尽力选择不侵入性的新

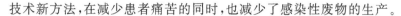

技术新方法,在减少患者痛苦的同时,也减少了感染性废物的生产。

3.资源化

(1)充分利用医疗废物的资源,将无污染的有利用价值的废物,进行适当的处理后回收利用节约资源。

(2)高端一次性医疗器械再重复使用。

4.开展科学研究、开发无害化医用材料

采用非焚烧方法处置塑料类废物是可以减少持久性有机污染物产生的。但是不是所有的非焚烧技术都能处理塑料类医疗废物,且处理后的塑料类医疗废物仍需要进行终末处置(填埋)。研究表明塑料在自然界可存在数十年至一百多年而不分解,由此导致填埋地的彻底荒废毁坏。

解决这一问题的最好的办法是研究开发可降解的高分子材料。可生物降解高分子材料是指在一定时间和一定条件下,能被酶或微生物水解降解,从而高分子主链断裂,分子量逐渐变小,以致最终成为单体或代谢成二氧化碳和水的高分子材料。此类高分子包括淀粉、纤维素、蛋白质、聚糖、甲壳素等天然高分子,以及含有易被水解的酯键、醚键、氨酯键、酰胺键等合成高分子。生物降解高分子材料具有以下特点:易吸附水、含有敏感的化学基团、结晶度低、低相对分子质量、分子链线性化程度高和较大的比表面积等。目前生物降解型医用高分子材料已在临床上有所应用。其主要成分是聚乳酸、聚乙烯醇及改性的天然多糖和蛋白质等,在临床上主要用于暂时执行替换组织和器官的功能,或作药物缓释系统和送达载体、可吸收性外科缝线、创伤敷料等。其特点是易降解,降解产物经代谢排出体外,对组织生长无影响,目前已成为医用高分子材料发展的方向。

二、医疗废物管理策略

(一)建立完整的监管体系实现全过程管理

(1)医疗废物从产生、分类、收集、密闭包装到院内转运、暂存;院外转运、处置的整个流程应当处于严格和控制之下。

(2)对医疗废物全过程的管理涉及政府多部门、医疗卫生机构、集中处置中心、医疗用品和处置设备供应商等多方面相关利益,除了原卫生部与国家环境保护总局应制定并颁布相关配套技术标准和规范体系外,医疗卫生机构和集中处置中心的监管体系建设也是至关重要的。

(3)建立医疗卫生机构医疗废物管理体系,应以卫生行政区域划分的框架为主,地方政府牵头、职能部门落实、内部监督为主、外部监督为辅。应在政府的协调下通过科学评估和环保、卫生、财政等部门通力协作,制定专项收费标准,解决医疗废物中存在的价格问题,确保废物处置单位的长期稳定营运。卫生部门负责督促检查辖区内医疗机构的医疗废物管理情况。

(4)建立医疗废物集中处置中心管理体系,环保部门负责医疗废物整个处理过程(包括收集、运输、焚烧)的监管。

(二)建立信息系统实现信息化管理

信息技术革命使医疗垃圾实时监管统一平台的建立成为可能。随着条形码技术、射频识别技术、卫星定位技术的发展,带来服务和监管方式的新革命。随着医院信息系统(HIS)的普及化与信息化水平的提高,医院和专业废物处理公司的信息处理能力已大幅提高,推广垃圾的电子标签化管理、电子联单、电子监控和在线监测等信息管理技术,实现传统人工处理向现代智能管理的新跨越已具备良好的技术基础。在物流信息方面,广泛采用电子计算机系统进行管理,并已初步步形成覆盖面广、横向纵向相结合的信息网络。以现代信息技术——GPS结合GPRS技术实现可视化物流管理和实时定位为基础的专用物流信息网络正在加紧建设之中。随着信息港建设的不断发展,高速、宽带、高效的信息网络平台及EDI等五个骨干网络系统的基本建成,为环保部门实现医疗垃圾处理过程的全程监管提供了基础的信息支持和保障。

应开发和研制区域医疗废物监督管理软件和监管网络系统,监管软件包括医疗废物监测报告的软件开发和医疗机构监管系统终端建设等;监管网络系统包括区域医疗机构医疗废物监测报告网络系统、区域医疗废物集中处置单位医疗废物检测报告网络系统、医疗机构内部医疗废物管理网络系统、卫生行政部门/环境保护行政部门医疗废物监管信息网络系统等。使医疗废物监管系统化、规范化、科学化和现代化,提高监管的效率,防止医疗废物的流失及对社会、环境等的危害,为卫生行政部门和环境保护部门制定医疗废物的宏观管理和相关政策提供科学依据。

(三)建立培训体系实现从业人员统一培训

高质量的从业人员队伍是实施医疗废物环境无害化管理的重要保障。加强对从业人员的相关知识和技能培训,既有利于保护从业人员的自身安全,也有利于提高其遵守相关法律法规的自觉性。措施:①建立全国培训体系,统一教材、统一师资、分级别、一层层培训,达到全员培训的目的。②建立网络培训体系,做到网上咨询,随时解决临床的实际问题。

(四)建立科研体系加强对环境无害化处理处置技术的开发和推广

落后的医疗废物处理处置技术严重制约着对医疗废物的有效管理。要加大对这方面的科研投入。对于已经研制开发和引进的先进技术设备,要加强推广工作。要加快对土炉子的升级改造和更换工作。

(五)建立宣传体系大力提高公众防卫和环保意识

大力加强对公众的宣传教育力度,切实提高公众的卫生和环保意识,这对于发挥公众的舆论监督作用,完善法律法规建设,推动全面的环境无害化管理有着重要的意义。

三、医疗卫生机构内部医疗废物管理

医疗机构内部医疗废物的管理是整个医疗废物管理的源头,是极其重要的一环,其管理水平的高低,直接影响到我国医疗废物的管理水平,直接体现医疗废物管理中的基本原则即减量化、无害化与资源化,因此我们必须重视和抓好这一环节。本章主要就医疗机构内部医疗废物管理流程、管理体系、设施和设备的配置要求进行阐述。

(一)医疗废物管理流程

医疗机构应执行《医疗废物管理条例》及其配套文件,按照国家法规的要求,采取相应的废物处理流程,要按照各地区经济条件和医疗废物集中处置设施建立的情况,采取不同的处理流程,主要可归纳为以下两种方式。

1.集中处置地区医疗废物管理流程

建立医疗废物集中处置中心的地区,应根据本地区的处置方法,制定具体的分类收集清单。医疗机构应根据分类清单制定医疗废物的管理流程。医疗废物的管理流程:使用后废弃的医疗废物在产生地分类收集,并按照不同类别的要求,分别置于相应的医疗废物包装容器,由专人收集、交接、登记并运送到医疗废物暂存地暂存,交由医疗废物集中处置中心处置并做好交接登记,资料保存3年。

(1)医疗废物的分类:根据国家的法规医疗废物主要分为五类,包括感染性废物、病理性废物、损伤性废物、药物性废物和化学性废物,含汞类废物被划归在此类废物中。在医疗机构中主要为感染性废物,其次为损伤性废物和病理性废物,药物性废物和化学性废物的量相对较少。医疗废物产生部门按照上述原则,将医疗废物放置于相应的医疗废物袋内,锐器放置于防穿刺的锐器盒或容器内,但由于分类知识、分类标识的缺乏,常易致放置错误,如将感染性废物放于生活垃圾中,或将锐器放置于感染性废物袋中。因此要加强培训,严格按照国家医疗废物包装要求规范收集包装。目前各地的处置方法不同且方法单一,不能按照完全相同的方法分类,为使分类与处置相衔接,各地应按照自己的处置方法制定分类收集清单。

(2)医疗机构内专人收集、交接、登记:医疗废物产生部门按照有关要求做好分类后,每天或达到包装袋 3/4 时,封口包扎,交由医疗废物院内转运人员进行收集,并在收集、交接时做好登记,登记项目包括日期、科室、医疗废物的种类、重量或数量及交接双方签名等内容。

(3)医疗机构医疗废物暂存地暂存:医疗废物由专门部门的人员收集后,按照规定的路线与时间,送到医院指定的暂存地进行暂存,暂存地应制定相关的管理制度,配备相应的设施包括上下水设施、消毒设施、病理性废物的保存设施和医疗废物暂存地管理人员的卫生设施等。暂存地应按照《医疗废物管理条例》的要求规范建设。

(4)医疗机构与集中处置单位的交接与登记:医疗机构应当将医疗废物交由取得县级以上人民政府环境保护行政主管部门许可的医疗废物集中处置单位处置,依照危险废物转移联单制度填写和保存转移联单。医疗卫生机构应当对医疗废物进行登记,登记内容应当包括医疗废物的来源、种类、重量或者数量、交接时间、最终去向及经办人签名等项目。登记资料至少保存 3 年。

2.分散处置地区管理流程

(1)没有建立医疗废物集中处置中心的地区,其医疗废物的处理流程基本同已经建立集中处置中心的地区。基本处理流程:使用后废弃的医疗废物→使用者根据分类的要求进行分类,并按照不同类别的要求,分别置于相应的医疗废物包装容器中→医疗机构内专人收集、交接、登记→送至医疗机构医疗废物处置地登记并进行处置,登记资料保存 3 年。

(2)目前有些地区开始尝试分级管理集中处置的管理流程,使边远地区分散的医疗废物产生点产生的医疗废物全部集中处置,解决了边远地区自行处置医疗废物所带来的危害。

(二)医疗机构内部医疗废物管理体系

目前,我国医疗机构医疗废物的处理已经建立了一套管理机制,包括建立医疗机构医疗废物管理小组、制定医疗废物管理相关部门的职责、制定医疗废物管理的有关规章制度、定期开展医疗废物管理知识的培训和开展医疗废物管理的监督、检查与反馈等,这套管理体系,对保障医疗机构医疗废物的规范化管理起到了积极的作用。

1.成立医疗机构医疗废物管理小组

医疗机构医疗废物的管理涉及面广,包括行政部门、临床各科、医技科室、研究室、后勤部门、物业公司等部门,在医疗废物分类时,需要广大医务人员参与和支持,在医疗机构内部医疗废物管理的各流程中,需要进行各部门之间的协调,因此要做好该项工作,必须有一个领导机构,兼具管理和业务职能。

医疗卫生机构应当建立健全医疗废物管理责任制,其法定代表人或者主要负责人为第一责任人,切实履行职责,确保医疗废物的安全管理。医疗废物管理小组的组长为医疗机构的负责人或主管医疗的副院长,其成员一般由医务部门、护理部门、感染管理科、总务后勤、科研部门、物业公司等部门的负责人组成。

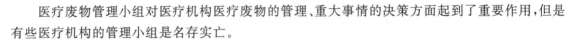

医疗废物管理小组对医疗机构医疗废物的管理、重大事情的决策方面起到了重要作用,但是有些医疗机构的管理小组是名存实亡。

2.明确医疗废物管理相关部门的职责

医疗废物的管理涉及面广,有关部门的职责必须明确,才能把好医疗废物管理环节的每一个关口,做好医疗废物的分类、交接、转运与暂存等工作,并防止医疗废物的流失。

(1)医疗废物管理小组的职责:负责对全院医疗废物处理的领导、协调与管理,制定全院医疗废物管理的方针政策,召开会议,解决有关问题。负责医疗废物突发事件的组织、协调与处理工作。负责医疗废物管理重大事件的决策等。

(2)医疗废物管理相关部门的职责:医疗废物管理涉及医院感染管理科、总务后勤部门、医务部门、护理部门、医疗废物产生部门等。感染管理科主要负责全院医疗废物的监督、检查、培训与技术指导;总务后勤部门主要具体负责医疗废物分类收集、运送、暂时储存及医疗废物泄漏时的应急处理等各项工作。医务、护理、科研部门主要负责组织医务人员、科研人员进行医疗废物管理知识的培训,发生医疗废物泄漏或突发事件时,配合医疗废物管理小组开展调查与处置工作;医疗废物产生部门包括各临床科室、各研究室与实验室、各医技科室等所有产生医疗废物有关的部门,其主要职责为严格按照要求做好医疗废物的分类,严格按要求送指定地点暂存,并做好交接登记工作(实行三联单制度)和资料的保存。

3.制定医疗废物管理的各项规章制度

医疗机构医疗废物的管理牵涉医疗机构的许多部门和广大的医务人员,是一项复杂的系统工程,因此我们要做好医疗废物的管理,必须根据国家的相关法律、法规,结合医院的具体实际情况,制定医疗废物管理的各项规章制度,做到用制度约束、规范人的行为。制定的制度应既有科学性,同时又具有可操作性,使医疗废物的管理规范化,便于监督与管理。医疗机构内部医疗废物管理的主要规章制度如下。

(1)医疗机构内部医疗废物管理制度:主要包括医疗废物管理的基本要求,医疗废物管理有关部门的职责及医疗废物管理的具体措施等。

(2)医疗机构内部医疗废物分类制度:医疗机构制定的医疗废物分类制度,一般包括医疗废物的分类及其监督、检查与培训等。医疗机构根据其自身的特点,制定详细的医疗废物分类目录,发放到医疗废物的产生部门,各产生部门严格按照分类目录的要求,做好医疗废物的分类工作。

(3)医疗机构内部医疗废物行政处罚制度:为了加强医疗机构内部医疗废物的监督、检查与管理,各医疗机构根据国家的有关规定,结合本单位的具体情况,制定医疗机构内部医疗废物行政处罚制度,并具体实施。

(4)医疗机构内部医疗废物管理流程:各医疗机构的地理位置、布局和各部门的分工不同,其医疗废物的管理流程则有所不同,因此各医疗机构会根据其自身的情况制定其医疗废物管理的流程。

(5)医务人员及医疗废物收集、运送人员安全防护制度。

(三)开展医疗废物管理的培训

医疗机构内部医疗废物的管理,近年来逐步受到重视。国家医院感染管理与控制的专业学术组织也协助卫生行政部门针对医疗废物管理开展相应的培训。医疗机构则根据工作需要,对医疗废物管理与处置工作中不同部门的人员按职责进行了大量的培训,如临床医务人员和护理人员重点进行医疗废物分类与收集要求的培训;保洁人员重点进行分类收集、包装要求、运送路线、遗撒处理的培训;医疗废物管理人员进行周转收集要求、暂存站的管理与转运交接的培训;所有医务人员均接受医疗废物管理中的职业防护和应急预案的培训。

培训的方式多种多样,有采取集中培训,也有采取制作小宣传册、宣传画、制作光盘等形式,如某些医疗机构根据其医疗废物的分类与运送特点制作了宣传画、医疗废物院内收集、运输流程与路线、联系电话与管理责任人等,张贴在医疗废物收集与暂存地,起到了良好的宣传与告示作用。如天津市环保局和卫生局合作,将天津市儿童医院作为试点,制作了医疗废物处理方式 CD盘发至每个医疗单位作为宣传、培训手段。

(四)开展医疗废物管理的监督、检查与反馈

医疗机构内部医疗废物的管理,除了有组织的保障、明确的职责、完善的管理制度、扎实的培训宣传外,必须对医疗废物管理的各个环节定期进行监督、检查,并把监督、检查的结果及时向有关人员反馈,根据需要在不同范围内进行公示。同时通过监督、检查以评价各项规章制度、各部门职责的落实、到位情况、培训与宣传的效果,以及医疗废物管理措施的绩效等。

医疗机构内部医疗废物的监督、检查多由感染管理科进行,监督、检查与反馈定期进行,监督、检查的方式也多种多样,如普查、抽查。有些医疗机构是由多个医疗废物管理相关部门联合进行监督、检查,这样更有利于医疗废物管理工作的及时沟通,和发现问题时的及时协调与解决。

在医疗废物管理的监督、检查中,很多医疗机构对医疗废物管理工作中发现的问题,还制定了相应的管理措施或制度,如医疗机构内部医疗废物管理的行政处罚办法,这些措施对加强医疗机构内部医疗废物的管理和防止医疗废物的流失起到了非常重要的作用。

(李增元)

第四节　医疗废物的分类收集、运送、贮存与运输

一、医疗废物的分类、收集和标签

中国医疗废物分类的指导思想是通过分类,科学地区分生活垃圾和医疗废物,达到医疗废物减量化的目的;医疗废物经过合理的分类后,根据其材质和污染程度的不同,采用不同的无害化处置方式进行处理,以最大限度地减少对人体的危害和对环境的污染。医疗单位应该按照《医疗废物分类目录》对医疗废物实施分类收集和管理,确实达到分类收集、分类处置的目的。

(一)医疗废物分类收集原则

(1)按照《医疗废物分类目录》分类原则,结合所在地的处置方法分类收集。做到同种处置方法的废物放入同一种包装容器内,以减少包装容器的使用,尤其是一次性包装容器的使用。

(2)各种包装容器均应有医疗废物警示标识,并用不同颜色的包装容器或者标识,以区别不同的处置方法。同一种处置方法的废物放入同一种颜色的包装容器中。

(3)盛装医疗废物达到包装物或容器的3/4时,必须进行紧实严密的封口。放入容器内的医疗废物不得取出,并密闭运送。每个包装容器均就有中文标签,说明该医疗废物的产生地、种类、产生时间等信息。

（4）尽量减少一次性塑料包装物的使用，采用可重复使用的或非塑料的一次性包装容器。

（5）医疗废物中病原体的培养基、标本和菌种、毒种保存液等高危险性废物，必须首先在微生物实验室进行压力蒸汽灭菌或化学消毒处理，然后按感染性废物收集处理。

（6）隔离的传染患者或疑似传染患者产生的医疗废物必须使用双层包装物，并及时封闭。

（7）在盛装医疗废物前，应当对医疗废物包装物或者容器进行认真检查，确保无破损、渗漏和遗撒。

（二）医疗废物的分类收集与标签

按照医疗废物的特性、危害性、材质及处置方法分为五大类。

1.感染性废物

携带病原微生物具有引起感染性疾病传播危险的医疗废物。

（1）塑胶类废物：①被患者血液、体液、排泄物污染的废弃的塑胶类器具和用品，如一次性输血器、输血袋、透析器、透析管路、介入导管、阴道窥器、引流装置、吸痰管、呼吸管路、氧气面罩、雾化器、鼻导管、导尿管、集尿袋等；一次性托盘、一次性口镜；一次性手术衣、一次性手术大中单、一次性帽子、口罩、一次性换药碗；一次性使用橡胶手套、硅橡胶乳房；实验室使用的塑料试管、滴管、吸管、离心管等。②使用后的一次性使用无菌医疗器械，如一次性注射器、一次性输液器。

收集：有警示标志的黄色专用包装袋及黄色专用带盖废物桶。标签"塑胶类感染性废物"。

（2）棉纤维类废物：被患者血液、体液、排泄物污染的废弃的棉纤维类废物如引流条、纱布、绷带、棉球、棉签及其他各种敷料；废弃的污染被服。

收集：有警示标志的黄色专用包装袋及黄色专用带盖废物桶。标签"棉纤维类感染性废物"。

（3）金属类废物：被患者血液、体液、排泄物污染的废弃的非锐器金属类废物，如内固定钢板等。

收集：有警示标志的黄色专用包装袋及黄色专用带盖废物桶。标签"金属类感染性废物"。

（4）其他材质类废物：①被患者血液、体液、排泄物污染的废弃的其他材质类废物，如非锐器玻璃类及纸类等。②隔离传染病患者、疑似传染病患者及突发原因不明的传染病患者的生活垃圾。

收集：有警示标志的黄色专用包装袋及黄色专用带盖废物桶。标签"其他材质类感染性废物"。

（5）实验室废物：①微生物实验室的病原体培养基、标本、菌种、毒种保存液和容器。艾滋病实验室、生物安全防护水平为三级、四级的实验室标本、容器和实验过程中产生的所有废弃物。②其他实验室的血液、体液、分泌物等标本和容器。

第一类：在产生地经压力蒸汽灭菌后放入有警示标志的黄色专用包装袋、专用容器。标签"实验室感染性废物"。第二类：直接放入有警示标志的黄色专用包装袋、专用容器。标签"实验室感染性废物"。

2.损伤性废物

能够损伤人体的废弃的医用锐器。

（1）废弃的金属类锐器：如医用针头、缝合针、针灸针、探针、穿刺针、解剖刀、手术刀、手术锯、备皮刀和各种导丝、钢钉等。

收集：直接放入有警示标志的黄色专用锐器盒，标签"金属类锐器"。

（2）废弃的玻璃类锐器：如盖玻片、载玻片、破碎的玻璃试管、细胞毒性药物和遗传毒性药物

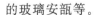

的玻璃安瓿等。

收集:直接放入锐器盒,标签"玻璃类锐器"。

(3)废弃的其他材质类锐器:如一次性镊子、一次性探针、一次性使用塑料移液吸头等。

收集:直接放入有警示标志的黄色专用锐器盒,标签"其他材质类锐器"。

3.病理性废物

在诊疗过程中产生的人体废弃物和医学实验动物尸体等废物。①弃的肉眼难于辨认的人体组织、器官;②动物组织及尸体;③胎龄在16周以下或体重不足500 g的死产胎儿;④病理切片后废弃的人体组织、病理蜡块;⑤传染病患者、疑似传染病患者及突发原因不明的传染病患者的胎盘;产妇放弃的胎盘。

收集:直接放入有警示标志的黄色专用包装袋及黄色专用带盖废物桶。标签"病理性废物"。

4.药物性废物

过期、淘汰、变质或者被污染的一般性药品。

(1)批量废弃的一般性药品、细胞毒性药物和遗传毒性药物、疫苗及血液制品。收集:有警示标志的黄色专用包装袋分类集中存放。标签"药物性废物"。

(2)过期、淘汰、变质或者被污染的废弃的少量药品和开启后剩余的少量药物,以及细胞毒性药物和遗传毒性药物的药瓶等。收集:可并入感染性废物的其他材质类废物中,应在标签上注明:"含有药物性废物"。

5.化学性废物

具有毒性、腐蚀性、易燃易爆性的废弃的批量化学物品及使用后的化学性废物。

(1)批量废弃的化学试剂:如乙醇、甲醛、二甲苯等。

(2)批量废弃的消毒剂原液:如过氧乙酸、戊二醛等。

(3)废弃的含重金属物质的器具、物品与药剂等:含汞血压计、含汞温度计、口腔科使用后的含汞物品、显(定)影液等。

(1)(2)(3)的收集:用有警示标志的黄色专用包装袋或容器分类集中存放,按危险废物处置,标签"化学性废物"。

(4)使用后的化学试剂:如联苯胺类(DAB)、甲醛、二甲苯等。收集:用有警示标志的用黄色专用带盖废物桶分类存放,标签"某类化学性废物"。

6.无集中处置单位的地区,按照《医疗机构医疗废物管理办法》的要求处置

原则上感染性塑胶类及损伤类废物应毁形灭菌处理后填埋;其他感染性废物应灭菌后填埋;病理性废物应送殡仪馆焚烧。

7.其他要求

(1)《医疗废物分类目录》是医疗废物分类的原则,由于各地医疗废物处置方法不同,各地应该根据各自的处置方法,制定具有地方特点的分类收集方法。

(2)医疗活动中产生的未被血液、体液、排泄物污染的塑胶类医疗用品如输液袋(瓶)、一次性防护用品(如帽子、口罩、手套、防护衣、鞋套等)、无纺布、塑料类外包装物品;玻璃类如小药瓶、玻璃安瓿;纸类如耦合剂擦拭纸、卫生纸和纸类外包装物品;布类如废弃的未被污染的被服(如床单、被套、枕套等)等不属于医疗废物。一次性注射器和输液器无论是否污染均作为感染性废物处置。

(3)隔离传染病患者、疑似传染病患者及突发原因不明的传染病患者产生的医疗废物应当使

用双层包装物,并及时密封。

(4)"批量废弃"指的是成批废弃的未使用过的药物、化学试剂和消毒剂。

(5)化学性废物和药物性废物均属于危险废物,应按危险废物管理和处置。

(6)收集容器执行国家环境保护总局、原卫生部发布的 HJ 421－2008《医疗废物专用包装袋、容器和警示标志标准》。

二、包装容器

斯德哥尔摩公约(持久性有机污染物公约)和行动守则指出要采用最佳可行技术和最佳环境实践模式,以有效减少持久性有机污染物的排放,要采取措施达到医疗废物的减量化、无害化和资源化。在具体的措施中很重要的一条就是要建立有效的医疗废物管理系统,在分类、收集、包装、转运、暂存这一过程中,尽量减少包装产生的废物,在安全的前提下尽可能重复使用可利用的包装物,减少塑料包装物,将包装容器减至最低的需要量,因为包装物品多采用的是一次性使用的高分子材料物质,如锐器盒、垃圾袋、周转箱等。而且随着医疗量的不断增加,医疗废物的产生量不断增加,导致这些包装物品的不断增加。不但导致了费用的增加,同时也导致了由包装物而产生的废物的增加。

采用简洁、无渗漏、坚固的包装袋包装医疗废物,包装物和包装容器质量应达到规定标准,统一规格。

制作不同规格的医疗废物包装袋,使其和每天产生的医疗废物数量相匹配,减少无效体积,降低包装废物排放量。

用于传染性废弃物及锋利的碎片的包装袋或容器应该不易被刺穿及防渗漏。这种容器可以是可循环利用的(不锈钢),也可以是一次性的(厚纸板)。装满的容器应该能够密闭。每种类型的废物收集容器均应贴有医疗废物的标识,及相应的、唯一识别的不同颜色的标识。

(一)收集容器的种类

1.包装袋

用于盛装除损伤性废物之外的医疗废物初级包装,并符合一定防渗和撕裂强度性能要求的软质口袋。

2.利器盒

用于盛装损伤性医疗废物的一次性专用硬质容器。

3.周转箱(桶)

在医疗废物运送过程中,用于盛装经初级包装的医疗废物的专用硬质容器。

(二)包装物的标准

1.包装袋标准

(1)包装袋在正常使用情况下,不应出现渗漏、破裂和穿孔。

(2)采用高温热处置技术处置医疗废物时,包装袋不应使用聚氯乙烯材料。

(3)包装袋容积大小应适中,便于操作,配合周转箱(桶)运输。

(4)医疗废物包装袋的颜色为淡黄,颜色应符合 GB/T 3181 中 Y06 的要求,包装袋的明显处应印制警示标志和警告语。

(5)包装袋外观质量:表面基本平整,无皱褶、污迹和杂质,无划痕、气泡、缩孔、针孔及其他缺陷。

(6)包装袋物理机械性能应符合规定。

2.利器盒标准

(1)利器盒整体为硬质材料制成,封闭且防刺穿,以保证在正常情况下,利器盒内盛装物不撒漏,并且利器盒一旦被封口,在不破坏的情况下无法被再次打开。

(2)采用高温热处置技术处置损伤性废物时,利器盒不应使用聚氯乙烯材料。

(3)利器盒整体颜色为淡黄,颜色应符合 GB/T 3181 中 Y06 的要求。利器盒侧面明显处应印制警示标志,警告语为"警告！损伤性废物"。

(4)满盛装量的利器盒从 1.2 m 高处自由跌落至水泥地面,连续 3 次,不会出现破裂、被刺穿等情况。

(5)利器盒的规格尺寸根据用户要求确定。

3.周转箱(桶)标准

(1)周转箱(桶)整体应防液体渗漏,应便于清洗和消毒。

(2)周转箱(桶)整体为淡黄,颜色应符合 GB/T 3181 中 Y06 的要求。箱体侧面或桶身明显处应印(喷)制警示标志和警告语。

(3)周转箱外观要求:①周转箱整体装配密闭,箱体与箱盖能牢固扣紧,扣紧后不分离。②表面光滑平整,完整无裂损,没有明显凹陷,边缘及提手无毛刺。③周转箱的箱底和顶部有配合牙槽,具有防滑功能。

(4)周转箱按其外形尺寸分类,推荐尺寸:长度为 600 mm,宽度为 400 mm,高度 300～400 mm。

(5)周转箱物理机械性能应符合规定。

(6)周转桶应参照周转箱性能要求制造。

(三)标志和警告语

(1)警示标志的形式为直角菱形,警告语应与警示标志组合使用。

(2)警示标志的颜色和规格应符合规定。

(3)带有警告语的警示标志的底色为包装袋和容器的背景色,边框和警告语的颜色均为黑色,长宽比为 2∶1,其中宽度与警示标志的高度相同。

(4)警示标志和警告语的印刷质量要求油墨均匀;图案、文字清晰、完整;套印准确,套印误差应不大于 1 mm。

三、医疗废物的转运、暂存及交接

(一)内部转运

(1)运送人员每天从产生科室收集的医疗废物达到专用包装物和利器盒的 3/4 左右体积时应当封闭转移,医疗废物产生的科室应当进行医疗废物登记。

(2)运送人员在运送医疗废物前,应当检查包装物或者容器的标签及封口是否符合要求,不得将不符合要求的医疗废物运送至暂时贮存地点。

(3)运送人员在运送医疗废物时,应当防止造成包装物或容器破损和医疗废物的流失、泄漏和扩散,并防止医疗废物直接接触身体。

(4)运送人员按照确定的内部运送时间、路线,使用防渗漏、防遗撒的、易于装卸和清洁的专用运送工具,与有关科室完成医疗废物移交与接受手续后,将科室移交的医疗废物封闭转移至暂时贮存场所暂存,禁止在运送过程中丢弃医疗废物。

(5)运送工具每天转运医疗废物后,应在指定的地点及时消毒和清洁。

(二)暂存

(1)医疗卫生机构建立的医疗废物暂时贮存设施、设备应当达到以下要求:①远离医疗区、食品加工区、人员活动区和生活垃圾存放场所,方便医疗废物运送人员及运送工具、车辆的出入。②有严密的封闭措施,设专(兼)职人员管理,防止非工作人员接触医疗废物。③有防鼠、防蚊蝇、防蟑螂的安全措施。④防止渗漏和雨水冲刷。⑤易于清洁和消毒。⑥避免阳光直射。⑦设有明显的医疗废物警示标识和"禁止吸烟、饮食"的警示标识。

(2)医疗卫生机构应当建立医疗废物的暂时贮存设施、设备,不得露天存放医疗废物;医疗废物暂时贮存的时间不得超过2天。

(三)交接

(1)医疗卫生机构应当根据就近集中处置的原则,及时将医疗废物交由医疗废物集中处置单位处置。

(2)医疗卫生机构应当将医疗废物交由取得县级以上人民政府环境保护行政主管部门许可的医疗废物集中处置单位处置,依照危险废物转移联单制度填写和保存转移联单。

(3)医疗卫生机构应当对医疗废物进行登记,登记内容应当包括医疗废物的来源、种类、重量或者数量、交接时间、最终去向及经办人签名等项目。登记资料至少保存3年。

(4)医疗废物转交出去后,应当对暂时贮存地点、设施及时进行清洁和消毒处理。

(李增元)

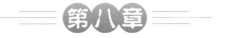

第八章 医院环境和卫生保护管理

第一节 医院环境卫生管理

一、医院环境卫生管理的作用

(一)环境卫生管理是医院管理的重要组成部分

随着人们物质生活水平的提高,对公共医疗场所的室内环境设计也提出了新的要求,传统医院仅把患者当作"失灵的机器"施以手术和救治的观念已经落伍。患者就医除了考虑先进的医学装备和高超的医疗技术外,还要求环境舒适并得到心理上的关怀。医院环境卫生管理是医院管理的重要组成部分,同时又是对医院整体空间的开发利用,它还是贯穿于医院建筑的理念在微观层次的深化与延伸。医院环境卫生管理作为内在力量、在与医院整体环境的水乳交融中,通过人的管理行为和活动赋予医院各项硬件设施更大的价值。

(二)环境卫生管理是创造人性化就医环境的要求

环境卫生在患者的健康恢复过程中具有重要作用,亲和、舒适的环境可以克服患者的无助感和给人以自信;整洁干净、井井有条的环境可以减少患者、亲友和医务人员的不便,愉悦身处其中的人们,使医务人员和先进的设施为患者提供更多的服务。而现代医学研究表明,患者的心理活动对病情有相当大的辅助作用,提供一个舒适温馨的环境有利于患者舒缓紧张心理,增强信心,从而促进治疗的效果。

(三)环境卫生管理是医院设施可持续发展的需要

众所周知,随着医疗技术的不断进步,以及医疗器械的层出不穷,医院建筑设施必须具有可变性,也就是可持续发展的医疗空间。但是另一方面,医疗技术的发展是持续而难以预见的,医院建筑更不可能重新建造。一所医院的设计建设,都是在当时当地的医疗需求、医疗技术、医院管理、建筑技术的具体条件下完成的,在当时是适用的。随着时间的推移,相对于日新月异的医学科学的发展来说,医院建筑的滞后是无法避免的。由于医疗科学技术的进步与原有医院建筑不相适应所产生的矛盾,使得几乎所有的医院建成之后都会进入到一个不间断的改建扩建过程。而通过环境卫生管理能够延伸医疗建筑的功能,使医院设施实现可持续发展。

二、医院环境卫生管理的要点

(一)医院环境卫生管理要有机地结合

到医院经营管理之中,医院发展离不开对环境卫生的重视,倡导环境卫生建设,建立和完善衡量环境卫生业绩的统计指标、考核机制和奖惩制度,大力推进环境卫生的结构调整,促进环境卫生高新科技的应用和落实,提升医院环境卫生管理的质量、效益和水平。必须建立一个健全而有效的适合于医院环境管理的组织体系,医院领导要统一思想,加强组织领导力度,确保医院环境卫生管理工作的深入开展。同时各部门要密切配合,医务、院务、护理各部门要密切配合,紧密联系,落实到科室,加强对全院工作人员环境卫生意识的教育,使医院环境卫生工作人人参与,最大限度提升管理效果。

(二)健全医院环境卫生工作的各项管理制度

做好医院卫生管理工作,要依据国家颁布的有关法规,结合医院内具体情况制定医院环境卫生学的各项标准,并落实到科室。组织、加强医院环境卫生知识的宣传和医院环境卫生管理规划的实施,不断提高医院环境卫生质量,为患者创造良好的就医环境,不断提高医疗、护理、康复质量。医院有关部门要认真制定防止有害物质对医院环境污染的各项措施,减少医院感染的发生,从而保证患者、工作人员及社会人群的健康。要对全院工作人员的卫生防护及环境进行定期的监测,制定措施,并详细登记。应该做到规章制度上墙、职责条款人人熟记、定期组织学习考核。同时,建立环境卫生保护反馈机制,应用局域网等信息化手段,形成快速反应机制,加强环境卫生保护效率。

(三)掌握好医院环境卫生工作的规律和特点

应该认识到,医院的服务对象主要是患者,所有管理行为都要致力于构建"以人为本、以患者为中心"的医疗环境。为了保持医院内环境卫生,重点部位一定要由专人负责,每天定时清扫,定期对医院环境中易受病原微生物污染的地段进行消毒处理。对于室内环境来说,要保持室内环境的清洁,建立医院的微小气候。良好的微小气候可使人体中枢神经系统处于正常状态,以提高机体各系统的生理功能,增强机体抵抗力,防止医院感染的发生和流行。定期对病房、门诊、治疗室、换药室、处置室等室内的空气、环境、器械物品等进行致病微生物检测,并对消毒后效果进行检查。工作人员都必须有工作前后洗手的良好卫生习惯。

(四)加强环境卫生监测

加强对医院重点科室及重点部门的室内空气,物体表面,使用中的消毒液、无菌器械保存液、无菌物品、灭菌器、透析液及透析用水、紫外线灯照射强度等的监测。加大对消毒药物器械的管理及审核力度,定期监测检查。提高医务人员对消毒剂的认识,准确配制,使用前或配制后用试纸法检测浓度,并严格规定使用期限,做到现配现用、按时更换。由于化学消毒剂多不稳定,对皮肤黏膜有刺激性,浸泡后器械需用无菌蒸馏水冲洗,使用过程中要求对其浓度进行检测。鉴于化学消毒剂对环境可造成污染、费用高等原因,建议尽量减少使用,可以改用效果最可靠的热力灭菌法。制定医院手卫生制度,取消固体肥皂,改为液体肥皂,在医院感染重点部门推广使用快速手消毒剂,加大手卫生培训力度,提高医务人员操作前后洗手和手消毒的依从性。

(李增元)

第二节 医院绿化美化管理

一、医院绿化美化原则

（一）合理布局、系统结合

医院的绿化规划要纳入医院总平面布局中，做到全面规划、合理布局，形成点、线、面相结合，自成系统的绿化布局，使其充分发挥绿地的卫生防护和美化环境的作用。所谓"点"主要是门诊大楼前绿化；"线"则是医院内道路；"面"即医院中治疗区和生活区。三者有机地结合，才能更好地起到绿化、美化和净化的作用。

（二）把握特点进行布局

根据各个医院的特点进行布局。医院绿化应根据各院的规模、所处的环境、布置风格来进行合理布局，一般医院的建筑密度都较大，绿化用地有限。因此可想方设法地发展垂直绿化、多布置藤本植物，立体地扩大覆盖率，并丰富绿化层次和景观。

（三）设置必须与建筑相协调

在医院中设置景观、景点时，必须要考虑到医院的建筑规模及建筑特征，使所设置的景观能同医院建筑融为一体，起到点缀、陪衬作用，如设置花坛、喷泉及体现本院特点的雕塑等，都必须认真考虑与医院建筑的协调统一。

二、医院绿化美化规划管理

医院绿化需要系统规划，合理配置才能真正达到效果。在一些医院的外环境场地设计中对于绿化美化规划做得不细致，对树种的选择和具体位置很少做仔细的斟酌，使得绿化规划在外环境景观布置中起的重要作用微乎其微。

绿化规划在整体环境中起着举足轻重的作用。在配置植物时，要对医院整体外环境进行综合分析，绿化的季节变化、结构层次、花草配置、植物习性特点等都要做充分的考虑。一般植被主要分为乔木、灌木、草等几类，乔木形体高大，有较明显的主干，分支点较高，枝叶茂密。在设置时不要将乔木随意栽植，要远离建筑物，使室内光照充足，视线通透，不影响患者的视野，反之，就有可能造成患者心理压抑，并且使外环境的整体绿化不和谐。

设置时可以作为单一的景观树，也可成排成列作为行道树，整齐而有韵律。给人以一种气势宏大、壮美的感觉。灌木比较矮小丛生，无明显的主干，分支点较低，枝叶茂盛，适合小空间的绿化配置，在建筑群间或建筑物的前庭小空间可以与其他花草树木搭配栽植。例如，小灌木与色彩斑斓的花卉搭配栽植，使空间比例适度、尺度宜人、整齐有序，既丰富空间又美化了环境。在道路两边做矮墙或绿篱组织限定各种流线，引导人流行进，而不会阻碍人的视觉通透。园区内可设置一些高度适宜、连续栽植的小灌木丛作为树墙分割空间、划分区域，在空间上起到一定的围合作用，动静分离，增加了私密性，柔化了实体墙围合的封闭感、僵硬感。身在其中，视线通透、心情舒畅，缓解了患者烦躁的心理，对患者的身体康复带来一定的帮助。

医院外环境中的绿化布置主要分为自然式、规则式和混合式三大类。

（一）自然式

强调从植物配置到绿化空间组织、地形的处理都以自然的手法来组织，形成一种连续的自然景观组合。植物配置，一方面讲究树木花卉的四季生态，讲究植物的自然形象与建筑、山水的配合关系；另一方面则追求大的空间内容与色彩变化，强调地块的景观效果。布局手法，注重植物层次、地形和色彩的运用，形成变化较多的景观轮廓与层次，表现不同的个性，整体景观表现"柔"性。

（二）规则式

注重装饰性的景观效果，注重连续性，对景观的组织强调动态和秩序的变化，植物配置成规则的布局方式，常绿植物、乔木、灌木与花卉的交替作用，形成段落式、层次式、色彩式的组合，气氛显得典雅宏大。植物的高低层次组合，使规则的绿化景观效果对比鲜明，色彩的搭配更为醒目，追求整体的呼应关系，景观表现出"刚"性的秩序感。这种绿化环境给人以井然有序、整洁、明晰的感觉。

（三）混合式

注重绿化景观点的秩序组成，在点的变化中寻求多样的统一，在变化中把各种构成要素充分展现出来，在绿化的平面布局和空间层次上不强调景观的连续性，而更注重个性的变化。

绿化设计中植被的选择，植物的生长是一个动态的过程，为了使绿化环境四季常青，应将常绿树与落叶树、生长期长的树和生长期短的树配合设置，以使外环境的绿化效果有连续性。同时要考虑植物的生长特点和以后的发展状况，例如，在建筑的南面和西面可以种植一些落叶阔叶树，在冬季树叶落了，不影响室内的采光和视线，在夏季枝叶繁茂可以遮阳，减少阳光辐射。另外，对于需要封闭、隔离的用房（如实验动物用房、太平间等），除了距离上给予保证外，也常以茂密的树木加以遮挡。在医院建筑外环境设计中特别要注意的是有一些特殊的树种和花卉的选择，尽量不要选择对患者的呼吸产生变态反应的花卉和树种，以免对患者的康复产生不利影响，例如，每年春季随风飘舞的法国梧桐的花絮，对哮喘患者的影响较大。

（李增元）

第三节　医院污水管理

做好医院污水管理，首先一定要认识到医院污水处理对于一个医院的重要性，更需要对医院污水有一个深刻的了解。

一、医院污水的性质

医院污水中含有大量的病原细菌、病毒和化学药剂，具有空间污染、急性传染和潜伏性传染的特征。如果含有病原微生物的医院污水，不经过消毒处理排放进入城市下水管道或环境，往往会造成水的污染，引发各种疾病及传染病，严重危害人们的身体健康。"SARS"的暴发流行曾暴露出我国现行医院污水处理方面的诸多问题，是对现有医院污水处理的技术水平及其设施的一种严重考验，同时也对医院污水的无害化处理技术及设施提出了更高的、更迫切的要求。

二、医院污水处理的原则

(一)全过程控制原则

对医院污水的产生、处理、排放的全过程进行控制。

(二)减量化原则

严格医院内部卫生安全管理体系,在污水和污染物发生源处进行严格控制和分离,医院内生活污水与病区污水分别收集,即源头控制、清污分流。严禁将医院的污水和污物随意弃置排入下水道。

(三)就地处理原则

为防止医院污水输送过程中的污染与危害,在医院必须就地处理。

(四)分类指导原则

根据医院的规模、污水排放去向和地区差异对医院污水处理进行分类指导。

(五)达标与风险控制相结合原则

全面考虑传染病医院污水达标排放的基本要求,同时加强风险控制意识,从工艺技术、工程建设和监督管理等方面提高应对突发事件的能力。

(六)生态安全原则

有效去除污水中的有毒有害物质,减少处理过程中消毒副产物的产生和控制出水中过高余氯,保护生态环境安全。

三、医院污水处理标准

我国医院污水现执行《污水综合排放标准(GB 8978-1996)》,根据这一标准我国现有医院的污水处理设施建设普遍遵循原有的《医院污水处理设计规范》,根据排入水体的不同基本沿用以下两种方式:①在有城市下水道的区域范围内,投加液氯次氯酸钠、臭氧等进行消毒后直接排入市政下水道;②经过适当的生化处理和消毒符合排放标准后排入自然水体。现行标准将医院污水按其受纳水体不同的使用功能等规定了相应的粪大肠埃希菌群数和余氯标准,但是对COD、SS等理化指标无特别要求,只需达到要求相对较低的其他排污单位标准即可。

现有医院污水处理工艺存在的主要问题:①悬浮物浓度高、影响消毒效果;②水质波动大,消毒剂投加量难以控制;③消毒副产物产生量大,影响生态环境安全;④余氯标准无上限,过多余氯危害生态安全。

四、医院污水管理对策

首先,医用废弃物的收集、分类和消毒较难严格执行,医院从功能上虽然分为传染病医院和非传染病医院,但传染病的初期诊断大都是在普通医院进行的。据统计,传染病医院收容的患者中 70% 以上是经综合医院确诊后转来的,并且大多数综合医院设有肠道、肝炎门诊及传染病房,其污水中致病菌、病毒的危害性远大于生活污水。所以,必须严格对医院污水进行单独处理。

其次,我国的城市排水系统普及率和城市污水集中处理率低,直接或间接排入人们生活环境的医院污水比例高,且大部分污水处理厂没有对污泥进行厌氧消化处理,存在巨大的污染环境的风险。

另外,现有的医院污水处理设计规范,将传染病医院(包括带传染病房的综合医院)污水处理与一般普通医院同等对待,没有进行特别的区分,并且提出的控制要求不高,特别是对于出水排入城市下水道的传染病医院(包括带传染病房的综合医院),风险控制意识不强,单纯消毒对传染病医院污水的生物学指标的达标保障率较低。

因此,应该按照以下原则考虑医院污水的处理问题:①根据医院性质和污水排放去向,对医院污水的处理进行分类指导;②强化对传染病医院(包括带传染病房的综合医院)的含病原体污水污物的控制;③在保证对含传染病病原体污水消毒效果的同时,兼顾生态环境安全,加强污水中悬浮物、有机物和氨氮的去除效果,减少消毒剂的过量投加;④防止医院污水处理过程中病原体在不同介质中转移,避免造成二次污染。在处理污水的同时应对其产生的废气、污泥进行控制和做无害化处理。

（李增元）

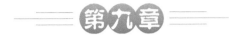

第九章 医用织物洗涤消毒管理

第一节 医用织物的分类

一、按使用对象分类

根据医用织物使用对象的不同,可按下列分类:患者使用的医用织物和医务人员使用的医用织物;同时,也可分为成人用织物和婴幼儿用织物。

二、按用途分类

根据医用织物使用用途的不同,可按下列分类:直接接触皮肤的织物和非直接接触皮肤的织物。其中,患者和医务人员使用的医用织物多属直接接触皮肤的织物,如患者使用的衣物、床单、被罩、枕套,工作人员使用的工作服/帽、手术衣、手术铺单等;医疗机构公共区域使用的织物(包括病房用织物和其他公共区域织物)多属非直接接触皮肤的织物,如病区的病床隔帘、窗帘及环境清洁使用的布巾、地巾(包括可拆卸式地拖地巾/拖把头)等。

三、按感染控制要求分类

医用织物可分使用后医用织物和清洁织物。根据医用织物使用后生物污染风险不同,在美国 HLAC 发布的《医疗保健机构处理可重复使用织物的评审认证标准》中,按生物污染风险防控和普遍预防的原则,将使用后医用织物均称为污染织物;洗涤消毒后的医用织物称为清洁织物;而在英国《健康与社会保健的织物清洁消毒:管理和规定手册》和我国卫生行业标准《医院医用织物洗涤消毒技术规范》中,将使用后医用织物分为肮脏织物和感染性织物两类。

四、按洗涤处理分类

根据医用织物使用后洗涤(消毒)工艺需求不同,可按下列分类:耐热织物和不耐热织物。基于对新生儿、婴儿的特殊保护和洗涤工艺的需要,也可将新生儿、婴儿用织物作专门分类。

(李增元)

第二节　医用织物洗涤程序与方法

一、洗涤程序阶段的划分

(一)洗涤过程中的洗涤程序

可分为洗前处理、主洗去污、洗涤辅助、洗涤后处理、洗涤效果处理、洗涤脱水等六个阶段。其中水洗消毒包括:清洗、中和、消毒、脱水、干燥等程序。

第一阶段:洗涤前处理阶段即冲洗与预洗。是利用水和机械作用去除织物上部分水溶性污垢(易脱离织物的)的过程。

第二阶段:主洗去污阶段即主洗与漂白(消毒)。此阶段加入一定量的洗涤剂,通过洗涤剂的润湿、增溶、乳化、悬浮、分散及溶解等作用达到去除污渍的目的。其中漂白(消毒)过程,是通过氯化物或过氧化物的氧化作用破坏织物纤维色素分子及杀菌,从而达到漂白消毒的目的。

第三阶段:洗涤辅助阶段即投水与脱水。通过投水与中速脱水,可使织物中残留的洗涤剂和含污垢的洗液向水中扩散,并随水排出。

第四阶段:洗涤后处理阶段即中和过酸。利用中和作用,使织物中残留的碱得到中和(如残氯),对织物的 pH 进行调整。

第五阶段:洗涤效果处理阶段即柔软或增白(必要时)。通过加入柔软剂或增白剂,使柔软剂或增白剂吸附在织物表层并进入纤维内部,以提高织物的润滑性和白度,防止静电;同时上浆,使浆粉吸附在织物上,达到织物挺括目的。

第六阶段:洗涤脱水阶段即脱水与出机。利用洗衣机滚筒的高速运转,产生离心力使含在织物中的水分被甩出(脱水)而利于干燥。

由以上这六个阶段完成洗涤的全过程。

对洗涤阶段的说明:冲洗与预洗是为主洗作准备的,也称为洗涤前处理阶段;主洗是洗涤核心,去污阶段的第一个过程,可称为系统机械力运行阶段。通过水的冲击力、洗涤剂、机械作用力及适当的水温,在一定的洗涤时间下来完成物理和化学作用,以去除吸附在织物上的绝大部分污垢,还有小部分色素类污垢则需要进入核心去污阶段的第二过程,通过漂白来完成。漂白过程是利用化学制剂的氧化作用或还原作用,将织物上主洗过程中未能被彻底去掉的可氧化或还原类污垢去除的过程,以使白色织物具有良好的白度。完成主洗和漂白后,织物上存在着浓度较高的洗涤剂和氧化剂的残液,需要进行投水以使织物中含有的残液迅速脱离织物,在第一遍投水后需设定一个中速脱水,以使残液脱离织物,可节省一次投水次数,而达到节约用水的目的。投水和中速脱水后需要进入中和处理阶段,中和过酸阶段的目的是中和织物中残留的碱和残氯,以使织物更加艳丽。然后再根据被洗织物的使用要求进行洗涤效果处理,即柔软或上浆或增白处理。上述程序完成后要进行高速脱水,脱水完成后就完成了洗涤的全过程。

(二)对洗涤程序各环节的具体要求

1.冲洗与预洗

预洗是为主洗(去污阶段)做准备和提供有利条件的必要环节过程,由于水的表面张力作用和污垢的去除规律,只用水并不能润湿大部分的污垢,可针对一些特别重垢的织物,在预洗过程中加入一些专用的渗透剂来加强对某些污垢的润湿,可为主洗阶段去污提供有利条件以改进去污效果。

待洗织物在洗涤之前可在清水槽中浸泡几分钟,使其表面的灰尘、汗渍溶入水中,可节约洗涤时的洗涤剂用量;同时还能促使待洗织物被水充分浸透,其纤维间的污垢易溶于水,提高洗涤效果。医用织物若带血迹或排泄物,应在洗涤前单独浸泡,以免相互染色。

具体做法如下:①可加入含溶剂的预洗溶剂作预洗,一般主洗用洗涤剂不含溶剂,对溶剂性污垢不起作用,若洗涤后再处理这类污垢,既浪费人力、物力,又影响效率,因为蛋白类污渍经过高温后更难去除。②预洗阶段选择低温(不超过 40 ℃,可冷、热水同时投进)、高水位,洗涤时间一般为 2～3 分钟。

高水位是指水洗机滚筒底部到水面 29～38 cm,由于水容量较大,在洗涤时被洗织物易浮于水面,所以其机械作用力较小。

因预洗阶段选择的是低温、高水位,所以此洗涤阶段可节约热源。

2.主洗与漂白

由于污垢在织物上存在形式的复杂性及多样性,要去除附着在织物上的污垢是极其复杂的,洗涤的目的是去除污垢,主洗是洗涤过程的核心部分,在这个过程中水是介质,通过洗涤剂的物理化学作用及水的温度和洗涤时间等要素的密切配合,使之达到一个相对理想的去污环境。主洗阶段一般选择高温(70～90 ℃)或中温(40～60 ℃)和低水位方式进行洗涤。

(1)洗涤剂:在主洗环节过程中,合成洗涤剂的去污首先通过洗涤剂的润湿作用,降低和削弱污垢与织物之间的引力,使吸附强度减弱,在水的冲动作用下脱落,又由于合成洗涤剂所具有的扩散、溶解膨胀作用,使固体污垢溶解、软化,在水的冲击力作用下脱落,油基污垢受合成洗涤剂润湿、软化、分解及增溶等作用而悬浮于洗液中。这些脱落的污垢受到合成洗涤剂的乳化作用及抗沉积作用而悬于洗涤中,随洗液排放出去。

(2)机械力:被洗织物在静止中的浸泡,不可能达到去污的目的,如果打破这种静止,浸泡就变成动态洗涤,也就是机械力的作用。在洗涤过程中施以一定的机械力使洗涤剂强化扩散,洗衣机滚筒转动而产生机械推动力,导致洗涤冲击力的产生,也导致织物之间推动力和挤压力的产生,这些作用都能加速洗液与织物之间产生相对运动,使织物上的泥垢迅速脱离并扩散到洗液中。那么机械力越大、洗涤时间越长是否有利于织物洗涤呢?答案是否定的。第一会增加织物的磨损程度且缩短织物的使用寿命;第二会使污垢返回织物纤维,形成人为的污垢二次沉积,而降低了洗涤效果。

机械力的另一个问题是洗衣机的装载量与洗涤效果的关系。洗衣机有一定的技术参数、设计容量和额定容量,一般设计容量高于额定容量 10％～15％ 以上。进口设备的额定容量是 200 磅(90.7 kg),国产设备是 90 kg 等,在额定装载量下洗涤机械作用力适中,织物磨损程度较小,在时间一定的情况下,如果洗衣机洗涤的织物低于额定装载量,那么机械力就会过大,会造成织物磨损和污垢再沉积的程度增大。如果织物超过洗衣机的额定装载量,就会削弱洗衣机的机械作用力,不利于去污,同时增加了洗衣机各传动部位的负荷,减少洗衣机的使用寿命。但是,对于极重污的织物洗涤,则需要将洗衣机织物装载量设定为低于 20％ 的额定容量,以保证洗涤效果。

(3)温度:一定的温度可以加速物质分子的热运动,提高反应速度,温度对于去污作用有相当的影响作用。温度升高会使洗涤剂容易溶解,渗透力加强,使水分子运动加快,会使固体脂肪类污垢易溶解,液体脂肪更易于去除,温度每上升10℃,反应速度将加倍。因此,在不损伤织物的情况下,尽可能使用常温的上限(但应考虑洗涤剂的使用温度)。

合成洗涤剂都含有一定比例的表面活性剂(用于去污),为使其发挥良好作用,除用量合理,还应注意使用温度。阳离子表面活性剂适用于低温(40℃以下);阴离子表面活性剂适用于高温。通用洗衣粉、强力洗衣粉、非离子表面活性剂适用于中温(40~60℃,60℃以下)。掌握好洗涤剂合理的最佳使用温度,根据织物的物理化学特性而选择温度(如纯棉织物耐温高,化纤织物不耐高温最好控制在50℃以下),可提高洗涤剂的利用率及去污最佳效果。

污垢有一定的承受温度和一定的最佳去除温度。在温度高于其承受就会加速其变化,致使去污难度增大,如蛋白质类污垢(血迹等)在过高的温度(如60℃以上),会引起蛋白质凝固而难以去除。又如,织物上的油性污垢,洗涤温度过低(如40℃),则去除油污效果不大。然而,一般情况下,洗涤温度越高(如80℃以上)去污效果越好。

(4)时间:任何物理化学反应都需要一个适当的时间,洗涤程序也包含着多个物理化学反应的过程,同样也需要一定的作用时间,以求物理、化学反应达到要求,取得最佳洗涤效果。也就是说洗涤时间与织物的去污率直接有关,如其他条件都具备但洗涤时间过短,也会影响去污率;而洗涤时间过长,去污虽然达到了,但会既浪费时间和能源又会增加织物磨损率。确定主洗时间应考虑:①被洗织物的结构、性能、染色牢度等,包括织物的新旧程度及色牢度;②洗涤剂的性能对于主洗去污效率和速度具有一定的决定作用,优质的洗涤剂去污率高,去污速度较快,若选用较强碱性洗涤剂则应尽量减少洗涤时间,以避免对织物受损;③污垢的程度,是轻污还是重污?对于一般污渍经过一定的洗涤时间就可去除,但对回洗织物则应适当延长洗涤时间;④装载量问题,有一种错误观点认为,同一类污垢织物在同一类型洗衣机洗涤,若装机容量90%与75%相比,由于前者织物比后者多,只要延长洗涤时间和多投放洗涤剂,就可达到同样的洗涤效果,这种想法是不科学的!因为未考虑超载而影响洗涤的机械力,即使多放洗涤剂,再延长洗涤时间效果也不会达到很好的效果,只会浪费原料与时间。

(5)漂白。①使用氯漂漂白的条件:目前宾馆、饭店、铁路、医疗机构所使用的床单、毛巾、台布、餐巾等绝大部分是纯棉白色的织物,使用氯漂剂对织物漂白时,氯漂可对氧化性污垢产生较强的氧化作用实现色素的去除,但也会对织物本身产生氧化作用,每一次织物在漂白过程中都会受到一次潜在的损伤,织物经多次漂洗会造成织物纤维牢度下降并最后造成破损。为了延长织物的使用寿命,选择制定合理的漂白工艺,严格控制漂白的温度、时间和漂液的浓度及pH是十分必要的。被洗涤织物如毛巾、床单、台布等经过洗涤过程中的冲洗,预洗和主洗过程中如程序正确、加料合理,水溶性污垢、油溶性污垢和某些固体类污垢等一般都可以去除,但对一些色素类污垢,或有些只能通过氧化和还原作用才能去除的污垢常规的洗涤是去除不掉的,所以必须在洗涤过程中设置漂白程序方可达到污垢全部去除的目的。②漂白的目的:在洗涤过程中的漂白目的主要有两个。第一,去除织物上残留的需经过氧化作用或还原作用方可去除的污垢,使其达到织物本身的原有色泽;第二,对白色织物及带颜色织物提高白度和亮度,使带颜色织物色泽更加艳丽。③漂白的原理:漂白是利用一定数量的氧化剂或还原剂在一定的使用条件下产生氧化反应或还原反应,使被漂白织物上的一些能被氧化或还原的色素残留物等污垢被去除的过程。氧化漂白:色素、色斑是一种极其复杂的有机质,当接触氧化剂时(氯漂或氧漂)会发生氧化作用,直接或间接产生出新生态氧,这种氧可以破坏色素而达到漂白的目的。还原作用:当色素、色斑等污垢遇到还原剂,发生化学还原反应产生新生态氢,使色素还原或生成隐色体化合物而达到去除色素的作用。

在漂洗过程中是对织物整体处理,为避免漂白剂对被洗织物损伤,应对漂液的浓度、pH 及漂白温度和时间进行严格合理地制定。

3.投洗与脱水

(1)投洗:投洗是指在洗涤程序中主洗及漂白后需要对织物进行投水清洗。投洗的目的是通过机械作用力产生水的冲击力,使织物之间产生挤压及摩擦力,使水在其纤维间和纤维内的运动加快,有利于使织物内与污垢混合的洗涤剂排出,提高投水的效率。投洗一般采用高水位方式,投水的次数要根据织物的特性及使用洗涤剂的种类而定。纯棉织物吸水性能良好,一般情况下应选择三遍以上的过水程序;毛巾织物比床单类织物和天然纤维的吸水性能相对要好,其设定投洗次数要多一遍。在选择投洗温度时,应在低温下进行,一般最后一次投水的水温在 30 ℃以下。

(2)脱水:在主洗和漂洗后,一般设定一个中速脱水程序以减少织物中残留的洗涤剂。合理的选择中速脱水的时机是至关重要的。这是因为主洗后,被洗织物因洗涤剂的作用,污垢脱落溶于水中随主洗排液,虽大部分已排出洗衣滚筒,但织物的含水量中仍有脱落污垢的存在,如这时进行中脱就会使污垢附着在织物表面或渗透到纤维内部;如果我们先进行投洗,会将残存污垢继续向水中扩散,这既是主洗的延续又可稀释洗涤污水的浓度,经过这次投洗后再进行中速脱水投洗,从而防止了污垢的再沉积,可避免织物发灰,同时可达到节约用水的目的。

(3)注意的问题:主洗程序中的投水、脱水是保证洗涤成果、保证质量高标准的关键环节过程。由于脱水是排出机内"液位水"的过程,而吸附在织物纤维内部的带有洗涤剂污垢分子的污染水是排不出去的,所以在"脱水"过程中应利用织物本身重量提升或下降的冲击力,尽可能将污水排出的彻底一点,而不能提前结束排水,以防污水残留过多,清洁水加入过少,而形成投水排出不净的后果。经过实践经验证明,洗衣机投水最高水位所需耗水量为 500 kg,织物吸附的水分为 240 kg(指 100 kg 洗衣机装入 80 kg 干衣计算)是排不出的,在投水时所加入的清洁水只有 260 kg,它与含在织物内的 240 kg 水的比例大约为 1:1,水质本身含碱量标准值为 0.04 mg/L+投水最低值 0.035=0.075 mg/L,可得出如下结论:在中污(含碱量 0.3%浓度)情况下投水 3 遍后仍大于 0.04 标准值,因此要加入中和酸,国际织物洗涤规定是 4 次投水后第 5 次投水才加入中和酸。一般在 3 次投水中,第 2 遍投水时应脱水 1 次,纯棉织物为高脱 2~3 分钟,混纺织物应中脱 2~3 分钟。

4.过酸中和

在洗涤过程中尽管采用多次投水,但织物中仍会残留一些碱和氯(使用氯漂漂白后),残碱和残氯在织物上残留会影响织物的白度和颜色的鲜艳度,如在洗涤程序中加入过酸中和程序则会解决这些问题。具体要求是在投水最后一遍一定要加入中和酸。医用织物洗涤后最佳标准是呈弱酸性(pH 为 5.8~6.5)。

(1)中和过酸的作用:①可中和织物上的残留碱;②中和织物上的残留氯;③有助于去除织物上的铁锈;④调节织物上的 pH,使织物如毛巾、床单等的 pH 呈中性(接近人体的 pH,人体皮肤pH 是微酸性,在 5.5~6.5 之间),使台布、餐巾 pH 呈 5.5~6.5 利于上浆;⑤节水,由于酸的作用可减少一次投水,即保证洗涤效果又可节约用水。

(2)酸剂的合理使用:合理的使用酸剂可达到中和过酸效果,应选择低水位方式在洗涤的最后一道程序中加入酸剂(可与柔软剂或浆粉同时加入)。洗涤过程中要合理使用酸剂用量,一般情况下过酸浓度为 0.1%~0.2%,具体用量以洗后织物 pH 的所测数据来合理使用。如过量使用会产生不良效果:①对棉麻纤维造成损伤,使纤维牢度下降,减少棉织品的使用次数;②过量的酸会对洗涤设备造成腐蚀;③对皮肤有一定的伤害。在洗涤过程中过酸时间一般为 4~5 分钟,温度为 30~40 ℃。

5.柔软和增白

织物经洗涤后可去除污垢,达到清洁的效果,但洗后织物往往手感粗糙,如纯棉或棉涤混纺毛巾、床单使用时会使皮肤感到不舒适;合成织物纤维由于绝缘性高、摩擦系数大,使用时易产生静电。为此,织物在洗涤程序中加入柔软处理可解决上述问题。

(1)柔软剂的使用:为了提高织物的柔软性,减少副作用,一般采用不同结构、不同类型的表面活性剂进行复配,还要根据不同的织物纤维材质、不同的色泽而采用不同的配方,一般市场上销售和使用最多的柔软剂是各种阳离子表面活性剂的复配物。

(2)使用柔软剂的注意事项:有些特殊的织物如婴幼儿用织物等还需加入柔顺剂。恰当地使用柔顺剂,会使洗后织物蓬松、柔软,使人们在穿着时顺滑、舒适,还可消除静电的影响。柔顺剂在弱酸环境下会发挥最佳效果,在操作时应先加入中和酸剂 1~2 分钟后再加入柔顺剂,一般 80 kg 干衣投入 200~400 g,时间 5~8 分钟,温度 40 ℃左右,它要发挥柔软作用必须投水彻底,附着力才高,柔软效果才好;但也不宜加入过多柔顺剂,过多使织物吸水性差,烘干后织物泛黄发灰。加入柔顺剂的衣物需要烘干,以便激活柔顺剂分子的活性,而烘干并不意味着完全干燥,应烘干到 9 成干(织物接缝处有点潮)然后再用冷风烘干 10 分钟,使织物逐渐冷却下来,这样织物才能达到蓬松柔软、吸水性强的特点。

在洗涤程序中加入柔软剂可解决织物的柔软等问题,但如使用不当则会产生一些不良的后果。①对荧光增白剂产生副作用:在洗涤程序中织物增白荧光剂不可与柔软剂同时使用,否则会产生抑制作用,可将柔软剂与荧光增白剂交替使用。②柔软剂不可与阴离子表面活性剂同时使用。在柔软过程中一般加入阳离子柔软剂,在洗涤过程中洗涤剂一般是阴离子表面活性剂,阴离子活性剂在水中离解出阴离子,阳离子柔软剂离解出阳离子,如果同时使用会相互抑制各自的作用。所以,柔软剂不可与洗涤剂同时使用,在最少投洗 2 次以后才可使用柔软剂。③对人体皮肤产生一定的刺激性:有些人对柔软剂敏感,会出现皮肤发痒,所以在加入柔软剂时一定要控制用量,合理地使用。

(3)增白处理:在洗涤过程中如果用含氯型漂白剂,漂白后的织物在亮度上往往不能满足高星级宾馆饭店和医疗机构的高品质要求,尤其是浅色的织物,高档星级宾馆饭店客房、餐厅的棉织品绝大部分使用的是白色和淡黄、米色等。为了使织物的白度及亮度达到高品质要求,在漂白的基础上再对织物进行增白处理会产生理想的效果。

6.脱水与出机

织物洗涤的最后一个阶段是甩干脱水环节,脱水的方式有三种:一种是利用离心式甩干机进行甩干;一种是利用全自动洗脱机进行脱水;还有一种方式是利用压榨机进行压榨脱水。脱水是利用甩干及滚筒高速旋转产生的离心力使滚筒内含水的织物含水量达到烘干与轧平的要求。一般洗涤服务机构使用的带脱水功能的工业洗衣机甩干转数由 500 转/分钟到 900 转/分钟不等。原则上洗脱机转数越高甩干效果越好,含水量越少,经过脱水过程可使织物的含水量下降到 35%~45%,脱水效果与洗涤设备的转数及甩干时间成正比,机器转数越高,甩干时间越长,则织物的含水量越少。织物的含水率还与织物的纤维或成分有关,纯棉织物含水率高,混纺或化纤纤维含水率要低一些,毛巾类比床单类含水量高。含水率还与织物的织造有一定的关系,机织物的平纹组织或斜纹组织含水率相对低一些,而针织物如毛巾类属于纱线成线圈互相串套而成,线圈间的空隙较大含水量较高。脱水时间时要依据织物的特性而选择,如200磅(90.7 kg)水洗机滚筒转数800转/分钟条件下,毛巾的甩干时间可选择8~10分钟为宜;床单、台布、餐巾可选择10~12分钟;化纤织物可选择8分钟为宜。

洗涤棉织品时,棉织物在水中吸收其本身重量3倍的水,脱水时,当水较热时脱水的效率才高。水温高,其表面张力就低,水就不会像低温水那样容易附着在织物表面。棉织物洗涤时注意,最后投水一定要在100 ℉(38 ℃)时脱水率才更高,洗衣操作中,耗能最多的地方是烘干操作,烘干织物水分所耗能源是水加热消耗能源的10倍,所以正确的节能,是把织物中的水分尽可能多的脱去,织物含水量不要超过50%。

二、医用织物的洗涤程序与方法

医用织物的洗涤除满足常规织物洗涤程序外,还应针对医用织物特性进行一些特殊的处理,并按照医院感染控制要求采取卫生隔离措施。

(一)医用织物洗涤(消毒)时应注意的几个问题

(1)值得注意的是,在医用织物洗涤的"中和"环节,最后一次漂洗结束,中和后水的pH应为5.8~6.5,即医用织物洗涤后最佳标准是呈弱酸性。这是因为人体皮肤pH是微酸性的,为5.5~6.5,它能起到抵御细菌的作用,所以投水最后一遍一定要加入中和酸。

(2)对于一些婴幼儿及免疫力低下等特殊患者所使用的织物,在洗涤时应加入适当的柔顺剂,不仅可使洗后织物蓬松、柔软,使患者穿着时顺滑、舒适、不产生静电,并可减少对皮肤的刺激性损伤。

(3)遵循逐步降温的原则。医用织物通常主洗要求温度80 ℃、洗涤时间10分钟,或温度75 ℃、洗涤时间30分钟,有消毒杀菌作用。在没有热水供应的洗衣机上操作,不可直接进入排水程序,原因是任何物质都有"热胀冷缩"的物理性能,织物在洗衣机内80 ℃高温均匀的加热到每个角落,一旦排水后加入20 ℃左右的冷水,会造成纤维的突然遇冷迅速收缩,纯棉织物会将洗涤污液收缩到纤维内,混纺织物会产生大量皱纹死褶,使洗涤无法干净彻底,还可造成洗后织物难以熨烫。正确的方法:主洗程序终了,先将液位开关从"低"调到"高",开启冷却水节门,使冷水进入机内运转2~3分钟,将温度从80 ℃降到60 ℃后再开始排水,采取缓慢、逐步降温的办法,以保证高品质的洗涤质量。

(4)不应与非医用织物混合洗涤(消毒)。

(5)感染性织物宜在预洗环节同时进行消毒处理。针对医用织物消毒,在选择含氯消毒剂等腐蚀性较强的化学消毒剂进行洗涤消毒时,为尽量减少对织物的损害,应预先确定最大可接受水平即适宜的有效浓度。

(6)在洗涤感染性织物时若污染了洗涤设备表面,应立即选用有效消毒剂对其污染的设备舱门及附近区域进行擦拭消毒。

(二)不同医用织物的洗涤程序与方法

1.工作服

白大衣是医院医护人员每天必穿的服装,白大衣的洁白干净整洁程度,可以说是医院精神风貌的体现。一般白大衣领口、袖口较脏,前胸常有药渍。在洗涤白大衣时注意几个方面:①分拣掏兜。医护人员白大衣口袋中经常装有圆珠笔、签字笔、口红、手纸等物品,这些物品一旦混入洗衣机中,将会造成整锅衣物的污染。②为了增加白大衣洗涤摩擦力,衣物装机量不要太满,2/3装量较为合适。③预洗时加入少许强力医用洗衣粉,有助于固体污垢的脱离。④主洗采用40～60℃水温洗涤20分钟后,高温洗涤,漂洗逐步降温以防死褶出现,影响以后整理。⑤白大衣领口、袖口可以用衣领净提前预处理,这样有利于主洗节料,缩短主洗时间。

2.手术服

手术服主要污渍就是血渍和药渍。血渍是一种蛋白质,洗涤时切忌高温,一旦高温血渍就会渗入织物纤维固化变性,从而很难用普通的洗涤方法洗掉。所以手术服的洗涤要注意几个方面:①低温中水位多次预洗直到无血水出现。②加入去血渍洗衣粉,水温不超过60℃洗涤30分钟,然后加入消毒剂高温洗涤。③应将手术服放入容器中,用去血渍洗衣粉水溶液进行浸泡一定时间然后投入正常洗涤。④一旦有血渍固化,只能采用氯漂、氧漂进行氧化脱色,然后中和除铁。

3.病服

病服一般贴身穿着,洗涤后最好过酸中和,然后加入柔顺剂。如果有条件,儿童和成人的病服应该采取分开洗涤的方式。

4.床单和被服

床单和被服主要污渍是人体分泌物、食物油渍、药渍等,洗涤时最好低温到高温分档洗涤,加入一定量的油污乳化剂有助于油渍的去除。值得注意的是,多数医院只对床单、被罩、枕套进行定期洗涤,但枕芯不做处理,存在着交叉感染的风险。

（李增元）

第三节　医用织物洗涤后整理技术

织物洗涤后包括烘干、熨烫、修补和折叠等后整理过程,其中应进行质检(主要需对没洗净带有污渍的织物进行识别,包括洗涤后织物的破损、织物污渍的清除、织物的褪色及其染色等情况),并做好相关工作记录。

一、织物的烘干

织物洗涤后的烘干过程必须在专业烘干机中进行,可分为加热烘干与蒸汽烘干两种方式,医用织物洗涤后不宜采用室外晾干。

烘干机的作用是使洗涤并脱水后的洗涤物进一步降低含水率,最终达到干燥的目的。烘干机的工作原理是通过滚筒的转动,使衣物不停地翻动,并受热使水分蒸发,同时由抽风机将湿空气排出。烘干机主要用于烘干毛巾、浴巾、枕巾、地巾及工作服等。一般情况下床单、枕套、被单等不使用烘干机而使用烫平机。同时,按照不同类型、不同厚度的织物来设置烘干温度、烘干时间、冷却时间。其中一般烘干温度必须低于其敏感温度5～10℃;而对热不敏感的织物可设置较高的烘干温度,一般在70℃,建议上限为80℃。

(一)烘干的注意事项

为保证烘干机的正常运转,在操作使用中应注意以下几点:①纯毛丝织物等易受热收缩变形,不可烘干。②对含有橡胶、塑料、人造革、海绵、金属织物、涂层织物、金属装饰片等织物,不可使用烘干机烘干。③织物中含有溶剂、香蕉水、汽油等溶剂,不可使用烘干机烘干。④不可将不同类型、不同厚度的织物进行混合烘干。⑤衣物被加热烘干后,要停止供热风,需开启冷风对织物进行冷却,一般的织物要降到 30 ℃左右时方可出机。⑥烘干织物时不可装载过多,烘干过厚的织物时,装载量应以机器设计容量的 85％左右为宜,超载会降低工作效率、延长工作时间。⑦易掉绒织物如羊毡、羽绒制品应单独烘干,以防止沾污其他织物,烘干后要及时清理绒毛。⑧油腻是可燃的,织物中残留的油可在烘干机内被点燃,当织物被长时间过度干燥达到高温而未注意降温时尤其如此。⑨织物不可烘的过干,过度的烘干会造成能源浪费,使毛巾等手感发硬,加速棉织物的损坏。⑩上班前要清理过滤器,保持烘干机及周围的环境卫生。

(二)烘干机比容表

织物的烘干温度与机器的容积(比容)是决定织物烘干速度的重要因素。物质的比容与压力和温度有关,在比容不变情况下,其压力和温度成正比关系;比容越小,织物烘干速度越快。

二、织物的熨烫

熨烫是利用织物的湿热定型原理,以适当的温度、湿度和压力等改变织物表面形态而定型。熨烫,实际上就是一次热处理,对织物也能起到消毒杀虫作用,而不易发生虫蛀生霉现象。

织物熨烫有使用烫平机和手工熨斗进行熨烫两种方式。

(一)织物熨烫与检查

一般情况下,大件织物需要使用大型烫平机进行熨烫;小件织物需要使用熨斗进行人工熨烫。织物的熨烫方法应遵照烫平机或熨斗的产品使用说明进行。

烫平机又称熨烫机,主要用于大面积平面织物如床单、被单、台布、窗帘等脱水后的熨烫。可一次烘干和熨平。烫平机的占地面积较大,两端需要一定的工作面积,通常是布置在房间的中央部分,并后接折叠机,附件要设工作台。

熨斗又称电熨斗和蒸汽熨斗,尽管烫平机和压平机有许多类型和多种功能,但手工熨平在任何洗衣房操作中都是不可避免的。熨斗主要用于工作服、手术服等小件织物的熨烫。

在熨烫过程中,操作人员需对织物进行疵点与损伤检查,尤其要检查是否还留有血渍、药渍等污渍;将合格织物与不合格织物分类;对损坏的织物进行后续的修补,若织物上依然有污渍则需重新洗涤。

(二)不同织物材质的安全熨烫温度

织物熨烫是温度、湿度、机械力等因素综合作用的结果,熨烫温度是影响熨烫效果的主要因素。由于各种织物材质的热学性能差异很大,耐热性不同,它们的最佳熨烫温度也不一样。温度过高,织物面料易烫黄、烫焦、变形,甚至熔化;温度过低,达不到熨烫效果。因此,掌握好各类织物材质/面料的安全熨烫温度非常关键。

在蒸汽熨烫过程中蒸汽量、烫板温度、熨烫速度和冷却风量是影响织物熨烫除皱的重要因素。有研究表明,棉和麻织物的安全熨烫温度为 175 ℃以下,涤、丝、纯毛织物的安全熨烫温度为 150 ℃以下;对棉、麻、棉涤织物烫后平整度影响较大的蒸汽量区间为 0～200 g/min,对丝和毛织物烫后平整度影响较大的蒸汽量区间为 0～50 g/min。最优熨烫参数组合:棉、棉涤、麻、丝、毛织物的蒸汽量分别为 200 g/min、180 g/min、189 g/min、42 g/min、39 g/min;5 种织物熨烫速度取 10 mm/s;棉和毛的烫板温度取最低水平 100 ℃;棉和丝的冷却风量取最高水平 50 m³/s。

1.织物的熨烫温度及危险温度

(1)棉织物:棉织物选择的熨烫温度一般为160～180 ℃。棉纤维在105 ℃挥发掉全部水分时,具有可塑性;在绝对干态下,120 ℃逐渐发黄,150 ℃开始分解。

(2)麻纤维织物:麻纤维织物的熨烫温度在100 ℃以下,一般不熨烫。麻纤维在干燥状态下持续加热到130 ℃开始发黄,200 ℃分解。

(3)毛织物:薄呢毛织物的熨烫温度一般约为120 ℃,厚呢毛织物的熨烫温度约200 ℃。毛属于天然蛋白质纤维,在一般干燥情况下,130 ℃开始分解,材质/面料发黄,140～150 ℃发出硫黄气味,250 ℃燃烧,300 ℃炭化。

(4)丝纤维织物:丝纤维织物的熨烫温度一般约为120 ℃。丝纤维一般在110 ℃时无变化,130 ℃逐渐将胶表面分解,170 ℃强力下降,200 ℃时发黄,235 ℃烧焦,280 ℃炭化。

(5)化纤织物:涤纶、棉纶等人造纤维的中厚织物,熨烫温度适宜140～150 ℃;丙纶织物不应超过100 ℃,氯纶织物温度不应超过70 ℃。粘胶纤维织物一般在150 ℃时纤维强度开始下降,260～300 ℃时分解。醋酯纤维织物一般在175 ℃时纤维变形,205 ℃软化,260 ℃时熔融并燃烧。涤纶织物、腈纶织物均具有良好的耐热性能,涤纶织物在150 ℃加热环境中,其纤维还能保持原来强度的50%,230～240 ℃开始软化,260 ℃时开始熔融;腈纶织物在150 ℃热空气中处理20小时后冷却,其强度下降不到5%,220～270 ℃时软化。锦纶织物、维纶织物耐热性差,其熨烫温度均约为100 ℃,锦纶受热后收缩较大,150 ℃时发黄,250 ℃熔化;维纶耐干热但不耐湿热,115 ℃时收缩变形,故宜干烫。丙纶织物纤维100 ℃时收缩,140～150 ℃时软化,160～177 ℃时熔融。氯纶织物纤维60～70 ℃时收缩,在100 ℃沸水中收缩达40%～50%,超过100 ℃会粘成一团,熔点为200～210 ℃。

2.织物熨烫温度的掌握要点

(1)所选择的熨烫温度绝不能超过该织物的分解温度和软化点。

(2)对2种或以上纤维的混纺织物,熨烫温度不高于其中耐温最低纤维的最高温度。

(3)织物(除白色外)均由不同染料染成不同的颜色,而不同的染料对温度有不同的抵抗能力。温度过高对织物颜色的牢度有影响,会出现变黄、变深、颜色变浅、变花。

(4)织物厚薄不同,熨烫时间可长可短,熨烫温度可高可低,原则上厚的织物熨烫温度可适当高一些,熨烫时间也相对长一些;而薄的织物熨烫温度可适当低一些,熨烫时间也相对短一些。

(5)织物熨烫可根据需要选择直接熨烫、垫干布熨烫和垫水布熨烫方式。

(6)织物根据材质不同,在熨烫时采用不同的温度,一般有高温熨烫、中温熨烫和低温熨烫,这三种熨烫的温度是相对固定的,我们可以称三个温度为固定温度或标准温度,这个"标准温度"是根据生产实践和科学方法测定、摸索出来的,低于这个"标准温度",达不到熨烫目的,高于这个"标准温度",则会使纤维织物熔化、分解、炭化以致燃烧。如化纤织物的耐热性一般都比较差,熨烫时要根据各种纤维的耐热性能,掌握好适宜的熨烫温度即"标准温度",以免损坏织物。

(三)织物的手工熨烫

使用手工熨烫的基本方法有推烫、注烫、托烫、侧烫、压烫等。

1.推烫

运用熨斗的推动压力对织物进行熨烫的方法。此方法经常被使用,特别是在小件织物如服装熨烫一开始时,适于服装上需熨烫的部位面积较大,而其表面又只是轻微折皱的情况。

2.注烫

利用熨斗的尖端部位对织物上某些狭小的范围进行熨烫的方法。此方法在熨烫服装纽扣及某些饰品周围时比较有效。操作时,将熨斗后部抬起,使尖部对着需熨烫的部位进行加力。

3.托烫

将需熨烫的织物部位用手或"棉馒头"(一种熨烫工具,用白布包裹棉花制成)或烫台端部托起进行熨烫的方法。此方法对于服装的肩部、胸部、袖部等部位比较有效。操作时,不能将以上部位平放在烫台上,而应用手或"棉馒头"或烫台端部将其托出,结合推烫进行熨烫。

4.侧烫

利用熨斗的侧边对织物局部进行熨烫。此方法对形成服装的筋、裥、缝等部位的熨烫比较有效,而又不影响其他部位。操作时,将熨斗的一个侧面对着需熨烫的部位施力便可。

5.压烫

利用熨斗的重量或加重的压力对织物需熨烫的部位进行往复加压熨烫,有时也称为研磨压烫。此方法对服装上需要一定光泽的部位采用,反之则不能采用。操作时,将熨斗在需熨烫的部位往复加压熨烫便可。

6.焖烫

也是利用熨斗的重量或加重的压力,缓慢地对织物需熨烫的部位进行熨烫。此方法主要针对服装的领、袖、折边等不希望产生强烈的光泽部位比较有效。操作时,对需熨烫的部位重点加压,但不要往复摩擦。

7.悬烫

利用蒸汽产生的力量对织物需熨烫的部位进行熨烫的方法。此方法用于去掉那些不能加压熨烫的服装折皱,如起绒类的服装。但操作时应注意绒毛方向,以保持原绒毛状态为原则。

(四)织物的机器熨烫

1.服装的熨烫

服装的机器熨烫方式通常有平烫和挂烫,有针对服装整体设计的人像熨烫机,也有针对服装局部设计的衣领袖口后整烫机、双肩后整烫机等。目前,其熨烫设备主要分为:熨斗(蒸汽熨斗、电熨斗、蒸汽电熨斗及全蒸汽熨斗)、蒸汽发生器与吸风烫台、压烫机械(模熨与夹熨,以及人像蒸汽熨烫)或压褶机(为专门的压褶设备,可利用其他机械如夹熨机代替)、热熔黏合机(传输带式与滚筒式)、衬衫熨烫机(主要熨烫部位是袖口与领型)、去皱挂烫机等。随着科学技术与服装行业的迅速发展,各种新的熨烫工艺仍在不断涌现,也使得各类服装熨烫设备不断完善与更新。

使用机器熨烫时应注意以下几个参数。

(1)温度:整烫机的温度是靠蒸汽量与调节烫模头之间的距离来控制的。蒸汽量有两个使用方法,即一是上模头送汽、下模头不送汽;二是上、下模头同时送汽。两模头之间的距离小,则温度上升;两模头之间距离大,则温度下降。因此,整烫机的温度最低时是两模头之间距离较大且下模头不送汽;温度最高时是两模头之间紧紧相压且上下模头同时送汽。蒸汽中含有一定的水分,一般在10%~25%,水分的多少可通过控制供给的蒸汽量来调整。

(2)压力:整烫机的加压方式有两种,即机械式加压与气动式加压。机械式加压依靠调节上模压力调节器控制;气动式加压通过调节上模压力气动阀控制。在操作时可用纸张、布试调,同时应考虑到此压力与熨斗加压方式的不同。同样的加压,如在硬性物体之间,服装上的压力较大;如在软性物体之间,软性与硬性物体之间,其柔软的程度会抵消一部分压力。

(3)冷却：服装在熨烫完成后，通过抽湿系统的控制，使底模形成负压，让空气迅速透过置于其上的服装，从而将服装上的蒸汽热量和水分随空气一起带走。冷却有两种方式，即一种是合模冷却，也就是当上下模头仍合在一起时冷却，此方式所需的时间较长，定形效果好；另一种是开模冷却，即将上模开启冷却，效果比上一种方式稍差，但时间较短。

机器熨烫可按下列步骤进行：①将服装放在下模头上。②降下烫台头部，使用蒸汽喷射。③抬起烫台头部，使变形服装以便平整光滑。④合拢烫台头部，再一次使蒸汽喷射。⑤抬起烫台头部，使用真空吸湿去除湿气和热量。注解：从第二步到第四步常常结合使用。

2.熨烫台使用注意事项

(1)检查电源有无问题。

(2)打开供水阀门。

(3)烫台未出现跑冒滴漏等问题。

(4)经常检查疏水器是否正常工作，发现问题及时修复或更换。

(5)每天清理工作台面和机器外表面，以保持机器清洁。

(6)每月检查蒸汽管路，以确保蒸汽管路畅通和不泄露。

3.织物的轧平/压平

针对大面积平面织物的熨烫如床单、被套、台布、布料等，经洗涤后一般需要采用轧平/压平工艺进行干燥整熨处理，通常使用的干燥整熨设备是烫平机。烫平机也称熨平机或平烫机，其主要部件一般有单个辊、两个辊、三个辊等(现代的烫平机有六个辊)，辊通过手摇或电力转动，达到一定温度后，当潮湿的织物经过两个辊之间，可以除去大量的水分，且达到烫平的效果。烫平机也适用于相对较小平面织物(如枕套)的熨烫等。

三、织物的修补/织补

因织物破损/破洞，可按照其原色、原纱、原结构进行修复，使其接近或恢复原貌，对各种破损/破洞的织物进行修复的操作程序称为修补，常常被称为"织补"，也称缝补。可分为手工修补/织补和机器修补/织补等。

(一)织物破损/破洞的原因

各类织物在穿用或使用过程中，会因各种原因造成破损/破洞。造成破损/破洞的原因大体上可分为虫蛀、跌破、划钩破、烫破、烊破、脆破、剪破及磨损等类。

(二)织物修补/织补的方法

织物修补/织补技术从面料上可分为机织物修补/织补技术和针织物修补/织补技术，以下仅介绍机织物修补/织补技术。不论哪一种破损/破洞，修补/织补的原料一般都来自于织物本身抽出的丝或原织物的面料，以便使破损/破洞修补/织补后的颜色与原织物相同。

机织物的修补/织补方法：①盖洞织，又称一般织，具有修补/织补技术容易掌握、速度快、织后牢度好等优点，适用于大洞、烊破洞和摔破残缺不齐的破洞织补。②挟洞织，又称简织，经纬丝(横直丝)除了断丝外，其余丝都可利用。操作简便，速度快，价格低廉。适用于平纹织物、斜纹织物的小洞和蛀洞修补/织补。③面光织，又称精织单面光，技术要求高，有一定难度，修补/织补后质量好。适用于衣物质量好、顾客要求高的修补/织补。④双面光织，又称精织二面光，技术要求高、难度大，修补/织补后正反面看不出痕迹或痕迹少，适用于新料、新服装破损/破洞的修补/织补。⑤换丝织，又称调丝织，适用于织物表面轻度烫黄调换纬丝(直丝)的修补/织补。⑥拼织，适用于新缝制衣物等成品织物用料不够或特殊破损/破洞时的修补/织补。⑦挖织,适用于特大破洞的修补/织补。要织好一个破洞离不开两种操作规律,一种排丝织,一种是套壳织。排丝织:织经纬丝(横直丝)从第一根开始,依次把破洞织好为止,这种方法称排丝织。它的不足之处是方法陈旧,经纬丝(横直丝)针脚和松紧度难以掌握。随着修补/织补技术的改进提高,排丝织逐步由套壳织所取代。套壳织:在排丝织的基础上经过改进和提高而形成的,具有操作简便、适用面广的特点。盖洞织、挟洞织、单面光织、双面光织都需套壳。套壳织适用于平纹织物、哔叽织物、新华呢织物及各种斜纹花呢的破洞修补/织补,不同的织物运用不同的套壳织补。平纹织物经纬丝(横直丝)可分为二隔二套壳织和一隔二套壳织等;斜纹哔叽花呢织物经纬丝(横直丝)可分为一隔二、一隔一套壳织;新华呢织物经丝(横丝)可一隔一和一隔二套壳织,纬丝(直丝)可分为一隔二和一隔三套壳织等;其他织物可根据织物组织结构灵活运用套壳织补。

四、织物的折叠与包装

(一)织物的折叠

织物的折叠有手工折叠和机器折叠。现代工艺通常采用可自动折叠平面织物的折叠机进行折叠。

1.折叠机的种类

织物自动折叠机按其折叠次数的多少,可以分为如下4种:①两折机,只能进行纵向二次折叠的机器。②四折机,可进行纵向二次和横向二次折叠的机器。③五折机,可进行纵向二次和横向三次折叠的机器。④多折机,可进行纵向三折和横向三折或以上的机器。

按其每次可以同时进行折叠的物件数量,可以分为单通道机和多通道机。前者每次只能折叠一件床单或台布等;后者除了具有单通道功能外,还可以同时进行2~4件小物件(如小台布、枕套等)的折叠,通常称为二通道机或四通道机。

按其可折叠床单等织物的最大宽度,可分为:2 800 mm、3 000 mm 和 3 300 mm 等多种;按其可折叠床单等织物的最大长度,可分为:≤4×800 mm 和≤4×1 100 mm。

2.折叠机的适用性与作用及其注意事项

目前国内外所使用的织物自动折叠机,主要是用于对熨平后的床单/被套、台布、毛巾、枕巾、浴巾、窗帘等平面织物进行自动折叠,国外还有一些折叠机能对长浴衣或睡衣进行折叠。

折叠机特别适合大面积平面织物熨平后的折叠码放,以减少占地和便于运输,一般紧靠熨平机布置,通常与熨平机直接相连;同时可以减少织物上的静电,降低织物起卷、起皱等问题。

选用自动折叠机前,应对其折叠机的适应性能进行检测。

(1)当被折叠织物超过折叠机的容许折叠宽度时,其折叠机的输入传送带停止传送,织物无法送进折叠机进行折叠工作。

(2)当被折叠织物超过折叠机的容许折叠长度时,其织物将直接送出折叠机,不会进行横向折叠和其他折叠工作。

操作折叠机时需要注意的安全事项:①操作人员应该进行必要的岗前培训,掌握正确的使用方法并了解注意安全事项。②变频器内部参数不可随意修改。③折叠机接地可靠。④每次使用完后应彻底断电源。⑤工作当中,不允许任何动物和小孩子接近设备。⑥操作时应该注意避免将头发、衣物等卷入传送带中。

(二)织物的包装应注意的问题

织物按实际工作需要,可按照相关要求选择适宜的包装物。对织物的包装应注意如下问题。

1.使用后织物的包装

(1)按被洗织物的单位、类别选择适合的包装物进行包装,运送到洗涤(消毒)场所污染区后应严格区分码放,包口要求一律向上,便于识别。

(2)需单机洗涤或单独洗涤的织物,须进行单独包装与数量清点核对。

(3)毛巾类等小件织物宜单独包装,有利于避免洗涤人员因找不到需洗织物而乱翻,造成第二次污染。

(4)针对感染性织物推荐使用专用的水溶性包装袋。

(5)使用可重复使用包装物,用后应及时清洁或消毒。

2.清洁织物的包装

(1)清洁织物使用的包装材料应干燥、清洁、完好、无损;使用可重复使用包装物,用后应按规范要求定期清洁或消毒。

(2)按清洁织物的类别进行分别打包,并按规定的数量打包;零头可单打一包,放在规定的储存区域表面,此包可做上记号,有利于洗涤场所收发员清点包数和对数量的抽查。

(3)手术专用的清洁织物(如手术衣、手术铺单等)应单独包装。

(李增元)

第四节　医用织物洗涤质量检查与控制

一、洗涤质量的检查与分析

(一)洗涤质量检查与分析应注意的问题

1.定期检查与分析应注意的问题

定期对被洗织物的洗涤质量进行检查与技术分析是非常必要的,这是因为洗涤场所的操作条件是在不断变化的,以下列为例:①水温和水硬度有可能上下浮动。②夏季时发油、防晒霜和其他污垢可能增加。③员工可能更换。④设备不能正常工作。⑤被洗物的变化。⑥成本或质量要求的变化。

2.每次质量检查与分析应注意的问题

质量检查与技术分析每次都应以书面形式如实认真填写、报告,并应注意以下问题:①确保不忽视任一问题。②减少每次技术检查的分析时间。③备案留存,便于分析历史状况。

(二)各项质量检查目测要点

主要应在清洁织物储存区域(室)目测洗涤效果,以便观察在一个阶段中洗涤所得到的效果;若仅观察正在洗涤的织物,就只能看到某天或某次洗涤所得到的洗涤效果。其目测检查要点:①在进入清洁织物储存室时,先总体地观察一下货架上叠放的织物,很容易观察到普通褪色或白度变化,注意是否有斑马条现象,若有应把这种情况记下,留心寻找根源。②在目测检查时,受储存室的灯光条件和墙壁天花板的颜色影响,白炽灯(普通灯泡)一般发黄色光,荧光灯一般发蓝光。荧光比较接近户外的自然光,具有光学增亮剂所反射的紫外线成分,一间荧光照明非常明亮的储存室可给人以错觉,觉得织物的洗涤效果很好,而一旦拿到使用地点时,就不觉得有那么好;反之,在白炽灯照明、光照较差的储存室可给出织物洗涤效果差的错觉。③目测的印象除受到当地光照的影响,还受到阴影的影响,受到观察角度的影响。泛黄的或肮脏的墙壁会使得最白、最亮的织物看上去也显得不洁净。

因此,在清洁织物储存区域(室)做目测检查时,须考虑以上这些因素。若光照或室内其他条件不适合,可将每种织物挑几件到条件较好的区域/地方进行检查,效果报告力求准确真实。

(三)洗涤效果检查填写的内容

1.外观

简述洗涤后的织物外观,如:好、不洁、比上月有改进、极好等。

2.评级

从优到差,可分为几个等级,如1～8等级,可在1到8之间圈一个合适的数字。1代表最佳效果;8代表不能接受的效果;好的效果为1、2、3;中等为4、5、6;7、8为不能接受。每次当月的评级效果可与上月进行比较。

3.异味

经过正常洗涤的织物不仅外观好,而且应具有一种清新的气味。新鲜,若不用"新鲜"两字,就应寻找、确定原因,通过试验来确定采取什么措施去除残留的污垢和异味。

4.手感

经良好洗涤的织物有一种舒适的手感。如毛巾和尿布应柔软,床单应平整。有些编织物和纤维本身质地粗糙,如旧毛巾比新毛巾粗糙。在"手感"栏内采用的典型评语为:柔软、粗糙(需加强织物柔软剂)、油腻(柔软剂太多)。

5.去渍

一般此项检查需对正在洗涤的织物进行,容易观察到污渍。在报告上指明污垢洗涤情况:好、一般还是差。若差,请明确污渍性质(铁渍、食品渍、口红渍等),以及建议采用什么程序来去除和预防这些污渍。

6.皱褶

在观察已折叠的织物时,应同时观察是否存在着不应有的皱褶,床单、台布的皱褶是最易引人注意、最需避免的。

(四)洗涤程序的检查内容

1.预分类

根据使用需要和污垢程度恰当分类和分拣。

2.负荷

确保洗衣机不超负荷。理想的是,在装机前称一下被洗物重量。观察洗衣机的操作,织物洗涤翻滚是否正常。

3.洗涤程序

确保员工按照洗涤程序洗涤,尤其是在非自动洗涤设备上。应注意,勺子和量具易粘结块,这样所用原料的量就不准确。

4.脱水时间

正确的脱水时间:化纤织物合适的脱水时间为1～3分钟;毛圈织物和其他100%棉织品可

能需 8～12 分钟。

若所有方面效果检查均为良好,化学品和温度测试也未显示任何潜在的问题,一般就不要在"设备和程序部分"花太多的时间,操作情况显然正在给出良好的洗涤效果,这样其检查分析就可以确认为正确的洗涤效果。

假设其观察或化学测试显示效果差或有潜在问题,那么"设备和程序"检查就应更仔细,花更长的时间。即使发现洗涤的效果是好的,也应定期(每三个月)用一点时间,特别仔细地检查每一个细节。检查每一个洗涤程序的水位和温度,确保排水起闭阀正常,自动程序定时器工作正常,另外还要特别仔细检查预分类、装机、折叠程序等。

(五)洗涤步骤的相关测试

1.洗涤剂浓度测试

使用指示剂和滴定液检查,滴定数应与当初建立使用方法时一致。若不一致,应找出原因。滴定可得知洗涤剂浓度是否正确,得知洗涤剂用量太多还是太少。

2.水位测试

虽然水位一般相对稳定,但还需要检查,确保无变化。水位不正确可导致去污差、织物发灰、泛黄、pH 高等。

3.温度测试

检查洗涤步骤的温度是否与程序内容一致。若有偏差,就应加以纠正。

4.排水阀检测

确保排水阀启闭彻底,不漏水。有时杂物或小块布片会卡住阀门使之不闭合,使得洗涤液太快流失,导致洗涤效果差。排水阀漏水还可引起进水阀打开,不停地稀释某一步骤中正在使用的洗涤剂浓度。某一排水阀堵塞会使得排水不彻底,导致前一步骤中的洗涤剂和污垢滞留过渡到后一步骤中去,影响洗涤效果。

5.定时器检测

检查一下,看看定时器是否工作正常,是否所有的功能均在恰当的时间上作用。

6.洗涤程序/流程卡检测

检查水洗程序/流程卡的完好状态,确保一切功能正常,凡是磨损过大的,均做出计划更换。

7.毛绒收集器检测

检查烘干机,毛绒过多表明可能干燥时间过长,引起织物过大磨损,或漂白剂使用不当造成织物损害。毛绒积聚变化依烘干机类型、织物质量、毛圈织物成分比例、漂白程序的不同而不同,应每周两次清洗毛绒收集器,保证机器正常使用。

8.洗涤计数检测

凡配置自动分配器的洗衣机均应记录洗涤负荷读数,这一资料可用于计算每公斤(kg)的洗涤成本。

(六)洗涤、整理质量判定标准

1.洗涤流程标准

(1)各类洗涤物品要分类洗。使用后的医用织物必须按颜色、质地、污染程度进行分拣。按医务人员与病人用品及手术用品分开;特殊感染与非感染用品分开;婴幼儿用品与成人用品分开;医疗用品与生活用品分开;白色布品和有色布品分开进行分类洗涤。

(2)必须按单机容量装机,按照医疗机构要求添加洗涤化料,未经允许不能随意改变。

(3)洗涤必须从低温逐渐到高温(40 ℃以下为低温,40～80 ℃为中温,80～100 ℃为高温),要根据污渍的性质、洗涤物的质地进行洗涤。

(4)对特殊的污渍必须单独浸泡,按要求处理。对需要改变洗涤配方的必须做试验,经甲方认可后再进行使用。对感染性织物的处理要符合国家的有关规定,做到洗涤(预洗环节)消毒同时进行或先消毒后洗涤,要单洗、单放、单返回。

(5)对水质、温度进行抽检。为确保被洗织物的洁净度达到 99％以上、破损率降低到 0.05％以下、缝补挑选率达到 100％、去渍率达到 99.5％的要求,在洗涤过程中应对水质软化效果、酸碱度、织物 pH、残余碱、含铁量进行检测,检测结果应符合医用织物洗涤的行业标准及相关质量标准。

2.洗涤洁净质量标准

(1)工作服类:衣领、袖口。前胸及白衣下摆,无油剂和污痕,整体明亮,化纤服无死褶。

(2)病员服及被服类白色物品:必须无汗迹、油迹、黄迹,整体洁白明亮,特殊洗不净的作报废处理,报废织物需甲方指定监管人员签字后方可执行。

(3)手术类:白色、绿色手术类物品必须无血迹、洁净不褪色。

(4)有色物洗涤:洗涤后不能有明显的脱色。

(5)各类洗涤物的洁净率＞99％。

(6)洗涤后的织物交接到下道工序,必须要有工号。

3.织物烘干的质量要求

(1)及时清扫擦净烘干机及地面卫生,必须无尘无杂物。

(2)烘干时,挑选分类烘干织物,并挑选出没有洗干净的织物,进行重新洗涤。

(3)烘干后的织物,按不同单位、种类等要求进行分类登记,按规定填写烘干工作记录表。

(4)织物按容量要求装机,专人负责看机、关机,保证设备正常运转。

4.服装熨烫的质量要求

(1)必须清扫擦净熨台周围的卫生,无灰尘、杂物。

(2)衣服必须按顺序熨烫,即衣领、衣襟、大面、袖口、袖子、底边;裤腰、裤边、裤裆、裤腿,并根据要求叠成三折,单位名称和号型字样朝上。

(3)熨烫时,衣领必须熨直,衣袖、衣襟平整无死折及皱纹,整体舒展美观。

(4)未洗净的衣服不能熨烫,熨烫衣服一律加工作号码,挑选出破、残、缺扣的送缝纫室修补,不能有丢、混、漏、错、乱问题发生。

(5)确保熨烫质量合格率在 95％以上。

5.织物轧平/压平的质量要求

(1)所压物品必须压平、压干、不变形。

(2)床单、被罩、枕套等大小、新旧、脏破要分开。

(3)台布等四角要正,浆性适中、中线对齐、不能折角边。

(4)烫出的织物不应有潮湿、起皱现象;床单等烫后四边应齐整无折痕,保持原有形状,正面有光泽,底角无拉长现象。

(5)烫平的织物的数目应统计准确,并做好记录。

6.织物修补/织补的质量要求

(1)织物修补/织补必须清扫擦净缝纫机及周围卫生,无尘土杂物。

(2)修补/织补时必须细致认真,补丁对齐、对色补平,针孔均匀、线头减掉。

(3)床单、被罩类的要求:补成不同的四方形,四边缝角,破处倒针补严。

(4)手术用织物类的要求:破口中间夹布或根据破口按正或长方形布修补/织补,补丁必须颜色一致。须特别注意,按 WS 310.1－2016《医院消毒供应中心 第1部分:管理规范》9.8条款要求,用于最终灭菌医疗器械包装的织物材料不得进行修补/织补。

(5)衣服的要求:有破残处,用正或长方形布补在衣服里边,布的四边扎好,要美观大方。如要求钉扣(用双线钉扣)、换拉链等时,需有登记并办理手续。

(6)修补/织补后的织物折叠好按单位分类存放,不得出现混、丢、漏、数量不准等情况。

(7)修补/织补完毕要加工号,应按时、保质、如数完成并返回。

(8)在接收使用后织物时,洗涤服务机构有责任检查清楚,如发现烂洞、破损的织物,及时向使用方说明并登记在织物交接记录本(单)上,由双方经办人签字认可。

(9)对无法修补/织补的破损/破洞衣物等织物应清理打包,标明名称、数量、送回使用方处理。不得擅自处理破旧衣物等织物。

(10)无法修补/织补的报废医用织物必须经过洗涤消毒后再按医疗垃圾处理。

7.织物折叠的质量要求

织物的折叠,一般是织物洗涤后进行后整理的最后一道工序,其折叠质量非常重要,折叠的质量要求如下。

(1)织物按种类、大小和新旧分开折叠,脏破要挑出。

(2)折叠衣物时要里外平整,不能有折角、卷边、翻袖存在,衣襟后摆上下拉平,衣领拉平拉直;折叠床单、台布等时必须两面平齐,中线对正,里外平整,无死皱、无折角,要求折缝清晰,不得出现杂乱的折缝。

(3)所叠织物正面向外,标识一律向外,不可叠反。

(4)折叠时挑出的残破缺扣的衣物,按照单位、科室分类;及时返回登记,不能出现丢、漏、混、乱、错事故。

(5)破损织物及未洗净的织物宜用红色塑料绳捆查(符合质量标准的可用白色塑料绳捆扎),并标明登记报损数量单。

(6)发现不是本客户物品要及时挑出,避免串户现象。

(7)保证折叠后的每捆织物按要求数量准确一致,如枕套4条一叠,打捆与数字校对数量准确。

(8)折叠后织物用绳捆扎,要平衡捆扎,松紧适度,绳头不可超过一寸;打捆时如有零头可单独捆扎,但一定要打一道绳以示区别。

(9)折叠、捆扎好的织物经整理后分类摆放于货架,并码放整齐;或者直接包装发放(包装整齐,织物不外露)。

(10)折叠质量合格率要求在95%以上,超出额定范围进行扣罚。

8.对医疗器械灭菌包裹材料的质量要求

按 WS 310.2－2016《医院消毒供应中心 第2部分:清洗消毒及灭菌技术操作规范》5.7.9条款要求,棉布包装材料应一用一清洗,无污渍,灯光检查无破损。

(七)织物的报损标准

1.洗涤织物报损的参考标准

(1)床上用品:①织物面料出现破洞、边角破损、折边脱落等影响使用。②基色改变、织物变

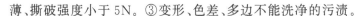

薄、撕破强度小于 5N。③变形、色差、多边不能洗净的污渍。

（2）毛巾：①包边破损、严重跳线等影响使用。②基色改变、绒线板结、吸水性差。③染、霉斑、难以洗净的残留污渍。

（3）服装类：①织物面料出现破洞、边角破损、折边脱落等影响使用。②基色改变、织物变薄、撕破强度小于 5N。③变形、色差、多边不能洗净的污渍。

2.织物缝补报废的参考标准

（1）被套 3 个补丁,且直径超过 3 cm。

（2）被单 2 个补丁,且直径超过 2.5 cm。

（3）枕套 1 个补丁,且直径超过 1 cm。

（4）衣、裤 2 个补丁,且直径超过 1.5 cm。

（5）被服污渍经过返洗 3 次无效。

3.织物报损应注意的问题

（1）因乙方（洗涤服务方）原因造成甲方（医疗机构）洗涤织物丢失或非正常破损的,按照使用次数折价赔偿。

（2）按月统计报损织物,记做当月破损率,破损率不超过 5‰,若超出《合同》的破损规定,应按织物的使用次数折价赔偿。

二、洗涤后织物的化学残留物分析与评价

（一）织物上残留铁离子定性分析

1.铁离子的来源

铁离子主要来源于水及输水铁管。

2.铁离子的危害

水中铁离子对洗涤的危害很大,铁离子在织物上沉积,会导致织物泛黄,严重的会导致织物发黑；铁离子的存在还会加速氯漂、彩漂的迅速分解,导致织物破损,水中铁离子还会使软化树脂失效。

3.残留铁离子定性检测与评价

（1）定性检测方法：在织物上滴上两滴 A 剂,在同一位置上再滴加两滴 B 剂,根据织物上出现红色的深浅,确定织物上残留铁离子的多少。织物上出现深粉色或深红色表示织物上有过量的铁离子,必须采取除铁离子措施,否则织物变灰。

（2）检测评价。生活用水：铁离子<0.3 mg/L。洗涤用水：铁离子<0.1 mg/L。

（二）织物上残留氯离子定性分析

1.氯离子的来源

氯离子主要来源于洗涤过程中氯漂剂的残留。

2.氯离子的危害

氯离子残留在织物上,容易使织物泛黄泛灰,长时间氯离子残留会造成织物破损,缩短织物使用寿命。

3.残留氯离子的定性检测方法

在织物上倒少许 A 剂（稀硫酸溶液）,在同一位置上加两滴 B 剂（碘化银淀粉溶液）,根据织物上出现的颜色判断织物上残留氯含量。织物上出现黄色或浅棕色,可以认为合格,这是因为水

中微量氯的存在是允许的;若织物上出现深棕色则认为不合格,说明存在过量的氯残留,必须采取脱氯措施,否则会使织物变灰,缩短使用寿命。

(三)织物上残留碱定性检测

1.碱的来源

过水不彻底或不进行中和过酸,导致主洗化料游离碱残留织物上。

2.残留碱的危害

织物上的残留碱会使织物变灰,引起皮肤瘙痒。织物长期处于碱性状态会缩短使用寿命。

3.残留碱定性检测方法

在织物上滴1滴残留碱指示剂(由甲基红、中性红、溴甲酚绿配置而成),观察织物颜色变化。织物上出现绿色,表明 pH>7 为碱性;织物上出现红色(即使边缘为微绿,中间还是红色),表明 pH<7 为酸性。若在织物上,滴上残留碱指示剂后立即变为绿色,或放置10分钟后全变为绿色,表明碱性很大,应采取措施。

(李增元)

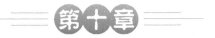

第十章

药物政策管理

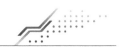

第一节　国家基本药物政策简介

一、基本药物概念的起源及发展

20 世纪 70 年代,已开发的各种药物的有效治疗范围几乎覆盖了所有疾病,但是全世界却有一半的人仍不能获得能负担得起的、有质量保证并正确使用的药物。基于这样的情况,1975 年 WHO 提出基本药物的概念:基本药物是能够满足大部分人口卫生保健需要的药物。它是最重要的、基本的、不可缺少的,能够满足人民必需的药品。1977 年,WHO 根据这个理念遴选出第一个《基本药物示范目录》,共包含 186 个药品。《示范目录》不仅为重点疾病确定最经济有效的药物,同时其更新、推广程序也为国家和机构提供可参考的范例。30 年来,WHO 关于基本药物的理念没有变化,然而随着世界各国基本药物行动规划的实践,基本药物概念的内涵已不断发展和延伸。WHO 对基本药物的概念进行了多次修正,使得这个概念更加具有现实性、科学性和可操作性。

1975 年,WHO 对基本药物的定义是"最重要的、基本的、不可缺少的、满足人们所必需的药品";1985 年,WHO 在内罗毕会议上发展了基本药物的概念,提出:基本药物不仅应能够满足大多数人的卫生保健需要,而且国家应保证其生产和供应,还应高度重视合理用药。即基本药物必须与合理用药相结合。1999 年,WHO 基本药物专家组提出的基本药物的概念是"满足大部分群众的卫生保健需要,在任何时候均有足够的数量和适宜的剂型,其价格是个人和社区能够承受得起的药品"。显然,这个概念比原先的概念更具有现实性。基本药物的选择是健康需要、社会供应能力、价格、社会经济能力等各个方面权衡的结果。2002 年基本药物的概念有了一个巨大发展。基本药物是"能满足人们基本的健康需要,根据公共卫生的现状、有效性和安全性,并通过成本-效果比较的证据所遴选的药品。其在任何时候均有足够的数量和适宜的剂型,其价格是个人和社区能够承受得起的"。这个概念强调了基本药物遴选过程中循证的原则,使得遴选过程更加透明、公正,具有科学性。同时,WHO 为了更精确地表述基本药物,将基本药物 essential drugs 改成 essential medicines。

WHO 反复强调:基本药物是能够承担得起的最好药物;基本药物不是二等药,而是最好、最适用的药物;基本药物不仅适用于农村,也同样适用于城市,适用于科研、教学领域;基本药物不仅适用于贫穷国家,也同样适用于发达国家。

WHO将基本药物概念推荐给一些经济较落后、药品生产能力低的国家,使其能够按照国家卫生需要,以有限的费用、合理的价格购买、使用质量和疗效都有保障的基本药物。

如今,基本药物概念被广泛应用于卫生工作人员的培训、医疗保险费用的赔偿、临床合理用药的指导、发展标准化的治疗指南、药品的生产与供应、药品的质量保证、初级医疗保健的建立、药品的捐赠、药品上市后的研究、抗感染药物的耐药监测等方面。基本药物不仅在贫困国家和发展中国家发挥重要作用,在工业化国家和发达国家基本药物同样发挥着积极作用。

二、我国基本药物制度发展概况

我国政府历来十分重视人民的卫生健康事业,积极响应WHO的倡导,并推行基本药物政策。从1979年开始,卫生部、原国家医药管理局就开始基本药物的遴选工作,并于1982年1月颁布了第1版《国家基本药物目录》。到2009年完成了第7版目录的修订和颁布,涵盖了化学药品、生物制品205种,中药102种。1992年3月,卫生部颁发《制定国家基本药物的工作方案》,其中明确了我国基本药物的概念,即国家基本药物系指从我国目前临床应用的各类药物中经科学评价而遴选出来的在同类药物中具有代表性的药品,其特点是疗效肯定、不良反应小、质量稳定、价格合理、使用方便等。同时,将"临床必需、安全有效、价格合理、使用方便、择优选定、中西药并重"列为我国基本药物遴选原则,并规定根据遴选原则每两年对基本药物目录进行一次修订,以保证基本药物目录的适时性。1997年,中共中央、国务院作出《关于卫生改革与发展的决定》,其中在我国"建立并完善国家基本药物制度"的重要精神,有力促进了我国基本药物政策的实践,对促进我国医药卫生事业的健康发展、规范药品管理、实施临床合理用药产生了重大影响。

(一)国家基本药物制度是国家药物政策的核心

国家基本药物制度是我国药物政策的核心内容,是保证公众基本药物需求的重要措施。而基本药物目录又是建立国家基本药物制度的基础工程和核心内容,是贯彻落实国家药物政策的一个最基础的根据。一直以来,建立国家基本药物制度被认为是治理我国医药市场秩序混乱、价格虚高、不公平交易、商业贿赂等问题的一项根本制度。

WHO于1975年向世界各国倡导建立基本药物制度,并向成员国推荐《基本药物示范目录》。由于基本药物制度在全民用药权益获得和降低医疗费用上具有积极作用,越来越多的发达国家也开始将国家基本药物制度作为国家药物政策的核心。目前,全世界有105个国家已经和正在制定国家基本药物制度,有160多个国家拥有基本药物目录。世界各国的经验表明,建立国家基本药物制度,对提高基本药物的可及性,保障国民健康具有重大的意义。

目前围绕基本药物的概念,各国相继制定了本国的基本药物政策,主要包括三个方面:一是保证药物的生产与供应,二是提高药物的可获得性,三是提高居民药品的可支付性。

我国目前的基本药物制度建设正是严格遵循这一设计而进行的。国家按照安全、有效、必需、价廉的原则,制定基本药物目录。政府招标组织国家基本药物的生产、采购和配送,较大幅度降低群众基本用药负担,提高基本药物的可及性,逐步规范同种药品的名称和价格,保证基本用药;整顿药品生产流通秩序,积极促进药品生产流通的规模化和现代化,改变目前企业规模小、数量多、监管难的状况,严格企业和药品准入,加强质量监管,确保药品安全、有效。

建立国家基本药物制度的思路是坚持以人为本、立足本国国情。坚持政府主导,发挥市场机制;突出改革重点,积极稳妥实施;创新体制机制,广泛动员参与。

（二）我国制定国家基本药物制度的四个原则

（1）从维护人民群众健康，预防和控制疾病发生，满足基本医疗用药需求出发，坚持将基本药物的安全、有效、质量和合理使用放在首位，不断提高广大人民群众对基本药物的获得。

（2）从我国的基本国情和实际出发，着眼长远、立足当前，坚持基本医疗用药水平和基本医疗保障水平相协调，与国民经济和社会发展水平相适应。

（3）循社会主义市场经济规律，充分发挥市场机制作用。

（4）中央统一领导、地方政府负责，创新管理体制机制，监控各方利益，坚持统筹协调、突出重点，持续推进分阶段实现基本药物制度建设的目标。

（三）国家基本药物制度的主要内容

党的十七大报告中提出"建立国家基本药物制度，保证群众基本用药"的要求。建立国家基本药物制度，应在药品生产、流通、使用、价格管理、报销等方面完善相关制度和机制，保证群众能够获得基本用药。主要包括以下内容。

1.完善国家基本药物目录管理

围绕公共卫生和人民群众常见病、多发病和重点疾病，以及基本医疗卫生保健需求，积极组织开展以循证医学证据为基础的药品成本效益和药物经济学等分析评估，遴选国家基本药物，保证人民群众基本用药。

2.建立基本药物生产供应保障机制

加强政府宏观调控和指导，积极运用国家产业政策，引导科研机构及制药企业开发并生产疗效好、不良反应小、质量稳定、价格合理的基本药物，避免低水平重复生产和盲目生产。完善基本药物生产供应保障体系，采取各种措施，保证基本药物正常生产供应。

3.建立基本药物集中生产配送机制

鼓励药品生产企业按照规定采用简易包装和大包装，降低基本药物的生产成本；引导基本药物生产供应的公平有序竞争，不断提高医药产业的集中度；建立基本药物集中配送系统，减少基本药物流通环节。

4.建立医疗机构基本药物配备和使用制度

根据诊疗范围优先配备和使用基本药物，制定治疗指南和处方集，建立基本药物使用和合理用药监测评估制度，加强临床用药行为的监督管理，促进药品的合理使用。

5.强化基本药物质量保障体系

加强基本药物质量监管，强化医药企业质量安全意识，明确企业是药品质量第一责任人，督促企业完善质量管理体系，建立基本药物质量考核评估制度，严格生产经营管理，保证公众用药安全。

6.完善基本药物支付报销机制

政府卫生投入优先用于基本药物的支付，不断扩大医疗保障覆盖范围，逐步提高基本药物的支付报销比例，提高公众对基本药物的可及性。

7.完善基本药物的价格管理机制

完善基本药物价格形成机制，健全基本药物价格监测管理体系，降低群众负担。建立国家基本药物制度实现的最终目标就是要减轻用药负担，通过实现基本药物的公平可及，安全有效，合理使用来达到减轻医药费用负担这个最终目标。它需要各部门密切配合，协调一致，整体推进才能取得效果。

（侯　艳）

第二节 基本药物制度促进临床合理用药

药品使用环节是推行基本药物政策的关键。基本药物政策推行的成功与否,与合理用药水平能否提高之间存在紧密联系。一方面,基本药物政策的推行,对临床合理用药具有极大的指导意义;另一方面,合理用药的广泛开展又能促进基本药物政策的进一步推广。因此建立、完善基本药物制度是促进合理用药的重要保证。

一、推行国家基本药物制度政策可以规范医师处方

WHO 在推广基本药物制度时,强调基本药物目录的遴选应与基本药物治疗指南和基本药物处方集的制定相结合。从国际经验来看,基本药物目录、基本药物治疗指南和处方集的结合与推广,是提高合理用药的重要手段。1997 年,有 55 个国家编写了《标准治疗指南》,62 个国家编写了《国家处方集》。我国在制定基本药物制度时,也充分借鉴了国际经验。卫生部合理用药专家委员会组织编制了我国 2009 年版的《国家基本药物临床应用指南》(基层部分)和《国家基本药物处方集》(基层部分)。《国家基本药物临床应用指南》(基层部分)针对目前基层医疗卫生机构日常诊疗中的常见病、多发病,采用"以病带药"的方式编写,提供疾病概述、诊断要点、药物治疗、注意事项等 4 个重要内容,其中"药物治疗"部分对治疗疾病可供使用的基本药物的用法、用量、疗程等作了详细的介绍。《国家基本药物临床应用指南》可以指导基层医师"哪种疾病应该用哪些基本药物",而《国家基本药物处方集》(基层部分)则重点讲述基本药物的药物作用、不良反应、药物应用原则等。《国家基本药物临床应用指南》和《国家基本药物处方集》将有力地促进医疗机构和医师规范、合理使用基本药物。

二、建立可评价、可控制的国家基本药物及合理用药评价指标体系

一个制度是否完善的前提应该是可评价、可控制。只有通过评价,才能发现制度的缺陷或不足,才能对制度进行修订和完善。为此,WHO 与有关的国际组织开发多个评价指标体系,用于对基本药物制度中药品供应体系效能快速测评,以及测量国家药物状况的指标;用于了解药物的使用问题,以便设法改进药物使用状况。WHO 普遍采用的药品使用评价指标有:处方指标、患者关怀指标、行政管理指标及补充指标等。建议我国应该根据实际情况,在 WHO 制定的测量指标的基础上,借鉴别国成功经验,筛选并建立测量基本药物制度的指标体系,通过定期测量和评估,逐步完善国家基本药物制度,对国内不合理用药状况做出改进,切实推动合理用药进程。

三、推行国家基本药物制度政策,有利于临床药师合理选择用药

基本药物入选标准:①大多数人医疗保健所需要并可以安全地使用的药物;②通过临床研究和广泛选择具有安全、有效、经济特性的药物,能以最小的代价获得最佳疗效;③质量稳定,即生物利用度稳定,在预定贮存条件下易于保存;④有 2 种以上药物符合以上条件,相互比较疗效、安全性、质量、价格、可供性,择优入选;⑤以药物经济学评价比较全疗效或达到一定目标的总费用,而不是比较药品的单价;⑥入选药品以单药为主,只有明确优点的复方才能入选;⑦首选专一性

原则,即每种适应证通常只选1种首选药,必要时才入选第2种药。实践证明,当一名医师或临床药师面对着数十种作用相似的药物时,选择哪种药品给患者的难度很大。如果有一个基本药物清单,可选药物的范围将大大缩小,从而为临床药师正确指导临床用药带来方便。

四、推行国家基本药物政策,有利于降低患者用药费用

基本药物制度不但与临床合理用药的要求相一致,而且与各国政府为控制卫生费用过度增长的努力相一致。国家通过药品集中采购招标,政府相关部门制定基本药物零售指导价格以及逐步实施医疗机构药品零差率销售等措施,切实降低患者用药费用。临床药师在指导患者临床用药过程中,对患者因药品价格因素而用药依从性差的顾虑减少,可以更加关注于依据病情和药物特点来指导患者用药。

此外,通过对不合理用药原因分析,发现医师缺少客观的药物信息;在药物供应方面存在不可靠的供应商;药品短缺;药物注射剂及抗菌药物的滥用等因素也是造成不合理用药的原因。国家基本药物制度的执行,一方面可以明显降低基层医疗机构药费比重及患者负担,从而避免以"药"养医的行为。另一方面为医师提供了详实可靠的药物信息,保证基本药物质量可靠、使用安全。有利于临床药师指导临床合理用药,减少药品相互作用和患者不良反应的发生。

(侯 艳)

第三节 基本药物制度在基层医疗机构的实施

一、基层医疗机构落实基本药物制度的意义

(一)规范医师处方行为,促进合理用药

目前我国合理用药的状况不容乐观,特别是在基层医疗机构,医师的诊疗水平各异,用药习惯不同,各地之间差别很大。国家基本药物从遴选、生产、流通到使用有完善的质量监管措施,并规定政府主办的基层医疗卫生机构全部配备和优先选用国家基本药物。通过基本药物的推广,将有效规范各级医疗机构医师的用药行为。《国家基本药物临床应用指南》和《国家基本药物处方集》的出版,可以指导临床医师使用这些药物,规范医师医疗行为,防止不合理用药情况的出现。

(二)切实缓解"看病贵"

基本药物制度通过政府的组织、管制,"直接"为患者提供物美价廉的药物,切实降低药品价格,减轻患者经济负担。

1.价格管制

国家发展改革委制定基本药物全国零售指导价格;在国家零售指导价格规定的幅度内,省级人民政府根据招标形成的统一采购价格、配送费用及药品加成政策确定本地区政府举办的医疗卫生机构基本药物具体零售价格。由此看出,基本药物将实行省级政府统一招标、统一配送,依靠政府的调控把中间环节砍掉,这样可能产生更低廉的药价。

2.零差率销售

实行基本药物制度的县(市、区),政府主办的基层医疗卫生机构配备使用的基本药物实行零

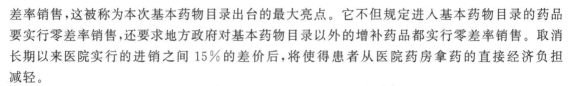
差率销售,这被称为本次基本药物目录出台的最大亮点。它不但规定进入基本药物目录的药品要实行零差率销售,还要求地方政府对基本药物目录以外的增补药品都实行零差率销售。取消长期以来医院实行的进销之间 15％ 的差价后,将使得患者从医院药房拿药的直接经济负担减轻。

基本药物全部纳入基本医疗保障药品报销目录,报销比例明显高于非基本药物,因此会进一步降低患者的医疗成本。

(三)保证基本药物的可获得性

由于基本药物是"满足大部分群众的卫生保健需要,在任何时候均有足够的数量和适宜的剂型,其价格是个人和社区能够承受得起的药品",因此,在基层医疗机构落实基本药物制度就有着特殊重要的意义。政府部门会在基本药物的生产、流通和使用环节制定一系列相关政策,鼓励落实基本药物制度,保证基本药物的可获得性。

二、基层医疗机构切实落实基本药物制度的措施

医疗机构是国家基本药物使用的基本单位,对于推行国家基本药物政策,促进民众的药品获得及合理用药起着举足轻重的作用。基层医疗卫生机构承担着城乡居民常见病、多发病的诊治任务,为保护城乡居民健康,提高生活质量发挥着重要作用。基层医院的非营利性地位决定其有义务和责任贯彻国家的基本药物政策,以谋取最大的社会效益。因此,医院应采取以下措施来确保贯彻国家基本药物政策。

(一)发挥医院药事管理委员会的作用

医院药事管理委员会是协调、指导医院合理用药和科学管理的常设机构,其主要任务是推荐医院用药,帮助制订药物的评价、遴选和治疗使用的专业政策和有关规定,传授药物知识,完善医务人员的有关药物使用的知识。因此,应充分发挥药事管理委员会的作用,积极宣传国家基本药物政策,保证所有医疗卫生人员能拥有基本药物目录。医护人员的培训内容应增加基本药物方面的知识,在执业医师(药师)考核时包括基本药物的内容,使每个医务人员都能了解基本药物的重要意义。其次,在医药代表推销其药品时,应将相应的基本药物作为参照标准,进行对比和评价,然后再决定能否进入本院使用。

(二)编制与推行医院处方集

制订医院治疗处方集时,应选择成本-效果较好且安全的基本药物。由于各医院具有不同的医疗技术水平,也具有不同的医疗特色和专长,因此,各医院在使用药品的种类和品种上存在较大的差别。显然,千篇一律地要求使用统一的国家基本药物,并不符合基本药物政策的初衷。相反,各医院应依据国家基本药物目录,结合自己的医疗特色和专长的需要,编制适合本院的处方集。一般来说,凡国家基本药物目录收载的品种应优先选用,具有特色和专长治疗方面所需的药品可以适当多些,其他方面需要的药品可适当少些,这样编制的医院处方集将更符合医院的实际情况,从而更好地发挥促进合理用药的作用。

(三)推行国家(或医院)标准治疗指南

指南中除了用药建议外,还包括诊断指标,需做的检查,给患者的建议和费用说明等。这也是 WHO 对发展中国家改进药物应用的建议之一,并经许多发展中国家和发达国家证实是有效地促进临床合理用药的重要手段之一。《标准治疗指南》制订完成后,基层医疗机构应对医师、药师、护士和社区医务工作者进行培训学习,监督检查医护人员的执行情况,并制订相应的制约和

奖励机制。加强《标准治疗指南》的推广与应用,对于明显主观违反治疗指南要求的行为给予有效地约束。此外,还要定期对《标准治疗指南》进行修订,以达到不断提高医疗质量和合理降低治疗成本的目的。

（侯　艳）

第四节　基层医疗机构的用药现状

随着医药卫生事业的发展,国家基本医疗卫生制度的不断推进,以及医药产业的快速发展和技术跃升,基层医疗卫生服务网络体系也日益完善,运行逐渐规范,基层用药的现状得到了根本性的改变。目前,我国的药品供应保障体系基本上能满足基层用药需求。基层药品供应比较充足,城镇居民的药品方便、有效已得到基本保障,农村地区"缺医少药"的现象已得到缓解;药品监管力度不断加强,药品质量基本能得到保障;技术人员素质不断提高,药品使用越来越规范。但是,由于历史的原因和基层机构的特殊性,加之地方差异很大,我国基层一些地方用药不同程度地存在一些问题。

一、基层药品市场现状

我国基层药品市场运行有序,药品供应比较规范,供应渠道基本可控。基层用药品种丰富、数量较多,药品质量能得到基本保证。基层市场药品能基本保证基层用药的安全、有效,能满足基层居民的基本医疗用药需求。总体来看,我国基层药品市场是健康的。但由于发展的不平衡,以及基层医疗实际差异等因素,我国的基层药品市场,局部仍然存在一些问题,主要表现在以下几个方面。

(一)医药市场秩序

目前,市场上经营药品的企业很多,但不少企业或者公司片面追求经营药品的利润,药品经营不规范,有些经营企业甚至将所经营的药品变相委托其他公司经营或者代理,使得一些没有药品经营资质或者条件的企业、公司甚至个人变相从事药品经营业务;另外,有些经营药品的企业或者公司,其商业医药代表和临床医药代表素质低下,游走在流通环节,依靠给予医师回扣等不正当竞争手段,让医师利用手中的处方权开具他(她)们经营的品种,不顾消费者的实际需要,超适应证用药、过度用药,已成为不合理用药的根源。这客观上也加剧了医药市场的无序竞争。

(二)药品供应

由于各地基本医疗卫生服务网络规范化建设发展不平衡,基层医疗机构的药品供应呈现不同的状况。发展较好的城市社区医疗卫生机构,如北京、天津、武汉等城市,其机构的药品供应主要由政府集中采购、统一配送,制定统一的社区卫生服务用药目录,实行规范化管理。而一些发展相对滞后的城市社区或者农村社区卫生服务中心(站),以及农村的乡镇卫生院、乡村卫生室等基层医疗机构,其药品供应就难以统一。在实行社区卫生服务管理一体化或者乡村一体化管理的地区,其药品供应多采用区域统一采购的办法;但在未实行一体化管理的基层医疗机构,特别是乡村卫生室、个体诊所等,其药品供应渠道就比较复杂,其中少数基层医疗机构片面追求利润的最大化,从非法渠道购进药品,如从无证经营单位进货或从药店变相批发,从游医、个体药贩,

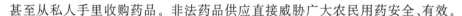

甚至从私人手里收购药品。非法药品供应直接威胁广大农民用药安全、有效。

(三)药品质量

部分农村地区、边远山区所用药品问题较多。主要原因：一是农村边远地区交通不便,村级药店诊所的设立不能满足农村居民的需求,合法渠道的药品供应不方便,从客观上为非法供应渠道提供了机会和市场;二是非法经营药品在农村隐蔽性强,网点分散,流动性大,监管难度大,效果差;三是制售假劣药品者利用农村交通不便加之农村群众对假劣药品、过期失效药品的识别能力较差,为逃避打击,把目标从城镇转移至农村,造成假劣药品充斥基层药品市场。

(四)药品价格

表现为乡村卫生室之间互相竞争,未按规定核定药品价格估算药费,药价不统一,甚至私自提高药价,药价往往超过了国家定价标准。有的将其他收费项目私自加到药品价格中,药品计费不规范。

(五)基层医疗机构用药环境

(1)《中华人民共和国药品管理法》对药品的生产、流通以及医疗机构制剂进行了明确的监管规定,而对医疗机构的用药行为却未从法律上予以明确规范。实际上,目前,一些乡镇卫生院、乡村卫生室等基层医疗机构客观上存在从非法渠道购进假劣药品和违禁药品的行为以及非法使用这些药品的行为。现行的药品管理法无法对这种行为进行有效的监管。

(2)基层医疗机构药学人员缺乏。目前很多基层医疗机构,特别是乡村卫生室和社区卫生服务站,缺乏必要的药学技术人员,实际工作中的药学技术工作多由医师或护士替代。这些医师和护士缺乏药物政策和药品管理方面的知识,也缺乏相应的技术培训。

(3)基层医疗机构本身的药品管理存在问题。不少基层医疗机构,药品的出入库、验收和保管没有任何记录,缺乏必要的药品存储设施和条件,药品质量缺乏应有的保障。因此,基层医疗机构使用药品的质量以及用药质量均存在诸多安全隐患。

(4)基层消费者缺乏合理用药观念和知识。基层消费者到基层医疗机构自行要求医师用药或者到药店随意购买药品的情况普遍存在;也有不少消费者认为久病成良医,从而经常进行自我药疗。由于存在用药观念误区,缺乏用药风险意识以及必要的合理用药知识,致使基层消费者用药通常承受比较大的用药风险。

二、基层医疗机构的用药状况

(一)乡镇卫生院用药状况

对重庆市和湖北省两地的三个县(市、区)的乡镇卫生院的住院用药品种类别分析,反映了基层乡镇卫生院不同类别品种使用率、使用频次、费用构成比、使用人数比率等用药状况。品种使用率较高的有专科用药(包括皮肤科、眼科、耳鼻喉科、妇科、口腔科等)、抗菌药物、消化系统用药、循环系统用药、解热镇痛及非甾体抗炎药,占总使用品种数的57.24%。维生素及矿物质用药以及激素类用药也较普遍,品种使用率均在5%左右;使用频次较高的药品种类为调节水、电解质及酸碱平衡药物、抗菌药物、专科用药、维生素及矿物质缺乏症用药物、循环系统用药,占总使用频次的78.80%;使用费用占比较高的种类依次为抗菌药物,调节水、电解质及酸碱平衡药物,专科用药,消化系统用药,维生素及矿物质缺乏症用药物,占总使用药费的83.37%;使用人数占比较高的种类依次为抗菌药物,调节水、电解质及酸碱平衡药物,专科用药,维生素及矿物质缺乏症用药物,血液系统用药,前两者的占比分别达到86.17%和77.40%。可见,乡镇卫生院的用药品种主要为抗菌药物,常见专科用药、消化系统用药、解热镇痛及非甾体抗炎药、维生素和矿物质用药物以及激素类用药;调节水、电解质及酸碱平衡药物使用人数,使用频次和费用占比均较高,说明注射用药是基层比较常见的用药方式。处方用药费用支出较多的品种为抗菌药物和调节水、电解质及酸碱平衡药物,占比分别高达51.77%和15.54%。

据调查,甘肃、广西、江西、内蒙古、宁夏、青海、四川、新疆、重庆等9个省(市、区)的乡镇卫生院门诊处方用药普遍存在平均处方用药数及抗菌药物、激素类、注射用药比例较高的情况,但各地差异较大。乡镇卫生院平均处方用药数为4.0种,重庆市和四川省乡镇卫生院平均为5.0种,新疆平均为2.0种,青海平均为3.0种。抗菌药物处方使用率为58.2%,四川省最高,为76.3%,新疆最低为36.7%,青海较低为42.4%;激素处方使用率为16.8%,内蒙古、广西、重庆、四川等地较高,均在20.0%以上,新疆最低为2.1%;注射剂使用率为45.1%,江西最高为62.2%,新疆、青海较低,分别为25.8%,32.8%;平均处方费用为17.7元,内蒙古、重庆、江西等地的平均处方费用较高,均在20.0元以上,新疆平均处方费用最低,平均为8.0元。乡镇卫生院平均处方用药数、抗菌药物使用率、注射剂使用率均高于WHO标准(平均处方用药数为1.6~2.8种,抗菌药物使用率为20.0%~26.8%,注射剂使用率为13.4%~24.1%),激素使用率也普遍较高。

(二)乡村卫生室用药状况

乡村卫生室的用药现状更为复杂。安徽省某县4个乡镇共55个村卫生室10年(1997—2006年)的门诊处方和登记资料的监测报告,比较全面地反映了基层乡村卫生室的基本用药状况。由于地域和历史的原因,不少乡村卫生室存在非法用药、违规用药和用假劣药品的现象,不少乡村医师没有取得应有的行医资格,缺乏资质(包括特殊管理药品的用药资质)而仍然普遍开具处方,业务素质普遍偏低;村卫生室问题药品较多;普遍存在类似乡镇卫生院抗菌药物、激素类、注射用药使用率较高的情况,甚至总体上较乡镇卫生院更为突出;另外,不同地区的村卫生室在中药的应用上差别较大,一般边远山区村卫生室应用中药饮片和中成药的比例较高。

1.不同种类药品使用情况

不同种类的药品使用率有较大差别。使用率由高到低的种类依次为抗菌药物(41.42%)、中成药(39.84%)、其他西药(除抗菌药物、抗病毒药物和激素以外的西药)(33.39%)、支持类药物(25.19%)、维生素类(25.19%)、抗病毒药物(11.12%)、激素类(9.62%)、中药饮片(6.06%)。

(1)抗菌药物使用率较高:抗菌药物的使用构成一直处于一个较高的水平,在就诊人次中的使用率在36%以上,并呈逐年上升的趋势,超出WHO推荐人群的使用比例范围(20.0%~26.8%);抗菌药物在西药类药物中的比例则为45%以上。前5位分别为青霉素类、氯霉素类、喹诺酮类、头孢菌素类、林可霉素类,其中注射以青霉素类、头孢菌素类、林可霉素类为主。

(2)激素类药物使用维持较高比例:全身用激素类药物使用比例在1997—2001年呈上升趋势,2000年以来保持较高比例8.39%~14.86%。

(3)支持类药物、维生素使用率较高:支持类药物和维生素的使用率均处于较高的水平,并呈逐年上升的趋势,两者平均使用率均为25.19%。

(4)中成药使用率较高:仅次于西药类,成为处方中第二大类药物,且一直维持较高水平,平均使用率为39.84%。

(5)中药饮片使用率较低:10年中药饮片平均使用构成比例为6.06%。其中使用率在1997—2005年呈逐年下降趋势,由1997年的20.16%降至2005年的3.15%,近年来中药饮片的使用比例一直较低,2006年为7.46%。

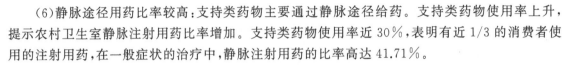

(6)静脉途径用药比率较高:支持类药物主要通过静脉途径给药。支持类药物使用率上升,提示农村卫生室静脉注射用药比率增加。支持类药物使用率近 30%,表明有近 1/3 的消费者使用的注射用药,在一般症状的治疗中,静脉注射用药的比率高达 41.71%。

2.不同年龄人群用药情况

不同年龄人群用药呈现差异:①在各不同年龄组中,抗菌药物、中成药、支持类药物的使用人次都比较高;②在 15 岁以下的青少年中,抗菌药物、抗病毒药和全身用激素使用率高于其他年龄组;③随着患者年龄增长,中药饮片及支持类药物使用人次增大,各年龄组的药品使用人次差异明显。

3.不同疾病用药情况

根据诊断(疾病或症状)来分析疾病与用药的关系,并对其中前 5 位疾病和前 3 位症状体征(在就诊原因中的构成比在 4% 以上)的用药情况进行分析。结果:损伤和中毒类疾病、呼吸系统疾病、消化系统疾病的抗菌药物使用率较高,分别为 55.30%,56.37% 和 46.62%;皮肤及皮下组织疾病、呼吸系统疾病及一般症状和体征的全身用激素使用明显高于其他疾病,使用率分别为 12.59%、11.04% 和 8.93%;抗病毒药在呼吸系统疾病治疗、中成药在循环系统疾病和症状治疗、支持类药物在一般症状治疗的使用率最高,分别为 23.16%、60.35% 和 52.96%;中药饮片的使用率中依据症状体征用药高于疾病用药,依据一般症状及体征用药的使用率为 11.16%。

4.单张处方费用情况

共收集样本地区 55 个乡村卫生室 10 年(1997—2006 年)处方 202 307 张,单张处方费用最高 987.0 元,最低 0.1 元。处方费用 30 元以下占 70.9%,50 元以上占 10.4%。处方平均费 1997 年为 17.61 元,到 2006 年为 33.65 元,增加了 91.08%。单张处方费用有逐年递增的趋势。

(三)社区卫生服务中心(站)用药现状

1.疾病分布

北京市社区卫生服务中心(站)的健康档案中的电子病历分析结果显示:城市社区的常见的 20 种疾病为高血压、急性上呼吸道感染、心血管疾病、糖尿病、骨关节病、脑血管疾病、失眠、咽喉炎、慢性下呼吸道疾病、便秘、高血脂、关节炎、胃炎、结膜炎、咳嗽、泌尿道感染、消化不良、慢性胃炎、皮炎、牙病,占社区所有疾病构成比的 87.88%,其中前 6 位疾病(高血压、急性上呼吸道感染、心血管疾病、糖尿病、骨关节病、脑血管疾病)的构成比为 63.72%。上海市社区 60 岁以上老年人排序前 5 位的疾病分别为冠心病(20.9%)、高血压(13.7%)、上呼吸道感染(7.8%)、糖尿病(7.0%)、脑梗死后遗症(5.2%),5 种疾病构成比为 54.60%。可见,城市社区卫生服务机构就诊疾病中慢性非传染性疾病和呼吸道疾病占很大比例。

2.服务对象

北京市社区 60 岁及以上就诊患者,占总就诊人数的 57.45%;上海市社区 60 岁以上老年人门诊用药处方所占比例为 60.7%。说明社区服务的对象多为老年患者。

3.常用药物种类

社区常用药物种类与社区常见疾病相关。北京市社区的治疗前 6 种疾病药物分别为抗高血压药物、急性上呼吸道感染治疗药物、心血管疾病用药、糖尿病用药、骨关节病用药和脑血管疾病用药,每种疾病使用的前 10 种药品品种的使用人数占总使用人数的比例在 45.70%～83.05%,最高为糖尿病 83.05%。上海市老年患者用药前 20 位药品种类,处方率较高的为心血管用药、抗菌药物、大输液、降糖药、催眠药、维生素和消化道用药,占老年患者处方的 40.6%。社区常用药物种类,老年人需求较大。

4.中药使用率

北京市社区中药使用人次占总使用人次的 48.58％,前 20 位疾病中,9 种疾病其中药使用人次超过 50％,其中咳嗽使用中药的比例最高达 94.12％;上海市社区含中成药处方比例占总处方比例的 53.7％,在老年患者中占比更高达 60.7％;老年患者用药前 20 位药品中,就有 5 种中成药品种;用药频度前 20 位中占一半以上(11/20),数量也最多。中药在社区的应用比例较高,同时也反映了中药在慢性非传染性疾病中的用药需求。

5.处方用药品种数

北京、上海、成都、武汉等 28 个城市 744 个社区卫生服务中心(站)平均处方用药数为 2.51,在 WHO 规定的 1.6～2.8 个范围内;社区卫生服务中心平均为 2.55 个,而服务站为 2.42 个,没有明显差别。

6.注射用药情况

北京、上海、成都、武汉等 28 个城市 744 个社区卫生服务中心(站)处方分析显示:社区的注射用药处方率为 35.11％(8.50％～78.00％),超过 WHO 规定的 24.1％的城市有 22 个,占比为 78.57％,注射用药比例较低的城市有上海和北京,处方率为 10％左右;城市社区通过采用注射用药方式比较普遍,但不同城市注射用药的比例差别较大;城市的社区卫生服务中心和卫生服务站的注射用药情况没有明显差别。

7.抗菌药物和激素药物

城市社区卫生服务中心(站)抗菌药物和激素应用比例也偏高,平均使用率分别为 43.58％和 7.56％。抗菌药物使用率差异较大,范围为 18.00％～61.35％,高于 WHO 规定上限值 26.8％的城市有 25 个,占城市总数的 89.29％;抗菌药物使用率较高的有沈阳 61.35％、兰州 58.16％和武汉 57.89％,抗菌药物使用率比较低的有上海、北京和天津,以上海最低为 18.00％;抗菌药物联用比率差别很大,部分城市抗菌药物的联用比例较高,例如湘潭、兰州和昆明的二联使用率分别为 33.13％,23.79％和 22.63％。激素使用率差别也很大,为 1.0％～13.96％,平均使用率为 7.56％;使用率较高的有济南 13.96％、南京 13.91％和昆明 13.80％,使用率最低的为上海 1.0％。城市的社区卫生服务中心和卫生站用药比较,除了抗菌药物二联使用率城市社区中心略微高于服务站以外,其他卫生服务中心和卫生服务站的用药情况没有明显差别。

8.催眠药应用情况

上海社区<60 岁的成人,催眠药的使用率为 1.57％,≥60 岁的老年人催眠药的使用率为 3.12％,明显比成年人高。

(四)基层消费者用药情况

1.就医情况

城乡居民在就医选择医疗机构考虑的因素比较一致,依次为就近、方便,医疗质量,收费合理,是否医保定点医院和有否知名专家等。居民得小病时,城市居民有 13.2％的选择社区卫生服务中心(站),有 7.4％的选择去大医院;农村城区居民绝大多数(大约 80.0％)首选乡镇卫生院,其次是个体私人诊所和市级医院;农村贫困山区的居民则首选村卫生站,其次是个体医疗诊所,两者均超过 50.0％,只有 20.0％的人员选择乡镇卫生院,选择县级医院的不足 10.0％,没有人选择去市级医院就医。农村居民中儿童和老人倾向选择高一级的医疗机构就医。农村居民有超过 70％的不能及时就医和住院,主要原因是经济困难。

2.自我医疗

城乡不少居民采取自我医疗行为。济南市长清社区发现有9.2%的居民患病后不采取任何治疗,56.1%的居民首选自我医疗;农村社区和山区居民自我医疗的比例分别为16.7%,6.5%。城市社区居民的自我医疗比例明显高于农村居民。

3.购药机构选择

城市居民买药主要考虑零售药店和社区卫生服务中心,分别占46.2%和41.0%,也有部分居民购药时去定点医疗机构,比例达22.2%;给儿童买药主要考虑零售药店,但也倾向于选择更高一级的医疗机构。农村城区居民购药首选零售药店,比例为61.30%,其次为个体私人医疗诊所(34.22%)、卫生院(21.18%)和村卫生站(3.05%);农村山区居民购药首选个体私人医疗诊所,比例高达73.52%,其次为零售药店(44.78%),乡镇卫生院和村卫生站的比例均较低,分别为8.98%和9.59%。农村居民在个体私人诊所购药比例较高,而且农村山区居民私人诊所购药的比例更大,可能与农村患者缺乏一定的用药知识,不能自行判断购药有关。另外,农村山区少数居民患一般疾病时选择自己采集草药。城市居民选择购药机构的主要原因是离家近和价格便宜,以及是否为定点医疗机构。农村居民购药首先考虑选择的因素是价格,其次才是疗效,另外品牌和熟人介绍也影响农村居民购买行为。

4.居民用药问题

城乡居民客观上普遍存在自我医疗行为,用药问题较大。城乡普遍存在用药依从性差、不遵医嘱用药、自行用药、随意服药、增减药量和停药、漏服错服、多药并服,以及滥用维生素、滋补药和抗衰老药等情况。有不少城乡居民医病心切,对疾病缺乏必要认识,经常要求注射用药,随意使用解热镇痛药,认为氨基酸、蛋白质为补品,频繁使用抗菌药物和激素等。甚至有调查表明,有13.01%农村居民,认为可以和愿意使用过期不久的药品。由于城乡居民不同程度地存在用药观念误区,且缺乏必要的合理用药常识,使得基层居民用药存在更多的安全隐患。

(侯　艳)

第五节　基层医疗机构用药特点与主要存在的问题

我国地域范围广、区域医疗发展不平衡、服务需求差异大、基层医疗机构层次复杂、服务功能错位,以及医疗机构服务设施、医疗条件和技术水平的差别等,加之不同医疗保险体制尚未很好衔接和整合,使得基层医疗机构的用药极其复杂。从各个不同方面,以及从宏观和相对微观角度,医疗机构用药会相应地呈现一些不同的特点。

一、用药需求差异大

需求差异主要表现在不同地域之间、城乡之间以及不同级别医疗机构之间。例如,西部地区与东部地区疾病谱的不同,其用药需求自然有差异;城市和农村疾病谱的差异也导致用药的不同,如城市社区卫生服务中心与农村乡镇卫生院用药就有差异;不同级别的医疗机构,如城市社区卫生服务中心和社区卫生服务站,农村乡镇卫生院和乡村卫生室,其用药也有差异;即使同一县(市、区)的乡镇卫生院或者同一乡镇卫生院所辖的不同村卫生室之间,其用药也存在很大差异。

用药差异还表现在用药习惯导致的需求差异。例如,西部少数民族地区,像藏族、蒙古族和苗族人居住的地区,习惯应用各自少数民族的药品,导致了用药差异;国家实施基本药物制度,像藏药、蒙药、苗药等很多少数民族用药,很多品种制作方便、用量少、价格低廉、安全有效,对常见病、多发病、疑难病有独特的疗效,应用范围广泛。完全具备基本药物的特点。西藏已将340种藏药纳入基本药物目录范畴,内蒙古已将73种蒙药纳入社区用药目录范畴,以满足居民对民族药用药需求。

二、药物品种简单、处方费用低

基层医疗机构的药品主要用于基层常见病、多发病治疗,故药物品种简单、药品单价和处方费用均较低;而大医院和专科医院主要处理大病,危、重疾病和疑难病等,用药更为复杂,药品价格和处方费用也较高。

三、用药品种差别大,具有中药、民族用药特点

由于各地基层医疗机构的服务范畴和服务能力不同,以及用药习惯差异等导致不同机构的用药品种和数量差异极大。例如,有的机构使用中药较多,中药的使用率高达用药的1/3;有的习惯应用民族药,民族用药更多地体现出当地居民的用药习惯,近80%的城乡基层医疗机构可以开展民族药医疗卫生服务,使用极为广泛。民族药在价格、疗效、安全性等方面已具备基本药物特点,以后经过逐步调整,会有更多的民族药进入基本药物目录。

四、习惯性用药特征

由于基层医疗机构用药品种主要针对一些常见病、多发病,用药水平整体比大医院低;基层医务人员素质总体偏低,不少乡村医师、社区全科医师缺乏继续技术培训,规范化用药与大医院差距极大;加之用药差异大,实际上很多基层医疗机构医师用药更多的是运用各地的用药经验,形成了自身的用药习惯。基层医疗机构习惯性用药特征明显。

五、用药管理水平差异大

基层医疗机构在基础设施、医疗服务条件、技术水平和人员素质等方面的差异很大,直接导致管理水平的不同;基层用药在处方用药数、注射用药比例、抗菌药物比例、激素用药比例等用药指标上也普遍存在有不合理趋高的用药特点。不少地区的基层医疗机构尚未实行一体化管理,即使实行一体化管理的地方,管理差别也很大。基层医疗机构的用药管理不同程度地存在很多问题,管理水平差异极大。

六、基层用药主要存在的问题

从基层药品市场的现状和基层医疗机构用药实际状况看,基层医疗机构用药存在的主要问题包括以下几个方面。

(一)违法违规用药
无医师资质开具处方、违反医保规定开具药物、违规使用违禁、假劣药品。

(二)无适应证用药
包括无适应证使用抗菌药物、随意使用激素、错误使用药品等。其影响因素涉及用药观念、技术水平、经济利益等。

(三)过度使用注射剂

注射用药虽然见效快,但却是一种有创的、存在更多治疗风险的给药途径,应谨慎使用。基层医疗机构常过度使用注射剂,与追求经济效益有关。

(四)滥用抗菌药物和激素类药物

突出表现为病毒感染发热应用抗菌药物、预防性应用抗菌药物、没有明确诊断随意使用抗菌药物,以及抗菌药物不合理联用等。

激素药理作用广泛,具有起效快的特点,不少基层医师由于各种因素,常随意将激素加入输液中应用,也有局部滥用激素的情况。

(五)不合理联用药物

基层联用药物的情况很普遍,主要表现为抗菌药物的联用,抗菌药物和其他药物的联用,输液中不同品种的配伍;在城乡社区卫生服务中心(站),老年人药物联用比例也很高。联用药物缺乏应有的联用依据,往往给患者带来更多的药害,也增加了处方费用。

(六)药物费用比例过高

药品零差率销售实施前,基层医疗机构的药品费用占医疗机构总费用的比例过高;平均处方药费也呈上升趋势。这与医改政策的目标是不一致的,落实好国家基本药物制度有助于从根本上改变这种状况。

(七)消费者自我医疗风险

基层消费者自我医疗比例较高(特别是城市社区),但绝大多数患者缺乏必要的合理用药知识、不同程度地存在一些不合理用药误区,增加了用药风险。

这些主要问题存在与我国基本医药卫生制度改革不深入、基层整体用药环境差、基层合理用药意识、安全用药意识薄弱、技术人员素质整体较低、消费者合理用药知识不足以及基层用药管理乏力等密切相关。

（侯　艳）

第六节　基本药物的使用管理

国家基本药物必须以适应基本医疗卫生需求为基础,所遴选的品种必须剂型适宜、价格合理、能够保证供应以及一般民众可公平获得,具有疗效确切、应用安全、经济上可接受性强等特点。由于基本药物的遴选程序和目标与合理用药目标具有一致性,因此在能使用基本药物治疗的情况下应坚持首选基本药物,坚持使用基本药物是落实基本药物制度的具体表现,而落实基本药物制度是最大意义上的合理用药,是合理用药的实现方式。从基层医疗机构定位和服务特点看,基层医疗机构用药主要是基本医疗保健用药,加强对基层医疗机构基本药物的使用管理,有助于促进基本药物政策的落实。

一、制定基本药物目录

(一)国家基本药物的适应性

《关于建立国家基本药物制度的实施意见》中明确规定:在充分考虑我国现阶段基本国情和

基本医疗保障制度保障能力的基础上,按照防治必需、安全有效、价格合理、使用方便、中西药并重、基本保障、临床首选的原则,结合我国用药特点和基层医疗卫生机构配备的要求,参照国际经验,合理确定我国基本药物品种(剂型)和数量。2009年公布国家基本药物目录307种,其他化学药品和生物制品205种、中成药102种及中药饮片。但由于基层用药具有自身特点,地域差异大,不同地域疾病谱存在差异,民族地区具有民族用药特色,不同基层机构用药也客观上存在需求上的差别等,现有的国家基本药物品种目录不可能完全满足各地基层用药的需要。

(二)增补基本用药品种的规定

基本药物制度的实施意见强调,政府举办的基层医疗机构可以增加非基本药物目录品种供临床使用,增加品种的来源主要包括基本医疗保险用药目录品种(甲类和部分乙类)和民族药。实施意见明确了省(市、区)卫生行政部门会同其他相关部门对基本药物目录进行增补的权利,因此,各地应结合自身的实际,对国家基本药物目录品种进行适度调整,对目录内没有而当地临床又急需的品种进行必要的补充,形成适合本地区的基本用药品种目录。

(三)基层医疗机构基本药物目录的确定

国家基本药物制度规定,省(市、区)卫生行政部门会同其他部门增补的非基本药物目录品种,同国家基本药物目录品种一样同等享受国家基本药物的待遇。这主要是考虑我国各地差异较大,基层医疗机构所处地域、用药习惯、服务能力、用药水平等实际情况不同的特点做出的一种制度安排,其目的是更好地满足公众的基本医疗服务用药。各地形成的基本药物目录,其品种等同基本药物享受较高的报销比例,有优先使用权。

各地制定本机构的基本药物目录可考虑以下几个主要方面:①结合本医疗机构的特点,本着落实国家基本药物制度的精神,最大程度地从各地省(市、区)制定的基本药物目录遴选出适合本医疗机构的基本药物。②医疗机构遴选基本用药品种应由医疗机构药事管理机构或类似义务的负责,参与遴选的专家应具有代表性,应包括基层医疗机构的一些主要医疗和服务科室,应有医疗机构感染和药学技术人员等,确保遴选的基本药物符合临床实际用药的需要。③对于本医疗机构确需省(市、区)基本药物目录品种以外的品种,也可纳入本医疗机构的基本药物目录,但比例应尽可能地少,其报销补偿政策应按非基本药物品种办理。④对于多数基层医疗单位确实必需,而省(市、区)基本药物目录没有但有必要纳入的品种,应及时向省(市、区)的卫生行政部门反映,在对基本用药进行调整时,可实时纳入。⑤对在实际应用中,某些品种不符合临床用药的基本要求,需要调整出基本用药品种目录的,应提交本医疗机构的药事管理组织或者类似组织进行讨论,做出剔除基本药物目录品种的决定。通过不断的调整,形成适合本基层医疗机构的适应性强的基本用药品种目录。

二、基本药物品种的采购

基层医疗机构制定出适合本医疗机构的基本药物目录,是有效落实国家基本药物制度的重要前提。医疗机构的采购部门应根据本院基本药物目录,根据医疗用药消耗量情况,制定相应的基本药物目录采购计划,定期采购基本药物目录品种,确保基本药物目录品种的可及性和可获得性。要建立基层医疗机构基本药物采购仓储管理等相关制度,坚决杜绝医疗机构由于商业因素等的影响拒绝采用基本药物品种或者随意采购价格高的目录外品种的行为。基本药物目录品种应从当地省(市、区)政府招标确定的药品一级批发配送企业采购(根据实际少数品种也可由二级批发企业配送),价格遵循省(市、区)的招标价格。严禁以高于政府指导价的价格购进药品。购进的药品品种要按要求及时进行验收,应按药品存储条件要求保存养护药品,确保基本药物品种在使用前符合药品安全用药的质量标准要求。

三、基本药物报销补偿

根据国家基本药物制度的要求,各地省(市、区)基本用药品种应全部纳入基本药物报销范畴予以报销,报销补偿比例明显高于非基本药物品种。基本药物实行零差率销售,医疗机构应按省(市、区)规定,以低于价格上限的价格进行采购,然后按采购的价格直接销售给患者,不能加价销售。省(市、区)基本药物目录之外的品种,作为非基本药物处理,不能纳入享受基本药物零差率和报销补偿政策。

(侯　艳)

第七节　临床合理用药的管理

基本药物制度是国家药品政策的核心,是国家促进合理用药和保障公众基本医疗用药的制度安排,是一种合理用药的实现形式。临床合理用药是落实国家基本药物制度的关键环节。加强对临床合理用药的管理,有助于全面落实基本药物政策,规范临床用药行为,促进合理用药,实现保障公众基本医疗用药的政策目标。

一、按医保规定用药

(一)医保的相关政策

我国的基本医疗保险体系由城镇职工基本医疗保险、城镇居民基本医疗保险、新型农村合作医疗和城乡医疗救助四部分共同组成,以广覆盖、保基本、逐步提高保障水平为原则。目前,我国针对不同人群的基本医疗保险尚未实现有效衔接乃至整合,保障基本医疗的用药目录宽窄和费用保障水平等有所差异。但各种保险制度在药品政策设计思想上基本一致,诸如:基本用药品种的遴选、不同品种的差异补偿政策、用药限制性规定、特殊用药和抢救用药申报审批制度等。基本药物制度实施后,国家公布了相应的基本药物目录(基层医疗机构配备部分),各地对医保用药目录进行了相应调整,规定了国家基本药物目录应全部纳入新医保药品目录的政策。

(二)医保的相关规定

《国家基本医疗保险、工伤保险和生育保险药品目录》(以下简称《药品目录》)是基本医疗保险、工伤保险和生育保险基金支付参保人员药品费用和强化医疗保险医疗服务管理的政策依据及标准。《药品目录》分西药、中成药和中药饮片三部分。其中,西药部分和中成药部分用准入法,规定基金准予支付费用的药品,基本医疗保险支付时区分甲、乙类,工伤保险和生育保险支付时不分甲、乙类;中药饮片部分用排除法,规定基金不予支付费用的药品。医疗保险及其相关规定如下。

1.差别补偿政策

《药品目录》分为甲类和乙类,甲类目录是保障目录,100％报销;而乙类目录需要考虑各地区基金承受能力,不一定100％报销,一般对乙类药品报销先设定一定的个人自付比例,再按基本医疗保险的规定给付。抗菌药物实行分级管理,差别支付的补偿方式。抗菌药物的选用,应以同疗效药物中的窄谱、价廉、非限定支付的药物为先。

2.限制性规定

《药品目录》西药和中成药品种共 2 151 个,其中作了 843 个限制,包括险种、医疗机构级别、适应证限制等。

3.申报审批制度

按照规定,对临床紧急抢救与特殊疾病(如孤儿病)治疗所必需的目录外药品,经审核批准可以报销,但应建立定点医疗机构申报制度并明确相应的审核管理办法。

4.其他

其他规定:①乙类药品各地有 15% 调整权限。②基本药物目录品种全部纳入医疗保险药品目录内,治疗性基本药物目录均归为甲类。③每一最小药品分类下的同类药品不得叠加使用,对部分易滥用的药品在支付范围上进行了限定。④抗艾滋病病毒药物、抗结核病药物、抗疟药物和抗血吸虫病药物,符合公共卫生支付范围的由公共卫生服务项目负责,基本医疗保险对不符合公共卫生支付范围的,基本医疗保险基金按规定支付。⑤对门诊处方用药量和住院出院带药量等均作了相应的规定。

(三)按医保规定用药

城镇职工基本医疗保险、新型农村合作医疗等各种医疗保险制度之用药规定,均有诸如差异补偿、限制条款、审批制度等类似规定,但各自在具体要求上有所差别,另外各种医疗保险在类似规定以外的其他方面,可能有各自不同的要求。下面以城镇职工基本医疗保险和《药品目录》为例,说明相关的用药规定。

医疗保险制度是从政策和制度层面对公众的医疗保障所作的规定和要求,其制度本身及其相配套的管理办法具有法律和行政效力,按医保规定用药就是依法用药、合法用药。另外,按医保规定用药,是落实医疗保险政策和基本药物制度的必然要求,也是合理用药的需要。因此,基层医疗机构要充分认识按医保规定用药的必要性和重要性,在实际用药中,严格执行医保用药的有关规定。基层医疗机构在按医保规定用药时,应注意以下问题:①由于存在不同医疗保险制度的参保人员,对不同保险人群各自医疗保险的要求也不同,用药目录也不一样,基层医疗机构应加强宣传,使医务人员熟悉有关规定。②应根据各自不同医疗保险规定要求,在各自目录范围内使用药品,要按基本药物使用管理的有关要求,使医师形成首选医疗保险药物品种的用药习惯;对于确需使用目录外的药品应按有关规定办理。③要严格按规定要求使用限制性药品,要依据适应证用药。④要加强对医疗保险患者用药资料的审核,严格管理处方和控制用药费用,减轻患者的费用负担,提高保障水平。

(四)医疗保险用药与合理用药

在不同保险制度下,遴选医疗保险用药目录品种(基本药物目录品种除外)所秉持的原则与基本药物的遴选原则是不完全一致的。国家基本药物目录主要用于指导临床医师合理选择用药品种,通过引导药品生产企业的生产方向,保证基本药物的市场供应。而《药品目录》的主要作用是为了控制基本医疗保险支付药品费用的范围,是社会保险经办机构支付参保人员药品费用的依据。其目的是为了保障参保人员的基本医疗需求,保证医疗保险基金的收支平衡。国家基本药物目录主要考虑药品临床使用的合理性和安全性,以及全社会的基本用药水平。而《药品目录》在考虑参保人员用药安全和疗效的同时,重点要依据基本医疗保险基金的承受能力,考虑药品的价格因素。

医疗保险用药目录品种的遴选和用药政策的设计,充分体现了医疗保险合理用药的思想,坚持使用医疗保险药品目录内品种和执行医疗保险用药政策,有助于实现合理用药。

二、药品说明书的应用

(一)关于药品说明书

药品说明书是药品生产企业提供的,经国家药品监督管理部门批准的包含药品安全性、有效性等重要科学数据、结论和信息,用以指导安全、合理使用药品的技术性资料。其所收载的相关信息,是经过一系列药理学、毒理学、药效学和药学及规范的临床试验等得出的科学结论,也包括药品合理使用的循证共识。是药品合法性、安全性、有效性和稳定性等药品质量特性的综合体现。规范完整的药品说明书已成为合理用药的重要文书,是医师进行药物治疗的法定依据和患者获取药品信息的重要渠道,也是医疗纠纷采信的重要证据和判断医师用药行为是否恰当的具有法律效力的医疗文件。

(二)按药品说明书用药

药品说明书提供了药品适应证范围,也收载了药品用法用量、不良反应和禁忌证等有关药品合理使用方法和用药安全警戒的相关信息。在通常情况下,临床医师应遵循药品说明书按适应证和用法用药。

1.按适应证用药

按适应证用药是指在明确患者的疾病症状和体征的前提下,结合患者的生理和病理特点,根据药品适应证范围,有针对性地选择药品和使用药品的用药行为。按适应证用药,药物适合患者的病症和体征,能够迅速缓解病情,及时达到防治疾病的效果;药不对症只能贻误病情,还可能给患者带来意外伤害,经济上增加患者不必要的负担。按适应证用药是临床合理用药的基本要求,临床医师用药前应尽可能明确疾病症状和体征,以及可能造成的原因,遵循适应证用药。

2.按药品说明书用法用药

药品说明书收载的药物用量、用药疗程、不良反应、禁忌证等是通过基础研究和临床试验,以及临床实践得到的综合结果。药品说明书的用法用量有试验依据,不良反应和禁忌证有试验研究资料的支持;其药品疗效、不良反应和禁忌证是在规定用法用量和给药途径下出现的。因此,按药品说明书用法用药,有更大的概率出现所期望的药品疗效,也能预见可能出现的药品不良反应,临床用药安全具有一定的可控性。而不按药品说明书用法用药,用药出现的风险更大,且无法预见。临床医师在没有循证医学证据支持的情况下,应按药品说明书用法用药。

3.超药品说明书用药

超药品说明书用药亦称"药品说明书外用药""非注册用法用药",是指药品使用的适应证、给药方法或剂量不在官方批准的说明书之内,包括年龄、给药剂量、适应人群、适应证或给药途径等与药品说明书中的用法不同。超药品说明书用药风险较大,极易引发医疗纠纷,造成医疗事故。应加大超药品说明书用药的警戒,保证临床用药安全。

4.超药品说明书用药应注意的问题

(1)积极寻找有关的用药支持证据,充分权衡用药收益和风险,以及可能导致的医疗纠纷或者医疗责任,做出正确评估。

(2)应严格禁止以研究和实验为目的的超药品说明书用药。

（3）若超药品说明书用药可能的风险较大,应尽量选择合理的可替代药品使用。

（4）在没有合理的可替代药品使用时,应该如实告知患者超药品说明书用药的目的和必要性,以及可能的治疗收益和需要承担的风险。必要时,同患者签订知情同意书。

（5）严格禁止没有科学证据的超药品说明书用药。

三、处方管理

《处方管理办法》将处方定义:由注册的执业医师和执业助理医师在诊疗活动中为患者开具的、由取得药学专业技术职务任职资格的药学专业技术人员审核、调配、核对,并作为患者用药凭证的医疗文书。处方包括医疗机构门诊处方和病区用药医嘱单。处方是医疗技术文书,是患者用药的技术凭证和患者药品费用支付的依据,也是用药医疗纠纷或者医疗事故责任认定的具有法律效力的证据,处方具有技术、经济和法律上的意义。

加强用药处方的管理,有助于提高处方质量,促进合理用药。规范处方格式和处方书写要求,可有效减少不规范处方数量,大幅提高处方合格率。加强处方合理性审查,有助于发现不适宜处方和超常处方,及时发现存在和/或潜在的用药合理性问题,通过有效干预和及时预警,可有效防范药害和预防药疗事故的发生。医疗机构按规定要求,对处方进行规范化审核和评价,可通过对处方用药信息的分析,对处方用药整体水平做出客观的评价,为处方质量的进一步改进和完善提供依据。规范处方的保存,也有助于快速有效查找可能的问题处方,为医疗纠纷和医疗事故的鉴定提供必要的证据,促进合理用药和用药安全。

（一）处方规范管理

基层医疗机构应按《处方管理办法》要求,结合本机构的实际,制定相应的处方管理制度,应加强处方的规范管理。

1.使用卫生行政部门统一格式处方开具药品

要根据诊疗和药品管理的要求选用不同的处方开具相应的药品。例如,普通处方为白色处方、急诊和儿科处方分别为淡黄色和淡绿色,并分别在右上角标注"急诊"和"儿科"、麻醉药品和第一类精神药品用淡红色处方,右上角标注"麻、精一"、第二类精神药品用白色处方,右上角应标注"精二"。

2.提高处方书写质量

处方书写要符合以下原则:处方项目要完整、要采用药品通用名称开具药品、用法用量完整,用法一栏不得写"遵医嘱""自用"等;除特殊情况外,处方应写明病情或诊断;处方需要修改时,医师必须在修改处签字确认。

3.开具处方的医师必须具有处方权

医师开具处方必须具有处方权,开具麻醉药品和第一类精神药品等必须取得相应的处方资质,严禁无处方权擅自开具处方。

4.医师开具处方必须依据医疗、预防、保健需要

医师处方须依据诊疗规范和药品说明书,合理开具处方。处方的用药量和疗程要合理;特殊管理药品的处方应遵循相应的规定。对医师为谋取利益随意处方的行为,应坚决杜绝,按规定严肃处理。

5.药学人员应严格审查处方

药学人员应严格审查处方,加强"四查十对",对医师处方的合法性、合理性,以及用法和剂量

等应认真审核;对一些特殊用药处方应请医师确认签字;对存在严重不合理用药的处方和错误处方应拒绝调配。药学人员应规范调配处方,加强复核,调配者和复核者均在处方上签字,以示负责。

6.药学人员的用药交代

药学人员应做好用药交代,告诉患者合理用药的信息和具体的药物使用方法,以便患者正确使用药品。

7.加强处方的存放管理

医疗机构应按《处方管理办法》要求的年限保存处方,以备查阅。处方保存年限:普通处方、急诊处方、儿科处方保存期限为 1 年,医疗用毒性药品、第二类精神药品处方保存期限为 2 年,麻醉药品和第一类精神药品处方保存期限为 3 年。处方保存期限内,不得擅自销毁。

(二)处方用药指标监控

除了对处方进行规范管理之外,还应加强对处方用药的监控、评价和干预。WHO 合理用药国际指标在医疗机构临床处方用药分析评价领域应用广泛。通过合理用药国际指标的运用,可评价医疗机构处方用药的基本情况,以便进一步进行必要的干预,促进处方用药质量的改进和提高。

1.合理用药国际指标

WHO 基本药物行动委员会与合理用药国际网络(WHO/DAP/INRUD)在合作编著的《医疗单位合理用药调研方法与指标》中,针对医疗机构的合理用药情况,提出了处方合理用药的调研方法和相应的合理用药处方指标(以下称为合理用药国际指标)。合理用药国际指标分为核心指标和补充指标。针对住院处方用药,还提出了住院附加指标。

(1)核心指标:包括处方指标、患者关怀指标和行政管理指标(表 10-1)。核心指标的特点是简单、便捷,其资料来源于处方、合理用药相关工作的记录,以及必要的现场调查。这些指标适合于不同的国家、地区的医疗机构进行合理用药的处方评价。核心指标也是基层医疗机构常用的处方合理用药调研评价指标。

表 10-1　基层医疗机构常用的处方用药评价指标

指标类型	评价指标项目	评价指标的计算
处方指标	平均用药品种数	A/N
	就诊使用通用名品种的百分率	B/A
	就诊使用抗菌药物处方的百分率	C/N
	就诊使用针剂处方的百分率	D/N
	就诊使用基本药物品种的百分率	E/A
	平均处方金额	F/N
患者关怀指标	平均就诊时间(min)	
	平均调配时间(min)	
	实际调配药物率	
	药物标示完整率	
	患者了解正确用药方法率	
行政管理指标	有无基本药物和处方集	

指标类型	评价指标项目	评价指标的计算
	有无临床指南	
	主要药物的保障供应百分率	

注:A,处方用药总品种数;B,使用通用名的品种数;C,使用抗菌药物的处方数;D,使用针剂的处方数;E,使用基本药物的品种数;F,处方总金额;N,处方数。

(2)补充指标。合理用药的补充指标:①就诊而不使用药物进行治疗的百分率;②每次就诊平均药费;③抗菌药物占全部药费的百分率;④针剂占全部药费的百分率;⑤病因、对症、预防并发症等用药符合治疗指导原则的病例数(%);⑥患者离开就医单位后,对全部医疗照顾总体上表示满意的百分率;⑦能获得非商业性药物简介、药讯、治疗指导原则、处方集等公正的药物信息的医疗单位比例(%)。补充指标可根据各个国家和地区的实际情况选择性使用。

(3)住院附加指标:住院合理用药的评价除了应用核心指标、补充指标外,可根据实际应用住院附加指标对住院处方(住院医嘱单属于用药处方)进行用药评价。住院附加指标:①并用≥2种抗生素的病例数(%);②使用麻醉性止痛药的病例数(%);③用药医嘱完整百分率;④用药记录完整百分率;⑤医嘱用药兑现百分率(%);⑥采用标准治疗方案的百分率;⑦经适当细菌培养而静脉注射抗生素的百分率。

2.合理用药处方指标调研

WHO合理用药国际指标主要用于处方用药的监控。基层医疗机构可以采用处方指标对本单位的处方进行动态监控,并通过总结分析,发现临床处方用药中存在的问题,明确本单位处方指标的整体状况和合理用药水平;也可应用处方用药指标比较不同地区和不同机构处方用药的差异,对不同地区或者机构的处方合理用药水平进行质量评价。处方指标调研是合理用药国际指标应用的主要方面。另外,合理用药国际指标已日益成为医疗机构管理部门及用药质量检查部门用来评价医疗机构内部处方质量水平以及不同机构处方质量差异的重要监控标准。卫生部《处方管理办法》和《医院处方点评规范(试行)》就是采用部分WHO合理用药国际指标来规范处方点评。

3.基层医疗机构用药处方评价应注意的问题

基层医疗机构应重视WHO合理用药国际指标在促进处方质量中的应用。合理用药国际指标对分析评价处方、采取干预措施、对比处方质量、促进合理用药、提高服务质量等方面发挥了重要作用,也是目前广泛采用的处方合理用药评价指标。在应用评价指标时,应注意以下几个方面的问题。

(1)WHO合理用药国际指标是对处方整体质量的评价,是在药物利用基础上建立起来的。因此,在抽取样本时,必须具有统计学意义,样本量应足够。

(2)合理用药处方评价是一个不断完善和促进的过程,基层医疗机构应定期或者不定期地开展合理用药处方指标评价工作,通过定期的处方评价,发现处方质量的问题和变化趋势;对于临床处方用药中临时或者突发的一些用药问题,可及时通过不定期的处方评价,弄清用药问题的实际情况。

(3)各地基层医疗机构可根据本机构的实际,有针对性开展合理用药的处方调研。既可就本院的处方用药特点,选用部分有针对性的指标开展评价工作,可根据实际工作中存在的突出问题开展重点药物品种的合理用药评价,如抗菌药物、生物制品、中药注射剂等;还可就机构内部科室之间的处方用药情况进行对比研究,找出不同科室用药差异和可能存在的问题。

（4）基层医疗机构抗菌药物应用频度较高,抗菌药物费用占总药费的比重较大,应加强对抗菌药物处方用药指标的管理,除了使用就诊使用抗菌药物处方的百分率之外,可应用就诊使用抗菌药物的比率、就诊使用抗菌药物金额占处方总金额的百分率、抗菌药物平均处方金额等指标强化对抗菌药物合理用药的管理。

（5）患者关怀指标的应用,基层医疗机构应予以重视。通过关怀指标的调研,可以有效促进合理用药,提高患者的满意度。如实际药物调配率、药物标签完整率、患者了解正确用药方法率提高,可有效减少缺药率,提高患者按处方医嘱用药的比例,提高患者合理使用药物的能力和用药依从性。

（6）基层医疗机构应有适合本单位的基本药物目录和临床指南,并能保障本机构主要药物的供应。合理用药的行政管理指标是临床合理用药管理的重要评价指标。

（7）对于处方调研中发现的问题,要认真总结分析,采取相应的改进措施和促进办法,并及时通报警示。

（三）处方点评制度

1.概述

处方点评是医疗机构持续医疗质量改进和临床合理用药管理的重要组成部分,是提高临床药物治疗水平的重要手段。处方点评是根据相关法规、技术规范,对处方书写的规范性、药物使用的合理性(用药适应证、药物选择、给药途径、用法用量、药物相互作用、配伍禁忌等)和经济性方面进行评价,以评估用药的科学性和费用的合理性,通过处方点评,可以发现处方用药存在或潜在的问题,制定并实施干预和改进措施,以促进临床药物合理应用。

2.相关规范要求

《处方管理办法》已就处方点评提出了要求。其附件1处方标准是对处方规范性做了规定;其附件2处方评价表(包括表1～3)实际上是依据WHO合理用药国际指标进行评价,反映处方用药质量,以及对患者用药权益和依从性的要求。《医院处方点评规范(试行)》进一步就处方点评问题进行规范。点评规范从处方指标、费用和处方规范性方面进行评价。该规范将处方分为合理处方和不合格处方,后者又分为不规范处方、不适宜处方和超常处方;并列举了各种不合格处方类型涉及的情形。规范对处方点评的组织、实施及结果应用和处方质量的持续改进等做出了规定。点评规范提出应制定相应的奖惩制度,公示处方点评结果,并应根据点评结果提出干预和质量促进措施。点评规范还就处方抽样率做出了规定:明确门急诊处方的抽样率不应少于总处方量的1‰,且每月点评处方绝对数不应少于100张;病房(区)医嘱单的抽样率(按出院病历数计)不应少于1%,且每月点评出院病历绝对数不应少于30份。

3.基层医疗机构的处方点评

基层医疗机构处方质量不同程度地存在一些问题,应结合本单位的实际,参照《处方管理办法》和《医院处方点评规范(试行)》要求,开展本机构的处方点评,促进合理用药。基层医疗机构应从以下环节强化落实处方点评。

（1）重视处方点评:基层医疗机构应充分认识处方点评是规范处方书写、提高处方质量,预防药害事件、促进合理用药的重要手段,增强实施处方点评的重要性和必要性认识,确实推进和有效落实处方点评。

（2）建立处方点评制度:依据《处方管理办法》和《医院处方点评规范(试行)》,结合基层医疗机构实际,成立处方点评专家组和处方点评小组,后者负责日常处方点评工作,组成人员应该由具有较丰富的临床用药经验、合理用药知识的药师及以上资格的药学技术人员组成。并建立规范化的处方点评运行机制,包括处方的抽样、结果总结、问题警示以及质量促进建议等。

(3)点评方式的综合运用:处方点评应采用常规定期点评和专项点评相结合方式,以促进处方质量的改进。通过常规点评,可了解本机构动态处方质量情况;通过专项点评,及时把握重点突出问题并实施干预。

(4)住院用药医嘱点评:住院病房(区)用药医嘱的点评应当以患者住院病历为依据。点评原则仍然是处方规范性、合理性和经济性,具体指标可参照《处方管理办法》和《医院处方点评规范(试行)》,也可根据具体情况选用合理用药国际指标,包括住院附加指标。基层医疗机构可根据本单位实际自行制定点评表格。

(5)点评结果公示:基层医疗机构有关部门对点评结果进行审核,定期公布处方点评结果,通报不合理处方;提出医疗机构在药事管理、处方管理和临床用药方面存在的问题,进行汇总和综合分析评价,提出质量改进建议;对已经发现和可能发生的危害,应当及时采取措施防范。

四、用药的费用控制

用药费用的控制是多方面的。加强用药处方管理等均是促进合理用药的有效办法,也是控制用药费用的重要手段。在基本医疗保障制度实施过程中,各地还不断探索有效的药物费用控制办法,如基于费用约束机制的单病种付费制度已在医疗保险实践中开始运用。基层医疗机构应加强对药费的监控,有条件的基层医疗机构应重视合理用药的网络体系建设和药费控制软件系统开发运用。通过费用监控系统可及时了解不同病区/科室的药费情况,某一药品的消耗及费用情况,某一时段药品最大消耗和最小消耗情况,甚至某个患者的用药情况;也可以对药品高费用比类型和品种进行监控,及时进行总结分析和必要的干预等。

(一)药费占医疗总费用比例

降低药费占医疗总费用比例,是一种控制药品费用的有效方法。国家基本药物政策和卫生部开展的医院医疗质量管理年活动,均将药费占医疗总费用的比例作为考核项目。一般规定综合医院的药品收入占医疗总收入的比例≤45%,专科医院为≤50%,但不同地区的医院依具体情况有所差异;基层医疗机构药品收入占医疗总费用比例差异较大,一般在50%~90%,具体的限定比例应根据具体情况确定。卫生部医院医疗质量管理年活动,规定门诊患者人均医疗费用中药费所占比例、住院患者人均医疗费用中药费所占比例均不得超过45%。此外,各地也逐步将基本药物费用占医疗总费用比例作为控制药费的重要指标,并通过基本药物制度的不断完善,逐步提高基本药物费用占医疗总费用的比例水平。

药费占比控制办法能对处方行为产生很大影响,对药费的控制具有积极作用。但药费占比控制费用,需要对药费总量进行控制。不能通过增加医疗费用的途径来相对降低药品费用,后者只能起到鼓励临床医师多开检查的医疗行为,进而导致患者医疗费用负担的进一步增加。

医疗机构要定期对医疗机构的药品总费用占医疗机构医疗总费用的比例、基本药物费用占医疗总费用的比例,以及药品消耗的总体构成进行分析,对医疗机构的处方用药进行抽查,找出药品消耗的规律和不合理的原因,及时进行干预。

(二)基本药物的应用比例

增加基本药物的使用比例,减少基本药物目录外用药,可以有效降低用药的费用水平,是落实基本药物制度的一个重要环节。国家新医改政策规定,基本医疗机构应100%配备和使用基本药物[包括各省(市、区)补充的基本用药品种],并给予零差率销售和报销倾斜政策。基层医疗机构要制定适合本机构的基本药物品种目录,保障基本药物的有效供应,落实促进基本药物使用的相关配套政策,制定促进基本药物使用的管理制度,努力提高基本药物的应用比例。

(三)基本药物补偿比

基本药物的补偿比是指对使用基本药物实施报销补偿的比例。国家基本药物政策规定,基本药物的报销补偿比例高于非基本药物。由于报销补偿比例提高,可促进公众使用基本药物,促进基本药物政策的落实,继而切实减轻公众药物费用负担水平。基本药物政策的落实,将极大地提高医药资源的使用效率,促进合理用药,达到降低药物费用的目的。

(四)运用药物经济学原理优化用药方案

运用药物经济学原理优化用药方案是降低药物费用的有效方法,也是临床合理用药管理的重要内容。近些年来,不同疾病治疗方法的选择多样,药物治疗方案可替代性强,需要就治疗项目或者用药方案进行比较,做出正确的选择。进行这种选择必须依靠药物经济学的理论和方法。

1.药物经济学的应用

药物经济学是有关药物选择的科学。药物经济学可用于指导制定国家医药资源配置政策,国家基本药物政策,基本医疗保险政策等;在基本药物政策领域,指导制定国家基本药物目录,确定目录品种范围。药物经济学可用于指导药品研发生产、药品流通采购和临床用药治疗。在临床用药选择中,药物经济学可以对不同药品的成本结果,药物治疗和非药物治疗方案的成本结果,以及不同疾病治疗手段的成本结果进行药物经济学评价分析等。

2.药物经济学优化用药方案的运用

药物经济学本身就是实现临床合理用药的有效工具和技术手段,运用药物经济学原理进行临床用药选择是药物经济学最普遍的应用。通过药物经济学评价,优选出用药方案,通过优化方案的使用达到了合理用药的目的。基层医疗机构应充分运用药物经济学这一评价工具,加强对基层医疗机构合理用药的管理。临床用药方案的优化可以通过以下药物经济学基本步骤来实现:①确立药物经济学研究的问题;②确立研究的出发点;③确立治疗方案和结果;④根据结果选择恰当的药物经济学评价方法;⑤根据分析结果确立所支付的成本;⑥进行资源的区分;⑦确立结果事件的概率;⑧进行决策树分析;⑨进行成本折扣或者敏感度分析;⑩展示研究结果。具体的评价实例请参阅有关文献。

3.药物经济学运用应注意的问题

(1)药物经济学研究应注重综合长期成本的考虑。也就是说,药物经济学是考虑了长期的综合结果和成本,而不是仅考虑某一天或者短期的成本结果问题。而且药物经济学用来考虑综合成本花费后患者生活质量提高的价值。

(2)基于成本和结果的平衡原则,药物经济学优选出来的方案是最佳的用药方案,但不一定是费用最低的方案。因此,对于一些费用低、结果差的临床用药方案,或者结果好,费用太高,患者和社会均难以接受的用药方案,均不是药物经济学追求的。在具体的成本结果分析中,没有临床价值的用药方案不需要纳入评价分析。

(3)在进行成本-效果分析时,应首先就效果的差异进行统计学处理,没有统计学差异的方案,可直接进行最小成本分析。

(4)在运用药物经济学评价方法,不能判断不同方案的成本-结果好坏时,应继续进行药物经

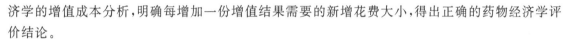

济学的增值成本分析,明确每增加一份增值结果需要的新增花费大小,得出正确的药物经济学评价结论。

(5)由于实际医疗服务过程中影响因素复杂,成本和结果可能因为某一因素的波动而发生偏倚甚至出现相反的结果,需要进行敏感度分析(sensitivity analysis,SA),以进一步了解不确定的因素变化的幅度和相应的结果阈值,检验和评定结果的可靠性及其条件变化的可行性,以帮助做出最佳的决策。

五、新药遴选程序

(一)新药的概念

根据《中华人民共和国药品管理法》规定,新药是指未曾在中国境内上市销售的药品。为了保障公众的用药安全,国家对新药规定了3~5年的药品监测期限。从医疗机构应用药品的角度理解,除国产或进口的新上市的药品外,还应包括未进入本医疗机构药品目录的药品。也就是说,新药就是指医疗机构首次引进使用的药物新品种。

(二)新药遴选程序

随着医药科技的发展,药品研发水平的提高,一些疗效好,不良反应少,安全性高的新药不断问世,可供临床治疗选择的药品越来越多,用药品种更新加快。适度引进一些药物新品种,对提高临床医疗的药物治疗水平极为重要。新药引进是医疗机构药事管理的重要内容之一,也是加强临床合理用药管理的一个极为重要的方面。基层医疗机构应加强对新药引进的管理。

1.建立组织机构

基层医疗机构应根据《医疗机构药事管理规定》的要求,成立药事管理与药物治疗学委员会,负责本单位的药事管理和临床用药全过程管理。药品遴选工作是委员会的职责之一。药事管理与药物治疗学委员会由医疗机构负责人任主任委员,药学部门负责人任副主任委员。日常工作由医疗机构药学部门负责。包括新药引进,药品品种调整的具体工作。针对中成药、抗生素、辅助用药等临床易出现滥用和不合理联用的药品,医疗机构可成立专门的专家小组进行这类药品的论证。

2.制定新药引进制度

基层医疗机构应建立药品遴选制度,审核本机构临床科室申请的新购入药品、调整药品品种或者供应企业和申报医院制剂等事宜制度应对新药的引进范围、引进原则、引进程序、操作流程、质量保障,以及问题处理等做出明确规定。新药引进过程中应坚持公开、公正、公平的原则,引进品种要科学论证、充分评估,使引进品种确实能满足临床用药需求,提升医疗机构的治疗水平。特别要注重对药物的临床实用性、药物经济性,以及药品质量和用药安全的评价和考察。

3.规范新药引进程序

基层医疗机构主要承担基本医疗卫生服务,使用的药物应具备保障基本医疗权利的特征。基层医疗机构在决定引进新药品种时,对新药的遴选应遵循基本药物的临床原则。遴选的新药品种要具备适应基本医疗卫生需求,剂型适宜,价格合理,能够保障供应,公众经济上可接受性强,能够公平获得的特点。基层医疗机构新药引进应执行新药审批制度,严格执行新药引进程序。新药引进程序涉及以下关键环节。

(1)新药受理及形式审查:药学部门汇总收集有关药品信息资料,包括需要引进药品目录(主要成分、药理作用、适应证、规格、零售价、生产企业等)、药品宣传材料,以及相关药品的临床证据资料等。并完成对新药信息资料的形式审查。

(2)新药申请:临床科室在申请引进新药前,必须在所在科室内对拟申请引进的药品进行讨论,做好书面记录;对确需引进的新药品种,由临床讨论科室填写新药审批表,出具具体的引进新药的意见;包括新药的必要性、循证医学依据、与同类产品的比较等。

(3)药学评估:药学部门对临床申请的新药进行药学评估,具体由药学部门负责人组织药学专业技术人员,对符合要求的新药申请就其药物动力学、药效学、安全性、经济性等内容进行评估,尤其是与本单位内已有的同类品种比较,提出该药引进必要性的初步意见。

(4)新药遴选评审会:新药监测试用期结束后召开基层医疗机构药事管理与药物治疗学委员会会议,对新药进行讨论和投票。

药事管理小组通过的新药正式采购,并列入基层医疗机构用药目录。并将新药购进和使用信息给予通报。相关的新药评审资料归档备查。新药引进后,应加强临床合理用药的管理,促进新药的合理使用。对临床不适合的新药品种,因应收集相关信息,通过药事管理评审会讨论,决定是否淘汰或者停用。

(侯 艳)

第八节　药物采购供应管理概述

医院的运营与发展离不开从外界获取所需要的有形物品或者无形服务,这就需要进行采购。而药品作为医院采购的重点对象之一,关乎患者生命健康与切身利益,其本身特殊性要求医院必须对药品采购与供应过程进行科学、严格、透明化的管理。

一、药品采购供应管理的基本概念

药品采购主要是指为满足医院的基本医疗需要和辅助活动,按计划从外部药品供货单位购置药品的基本活动。药品采购的五大要素包括药品供药商、药品质量、药品价格、交货时间和购置数量,换句话说就是从"合格的"供药商在"需要的"时间内,以"合理的价格"取得"正确的"数量、"符合品质要求的"的药品。

随着现代采购理念的发展与变革,药品采购的五大要素的内涵也在不断改变。合适的供应来源在过去指的是不断开发新的药品供应商,以对现有的供应商造成价格等方面的竞争压力;而如今已发展成为减少药品供应商数量,与其建立互惠互利的合作伙伴关系。合适的质量已经从品质稳定演变成药品质量的安全、有效、稳定,符合国家药品标准的合格药品,这也是药品采购的首要原则。传统的采购中,合适的价格指的是最低的价格,而现代药品采购对合适价格的理解则是指在保证质量为前提的情况下价格最为合理的药品。合适的数量也从传统的经济订购量过渡到通过改善运输与配送计划来提高送货频率。合适的时间也逐步与交货提前期、信用期等概念挂钩,成为现代药品采购策略的重要激励手段,它能更好地保证供应的连续性、稳定性和质量的一致性。医院药品采购最重要的是在这经常互相抵触的五个"合适"中,寻找出一个平衡点。

二、我国公立医院药品采购模式发展

我国药品的采购模式从新中国成立初期逐渐发展而来,随着国家由计划经济时代步入市场经济时代,药品的采购模式也顺应社会经济背景发生了诸多变化与改革。下文将对我国公立医院药品采购模式的发展历程作简要介绍。

20世纪50年代至80年代中期,新中国还处于计划经济时代,当时的药品经营企业实行全国统一管理、统一规划、药品计划调拨、层层分配的体制,药品供不应求。此时的医院药品购销也实行相应的统一计划、分级管理,药品生产企业没有经营权而只有生产权,其生产出来的全部药品由国家进行统一调拨、分配。在当时的社会历史背景下,医疗行业不对私人投资开放,所以公立医院是当时药品采购的主体。为了保障各级药品批发机构的权限范围和正常运营,公立医院出现药品采购需求时,只能主动到对应级别的药品批发站,按当时的药品批发价进行采购,不允许有越级采购、跨地采购等现象出现。在这个时期,医院药品采购单位与药品生产企业没有直接的业务关系,同时国家对药品的质量、价格及医院的药品采购过程都实行了严密的管控。

20世纪80年代后期开始,我国开始由计划经济时代过渡到市场经济时代,国家对公立医院开始实行"医疗机构差额拨款,结余留用"的管理制度,同时也不再实行统一调拨,开放了公立医院药品采购的自主权,实行分散采购。由于对公立医院的财政投入减少,国家也允许公立医院赚取药价差额,以保障政府财政投入减少后医院的正常运营。由于药品生产企业能为医院提供相比药品批发企业更接近成本价的药品,拥有了自主采购权的公立医院都直接从药品生产企业进行药品采购。随着二者之间的业务量剧增,公立医院药品采购部门或其他职权部门与药品业务人员也有了更为密切的业务关系,以药养医、药价虚高、用药不合理、药品回扣、医药商业贿赂等问题开始集中出现。

据统计,我国1987—1999年卫生总费用及人均卫生费用年增长率都超过了15%。这一数据显示了当时实行"以药养医"与"分散采购"的药品采购供应模式引发药价飙升、卫生资源配置不合理、医药市场混乱等一系列社会问题已越发严重。1999年7月,为规范管理医院药品采购工作,增加药品采购行为的透明度,我国开始逐渐实行药品集中招标采购制度。2000—2004年期间,原卫生部及有关部委陆续发布重要政策文件:《卫生部关于加强医疗机构药品集中招标采购试点管理工作的通知》《医疗机构药品集中招标采购试点工作工作规范(试行)》(308号文件)和《关于进一步做好医疗机构药品集中招标采购工作的若干规定》(320号文件)。这三个文件构成了我国公立医院药品集中招标采购制度的基本结构框架。药品集中招标制度,是指多家医疗机构根据其各自临床用药情况,制订总的药品采购目录,通过中介机构以招标的形式进行药品集中采购,包括公开招标、邀请招标、竞争性谈判、询价议价和单一来源等多种采购方式。药品集中招标模式改变了以往公立医院分散采购的情况,集中招标的采购方式使得公立医院的药品采购自主权得到约束,遏制了当时公立医院药品采购环节中如药品回扣、商业贿赂等不规范行为,一定程度上改善了公立医院"以药养医"的局面。

从2004年实施至今,药品集中招标制度一直在不断改革创新、逐渐成熟与完善,各个地方政府也对药品集中招标制度有自己的探索和尝试。我国目前主要存在挂网模式、宣威模式、闵行模式、安徽模式、药房托管模式等具有代表性的药品采购模式。

三、药品采购供应管理的目标

医院不同于其他事业单位或社会企业,尤其是公立医院,是政府实行福利政策的社会公益性机构,要保持其社会公益性,以社会效益为价值导向,追求医疗服务效用的最大化。而药品采购与供应作为医院医疗服务的重要环节,直接影响医院的服务质量,也是医院其他部门正常运作的

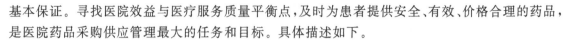

基本保证。寻找医院效益与医疗服务质量平衡点，及时为患者提供安全、有效、价格合理的药品，是医院药品采购供应管理最大的任务和目标。具体描述如下。

（一）加强药品质量管理

药品质量第一原则，是药品采购的首要原则。在充满激烈竞争的市场经济条件下，医疗质量是医院赖以生存和发展的首要条件，而药品质量是保证医疗质量的关键之一。药品质量的好坏与医疗质量息息相关，要保证人民群众用药安全，有效管理药品的使用，必须加强对医院内部药品质量和药学服务质量的管理。医院应制订一套科学、合理的质量管理规范，对库存药品进行全面质量管理。在采购与供应环节，要保证购进的药品符合国家药品标准，对药品的验收、储藏和养护、药品院内运输等过程实施严格质量监控。

（二）确保医院用药的及时供应

药品采购流程中会涉及药品的运输、药品到货后的验收、贮存管理、配送到院内科室、病房等环节，任何一个环节上的药品缺货都会导致医院的医疗服务中断，造成医疗事故的发生。保证药品供应充足，是药品采购部门最基本的职责。

（三）降低药品库存量，实现药品"零库存"

所谓"零库存"，并不是真正的没有库存，而是药品储备不足自行库存转嫁。医院药房为了最大限度地避免药品缺货时，就不得不加大药品库存量以备不时之需。然而加大药品库存量不仅会减少了医院的流动资金，由于药品贮存要求较为严格，会增加大笔额外的库存管理成本，也会增加贮存药品变质的风险。在保证医疗活动正常进行的前提下，医院应该科学地降低库存水平，积极倡导少量药品以库存形式存在，而大部分药品处于周转状态的一种库存方式，以实现医院药品库存量的最佳控制。通过与医药公司订立长期、稳定的供需合同，实现药品供应链上、下端的整合，实现医院药品"零库存"，利用最少的资金、库存发挥最大效益的手段，对降低医疗成本，提高医院核心竞争力，保证药品质量有重要作用。

（四）寻求有资质、有实力的药品供应商

药品供应商的优劣不仅体现在所供应药品的质量与性价比上，药品供应商与医院之间的互动和配合以及药品供应商的可持续发展也是必须考虑的重要因素，一个富有责任感并且成长性强的药品供应商能够与医院互相协调、共同提高。实力优秀的药品供应商能在新药开发、临床药效反馈、药品不良反应收集、市场需求预测、计划制订与执行等方面与医院进行交流与合作，实现共赢。

（侯　艳）

第九节　药物采购供应管理的组织架构

建立一个完善的采购管理组织机构是医院药品采购供应的第一步。合理的组织机构与人员编制有利于临床药学学科的发展和医院药学专业技术人才的成长；有利于优化管理流程，做到分工明确、权责分明、事事有人管，提高药学技术服务质量和工作效率，促进药物合理应用，保障患者用药权益；有利于深入研究医院药品采购管理工作的规律，逐渐形成采购管理工作的标准规范和一系列的规章制度，指导药品日常采购管理工作和业务工作的正常进行，使医院采购管理工作走向正规和健康的发展轨道。

一、药品采购管理组织及岗位设置

2011年1月原卫生部、国家中医药管理局、总后勤部卫生部联合颁布的《医疗机构药事管理规定》(卫医政发〔2011〕11号)规定:医疗机构临床使用的药品应当由药学部门统一采购供应。经药事管理与药物治疗学委员会(组)审核同意,核医学科可以购用、调剂本专业所需的放射性药品。其他科室或者部门不得从事药品的采购、调剂活动,不得在临床使用非药学部门采购供应的药品。

建立采购管理组织的一般步骤:考虑采购管理组织的职能;考虑采购管理组织的任务量;确定采购管理组织机制;设计管理工作流程;设定岗位;为各个岗位选择配备合适的人。卫生计生部门对医院药品采购管理组织的设置并无统一要求,医院应当根据具体情况设置。一般情况下,多数医院采用直线型组织结构模式。

(一)药事管理与药物治疗学委员会(组)

《医疗机构药事管理规定》(卫医政发〔2011〕11号)规定:二级以上的医院应成立药事管理与药物治疗学委员会,其他医疗机构应当成立药事管理与药物治疗学组。药事管理与药物治疗学委员会(组)监督、指导本机构科学管理药品和合理用药,其在采购方面的具体职责包括以下几个方面。

(1)认真贯彻执行《中华人民共和国药品管理法》,按照《药品管理法》等有关法律、法规制订本机构有关药品采购管理工作的规章制度并监督实施。

(2)审核本机构拟购入药品的品种、规格、剂型等。

(3)建立新药引进评审制度,制订本机构新药引进规则,建立评审专家库组成评委,负责对新药引进的评审工作。

(4)定期分析本机构药物使用情况,组织专家评价本机构所用药物的临床疗效与安全性,提出淘汰药品品种意见。

(5)组织检查麻醉药品、精神药品、医疗用毒性药品的使用和管理情况,发现问题及时纠正。

药事管理与药物治疗学委员会一般由5~11人组成。设主任委员1名,由院长或业务副院长担任;副主任委员若干名,由药学和医务部门负责人担任;三级医院药事管理与药物治疗学委员会委员由具有高级技术职务任职资格的药学、临床医学、护理和医院感染管理、医疗行政管理等人员组成。二级医院的药事管理委员会,可以根据情况由具有中级以上技术职务任职资格的上述人员组成。其他医疗机构的药事管理组,可以根据情况由具有初级以上技术职务任职资格的上述人员组成。药事管理委员会的成员由院长提名,经院务会讨论通过后向全院公布,报卫生行政部门备案。

(二)医院药学部(药剂科)

提供医院药品和药学服务的药学部门称为医院药学部或药剂科。原卫生部、国家中医药管理局、总后勤部卫生部2011年1月联合颁布的《医疗机构药事管理规定》(卫医政发〔2011〕11号)明确提出:医疗机构应当根据本机构的功能、任务、规模设置相应的药学部门,配备和提供与药学部门工作任务相适应的专业技术人员、设备和设施,并明确规定:三级医院设置药学部,并可根据实际情况设置二级科室,二级医院设置药剂科,其他医疗机构设置药房。医院药学部(药剂科)在院长领导下负责全院有关药品和药事管理事宜和院药事管理委员会日常工作,具有专业技术性、信息指导性、技术经济管理性、行政职能性和工作多重性。

药学部门是医疗机构的一级科室,药学部主任协助院长做好医院药事管理委员会的日常工作,全面负责、领导药学部门技术与行政管理工作。按照《医疗机构药事管理规定》,二级以上医院药学部门负责人应当具有高等学校药学专业或者临床药学专业本科以上学历,及本专业高级技术职务任职资格,应有较强的组织管理能力;除诊所、卫生所、医务室、卫生保健所、卫生站以外的其他医疗机构药学部门负责人应当具有高等学校药学专业专科以上或者中等学校药学专业毕业学历及药师以上专业技术职务任职资格。药学部副主任协助主任负责相应的工作。根据业务活动的目标设计药学部各二级科室、二级科主任由药学部主任提名,院长聘任,在药学部门主任的领导下负责本科室日常行政管理和业务技术工作。

医院药学部(药剂科)要以患者为中心,科学地管理全院药品,最大限度、及时准确地为患者提供质量高、疗效好、不良反应小和价格合理的药品,要按法购药、按法管药、按法用药。其具体任务包括以下几个方面。

(1)根据本院医疗、教学、科研的需要,按照"医院用药品种目录"编制药品采购计划,做好药品的供应、管理、账本登记和进销账目统计报表工作,要随时调查掌握药品科技发展动态和市场信息。

(2)根据本医院药师处方或摆药单、请领单,认真审核、及时准确地调配中西药处方或摆放药品,调配处方、摆放药品时要时严格遵守操作规程,认真负责,为患者提供安全有效、合理的各种药品。

(3)为确保药品和制剂质量,保证患者用药安全有效,要健全药品质量监控工作,建立健全药品监督和质量检定检查制度,对购入药品和医院药品质量进行全方位监控,并对药品在本院流动全过程实行监督检查。

(4)结合临床研究合理用药、新药试验和药品疗效评价工作,收集药品安全性信息,及时向卫生行政部门汇报,并提出需要改进和淘汰品种的意见。

(5)运用药物经济学的理论与方法,研究医院药品资源利用状况。用药物经济学的研究方法对医院药品使用情况进行综合评价或药品的个体评估,分析用药趋势。

(三)医院药品采购科(组)

医疗机构药学部应成立专门的药品采购科(组)或药品采购办公室。采购科科长在药学部主任的领导下履行药品预算和采购、药品质量验收、药品保管和药品发放的职责,以满足临床诊治疾病对药物的需求。

药品采购部门的主要职能:优化新药引进程序,完善药品采购工作中的制度管理、环节管理和流程管理等。开发利用药品采购的电子商务采购平台,增强药品保障供应能力,做到药品采购有渠道、市场短缺有预判、紧缺品种有储备;规范对药品合格供方的审查和管理,通过建立快捷、通畅的供应渠道来抵消市场波动对药品保障供应的影响;严格对试剂供应商资质的审查,建立、健全试剂供方审查制度,在试剂采购中扩大竞争机制,为临床提供质优价廉的试剂。具体工作有以下几个方面。

(1)做好药品经费的预、决算,负责制订药品采购的总体计划。

(2)负责全院药品、试剂的采购和新药引进,制定有关程序及各项规章制度。

(3)负责日常药品采购计划的审核、修订、执行落实工作。

(4)负责全院药品价格信息维护、药品财务报账以及支票发放工作。

(5)负责保健药品的采购、管理工作。

二、药品采购人员的素质能力要求

为了在保证临床用药安全、有效、及时的前提下,为医院创造更好的社会效益和经济效益,减轻患者的经济负担,作为置身于药品供应工作最前沿的采购员,必须具备多方面的素质和能力。概括起来,应强化两个意识,发扬两种精神,掌握四项原则,具备多种能力。

(一)强化两个意识

1.政治意识

药品采购工作要强化讲政治的意识,把自己的行为准则提高到为党工作,为人民服务的至高境界,才能自觉地迸发出饱满的工作热情,自觉地抵制药品"回扣"风的侵蚀。否则,再强的业务能力,再健全的法规制度,如果动机不纯,也会逐渐把人民所赋予的权利当成谋私营利的工具。所以,医院各级领导在选配采购人员时,首要的一条便是强调政治素质和道德品质过硬,群众信得过。

2.法规意识

药品采购工作,是一种与法律法规密不可分的工作。它一方面离不开法律的保护,一方面又受到各项法律法规的制约。这项工作,是医院药品保障与社会直接发生经济往来的重要途径。它集药品质量的优劣和医院经济风险及个人荣辱于一身,时刻不能有一丝的马虎和草率,不允许法律观念的淡漠。否则,就有可能糊里糊涂地造成不可挽回的损失和犯下不可饶恕的罪过。如何保证药品质量,运途中发生破损、短少,如何理赔,如何防止上当受骗,如何面对对方的小恩小惠到塞"红包",如何应付蓄意陷害或恶意中伤等,都需要采购员保持清醒的头脑,树立强烈的法律观念,知法守法,善于利用法律武器来保护和约束自己,防止给医院利益和人民群众的身心健康造成损害,也防止自己走向犯罪或蒙受不白之冤。

(二)发扬两种精神

1.无私奉献和廉洁奉公的精神

面对种种诱惑,作为有一定权力的采购员,主要还是靠无私奉献,廉洁奉公的精神来自觉加以抵制。法律规范、规章制度是有形的,不可或缺的,而出淤泥而不染的高风亮节,拒腐蚀,永不沾的道德风貌虽是无形的,但却往往发挥出巨大的精神威力,使行贿者敬畏和却步,使歪风得以遏制。采购人员要时刻警惕和抵制拜金主义、享乐主义思想的侵袭,把握人生的正确方向,首先要战胜自己的私欲,坚守克己自律的精神防线,绝不把权力当成谋取私利的工具。有了这个坚实的盾牌,才会真正经得起种种诱惑的考验。

2.开拓创新的精神

做一个平庸的采购人员并不难,拿张支票把药品买来而已。但要成为成绩斐然的佼佼者,如果没有一种开拓创新和拼搏向上的精神,则无异于天方夜谭。采购员要在掌握上级有关政策和医院采购原则的前提下,不墨守成规,不囿于教条,积极开动脑筋,大胆创新,虚心汲取前任采购员和兄弟医院好的做法,努力探索有利于改进工作、提高医院两个效益的途径和方法,潜心研究市场经济条件下药品供销的机制和规律,充分依托市场经济所提供的优势和机遇,对大量的市场信息进行收集和整理、利用,善于从众多的渠道中运用灵活的谈判技巧购买到质优价廉的药品。

(三)掌握四项原则

1.质量第一的原则

采购人员要抱着极端严谨负责的态度,把药品质量视作采购工作的灵魂和生命线,不允许有丝毫的懈怠和马虎。要从药品标准和品牌的认定、渠道的选择、经销人员资格的审查、入库验收和医护人员及发药窗口的信息反馈等各个环节,严格把关。做到保证药品的内在质量和外观包装符合国家或地方标准,在全国范围内选择知名大厂的优质产品作为固定厂家的专用品牌,选择规模大、信誉好、提供的药品质量标准高的非承包的国营主渠道为合作关系,不以价廉为采购的唯一和主要标准,接待推广、推销人员要认真查看药品生产和经营合格证、许可证、营业执照及外地厂家公司准销证,入库验收要仔细检查厂名、商标、批准文号、生产批号、进口药品检验报告、外观质量和包装,敏感品种用前抽检,发现问题,要立即进行更换处理,并视情节对供货单位予以警告或中止合作关系。

2.保障供应与合理库存相结合的原则

保障临床用药是药剂科的首要任务,而尽量压缩库存、减少积压、加快资金周转,为提高医院经济效益所必须。要使二者达到完美的对立统一,就要加强药品采购的计划性管理,把药品库存量控制在合理的水平。运用微机对库房贮量规定上限、下限和报警量,并随季节、临床用药特点和趋势及日常工作经验等随机调整,制订出最佳订货时间、最佳订货量,使药品贮量达到优化,而应尽量避免采购员的随意性。既不能盲目积压,以适应品种更换较快的市场特点和避免占用资金,又要克服库存过小,采购次数过度频繁的现象,以免工作忙乱无序,供应脱节,给临床诊疗用药带来不便。

3.价格优惠原则

新中国成立以来至今,医院零售价按国家限定的牌价实行,医院压低购药价格,就意味着增加医院的经济收入。而今后国家将逐渐实行医院取消药品加成的零差价销售,新医改试点中,国家允许各地试点不同形式的议价采购模式,如二次议价联合代量采购等采购方式,目的是降低药品的价格。医院压低购药价格,在减轻患者经济负担,提高社会效益的同时,又会吸引更多的患者前来就诊,从而使医院的经济效益得以提高。所以,不管是现在还是将来,尽量压低购药价格,都有利于提高医院的两个效益,而如何在确切保证药品质量和合理的品种结构的基础上,争取到最优的价格,是摆在采购员或采购集体面前的重要任务。从某种意义上来说,采购价格的高低,也是衡量采购工作成绩的标准,是检验采购人员廉洁与否的试金石。医院领导和采购员应不失时机地抓住当今医药市场为买方市场、医院压低购药价格回旋余地的良好机遇,充分发挥主观能动性、深挖潜力,以严谨负责的作风,认真对待每一笔合同,而决不能"高抬贵手"做人情,更不能抬高价格吃"回扣"。

4.筛选供货渠道原则

现阶段,渠道众多,本地的外地的公司和药厂都在想方设法以各自的特点和优势占领市场。这种状况,给医院药品采购工作带来了机遇与挑战。采购员要善于抓住机遇,合理筛选渠道,使之为医院买到质优价廉的药品服务。选择渠道的原则应该把握以下几条。

(1)选择3~5家本地国营大公司为常规渠道。但因本地公司往往让利有限,故采购品种应以零散的、抢救和急需的、价格较低的普通长线品种和毒麻药品为主,所占采购总额的比例以40%为宜;

(2)选择3~5家信誉好、规模大、服务优的外地国营大公司为大品种供应和补充渠道。因外地公司普遍让利较大,故采购品种应以用量较大、价位较高、差价又大的品种和本地缺货的短线品种为主,所占份额以30%为宜;

(3)选择60~80家信誉好、发货及时、实力雄厚的国营大厂或总代理商业公司为直销固定渠道。采购品种以品牌出众、用量大且稳定、价位高、让利大的品种为主,所占份额以 30% 为宜。

(四)具备多种能力

1.专业技术能力

医院药品供应工作是一种专业性很强的工作。对药品的药理作用、分类鉴别、药学进展、药品的仓储和运输、药品供应管理的有关知识以及数据的微机处理与分析等,都需要有一定程度的掌握和了解,以便对众多的新品种进行初步筛选,向临床提供药品的有关咨询和用药建议,更加科学合理地做好药品供应管理工作。

2.捕捉行情信息和对医药市场的预测判断能力

在当今的信息社会里,置身于变幻莫测的医药市场,要向市场求利益,就必须经常关注国家有关政策,掌握频繁变化的价格信息,研究药品供求趋势和市场走向,使采购工作有的放矢,掌握主动。采购人员要充分利用岗位优势,善于从报刊杂志、医药信息网络、药品交易会及与推销人员的交往中了解和收集各种信息,并予以归纳分析和预测判断,做到准确掌握和充分利用。

3.灵活的商业谈判能力

有效的谈判,对保证药品的质优价廉目标得以实现,对合理使用资金和争取最佳服务,都显得尤为重要。面对面谈判时,除了需要掌握充分的情报信息和必要的原则,还需要采购员具有坚定的信心、清晰的思路、清楚的表达能力和讨价还价的技巧策略。要预先向领导通报行情信息,和领导协商设定预期要求和条件,并争取领导和其他成员共同参与谈判。具体要点:向对方表明互利态度,让对方了解医院在用量上、资金上和信用方面的优势,使对方不舍得轻易放弃市场和谈判,为让对方做出更大的让步创造条件;注意自己的开价与实际承受价之间要留有足够的余地,以便在僵持不下时共同让步,但避免尽快达成协议,否则很难挖掘出最大潜力;要苦于运用心理战的策略,依托现有买方市场的优势,利用对方急欲占领市场的心理,适时采用欲擒故纵、拖延时间的战术,促使对方做出让步。

4.合理运用资金的能力

根据市场供求情况,合理安排使用资金,能创造出更多的经济效益。如什么品种需付现款,或按规定期付款,或延期付款,付款方式是用汇票,还是电汇、信汇等,都要分轻重缓急,区别对待,要集中相对资金优势,以争取最大限度的让利。

5.辅助领导决策能力

在药品采购的各个环节,采购员都掌握着大量的第一手材料和信息。采购员要通过深入地调查研究,善于发现问题,收集信息,并予以归纳分析,提出自己的见解,供领导在决策前参考。

三、药品采购计划

(一)采购计划的制订原则

要做好药品采购工作,首先要制订一个既能保证药品的临床供应,又符合经济原则的采购计划。合理的采购计划既要求保证医院的药品供应,又要克服滞销药品的压库现象,提高药品资金流通速度和实际利用率。计划采购管理是一项复杂而又细致的工作,药学部(科)的药品科(药库)管理的金额占全院经费收入的 35%~50%,其工作的优劣对医疗质量和医院的发展有极大的影响,因此,在拟定药品采购计划时应遵循以下基本原则。

(1)从多方面广泛收集和掌握有关药品信息。充分掌握药品信息是做好计划采购工作的先决条件。包括药品市场信息,药品安全信息、药品质量信息、药品价格信息、药物评估信息、新药信息等。

(2)按需定购的原则,以《国家基本医疗保险药品目录》为基础,结合医院业务性质、工作范围及临床科室需求制订计划。这样有目的的购进药品可以保证药品能够及时销售,减少无效库存时间,保证药物在使用时的质量水平。

(3)掌握本院近期各类药品消耗、库存及经费分配情况,并充分考虑季节性疾病的用药峰谷量和时间,合理地预测近期药品消耗量。

(4)有利合理库存原则,药品均具有一定的时效性,如药品存放时间太长,则可能导致其有效成分的分解和转化而降低疗效,药品效期一旦超过,则必须报废。这不但关系到患者用药质量水平,且关系到医院本身经济利益。因此在采购药物过程中必须遵循有利库存的原则,解决好药品紧缺与药品积压两方面的矛盾,尽可能地做到既不超出正常的库存定额,又不造成品种脱销;既保证人民群众用药的安全需要,又可减少库存药品所占用的资金,提高资金周转速度。

(5)做到合理采购。对临床需求量大、疗效确切、价格合理、效期长、市场上短缺的药品要适当增加计划量;对有效期特别短的药品或市场上滞销品种应限量采购,以减少浪费。保证常用药品的供应,做到基本药物优先保证,贵重药物、新药限量采购。

(二)采购计划制订的方法

传统的药品采购是根据经验设定的药品库存临界报警线进行采购。其缺点是缺乏数据支持,无法适应现代医院管理的要求;药品入库过于频繁,增加了供货方和药库人员的工作量;面对突发事件,易造成药品供应断档。

目前,常采用的是"零库存"药品采购法。实施零库存可促进药品日常管理的科学化、规范化和精细化,提升药品周转率,降低采购成本,减小库存风险,促进医院资金的有效流动。

库存管理中 ABC 分类法:ABC 分类法又称帕雷托分析法,是根据事物在技术或经济方面的主要特征,进行分类排队,分清重点和一般,从而有区别地确定管理方式的一种分析方法。其特点在于库存药品中每个品种的重要性仅由其年总费用的货币值决定,将管理资源集中于重要的"少数"而不是不重要的"多数"。由于 ABC 类药品的库存上限、下限是一个动态的随机数值,即随日均消耗量及所设定的消耗药品的时间相互关联的,并对库存上限、库存下限进行滚动式的变动,即药品消耗量随采购周期内增大时,则库存上限、库存下限增大。反之,则减少。基于以上原则,大致划分为如下。

1.A 类药品

多为价格较高的常用注射剂和口服药品,包括临床用量较大的抗肿瘤药物及部分价格较高的专科治疗针剂和生物制剂,品种少(只占库存总数约 10%),库存金额成本大(占总数的 60%～70%),周转速率快,以最短采购周期(如 5 天)为佳,应进行每天盘点,严格控制库存,以期达到最优经济订货批量。

2.B 类药品

介于 A 类与 C 类之间,价格适中,临床消耗量较大的品种,品种占库存总数 20%～30%,库存金额成本占总数的 20%,可以根据药品实际消耗情况采取灵活措施在 A 类与 C 类之间调整分类。采购周期以 7 天为宜。

3.C 类药品

为临床基础用药,多为常用急救药品、辅助治疗用药,由于库存金额成本较小(占总数的

10％～20％)、品种多元(占 60％～70％),需适当增加库存量,相应延长采购周期(如 15 天)或集中采购,才能保证临床及时用药。

缺点:不能综合单价和数量对于库存的综合影响,对于 C 类中某些库存量很少、单价很高的品种无法列入重点管理对象;对 A 类中某些单价低、但库存量大的品种没有排除出重点管理对象;同时 C 类药品中品种数过于庞大,其中混杂着许多剩余、淘汰、报废品种,不仅干扰正常的管理工作,而且占据了库存经费、空间和管理时间。

对经典 ABC 法进行了优化:首先对所有使用的药品分类,根据药品在 1 个周期(定为 1 年)内销售的金额和数量,计算其所占药品销售总金额和总数量的比例并排名(以元、支、盒为单位),同时兼顾一些使用量少,但单价高的药品。将药品分为:A 级药品——单价高,数量大(单价高于 10 元,数量＞500 支或盒/月);B 级药品——单价低、数量大(低端抗菌药物,补充电解质类药物等);C 级药品——单价低、数量少(如抢救药品及临床上少量使用的药品);D 级药品——单价高、数量少。其次制订采购周期,A 级药品每半月采购一次,B 级药品每半月采购一次,C 级药品每一个月采购一次,其中抢救药品保证 2 个月的销售库存量,D 级药品随时采购,但库存量保持在2 例患者 4 天常用量。最后,考虑到突发事件的应急和国庆、春节长假药品使用的具体情况,适量对某些药品进行节前储备。

总之,在药品采购计划中,高效率、快周转、低成本三者之间是相互矛盾的,为了恰当地处理好这些矛盾,在药品采购的总体计划中应认真分析消耗量、价格等多种因素与批量采购和采购次数之间的关系,以期从中找出最佳的平衡点。当前,医院经济活动日益活跃,使得药品采购的经济效益日渐显现,随着医疗市场竞争加剧,药品招标采购、药品大幅度降价的实行、医疗保险制度的进一步完善和新型农村合作医疗的不断深入等,作为医院经济活动中的一项重要内容的药品采购,将引起越来越多人的注意。究竟何为最佳药品采购计划,难以一概而论。各医院可以结合医院的规模、收入、资金使用情况、地方病种特点、药品使用的特色、库房的大小及人力资源等情况,以经济学的角度来研究,寻找各自的最佳药品采购计划。

(三)采购计划的类型及审批

一般药品采购计划可分为定期采购计划和临时采购计划,定期采购计划按采购期间的长短又可以分为年度采购计划、季度采购计划、月采购计划和周计划。各类采购计划根据采购药品量的不同需向医院不同的管理部门申报,按审批采购程序组织实施。年度和季度采购计划的采购药品范围较广、品种较多、采购量较大,需经院药事委员会审核,并由主管院长批准。目前,年度计划一般由采购方和供药方的法人代表签订书面合同形式,总体上规定提供的药品品种、金额、数量以及购药款项的汇付方式等,供药方按计划分批供应。月采购计划的采购范围、品种、采购量次之,需经药学部门主任审核批准。周计划是月计划分 4 次、每周执行的采购计划,由药库负责人审核,并报药学部门主任备案即可。临时采购计划一般采购的是临床急需的药品,品种单一、采购量较小,但属于非常规采购计划,需经有关临床科室依据治疗的特殊需求提出申请,经医务管理部门签署意见,由药学部门负责人审核批准。

(侯 艳)

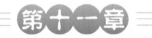

医学设备管理

第一节 设备技术管理的意义和任务

一、技术管理的意义

就医学设备而言，各种生物医学传感器、医学检验分析仪器、医用电子仪器、医用超声仪器、X线成像和磁共振成像等信息处理和诊断，由不知到可知，大大地提高了人们对疾病检查诊断的准确率。信息处理技术在医学领域广泛应用，人体信息的提取、传输、分析、储存、控制、反馈等监护和急救设备的不断涌现和技术创新，使抢救的成功率提高到空前水平。电视技术也在医学中发挥了越来越大的作用。介入治疗、X刀、γ刀、中子刀、激光刀、超声刀和各种器官内镜相继出现和发展大大提高了对各种疾病，如肿瘤、心脑血管疾病等的治疗水平。随着大规模集成电路技术的发展及电子计算机技术在医学设备中的应用，医学设备小型化、自动化、智能化和多功能的程度大为提高。

现代医学设备的迅猛发展，促进了医学的进步和医学技术的不断创新和发展。新的医学设备的出现，顺应了社会进步和人类需求。而新的一些设备在医院中开展应用，又冲击着医学科学的每一个领域。围绕着新型医学设备的应用，现代医院中的一些学科开始重新整合，一些新的包括交叉边缘性的学科相继组建。同时为了适应新型医学设备功能效用的发挥，促进了与之技术条件和技术要求相适应的技术人才建设，以及配套管理制度、管理形式等方方面面的建设。现代医学设备是现代高新科技与现代医学科学紧密结合的产物。现代医学设备在医院中的应用是现代医院功能和层次水平的集中体现，解决了医学科学领域中一个又一个难以解决的问题，为疾病诊断和治疗争取了时间，大大提高了疾病诊治的效率，推进了医学科学的发展，加速了医院现代化的进程，是医院现代化的主要标志之一。

现代医学设备的特点鲜明：一是高新科技的含量大，它包含了现代最活跃的信息科学和微电子技术、最先进的新型材料科学技术、最完善和最可靠的自动控制科学技术。二是多学科立体交叉相互渗透，涉及数学、物理、化学、电子计算机技术、工程学、分子生物学、现代医学科学、机械学、材料学和社会学、经济学、心理学等，"硬""软"结合，综合应用。三是发展迅猛，进步飞快，新型医学设备日新月异，层出不穷，推陈出新更新换代的速度很快。

客观实际要求我们对现代医院中的医学设备必须强化技术管理。只有搞好医学设备的技术管理,才能完成设备的最大利用程度,充分发挥设备的技术水准,产生设备的最优经济效应,实现设备的各项技术经济指标。尽快完成由数量规模型向质量效能型和由人力密集型向科学技术型的转变,推动并保证医院现代化建设和可持续发展。

二、技术管理的任务

技术管理是设备在医院储存保管和应用期间,按照设计要求的技术标准,协调其技术各组成要素之间和内在机制的关系,保持和发挥其应有技术水平和经济效能的全部技术活动及其管理行为的总和。

医学设备技术管理主要包括设备的验收、安装调试、技术档案的建立,维护保养、检查修理、技术队伍的培训和组织分工以及相关经费的运用等内容。

医学设备技术管理的关键要素是可靠性、安全性和全寿命费用分析。

(一)可靠性

可靠性是指设备处于准确无误的工作状态。医学设备的可靠性是指在规定的条件下、规定的时间内、完成规定功能的能力。可靠性的评价可以使用概率指标或时间指标。这些指标有可靠度、失效率、平均无故障工作时间、平均失效前时间、有效度等。典型的失效率曲线是澡盆曲线,分为三个阶段:早期失效区、偶然失效区、耗损失效区。早期失效区的失效率为递减形式,即新产品失效率很高,但经过磨合期,失效率会迅速下降。偶然失效区的失效率为一个平稳值,意味着产品进入了一个稳定的使用期。耗损失效区的失效率为递增形式,即产品进入老年期,失效率呈递增状态,产品需要更新。可靠性技术作为一门工程学,起始于第二次世界大战期间,对军事设备进行的各种可靠性研究。美国在 20 世纪 60 年代末开始把可靠性技术研究应用于医学设备。1969 年起从军事与航天领域内借鉴了可靠性增长的概念应用于医学设备中。随着医学设备的快速发展,医学设备可靠性技术的研究也获得很大发展。

可靠性技术是一个系统工程,包括产品的研制设计、生产制造和有效应用。我国可靠性技术的研究和应用同样最先出现在航空航天和电子工业领域,后来逐渐扩展到其他行业系统。国产彩色电视接收机运用可靠性技术后,大大提高了使用质量和寿命。

随着医学科学技术飞快发展,医学设备的任何相关部分出现问题都会导致整个系统出现故障。高新科技不断涌现,新材料应用速度大大加快,也带来了不可靠因素的增多。现代新型设备高精度、自动化、智能化程度越来越强,对应用操作人员的要求也越来越高,责任越来越重,人为失误而引起差错事故的可能性也随之加大。

一所现代医院要有成千上万种不同的设备,从简单的听诊器、血压计,到要求极高的心脏起搏器、CT、MRI、γ 刀等。其可靠性要求各不相同,而具体操作使用的一般医师护士由于设备的专业知识和工程技术知识较少,对设备的原理构造知之不多,对设备的维护保养很难到位,失误的现象也会增多。

医学设备的可靠性按照对患者的影响程度可分为三个等级。

第一等级,此类设备会直接影响到患者的生命或可能造成严重伤害。如呼吸机、麻醉机、心脏除颤器、人工心肺、血液透析等。

第二等级,此类设备用于临床诊断或治疗。如心电图、脑电图、肌电图、B超、便携式监护仪,这类设备发生故障需要一定时间修理排除故障或调换使用,可靠性要求比第一等级低。

第三等级,此类设备出现故障不会危及患者生命,一般不会造成严重伤害。如听诊器、血压计、体温计、雾化吸入器、经皮血氧分析仪等,可靠性要求不严格。

医学设备的可靠性要求不能单纯用设备的价格高低来划分,有的价格并不昂贵,但可靠性要求却很高,非常重要,有着性命关天的重要程度。近年来,很多新型医学设备都引入了计算机技术,嵌入式微型计算机技术在医学设备中应用十分广泛,这不仅改善了设备的性能,而且增加和扩展了设备的功能。随着计算机应用技术的进步和发展,具有更高智能的专家系统将不断涌现。然而从设备的可靠性角度来看,系统越复杂,可靠性技术需要解决的问题就越多,特别是系统软件的可靠性问题就显得越发重要。

软件本质上是一种把一组离散输入变成一种离散输出的工具。软件是要人来编制的,存在着软件完成的工作与用户或计算环境要求它完成的工作之间的差异,而这些差异就是软件错误。

软件错误可能在规范、软件系统设计和编码过程中产生,共分为5种:语法错误、语义错误、运行错误、规范错误、性能错误。

(二)安全性

安全指没有危险,不受威胁,不出事故。

医学设备的安全性与可靠性是相互关联、相互影响、相互依存、密不可分的关系,是医学科学与工程技术之间相互结合的重要课题。一般来讲可靠性程度越高,安全性越强。

在现代医院很多医学设备都是组合起来使用,在实际应用时又都需要人来操作。所以,考虑设备的安全性和可靠性时,应从系统上来分析,操作者-设备组合-患者三者之间组成了一个设备应用系统,任何一个环节出现安全问题或不可靠的因素都会影响设备的安全和可靠。例如,操作者的技术素养与品质素养决定了他是否能正确无误、一丝不苟地操作设备;组合设备之间的影响或干扰使其中某些设备工作不正常;患者的不配合致使检测到的信息不真实。所以医学设备的安全性要从广义上来考虑,即从设备与人体整个系统的可靠性安全性考虑。应强调的是,不仅有故障的设备是不可靠不安全的,而且精密度不高的设备也是不可靠不安全的。精密度不高,可能导致错误的诊断和不准确的治疗。医学设备的安全性首先要考虑准确性。

1.安全性的总体考虑

医学设备大部分都是和患者身体紧密相连一起工作的。心电图机要把多个电极放在人体上,胃镜肠镜要把镜管放进人体脏器,心导管检查要把导管通过血管置入人的心脏。医学设备的工作对象是患者,而患者一般都处于对外来作用非常脆弱的被动状态,他们在医院内一般都不能自我判断有无危险,即便意识到危险也不容易自我摆脱。因此医院必须保证患者的绝对安全,必须严肃认真地对待设备的可靠性,防止或尽量减少设备之间的相互影响,避免外界环境的干扰,防止诱发自身或其他设备发生故障和危险。

医学设备自身可能产生的危险,主要来自四个方面。

(1)能量引起的事故:为了诊断和治疗,需要通过设备给患者体内输送一定能量,如X射线、γ射线、除颤器电流、激光等,这些都是蕴藏着危险的设备,操作不当或者设备发生故障就可能对患者造成伤害,引发严重事故。

(2)性能缺陷或突然停止工作引起的事故:有的设备是要代替患者人体的部分功能来维持生命,如血液透析、人工心肺、呼吸机等。在心脏直视手术中,如果人工心肺机停止工作,不仅会影响手术成功,甚至会导致患者死亡。

(3)性能恶化引起的事故:医学设备性能逐渐衰退恶化往往不容易被发现,需要特别注意。如影像设备的图像质量下降会引起漏诊或误诊。

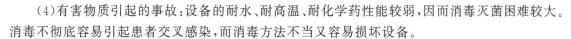

（4）有害物质引起的事故：设备的耐水、耐高温、耐化学药性能较弱，因而消毒灭菌困难较大。消毒不彻底容易引起患者交叉感染，而消毒方法不当又容易损坏设备。

2.预防电击事故

为了防止医学设备电击事故，首要方法是把设备的电路部分进行绝缘，又称之为基础绝缘。同时还要防止基础绝缘老化，增大电击的可能性，所以必须引入保护措施。为了确保防止电击事故可以采取双重保护措施，即冗余保护技术。这样一种保护措施发生故障时，不会诱发另一种保护措施出故障。

设备附加保护措施主要有4种。

（1）保护接地：是使用接地办法来防止电击的保护措施。IEC安全通则中把满足这种条件的设备叫作Ⅰ级设备。

（2）辅助绝缘：是在基础绝缘的基础上再加一绝缘层，用于增强基础绝缘的作用，称为辅助绝缘，又叫作双层绝缘。这类设备称为Ⅱ级设备。此类设备即使外壳是导电的，原则上也不需要接地，只是为了防止微电击，需要进行等电位接地时，才有必要接地。

（3）选用安全超低压电源：选用特别低的电源电压，即使人体接触电路也没有损伤危险。这种电压值叫作容许接触电压，一般为$15\sim50$ V。医学设备安全标准把对接地点浮地的交流电压为24 V以下，直流电压50 V以下的电源叫作医用安全超低压，此类设备称为Ⅲ级设备。

（4）内部电源型设备：电源藏在设备内部，和设备外壳部分毫无关系，即使人体接触设备外壳，一般也不会发生电击危险。此类设备称为Ⅳ级设备。

为了保证电子医学设备的安全，国际上制定了统一的ME设备安全标准IEC，对于一些特殊的设备，除通则以外，医院还需根据实际情况制定特定规则，以确保医学设备的安全性。

3.患者的保护

医学设备是要和患者接触的，特别是有的要把设备或器械的部分或全部埋植或插入患者体内，如心脏起搏器、导管等，如果出现漏电流会直接刺激心肌，而引起心室颤动，所以要把触体漏电流限制在极小范围内，以免引起心室颤动。这就需要将连接心脏的触体部分同其他部分和接地点绝缘，也称之为浮动触体部分。绝缘触体部分可以依靠绝缘阻抗限制漏电流，特别是限制从外部经过触体部分流入设备的漏电流。

虽然在触体部分和其他部分进行了绝缘，但还必须能够有效地传递信号，实现这个任务的就是信号耦合器。信号耦合器可以采用电磁偶合和光偶合来传递信号，也可以用声波、超声波、机械振动等方式来传递信号。

对于长期埋入患者体内的器械还必须考虑它与人体的相容性，避免引起溶血或产生破坏组织的危险。还要防止机械性物理损伤和诱发身体的不良反应。所以体内器械要比体外设备器械有更高的安全性要求。

4.治疗用设备的安全性

不少医院治疗设备是以能量或某种作用因子给予患者，使其解除病痛，恢复健康。它直接作用于人体，如发生意外，就可能造成危险。

（1）作为医学设备首先要防止电击，包括微电击和强电击。

（2）防止输出过量的危险，对患者供给的输出量超出治疗正常需要的水平就会发生意外，甚至对非治疗部分产生损害。如除颤器输出过大可造成胸壁烧伤和心肌障碍。核医学设备因辐射过量或泄漏不仅对患者有危害，还可能对操作者和第三者造成损害。

（3）设备的功能停止也具有危险，如呼吸机在没有发出报警的情况下意外停机。

（4）防止机械性损伤，如胃镜、肠镜的插入端容易损伤食管及胃肠内壁，需谨慎操作。

（5）治疗用设备能产生很强的能量时，要防止对其他设备产生不良影响造成误动作、误输出，而引起的差错事故。如除颤器、高频电刀等设备工作时都能产生较强的能量，应防止对其他设备的干扰。

5.设备组合使用的安全性

医学设备日益增多，两个和两个以上设备同时使用的情况也越来越多。在ICU中常把心电图机、直接型血压测量仪和体外心脏起搏器等同时并用。在抢救室、手术室，各种监测设备、呼吸机、麻醉机、除颤器和电刀等同时使用的情况更多。这时需要考虑的不仅有设备本身的安全，还有因组合使用而派生出的新问题。信号提取和传输的干扰、微电击、烫伤甚至烧伤等都是特别注意防止的差错事故。

6.医学设备的系统安全性

现代医院中种类繁多的设备、计算机等，它们和医护技术人员、患者，组成了一个复杂的系统。忽略了任何一部分都可能出现危险。

随着医学理论和医疗技术以及医学设备的发展，现代医院分科越来越细，医疗辅助人员增多。医疗工作的专业化和多科协作已成为现代医院的一个特征，差错事故的原因也出现了多样化。

计算机的引入促进了医护工作的自动化和系统化，同时也带来了操作技术发展不完善、可靠性下降的问题。根据系统工程学的观点，随着组合因素增多，系统安全性的比例则下降。

技术使用周期缩短及新产品的不断涌现，这是个进步，但同时也使我们对新技术的预测很困难，制定标准也很困难，形成了安全标准多样化，差错事故原因多样化，责任问题复杂化。

所以，考虑设备的安全性问题，必须把医院整个系统的安全性问题提到日程上来加以研究解决。基本原则是排除人为错误，在人与设备组合上保持高度的安全性。

（三）全寿命费用分析

设备的全寿命过程是指设备自论证、研制、设计、制造、使用、维修直到报废退役的全过程。全寿命费用就是设备寿命周期过程中各阶段的费用总和。主要包括两大部分。其一是以设备的研制和生产成本并加上利润和医院采购开支的费用，叫获取费用。一般是一次投资，所以又叫作非再现费用。其二是设备在使用过程中与使用、保障（包括维护、保养、修理）有关的人员、动力、物资、器材等费用，叫使用保障费用或使用维修费用，又叫作继生费用。通常可以按年度计算，所以又叫作再现费用。第三是设备的报废退役费用，因为用的很少，可以不专门列入。以上各项费用之和，就是该设备的全寿命费用。用公式表示如下：全寿命费用＝（研制费用＋生产费用＋利润）＋使用保障费用＝购置获取费用＋使用期费用。

从公式可以看出，设备的全寿命费用主要是购置费和使用维修费。这无论对设计研制生产的厂家还是使用的医院都是很有意义的。因为它提供可正确衡量设备费用消耗的全面评价。它使厂商认识到只有降低全寿命费用，才是真正降低了设备的总费用，以便全面研究和考虑研制生产费用成本与使用期费用的分配问题，提高设备的可靠性和可维修性，减少能源消耗，降低使用保障费用，而增强竞争力。而医院一旦决定购买某种设备就意味着担负该设备的全寿命费用。所以做出购买某种设备的决策不仅要考虑设备的先进性，同时要考虑是否"买得起"，还要考虑整个使用期间是否能"用得起"，有的进口大型设备仅保修每年就要付出百万元以上的高额费用。

衡量是否既买得起又用得起的尺度就是全寿命费用。有的医院只重视设备的性能和购置费,而轻视使用维修费用,这是因为以往的设备比较简单,使用维修费少,这种观念在现代高新技术设备大大发展的今天一定要加以纠正。

设备的使用维修费用,主要取决于设备的可靠性和维修性。设备的使用方提出最低的全寿命费用要求,能促使设计生产部门在研制时重点考虑改进可靠性和维修性设计。

医院应用全寿命费用分析管理设备的优点在于:第一,能明确提出设备在其全寿命各阶段的费用,从而为管理者提供有效的决策信息,使其能从真正意义上对资产进行全方位、多角度的深度管理。第二,能有效地促进研制生产厂家改进设备的可靠性和维修性,为成功研制未来设备打下良好基础。如果厂家不改进可靠性和维修性,不降低使用保障费用,最低全寿命费用就无法实现。第三,促进医院加强设备的技术管理、减少设备的差错、杜绝事故,提高设备的使用率,千方百计延长设备的寿命,保证设备系统本身和维修保障分系统的整体最优化,从而降低设备的全寿命费用。

(徐 涛)

第二节 验收、安装和调试

医学设备验收是设备购置合同执行中最后一个关键环节,是购置管理与使用管理结合部分的第一个环节。验收过程一般是由卖方、合同签订部门、使用科室及其他相关部门等诸多部门和人员共同进行交接的过程。医院医学工程技术管理部门将起主导把关协调作用,责任重大。作为医学设备技术和管理部门,验收环节必须极为重视,为医院把好关。保证严格按合同办事,把合格的设备引入医院,尽快发挥其效能为医院服务。

一、验收的前期准备

验收设备是一个多方合作的工作。作为医院,特别是设备技术部门(医学工程部门)和使用科室一定要安排好前期准备工作,不管设备贵重精密与否和价格高低都必须认真对待,把好关口。必须严格按"订货合同"及具同等效力和相互制约的"协议附则"及"招标文件"等认真对待逐项落实。

(一)验收工作首先是选配合适验收人员

一般常规的验收应由设备技术部门的管理人员、技术人员、采购人员和使用科室人员组成。若为大型或特大型精密仪器一般由医院领导或主管部门统一组织。包括管理、技术、使用以及相关工作部门(如水、电、房屋装修等)人员组成精干队伍,分工协作,全力以赴集中搞好验收。

(二)参加验收工作的人员,必须详细阅读订货合同、相关文件及技术资料

熟悉设备的各项技术性能,特别是安装条件及配套要求,参考厂家验收规程制定验收程序与技术验收方案,对需要检验的技术指标检测方法等要认真研究。对国家规定需要由有关的执法机关认定的放射设备、压力容器等,应提前与有关部门联系。

(三)机房要按厂方提供的安装图纸做好布局改造

室内装修、水、电、气、防护的准备:上下水要了解流量、压力,设备用电要求是三相电或单相

电、电压、功率,是否需配备稳压电源或不间断电源,电源电阻有无特殊要求等;防护要求分两个方面,一是机器本身的防护,如很多精密仪器要求距离变电站 50 m,有的要求隔音、防震、防磁等。另一方面是对机器周围环境干扰的防护,如放射防护、磁屏蔽等。需要防护的机房在正式施工前需要将施工改造的方案和拟安装设备的技术参数报相关技术部门预评审和行政部门审查,通过后再进行施工。此外,最好事先到使用同类或同型仪器的单位调查了解,选择最佳的解决方案。如设备安装工期较长或附件配件较多,还应准备相关的库房作为存放场地,并做好安全保卫工作。

(四)根据实际情况建立相关规章制度

验收工作应根据实际情况,制定相关规章制度,使验收过程更加规范和易于操作。同时,医院应设计一种通用的验收记录单,记录单的格式和项目种类应满足对各种医疗设备进行验收的需要。货物验收完毕后,经参与验收的相关人员签字后,保存到该设备的购置档案中去。

二、货物验收

货物验收是指对设备的自然情况按订货的要求进行检查。主要目的是检查设备是否按计划要求购入,并对设备的包装及设备外观完好程度进行检查,核对订货数量及零件、配件、消耗品、资料数量,相关手续是否完整齐全。

货物验收时应根据订货合同核对其标签、合同号、货箱总件数及分号、收货单位名称、品名、货号、外包装及货物批次是否相符。目前多以物流公司直接送货方式。他们只负责运输及核对数量,因此,如有可能应与厂方共同清点验收。

首先清点数量并查看外包装有无破损修补、水渍油污等,应做好现场记录。如有疑问要保留现场并及时与口岸联系,共同签证记录,必要时拍照或录像。如是国际贸易应迅速联系商检部门,不可盲目认可接收。尤其当卖方催促时一定要坚持原则,说明情况,以签证记录、拍照为据,不可听信卖方代表口头承诺。国内贸易,可由买卖双方协商开箱,开箱后如机器正常则可验收,不正常则由卖方换货。国际贸易比较复杂,原则是坚持货到医院开箱前一切由贸易公司或卖方负责的原则。发现问题应立即上报有关领导,与卖方协调解决方案。

开箱清点物品是货物验收的重要环节,要根据装箱单和合同认真核对货物,无论是进口设备还是国产设备,总数量均以订货合同等买卖双方签署的合法有效文件为准。厂方的承诺或与用户的协议一般可作为主合同附件,均为有效文件。由物流公司运达使用单位的,一般物流公司仅负责中途某一段运输责任,其他责任不在此内。因此接货时最好是买卖双方共同在场。卖方不在场时,买方在运输单上签收时原则上仅签收到货几件,并注明货号以备查询。同时通知卖方尽快来开箱点验。已到货的外包装完好的货物,应按合同开箱。开箱时一般应由卖方、买方必要时请有关商检部门到场共同开箱点验。

开箱前应再次检验核对设备的标签、货号、件数等是否与收货单据订货合同相符。清点设备的品名、规格、数量、外观及是否有运输中的倒置、碰撞等损伤等。在货物清点过程中做好原始记录,尤其当发现有不符合合同规定或损坏磕碰时,应做好原始记录和鉴别工作,并保护现场,必要时照相或录像以备查。此时由买方、贸易公司双方会签的原始记录将作为向厂家或第三方索赔的依据。若问题较大双方不能达成一致意见时,提供原始记录及订货合同、协议、装箱单,向商检机构提出申请复验以便下一步进行索赔。有些问题比较严重还要请权威部门复验。

开箱时应避免过重敲、撬、震动尤其不得以铁器插入箱内,保护设备内包装、衬垫完好,以备发生问题退货换货时用。货物清点要细致耐心,对主机和附件,配套设备要详细核对品名、规格、厂别、出厂日期、出厂编号等。除数量之外还要检查是否有以次充好或以二手设备充数的现象。对配件备件及消耗品由于品种复杂,有的可能数量多、品种少,有的可能品种多、数量少,但包装相似极易混淆,也仍然要本着耐心细致、认真负责的工作态度,一丝不苟认真核对,防止差错,特别要看清小包装上所注明型号数量。由于目前高技术不断发展,常有订货的型号已不再生产。厂方常以新型号、新产品代替,这时一方面要注明并征求使用科室意见,同时详细核对价格。有的消耗品还应注意其重量、生产日期、保质期或保用期。对国内订货、厂方在本地不具备办事机构的、同意由买方自行开箱的设备,应有医学设备技术部门和使用科室共同开箱。如有规格、数量、质量等问题,要做好原始记录,恢复包装。验收后双方签字并及时通知厂家。

三、安装和调试

货物验收是设备验收的第一个环节,而安装与调试则是第二个环节。在这两个环节中,起主导作用的都是医学设备工程技术管理部门,公司厂家和医学工程部门根据设备的具体要求,并与使用科室密切合作,在院领导的支持下应提前准备好安装地点、相关条件,抓紧进行安装调试工作,以便使设备尽快发挥效益。特别是大型精密设备和仪器是多参数、多功能指标的技术设备,不仅硬件而且软件也必须安装调试。随着医学设备及其软件功能设计的进步,在同样硬件或硬件配置基本相似的情况下,由于软件配置不同、甚至由于软件版本不同,在使用效果上会有很大差异。在调试中要认真查对。一般医院对同类大型设备引进两台的可能性很小,不可能对大型设备软硬件很熟悉。因此,必要时应进行临床试验或请同行组成专家组对安装调试以及技术校验工作进行全面细致地验收。

由于进行了验收的前期准备,使安装具备了基本条件,但正式安装时必须按设备技术要求使环境条件尽量满足。

(一)一般条件

包括场地面积、房屋高度、大型设备吊装进入通道、人员安全通道、防尘防潮、防毒防震、温度湿度、消防、通风等。

(二)配套条件

水(流量、压力)、电源(电压、功率、相数、稳压及净化要求、UPS等)、地线(接地电阻)、防护(电磁屏蔽、放射防护)、特殊用气、地面承重(悬吊式、壁挂式拉力)、实验台桌的水平、防震功能、防护处理(污水、污物、废气)。

(三)特殊条件

有些设备除一般条件外,还有一些特殊要求。如双路供电、专用接地、直线加速器的放射防护等特殊要求、高精密和标准计量仪器宜放在楼房底层等,均须仔细阅读说明书与厂家安装工程师协商尽力保证条件落实。

由于厂家与使用单位所站角度不同,对于厂家一些不切实际的要求或打出过大的安全保险系数,也不应一味地不分情况地提高标准,要按照国家有关规定或常规进行协调,做到既能满足设备要求又能尽力为单位节省资金。

在安装阶段以厂家操作为主,作为医院方面仅负责提供条件,监督检查安装程序、质量,尽量不进行操作,此时机器未正式验收签字,发现问题均由卖方(厂家公司)负责。如果确需医院协助,应听从卖方人员指导,以免发生损坏时事故责任不清。

另外,以下两方面应多加注意。

1.硬件安装

在硬件安装过程中,医学设备技术部门人员要随时监督检查安装质量,登记主机、配件编号,检查是否是新品,各种配件电路板、插头安装是否安全,防止厂家草率从事,对于不明白、不明确或感到不对的地方要实事求是随时询问清楚,严格按机器技术文件安装。如要求打地角螺栓固定、电缆平直理顺,无拐死角,悬吊、安全防护等。对于精密仪器尤其光学、微量分析测试等设备安装更要监督检查,以便为长期稳定运行打下基础,把种种隐患消除在安装之时。

2.软件安装

软件安装主要注意两个方面:一是单片机或一些单板机为固定程序,软件固化在 ROM 或 EPROM 中,该芯片如焊接或插接在板上,一般不会出现故障;二是有些程序拷贝在硬盘上,要特别注意了解,最好掌握其软件安装方法,保存好安装盘和程序软件备份,以备将来有故障时不能事事找厂家。如厂家不给安装盘和程序软件应查对原合同条款,一般厂家应将安装盘、源程序及简单维修测试软件密码开放,交给用户。

在安装过程中包括有调试内容。调试是使机器达到正常技术指标而进行的操作过程,调试过程也包括校验,调试与校验很难界定。

在安装调试阶段,医院的工程技术人员可尝试从以下几个方面进行工作。

(1)第一步,可以跟着厂家工程师“走”一圈,在这个过程中用户主要是“看、学、问、想”。“看”是否达到厂家提出的指标,“学”调试方法,“问”为什么这样调试……“想”这种调试与日常使用的关系,这种调试是否可涵盖所有主要技术性能指标。

(2)独立自主在厂家指导下按厂家方法(或其主要操作步骤,要具体而定)“走”一圈,同时要多做多学一些与临床使用实践相关的操作技术。

(3)对于放射或标准计量等需由国家有关权威部门检测的设备,应按相关规定通知相关部门检测校验,对于自己尚不全了解,可请同行专家协助检测试用。

安装调试中需注意:①硬件调试中要按技术说明进行规范测试,如升降高度、水平移动、前后倾角等均应按指标测试到位,并按规范全程监听噪声;②软件功能调试也要规范测试,特别要多点测试,不要试一点就认为可以,多参数多功能更要不怕麻烦亲手操作。

四、验收

新设备经过货物验收、安装和调试后,将对设备进行功能和性能检测,这些性能指标来自设备使用说明书、技术手册、合同、招标文件和国家的技术标准等。检测方法常见的有设备自带的检测方法;国家或相关部门制定的检测方法;有资质的生产厂家提供的检测设备和方法等。设备自带的检测方法是生产厂家为了保证设备性能指标,所配有的设备性能检测功能和手段,一般以自检软件为多。由于这种方法通常无须额外费用,它的针对性强、操作方便,是设备验收时性能检测的重要手段。实际应用中要了解和掌握检测条件,指标含义及与其他检测标准的一致性和关系。国家或相关部门制定的检测方法具有权威性,当与其他检测方法不一致时,应以国家或相关部门制定的检测方法的结果为准。技术验收规定:如生产国有标准可按生产国标准,生产国没有或不提供标准的可按国际通用标准,我国有国标的按国标。要认真地查阅技术资料,抽样检查并要注意抽样的代表性。有些必须预先备留必要的复检样品供商检部门复检。凡国家规定必须经过有关政府职能部门检测的,如 X 线机等及商检局规定必须商检的品种则应严格按国家规定执行。性能正常的另一方面是医院必须坚持临床验证。既符合厂家的承诺又通过了临床验证方为性能正常。曾有典型例子:某名牌公司向某医院提供的一台磁共振成像装置,注明该设备可作心脏冠状动脉功能检测,但由于当时无患者验证,后来临床发现做不出其功能检测时,厂方派人来也解决不了,一直悬而未决成为憾事。当然所有的功能不可能逐一检查,但主要功能必须检测,必要时请兄弟医院专家协助技术验收。除进行模拟临床或其他模拟试验外,必要时进行一段时间临床应用,医学工程人员与使用人员对应用结果进行评估,合格后再正式验收。

在正式使用前,部分设备(如 DSA、CT 等)需通过相关部门(如 CDC、质检局)的检定并取得合格证,使用人员需经过专业培训,取得相关的资质证件之后,设备方可投入使用。

(徐　涛)

第三节　医学设备的档案管理

医学设备的档案管理是医学设备管理的重要内容,同时档案的内容、档案的管理水平、档案的应用程度,也反映了一所医院的医学设备管理水平。医学设备价格几千元至几百万元,大型医学设备价值达数千万元,其使用年限一般为 5～10 年,少数设备可用 10 年以上。无论是从国有固定资产角度还是从设备本身由新到旧,出现局部故障直至无法修复,或因科技发展其技术落后而淘汰,这样一个长期过程必须有完整详细的档案。医学设备的档案是医学设备购入时的原始资料及在使用过程中的有关情况进行记载备案的资料。医学设备档案应当做到:真实、完整、动态,从而达到无论人员交接、设备更迭,所在单位均能从档案了解其历史及电路和其他零部件维修情况,尤其是结构修改、零件更新、逐年使用率及其他情况。使设备维护保管符合技术要求,使用期间性能良好,以最好的技术性能服务于医疗工作。

一、档案管理的基本要求

医学设备档案应建立总账和使用科室分账户,在进入计算机时代的今天,其总账、分账均应使用计算机管理。但计算机总账不能完全取代医学设备档案,很多原始数据、文件、资料必须以纸质形式存档备查。医学设备档案要求如下。

(一)真实

医学设备档案必须真实,在设备从购进直至淘汰报废的全过程中,应将各种购置、验收、安装、调试、培训、使用、维修、管理等原始资料存入备查。医学设备档案使用,借用应严格手续,原始资料除确因资料篇幅过大难以复印外,一般原始资料不应外借而以复印件形式借出。原始资料必须借阅时应严格借阅手续,限期归还。

(二)完整

医学设备档案必须是保持其寿命周期全过程的完整资料。

(三)动态

动态管理是较难操作的环节。尤其是在医学设备使用的中后期故障较多,软件升级,零件更换较多,配件增加,尤其是修改电路或结构必须真实入档。

医学设备档案中的资料必须经过审阅加工,整理并编号建册。

二、医学设备档案的形成

根据原卫生部《医疗卫生机构仪器设备管理办法》有关规定,医疗卫生机构应认真做好医学设备档案管理。

(一)医学设备账目

应当以新修订的《全国卫生行业医疗器械仪器设备(商品、物资)分类与代码》(WS/T 118-1999)为依据,同时建立总账和分账户,并使用相应的计算机辅助管理软件,实行计算机管理。

(二)设备归档范围

包括硬件部分和软件部分。属于固定资产、价格在 1 000 元以上的物品,及其他特殊设备均应归档。

(三)医学设备档案内容

管理性文件和技术性文件,涉及多种文字,多种载体如纸张、照片、录音带、录像带、光盘等。

1.筹购资料

申请报告,论证报告,批复文件,招标的有关材料,卫生资源配置许可资料,投资文件,生产厂家或经销商的资质证明,如营业执照、税务登记证、生产或销售许可证、产品注册证等,订货单据,订货合同,发票复印件(原件保存在财务档案中),装箱单,运输单据,机电设备进口证明,海关免税证明,报关单,外贸合同,质量保证书,商检报告,索赔文件,验收记录等。

2.管理资料

操作规程、维护保管制度,维修和改进工作中形成的材料,应用质量检测,计量、使用记录及调剂报废处置情况记载,人员培训记录,设备的维修电话和联系人,每年的经济效益分析、使用率与完好率统计等(大型医用设备还应有配置许可证)。

3.设备随机资料

产品样本,装箱清单,使用和维修手册,设备布置平面图、线路图及其他相关资料。

三、医学设备档案管理的实施

医学设备档案的管理是根据卫生行政主管部门的规定,结合本单位的具体情况按照"统一建立,分级管理"的原则加强管理。档案的各种表册,各医院可参照原卫生部《医疗卫生机构仪器设备管理办法》有关附表格式制定,同时制作便于保管、检索方便的档案盒,统一本单位编号,在盒封面、脊背上标明分类编号、设备名称、规格型号等。

(1)医学设备档案由医学工程科(处)或相应管理部门负责建立和保管。实行医院、科室、操作人员三级管理网络。

(2)医学设备档案必须由专人负责管理,档案管理人员调动工作时,办理医学设备档案移交手续,交接双方在清单上签字后,方可离职。

(3)医学设备分户账,使用管理登记本和设备卡,随设备发给使用科室,专人管理,定期检查。

(4)档案按台(套)为一卷或若干卷,不同设备不能混淆。材料放入档案盒内,并按档案卷号编排方法注明设备类别、名称、建档时间、使用科室。材料按时间排列,用铅笔编写页号,正面编在右上角,背面写在左上角,然后填写好卷内目录和填写人及填写时间。

(5)档案管理人员按照档案整理相关要求及时进行分类、装订、排序、编号。

(6)维护维修资料每年由主管人员整理归档。

（7）每个科室的主管领导均有本科室设备台账,同时有实际管理负责人,台账与总档案和实物对应,如出现人事变动,要办理相应交账手续。

（8）建立严格的借阅制度,保证案卷完整、安全,按期归还,如有损坏、遗失,由借阅人负责;原版说明书和线路图等重要资料一般不外借,可复印;仪器设备在报废三年后,档案予以撤销。

（9）档案资料备份,既保护了原始资料又方便了使用,对重要资料的备份如合同,出借时也要登记备案回收。

（10）编制适合现代化管理需要的检索工具,实行计算机管理,提高科学管理水平和服务质量。

（11）档案库房应当配有专用档案柜,并有防盗、防火、防水、防尘、防虫等措施;应编制档案柜顺序号;案卷排列也应自左至右、从上而下地顺序进行,排列要整齐、美观。

（12）库房内要经常保持清洁、禁止乱放杂物,库房内外要设温湿度计,每周要测试记录一次。

（13）每个月要对库房进行一次全面检查,做好检查记录,发现问题及时解决。

（14）档案管理人员严格遵守保密法和有关纪律,不丢失、不泄密,私人谈话不得涉及档案内容,不得在库房会客。

（15）档案管理人员应当熟悉设备档案,以便根据需要,积极地为各项工作服务,利用档案,既要尽力服务周到,又要注意安全。根据实际需要,努力创新档案管理工作。

（徐　涛）

第四节　设备维修工程的基础理论和基本方法

一、概述

维修工程是研究维修保障的一门学科,是对设备进行维修的系统工程,是设备设计与使用保障之间的纽带,是设备技术管理的主要组成部分。

它以追求设备的最佳整体效益为目的,以全系统全寿命的维修管理思想为指导,把维修看作为设备全寿命过程中的重要环节,看作为是设备研制,生产的延续,对设备实施全系统全寿命的维修管理,为设备提供经济、有效的维修保障分系统,保证以最小的全寿命费用实现设备的完全性要求,以提高设备的完好率和有效使用率。

它的作用主要表现在两个方面:一是可以获取明显的经济效益,减缓医学设备损耗和老化的速度,减少由于故障而引起的损失,提高完好率,使设备得到最好的应用。二是作为现代医院管理的重要组成部分,能尽快恢复医院系统的最佳运转功能,取得明显的社会效益。

维修工程包括科学合理的安排制订医学设备的保养与维修计划,研究维修保障策略,改进保养维修方式,培养训练维修技术人员、管理人员,提高保养维修技术,并及时将高新科学技术成果运用到维修保障工作中。

二、维修工程学的形成与发展

（一）维修工程学的形成

维修工程最早应用于军事设备,是最近几十年发展起来的新兴学科。20 世纪 50 年代,美国国防部发现,军事设备在实用阶段,历年开支的保障费用逐年上升,它的总和甚至超过采购费用的几倍。20 世纪 60 年代中期,他们着手研究全寿命费用问题,结论认为,要使设备在寿命周期内的全寿命费用优化,就要谋求维修保障的优化,要在设备设计的早期,就考虑到设备的可靠性、维修性以及与此紧密相关的维修保障分系统。因此,在致力于提高设备性能的同时,可靠性和维修性相继登上了设计舞台,从而产生了一系列有待于解决和进一步开发的新课题。新的研究成果,使设备的发展产生了新的飞跃,并使设备的维修保障发生了根本性变革。随着这些研究的扩展和深化,先后形成了一系列新的工程学科,作为系统的应用理论指导着设备发展与维修保障变革的实践,成为系统的应用理论,赋予工程学科的名称,这就是维修工程。其诞生是人们在维修工作领域通过长期实践,特别是在近几十年科学技术迅猛发展的情况下,为保障设备在现代战争中充分发挥其系统效能,减轻保障负担,节约开支的迫切需要而产生的必然结果。

1975 年美国航天局编写出版了《维修工程技术》一书。这本书的问世,标志着维修工程已经形成一套系统的理论和方法。

1970 年在英国形成了一门新的学科,叫作设备综合工程学,其内容与维修工程学大同小异,只是研究和涉及的范围更广一些,对象更侧重于企业的设备。

1973 年日本在欧洲考察综合工程后,也提出了适合自己国情的"全员生产维修",更加强调企业全体人员参与设备管理的作用。

我国自 20 世纪 70 年代以来引入维修工程,20 世纪 80 年代中国设备管理协会根据引进的设备综合工程,培训人员,并以此理论指导我国各民用企业推行设备综合管理,取得了显著的成效。20 世纪 90 年代开始逐步对医学设备进行技术管理。在理论与实践的结合上还需要不断总结,拓展和改革,以建立我国系统全面的医学设备维修工程。

(二)维修工程的发展

维修工程学形成以来,作为设备维修保障的系统工程,在设备的维修保障领域中的作用越来越大,取得了显著的社会效益和经济效益。随着人们实际应用经验的积累和总结,研究的不断深入,维修工程还将在以下三个方面得到进一步的拓展。

1.维修工程的理论基础将更加充实

维修工程是一门新兴的综合性工程技术学科。它以多门学科作为理论基础。随着这些基础理论的进一步发展,维修工程还会吸取其中有关的营养成分,使自身的理论基础进一步充实、成熟和深化。

2.维修工程应用的手段将日趋完善

高新科技成果的应用转化,使设备的精密化、自动化、智能化程度与多功能日趋强化,需要维修工程处理的各种参数和需要解决的问题必然更加繁多,设计的因素也更加多样和复杂,但是维修工程所应用的各种技术手段特别是信息技术和传播手段日新月异,这不仅适应了维修工程应用的需要,而且使处理各种复杂的维修保障问题应用的手段日益完善。

3.维修工程研究设计的不断扩展

事物发展的规律都是由低级向高级、由浅入深地不断发展。以设备的维修性而言,以往一直是把测试性包括在内的,但近年来监测、鉴别、认定故障对设备的技术管理和维修保障日益重要,故障监测、鉴别、认定的技术不断发展,有些高档医学设备已将测试性作为单独的一种设计特别加以研究确定。可以预见在未来,维修工程学研究涉及的领域和内容将不断丰富扩展。

(三)医学设备维修工程的基础理论和基本方法

医学设备维修工程是一门年轻的学科,还需要发展、丰富和深化。现将医学设备维修工程的基础理论和基本方法做一介绍,并对其中一些重要内容加以简单解释。

1.维修工程设计

以保证设备完好率,降低全寿命费用为总目标,按照技术管理的总体要求,对维修保障筹谋设法,制定具体标准提出实施方案,进而用全系统全寿命观点对方案进行评估、修订和完善。如此反复筹划、实践总结的若干循环,以求得最佳设计方案并加以确认,实现维修保障的科学性、经济性、创新性,并以此指导和规范实施程序和具体措施方法。

2.维修保障的基本条件

(1)维修保障技术人员的基本素质:应具备扎实的专业基础知识、熟练的基本技能、良好的思想作风和工作作风,较强的奉献精神敬业精神和较好的服务意识。

(2)工具和测试仪器:除必要的场地设施外,还应具备常用的机械拆装工具:如电工工具、真空压力表、万用表、兆欧表、电容/电感表、示波器、信号发生器、稳压电源、逻辑分析仪、智能在线分析仪和各种医学设备计量测试仪器等。

(3)技术资料:设备的技术说明书、维修手册、结构图、装配图、电原理图、印刷电路板图、元器件零配件明细表、元器件手册和相关的参考仪器等。

(4)器材和元器件:常用的维修器材和必要的元器件、零配件。

3.设备故障原因种类和规律

设备产生故障的原因是多种多样的,大体可分为以下四类。

(1)人为引起的故障:多为操作人员对使用操作规程不熟悉而造成。

(2)设备可靠性维修性缺陷造成的故障:包括元器件质量较差、设备工艺有疏漏、设计不完全合理等原因。

(3)元器件造成的故障:设备长期使用后,元器件磨损、疲劳、衰老所造成的。

(4)设备使用环境不良造成故障:设备使用的环境条件不符合要求,包括动力电压、温度、湿度、电场、磁场、振动等。

4.故障判断认定的常用测试技术

(1)测量:测量是一种为确定被测设备的全部或部分量值而进行的实验过程。测量要借助专用的仪器仪表来完成,将被测对象结果与原设计标准进行对比,或与正常运行的相同相类似的设备进行比较,以此认定故障的原因并定位。要保证测量的准确性,减少误差,提高测量效率,降低成本。还应学习并采用新的测量方式方法。

(2)计量:计量与测量是密不可分的,但又有区别。计量是为了保证采用不同测量手段能使量值统一和准确一致。计量工作主要是把未知量与经过准确确定并经国家有关质量监督部门认可的基准或标准相比较来加以测量,是一种量值传递的过程,它具有统一性、准确性和法制性特征。测量数据的准确可靠,要求计量予以保证。没有计量,测量将没有依据,测量也就失去价值。

(3)测量技术要点:在测量前必须目的明确:测量什么参数、在什么部位测量、怎样进行测量、测量的精密度、采用什么仪器仪表和方法、测量结果能否得到需要的信息。

在测量时要正确使用测试仪器仪表,采用正确的方法,尽量减少人为误差。近年研制成功的全自动测试系统(automatic test system,ATS)比较以前的人工测试既准确又快捷,更适应大规模集成电路组成的医学设备,在维修保障中发挥了事半功倍的作用。

5.设备故障检查认定的步骤与方法

设备故障的检查认定是排除故障的前提与关键,要放在维修保障中的首位。严格程序,方法得当,才能使故障检查认定的速度快、效率高。

(1)故障情况调查:对故障现象和设备情况进行认真调查,切忌盲目动手、仓促拆卸。第一要向操作使用人员了解设备使用时间、环境情况、外界影响、产生故障过程中的现象。第二询问设备的使用和维修史,查阅维修技术档案。第三掌握设备的工作原理、性能结构特点、技术指标、操作使用方法。

(2)外部检查:外部检查可分为通电前检查、通电瞬间检查和操作检查。有时要再现故障过程,以便判断认定是否有虚假故障,是否外部附件或元件损坏而造成故障,初步认定产生故障的大致部位和原因。

(3)分级(段)检查:分级分段检查的目的在于判断故障发生在哪个模块系统,然后分步缩小范围,直至最终找出产生故障的直接原因和部位。

(4)检查认定电路故障的几种方法:对设备电路部分故障的检查认定常用的方法有参数测量法、信号跟踪法、逐级分割法、等级取代法、整机对照法、电路焊点清理法、电容旁路法、故障点暴露法、在线测试检查法和程序检查法等。

设备故障的检查认定方法很多,并非一次检查一种方法就可以完成故障认定,有时需要两种甚至几种方法反复验证才能正确判断认定。这些方法互相关联,通过多次实践,反复摸索总结,提高综合分析能力,就可以用简洁的方法,快速地判断认定故障的原因和部位。

6.故障的探查、隔离与定位

由于计算机技术和微电子电路技术的发展及广泛应用,许多医学设备已经是机、光、电一体化,描述此类医学设备结构和工作原理的好方法是用功能框图法。尤其当遇到有些设备没有详尽完备的维修手册和线路图,就要靠"由表及里、由粗到细、逐步深入"的细致观察,划分功能模块,用功能图来描述。如图11-1所示。

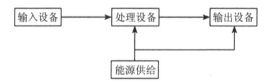

图 11-1　医学设备维修基本结构框图

按照这个医学设备维修基本结构框图的描述,可以把设备分成输入设备、处理设备、输出设备、能源供给四大部分,还可以将功能框图细化,再分成若干功能模块。这种方法,便于故障现象的探查分析和测试,也有利于故障的定位和隔离。

很多医学设备的电路构成非常复杂,既有串联电路、并联支路,还有反馈环路等,对于分支、汇合点和反馈等复杂电路构成按照功能模块-电路-元器件三个层次的故障检查程序。采用割断方法,化繁为简,分而治之,更容易对故障作分析判断和认定。检查故障部位损坏的元器件时,必须熟悉常用元器件的工作特性,了解电路中哪些元器件不可靠最容易损坏,首先检查这些元器件,分清层次、先易后难地找出造成故障的元器件。

7.医学设备中的干扰、噪声及其控制

医学设备因外界环境和设备之间相互影响,造成干扰,输出信噪比下降的情况越来越多。危害严重,必须引起足够重视。

形成干扰的原因可分为两大类:第一是设备外部存在干扰源,干扰源通过导体(包括人体)的传导性偶合进入设备,干扰设备的正常运行。第二是设备内部存在对干扰的敏感元件和电路,形成内部干扰源。

设备的干扰和噪声的控制,首先要寻找认定干扰源、噪声源,然后对症下药,分别不同情况采用相应的方法。如更换造成干扰的元器件、排除干扰源或采用电磁屏蔽、滤波、良好的接地、完善的调剂编码等措施,控制设备内部和外部的干扰和噪声。

8.故障认定失误的归类总结

类似临床医学中的"误诊学",为了减少维修保障中对故障判断认定的失误,提高故障认定的准确率,对维修保障实践工作中发生错误判断,认定失误的事例进行归类总结十分必要。通过对典型事例深入剖析,有利于提高故障鉴别水平,改革传统模式,开创新的维修保障方式。

另外,医学设备维修工程还涉及医学设备计量检测与维修、一般维修与维修管理等。应该努力做到"检""修"紧密结合、"管""修"紧密结合。

(徐 涛)

第五节 设备维修工程的内容

维修是指设备在应用和储备过程中,使其保持或恢复有关技术文件所规定和要求的状态,以达到预期工作效能所进行的全部技术活动和管理活动。

传统的维修仅指修理而言,长时间来说修理被认为是徒承师传的一种技艺,登不上科学的殿堂。人们对设备维修的认识也仅局限于事后维修,即在设备出现故障后再进行修理。从20世纪60年代开始,随着科学技术的高速发展,维修已融入了管理科学和技术科学的许多最新研究成果,逐渐发展成为一个既有理论指导又有具体方法的学科体系。维修包括了预防性维修和故障性维修两项既有紧密联系又有区别的工作。

一、设备的预防性维修

预防性维修(preventive maintenance,PM)是按照一定的计划,周期性地对医学设备进行系统检查、保养、维护工作,以减少或避免偶然故障的发生,延缓必然故障的发生,达到消除隐患,防患于未然的目的,确保设备性能的稳定可靠和安全有效。

预防性维修应贯穿于设备运行的全过程,无论是从提高设备的有效使用率,还是从延长设备使用寿命减少全寿命周期费用,预防性维修都显然优于消极的事后维修。

(一)预防性维修的意义

众所周知,医学设备是医院医疗工作的主要技术资源,医学设备的质量好坏直接关系着医院医疗质量和医疗水平的提高。预防性维修作为医学设备质量控制的主要手段,在医院医学设备管理工作中越来越受到重视,并为越来越多的医院所接受。这种周期性的预防保养和维护能够确保设备处于最佳工作状态,大大提高设备运行的可靠性和有效性,减少故障时间,减少维修工作负荷,起到防患于未然的作用,同时还能延长设备的使用寿命,降低维修成本。

(二)预防性维修的工作内容

1.定期对医学设备进行全面的使用状况评估

包括其主要性能指标表现(如影像设备的图像质量)、使用频率、操作正确性,设备故障代码及关键部件的工作状态。

2.对设备本身及外围设备的安全保护装置逐一进行安全检查

尽早发现并从根本上杜绝隐患,避免重大事故。

3.外观检查

对各种旋钮、开关、参数显示(指示)部件、接插件、连接线、接地线等的可靠性、有效性进行检查,及时排除隐患,保证其正常工作。

4.定期对仪器设备表面与内部电气部分、机械部分进行清洁、保养、防锈及润滑处理

以增强设备的稳定性、可靠性,延长其使用寿命。

5.根据使用期限的要求及时更换消耗性部件

如 CR 使用的 IP 板,检验仪器中的电极,超声诊断仪中的探头,避免因这些部件的指标下降而影响主机的性能和使用质量。

6.定期校准和调整设备的技术参数

包括测试和校正电气参数、机械参数、动力学参数等。有条件的要用标准检测仪器对设备的技术指标进行检测分析,发现有偏离之处及时进行调校,以保证仪器设备各项指标达到应有的技术标准,确保其在检查诊断和治疗中的质量要求。

由于医学设备的种类很多,它们的功能、原理、结构和电路各不相同,复杂程度也千差万别,因此,它们所需要的预防性维修工作内容也是有很大差别的。显然,一台数字式血压计与一台CT 机的预防性维修内容、要求及工作量是大不相同的。做好医学设备的预防性维修工作,应在掌握设备的原理、特点,故障与磨损规律的基础上,合理地制定设备检查、维护、保养、维修的具体作业内容。特别强调的是,PM 是技术性和管理性极强的工作,参加该项工作的成员必须是具有一定专业技术素养,经过培训的医学工程人员或医技人员。

(三)预防性维修的周期设计

预防性维修的周期制定应根据医学设备具体的使用场合、具体的使用环境、具体的使用频率、具体的性能特点以及在临床诊断(或治疗)中的重要程度等因素综合加以分析,确定预防性维修的优先等级。例如,同样一台监护仪,放在 ICU 使用时就比在普通病房使用时预防性维修的优先等级高;雨季设备的预防性维修优先等级高于其他季节;超负荷运行的设备,其预防性维修等级显然高于正常运行的设备。因此,认真权衡、分析诸多影响预防性维修等级的因素,我们就能制定出符合医院实际情况的、科学合理的预防性维修周期。

一般来说,制定预防性维修计划、特别是设计预防性维修周期,应根据医学设备使用中的风险程度、安全要求、使用频率、重要程度、自身电路和结构的设计特点、环境因素等指标进行量化打分,最后把所有指标获得的分值相加,总分越高者,则 PM 优先等级越高,其周期也越短。如高风险的呼吸机、麻醉机、高频电刀、除颤器等以及医院的大型、重要设备如 MRI、CT 等是预防性维修周期最短的。

(四)设备的预防性维修与日常维护保养工作的关系

设备的预防性维修计划中虽然也包含了除尘、清洁、润滑等维护保养性工作,但由于是定期进行的,所以并不能代替日常的维护保养工作。日常的维护保养工作包括观察设备的运行状态

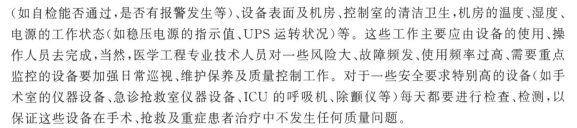

(如自检能否通过,是否有报警发生等)、设备表面及机房、控制室的清洁卫生,机房的温度、湿度、电源的工作状态(如稳压电源的指示值、UPS 运转状况)等。这些工作主要应由设备的使用、操作人员去完成,当然,医学工程专业技术人员对一些风险大、故障频发、使用频率过高、需要重点监控的设备要加强日常巡视、维护保养及质量控制工作。对于一些安全要求特别高的设备(如手术室的仪器设备、急诊抢救室仪器设备、ICU 的呼吸机、除颤仪等)每天都要进行检查、检测,以保证这些设备在手术、抢救及重症患者治疗中不发生任何质量问题。

(五)现代预防性维修中的高科技手段

随着生物医学工程技术和信息科学技术的高速发展,医学设备的预防性维修手段在原有基础上又增加了许多高科技的成分:如现代化的智能监测系统和远程显示和预警系统,它们能实时、自动监控医学设备的运行状况,能第一时间监测到故障隐患(如指标偏高、参数超差、数据有误等),并立即把信息传送到医学设备运行保障中心,通过对相关信息的处理分析,能准确地判断出设备当前的基本状况并确定最佳解决方案。这样,设备中潜在的错误和功能缺失在其尚未产生故障行为前就被准确预报出来。譬如,CT 的球管在设计阶段就内置了十余个传感器,可以持续监测 CT 系统运转中的重要功能。通过复杂的软件运算和处理,能判断球管剩余的生命周期,并能预测球管故障可能发生的时段。

二、设备的故障性维修

维修是在设备出现故障或预测将出现故障前采取的修复措施,是由经过培训的专业人员采用特有的技术手段,检查出设备非正常运行或停止运行的原因,然后以特有的方法和技术将其修复,使设备再投入正常使用,这种从检查到修复后正常运行的过程叫作设备的故障性维修。

设备的维修与维护保养既是有区别的,又是紧密联系的。维护保养是在设备正常运行的情况下,为了延长其寿命,保持性能,最大限度保证设备正常运行而采取的保护性预防性措施;而检修是在设备出现故障或预测出现故障而采取的修复措施。它的主要任务是修复损坏的部件或即将损坏的部件,使设备的功能和技术指标得到恢复,以保证设备的正常运行。因此设备的维护保养要同维修结合起来。

根据不同情况,按照维修活动的目的与时机可以划分为三大类。

(一)修复性维修

修复性维修一般也叫作排除故障或故障修复。它是设备发生故障后,使其恢复到规定的各项技术指标和正常运行状态所进行的全部技术活动。它的具体工作步骤可分为故障检查、故障认定、故障定位、故障隔离、整机分解、器件修复(更换)、整机再装、调整校正、实验运行、性能检测等。

(二)改进性维修

改进性维修是利用完成设备维修任务的时机,以提高其性能、可靠性、维修性或适合某种特殊用途要求为目的,对设备进行某些必要的而且是经过批准的改进或改装。改进性维修是一般维修工作的扩展,它实质上是修改了原设备的设计并付诸实施,达到维修与改进的目的。

对改进性维修要十分慎重,在实施以前要经过反复论证、检查测试、方案设计、结果预测和必要实验等步骤,并报请上级审批后方可实施,以免造成设备损坏和经济损失。

(三)应急性维修

在故障定位后,目前常用更换电路板的办法,但一所医院一般不可能备齐所有电路板,因备件不齐和其他条件限制,不能及时修复,影响设备的正常运行而造成损失。因此维修人员在熟悉

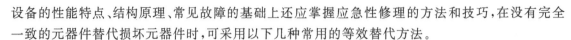

设备的性能特点、结构原理、常见故障的基础上还应掌握应急性修理的方法和技巧,在没有完全一致的元器件替代损坏元器件时,可采用以下几种常用的等效替代方法。

1.并联替代法

将两个或两个以上的元件并联后替代某个元器件。电阻、电容、二极管、三极管、电源变压器等均可采用此种方法。两个或两个以上元件并联后,其参数将发生变化,电阻并联后其阻值比最小的电阻数值小,但功率会增大,电容并联后,总容量增大,二极管及三极管并联(通常加均流电阻)后,会增大功率。

2.串联替代法

将两个或两个以上元器件串联后,可替代某个元件。电阻串联后,可增加阻值,电容串联后,容量减少,但耐压增加,二极管串联后,可增加耐压值。

3.应急拆除法

某些用来减少纹波的元件、电路调整用元器件等辅助性功能元件一旦击穿后,不但不起辅助作用,反而会影响电路甚至整机工作,可采用应急拆除方法恢复电路及整机工作。应急拆除某些辅性元件,可能会使设备部分功能丧失,应引起足够注意。

4.临时短路法

某些在电路中起某种辅助作用的元器件,例如,限流用的低值电阻器、滤波用电感线圈、电源扼流圈及三极管等,这些元器件损坏后可能会导致电源中断信号中止,如果将损坏的元器件两端短路,设备可恢复工作,但临时短路法不适宜用于电容器和集成电路。

5.变通使用法

两个或两个以上的部分输入功能损坏的元器件,可充分利用其尚未损坏的功能,重新组合,作为一个功能齐全的元器件使用。例如,用三极管的一个结代替二极管使用,损坏的大功率三极管如果一个结果是好的,可做整流二极管使用。

6.主次电路元件相互交换法

某些主要电路中的元器件部分损坏,会影响设备的正常工作,可由性能要求不高对整机相对影响不大的次要电路中的元器代替或与之交换使用,使设备的主要工作恢复正常。

7.电击修复法

某些线径较小的电感线圈、变压器断路后,可用较高的电压将断路两端重新焊接。一些陶瓷滤波器漏电后,亦可用高压产生的火花使漏电处烧断。显像管的电极漏电时,查出两个漏电电极,可在电极上串联一个 15～100 W 的灯泡,使两电极断续接通 220 V 交流电,亦可能消除某些杂质而引起的漏电。电击修复法要采用合适的电压和电流。

8.降压使用法

为了使某些性能变差的元器件继续使用,可采取调整电源的取样电阻,使直流稳压电源的输出电压适当降低,降低工作电压有时还可以克服电路的自激。

9.加接散热片法

某些未加散热片的发热元件过热,可加接散热片提高元器件工作质量,并延长其使用寿命。

10.自制元件法

如果没有合适的元器件替代,可自制某些元器件,如低值电阻器、电感线圈、扼流圈和变压器等。

在应急性维修中有几点需要特别注意:一是应急性维修有很大的局限性,要慎重运用,防止扩大故障。二是应急性维修多数是临时或短时的,同时要积极创造条件如与厂商联系购置合适的元器件,为完成永久性修复做好准备,待条件具备立即修复。三是由于环境不符合要求而造成的设备故障,既要治标更要治本,解决环境问题,以免设备屡修屡坏。

维修工作作为维修保障系统的主要组成部分,成功地将故障定位,更换替代的故障元器件,并不意味着维修工作的完成。一次完整的维修过程,应当还包括对正确操作使用和设备性能的校准,记录整个维修过程,填写必要的表格,最后将完好的设备交给使用者。

(徐　涛)

第六节　维修资源的确定与优化

维修资源是保障设备维修所需要的资源,也可以叫作维修保障资源。资源确定、优化的要求、内容及方法是建立设备维修保障系统的基础。

一、维修资源的主要内容

(一)专业技术人员及其培训
(1)确定设备使用、维修和管理人员的要求,人员比例和数量。
(2)明确各类人员培训的计划、内容、时间和周期。

(二)技术资料和软件
(1)各种技术资料,包括使用说明书、安装图纸、维修手册及各项技术指标。
(2)设备运行操作的软件、调试软件、自动检测软件及使用方法。
(3)各种清单,包括设备清单、零配件清单、专用工具清单。

(三)测试和保障设备设施
(1)设备维修保障所需要的测试与保障设备,包括测试、检修与校准的设备仪器仪表。
(2)设备需要的特殊保障设施,包括贮存、检修、试验的场所,防护及搬运、安装的设备设施。

(四)备件的供应
(1)设备规定的备件种类,年需要量和贮存要求。
(2)备件和维修保障器材的来源及供应渠道。

二、维修资源确定与优化的必要性

(一)是建立及时、高效的维修保障系统的关键
设备的维修任务、维修级别和维修资源,构成了设备维修保障分系统。维修保障分系统还包括与维修资源密切相关的管理机制,如维修标准、维修计划、规章制度、激励政策等。在以往比较长的一段时间里维修保障在许多医院里不太受重视,突出表现为设备的可靠性、维修性等设计特性与维修保障分系统不相称、不匹配。大量实践证明设备的固有性能如各项技术指标是由设计、生产制造部门保证的,设备的可靠性维修性和维修保障系统也是由设计、生产制造者保证和规定的。如果某种设备先天可靠性维修性差,维修保障系统的保障能力低,那么后天即使投入再多的人力、物力想要对其性能进行大的改进很难、很费钱。相反,如果设备先天可靠性维修性好,维修

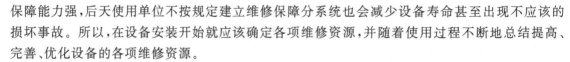

保障能力强,后天使用单位不按规定建立维修保障分系统也会减少设备寿命甚至出现不应该的损坏事故。所以,在设备安装开始就应该确定各项维修资源,并随着使用过程不断地总结提高、完善、优化设备的各项维修资源。

(二)是达到设备费用效果目标的关键

设备的维修保障费用超过其采购费用的情况时有发生。使保障分系统的保障能力与设备的设计要求匹配不仅可以提高设备的效能,而且可以大大降低设备的全寿命费用。

(三)是保证设备效益的重要因素

有效而经济的维修保障系统既可以保证其发挥良好的社会效益,同时又带来良好的经济效益。

三、对维修资源确定与优化的要求

(一)确定原则

确定医学设备维修保障资源时,一般应遵循以下原则。

(1)各种技术条件成熟时,应采用无维修设计,即便用维修设计也应以维修设计内容愈少愈好,这样可以简化和最大限度减少维修保障。

(2)维修的部位和内容,应尽可能地采用简便、快速、可靠的方法,认定故障、隔离故障和排除故障。

(3)确定维修保障设施时,应力求使设备就地得到维修,不需要另外场所,并尽可能用换件修理。

(4)要求保障设备仪器仪表的通用性、简易性。

(5)在确定设备预防性检修时,应以保持设备的固有可靠性为目的,选择既适用又有效的维修方式,如状态监控定时维修或视情维修。如果设备需要定时维修,则应规定定时维修的范围和周期。

(二)约束条件

在确定设备维修保障资源时,应考虑以下约束条件。

1.环境条件

设备的维修保障应与设备的工作要求和工作环境相适应。

2.资源条件

尽可能地根据现有的维修保障机构、人员、物资确定设备的维修保障。尽可能避免使用贵重资源,如贵重的保障设备、仪器、仪表和备件以及高级维修人员等。

3.费用条件

应在全寿命费用最低的原则下,确定设备的维修保障。

(三)人员的配置与训练

要以最低全寿命费用达到设备系统使用目标,必须要有经过严格培训合格的操作使用与维修技术人员。对于大多数医学设备,维修资源中费用最高的是维修和使用操作的技术人员。

(1)对于高档复杂医学设备维修和操作使用人员的数量、技术等级的配备和培训,必须从分析维修要求时就进行策划研究,以便使人员配置和培训与系统设计、维修方案和保障系统的要求相一致,以保证设备正常使用后维修保障系统的完好运行。而维修人员的技能等级及数量,由维修保障分析得出的任务频数和复杂程度来确定。设备经过一段时间的正式运行,必须对设备系统工作每一个岗位的相应特长和技术等级要求与最初规定的人员数量和技术等级要求相比较，不同部分要通过修改维修保障分析加以纠正。

（2）在维修资源中，费用最高的是维修和使用操作技术人员，所以要降低设备全寿命费用，在人员配置的数量和技术等级确定之后，要注意就低不就高，如果低级技术人员能履行岗位任务就不要用中高级技术人员，这是减少全寿命费用的重要一点。

人员培训既有早期培训，又有持续培训和设备新知识新技能的培训。

拟定培训大纲，包括制订培训目标、培训计划；有针对性地编写培训教材；筹措培训器材；并按培训大纲要求严格组织实施；最后进行培训考核评议。要注意不同类型不同维修级别人员培训的区别，注重实际效果。

（四）检测

检测是完成医学设备系统的测试、故障认定、故障定位等。测试与保障设备仪器分为自动和手动两大类，有专用的、通用的或标准的。对测试与保障设备仪器的要求来源于设备系统的要求，特别是设备系统可用度要求。

随着科学技术的进步，医学设备的技术性能越来越先进，结构越来越复杂，因此要求现代医学设备在设计时，除了应赋予技术性能外，还应具备故障自动检查功能，优秀的自动检测系统应能监视设备的运行，识别设备的技术状态，出现异常则以高置信度发出故障警报；分离故障来源，确定故障位置的影响，减少或消除由软故障（性能参数不符合要求，但能自动调整修复）所造成的损失；记录由于硬故障（不能自动修复）而失败的原因，便于事后故障分析。这种自动检测系统，一般称作设备的"自析设备"或"机内测试设备"它与设备主系统结合在一起，有联机在线和脱机（离线）两种测试方式，联机测试状态以时分的方式与工作状态穿插进行，主要用于性能监测，发现故障并重新组织结构，把故障的影响减少到最少，但不能完成故障隔离。脱机测试状态，是指在设备不进行诊断治疗时，由操作人员启动，对设备进行全面或重点测试，检查故障，实现故障分离、定位、进行修复。一个好的自检系统，应能避免具有危险性后果的故障发生，尽量能发现早期故障，尤其是那些发生故障后，排除起来很费时、很费钱的单元部件。在自检系统能查找的故障中，应不漏掉任何一种重要的故障模式。

另外一种自动测试系统叫作自动测试设备（ATE-automate test equipment），它配属在维修单位可以检查和修理从设备上替换下来的"单列可更换单元"（LRU-line replaceable unit）所谓"单列可更换单元"就是一个功能模件或一组功能模件，作为一个整体更换时，不需要调整系统的其他模件，只需要使用简单的分离技术，在医院使用部门即可快速完成，是近年来医学设备测试和检修最优设计的一大进步。

机内测试设备仪器和维修单位的自动测试设备仪器相互配合与恰当分工，必将大大提高设备的可靠性，增加利用率，简化维修程序，简便维修技术，降低对维修人员的要求，从而使设备的全寿命费用大幅度地降低。

（五）备件和供应

备件的筹措与供应是医学设备系统全寿命中一项很重要的经常性的工作。备件的品种和数量，既影响医学设备的可用度，又影响医学设备的全寿命费用。

（1）综合权衡分析，确定每种维修类别所需的备件供应贮存的种类和数量。以设备故障率或预期的损坏率为依据，应用统计学方法，计算出一定置信水平下的备件估计值，随着使用时间的增长，有效数值增多，及时分析，不断修改各维修级别所需的备件种类和数量，做到最佳的费用效果。

（2）备件的种类数量：根据技术资料要求，如排除故障所需的备件、周期预防性更换所需要的备件、可修复单元所需的备件。按维修任务和维修计划分析研究确定影响备件需求率的内部因素和外部因素，达到贮存最小、效果最好、降低全寿命费用的总要求。

四、维修资源的外部承包及其管理

近年来，随着我国医疗卫生事业的蓬勃发展和医疗水平的不断提高，国内各大医院大量引进国外先进的医疗设备。目前三级以上的医院平均约80％的设备是从国外进口的，医院引进先进的医学设备，对医疗技术的进步、医疗质量的提高无疑会起到很重要的作用。然而，设备投入使用后，如何做好技术保障和技术支持，保证它的安全、可靠、有效，往往成为各家医院普遍感到头痛的问题。

之所以如此，有以下几个原因。

（1）随着电子技术、计算机技术与生物医学工程技术的不断融合与渗透，现代医学设备不断向高、精、尖方向发展。医疗机构现有的工程技术人员由于技术水平普遍较低，很难承担起技术保障的重任，加之生产厂家为获取最大利润不惜采用技术垄断和控制维修配件的手段，使得医疗机构自我维修的难度越来越大，尤其是大型设备及技术密集型的中小型设备，几乎百分之百由厂家进行售后维修服务。

（2）国外厂商在技术上的垄断行为和非公平竞争手段，致使用户在签订售后技术保障服务协议时，总是处于被动和弱势地位，在服务的价格、质量、方式等内容上无法与有关厂商达成相对公平的条款。很多医院是本着"花钱买平安"的心理，被动地去签订保修合同。一个三级甲等医院每年用于医疗设备技术保障方面的经费往往高达1 000万元以上。这大大提高了医院的医疗成本，也是"看病贵"问题难以解决的一个重要因素。

（3）医院在与设备供应商签订技术保障合同后，有一部分供应商不能很好地履行合同条款，售后服务质量达不到用户的要求，产生种种矛盾。

医学设备技术保障和售后服务市场所出现的种种问题是医疗卫生事业改革、发展过程中必然会产生的现象。要解决好以上出现的矛盾和问题，一要靠政府出台相关政策、法规，二要靠市场的调节功能，三要靠卫生体制进一步地深化改革。

在目前医学设备技术保障和售后服务领域基本由国外厂商垄断的大环境下，如何做好医学设备的技术管理工作是一个十分重要的现实问题。

首先，要选择一个信誉好、技术保障实力强，服务价格相对合理的维修资源外部承包商。当前，提供设备维护、维修服务的供应商有三种类型：一种是生产厂商直接提供的服务，一种是厂商授权的代理商提供的服务，还有一种是社会第三方提供的服务。不管是哪种类型的服务商，首先要按照医学设备使用中对"安全、质量、性能"的要求，制定准入条件，在"合理的价格"和"优良的服务质量"二者间找到一个最佳的平衡点。

其次，是要制定一个售后技术保障的规范或评价标准，"规范"或"标准"不应局限于设备的开机率、减少故障时间等，应以设备应用中的安全性、有效性、稳定性、可靠性要求为核心，充分体现医疗设备售后服务的宗旨：保证医疗设备的应用质量，进而保证医院的医疗质量。

因此，对医学设备维修资源外部承包商的要求应考虑以下几个方面。

1.承包商的售后维修服务模式不应局限于被动的故障维修模式

应该定期地检查、检测、维护、保养，制定严格的预防性维修计划。

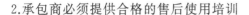

2.承包商必须提供合格的售后使用培训

应使所有操作人员都熟悉操作规程,并能熟练地使用设备,避免操作人员因不了解操作规程,出现操作错误,从而导致故障或事故的发生。培训内容还应包含新技术(如新开发的软件)应用及使用过程中质量控制方法等。

3.应定期对所承包的设备实施质量控制与质量保证工作

如进行医疗设备的性能指标再评估和定期的检测与校准。医疗设备在使用周期中不可避免地会出现功能和性能指标的"退化",只有通过检测和性能指标再评估的手段才能及时发现并采取相应补救对策,以保证在用设备处于完好与待用状态。与此同时,还应对临床应用效果等信息进行分析与风险评估,保障所获临床信息的质量。

4.对承包商的维修服务质量评价应有定量的标准和可信的记录

如报修后的响应时间、维修效率、零配件到货速度、无故障时间保证、备用机承诺等。

5.医疗机构的医学工程技术人员对维修承包商的服务质量负有监理的责任

应定期对在用设备状态进行抽查,包括指标检测、效果分析与风险评估,这样既保证了在用设备的安全、有效,也对承包商的服务态度和服务质量起到督促和鞭策的作用。

(徐 涛)

第七节 医学设备临床安全管理

医疗安全是医疗质量管理的基础,医学设备临床安全是医疗质量管理的重要内容之一。随着生物医学工程技术的发展,医学设备在医院中的地位和作用日益突出,已成为医疗技术发展和进步的动力源泉,对医院医疗质量和技术水平的提高起了重要的推动作用,但医学设备的广泛应用也是一把"双刃剑",在给医院带来技术进步和利益的同时,也带来了高昂的运营成本,一定的技术风险和安全隐患,如果处理不好,也会给医院带来经济和形象方面的巨大损失。

医学设备安全管理贯穿于医学设备的整个寿命周期,涉及生产者、使用单位、职能监督和行政管理部门。医院医学设备安全管理包括临床准入安全、临床使用安全和临床保障安全三个方面,涉及人员、设备和环境等要素,通常以风险管理为手段,对医学设备存在的潜在风险进行分析、评估和控制。

一、国内外医学设备安全管理现状

医学设备直接或间接作用于人体,对健康和生命安全有重大影响,所以,无论是国内还是国外对其安全管理都很重视。

(一)美国医学设备安全管理情况

美国是世界上最早立法管理医学设备的国家,所以,美国对医学设备管理的方式、方法和标准、安全管理文化为全世界各国职能管理部门所认同和借鉴。美国医学设备管理的职能部门是食品药品管理局(FDA)。1976年,美国国会通过《医疗器械修正案》,授权FDA管理医疗设备,强化医疗器械上市前的监督管理,保护公众健康。1984年,启动医疗器械不良事件监测制度。1990年,美国正式颁布了《医疗器械安全法令》,医疗器械安全管理法制化。1996年,FDA发布

《医疗器械报告规章》，要求厂商和用户及时报告医疗器械不良事件，强化上市后的监督。

目前，FDA 把 2 000 多种医学设备分成三类进行市场准入监管。

Ⅰ类：一般性管理。对于危险性比较低的装置，只要能够遵守其制定的管理条例和生产规范即可。如：外科普通手术器械、体温计、听诊器、血压计等属于此范畴，种类占 27%～30%。

Ⅱ类：实施标准管理。除了遵守一般性管理外，还必须建立一整套企业生产标准，以确保装置的安全性和有效性。如心电图机、X 线机等，种类占 65%。

Ⅲ类：售前批准管理。必须遵守Ⅰ类和Ⅱ类的管理条例，而且在出售前还要把各种证明安全性、有效性的数据和材料报送 FDA 评定。如起搏器、置入人体的材料和人工器官等，占 5%～8%。

可见，该分类是依据医学设备发生故障或失效对人体可能造成危害的程度来分的，分类管理的好处是便于管理权限的划分，使各级管理部门职责明确，任务均衡，繁简适度，轻重缓急，有的放矢。通过上市前和上市后两个监管法规的建立，完善了医疗器械安全监控体系。

(二)国内医学设备安全管理情况

我国医学设备的安全管理也借鉴了 FDA 的管理办法。国家为了加强对医学设备的监督管理，保证医学设备的安全、有效，保障人体健康和生命安全，制定了《医疗器械监督管理条例》，并于 1999 年 12 月 28 日召开的国务院第二十四次常务会议上通过，自 2000 年 4 月 1 日起施行。2008 年又启动了修订工作。《医疗器械监督管理条例》适用于在中华人民共和国境内从事医学设备的研制、生产、经营、使用和监督管理的单位或者个人，贯穿于医学设备的整个寿命周期，是国家目前对医学设备实施监督管理尤其是市场准入管理的法律依据。该《条例》中规定医学设备实行分类管理和生产审查注册制度，分类方法与 FDA 相似。

第一类是指通过常规管理足以保证其安全性、有效性的医疗器械。

第二类是指对其安全性、有效性应当加以控制的医疗器械。

第三类是指置入人体，用于支持、维持生命，对人体具有潜在危险，对其安全性、有效性必须严格控制的医疗器械。厂家在生产二类、三类医疗器械时，应当通过临床验证，第三类医疗器械还要经国务院药品监督管理部门审查批准。

国家《医疗器械分类规则》已于 2000 年 2 月 17 日经国家药品监督管理局局务会审议通过，自 2000 年 4 月 10 日起施行。分类目录需要医疗器械生产、进口经销商和医院职能管理部门动态跟踪。

医疗器械使用管理主要是医院对医疗器械的合理有效使用管理。使用管理是保证健康和人身安全的一个重要环节。医院上级职能监督管理部门是原卫生部和各级卫生行政管理机构，为了加强医疗器械的管理和有效使用，1995 年 7 月 7 日，卫生部发布了《大型医用设备配置与应用管理暂行办法》，强调对大型设备实行二级管理和三证制度(即国家和地方两级管理，实行《大型医用设备配置许可证》《大型医用设备应用质量合格证》《大型医用设备上岗人员技术合格证》)，对合理化大型设备的区域性布局和管理有促进作用。该《办法》在 2004 年进行了修订、发布，并于 2005 年 3 月 1 日起施行，同时 1995 年卫生部令第 43 号废止。1996 年 9 月 20 日，卫生部又发布《医疗卫生机构仪器设备管理办法》，1999 年 1 月又修订再版了 WS/T 118－1999《全国卫生行业医疗器械仪器设备(商品、物质)分类与代码》，对促进医学设备的管理程序化、标准化、科学化和法制化也具有一定的指导作用。但根本上并未引起各医院的重视，宣传也不够，患者的常识和意识也跟不上，所以急需建立健全医疗器械使用安全评价机制，建立安全评价和监测的政府或学术组织机构，做好医学设备售前、采购、售后评价、监测、使用标准化和指导工作。

近年来,随着医疗器械相关医疗责任事故的增多,医疗器械上市后的监督也越来越引起国家卫生行政部门和医院的重视。2004年,国家食品药品监督管理总局颁布了《器械不良事件管理办法》,并在全国范围内建立器械不良事件监测报告网络,弥补了市场准入监管的漏洞和不足;2008年,国家食品药品监督管理总局并入卫生部,同时卫生部成立了医疗质量安全监管司;2010年1月18日,卫生部颁布了《医疗器械临床使用安全管理规范》,将医疗器械安全纳入医疗质量管理范畴,标志着国家医疗器械安全管理即将走向完善和成熟。

原卫生部和总后卫生部对大型医用设备和高风险医疗器械采取强制性安全管理和性能质量的监测评价工作,有利于提高国内医疗器械质量安全水平,促进医学设备行业管理水平和技术进步,推动医疗设备维修、技术协作、临床使用安全与操作培训、效益研究、绩效考核、合理配置、调剂租赁、情报信息网建设等方面的法规制度的完善和微观管理,以及国内临床工程教育、考试标准和执业准入和技术准入制度建立等,这应该是今后中国医学设备协会和有关学会与其所属分会发展和工作的切入点。

二、医学设备风险分析

医学设备在临床使用过程中,之所以存在各种安全问题,是因为其存在各种静态和动态风险,通常这些风险是有规律可循的,换言之,风险是可以进行分析和评价的,如果风险来源找到了,分析清楚了轻重缓急,就可以分级控制。为此国外提出了风险管理理论,包括风险分析、风险评估和风险控制三个组成部分。国际标准化组织(ISO)2003年提出了"ISO 14971医用装置风险管理指南",该指南要求引入风险分析、判断临界控制点、确定临界极限、建立监测程序、制定纠正措施、建立验证程序、形成记录和程序文件等,但该标准以定性分析为主,不便于医院对医学设备进行分级控制和管理。

(一)设计生产方面存在的缺陷

医疗器械在设计过程中,由于受技术条件、认知水平和工艺等因素限制,不同程度地存在着设计目的单纯、考虑单一、设计与临床实际不匹配、应用定位模糊等问题,造成难以回避的设计缺陷。同时,由于许多材料源自工业,将不可避免地要面临着生物相容性、放射性、微生物污染、化学物质残留、降解等实际问题的考验;并且无论是材料选择,还是临床应用,在技术和使用环境方面的跨度都非常大;而人体自身也承受着多种内、外部环境的影响。而更多的化学材料,对人体安全性的评价,往往不是短时间内能够完成的。在生产过程中,材料、元器件的筛选和老练,生产设备、工艺或装配过程的质量控制,生产与设计要求的一致性保证,环境条件控制,后处理及包装、储运等不可控因素引入的风险等。此外,产品标签和使用说明书中可能存在错误或欠缺带来的风险等。因此,国家要求器械厂家。在产品设计和生产过程中,要建立质量管理体系,对生产的各个环节和诸多要素都要加强质量控制和质量保证。

(二)上市前研究验证的局限性

医疗器械和药品一样,在上市前是由国家统一实行注册审批制度,对其安全性、有效性以及质量进行评价,以便尽可能地克服设计和生产缺陷。其安全性评价包括物理评价、化学评价、生物学评价和临床评价。物理评价相对明确、客观、易掌握与操作;化学评价一般体现在对材料中的残留单体、有害金属元素、各种添加剂等进行规范。理化评价存在的局限性需要通过生物和临床评价进行弥补。在生物学评价过程中,由于存在大量不可控制的因素,使生物学评价虽然已经能够达到器官、组织、细胞甚至分子水平,但仍然有残留物或降解产物释放等无法确定和控制的现象存在。另外,由于动物实验模型与人体反应的差异,加之人体的个体差异,使生物学评价阶段的动物实验也存在一定的局限性。所以,医疗器械必然要有临床评价阶段。国际标准化组织技术委员会(ISO/TC 210)把医疗器械的生物学评价和临床评价分别定为"设计验证"和"设计确认"两个不同的阶段。受伦理、道德、法规、社会因素的限制,临床试验仍存在着一些缺陷、不足。主要体现在:时间太短、例数太少、对象太窄、针对性太强,而且与临床应用容易脱节,临床定位也不够准确。

(三)临床使用过程存在的风险

在器械临床应用过程中,一些风险性比较大的Ⅲ类器械和急救医疗设备,如人工心脏瓣膜、血管内支架和呼吸机等在使用过程中的临床风险相对高一些。这包括手术操作过程、与其他器械协同、应用人群特性、医师对新器械熟知程度或操作水平等。美国医疗产业促进会(Association for the Advancement of Medical Instrumentation,AAMI)指出,每年器械不良事件报告的 8 000 多例中,有 1/3 属于使用问题。此外,一些医院还存在过度设备和设备滥用现象。例如,近年来在放疗方面出现了伽马刀、X 刀、诺力刀、赛博刀、中子刀、质子刀和重离子治疗等不少新技术,用于肿瘤常规放疗、三维适形放疗(普遍使用)或立体定向放疗。由于在技术上概念不清及经济利益的驱动,在一些单位和地区出现了伽马刀、X 刀等立体定向放疗技术滥用的情况,不仅浪费了患者大量资金,而且未达到治疗目的甚至是带来了严重后果。所以,放疗技术的应用需要医院培养一批技术和临床经验都丰富的放射肿瘤学专家来支撑。

(四)设备性能退化、故障或损坏

医疗设备安装或投入临床后,并不能一劳永逸,需要不断投入人力、物力资源,始终维持其运行环境条件,以保证其效能的发挥。前期采购投入只是冰山一角,如后期保障条件不到位,就会引起设备物理性能退化、故障或损坏。设备带病工作是风险的一大来源,尤其是无专职医学工程人员作设备质量控制的医院。设备带病工作既伤害了患者,也影响了医院的效益和品牌,所以,医疗设备的预防性维护、维修、计量与质量控制非常重要。医院需要一批高水平的医学工程人员,但近年来,医院医工部门萎缩,人员青黄不接。美国医院医工部门的保障活动完全围绕着患者的安全进行,其采购、验收、预防性维护、检测、修理、校准等完全从临床风险的角度分析、计划和组织实施。从人员比例看,美国医院医学工程人员占其医疗卫生技术人员的 15%～20%(临床工程师、物理师、放射工程师、信息工程师和技师),而国内三甲医院的比例不到 1%～3%,差距明显。所以,先进医疗设备的大量运用和普及同样需要一批高水平的、临床工程经验丰富的医学工程师队伍来支撑。

三、医学设备风险评估

为了提高风险管理理论的实用价值,必须找到定量评估的方法。实际应用过程中,有了定量评估,就可根据风险分值进行分类分级控制,解决风险控制成本和效益的平衡问题。据风险管理理论,Mike Capuane 提出了医疗设备风险分析与评估六维度模型。该模型从设备属性、物理风险、设备特性、安全性能、致死状态和使用频度 6 个方面识别医疗环境下医疗设备的不安全因素并对其进行量化分析。

(一)应用类型

应用类型是指医学设备在临床用途及和患者的相互作用关系。例如,可依据风险从高到低将医疗设备分为生命支持类设备、治疗用设备、监护用设备、诊断用设备、较多与患者直接接触设

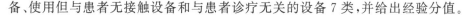

备、使用但与患者无接触设备和与患者诊疗无关的设备 7 类,并给出经验分值。

(1)生命支持类设备:12 分,如呼吸机、心肺机。

(2)治疗用设备:6 分,如电刀、输液泵。

(3)监护用设备:5 分,如多功能监护仪、麻醉监护仪。

(4)诊断用设备:3 分,如心电图机、超声诊断仪。

(5)较多与患者直接接触设备:2 分,如 X 线机、CT 和 MR。

(6)使用但与患者无接触设备:1 分,如紫外线灯、无影灯、护士站设备。

(7)与患者诊疗无关的设备:0 分,如空调机、计算机、电风扇、微波炉。

(二)临床危害

临床危害指医疗设备一旦发生故障可能导致的结果,可以分为死亡、伤害、治疗差错、不舒适感、延误诊疗和不会产生影响 6 种情况。

(1)死亡:12 分,如呼吸机、起搏器。

(2)伤害:6 分,如血管造影机。

(3)治疗差错:3 分,如手术显微镜、监护仪。

(4)不舒适感:2 分,如电动床。

(5)延误诊疗:1 分,如 X 线机、B 超。

(6)不产生任何影响:0 分,如实验室单纯用于研究的设备。

(三)设备特性

设备特性主要指设备的电气和机械特性,如电子类设备、机械类设备、有活动部件的设备、需定期更换零部件的设备、有明显的使用人员干预的设备、存在系统性关联停机的设备和需定期清洁的设备等。同一台设备可有多项选择,每选中一项增加 2 分,最高不超过 12 分,如有明显的使用人员干预,则需从总分里扣除 2 分。

(四)安全报警

安全报警是指医疗设备的安全保护、故障报警及报警等级的设计及提示情况,可分为 9 种情况,分别是没有患者情况报警、没有故障报警、无声光报警、没有故障代码显示、没有连续的后备测试、没有机械安全保护、没有连续的操作警告、没有启动自检和没有手动自检等,每缺少一项累计 1 分,最高为 9 分。

(五)致死状态

致死状态是指由设备故障可能引起的致死是直接的,还是间接的。如果是直接的,5 分;间接的,3 分;不发生的,为 0 分。

(六)使用频度

使用频度可分为高、较高、低和几乎不用四种情况。使用频度高 5 分;使用频度较高 4 分;使用频度低 2 分;使用频度很低 0 分。

有了六维度模型,便可将每一种医疗设备,从六个维度界定其特性,然后,对六个维度的分值求和,即获得该医疗设备的风险分值,该值可以作为风险等级评定和风险控制实施的依据。六维度医疗设备风险分析与评估模型给出了一种分析医疗设备风险的有效模式,其实每个维度的评分标准并非一成不变,而是可以根据医疗设备管理、维护、使用方面的相关数据和经验对不同维度在风险中所占的权重进行调整。依据上述评估方法对常见医疗设备进行初步评估,得出风险值高于 40 分的为高风险医疗设备,如呼吸机、麻醉机、除颤器、监护仪、加速器、起搏器、高频电刀、体外循环、血透机、高压消毒锅等;风险值在 20～40 分的为中风险医疗设备,如复苏器、导管机、各种影像诊断设备、非电生理类监护设备、生化与临检类设备等;风险值在 20 分以下的为低风险医疗设备,如无影灯、手术床和实验室非诊断类仪器及计算机等。风险分析的目的在于进行风险控制,风险分值不同,风险控制的等级和投入的资源成本也不一样,量化的结果便于医院根据轻重缓急,采取相应的安全和质量保证措施。

四、医学设备风险控制

医务工作者只有树立医学设备风险意识,才能够识别风险、认识风险,评估和控制风险,提高医疗安全,避免不必要的损失。

(一)树立医学设备风险意识

风险是一种客观存在,风险在现实环境中无处不在、无时不有,只是我们对它缺乏足够的认知和重视。作为人员、设备和技术密集的医院环境,以及关系到人的生命安全的职业,每一个医务工作者都应树立良好的风险意识,提高对风险的认知、评估和控制、规避能力,尤其是对医学设备风险的识别和规避能力,有利于自己的职业安全。管理学上常讲,人的意识决定观念,观念决定行动,因此控制医学设备的风险,首先要从树立风险意识开始,并把它转化为一种理念、方法论和实际行动,才能控制和规避风险。

(二)将安全文化提升为质量文化

1.安全文化

医学设备安全文化的概念产生于 20 世纪 80 年代的美国。当时全美医院因电击引起伤亡的事故较多,为此,人们开始鼓励医学工程人员进入医院,解决医院用电安全问题,由此揭开了医学工程学科在医院发展的序幕。医院的安全行动首先从医用电气安全开始,人们采取了一系列的管理和技术措施,降低医院宏电击和微电击的风险,收到显著的效果。目前,国际电工委员会推出的用电安全系列标准广为全球采纳,经过几十年的努力,医用电安全问题终于从工程上得到了很好的解决。但保证安全仅仅是一个底线,尤其是在医院这样高风险的行业。进入 20 世纪90 年代,人们发现如果仅考虑安全,那么规避风险就是首选,但这并不符合人们更高的价值追求,尤其是随着国际 ISO 9000 质量管理体系标准的推出,质量管理发展的标准化和国际化时代到来,人们不再拘泥于安全文化,而是把它作为质量管理的基础和起点,并基于全员、全要素和全过程的整体质量管理思想,将质量管理推向更新的高度,于是没有最好,只有更好的质量文化由此产生。可见,质量文化是质量管理的核心。所谓质量文化,是指组织和社会在长期的生产和服务活动中形成的一系列有关质量问题的意识、规范、价值取向、道德观念、信誉等。

2.安全与质量的关系

安全有底线,没有安全,质量将成为奢谈;而质量没有尽头,仅有安全,质量水平也将徘徊不前。所以,质量文化的发展,是组织追求卓越的必然。然而,在我们这样一个整体缺乏质量文化的国度,公民鲜有质量意识,更少有主动追求质量的行为,要想构建类似于 ISO 9000 的质量管理体系的社会根基还很薄弱。因此,构建质量管理体系需要一个循序渐进的过程,需要强制甚至是高压推动,直至习惯养成。否则,中国人的惰性和质量文化的欠缺有可能会扼杀部分人对质量的追求。

(三)构建医学设备风险控制体系

医学设备风险分析与评估六维度模型的建立,很好地解决了医疗设备风险评估长期无法实现量化评估的难题,使医疗设备风险分析从定性走向定量,按六维度模型计算医疗设备的量化分值后,可以根据分值范围将其划分为高风险、中风险和低风险3个等级。例如,可将风险分值在35~55的呼吸机、麻醉机、除颤器和高频电刀等列为高风险设备,风险分值在15~35的心电图机、验光仪、多功能监护和生化分析仪等可列为中风险设备,而风险分值在15以下的无影灯、手术床等则列为低风险设备。由此,可以根据风险等级建立一个医学设备三级质量控制目录。在医学设备的采购、使用和保障环节,医院可以针对不同的风险等级实施相应的风险控制和质量管理。

构建医学设备风险控制体系是一项复杂的系统工程,其发展是一个循序渐进的过程。既需要医院领导高度重视,也需要全员参与并树立良好的质量意识、培养良好的质量习惯。同时,医院还要加大人力、物力和资金的投入,建设好医学工程部门。另外,还需要一个良好的外部环境,如行业管理部门的监管、国家医学计量组织的发展等,更需要各相关行业和学术团体间跨专业、跨学科密切合作。相信,只要解放思想、集思广益、取长补短、共同努力,医院医疗器械的应用实现整体质量管理的日子将为时不远。

五、医学设备电气安全

医学设备质量管理不仅仅是管理学本身的问题,它还具有很强的技术性、经济性和社会性。尤其是入世后医学设备技术支持面临着社会化、区域化,将迫使人们深入研究医学设备的维修策略和系统质量保障等问题,这些问题首当其冲是医院的用电安全。

(一)电气安全的重要性

医院用电的安全性检查计划起始于20世纪70年代早期,它是根据这样一个前提提出的,即严重的电击危险在医学设备直接作用于患者的任何时候都可能发生。据美国用电安全倡导者说,全美每年至少有1 200人因触电而死,而有更多的人在医院非预期的电击事故中丧生或受伤。虽然这种说法可能是夸大了事实真相,但它促进了美国临床工程部门的建立和发展。

目前,由于医学设备生产管理的严格性和规范化,电安全特性大大提高,因此而引起的不良事件逐渐减少,但有电源医用装置在使用过程中,电安全特性会发生变化的。如高频电刀电流会在使用过程中逐渐增大,甚至会很快超过国家规定的安全界限。如果一旦这种事故发生,其责任就在从事设备管理和设备维修的工程技术人员身上,所以,通过对医学设备电气安全性的测试,并建立相关的制度或质量保证测试程序,可以发现设备的安全隐患,减少、避免医疗风险。

(二)医用电气安全通用要求

国际电工委员会(IEC)早在1988年就起草了一个著名的、有关医用电气设备的通用安全标准,为全世界医学设备行业所推崇,我国在1995年发布的国家标准(GB 9706.1－1995)"医用电气设备第一部分:安全通用要求"就是等同采用IEC(601.1－1998),适用于"与某一专门供电网有不多于一个的连接,对医疗监视下的患者进行诊断、治疗和监护,与患者有身体的或电气的接触,和/或向患者传送或从患者取得能量,和/或检测这些所传送或取得能量的电气设备"。该标准是医院工程技术人员手头应该必备和熟练掌握的、重要的安全知识和常识,对提高自己的用电安全意识和维修、测试是有很大帮助的。鉴于医用电气设备与患者、操作者及周围其他人之间存在着特殊关系,该标准是设备在整个寿命周期内必须符合的安全基本要求,并且应该特别注意以下几个方面的问题。

(1)患者或操作者不能觉察存在的某些潜在危险,如电离或高频辐射等。

（2）患者可能因生病、不省人事、被麻醉、不能活动等原因而无正常反应。

（3）当患者皮肤因被穿刺或接受治疗而使皮肤电阻变得很低时，患者皮肤对电流无正常的防护功能。

（4）患者生命的维持或替代可能取决于设备的可靠性。

（5）患者同时与多台设备相连。

（6）高功率设备和灵敏的小信号设备组合使用的情况。

（7）通过与皮肤接触和/或向内部器官插入探头，将电路直接应用于人体。

（8）特别的环境条件，如手术室里可能同时存在着湿气、水分和/或由空气、氧或氧化亚氮与麻醉剂、乙醇或清洁剂等易燃气体组合的混合气体场合，处理不好会引起烧伤、火灾甚至爆炸的危险。

对于这些应用场合或情形，无论是使用人员、还是设备工程技术人员，都应该引起足够的重视。使用和维护时应谨慎操作、严格遵守技术规程，防患于未然。国内已有通用电安全测试仪，医院可以购买后，建立测试实验室，开展测试活动或建立医院电安全的保障措施、机制等，测试仪每年必须送检。

（三）医用电气安全专用要求

除了电气安全通用标准外，国标中已有十多个电气安全专用标准。

GB 9706.2−1991 医用电气设备——血液透析装置安全专用要求。

GB 9706.3−1992 医用电气设备——诊断 X 射线发生装置高压发生器安全专用要求。

GB 9706.4−1992 医用电气设备——高频手术设备安全专用要求。

GB 9706.5−1992 医用电气设备——能量为 1～50 MeV 医用电子加速器安全专用要求。

GB 9706.6−1992 医用电气设备——微波治疗设备安全专用要求。

GB 9706.7−1994 医用电气设备——超声治疗设备安全专用要求。

GB 9706.8−1995 医用电气设备——心脏除颤器和心脏除颤监护仪安全专用要求。

GB 9706.9−1997 医用电器设备——医用超诊断和监护设备安全专用要求。

GB 9706.10−1997 医用电器设备——第二部分:治疗 X 射线发生装置安全专用要求。

GB 9706.11−1997 医用电器设备——第二部分:医用 X 射线源和 X 射线管安全专用要求。

GB 9706.12−1997 医用电器设备——第一部分:安全通用要求三、并列标准 X 射线设备辐射防护通用要求。

GB 9706.13−1997 医用电器设备——第二部分:遥控制动驱动式 γ-射线后装设备安全专用要求。

GB 9706.14−1997 医用电器设备——第二部分:X 射线设备附属设备安全专用要求。

与以上专用安全标准相对应的医学设备，不但要符合通用要求，还要符合专用要求，且专用要求优先于通用要求。如国际和国内通用安全标准规定:医学设备的对地最大漏电流不能超过 100 mA，带有隔离保护的设备对地最大漏电流不能超过 20 μA，该项要求能保证在地线接触不良或出现断路故障时，设备本身的漏电流也不会对患者造成危险，而专用要求中对有导体与心脏直接接触的设备其最大漏电流不能超过 10 μA。

六、医学设备环境安全

医院放射设备应用早期，由于放射病的频繁发生和对健康的明显危害使人们很快就对放射防护的问题引起了重视。目前,国家放射防护方面的安全管理和制定防护安全标准、检测仪器和监测防护技术等不断完善,大大降低了放射危害和放射事故的发生。近年来,电磁兼容性(electromagnetic compatibility,EMC)问题已逐渐成为国际和国内的一个技术热点,在医院由于大量医用有源电子设备充斥于临床,它们之间的电磁干扰(electromagnetic interference,EMI)和电磁兼容问题也日益引起人们的重视。

(一)放射防护

医院放射诊断和治疗设备如普通放射类的 X 线机、血管机 DSA,放射断层类的 CT,核医学成像类的 SPECT、PET 和 γ 相机,放免类的 γ 计数仪、放免分析仪,放疗类的直线加速器、后装机、模拟定位系统和 ^{60}Co 放疗机等是放射防护与安全管理的主要对象,占医院设备总值的 60% 以上。这类设备国内外已有很成熟的防护标准和安全规范,不但要求生产厂家要遵守这些规范,医院也要很好地学习和落实这些规范。国内制定的主要规范有 γ 射线卫生防护规定、医用治疗 X 线卫生防护规定、肿瘤放疗剂量学规定等。

1.γ 射线卫生防护规定

原卫生部制定的 GBW-3-80 医用远距治疗 γ 射线卫生防护规定共分 6 章 50 条,对放射防护方面的技术要求、检验方法、验收规则、防护设施、操作规则和管理办法等做了明确的规定和要求,适应于厂家、医院和监督管理部门。如对安装的规定:要求治疗室的设计,必须保证周围环境的安全;治疗室必须与控制室分开;治疗室应有足够的使用面积,一般应不小于 30 m²;治疗室四周墙壁(多层建筑应包括天棚、地板等),应有足够的屏蔽防护厚度;凡有用线束投照方向的墙壁应按原射线屏蔽要求设计,其余方向可按漏射线及散射线屏蔽要求设计;凡是扩建、改建的 γ 治疗室,在地址选择和建筑物防护设施等方面也都必须遵守本规定;建筑的设计应预先经当地放射卫生防护部门审查。对操作方面要求放疗工作者必须经过放射卫生防护训练,掌握放射卫生防护知识,严格掌握适应证,正确合理使用 γ 线治疗;使用单位应设置专(兼)职人员,负责本单位的放射卫生防护工作。对检测方面要求有用线束测量的总不确定度应小于 5%,防护监测的总不确定度应小于 30%。

2.医用治疗 X 线卫生防护规定

原卫生部制定的 GBW-2-80 国家标准医用治疗 X 线卫生防护规定适用于医用治疗 X 线卫生防护管理。规范条款与 GBW-3-80 类似,对治疗 X 线防护方面的技术要求、检验方法、验收规则、防护设施、操作规则和管理办法等做了明确的规定和要求,适应于厂家、医院和监督管理部门。

(1)安装质控方面规定:治疗室内有用线束投照方向的墙壁按原射线屏蔽要求设计,其余方向可按漏射线及散射线屏蔽要求设计;250 kV 以下的深部治疗 X 线机的治疗室,非有用线束投照方向墙壁的防护厚度以 2 mm 铅当量为宜;治疗室窗户,必须合理设置,观察窗可设置在非有用线束投照方向的墙壁上,并具有同侧墙的屏蔽防护效果;必须在治疗室门外安设工作指示灯,并安装连锁装置,只有在门关闭后才能实现照射;X 线机安装后,必须对 X 线的输出量、线质、线束均匀性及稳定性等进行测量校准方可投入使用,使用过程中尚应定期检测,一般对 X 线输出量的检测至少每月一次。

(2)使用操作方面规定:X 线机操作人员必须严格遵守各项操作规程,定期地检查 X 线机和防护设备的性能,发现问题,及时妥善处理后方可使用;按患者治疗具体情况,事先应认真确定和核对治疗方案,注意选取合适的照射方式和照射条件(包括 X 线管工作电压、电流,过滤条件、

X线管焦点与皮肤距离、照射野和照射时间等因素），并仔细定位，尽量使患者治疗部位的受照剂量控制在临床治疗需要的最小值，最大限度地减少不必要的照射和非照射部位的防护；浅层治疗X线机的操作人员必须利用局部屏蔽或距离防护；临床需要工作人员在最高电压不超过 50 kV 的线管工作时，必须佩戴 X 线防护铅手套及不小于0.25 mm铅当量的围裙，并只能由操作设备的工作人员控制 X 线管的通电；使用单位应设置专（兼）职人员，负责本单位的放射卫生防护工作。

3.肿瘤放疗剂量学的规定

肿瘤放疗剂量学的规定包括 150～400 kV X 线机产生的 X 射线、^{60}Co 和 ^{137}Cs 治疗机的 γ 射线、加速器产生的 1～25 kV X 线和高能电子束的剂量测定方法，以及关于治疗计划、记录和病例剂量报告的一些规定。由于临床剂量测定仍以电离室为主要测量工具，且国家已建立照射量基准和部分地区的次级标准。因此，该规定的内容只适用于电离室测量的剂量情况。肿瘤放疗剂量学的标准和规范是放射医师和物理师应该掌握的重要知识。

（二）电磁兼容性

电子产品的电磁兼容性已成为衡量产品品质的一个重要指标。国际电磁兼容性标准研制比较权威的组织是 IEC 下属的半独立组织国际无线电干扰特别委员会（CISPR）。该委员会制定的标准涉及通信广播、家用电器、电子仪器、供电、导航、工业、科研、医疗设备和信息技术设备等行业，我国现行的电磁兼容性（electromagnetic compatibility，EMC）标准大部分是等同或等效采用 IEC/CISPR 国际标准。

1.EMC 标准概述

我国现行电磁兼容性国家标准有 55 个，分为基础标准 5 个、通用标准 6 个、产品类标准（产品族）31 个和系统间标准 13 个四类，这些标准大部分都是强制性标准。其中基础标准和通用标准规定了电磁兼容术语、电磁兼容环境、电磁兼容设备和基本（通用）测量方法等，产品标准规定了不同类型产品的电磁兼容性指标和共同的测量方法，系统间标准规定了无线电系统和非无线电系统之间经过协调的电磁兼容要求。

2.EMC 测量设备

EMC 测量设备包括准峰值测量接收机、峰值测量接收机、平均值测量接收机、均方根值测量接收机（其工作频率为 9 kHz～1 000 MHz，A 频段：9 kHz～150 kHz，B 频段：150 kHz～30 MHz，C 频段：30 MHz～300 MHz，D 频段：300 MHz～1 000 MHz）、频谱分析仪和扫描接收机（工作频率为 9 kHz～1 000 MHz 和 1 GHz～18 GHz）、音频干扰电压表，外加一些辅助设备，如人工电源网络、电流探头和电压探头、吸收式功率钳、干扰分析仪和用于无线电辐射测量的各种天线。

3.电磁辐射防护规定

为防止电磁辐射污染、保护环境、保障患者健康、促进伴有电磁辐射电子产品的正当发展，国家制定了 GB 8702－1988 电磁辐射防护规定适用于境内产生电磁辐射污染的一切单位或个人、一切设施或设备。但本规定的防护限值不适用于为患者安排的医疗和诊断照射。电磁防护的基本限值如下。

职业照射：每 8 小时工作期间内，任意连续 6 分钟按全身平均的比吸收率（SAR）应小于0.1 W/kg。

患者照射：一天 24 小时内，任意连续 6 分钟按全身平均的比吸收率（SAR）应小于0.02 W/kg。

医院应注意理疗设备的防护问题，因电磁理疗设备的电磁辐射能量大大超过规定的最大辐射限值,应对理疗设备的操作人员和管理人员实施电磁辐射防护训练。内容包括:电磁辐射的性质及其危害性;常用防护措施、用具以及使用方法;个人防护用具及使用方法;电磁辐射防护规定等。

4.工科医 ISM 射频设备使用频段

按工业、科研、医疗、家用或类似用途的要求而设计,用以产生并在局部使用无线电频率能量的设备或装置称为工、科、医(ISM)射频设备,不包括用于通信领域的设备。分配给工、科、医设备的频段称为 ISM 频段。

5.电子测量仪器 EMC 试验规范

电子测量仪器电磁兼容性试验规范是电子测量仪器 EMC 设计的依据,目的是使这些仪器在一定的电磁环境中能兼容工作。该规范包括一组共 10 个标准。

GB 6833.1—1986 电子测量仪器电磁兼容性试验规范总则

GB 6833.2—1987 磁场敏感度试验

GB 6833.3—1987 静电放电敏感度试验

GB 6833.4—1987 电源瞬态敏感度试验

GB 6833.5—1987 辐射敏感度试验

GB 6833.6—1987 传导敏感度试验

GB 6833.7—1987 非工作状态磁场干扰试验

GB 6833.8—1987 工作状态磁场干扰试验

GB 6833.9—1987 传导干扰试验

GB 6833.10—1987 辐射干扰试验

以上各试验规范规定了电子测量仪器电磁兼容性试验的具体要求和方法,因绝大部分有源医用诊断或治疗装置都属于电子测量仪器类,所以,其设计和出厂检验都要按上述要求和方法进行 EMC 测试。医院作为众多电子产品的用户应该购买通过 EMC 测试的医疗产品,如果购入的电子产品在使用过程中发生 EMI 问题或出现相关的事故,也应该请具有相关资格的实验室进行现场 EMC 测试。国家技术监督局和相关部委正在积极筹划在我国实施电器、电子产品的电磁兼容的认证措施,准备全面开展电磁兼容的认证工作。

七、医学计量的职能作用

现代自然科学体系中,计量学是工程与技术基础科学下的二级学科,是研究有关测量理论和测量技术实践的一门科学,其范围涉及非常广泛的科技、生产、商贸和生活领域。20 世纪 90 年代以来,随着高新技术的迅猛发展和经济全球化,计量这门古老的科学又焕发出了青春活力,不仅突破了传统的单纯物理量测量的范围,还扩展到了化学量、工程量乃至生理量和心理量测量的研究范畴,同时在管理学领域也发挥着重要作用。

计量学与医学相结合,便产生了医学计量。医学计量是以传统的计量管理和计量测试技术为基础,结合医学领域广泛使用的物理、化学参数及相关医疗设备建立起来的、一种专用于医学的计量保障体系。它包括所建立的多层次的管理机构、技术机构和医学测量基准、标准和检定装置及管理制度和实验室认可标准等。前边讲到的性能检查、通用和专用电气安全测试、仪器的性能测试等质量保障所需要的检定装置、测量标准或基准、测试仪器的计量特性,都是由计量体系的量值的上下级间的传递和溯源来严格地保证的。计量是计量学的简称,是保证测量的量值准确、单位和数学表达统一的科学。可以说,医学计量就是医学设备质量保障的坚实的技术基础,是质量保障的前提和后盾。医疗设备在其整个寿命周期内都离不开计量。

因此,医学工程部门建立以计量为基础的质量保障体系,并借鉴计量的质量管理和技术管理的手段、质量体系及计量法制上的保障性,从质量和安全的视角看待临床工程管理、操作培训、例行检查和预防性维护、修理等技术行为,会产生一个全新的管理模式和工作指导思想。

（徐　涛）

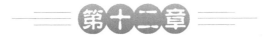

第十二章
住院医师规范化培训管理

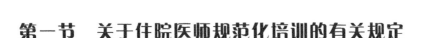

第一节　关于住院医师规范化培训的有关规定

1987年，为了拉近我国各地区的医学教育水平和医院医疗条件之间的差距，使我国的住院医师规范化培训制度能顺利开展，卫生部科技教育司决定，对住院医师培训基础较好的省（市）医学院校进行试点。经过近5年的试行，于1993年卫生部向全国各省、自治区、直辖市卫生厅（局）、计划单列市卫生局、各医学院校、有关部委、卫生局（处）及卫生部直属医院颁发了卫教发（1993）第1号文件，关于实施《临床住院医师规范化培训试行办法》的通知，指出在全国实施住院医师规范化培训是一项新的工作，牵涉面广，具体问题较多，各地应在卫生行政部门领导下，组成由医学院校、医学会、有关医院等参加的专门机构，负责《试行办法》的贯彻落实。《试行办法》主要规定了住院医师培养的对象、目标、培训基地、培训与教材、组织领导、经费和待遇等方面的细则。根据《试行办法》的要求，结合本地区医院的实际情况，制定具体要求和实施办法，如培训基地认可标准、各学科培训细则、考核方法和记分方式等。并对已经试点的省（市），要求按照《试行办法》进行总结，进一步完善培训制度，逐步使临床住院医师都能得到规范化培训。

1995年卫生部科技教育司颁发了卫科教成教发（1995）第060号文件，关于征订住院医师规范化培训大纲的函，卫科教成教发（1995）第177号文件，关于实施《临床住院医师规范化培训大纲》的通知，指出为了贯彻落实卫生部《临床住院医师规范化培训试行办法》，完善我国住院医师培训制度，卫生部科技教育司委托北京医科大学、上海医科大学、协和医科大学等单位的50多名临床医学教育专家，编写了10个学科《临床住院医师培训大纲》，经过广泛征求意见后定稿，供全国开展住院医师培训单位试行。《临床住院医师培训大纲》包括总则、内科、外科、妇产科、儿科、传染科、眼科、耳鼻喉科、口腔科、皮肤科、麻醉科等十个临床学科的培训实施细则。

于1998年12月卫生部科技教育司颁发卫科教在职发（1998）第60号文件，关于颁发《临床住院医师规范化培训合格证书颁发管理办法（试行）》的通知，指出为进一步完善住院医师规范化培训制度，加强对住院医师规范化培训工作的管理，制定了《临床住院医师规范化培训合格证书颁发管理办法（试行）》，要求各地遵照执行。《临床住院医师规范化培训合格证书颁发管理办法（试行）》主要规定住院医师通过培训和考核达到《试行办法》的要求可向当地住院医师规范化培训的主管部门申请办理合格证，各省（市）主管部门每年2月底前向卫生部科技教育司提交书面申请和有关材料，卫生部委托有关专家或单位进行审核后，分期、分批授权，并规定了《合格证书》

颁发程序等。《试行办法》的出台,规范了《合格证书》申办程序,也便于卫生部及时掌握各地的培训工作。

1999 年卫生部卫科教颁发(1999)第 89 号文件,关于印发《全科医师规范化培训大纲(试行)》、《全科医师岗位培训大纲(试行)》的通知,卫科教发(1999)第 610 号文件,关于印发《全科住院医师规范化培训试行办法》的通知,指出实施全科医师规范化培训制度,是建立全科医学教育体系的核心,是培养全科医师,提高我国社区卫生服务工作水平的重要措施和主要途径,也是完善我国毕业后医学教育的重要组成部分,并指示各地在组织实施过程中注意总结经验,将试行情况及时反馈。《全科医师规范化培训试行办法》指出全科医师规范化培训属于毕业后医学教育阶段,是住院医师培养的一种形式,并对全科医师培训的对象,目标,培训计划,考核要求等作了规定。于 2000 年颁发了《关于印发全科医学临床和社区培训基地基本要求的通知》卫科教在职发(2000)第 21 号文件和《关于发展全科医学教育的意见》卫科教发(2000)第 34 号文件,明确指出到 2010 年,在全国范围内,建立起较为完善的全科医学教育体系,形成一支高素质的以全科医师为骨干的社区卫生服务队伍,适应卫生改革与社区卫生服务的需要。

(陈　凌)

第二节　住院医师规范化培训的方法

一、培养对象

(1)高等院校医学本科毕业的住院医师,从开始临床工作的第一年即进入住院医师规范化培训阶段。

(2)医学研究生毕业后从事临床工作,根据其临床工作实际水平和读研究生的学习年限参加相应年度住院医师规范化培训。①七年制临床医学硕士毕业生进入住院医师第一阶段第三年的规范化培训。②应届本科生(七年制、八年制)、临床医学硕士毕业生应参加住院医师第二阶段规范化培训。③住院医师考入的研究生,应根据现有的实际业务水平(经医院考核)和原单位住院医师培训实际情况参加相应的住院医师规范化培训。

二、培训目标

通过住院医师规范化培训,使之成为一名有独立工作能力和专科特长的专科医师,达到初年的主治医师基本条件。具体要求为以下几个方面。

(1)坚持四项基本原则,热爱祖国,遵纪守法,贯彻执行党的卫生工作方针,具有良好的医德和作风,全心全意为人民服务。

(2)熟悉本学科、专业及相关学科的基础理论,具有较系统的专业知识,了解国内外本专业的新进展,并能用以指导实际工作。

(3)具有较强临床思维能力,较熟练地掌握本专业临床技能,能独立处理本学科常见病及一些疑难病症,能对下级医师进行业务指导。

(4)基本掌握临床科研方法,能紧密结合临床实践,写出具有一定水平的学术论文(包括病例分析、综述等）。

（5）掌握一门外语，能比较熟练地阅读本专业的外文书刊。

三、培训特点

（一）特殊性
住院医师规范化培训是医学专业特有的教育阶段，也是培养临床医学人才队伍的必经之路。

（二）关键性
住院医师规范化培训对培养高层临床医学人才起着承上启下的重要作用。

（三）规范性
住院医师规范化培训具有严格的培训时间、培训计划、培训内容、考核方法、合格规定等。

（四）专业性
住院医师规范化培训属于专业培训教育范畴。

（五）基础性
住院医师规范化培训是进入临床后的专业基础训练阶段。

（六）流动性
必须经过严格的轮转培训，另外第 3 年培训结束的住院医师要经过培训并根据考核结果进行流动（二次择业）。

（七）强制性
晋升主治医师、专科医师和在职申请学位的必经过程。

四、培养年限

根据卫生部制订的《培训大纲》规定以医学本科毕业的住院医师为例，进入住院医师培训阶段，培训分两个阶段培训，前 3 年为第一阶段，后 2 年为第二阶段，时间定为 5 年。通过第一阶段培训后进行分流（二次择业），即第 3 年第一阶段培训结束时，必须经过两次择业后才可进入住院医师第二阶段培训，培训过程中优秀的住院医师可与高学位相结合。医学研究生毕业进入住院医师培训，将根据其研究生学习时间作相应抵扣。

五、培训内容

住院医师培训的内容主要包括政治思想、医疗道德、工作作风、临床实践时间、临床专业技能、临床思维能力、医学理论、专业外文、科研和教学能力等。业务培训主要以临床实践为主，专业理论和外语以自学为主。

六、培训过程的组织和培训方法

住院医师培训过程的组织视各地方、各医院和各专业的具体情况而定，一般包括成立住院医师规范化培训领导小组，下设教育行政主管部门，科主任负责制，制定培训制度，实施培训过程，落实考核，发放培养合格证，登记培训档案等步骤。

住院医师规范化培训的方法由各省（市）参照卫生部制定的《培训大纲》的要求，分为两个阶段培训，并根据各地实际情况而制定，因此，一般培训方法基本相同，如前 3 年在二级学科进行基础培训，以轮转科室为主，后两年以专科定向培训为主。具体培训方法如下。

(一)阶段培训

第一阶段为二级学科基础培训,要求住院医师通过轮转本学科主要科室,兼顾相关科室,基本掌握二级学科基础理论、基本知识和基本技能。

医学理论、基本知识:以自学为主,巩固大学理论知识,指定阅读本学科经典著作,参加专业必修课和选修课的学习,另外,还要通过各省(市)统一组织的理论考试。

临床专业技能:基本掌握轮转科室的基本诊断、治疗技术、常见病、多发病的病因、发病机制、临床表现、诊断和鉴别诊断、处理方法,危重患者的抢救、医患交流与沟通、病历书写、带教实习生等技能。

专业外语:科室指定笔译文章,每小时能笔译 2 500 个印刷符号以上。

科研:可在科室导师指导下,阅读指定的参考书刊及专题文献,完成一篇综述。

住院医师在完成第一阶段培训项目和内容,通过各项考核,成绩合格者方可进入第二阶段(高年住院医师)培训。

第二阶段为专科定向初步培训阶段。加强本专业的"三基训练",主要从事本专业临床工作,安排一定的门诊、急诊工作,担任总住院医师 6 个月以上,有条件还可适当安排实验室工作,安排一定时间参加基层工作,进一步提高专业理论水平。

医学理论:巩固本学科专业知识,学习本学科新理论、新知识、新技术、新方法,注重科研能力培养,参加部分科研活动,继续学习专业必修课和选修课,通过各省(市)统一组织的专业理论和技能考试。

临床专业技能:通过专科定向培训,能熟练掌握本专业常见病诊疗技术,能胜任专科高年住院医师工作,如承担专科院内会诊,带教实习医师讲课和夜查房等。

专业外语:要求达到每小时能笔译专业书刊 3 500 个印刷字符以上。

科研:完成一篇与本专业临床工作相关的论文。

(二)科主任负责制

住院医师培训的第一阶段实行科室主任负责与轮转科室导师指导的培训方法,第二阶段可实行科室主任负责与科室专职导师指导相结合的培训方法。培训期间要重视医德医风教育,做到理论知识、临床工作能力和教学科研能力相结合,基础培训和专科培训相结合。

七、加强对住院医师实践能力的培训

临床实践能力的培养内容和考核方法始终是住院医师规范化培训中的一个难题,因为住院医师规范化培训的核心是提高医学毕业生的临床实践能力,这种能力不是仅靠书本能学到的。只能在上级医师指导下,通过大量的临床实践不断积累、不断总结、不断提高。但这种临床实践不是随意的、无方向的,必须有目标、有标准、按规范程序去进行。

对于住院医师来说,要求提高的实践能力包括接触患者能力、采集病史能力、体格检查能力、分析诊断能力、处理能力、手术能力、操作能力、掌握辅助检查能力、病历书写能力、重危患者处置能力、总住院医师能力、参与管理能力、带教能力和查新能力等。

要做好住院医师的实践能力培训,必须要制定培训内容,明确培训目标,有量化考核方法,有可比较的考核结果。住院医师的实践能力主要包括以下 12 个方面。

(1)接触患者能力:要求能对患者作与医学有关的心理、伦理、社会、经济、法律多方面的指导,能与患者在诊断、治疗、检查多方面的沟通。能与患者处以良好的医患关系,避免医疗纠纷。

（2）采集病史能力：能及时、全面、准确、有目的地采集病史。采集时要以分析病史为目标，不遗漏，有重点。病史采集是写好病史的基础。除了入院病史外，还要能及时采集病程记录的病史及重危抢救时的病史。采集病史能力也反映住院医师的认真程度和责任心，也能反映住院医师理论知识的掌握程度，以及与患者交流的技巧。

（3）体格检查能力：体格检查要求标准、规范、准确。能区别阳性体征和阴性体征。能根据不同的患者作全面检查或重点检查。视、触、叩、听手法要熟悉。要求住院医师重视体检，多练体检，多熟悉患者，才能获得较高的技术和能力。

（4）分析诊断能力：分析诊断能力是理论联系实际的能力，要学会规范的分析方法、小结病史方法和鉴别诊断方法。学习分析诊断能力要求结合患者及书本，勤思考、多请教、多学习以往病案、多参加病例讨论，鼓励住院医师多发言或担任病例讨论主讲，这是提高分析诊断能力的有效方法。

（5）处理能力：处理能力包括拟订治疗方案，用药能力及对症处理等能力。要求能学习上级医师的处理治疗方案，能提出自己的治疗方案。能处理急症，处理患者随时出现的症状。提高处理能力关键是不能当听写员、记录员，应在每天上级医师查房前自己先巡查患者，提出诊断治疗意见。

（6）手术能力：手术是外科住院医师的重要培养内容。对住院医师应有年完成目标，手术病种要求，每种病种手术数量要求。只有完成一定的数量才能达到一定的质量。同时也要注意每次手术完成的质量。

（7）操作能力：对于住院医师要制定出操作要求，除一般的胸穿、骨穿、腰穿外，还要制订临床需要的一些操作，如静脉切开、动脉穿刺、呼吸机操作、心电图机操作、胸腔抽气操作、颈外静脉穿刺、心脏按压、气管插管等。根据不同专科需要及学科发展，提出一些新的学习要求。

（8）辅助检查能力：辅助检查能力包括阅读X线片、CT片、磁共振、超声、心电图、核医学、内镜等检查的报告及图片，有条件的还应阅读病理切片，骨髓片。要制订应掌握及熟悉的内容。另外要能熟练分析各种化验报告，包括最新开展的项目，要求掌握正常值，异常值及临床意义。

（9）总住院医师能力：要求能担任三级学科总住院及二级学科的总住院，能独立处理急症，常见的会诊。能协助科主任协调急症与病区，病区与病区的关系，管理好进修医师，带教好住院医师和实习医师。做好每天的夜查房，代理主治医师查房。

（10）参与管理的能力：要求住院医师懂得开关心、参与医院和科室管理。如除掌握患者诊治外，要求对患者治疗与医保、与提高医疗质量、与加快病房周转率、住院率相联系。要学习医疗纠纷处理条例，参与医院的精神文明建设。

（11）医师应学习带教实习医师，带教其采集病史、体格检查、操作、病史书写等。高年住院医师要能进行夜查房，参与小讲课，能给实习医师作专题讲课。

（12）查新能力：熟练进行文献检索，不但要结合写论文，更重要的要结合患者进行查新检索，要学会循证医学方法，用当前最有效的方法来为患者服务。要用查新的知识参与病例讨论，用最新的知识补充书本知识的不足，努力提高自己掌握新知识、新技术的能力。对于住院医师的实践能力在定出量化指标的基础上，要加强考核。如轮转考核，年度考核，阶段考试，以及床边和手术台边的考核。考核要有评分体系，要能在不同学科之间进行比较，以利培养出具有真正临床能力的、患者信赖的医师。

（陈　凌）

第三节　住院医师规范化培训的管理内容

一、住院医师规范化培训管理机构和基本职责

新中国成立以来,我国的住院医师规范化培训工作一直受卫生部领导的统一领导和管理,由卫生部下属科技教育司负责制订适合我国住院医师规范化培训的总体政策和法规,审核和颁发《卫生部住院医师规范化培训合格证书》。各省(市)卫生厅、卫生局、高等医学学校根据卫生部的住院医师规范化培训总体政策和法规,如《临床住院医师规范化培训大纲》,《全科医师规范化培训大纲》等有关规定,参照执行,并制订适合当地住院医师培训制度的配套政策和文件,组织并指导好下属医疗机构的住院医师规范化培训的工作。

医院要培养高素质的临床医学人才,就必须从住院医师规范化培养抓起,必须成立相应的管理机构,建立培养和考核制度,制定政策,实施培训工作。即成立医院成人教育(住院医师规范化培训)领导小组,由院长、主管副院长、人事处长、教育处长、医务处长、内科主任、外科主任、影像主任、护理部主任、工会主席等主要负责人参加;下设住院医师规范化培养考核小组,考核小组成员由各种主任兼任或科主任指定一名教育秘书担任,其主要职责是负责住院医师培养考核具体工作,如统一协调培养考核内容、方法、步骤、政策,负责本科住院医师培养考核表的发放和收集等工作。住院医师规范化培养职能部门一般是科教处、教育处或医务处,主要是担任组织实施培训和考核工作,如组织住院医师参加省级、市级统一的理论考试,安排适合全院住院医师的理论讲座课程,组织轮转考核、年度考核、阶段考试等工作。

二、考核类型

1.轮转考核

住院医师每轮转完一个科室(或 3 个月),由该科负责住院医师规范化培训工作的主管人员,按照轮转科室培训的实施细则要求,对住院医师在本科室轮转期间的学习和工作情况进行考核,考核内容包括政治思想、医疗道德、工作作风、临床实践时间、专业技能(病史质量、带教质量、临床能力、门急诊诊治病种、诊断性操作、手术名称和次数)、轮转收获体会等。并经科室主任审核后在培训轮转表(或手册)上记录。

2.出科考核

住院医师每轮转完一个科室,轮转的科室应组织住院医师出科考试,围绕轮转科室应掌握的基础理论、基本知识、基本技能出相关考题,让住院医师在轮转结束后有一个小结,考试成绩应有记录。

3.年度考核

每年对住院医师进行一次较全面的年度考核,由科室负责住院医师培训工作的主管人员组织考核。考核内容应包括职业道德、劳动纪律、工作责任感、临床能力、带教能力、病史书写、译文(综述、论文)等。考核结果经科主任审核签名后登记在培训手册上。

4.阶段考核

住院医师在第一阶段第 3 年结束和第二阶段第 5 年结束时应参加由医院或科室组织的阶段考试,医院组织的阶段考试应由医院住院医师培训职能部门教育处(或医务处)组织各学科有关专家拟出临床理论和专业外文笔试题,临床专业技能和临床思维以面试方式进行,内容包括手术或操作、辅助检查、病例分析等。北京大学住院医师规范化培训第一阶段考试和应届大学毕业(七年制、八年制)、在职申请学位人员一起考专业外语、专业理论和临床能力考试,由继续医学教育处和研究生院共同组织,笔试部分以研究生院为主,临床能力考试以继续医学教育处为主。

5.综合考核

住院医师完成全部培训项目后,由各省、直辖市、自治区卫生厅(局)及部属院校组织有关部门对住院医师培训期间的全面情况进行综合考核(审核),考核合格者可取得住院医师规范化培训合格证书。

三、考核方法

各省(市)卫生厅(局)和有关单位根据《临床住院医师规范化培训试行办法》和《临床住院医师规范化培训大纲》,结合当地实际情况制定具体的住院医师规范化培训考核内容和方法。下面列举复旦大学附属中山医院对住院医师规范化培训考核评分方法,其中 400 学分制是根据《上海市住院医师规范化培养制度试行条例》制定,考核方法和细则是根据医院的情况而制定。

(一)政治思想、医疗道德、工作作风

1.考核内容

(1)职业道德:遵守医德规范、服务态度良好、廉洁行医、对患者一视同仁;尊重师长,同志间互相团结。

(2)劳动纪律:能遵守劳动纪律,坚守工作岗位,服从组织分配。

(3)工作责任心:工作责任心强,认真参加医疗、教育、科研业务活动,无医疗责任事故及严重差错。

2.考核方法

(1)轮转考核:每轮转一处(或 3 个月)由上级医师在轮转表上打分评议,评议意见填入轮转表中。

(2)年度考核:由科主任、上级医师、护士长等在年度考核表中打分评议。

(3)上两项经统计处理为年总评分。考核 5 年。

(二)临床实践时间

(1)病、事假或脱产学习均已填入轮转表中,每缺勤 10 天扣除 1 学分。

(2)每年由科主任在年度考核表上评议。

(3)满分每年为 20 分,共 4 年 120 分。

(三)专业技能

1.病史质量(20 分)

(1)考核内容:①病区查住院病历,门急诊抽查门急诊病历及处方,辅助科室查记录、报告等。②高年住院医师负责检查督促住院医师修改病历,负责或安排书写各种记录(抢救、疑难病例讨论、死亡病例讨论、会诊、操作等记录)负责病区死亡率、治愈率、周转率、使用率、医疗事故、差错登记统计报告。③新进的住院医师写大病历 20 份,由科主任审查合格后方可转写入院记录。

④带有实习医师的住院医师,遇有重危患者、抢救患者仍应写病程记录,慢性疾病、轻患者至少每周写一次病程记录。

(2)考核方法:①每轮转一处(或3个月)由上级医师抽查并在轮转考核表上打分评议。②年度考核:由科主任、上级医师、护士长等在年度考核表上打分评议。③抽查考核:每轮转一处把经写入院记录、住院号及经管床位住院号写在轮转表上,每年由医院组织抽查1~2次。④上三项经统计处理为年总评分,合格者授予学分,每年5分,评4年共20分。

2.带教质量(10学分)

(1)考核内容:①带教包括学生查房、修改病史、病程、操作及其他带教,如给实习学生小讲座,开各种检查单、医嘱等。②高年住院医师负责介绍、安排、总结、每周2次夜查房。总住院医师负责介绍、督促检查、帮助安排讲座、出科考试等教学任务,门急诊完成应有带教任务。

(2)考核办法。①轮转考核:每轮(或3个月)由上级医师评议,将考核打分结果填入轮转表。②年度考核:由科主任、上级医师、护士长或实习同学等在年度考核表上打分评议。③小讲课和夜查房考核。④上三项经统计处理为年总评分:合格每年予以2.5学分。评4年共10分。

3.译文、综述与论文(10学分)

(1)考核内容:①第一阶段第1、第2年交译文共8篇(3个月1篇),第3年交综述1篇。②第二阶段交论文1篇。

(2)考核方法:①临床总结、读书笔记或译文每年由科主任阅评。②综述和论文由三位副教授以上评阅,或召开论文答辩会并写出评语。合格者予以学分10分。

4.临床能力(120学分)

(1)考核内容(根据各科各年轮转要求):①观察分析能力、诊断鉴别诊断能力、处理疾病能力。②门急诊医疗质量。③诊断治疗性操作质量。④手术质量。

阶段考试(第3年末和第5年末)共进行2次,具体考核项目如下:①临床理论;②诊断治疗性操作;③外科及有关科室手术;④辅助检查(心电图、X片、骨髓片、同位素、B超、临床检验意义);⑤病例分析;⑥专业外文。

(2)考核方法:①上述考核内容填入轮转表,由上级医师评议,轮转结束科室组织出科考试。有关项目再请科主任、上级医师、护士长等在年度考核表打分评议。经统计处理后授予年总评分,合格每年授予学分16分,评5年共80分。②阶段考核科主任出题由继续教育科或科室组织考试,合格每次授予20学分,共40学分。③上两项计120学分。

(四)医学理论(120学分)

1.考核内容

(1)公共课二门。

(2)临床必修课。

(3)临床选修课。

(4)本院讲座或学术活动。

2.考核方法

(1)上述(1)(2)(3)项由上海市卫生局科教处考试办公室统一命题,统一考试,住院医师根据大纲复习参考资料,以自学为主,考试合格共授予学分100分。

(2)上述(4)由本院组织,或讲座或选其他内容,参加或考核合格共授予学分20分。

(五)外文

1998年前参加由上海市卫生局成人教委统一命题,统一考试,普通外文占30%,专业外文占70%,合格者通过。

1998年以后参加全国职称外语等级考试。

(六)考核与资格、聘任

(1)凡政治思想、医疗道德达基本要求,临床实践时间满120分,专业技能160分,医学理论满120分,外文考试通过将授予市卫生系统成人教委颁发的"毕业后教育合格证书"。

(2)考核及考试分数高低将作为优先聘任的依据。

(3)下列情况之一将延长考核时间或责令流动出医院:①年医德考核不合格。②有责任医疗事故。③外文考试未通过。④单项考核未达到学分:理论考试或病史质量,或带教质量,或临床实践时间或综述,或临床能力、阶段考试。

(4)每年授予学分一次,填入考核手册,科主任签名盖章。轮转表和考核手册由继续教育科存档。

四、档案管理

住院医师在培训期间,培训医院教育主管部门要对每位住院医师建立个人培训考核档案,将住院医师培训期间的所有轮转考核、年度考核、阶段考核、参加院级学术活动,科研活动及上级医师的评估结果,按要求登记在住院医师培训记录册上,按统一标准登记后存档,为今后办理《住院医师规范化培养合格证》、晋升和选拔高层次医学人才提供有效的凭据。

五、住院医师规范化培训的激励机制

(1)完成第1年培训和考核合格的住院医师可按期转正定职。享受转正后的所有待遇,对未按时完成培训和考核者将按规定补齐培训和考核内容,并延长3个月转正。

(2)完成3年(第一阶段)培训。并考核合格的住院医师可获得由省、市卫生行政部门颁发的《住院医师规范化培训(第一阶段)合格证》,可参加高年住院医师第二阶段培训,并有资格参加全国统考或在职申请临床专业学位。3年培训和考核不合格者,责令停止培训,离开培训医院。

(3)住院医师完成五年(第二阶段)全部培训项目。并考核合格的住院医师,可获得《卫生部住院医师规范化培训合格证》,并将获得任凭主治医师资格。

(4)北京市卫生局为鼓励合格的住院医师申请临床专业学位,设立专项经费,凡经过住院医师规范化培训合格后考入临床研究生,每人资助3 000元的课题费。

(5)北京大学建立了住院医师规范化培训同临床医学研究生培养与专业职务晋升相结合和学位授予相衔接的培训模式。

六、住院医师教育经费来源

根据卫生部卫教发[1993]第1号文件,关于实施《临床住院医师规范化培训试行办法》的通知规定,为加强培训基地的建设,其行政主管部门应根据培训任务在经费上给予一定支持。选送住院医师的单位应向培训基地缴付适当的培训费用。住院医师在基地培训期间的工资、福利待遇由原单位解决。

(陈 凌)

第四节　专科医师规范化培训的管理内容

随着社会主义市场经济的发展、科学技术的进步和医疗体制改革不断深入,人民群众对改善医疗服务和提高生活质量要求越来越高。为适应卫生体制改革与发展需要和人民群众日益增长的卫生服务需求,加强卫生人才的培训和建设,必须完善我国的医学教育体系,探索与国际接轨的专科医师培养和准入监管制度。在全国全面开展住院医师规范化培训工作的基础上,2003 年,卫生部又正式启动探索建立我国专科医师培训制度。

专科医师培训是指医学专业毕业生完成院校教育之后,在经过认可的培训基地中,以住院医师的身份,接受以提高临床能力为主的系统、规范的培训。

一、专科医师培养政策

2003 年 11 月,卫生部为了进一步促进毕业后医学教育科学化、规范化,提高毕业后医学教育质量,逐步建立专科医师培养制度,立项开展"建立我国专科医师培养和准入制度"课题的研究,课题包括专科医师培训规划研究;专科医师培训模式和标准的研究;专科医师培训管理体制和机制的研究;专科医师培训筹资机制的研究;专科医师考核与评价体系研究;专科医师准入制度立法研究;口腔专科医师培训和准入制度研究共 7 个课题的研究。于 2005 年 12 月颁发了卫科教发[2005]532 号文件,关于成立《卫生部毕业后医学教育委员会》的通知,明确了卫生部毕业后教育委员会的职责,毕业后教育委员会下设办公室,办公室设立在卫生部科技教育司,并同时出台《卫生部毕业后医学教育委员会章程》和公布了毕业后医学教育委员会成员名单,标志着我国专科医师培养试点工作正式启动。

2006 年 2 月,卫生部科技教育司为扩大专科医师培训试点,做好培训基地的评审工作,颁发卫科教教便函[2006]20 号关于《推荐专科医师培训基地评审专家》的通知,通知主要内容包括推荐专家的条件和范围,专家有拟开展专科医师培训试点工作和 18 个普通专科和 16 个亚专科的相关专家及有专科医师(住院医师)培训工作经验的医学教育管理专家组成。之后,卫生部办公厅同时颁发卫办科教发[2006]27 号关于《开展专科医师培训试点工作》的通知,主要是在 2004 年已批准了北京市卫生局先开展专科医师培训试点工作,在此基础上,在全国选择有条件的地区和单位扩大试点范围,加强实践研究,以积累经验,逐步推广,探索建立适合我国国情的专科医师培养制度。同时附有《卫生部专科医师培训暂行规定(征求意见稿)》《卫生部专科医师培训基地认定管理办法(征求意见稿)》和《卫生部专科医师培养标准准则(供试点基地用)》的 3 个配套政策。

于 2007 年,卫生部又出台了一系列的有关专科医师培训工作的相关文件,包括卫生部卫毕教委发[2007]第 3 号文件,关于公布《专科医师培训试点基地名单》的通知,主要是卫生部毕业后医学教育委员会办公室组织专家在书面审核的基础上,对部分省份有关医院申报的培训基地进行了实地评审,并根据专家评审意见和毕业后医学教育委员会审核结果,遴选出涉及 34 个试点专科的 1099 个专科医师培训试点基地,向全国公布。卫毕教委发[2007]第 4 号文件,关于公示《卫生部毕业后医学教育委员会关于印发专科医师培训登记手册》的通知,为加强对专科医师培训试点工作的宏观指导,规范培训过程管理,保证培训质量,卫生部科技教育司委托北京市卫生局编制了《普通专科医师培训登记手册(试行)》,要求各培训基地严格实施《专科医师培训登记手册》登记制度,并将其作为培训考核和颁发培训合格证书的重要依据。另外,为规范和加强对专科医师培训试点工作的宏观指导与管理,卫生部卫毕教委发[2007]第 5 号卫生部毕业后医学教育委员会关于印发《专科医师培训标准和训基地标准》的通知,并向试点基地所在各医院及省级毕业后医学教育委员会各下发一套《专科医师培训基地标准(试行)》和《专科医师培训标准(试行)》各 1 本,按照标准要求,加强基地和师资队伍建设,精心组织制订并实施培训计划,保证培训质量。

(一)临床专科分类与代码表

见表 12-1。

表 12-1　临床专科分类与代码表

代码	专科名称	代码	专科名称
P01	内科	Y0101	心血管内科
P02	外科	Y0102	呼吸内科
P03	妇产科	Y0103	消化内科
P04	儿科	Y0104	内分泌科
P05	急诊科	Y0105	血液内科
P06	神经内科	Y0106	肾脏内科
P07	皮肤科	Y0107	感染科
P08	眼科	Y0108	风湿免疫科
P09	耳鼻咽喉科	Y0201	普通外科
P10	神经科	Y0202	骨科
P11	小儿外科	Y0203	心血管外科
P12	康复医学科	Y0204	胸外科
P13	麻醉科	Y0205	泌尿外科
P14	医学影像科	Y0206	整形外科
P15	医学检验科	Y0207	烧伤科
P16	临床病理科	Y0208	神经外科
P17	口腔科		
P18	全科医学科		

(二)管理部门代码

见表 12-2。

表 12-2　管理部门代码

代码	部门
G01	卫生行政部门
G02	医院教育培训部门
G03	行业协(学)会
G04	其他相关单位(包括港、澳、台、海外等)

注:本分类代码仅适用于专科医师培训试点工作。

(三)培训的模式

3+X 模式,即普通专科医师培训时间为 3 年,亚专科医师培训再加 1～4 年(表 12-3)。

表 12-3　普通专科与亚专科医师的培训模式

普通专科(各 3 年)		亚专科(1～4 年)	
内科	精神科	肾脏内科 2 年	普通外科 2 年
外科	急诊科	风湿免疫科 2 年	泌尿外科 3 年
妇产科	全科医学科	感染科 2 年	烧伤科 2 年
儿科	皮肤科	心血管内科 3 年	胸外科 3 年
口腔科	麻醉科	血液内科 3 年	心血管外科 3 年
神经内科	临床病理科	内分泌科 3 年	骨科 3 年
医学影像科	医学检验科	呼吸内科 3 年	整形外科 3 年
眼科	康复医学科	消化内科 3 年	神经外科 3 年
耳鼻咽喉科	小儿外科		

二、专科医师培养方法

(一)培训对象

1.普通专科培训阶段

(1)具有高等院校医学专业本科及以上学历,拟从事临床医疗工作的人员。

(2)已从事临床医疗工作并取得执业医师资格证书,要求接受培训的人员。

2.亚专科培训阶段

经过普通专科培训合格后,或经过考核达到普通专科医师培训标准,要求参加亚专科培训的人员。

(二)培训目的

使住院医师达到某一临床专科(包括普通专科和亚专科)所需要的基本理论、基本知识和基本技能要求,成为能独立从事某一专科临床医疗工作的专科医师(普通专科医师和亚专科医师)。专科医师培训过程分普通专科培训和亚专科培训两个阶段。

(三)培训方法

(1)专科医师培养标准由卫生部颁布实施。各高等学校、医疗机构和培训基地应严格按照各普通专科、亚专科培养标准组织实施。

(2)普通专科医师培训阶段时间一般为 3 年。依据普通专科设置目录和标准,在经审批的普通专科培训基地中开展培训活动。培训方式以参加相关科室轮转的临床医疗实践为主,实行24 小时负责制。完成普通专科培训,经考试考核合格,由省委员会颁发卫生部委员会统一印制的《普通专科医师培训合格证书》。

(3)亚专科培训阶段时间一般为 1～4 年,依据亚专科设置目录和标准,在经审批的亚专科培训基地中开展培训活动。培训方式以参加本亚专科临床实践为主,培训期间应安排 8～12 个月时间担任总住院医师工作。完成亚专科培训,经考试考核合格,由卫生部委员会颁发统一印制的《亚专科医师培训合格证书》。

(4)培训基地及所在的医疗机构应建立完善的培训技术档案,在《专科医师培训考核登记手

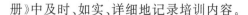

册》中及时、如实、详细地记录培训内容。

（5）专科医师培训工作实行培训基地主任负责制。在普通专科培训阶段，培训基地应组织具备条件的医师组成师资队伍，对住院医师进行带教和指导。在亚专科培训阶段，培训基地应明确指导医师，采取专人指导和团队培训相结合的方式。

（四）考核方法

1.专科医师培训的考试考核，依据不同的培训内容

可采取评分、学分积累、笔试、临床技能考核等多种方式。

2.考核的主要内容

政治思想、医德医风、专业理论、临床能力、临床科研与教学能力、专业外语水平、临床实践时间等。

3.公共科目考试

对卫生部专科医师培养标准总则中要求的公共科目进行考试，考试科目和组织形式由省委员会确定。

4.轮转考核与年度考核

住院医师在完成培养标准规定的每一科室轮转培训后和完成年度培训后，由培训基地主任组织有关带教医师组成考核小组，按照培训内容及考核项目要求组织考核，考核结果在培训登记手册中记录。

（五）培养管理

（1）专科医师培训工作实行全行业属地管理。卫生部和各省、区、市卫生行政部门成立毕业后医学教育委员会。委员会是专科医师培训工作的研究、指导、协调和质量监控的组织。

（2）各培训基地的医院成立毕业后医学教育委员会，对基地专科医师培训工作要进行政策研究、建立制度、指导、协调和质量监控等管理。

（3）各级委员会、医疗机构及其培训基地应严格按照培训标准进行考试考核。全面检查培训登记册，对完成培养细则所规定的内容进行检查核对。对未完成培训内容要求的住院医师，取消其参加考试考核的资格，培训时间顺延；对弄虚作假者进行相应的处罚，对情节严重的取消其接受培训的资格。

（4）卫生部委员会对各省委员会进行的普通专科阶段考核和培训基地及其所在医疗机构组织的考核进行不定期的监督检查，对违规的行为进行纠正。对未按照要求进行培训和考核的基地给予为期1年的整改时间，在整改阶段无明显改善的将取消培训基地资格。

（六）培训基地

1.申请基地

综合医院和专科医院的临床科室，可依据卫生部专科医师培训基地标准由所在医疗机构提出申请，普通专科培训基地按照普通专科分类目录设置，由省委员会审批；亚专科培训基地按照亚专科分类目录设置，由省委员会初审后报卫生部委员会审批。

全科医师培训基地由综合医院相关临床科室和社区卫生服务机构共同组成，由综合医院提出申请，省委员会审批。

2.基地评估

省委员会对申请作为培训基地的单位进行评估，并分别将批准的普通专科培训基地和初审通过的亚专科培训基地报卫生部委员会备案、审批。在审批培训基地的同时应对培训规模进行

核定。经评审合格的培训基地名单及其培训规模由省委员会和卫生部委员会分别公布。

培训基地实行动态管理，一般每5年重审公布一次。拟审批通过的培训基地应进行为期两周的公示，广泛征求有关方面的意见和建议。

3.基地招生

各培训基地所在的医疗机构或高等学校，应依据获准的培训基地种类及规模，制定招收条件和程序，面向全国公开招收住院医师，并严格按照培养标准实施培训工作。

培训基地应于当年8月前完成住院医师招收工作，各培训基地招收住院医师的有关信息由省委员会汇总，于每年11月底前上报卫生部委员会。

(七)培训经费

(1)专科医师培训经费实行个人分担、单位支持、政府资助、社会捐资等多渠道筹集的方法。并采取专款专用的专项管理方式。

(2)省级卫生行政部门应积极协调当地财政和发展计划部门。改革原有财政拨款办法，按所辖区域培训基地接收住院医师的数量，核定住院医师的临时编制，并按照临时编制数量提供住院医师的基本工资和相应社会保障经费。

(3)培训基地及其所在的医疗机构，应提供必要的教学设施和工作条件，提供住院医师培训期间的奖金和工作补助，以及带教医师相应的补助。

(4)鼓励各社会团体建立专科医师培训奖学金，资助优秀的住院医师完成培训。鼓励企业、保险公司、个人等以多种形式提供资金或其他条件，共同促进专科医师培训工作的开展。

(八)人事管理

(1)省级卫生行政部门应积极协调当地人事和教育部门，将住院医师作为医院的流动层进行动态、属地化管理。

(2)住院医师与培训基地所在的医疗机构签订劳动合同和培养协议，住院医师档案放入当地的人才交流中心，工龄连续计算，享受国家规定的基本保险和法定节假日休假制度等待遇。

(九)档案管理

为每位参加培训的专科医师建立个人培训档案，为各医疗机构提供聘用、录用依据。

三、医院住院医师(专科医师)规范化培养方案

(一)培养对象

(1)高等医学院校临床医学专业本科毕业生。

(2)临床医学专业硕士、博士毕业后未聘任主治医师，拟从事临床医疗服务者。

(3)已在临床工作，具有医学本科以上学历，要求接受专科培养的执业医师。

(4)从其他单位调入的住院医师，经医院考核后，按实际业务水平参加相应年限的临床住院医师培训。但须通过中山医院临床住院医师规范化培训第一阶段考试后，方能参加第二阶段考核。

(二)培养目标

通过培养，使受训者达到从事某一临床专科实践所需要的基本能力，能独立从事某一专科临床医疗工作。

(三)培养时间

分为两个阶段，第一阶段为住院医师规范化培养和普通专科培养阶段，培养时间为3年；第

二阶段为专科医师培养阶段,培养时间根据各学科实际临床需要确定,一般为1~4年。

(四)培养内容和方式

1.内容

包括政治思想、临床能力、专业理论、专业外语、科研和教学能力等。业务培训以临床实践为主,专业理论和外语以自学为主。

(1)政治思想:培养全心全意为患者服务的思想和优良的医德医风,对技术精益求精,树立严谨、求实的科学态度。

(2)专业外语:以自学为主,阅读各学科指定的外文专著和有关文献、专业杂志。第一阶段应达到每小时能笔译外文专业书刊2 500个印刷字符以上;第二阶段达到每小时能笔译外文专业书刊3 500个印刷字符以上,并具有一定的听、说、写能力。

(3)科研能力:在上级医师指导下,结合临床工作实践,第一阶段应完成文献综述或个案分析报告一篇,第二阶段完成一篇具有一定水平的学术论文。

(4)基本理论、临床能力、教学能力的培训详见各学科的培训实施细则。

2.方式

(1)第一阶段:以二级学科基础培训为主,要求掌握二级学科的基本理论、基本知识和基本技能,主要以二级学科轮转为主。

(2)第二阶段:三级学科定向培训,进一步加强专科"三基"培训,能独立完成专科临床诊疗工作,并掌握规定的教学和科研能力。

(五)培养要求

通过系统培养,受训者应达到基本要求;有条件者应达到较高要求:

1.基本要求

(1)具有较强的职业责任感和良好的思想素质与职业道德。

(2)具有较强的法律意识,尊重患者合法就医的各项权利。

(3)具有良好的人际沟通能力和人文素养。

(4)掌握本学科的基本理论,熟悉有关学科的基本理论,具有较系统的学科知识。了解国内外本学科进展,并能与临床工作实际相结合。

(5)掌握本学科主要疾病的病因、发病机理、临床表现、诊断和鉴别诊断、处理方法、门急诊处理、重危患者抢救、规范化病历书写等临床知识和能力。

(6)掌握传染病防治知识,具备主要传染病诊断、处理和防护能力;能及时、正确报告传染病病例。

(7)掌握临床循证医学原理和方法,具有阅读和分析本学科论文的能力。

2.较高要求

(1)掌握临床循证医学原理和临床研究方法,结合本专科临床工作实践,完成一篇具有一定水平的病例报道、综述或论文。

(2)能对本科低年资受训者进行业务教学指导。

(3)掌握一门外国语,能熟练地阅读本专科的外文书刊,能用外语进行业务交流。

(4)熟练掌握计算机技术,利用计算机网络进行医学交流、国内外文献检索。

(六)考核类型

1.日常考核

住院医师应每天将完成的培训内容如实填入"上海市住院医师规范化培训临床实践登记手册"和"专科医师培训登记手册",科室导师定期审核后签字,作为住院医师定期考核和阶段考试的依据。

2.定期考核

住院医师每轮转完一个科室(或 3 个月),需根据培养手册内容逐项填写,并将手册交轮转科室负责人给予逐项考核。

3.年度考核

由科主任、上级医师等根据考核内容进行评议。

4.阶段考试

在完成第一、第二阶段培训计划期末,必须通过"三基"(基础理论、基本知识、基本技能)考核。

(七)考核办法

1.第一阶段

(1)工作态度、医德医风、医学法律知识、行业服务规范(中以上)。①评分要求:优,不计较个人得失,全心全意为患者服务,工作认真负责,积极努力;上进心强,严格要求自己;良,遵守科内规章制度,对患者较耐心,有一定的上进心;中,偶有违反科内规章制度,比较计较个人时间,工作能按时完成,上进心不强;差,常有违反科内规章制度,生活散漫,缺乏青年人的朝气,工作责任心不够,上进心不强。②考核方法:定期考核、年度考核(要求达至中以上)。

(2)临床实践时间。①评分要求:每年病、事假累计小于 2 个月或 3 年内病、事假累计小于 6 个月或连续小于 4 个月。②考核方法:定期考核、年度考核。

(3)临床技能。①评分要求:优,操作正规熟练,掌握要点快,能很好地完成相应年度对的培训要求;良,基本上能正规、熟练地进行操作,操作要点也有了解,尚存在小的不足之处;中,对稍有困难的操作则需帮助,一般操作尚能独立完成,掌握不够熟练;差,操作不正规,要点掌握差,对并非特殊困难的操作也常不能完成。②考核方法:病史质量,定期考核;临床技能考核记录手册,定期考核、年度考核;出科考核,定期考核;综合考核,分阶段考核;专业技能,上海市卫生局成人教育委员会统一组织考试。

(4)医学理论。①评分要求:优,医学基础理论知识及相关基础理论知识全面扎实,能很好地将理论与实际相结合;良,较好掌握医学及相关的知识,能很好地做到理论联系临床实际;中,具备一定的理论知识水平,理论联系实际尚可;差,医学基础理论知识差,对问题理解肤浅。②考核方法:公共专业课,上海市卫生局成人教育委员会统一组织考试;专业相关课,上海市卫生局成人教育委员会统一组织考试;临床理论讲座,年度考核,每年听讲座 10 次以上;译文、年度考核,每 3 个月翻译与临床有关的文章 1 篇;临床科研能力,年度考核、阶段考核。

2.第二阶段(专科医师培养)

根据卫生部专科医师培养标准并结合我院住院医师培养情况,由各专科制定相应培养细则。

注:以百分制评分,优=85~100,良=70~85,中=60~70,合格≥60 分,差<60。

(八)考核合格与聘任

(1)完成第一阶段培训和考核合格者,将授予上海市卫生系统成人教育委员会颁发的"住院

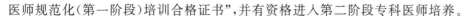

医师规范化(第一阶段)培训合格证书",并有资格进入第二阶段专科医师培养。

(2)完成第二阶段培训和考核合格者,由卫生部毕业后医学教育委员会组织考试。考试内容为临床能力及相关知识的综合性考试。

(3)受训者的培训、考核、评估、考试成绩进入住院医师培训档案,为各医疗机构聘录用提供依据。

四、全国各地开展住院医师/专科医师培训工作进展

2007年,为适应卫生事业改革和发展,推动住院医师规范化培训工作,卫生部正式启动专科医师培训工作,各省(市)卫生行政部门着力建立并完善与培训相关的管理制度,制定住院医师规范化培训实施方案,加强培训考核管理和师资队伍建设,确保培训质量。

北京市和四川省作为专科医师培训试点省市,不断健全并完善专科医师培训管理办法和实施方案,有效保障培训工作有序开展。北京市卫生局组织了19个临床二级学科的住院医师共1 300人,参加了2009年度北京地区专科医师培训学科临床技能考核工作,临床技能考核采取多站式考核方式进行,通过接诊患者、采集病史、书写病历、辅助检查结果判读、病例分析和基本技能操作等多种形式,重点考核住院医师的专业水平、沟通能力和临床思维能力,积极探索并实践科学规范的培训考核模式,加强考核管理,保证培训质量。规定19个住院医师培训基地,同时承担住院医师师资培训任务。四川省以师资培训为重点,针对当前临床带教中面临的主要困难和问题,四川省卫生厅设立了《四川省普通专科医师(住院医师)师资培训课件研发与应用》课题,研究制定适用的师资培训教案和学员培训考试考核大纲,切实加强专科医师(住院医师)培训质量管理,提高师资带教能力的目标。

上海市正式开展以"社会人"模式的住院医师规范化培训工作,已制订了《上海市住院医师规范化培训期间劳动人事管理暂行办法》《上海市住院医师规范化培训专项资金管理办法》《上海市住院医师规范化培训人员培训暨劳动合同》《上海市住院医师规范化培训期间劳动人事管理暂行办法》《上海市住院医师规范化培训实施办法(试行)》《上海市住院医师规范化培训医院和师资管理办法》《上海市住院医师规范化培训和考核管理办法》《上海市卫生局关于医学专业毕业研究生参加住院医师规范化培训年限问题的通知》和相关配套文件,这些文件可在上海市卫生局网站上查询。市卫生局还组织专家进行建立住院医师规范化培训制度拟开展的课题研究,课题包括支撑体系、质量保障体系、相关配套政策3个模块,15课题,积极推进住院医师规范化培训制度建设工作。2010年正式启动"社会化"招录住院医师培训工作,计划招录2 500名住院医师,实际招录1 975名住院医师,并对全市住院医师培训招录工作进行动态跟踪,向市财政申请专项经费投入,保证住院医师规范化培训质量。目前这项工作正在有序开展中,包括组织全市的师资进行培训,对所有招录住院医师统一进入培训基地进行规范化培训。上海市开展全科医师和住院医师规范化培训工作的经验,已得到卫生部领导的肯定,卫生部陈竺部长在上海市首届住院医师规范化培训实施动员大会召开之际发来贺信,并寄语"希望上海的同志们继续开拓进取,在住院医师规范化培训方面先行先试,不断完善住院医师规范化培训的政策体系,从行业需求出发,严格培训与确保待遇并举,发挥好示范和引领作用,为全国建立住院医师规范化培训制度作出积极的贡献"。

天津市于2009年9月正式启动实施医疗卫生队伍建设项目,并制定了相关的配套文件和实施方案,在经费保障方面,市级财政对培训学员提供生活补贴和培训经费支持。在人事政策方面,培训学员与原单位签订培训合同。并规定自2014年起,天津市参加住院医师规范化培训医

疗机构的医师,须取得《专科医师规范化培训合格证书》后,方可参加相应专业中级职称资格考试;自2012年起,在天津市社区服务机构从事临床医疗工作的人员,取得《全科医师规范化培训合格证书》或《普通医师规范化培训合格证书》后,方可参加全科医学专业中级职称资格考试。

辽宁省于2009年9月在全省范围内开展培训基地申报和评审工作,计划在每个设区的市,遴选三级甲等综合医院建立普通专科医师培训基地,在医学院附属医院建立亚专科医师培训基地;省政府计划投入专项经费,用于支持县医院参培住院医师的培训,以加强基层卫生人才队伍建设。

山东省、福建省、河北省、江苏省在开展住院医师规范化培训工作的基地上,着力开展全科医师培训工作。山东省卫生厅会同省编办、人力资源和社会保障厅、财政厅联合印发了《关于招聘临床医学专业本科毕业生为乡镇卫生院培训全科医师的实施意见》,组织统一的招录工作。福建省于2009年9月遴选建立了5个全科医师规范化培训基地,以委托培养的方式开展培训。培训期间,委托培养对象由原工作单位发放工资和福利,培训基地给予生活补贴,省财政补贴专项资金用于授课、带教等支出。河北省于2009年11月印发了《全科医师规范化培训实施方案》,省级财政安排专项经费,用于培训期间的学费、生活补助等项开支。江苏省苏州市首批经过3年全科医师规范化培训的26名全科医师已正式进入苏州市社区卫生服务中心(站)工作,将为推动苏州社区卫生服务工作开展,为居民提供更好的基本医疗和公共卫生服务发挥骨干作用。

(陈　凌)

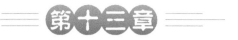

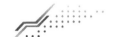

第十三章

医院继续医学教育管理

第一节　国家对继续医学教育的有关规定

"九五"期间,卫生部为规范全国继续医学教育工作,对继续医学教育出台了许多规定,其中最主要的是成立了卫生部继续医学教育委员会;颁布了《继续医学教育规定(试行)》,为"十五"期间继续医学教育工作的持续发展奠定了良好的基础。"十一五"期间是我国全面建设小康社会的关键阶段,因此,强调要落实新时期卫生工作方针,以适应 21 世纪医学科学技术发展和卫生事业发展的需要为导向,积极推进继续医学教育工作,不断提高卫生专业技术人员业务素质和卫生队伍整体素质,为促进我国卫生事业发展,提高人民群众健康水平和全面建设小康社会提供人力资源保障。

一、关于"全国继续医学教育委员会"

2000 年,卫生部发布《卫生部继续医学教育规定(试行)》卫科教发[2000]477 号的文件。目的旨在进一步加强对全国继续医学教育工作的领导,实行全行业管理,其主要内容有以下几个方面。

(1)对原卫生部继续医学教育委员会进行调整,成立"全国继续医学教育委员会"。

(2)明确委员会的职能:在卫生部、人事部的领导下,按照《继续医学教育规定(试行)》及有关法规,指导和协调全国继续医学教育工作,负责全国继续医学教育方针政策的研究;拟订全国继续医学教育规划,管理办法;评审国家级项目等。由于卫生部和人事部的共同参与,使继续医学教育工作能更好地与晋升、考核、奖励等结合起来,更有利于继续医学教育的健康发展。

(3)全国继续医学教育委员会的主任和副主任委员由卫生部部长、人事部副部长、卫生部副部长、总后卫生部副部长、卫生部科教司司长等组成。全国继续医学教育委员会的委员由卫生部办公厅主任、人事司司长、规划财务司司长、医政司司长,基层:卫生与妇幼保健司司长、人事部专业技术人员管理司副司长、总后卫生部科技训练局局长,北京、上海、天津、浙江、四川、广东、福建、内蒙古卫生厅副厅长及一些医学院和医院的领导组成。

二、关于"继续医学教育暂行规定"

1991 年卫生部颁布《继续医学教育暂行规定》以后,全国继续医学教育制度已基本建立,继续医学教育工作在全国已普遍开展,但其中一些内容已不适应新形式发展的需要。为加强对继续医学教育的全行业管理,2000年卫科教发[2000]477号文件,发布了卫生部和人事部的文件《继续医学教育暂行规定(试行)》的通知。

(一)全国继续医学教育的总体要求

依据《教育法》《执业医师法》和《全国专业技术人员继续教育暂行规定》制定此规定。制定此规定是为实施"科教兴国"战略,适应社会主义卫生事业发展需要,国家对卫生技术人员实行继续医学教育制度。

继续医学教育工作要适应医学科学技术的发展和社会的实际需要,面向现代化,面向世界,面向未来。

继续医学教育是继毕业后医学教育之后,以学习新理论、新知识、新技术、新方法为主的一种终生教育。继续医学教育的目的是使卫生技术人员在整个职业生涯中,保持高尚的职业道德,不断提高专业工作能力和业务水平,提高服务质量,以适应医学科学技术和卫生事业的发展。

(二)继续医学教育的组织管理

继续医学教育工作实行全行业管理。要求各级卫生行政部门打破医疗机构的行政隶属关系和所有制界限,充分利用各地区的卫生和医学教育资源,按照专业技术人员继续教育的总体要求,加强对继续医学教育工作的规划、组织和领导。全国和各省、自治区、直辖市继续医学教育委员会是指导、协调和质量监控的组织。

全国继续医学教育委员会在卫生部、人事部的领导下,组成继续医学教育委员会。委员会下设若干个学科组,聘请有关专家担任学科组成员。

(1)委员会的职能:①研究全国继续医学教育的方针、政策,向卫生部、人事部提出建议。②研究和提出全国继续医学教育的总体规划和实施计划。③负责拟订继续医学教育项目的评审标准,申报、认可办法和学分授予办法等。④负责国家级继续医学教育项目的评审。评审结果作为卫生部批准和公布的依据。⑤组织选编、出版国家级继续医学教育项目的优秀文字教材、音像教材和远程继续医学教育课件。⑥开展远程教育,推动全国继续医学教育广泛深入地开展。⑦对省级继续医学教育委员会、卫生部直属单位及相关单位的继续医学教育工作进行指导、检查和评估。⑧负责国家级继续医学教育基地的评审,评审结果作为行政主管部门批准和公布的依据。

(2)省级继续医学教育委员会在省级卫生行政部门、人事行政部门的领导下,由卫生厅(局)、人事厅(局)和有关单位的领导及专家组成。委员会下设若干学科组。委员会的职能:①拟订本省(自治区、直辖市)继续医学教育的规划和计划。②依据继续医学教育有关规定,拟订实施细则。③评审省(自治区、直辖市)级继续医学教育项目,评审结果作为省级卫生行政部门批准和公布的依据。④组织继续医学教育文字教材、音像教材和远程继续医学教育课件的编写、出版和发行工作,开展远程教育。⑤对本省(自治区、直辖市)的继续医学教育工作进行指导、检查和评估。⑥评审本省(自治区、直辖市)继续医学教育基地。评审结果作为行政主管部门批准和公布的依据。

全国继续医学教育委员会的组成和职责及省级继续教育委员会的组成及职责如上所述。

对地方卫生行政部门要求加强对继续医学教育工作的领导,计划和组织活动。对各单位要求为卫生技术人员参加继续医学教育提供必要的条件。对卫生技术人员要求积极主动参加继续医学教育活动,并接受考核,同时在学习期间可享受国家和本单位规定的工资、保险、福利待遇。

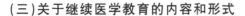

（三）关于继续医学教育的内容和形式

继续医学教育的内容，以现代医学科学技术发展中的新理论、新知识、新技术和新方法为重点，注意先进性、针对性和实用性，重视卫生技术人员创造力的开发和创造性思维的培养。根据学科发展和社会需求，开展多种形式的继续医学教育活动。

要求加强政治思想、职业道德和医学伦理学等有关内容的教育，培养高素质的卫生技术人员。

根据理论联系实际，按需施教，讲求实效的原则，根据学习对象、学习条件、学习内容等具体情况的不同，采用培训班、进修班、研修班、学术讲座、学术会议、业务考察和有计划、有组织、有考核的自学等多种方式组织实施。

要求各地区、各单位根据不同内容和条件，采取灵活多样的形式和办法，开展以短期和业余学习为主的继续医学教育活动。

自学是继续医学教育的重要形式之一，要求有明确的目标，制订自学计划，经考核认可授予学分。相应的自学管理办法由省级行政主管部门制定。

卫生部和省级卫生行政部门定期将认可的继续医学教育项目，按学科专业分类提前公布，供各地卫生技术人员选择参加。

经审批认可的继续医学教育项目分为国家级和省级。全国继续医学教育委员会评审认可的国家级继续医学教育项目，此类项目按《国家级继续医学教育项目申报、认可试行办法》办理，内容符合下列之一的可申报国家级继续医学教育项目：①本学科的国际发展前沿；②本学科的国内发展前沿；③边缘科学和交叉学科的新发展；④国外先进技术、成果的引进和推广，国内先进技术、成果的推广；⑤填补国家空白，有显著社会效益的技术和方法。省级继续医学教育委员会负责评审省级继续医学教育项目，此类项目按各省（自治区，直辖市）制定的省级继续医学教育项目申报、认可办法办理。国家级和省级继续医学教育项目按学科专业分类公布，接受继续医学教育的卫生技术人员将根据本人的实际情况和工作需要，选择参加与本人专业和岗位工作相关的继续医学教育活动。

解放军总后卫生部、高等医学院校、科研院所根据本系统和单位的具体情况及特点，在做好本单位继续医学教育工作的同时，要积极面向社会，开展继续医学教育。

（四）关于继续医学教育的考核、登记和评估

卫生技术人员接受继续医学教育考核合格，将作为年度考核、聘任、卫生技术职务晋升和医师、护士执业医师再注册的必备条件之一。

卫生技术人员参加继续医学教育活动要通过考核。继续医学教育活动主办单位负责考核，卫生技术人员所在单位负责审核。考核、审核的具体办法由各省级卫生行政部门会同人事行政部门共同制定。解放军总后卫生部、卫生部直属单位考核、审核的具体办法由各单位制定。

继续医学教育实行学分登记制度。继续医学教育对象每年参加继续医学教育活动，所获得的学分不低于 25 学分（各省市的地区和医院级别差异，可有所不同，如上海市三级医院每年不低于 30 学分），其中Ⅰ类学分 5～10 学分，Ⅱ类学分 15～20 学分。省、自治区、直辖市级医疗卫生单位、三级医院和一级防保机构的继续医学教育对象，5 年内必须通过参加国家级继续医学教育项目获得 10 学分。两类学分不可互相替代。继续医学教育活动主办单位要对参加活动的卫生技术人员发放本单位签章的包括活动名称、编号、形式、日期、考核结果、学分类别、学分数等内容的登记证或学习证明。各单位应建立继续医学教育档案，对本单位卫生技术人员每年参加各种

继续医学教育活动和获得的学分进行登记。

各单位开展继续医学教育工作的情况,应作为对领导干部政绩考核的内容之一。

还要建立继续医学教育的评估制度。全国继续医学教育委员会和省级继续医学教育委员会定期对开展继续医学教育情况进行检查评估。

对积极开展和踊跃参加继续医学教育活动,并且成绩显著的单位和个人,应给予表彰和奖励。

为表彰先进,进一步推动全国继续医学教育工作的深入开展,更好地为人民健康服务,为卫生事业的改革与发展服务,卫生部卫人发〔2000〕209号"关于表彰全国继续医学教育先进集体和先进工作者的决定"由卫生部人事司、科教司授予天津市卫生局科教处等13个单位"全国继续医学教育先进集体"荣誉称号;授予北京贾明艳、上海蒋金根等25人"全国继续医学教育先进工作者"荣誉称号。这次受到表彰的先进工作者是来自继续医学教育管理、医疗、教学、科研等方面的优秀代表,他们中有长期工作在继续医学教育管理第一线的行政管理人员,有长期从事临床、教学和科研的专家教授。他们对继续医学教育工作极端热忱,兢兢业业,在继续医学教育工作中作出了突出贡献。这次受到表彰的先进集体有主管继续医学教育工作的各级卫生行政部门、继续医学教育委员会、医学院校和医院。这些单位的领导高度重视,积极推动继续医学教育工作,取得了显著的成绩。

(五)国家级继续医学教育基地

为适应我国卫生事业改革与发展,以及开展继续医学教育工作的需要,2001年卫生部制定和颁发了《国家级继续医学教育基地认可标准及管理试行办法》。经全国继续医学教育委员会批准的国家级继续医学教育基地,通过备案举办的继续医学教育项目可授予国家级继续医学教育项目学分。

申报国家级继续医学教育基地的条件:同时具备以下五个条件的二级或三级学科,可申请作为国家级继续医学教育基地。①国务院学位委员会认定的博士学位授权点或国家级重点学科或国家级重点实验室;②近5年内获得过至少两项省(部)级或一项国家级科技奖励;③申报时承担着至少三项省(部)级及其以上级别的科技计划课题;④连续3年举办过国家级继续医学教育项目;⑤有专人负责基地的继续医学教育工作,具备结构合理的师资队伍、现代化的教学设备和条件。

(六)关于继续医学教育的经费问题

继续医学教育所需的经费,采取国家、集体、个人等多渠道筹集的办法解决。各级卫生行政部门应将继续医学教育经费列入预算。各卫生单位应保证一定的继续医学教育费用,并通过其他途径筹集资金。继续医学教育经费要专款专用。卫生技术人员本人也应承担一定的费用。举办继续医学教育活动可收取合理学习费用,但不以赢利为目的。

三、继续医学教育"十五"计划

(一)"九五"期间继续医学教育取得的成绩

"九五"期间,全国开展继续医学教育工作的省(自治区、直辖市)和举办继续医学教育工作的学科(一级学科)覆盖率均超过了"九五"计划中提出的85%的目标,继续医学教育工作成绩显著,为"十五"期间继续医学教育工作的持续发展奠定了良好的基础。各级卫生行政部门积极贯彻落实卫生部《继续医学教育暂行规定》,全国有29个省、自治区、直辖市成立了继续医学教育委

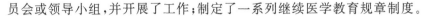

员会或领导小组,并开展了工作;制定了一系列继续医学教育规章制度。

(二)继续医学教育"十五"计划的意义

21世纪是知识经济时代,是经济与社会加速发展、生命科学将取得重大突破的时代。实施继续医学教育是提高我国卫生队伍整体素质的重要措施,是落实"科教兴国"战略和《中共中央国务院关于卫生改革与发展的决定》的重要内容。

到2010年,我国要在全国建立起适应社会主义市场经济体制和人民群众健康需求的、比较完善的卫生体系。国民健康的主要指标在经济发达地区达到或接近世界中等发达国家的平均水平,在欠发达地区达到发展中国家的先进水平。要实现这一目标,必须充分依靠科技的进步与教育的发展,继续医学教育是医学教育的重要组成部分,是实现卫生改革与发展总目标的基本保障,必须进一步加强领导,加大投入,加快发展。继续医学教育"十五"计划是根据卫生事业"十五"期间的发展目标和任务而制定的。

(三)继续医学教育"十五"计划的指导思想和原则

继续医学教育要以邓小平理论为指导,贯彻实施"科教兴国"伟大战略,落实新时期卫生工作方针,面向现代化、面向世界、面向未来,适应21世纪医学科学技术和卫生事业发展的需要,建设一支高素质的卫生技术队伍。

继续医学教育是以学习现代医学科学技术发展的新理论、新知识、新技术、新方法(以下简称"四新")为重点,注重先进性、针对性和实用性(以下简称"三性")。坚持教育方式的多种形式,注重质量和实效;坚持普及与提高相结合,创造优秀卫生技术人才脱颖而出的良好环境;坚持实事求是、因地制宜的原则。

继续医学教育实行全行业管理。要充分利用各地的卫生和医学教育资源,加强对继续医学教育工作的规划、组织和管理。注重发挥高等医学院校和学术团体的作用,注重向农村基层和西部地区倾斜,探索把现代远程教育手段用于这一领域。

(四)继续医学教育"十五"计划的总体目标和具体指标

"十五"期间继续医学教育工作的总体目标:在巩固"九五"成绩的基础上,进一步提高教育质量和效益,实现继续医学教育工作制度化、管理规范化、手段现代化,在全国建立起比较完善的、具有中国特色的继续医学教育体系,以适应卫生事业改革发展与卫生技术人员自身学习提高的需要。具体指标包括以下几个方面。

(1)各省、自治区、直辖市的县(区)级医疗卫生单位开展继续医学教育工作的覆盖率达到85%。

(2)各省、自治区、直辖市举办继续医学教育活动项目的学科专业(二级学科)覆盖率达到85%。

(3)按卫生部、人事部发布的《继续医学教育规定(试行)》要求,各省、自治区、直辖市继续医学教育对象获取学分的达标率达到85%。

(五)如何做好继续医学教育工作

继续医学教育是一项系统工程,要求卫生行政部门、各医疗卫生单位必须把继续医学教育工作摆上重要工作日程,采取有力措施,确保计划目标的实现。

1.进一步提高认识,加强领导

要通过多种形式和途径加大对继续医学教育在卫生改革与发展中重要地位、作用的宣传,提高各级领导和卫生技术人员"科教兴国"的意识,树立终生教育的观念,把继续医学教育工作摆在

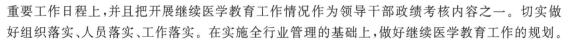

重要工作日程上,并且把开展继续医学教育工作情况作为领导干部政绩考核内容之一。切实做好组织落实、人员落实、工作落实。在实施全行业管理的基础上,做好继续医学教育工作的规划。

2.进一步完善制度,规范管理

要建立健全有关规章制度,加快继续医学教育工作的制度化、规范化、科学化建设。要严格按照《继续医学教育规定(试行)》要求,规范继续医学教育的对象、学分的授予、考核、登记、验证等环节的管理,使继续医学教育工作有序健康地开展。

3.进一步提高质量与效益

积极开展多种形式的继续医学教育活动,在坚持"按需施教,讲求实效"和教育内容突出"四新""三性"基础上,要加强政治思想、医德医风、医学伦理学等有关知识的学习和教育。在努力扩大继续医学教育覆盖面的同时,要加强对国家级、省级继续医学教育项目举办过程的监督检查,规范继续医学教育活动的管理,把工作的重点放在提高质量和效益上。

4.建立一批国家级继续医学教育基地

按照《国家级继续医学教育基地认可标准及管理试行办法》,逐步在一些符合条件的单位建立国家级继续医学教育基地,面向全国开展高水平、高效益的继续医学教育项目。基地实行滚动式管理,定期进行检查评估,优胜劣汰,避免终身制,保证继续医学教育基地工作的质量。

5.充分利用现代技术手段,开展继续医学教育

要充分利用各种现代技术手段,开发多媒体教学课件,积极发展远程教育,以解决工作与学习的矛盾,促进继续医学教育更加广泛深入地开展,使更多的卫生技术人员及时地参加继续医学教育活动和学习相关的知识。同时,充分利用现代技术手段进行继续医学教育的管理,积极开发各种管理软件系统,使继续医学教育的管理更加高效、便捷和规范。

6.加强理论研究,积极开展国内外学术交流

要根据工作需要,组织开展有关专题的调查研究,为继续医学教育工作的不断深入提供理论依据和决策咨询。举办继续医学教育管理干部讲习班和学术研讨会,不断提高管理人员素质和继续医学教育工作水平。积极创造条件开办继续医学教育刊物,为广大卫生技术人员与管理干部拓宽学习与交流的园地。

7.完善考核评估制度,健全激励机制

进一步完善并严格执行继续医学教育考核、登记和评估制度,健全激励和约束机制。充分发挥继续医学教育委员会和学科专家组的作用,定期对继续医学教育工作进行检查评估,对先进单位和个人予以表彰。对乱办班、乱收费、乱发证等问题及时纠正。要重视继续医学教育的质量和实效,将继续医学教育与卫生技术人员的考核、聘任、晋升、任职、执业注册等密切结合。

8.保证投入,多方投资

各级卫生行政部门要把继续医学教育经费列入预算,各医疗卫生机构要加大经费投入,并通过多种渠道筹集资金。继续医学教育经费要专款专用。接受继续医学教育的个人在参加有关活动时应负担一定的费用。

四、继续医学教育"十一五"规划

(一)"十五"期间继续医学教育取得的成绩

"十五"期间,各级卫生部门积极贯彻落实卫生部、人事部《继续医学教育规定(试行)》,广泛深入开展继续医学教育工作,取得了显著成绩。卫生部在人事部支持下,成立了全国继续医学教

育委员会,各省、自治区、直辖市也普遍组建了地方继续医学教育委员会,全国已初步形成了层次清晰、运转灵活的继续医学教育组织管理体系;修订完善了项目审批、学分授予、项目管理、基地建设、评估考核、档案管理和远程教育管理等各项规章制度;开展了多种形式的继续医学教育活动,远程继续医学教育得到了较快发展;完成了"十五"计划提出的"县及县以上医疗卫生单位开展继续医学教育的覆盖率达到85%、举办继续医学教育项目活动的学科专业(二级学科)覆盖率达到85%、继续医学教育对象获取学分的达标率达到85%"的工作目标。继续医学教育已经成为医疗卫生单位增强核心竞争力和卫生技术人员提高能力素质的重要途径和手段,在卫生人才队伍建设中发挥了重要作用。

(二)继续医学教育"十一五"规划的意义

"十一五"期间是我国全面建设小康社会的关键阶段,也是卫生系统贯彻落实科学发展观,不断提高人民群众健康水平,更好地为构建社会主义和谐社会,实现经济社会协调发展的关键时期。

(三)继续医学教育"十一五"规划的指导思想和原则

"十一五"期间,继续医学教育工作的指导思想:以邓小平理论和"三个代表"重要思想为指导,坚持科学发展观,坚持走中国特色自主创新道路,努力贯彻实施建设创新型国家的重大战略决策,落实新时期卫生工作方针,以适应21世纪医学科学技术发展和卫生事业发展的需要为导向,积极推进继续医学教育工作,不断提高卫生专业技术人员业务素质和卫生队伍整体素质,为促进我国卫生事业发展,提高人民群众健康水平和全面建设小康社会提供人力资源保障。为此,必须坚持如下原则。

1.统筹兼顾,协调发展

统筹地区、城乡、医疗卫生机构、不同学科间的继续医学教育发展,逐步缩小发展的差距,实现均衡协调发展。针对我国继续医学教育发展现状,经济发达地区要积极创造条件优先发展,力争在管理和质量上实现高水平突破,加大对其他地区的支持力度;鼓励中等地区实现继续医学教育目标;支持西部地区努力达到目标要求。

2.因地制宜,分类指导

正确把握继续医学教育的目的、对象、内容和形式,针对不同地域、层次和专业学科的差异,因地制宜开展继续医学教育工作,并进行分类指导,推进继续医学教育工作稳步发展。

3.行业管理,统一规范

打破隶属关系和所有制界限,实行全行业管理,做到工作统一规划、组织实施统一领导、业务管理统一规范、信息服务统一高效,并实现资源共享与共同提高。不断完善继续医学教育法规和制度建设,逐步实现法制化和规范化管理。

4.改革创新,讲求实效

坚持开拓进取,勇于改革创新,针对工作中的主要问题,深入调查研究,积极探索如何建立与社会主义市场经济体制相适应的继续医学教育运行机制,创新管理体制。坚持形式与内容相统一,注重质量和效果。根据培训工作的实际需要,采取灵活多样的培训形式,以学习现代医学科学技术发展中的新理论、新知识、新技术、新方法为主要内容,保持先进性、针对性和实用性。

(四)继续医学教育"十一五"规划的总体目标

继续医学教育第十一个五年规划工作的总体目标:在巩固"十五"成绩的基础上,不断完善继续医学教育制度,提高教育质量和效益,开拓继续医学教育新领域,建立起适应我国社会主义市

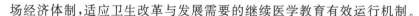

场经济体制,适应卫生改革与发展需要的继续医学教育有效运行机制。

(1)各省、自治区、直辖市县级以上医疗卫生单位开展继续医学教育的覆盖率达到90%;乡镇卫生院达到60%;开展继续医学教育项目活动学科专业覆盖全部二级学科;继续医学教育对象获取学分的达标率达到90%(西部、边远地区达60%以上)。

(2)充分利用现代化管理手段加强对继续医学教育管理,全国至少有60%的省(市)全面实施计算机网络管理,并采用远程教育手段开展继续医学教育活动。

(3)各省、自治区、直辖市要定期对各地继续医学教育工作进行评估,每年都要对继续医学教育项目的执行情况进行检查,检查项目数不低于举办项目数的10%。

(五)继续医学教育"十一五"规划的主要措施

1.提高认识,加强领导,创造继续医学教育发展的良好环境

继续医学教育是卫生事业发展的有机组成部分,是实施"科教兴国"战略和卫生人才战略的重要措施。各级卫生行政部门要进一步确立继续医学教育的战略地位,切实加强对继续医学教育工作的领导,提高继续医学教育在卫生事业改革以至构建和谐社会中重要地位的认识,制定继续医学教育发展规划和措施,为卫生技术人员参加继续医学教育活动创造良好条件和环境,逐步使卫生技术人员树立"只有终生教育,才能终生执业"的观念,真正把卫生技术人员参加继续医学教育转变成自觉的行动。

2.改革创新,完善制度,加强继续医学教育的规范管理

努力探索适应社会主义市场经济体制的继续医学教育新机制,不断完善和落实有关规章制度,使继续医学教育工作科学化、规范化和制度化,推进继续医学教育法制化建设,创新继续医学教育体系,建立起有效的继续医学教育运行机制。要严格按照《继续医学教育规定(试行)》的要求,强化各个工作环节的规范管理,进一步加强对各级、各单位开展继续医学教育工作的评估指导和项目活动的监督检查,不断提高继续医学教育的质量和效益,保证继续医学教育工作健康、有序地进行。

3.重点突出,讲求实效,继续开展形式多样、内容丰富的继续医学教育活动

坚持"按需施教、讲求实效"的原则,围绕卫生工作重点,根据实际需要,因地制宜地开展多种形式的继续医学教育活动。加强传染性疾病防治、重大疾病控制、社区卫生,以及医德医风、医学伦理、卫生法律法规等知识的培训,并列入全员培训的内容。充分利用各种继续医学教育资源和条件,加强协调沟通,发挥各个相关单位、组织的作用,实现优势互补,资源共享。研究和把握远程医学教育的特点,组织制定远程继续医学教育的标准和管理制度,充分利用现代教育手段,积极发展远程继续医学教育和网络继续医学教育,使更多的卫生技术人员能够就近、方便地参加和学习相关的卫生技术知识。

4.稳定规模,保证质量,加强国家级和省级继续医学教育基地的建设与管理

严格按照国家级继续医学教育基地管理办法认可和管理国家级和省级继续医学教育基地,加强基地建设与管理,定期对国家级和省级继续医学教育基地及其开展的继续医学教育活动进行检查评估和重新认可。基地要充分发挥学科和师资的优势,注重创新人才和学科带头人的培养。

5.面向基层,注重实效,积极开展面向农村和城市社区的继续医学教育活动

各级卫生部门和医疗卫生机构要采取有力措施,在政策导向和资金、项目安排上,采取有力措施,加大对农村卫生工作的支持力度,尤其要向西部和边远地区倾斜,积极组织开展面向农村和城市社区、面向西部和边远地区的继续医学教育活动,进一步提高卫生队伍的整体水平。积极

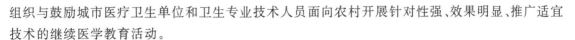

组织与鼓励城市医疗卫生单位和卫生专业技术人员面向农村开展针对性强、效果明显、推广适宜技术的继续医学教育活动。

6.科学管理,手段创新,加快信息化建设

根据卫生信息化建设的总体要求,进一步加快继续医学教育信息化管理步伐。要疏通渠道,充分利用原有的信息、网络资源,构建多功能、高效率、方便适用的信息管理与传输体系。要建立国家级、省级继续医学教育数据管理中心,实时了解、掌握继续医学教育项目活动情况和继续医学教育对象学分完成情况,建立统计报告制度,提高宏观决策的科学性和主动性。

7.检查监督,定期评估,强化激励机制

要不断完善和严格执行继续医学教育考核、登记和评估制度,强化激励和约束机制。充分发挥继续医学教育委员会和学科专家组的作用,定期对继续医学教育工作进行评估,对项目执行情况进行检查,对先进单位和先进个人予以表彰,对出现的问题及时纠正。认真落实卫生技术人员继续医学教育完成情况与其考核、聘任、技术职务晋升和执业资格再注册等密切结合的有关规定。把开展继续医学教育工作的情况和计划目标完成情况纳入领导干部政绩考核和单位综合目标考核。

8.增加投入,建立机制,保证继续医学教育经费

各级卫生部门、各医疗卫生单位要建立费用分担机制,多渠道解决继续医学教育的资金投入问题。政府要切实承担起对人才培养的责任,增加对继续医学教育的引导性投入;当前条件下,单位是继续医学教育投入的主渠道,要把继续医学教育作为增强单位核心竞争力的重要途径和手段,从投入上向继续医学教育倾斜;卫生技术人员有参加继续医学教育的权利和义务,也是继续医学教育的直接受益者,应当承担部分费用;鼓励社会各界筹集继续医学教育资金,积极争取多方投资继续医学教育,建立健全继续医学教育资金筹集使用的良性循环机制。

9.调查研究,加强合作,进一步提高管理水平

根据工作需要,加强继续医学教育的理论研究,及时总结各地的经验,开展国内外学术交流,积极探讨如何建立与社会主义市场经济体制相适应的继续医学教育运行机制,制定适合我国不同区域的继续医学教育质量标准。通过举办继续医学教育管理干部培训班、研讨会、学习考察、课题调研等形式,加强对继续医学教育管理干部的培训,使其掌握相关法律、政策、方法和手段,提高领导艺术和管理水平。

(陈　凌)

第二节　医院继续医学教育的对象

继续医学教育的对象是完成毕业后医学教育培训或具有中级以上(含中级)专业技术职务从事卫生技术工作的人员,包括医学院校、医院、防疫站、卫生监督部门、卫生管理部门的卫生专业技术人员,在医院中则包括医师系列、护理系列、药学系列、医技系列和卫生管理系列。参加继续医学教育是卫生技术人员应享受的权利和应履行的义务。

关于继续教育有着不同的名称,不同的名称包含不同的对象。大致有以下几种。

一、成人教育

成人教育是指在职职工的教育。成人教育应该包括学历教育、专业证书教育、岗位培训和继续教育。从对象看,包括卫生技术人员、管理人员和工人的教育。

二、继续教育

继续教育是指学校毕业后的教育,即指大学、中专毕业后的教育,以及特定历史原因造成的补课性质的教育。对象包括卫生技术人员、行政管理人员和技术工人等。

三、医学继续教育

医学继续教育是指卫生技术人员的继续教育,即卫生技术人员的学校毕业后教育,也就是以前被称为"广义的继续医学教育"。它包括毕业后教育、知识更新教育。

四、继续医学教育

继续医学教育是指继毕业后医学教育之后的以知识更新为主要任务的教育,也就是以前被称为"狭义的继续医学教育"。其对象是接受过毕业后医学教育的卫生技术人员,所以实际上是一种对中级职称以上卫生技术人员的教育。

医院的继续教育对象很广泛,重点应以卫生技术人员为主;卫生技术人员中有临床医师培养和其他专业技术人员培养,重点以临床医师培养为主。

(陈　凌)

第三节　医院继续医学教育的具体内容和形式

一、继续医学教育的具体内容

继续医学教育实行学分制,按活动性质学分分为Ⅰ类学分和Ⅱ类学分两类。

具有中级或中级以上专业技术职务的卫生技术人员每年都应参加继续医学教育活动,取得25学分(各省市的地区和医院级别差异,可有所不同,如有的省市要求取得30学分),其中Ⅰ类学分须达到5～10学分,Ⅱ类学分达到15～20学分。省、自治区、直辖市级医院的医务人员5年内必须获得国家级项目5～10个学分。继续医学教育对象每年获得的远程继续医学教育学分数不超过10学分。Ⅰ类、Ⅱ类学分不可互相替代。

二、继续医学教育的形式

(一)学分要求

继续医学教育实行学分制。继续医学教育对象每年参加继续医学教育活动,所获得的学分不低于25学分,其中Ⅰ类学分5～10学分,Ⅱ类学分15～20学分。省、自治区、直辖市级医疗卫生单位的继续医学教育对象五年内通过参加国家级继续医学教育项目获得的学分数不得低于

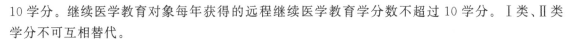

10 学分。继续医学教育对象每年获得的远程继续医学教育学分数不超过 10 学分。Ⅰ类、Ⅱ类学分不可可互相替代。

(二)学分分类

按照继续医学教育活动,学分分为Ⅰ类学分和Ⅱ类学分两类。

1.Ⅰ类学分

(1)国家级继续医学教育项目:①由全国继续医学教育委员会评审、批准并公布的项目;②国家级继续医学教育基地申报,由全国继续医学教育委员会公布的项目。

(2)省级继续医学教育项目:①由省级继续医学教育委员会评审、批准并公布的项目;②省级继续医学教育基地申报,由省级继续医学教育委员会公布的项目;③中华医学会、中华口腔医学会、中华预防医学会、中华护理学会、中国医院协会、中国医师协会(以下简称指定社团组织)所属各学术团体申报的非国家级继续医学教育项目在分别经以上学(协)会组织评审并批准后,由全国继续医学教育委员会统一公布的项目。

(3)推广项目:推广项目是为适应基层卫生专业技术人员培训、卫生突发事件应急培训,以及面向全体在职卫生人员开展的培训需要(如职业道德法规教育),由卫生部或省(自治区、直辖市)卫生厅(局)组织和批准的项目(包括现代远程教育项目)。

2.Ⅱ类学分

自学、发表论文、科研立项、单位组织的学术活动等其他形式的继续医学教育活动授予Ⅱ类学分。

(三)学分授予标准

1.Ⅰ类学分计算方法

(1)参加国家级继续医学教育项目活动,参加者经考核合格,按 3 小时授予 1 学分;主讲人每小时授予 2 学分。每个项目所授学分数最多不超过 10 学分。

(2)参加省级继续医学教育项目活动,参加者经考核合格,按 6 小时授予 1 学分。主讲人每小时授予 1 学分。每个项目所授学分数最多不超过 10 学分。

(3)国家级远程继续医学教育项目和推广项目按课件的学时数每 3 小时授予 1 学分。每个项目所授学分数最多不超过 5 学分。

2.Ⅱ类学分计算方法

(1)凡自学与本学科专业有关的知识,应先定出自学计划,经本科室领导同意,写出综述,由所在单位继续医学教育主管部门授予学分。每 2 000 字可授予 1 学分。由全国继续医学教育委员会或省、自治区、直辖市继续医学教育委员会制定或指定的杂志、音像、光盘等形式的有关四新的自学资料,学习后经考核,按委员会规定该资料的学分标准授予学分。此类学分每年最多不超过 5 学分。

(2)在刊物上发表论文和综述,按以下标准授予学分(表 13-1)。

表 13-1　学分授予标准(一)

刊物类型	作者排序　第一作者~第三作者(依此类推)
具有国际标准刊号(ISSN)和国内统一刊号(CN)的刊物	10~8 学分
省级刊物	5~3 学分
地(市)级刊物	4~2 学分
内部刊物	2~1 学分

（3）科研项目：已批准的科研项目，在立项当年按以下标准授予学分（表13-2）。

表13-2　学分授予标准（二）

课题类型	课题组成员排序　第一作者～第五作者（依此类推）
国家级课题	10～6学分
省、部级课题	8～4学分
市、厅级课题	6～2学分

（4）出版医学著作，每编1 000字授予1学分。

（5）出国考察报告、国内专题调研报告，每3 000字授予1学分。

（6）发表医学译文，每1 500字授予1学分。

（7）单位组织的学术报告、专题讲座、技术操作示教、手术示范、新技术推广等，每次可授予主讲人2学分，授予参加者0.5学分。参加者全年所获得的该类学分最多不超过10学分。

（8）临床病理讨论会、多科室组织的案例讨论会、大查房，每次主讲人可授予1学分，参加者授予0.5学分。参加者全年所获得的该类学分最多不超过10学分。

（9）现代远程继续医学教育Ⅱ类学分授予的具体规定由各省、自治区、直辖市继续医学教育委员会制定。

（2）～（8）项由单位继续教育主管部门负责审核后授予相应的学分。

3.进修

凡经单位批准，到上一级医疗卫生单位进修（含出国培训）6个月及以上人员，经考核合格者，视为完成当年的继续医学教育25学分。

（陈　凌）

第四节　医院继续医学教育的管理

一、组织管理

医院继续医学教育受省市继续医学教育委员会领导，医院由继续医学教育领导小组领导，由医院教育部门负责，科室由科主任负责并委派科室学分登记员登记学分。

（一）省市继续医学教育委员会的职能

（1）制定本省市继续医学教育计划，并提出具体要求。

（2）聘请有关专家组成学科组，审定省市各专业卫生技术人员的继续医学教育项目。

（3）向卫生部继续医学教育委员会推荐国家级项目。

（4）参照卫生部继续医学教育委员会制定的项目认可及学分授予标准，定期公布本省市继续医学教育的项目和学分。

（5）根据卫生系统人才培养的需要组织项目或教材的招标。

（6）对本省市的继续医学教育工作和项目进行检查、指导和评估。

（7）组织继续医学教育文字、音像教材的编辑、出版和发行工作，并向卫生部继续医学教育委员会推荐。

(8)其他有关的继续医学教育工作。

(二)医院继续医学教育领导小组职责

(1)制定继续医学教育规划,保障经费投入。

(2)落实继续医学教育组织,加强各部门协调,理顺关系。

(3)制定政策及奖励措施。

(4)定期检查,督促继续医学教育计划实施,不断总结,不断提高。

(三)医院继续医学教育行政部门职责

(1)执行继续医学教育计划,严格管理,保证教育质量。

(2)负责组织申报及举办国家级继续医学教育项目。

(3)审批或组织有关人员参加国家级、市级、学校级继续医学教育活动。

(4)组织开展本院继续医学教育活动。

(5)审批科级继续医学教育活动。

(6)定期培训学分登记员。

(7)审核及统计全院有关人员的继续医学教育学分。

(8)认真总结,不断提高继续医学教育质量。

(9)管理好继续医学教育经费,开展必要的奖惩活动。

(四)科室和部门职责

(1)科室和部门负责人主管本部门继续医学教育工作。

(2)科主任要积极申报争取国家级项目或市级项目,积极举办医院继续教育项目。

(3)科主任要积极组织本科室继续教育活动,如临床病理讨论、多科室案例讨论、大查房、系列讲座等。

(4)科主任要选派认真的学分登记员,负责本部门继续医学教育活动的学分登记。

(五)学分登记员的职责

(1)设立院科二级学分登记员。

(2)科室学分登记员由科主任推荐,自愿担任。

(3)学分登记员要经过培训上岗。

(4)科室学分登记员要认真、负责、准确、科学、合理地做好学分登记工作,按时完成科内学分统计工作,并交职能科室审核。

(5)保管科内每位继续医学教育人员的学分档案。

(6)按时参加每年一次的记分员培训会,并将会议精神传达到每位继续医学教育人员(包括科主任)。

二、国家级继续医学教育项目的申报和举办

(一)国家级继续医学教育项目的条件

国家级继续医学教育项目应以现代医学科学技术发展中的新理论、新知识、新技术和新方法为主要内容,须符合下列条件之一。

(1)本学科的国际、国内发展前沿。

(2)本学科的国内、本市发展前沿。

(3)边缘学科和交叉学科的新发展。

(4)获省市、部委级科技进步二等奖以上科研成果的应用和推广。

(5)国际、国内先进技术的引进和推广。

(6)填补本市空白、有显著社会效益的技术和方法。

(7)省市厅卫生局医学领先学科成果的推广。

(二)国家级继续医学教育项目的申报

凡拟举办国家级继续医学教育项目的单位,必须先报所在单位继续医学教育委员会(领导小组),经核准后,由所在单位继续医学教育委员会负责向省市卫生系统继续医学教育委员会推荐。

各卫生单位继续医学教育主管部门及省市医学会等学术团体于每年7月底之前,将次年的国家级和市级继续医学教育项目的项目名称、主办单位、内容和方式、申请依据、教学对象和人数、日期、地点、考核办法和拟授学分、主办单位条件、项目负责人和参加讲课人简况及收费标准等,向省市卫生系统继续医学教育委员会申报。

部属院校的附属医院可直接向学校申报,并由学校审核后直接向卫生部申报。

(三)国家级继续医学教育项目的评审

卫生部每年组织专家对新报批的国家级继续医学教育项目进行评审和批准,同时对去年申报本年度已举办的(备案)项目进行复审。复审内容包括办班总结、课程表、学员名单、教材和考试题目等。通过评审批准第二年可以举办的国家级继续医学教育项目并择期下文公布。省市级卫生系统继续教育委员会每年将批准认可次年省市级继续医学教育项目,按学科分类,列出项目编号、名称、主办单位、项目负责人、学分数、日期、地点等集中公布,供各单位和有关医技人员选择参加。

(四)医院如何实施国家级继续医学教育项目

医院为国家级继续医学教育项目的实施单位,行政执行部门为医院教育部门。教育部门负责国家级继续医学教育项目的动员、申报、举办等各项组织联系协调工作。国家级继续教育项目可由教研室、科室、小组或个人分别申报,申报时在举办内容、规模、特别是时间方面要与教育部门联系,以便统一协调安排。获得批准的国家级继续医学教育项目有效期3年,当年必须如期举办。举办项目前,项目负责人要与教育部门在内容、教材,收费标准、经费分配、教室、住宿、举办计划等方面取得一致。教育部门与项目(教研室、科室、小组或个人)负责人共同负责招生、举办、考试、结业、经费分配等事项,教研室、科室主任要支持项目小组或个人的举办工作。项目负责人要负责教材编写、教师组织、项目举办等具体工作。项目结束后两周内,须将举办项目的有关情况总结、教材、考试试题及"国家级继续教育项目执行情况汇报表"交教育部门,以便按时向卫生部汇报。医院举办的国家组继续教育项目除面向全国收费招生外,还要为本院的继续医学教育服务,招收一定比例的免费生。

三、医院继续医学教育的实施办法

(一)确定具体教育对象

国家"继续医学教育规定(试行)"已明文规定了继续医学教育的对象是中级专业技术职务(含中级)以上的卫生技术人员。但在每个不同的单位,由于继续医学教育工作发展的不同阶段,需要有一个确定本单位继续医学教育对象的问题。

首先要确定开始试点的范围,一般是以临床医师为主,因为临床医师的继续医学教育最为重要,也最有基础。

其次要解决参加继续医学教育的年龄范围。由于有的卫技人员退休年龄为 60 岁,有的卫技人员退休年龄为 55 岁,故纳入继续医学教育的年龄范围应有一个明确的规定。虽然中国有句古话称"活到老,学到老",但接近退休年龄的人员其继续医学教育的实际意义也有待讨论,故可按本单位的实际情况来确定参加继续医学教育的年龄范围。

第三要确定纳入继续医学教育的对象面,包括医师、护士、药剂、医技、卫生管理人员是统一纳入,还是分期分批纳入。总之,应该做到有序、细微、严格、不走过场,使之确实有效,达到继续医学教育的目的。

另外,由于每年都有新的中级的卫生技术人员被晋升,每年也有新的退休人员,故每个单位的具体纳入继续医学教育对象范围应该每年协同人事部门一起来更新。

(二)举办各类学分项目

对于三级医院和有条件的二级医院来说,积极申报和举办国家级和省市级继续医学教育项目是很重要的,这不但可以让主办的教师获得学分,有利于该学科的发展,提高医院的知名度,还可以方便本单位的卫生技术人员参加继续医学教育,以方便其获得学分。

让本单位的卫生技术人员外出学习接受培训,也是获得国家级和省市级继续医学教育学分的重要途径,对于中心医院来说,这是一条主要的途径。外出学习要注意合理安排,不影响科室正常医疗工作;要有目的外出学习,做到学以致用,要执行好有关继续医学教育的经费政策,一般由医院和个人(或科室)共同承担。目前以个人(或科室)负担 1/3 经费为多见。

Ⅱ类学分是医院主要举办的项目。根据规定,每位卫生技术人员通过自学每年获得Ⅱ类学分不得超过 5 分,外出进修不得超过 25 学分,医院项目不得超过 10 学分,科室项目也不得超过 10 学分。从另一方面看,继续医学教育项目的多样性还有待于去进一步发展。

举办医院项目和科室项目要注意发挥全院各科室的积极性,多办及办好以营造一个浓厚的学术空气。同时要保证质量,以"四新"内容为主,以期达到良好的教育质量。另外要加强管理,在项目计划、教师安排、教学课堂、安民告示、考勤考核方面都要保证教学效果,达到学有效果,分有所值。

(三)学分登记和考核

学分登记是一项繁琐但要认真对待的工作,由医院继续医学教育主管部门或科室学分登记员负责登记。科室学分登记员要由科室主任推荐,本人自愿,认真负责地做好本科室的卫生技术人员学分登记工作。学分登记要做到每个学分都有佐证,或学分证明或论文复印件。要审核学分证明的有效性。没有有效证明的学分不予登记,超过规定的学分(如医院项目一年中超过 10 分),其超过部分不予登记。

按照继续教育规定,卫生技术人员完成继续教育学分情况将作为其年度考核、晋升和续聘的必备条件。为此必须对卫生技术人员的继续医学教育情况进行考核、学分登记和验证。

继续医学教育项目的考核不同项目可采用不同的方式。学术会议可采用考勤和发学分证明的方法;学习班和学术讲座可采用考勤或书面考试和发学分证明的方法;自学要由科室作计划,本人自学并在科内报告后按字数记学分;进修按外出的时间计;论文按文章的复印件并按作者顺序计分;译文按文章的复印件计分。科室临床病理讨论要事先申报,并通过考勤授予学分。有许多好的学术讲座、操作演示、国外学者讲座要注意及时申请,以取得发放学分证书的资格,不使确实参加学习获得效果的卫技人员没有学分可得的情况出现。

学分登记和考核规则:①项目主办单位授予相应项目类别的学分,学员所在单位负责登记。

②省、自治区、直辖市继续医学教育委员会应统一印制和发放继续医学教育登记证或使用电子信息卡,内容包括项目编号、项目名称、举办日期、形式、认可部门、学分数、考核结果、签章等,由继续医学教育对象本人保管,作为参加继续医学教育活动的凭证。③各单位主管职能部门每年应将继续医学教育对象接受继续医学教育的基本情况和所获学分数登记,并作为年度考核的重要内容。继续医学教育合格作为卫生技术人员聘任、专业技术职务晋升和执业再注册的必备条件之一。

验证是确认卫生技术人员每年是否完成继续教育学分的最后一环工作。验证工作按学分类别分别进行。一类学分由省市卫生厅(局)进行。二类学分由三级医院的职能部门验证,二级乙等及一级医院由区县卫生局验证。验证要严格按照规定的学分数来进行,每年必须完成相应的一类和二类学分,但一类和二类学分不能互补。国家级继续医学教育项目学分5年内可累积,其余学分仅当年有效不能转入下一年。凡1年内未完成继续医学教育学分的要推迟1年参加晋升。

(四)继续医学教育学分证书的发放和管理

(1)国家级和省级继续医学教育项目学分证书分别由全国和省级继续医学教育委员会统一印制。指定社团组织应按全国继续医学教育委员会统一规定的样式印制学分证书。

(2)远程继续医学教育项目Ⅰ类学分证书,先由举办项目的远程教育机构提供学员参加学习的有关材料,经学员所在地的省级继续医学教育主管部门核实后发放相应的学分证书。

(3)国家级继续医学教育项目和指定社团组织举办的由全国继续医学教育委员会统一公布的项目,应接受项目举办地省级继续医学教育委员会的监管。举办单位应在项目举办两周前将有关资料报项目举办地省级继续医学教育委员会备案。

(4)凡弄虚作假、滥发证书、乱授学分的单位,一经查实将视情节轻重分别给予批评、全国通报、1~3年停办国家级和省级继续医学教育项目资格等处罚。

(五)继续医学教育评估工作

2005年,为进一步推动继续医学教育工作,不断提高我国卫生专业技术人员业务技术水平与整体素质,根据卫生部、人事部《继续医学教育规定(试行)》和卫生部《继续医学教育"十五"计划》要求,全国继续医学教育委员会决定对全国继续医学教育工作进行评估,并对各地"十五"期间的继续医学教育工作情况进行全面总结和评价,对作出突出成绩的单位和个人给予表彰。

四、继续医学教育的档案管理

(1)继续医学教育档案应包括如下内容。①省市卫生厅(局)下发的继续医学教育学分登记手册,每5年一本;②单位可自己设计的继续医学教育学分登记手册,每年1本;③每年继续医学教育的验证情况汇总;④每年继续医学教育的学分佐证,如学分证明、论文复印件、译文复印件、自学材料、进修证明、著作复印件、影像制作出版物证明、科研基金证明、考察报告等;⑤满5年的继续医学教育学分汇总。

(2)由省、自治区、直辖市继续医学教育委员会按照统一样式,印制和发放继续医学教育登记证,内容包括项目名称、日期、形式、认可部门、学分数、考核结果、签章等。由本人保存,作为参加继续医学教育活动的凭证。

(3)由各单位主管职能部门每年将登记证上的学分数汇总,作为业绩考核、聘任及晋升高一级专业技术职务的条件之一。

(4)医院或科室要建立卫生技术人员的继续医学教育个人档案。由医院或科室保管卫生技

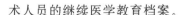

术人员的继续医学教育档案。

(5)继续医学教育档案应做到材料真实可靠、资料全面、保管安全。并逐步向计算机化,网络化过渡。

五、继续医学教育的计算机管理

继续医学教育面向所有中、高级专业职务的医务人员,尚带有行政强制性,具有项目申报单位众多、办班地点分散、区域跨度大和信息需求量大、信息往返多、管理要求高等特点。由于信息的来源和去向非常广泛,各个环节对信息的准确性,及时性要求又非常高,因而大大增加了医疗教育管理部门的工作难度。在传统手工管理模式下,很难保证所有信息能够准确、及时、全面、迅速地传递到各个单位和个人,每个医务人员也难按照个人需求有选择的接受教育,从而影响了继续医学教育制度的实施。

为了有效地解决继续医学教育管理中遇到的问题,只有使用现代化的手段,也就是用现代化的运作方式实现先进的管理思想,用现代化的管理工具促进科学的管理方法。继续医学教育项目远程信息管理系统就是在这种背景下产生的。今天利用广域网技术为实现继续医学教育管理的现代化已经具备了充分的物质条件。

(一)继续医学教育项目远程信息管理系统(卫生局用)

继续医学教育项目远程信息管理系统是基于广域网的开放式系统,管理人员对系统功能进行定义之后,所有用户(包括专家、学员、管理人员)都可以方便地在网上发布、浏览、接收、处理各类信息,整个流程在全世界任何一个角落通过国际互联网轻松完成。因此,计算机在社会上的普遍存在和国际互联网的出现是本系统能够高效运行的前提。

该系统的一整套实施方案的设计,力求做到各级管理部门原来工作习惯不作较大改动,就可利用本系统轻松地把整个继续医学教育管理工作抓起来,从而使医疗教育管理部门能够很轻松地把本系统推广下去。

根据继续医学教育管理的内容和要求,本系统设计了如下的功能。

1.申请立项

本系统便于卫生系统各个教育、科研和医疗单位通过互联网就继续医学教育项目进行立项申请。各单位可以利用医疗教育管理部门统一发放的用户名和密码登录与本系统进行构联,对本单位的项目进行申请、备案、修改、查询、删除、新立项等操作。

2.浏览查询

立项单位通过本系统可以查询单位所立项目及各个课程的情况,学员的报名情况及学员的反馈意见。

3.项目执行情况汇报

本年度项目完成后,立项单位可以使用本系统查看、修改教师授课情况和学员结构,并上报医疗教育管理部门。

4.专家及主管部门意见

专家、主管部门可以在自己权限范围内对立项项目提出修改意见,也可以浏览其他用户的意见。

5.项目审批

由卫生厅(局)聘请专家进行项目审批,合格的项目再上报全国继续医学教育委员会聘请专家审批。审批通过项目在网上公布,未通过项目由卫生厅(局)医教处填写未通过理由,以便申报单位查询。

6.学员报名

学员可以在互联网上浏览各项目,并选择适合自己的项目报名,报名得到立项单位确认后可以查看录取情况。

7.录取学员

立项单位可以查询已通过审批的项目的学员报名情况,并根据学员信息及付费信息发布学员录取信息。

8.学员档案

所有参加学习的学员,都将产生学员档案,医疗教育管理部门和已授权的各单位可以通过本系统建立,查询学员档案,统计学员受教育的信息,作为学员评定职称和晋级的重要参考条件。

9.反馈意见

本系统为学员提供反馈意见的功能,学员可以直接将意见通过国际互联网反馈到医疗教育管理部门,保证了反馈信息的真实性,为医疗教育管理部门对立项单位的管理提供了有力的客观依据。

10.公布办学情况

立项单位对办学情况进行公布,学员可以从国际互联网上浏览办学情况及成绩。

11.系统管理

系统管理功能为医疗教育管理部门提供管理工具,包括定义管理流程,分配用户及密码,设定用户权限,发布政策信息等。

(二)医院继续医学教育学分管理系统

由于每个医院参加继续医学教育的人数众多,继续医学教育学分项目内容也广泛,分为国家级Ⅰ类、Ⅱ类等有16项之多,所以需要一个计算机学分管理系统来进行管理。系统功能:具有系统设置、学员管理、学分登记、查询和统计功能。

(1)可根据医院不同情况,设置不同科室、职称类别、继续医学教育项目类别和名称等,可根据自己的特殊需要增加项目。

(2)可以登记学员的工号、姓名、性别、部门、出生年月和职称,可列出不同职称、不同科室人员的名单并打印。

(3)学分登记功能。按学员登记学分,按树状结构排列科室和学员,可以给每个学员按卫生部规定的项目分别登记学分。①国家级项目;②市、部属、中华级;③学术会议;④自学;⑤四新自学;⑥外出进修;⑦论文与综述;⑧成果奖;⑨出版医学著作;⑩出版音像资料;⑪考察报告;⑫医学译文;⑬医院项目;⑭科室项目。每项都有不同的输入界面,表述不同的项目特征。

按科目登记学分。按树状结构排列项目、科室和人员。在输入某个项目内容后,可以下拉式选择任何科室,再采用下拉式选择该科室任何人员。这样可以快速输入具有相同学分内容的不同人的学分。

(4)学分查询功能。按年份查询。可以按年份-项目-人员-学分来查询,能列出某年全院某一类项目所有具体内容,如全年学习班、学术会议、论文名称,全年参加过的国家级项目等。每一个项目参加的人员及其学分数。

按科室学员查询。可以按科室-人员-年份-项目-学分查询。可以列出某科室某学员某年所有项目类别及所获学分。

（5）统计功能。按课程统计：可列出某年全院所获各项目学分及比例，并以饼图表示。也可列出某一科室或个人所获各项目学分及比例，并以饼图表示。

按科室统计：可统计出科室所有人员在某年中的完成学分情况并打印，包括列出每人的Ⅰ类学分、Ⅱ类学分及总分。

按学员统计：可通过选科室再选择个人进行统计。可选择需要统计的年份，能列出个人详细资料，统计出5年中各项目的学分及Ⅰ类、Ⅱ类与总分并打印。

按年份统计：可按年份统计出各类项目的总学分及各学员的总学分。可列出完成学分学员的名单，包括工号、姓名、部门、出生年月、职称并打印出来。也可相应列出某年未完成学分学员的清单并打印出来。

经计算机统计后，可以及时打印出各科室每个人Ⅰ类与Ⅱ类学分的汇总表供科主任参考，也可以打印出每个人历年获各类项目的学分数汇总表。也可打印出全年所有完成学分的人员名单及Ⅰ、Ⅱ类学分清单，以及未完成学分的人员名单及Ⅰ、Ⅱ类学分情况，供领导与学员参考。

该系统功能齐全，操作简便，完全符合登录继续医学教育学分的要求。其查询和统计功能强大，能方便地了解全院、某科室或个人完成继续医学教育学分的情况。完全满足了通过继续医学教育学分进行考核的要求。特别是能方便罗列各种学习班、学术会议、论文、著作等全年清单，也能统计出继续医学教育所投入的经费。

继续医学教育学分管理系统的应用是现代继续医学教育工作的需要，是继续医学教育和现代信息技术结合的一个方面，这方面工作仅仅是开始，还有许多工作需要进一步完善。如系统如何与医院的人事管理系统结合，使医院晋升和退休的人员能及时反映到该系统内。如系统如何与医院的讲座读卡记分系统结合，使听课后只需划卡记分再转入该系统，而不需要每人输入学分来登录。又如系统如何与省市医学会，省市内各医院联网而使不同地方能方便记分问题。又如系统如何与当地卫生行政部门联网，以方便完成学分的认证工作。

（陈　凌）

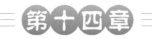

第十四章
医院科研管理

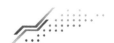

第一节　医院科研工作管理的内容与实施

一、医院科研的组织管理

(一)组织机构

要根据医院的规模、任务、特点,设立科研科(处)或科教科(处)。医院应建立学术委员会,负责审议科学研究规划,年度计划,组织学术活动,参加科研成果评价和科技人员晋升、奖惩的评议。学术委员会应以学术水平较高的专家教授为主并吸收适当比例的优秀中青年科技人员参加,学术委员会的办公室一般设在科研处。

(二)管理机构职能

(1)在院长或分管科研工作的副院长的领导下,在学术委员会的指导下,负责编制全院科研工作规划和年度实施计划。

(2)按职能分级的原则,监督各学科实施研究计划,包括立题、进度,规章制度落实,设备与经费管理等,进行定期检查。

(3)对承担国家任务的跨学科研究项目或研究课题,进行组织协调工作。

(4)定期向医院领导和学术委员会报告工作进度,总结经验,对存在的问题提出改进措施。

(5)组织科研成果鉴定与新技术的应用、开发管理工作。

(6)适应科研管理发展的趋势,传达国家科技政策和动态,扩大投标渠道,组织综合优势,加强科研竞争实力。

(7)对科研附属机构,加强组织管理工作,提高科研工作运行效率。

(8)组织与协调全院与各学科开展科学技术交流。

(9)加强院外合作,开发技术市场专利的合同管理。

二、课题管理

(一)科研选题的原则

1.需要性原则

选题必须根据国家经济建设和社会实践的需要及科学发展的需要,选择在医疗卫生保健事业中有重大或迫切需要解决的关键问题。社会发展的需要对医药卫生部门来说就是防病治病和保护人民健康。医学科研选题必须把防病治病和保护人民健康的关键性科学技术问题列为重点。选题要与我国的具体情况和社会条件相结合。

2.目的性原则

科研选题必须要有明确的目的。所谓目的明确就是目标集中,不含糊,不笼统。

3.创新性原则

创新性是科研劳动最主要的特征,没有创造性的劳动不能算是真正的科研劳动。科研选题必须具有创造性,要选择前人没有解决或没有完全解决的问题。创新性包含探索和创造2个连续的过程,探索是创造的前提,创造是探索中的发现和发明,是探索目的的结果和实现,是探索质变的新发展。

4.先进性原则

创新性和先进性是密切相关的。凡是创新的课题必然先进,先进性表示创新的程度,在科研选题时,特别是应用研究和开发研究的课题,要求其具备先进性是非常必要的。

5.科学性原则

科研选题的科学性原则包含3个方面的含义:其一要求选题必须有依据,其中包括前人的经验总结和个人研究工作的实践,这就是选题的理论基础;其二科研选题要符合客观规律,违背客观规律的课题就不是实事求是,就没有科学性;其三科研设计必须科学,符合逻辑性,对整个研究工作做科学的安排,合理运用人、财、物,才能收到事半功倍的效果。

6.可行性原则

可行性是指研究课题的主要技术指标实现的可能性。这就需要对完成本课题所必须具备的客观条件、主观因素和主要的技术路线,进行详细的分析研究,有的要进行模拟实验,这样对实现考核目标的可能性才能做出准确的判断。进行任何研究都离不开一定的条件,而条件又往往是不可能无限满足的。因此,选题的可行性原则除了要求科研设计方案和技术路线科学可行外,还必须具备一定的条件。

7.效能性原则

效能性是指科研的投入与预期研究成果的综合效能是否相当。这就需要把在研究过程中所消耗的人财物力,同预期成果的科学意义、学术水平、社会效益、经济效益、使用价值等进行综合衡量。

(二)投标

投标是申请投标者填写标书,申请单位及其上级主管部门和学术组织审核上报的过程。

投标的程序:本单位的科研管理机构应对本单位的技术优势和科研条件有充分的了解,而且对本单位的科研计划管理有一个总体考虑。申请投标者首先要认真查看和理解招标通知的内容和要求,在准确理解的基础上,根据自己的实力和优势,本单位和协作单位可能获得的支持条件,选择好投标的专题,填写申请书,送本单位领导和学术组织审核。

(三)课题实施的管理

科技管理体系包括科技管理制度和科研组织体系两部分。课题实施过程中的管理体系仅指为保证课题实施,而建立的科研组织体系,包括课题的组织协调部门、主持部门、承担部门、课题组和为保证课题实施建立的科研制度和规章。

三、科研经费管理

(一)经费的来源和构成

1.科学技术三项费用

它是由国家设立的新产品试制费、中间实验费和重要科学研究补助费等三项专用款项的合称。三项费用中,属于全国性项目所需的资金,由国家预算拨款解决;属于地方安排的项目所需的资金,由地方资金和更新改造资金解决;实行利润留成制度的单位,新产品试制和中间实验费由该单位留成的利润解决。

2.科技重点项目费

如国家医学科技攻关项目中的医学科技项目、国家高技术发展计划项目、与医学直接有关的生物技术。

3.自筹资金

医院自身按收入规定一定比例作为科研经费。

4.科学技术资金

包括:①自然科学基金;②国家卫生计生委医学科研基金;③国家中医药管理局青年中医科研基金;④国家教育委员会资助优秀年轻教师基金;⑤国家教委博士点基金。

5.其他

其他专项基金。

(二)科研经费的使用

1.科研经费使用范围

直接费用包括仪器设备费、实验材料费、测试化验加工费、燃料动力费、科研业务费、实验室改装费、协作费、差旅费、会议费、国际协作与交流费、出版/文献/信息传播/知识产权事务费、劳务费、专家咨询费、其他费用等,及间接费用、管理费、其他费用。

2.不属于科研经费的使用范围

(1)非本课题需要的其他固定资产的维修和折旧费。

(2)非科研的公用水电燃料费。

(3)研究室和职能科室的管理人员,离退休科研人员的办公费、差旅费及其他津贴。

(4)上缴税金,指科研单位从科研经费中上缴国家财政的各项税金。

(5)不宜由科研经费开支的项目。

(三)课题经费管理程序

随着科技体制改革的不断深入,医学科研经费的管理将逐步走向科学化、程序化。项目负责人是项目资金使用的直接责任人,对资金使用的合规性、合理性、真实性和相关性承担法律责任。项目负责人应当依法据实编制项目预算和决算,并按照项目批复预算、计划书和相关管理制度使用资金,接受上级和本级相关部门的监督检查。课题经费管理程序,通常可以分为预算、核算、决算等。

1.预算

医学科研课题预算,是课题经济活动过程正式计划的数量形式的反映。它包括课题全部所需投资的总预算和课题年度所需投资的年度预算。

2.核算

课题核算是以货币为主要量度,依据价值规律的要求和事先规定的程序,对课题研究中财务

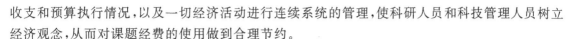

收支和预算执行情况,以及一切经济活动进行连续系统的管理,使科研人员和科技管理人员树立经济观念,从而对课题经费的使用做到合理节约。

3.决算

主要检查课题在执行科研计划过程中,课题经费的使用是否按批准的预算开支。科研财会人员与科研管理人员,应把决算视为检查财务计划执行情况的过程,总结经费管理工作及探讨如何提高课题经费使用效率的过程。

四、科技成果管理

(一)科技成果鉴定

1.申请鉴定的基本条件

(1)全面完成科研合同、任务书或计划的各项内容,达到规定的技术要求。

(2)学术或技术资料齐全,符合科技档案管理部门的要求。

(3)应用技术成果应经过实践证明其成熟,并具备应用推广的条件。

(4)软科学成果应经有关单位采纳或应用于决策管理实践,并且取得实际效果。

2.申请鉴定的具体条件

(1)科学理论成果的主要学术资料:学术论文、在国内外学术刊物或学术会议发表的情况说明、国内外学术情况对比材料、论文发表后被引用情况报告等。

(2)应用技术成果的主要技术资料:技术合同书或计划任务书、研究报告、技术指标测试报告、实验报告、有关设计技术图表、质量标准、国内外技术情况对比材料、经济效益与社会效益分析等。

(3)软科学成果的主要学术资料:技术合同和计划任务书、总体研究报告、专题论证报告、调研报告及有关背景材料、模型运动报告、国内外研究情况对比材料等。

(4)推广已有科技成果应达到或超过原成果水平,并具有相应范围的证明材料。

(5)引用国外先进科技成果,应在消化吸收的基础上,结合我国实际有重大改进,并出具一定推广面积和推广效益的证明材料。

(6)卫生标准需经过全国卫生标准技术委员会有关委员审定合格并出具证明。

(7)实验动物应属合格动物,并取得医学实验动物管理委员会颁发的合格证。

(8)项目的主要完成单位,协作单位及研究者的资格无异议,名次排列上已达成一致意见,并有参加单位加盖公章表示认可。

(二)鉴定的主要内容

1.科学理论成果鉴定的主要内容

所需文件是否齐全并符合要求,发表后被引用情况报告;对项目研究目的和意义的评价;该成果论点和论据是否明确;成果的学术价值,与国内外同学科比较,其成果的创造点、学术意义及所达到国内外的实际水平;存在的缺点及改进的建议。

2.应用技术成果鉴定的主要内容

成果鉴定所需技术资料文件是否齐全并符合要求;是否达到计划任务书规定的技术指标;有关技术文件中的技术数据、图表是否准确、完整;与国内外同行技术比较其特点、独创性水平;实践检验的效果、应用范围和推广方案的可行性;社会效益和经济效益预算、分析的可靠性;存在问题及改进的建议。

3.软科学成果鉴定的主要内容

成果鉴定所需文件是否齐全并符合要求;是否达到课题要求的标准和目的;应用情况和实践检验的效果;成果所达到的实际水平;存在的问题及改进的建议。

(三)科技成果评价

1.科学性

科学性指科技成果的客观真实和严密系统的程度。它是由研究开发活动中科学方法的运用和系统性特点决定的,是成果成立的先决条件和前提要素。

(1)设计的严密性:指假说有据,研究方案和实验设计合理,方法科学。

(2)资料的完整性:指科技文件材料齐全,文件格式填报内容符合成果申报和归档要求。

(3)结果的可靠性:指实验动物和试剂合格,数据真实,结果可重复,统计处理正确。

(4)结论的合理性:分析有据,论证合理,结论恰当。

2.创新性

创新性指科技成果中前人没有做过的创新内容的比重。由研究开发活动的创造性和新颖性决定的,是成果最基本的特性。

(1)新颖程度:指成果内容是否前人没有做过,或虽有但保密,或虽有报道但详细程度不同。

(2)创造改进程度:指成果核心内容与相关工作比较有无本质区别及区别程度。

3.先进性

先进性指科技成果在当代科学技术发展过程中所达到的高度。

4.难度和复杂性

难度和复杂性指成果研究过程中的技术深度和广度。它反映研究过程中,科技人员的智力投入和贡献,也从一个侧面反映成果的水平。研究难度和成果的应用技术难度是两个不同性质的指标,在成果评价中的作用不同,应注意区别。

(四)医学科技成果推广的主要方式和途径

1.基础理论研究成果(包括应用基础)

通过公开发表论文、参加国内外各种学术会议报告、专题讲座和出版专著等方式进行推广。

2.软科学研究成果

通过咨询、报告、发表文章和提供有关部门进行使用等方式进行推广。

3.应用研究成果(包括发展研究)

(1)在开题时即列入研究计划,确定推广应用目标,在组织形式上保证成果进入推广应用。归纳起来大致分为以下 4 种。①对口挂钩,个别采用:这种研究的针对性强,一开始就针对生产特定的问题,科研成果很自然地与生产对口挂钩。②分头研究,集中采用:这主要是指某些规模大的项目研究和大型成套设备的研制,只能采用分散课题进行研究和研制。③集中研究,分散采用:这类成果常常是指通用性较强的应用研究成果,和发展研究的新工艺新技术和新材料的研究。④布点生产,广泛应用:例如某些新型元器件、新型通用产品以及新型的工具和新型装置,本身便具有多种用途,社会需要量也较大。

(2)科研成果是由实验室到生产应用的过程 实验室所取得的成果,能否直接被推广应用,实际上有两种情况:一种必须经过中间实验即发展研究阶段,因为实验室的条件和生产条件的要求常有较大的差别。另一种是不再经过实验,能够直接应用于生产的。

总之,科技成果推广应用是管理的重要环节,整个医药卫生系统应该高度重视科技成果的推

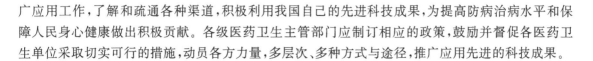

广应用工作,了解和疏通各种渠道,积极利用我国自己的先进科技成果,为提高防病治病水平和保障人民身心健康做出积极贡献。各级医药卫生主管部门应制订相应的政策,鼓励并督促各医药卫生单位采取切实可行的措施,动员各方力量,多层次、多种方式与途径,推广应用先进的科技成果。

五、医院科技档案管理

(一)医院科技档案的概念

医学科技档案,是指医学科学研究、科学管理、生产技术和基本建设活动中形成的,具有保存价值的文字、材料、图纸、照片、报表、录音带、录像、影片、计算机数据等科技文献材料。科技档案是本单位在科技活动中形成的,是科技活动的真实记述。它具有永久或一定时期保存价值,是经过整理、加工,按照一定的格式和制度归档的信息资料。

(二)医院科技档案的分类

医院科技档案的分类要根据科技档案的性质、内容、特点和相互之间的联系,把科技档案划分成一定的类别,使之能正确反映产生这些档案的历史条件和工作活动的真实面貌,达到便于保管和充分利用的目的。一般情况下,医院的科技档案可分为科学研究、病案、药品、试剂、材料、基建等几大类,然后根据实际情况,在大类的基础上进行小分类。如科学研究部分可进一步以独立的研究课题为分类单元,也可按专业、按时间、按产品型号、按工程项目进行分类。为便于档案的查找、存取和利用,还应对每一保管单元编制总目录,其内容包括登记号、档案号、移交单位及时间、案卷标题、题目、负责人、页数、密级、保留期限、移出时间、备注等。

(三)科技档案的管理和利用

(1)科技档案部门应对科技档案进行登记、编目、统计、分类和必要的加工整理。绝密级的科技档案应单独登记,专柜保存。

(2)科技档案部门应督促和协助本单位的有关部门,按立卷要求正确整理科技文件材料并及时归档。

(3)科技档案管理人员应该熟悉科技档案的库存情况,经常了解科研技术部门的需要,编制必要的卡片、目录、索引等工具及参考资料,提供利用。

(4)借阅科技档案要根据档案的机密等级,履行不同的批准手续。借阅人员应爱护档案,注意安全和保密,严禁涂改、翻印、抄录、拆散及转借。

(5)科技档案的鉴定工作应由科技档案管理部门会同有关科技部门组成鉴定小组负责进行。鉴定小组的组成人员,应是科技领导干部或熟悉有关专业的科技人员。鉴定小组的任务是对尚未划定保管期限的案卷确定保管期限;对已过保管期限的案卷重新分期;对失去保存价值的科技档案剔除造册。

(6)凡需销毁的科技档案,应将清册报经主管科技档案的领导同志审核批准,同时报送上级主管单位和有业务领导关系的当地档案管理机关备案后,方可销毁。销毁档案时,应指定专人负责和监销,销毁人和监销人应在销毁清册上签字。

(7)各单位在安排基建任务时,必须考虑存放科技档案的库房,并考虑库房应该是门窗坚固、保持通风,并有必要的防火、防晒、防潮、防虫、防盗等安全设施。

(8)为了保证科技档案的完整和准确,科技档案部门应对已归档的科技档案文件材料的审批程序是否符合规定的问题进行监督和检查,如发现审批程序不符合规定的,应及时补办。如科技档案已经作废或停止使用,有关部门必须及时通知科技档案部门予以注明。

（9）科技单位撤销或变动时，其档案应根据新的工作需要和保持科技档案完整的原则，办理移交，同时报告上一级主管单位和当地档案管理机关备案。

（10）科研技术单位需要调阅档案时，应填写调阅单，必要时可根据情况规定归还期限。归还案卷时，应将内容清点清楚。

（11）外单位借用科技档案，应持借阅机关盖章的介绍信，写明借阅原因和借阅期限，并经主管科技档案工作的负责人批准。对绝密和贵重的科技档案材料，除领导人特许并严格办理借阅手续外，一般不得提供阅览或外借。

（12）科技档案部门应对重要的科技档案复制副本，分地保存，以保证在非常情况下科技档案的安全和提供利用。

六、医学科研与医学伦理

（一）科研伦理学的原则

以人为研究对象的伦理学以 3 条原则为基础：尊重个人，受益，公平。这 3 条原则是科研伦理学的所有规则或指南的基础，超越了地理、文化、经济、法律和政治界限，被全世界普遍接受。科研人员、科研机构和整个人类社会都有责任保证，无论何时，开展以人为研究对象的科学研究时，都应遵循这些原则。

（二）实施医学研究的责任

1.在以人为对象的研究开展前，获得研究对象的知情同意是必需的

实现研究对象的知情同意权通常需要书面知情同意。然而，知情同意的本质是要潜在的研究对象理解提供的信息。研究对象的文化程度、是否成年和文化背景都会强烈影响其理解信息的能力。

知情同意必须在非强迫的情况下获得。研究人员的特殊文化背景或知识分子身份不能对研究对象做决定产生诱导作用。某些环境中，知情同意最好由某一与研究无直接关系的中立组织获得。弱势研究对象需要更特殊的保护。

2.研究者的责任

研究者有责任保证参加研究的人员受到保护。这些职责是法律所要求的，同时，它们也是科学家和卫生专业人士必须遵守的基本职业道德。研究者有时或许会委派其他工作人员去开展一些研究工作，然而，委派并不意味着研究者不承担任何责任。这些责任包括以下主要内容：①保护研究对象；②根据研究协议开展研究；③研究者应确保为了能正确地开展研究，所有参与研究的工作人员都要接受了正确的培训；④遵守伦理委员会的要求；⑤后续研究。

（三）研究者的人道主义素质

科学研究要求在一个诚实、信任的环境中讲究策略地和客观地探索真理。研究人员向研究对象展示的素质包括诚实、尊重、热心、事业心、谦虚、敏感。

（四）研究的监督

1.研究监督——伦理委员会

开展研究时的一个必不可少的组成部分是对研究进行监督。伦理委员会的职责在于对研究进行审查以确保对研究对象的保护。

2.伦理委员会及其功能

以人类为研究对象的机构有责任对研究进行伦理审查。为有效做到这点，机构需要制订

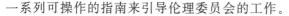

一系列可操作的指南来引导伦理委员会的工作。

3.不利事件的报告

(1)不利事件:是指任何发生在研究对象身上与研究干预没有必然因果关系的不良的医疗事件。

(2)严重不利事件:任何下列一种不良医疗事件:引起死亡、威胁生命、需要住院治疗或延长住院治疗时间、引起持续严重的残疾/丧失功能、先天性异常/出生缺陷。

严重不利事件分为与研究有关与无关的两类。与研究有关的严重不利事件需要更充分的调查。同样,许多医疗过程中存在人所共知的危险,换句话说,某些医疗过程可能会导致严重不利事件,但它是可预料的。研究者需要对无法预料的严重不利事件做出准备。

许多伦理委员会对报告不利事件做出了特殊的要求。无法预料的或有相关的严重不利事件将导致伦理委员会暂缓一项研究,以便能进行审查。绝大多数研究协议应包括记录和报告不利事件的指南。

4.著作权

研究的目的之一是为了获得可推广的知识。传播知识的方法之一是发表论文。

当研究结束时,收集到了所有数据并对它们进行了适当的分析,研究结果可以投稿并发表。研究者可能会因为个人目的或单位需要而不得不发表文章。但是,研究者应避免研究成果的丢失并避免任何不必要的抄袭,避免任何形式的学术不端行为。

在任何出版物中,所有被指定为作者的人应具备著作者的资格。根据国际医学期刊编辑委员会的规定,著作者应是有以下贡献者:①对研究提出构思和设计,或对数据进行分析和说明。②起草论文或对其内容做出重要修订。③负责出版前的定稿工作。

七、学术道德规范建设与学术不端行为的管理

(一)学术道德规范要求

(1)在课题申报、项目设计、数据资料的采集与分析、公布科研成果、确认科研工作参与人员的贡献等方面,遵守诚实客观原则。对已发表研究成果中出现的错误和失误,应以适当的方式予以公开和承认。

(2)尊重研究对象(包括人类和非人类研究对象)。在涉及人体的研究中,必须保护受试者合法权益和个人隐私并保障知情同意权。

(3)诚实严谨地与他人合作,耐心诚恳地对待学术批评和质疑。

(4)进行学术研究应检索相关文献或了解相关研究成果,在发表论文或以其他形式报告科研成果中引用他人论点时必须尊重知识产权,如实标出。

(5)搜集、发表数据要确保有效性和准确性,保证实验记录和数据的完整、真实和安全,以备考查。

(6)公开研究成果、统计数据等,必须实事求是、完整准确。

(7)合作完成成果,应按照对研究成果的贡献大小的顺序署名(有署名惯例除外)。署名人应对本人作出贡献的部分负责,发表前应由本人审阅并署名。

(8)不得利用科研活动谋取不正当利益。正确对待科研活动中存在的直接、间接或潜在的利益关系。

(9)科技工作者有义务负责任地普及科学技术知识,传播科学思想、科学方法,反对捏造与事

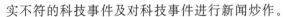
实不符的科技事件及对科技事件进行新闻炒作。

(10)抵制一切违反科学道德的研究活动。如发现该工作存在弊端或危害,应自觉暂缓或调整甚至终止,并向相关部门通报。

(11)在研究生和青年研究人员的培养中,应传授科学道德准则和行为规范。选拔学术带头人和有关科技人才,应将科学道德与学术作风作为重要依据之一。

(二)学术不端行为的定义与分类

(1)学术不端行为是指在学术研究过程中出现的违背科学共同体行为规范、弄虚作假、抄袭剽窃或其他违背公共行为准则的行为。

(2)学术不端行为分为4类:抄袭、伪造、篡改及其他。"其他"主要包括不当署名、一稿多投、一个学术成果多篇发表等不端行为。

(三)学术不端行为的管理与裁定

(1)科教处(科)、监察处联合牵头设立医院学术道德规范与诚信建设管理工作小组,负责相关的宣传教育与学术诚信体系建设工作,并负责受理与调查学术不端行为的投诉与举报;院学术委员会负责医院学术不端行为的裁定。

(2)科教处(科)、监察处等职能部门依据院学术委员会裁定结果,根据相关的惩处条例规定进行处理。

(3)学术不端行为的处理:采取书面警告、通报批评、行政处分等处罚;对于其所从事的学术工作,将采取暂停、终止科研项目并追缴项目经费与奖励经费、不予承认或取消其获得的学历学位、学术荣誉,以及在一定期限内取消其申请科研项目和学术奖励资格等。对学生不端行为的处理将遵照其学籍所在学校的相关管理规定执行。

(陈　凌)

第二节　医学科研选题与申报

医学科学科研工作必须面向我国医药卫生事业的发展,为防病、治病和提高人民的健康水平服务。基本战略任务是防病治病,特别是严重危害人民生命与健康的重大疾病;为控制人口的增长提供先进的科学技术;不断提高人口素质、健康水平;做好老年保健工作,与老龄化这一重大社会问题相适应。按照江泽民主席提出的"有所为,有所不为"的方针,从我国的实际情况出发,围绕我国或地方经济、社会发展的需要,发挥自身优势和特色,确立科研发展方向,选择与申报科研项目(课题)。以应用研究(含应用基础研究)为主,加强基础研究,重视开发研究。

一、选题原则、方法技巧

(一)基本概念

我们经常谈及科学与技术,那么,什么是科学? 什么是技术呢? 科学是人类特有的活动形式,是探索未知、从事知识生产的人类活动领域;是正确反映客观世界的现象、内部结构和运动的系统理论知识,并提供认识世界和改造世界的态度和方法;科学的首要目标是增加知识,科学研究的主要方向是探索未知世界,研究成果在很大程度上是无法预见的。科学是无止境的,是不断发展的,其核心在于探索,具有很强的创新性。技术是在科学的指导下,总结实践经验,从生产过程和其他实践过程中得到的系统知识,它直接指导生产实践,是现实的生产力。科学产生技术,技术推动科学。

按照科学研究活动的性质分为3个类型,即基础研究、应用研究和开发研究。

1.基础研究

基础研究指以探索未知、认识自然现象、揭示客观规律为主要目的的科学活动,它不具有特定的商业目的;基础研究是造就高级科技人才,发展科学、文化,推动社会进步的巨大力量;是新技术、新发明的源泉和先导;它帮助人们认识世界,一旦有重大突破,会对社会和经济产生巨大的带动作用。基础研究只讲世界第一,不讲国内第一。研究目标必须瞄准国际前沿,在学科前沿上争第一,以发表论文水平和被同行引用的次数作为评价的标准。基础性研究特别需要科学家之间、不同学科之间的交叉、讨论与融合。

2.应用研究

应用研究可以分为应用基础研究和应用研究2种类型。

(1)应用基础研究:是应用研究中基础性研究工作,是指围绕重大或广泛的应用目标,探索新原理、新方法,开拓新领域的定向研究;是对基本科学数据系统地进行考察、采集、评价、鉴定,并进行综合、分析、探索基本规律地研究工作。它帮助人们改造世界,医学科研项目(课题)很多都属于这一类。科研选题应该有应用目标,为防病治病、优生优育、人类健康服务。

(2)应用研究:指有明确的应用目的,为了进一步发展某门技术、提高生产率、拓宽应用领域、开辟新的生产力和生产方向所进行的研究活动。医学研究主要是以解决临床上诊断和治疗的问题为目的,诊断试剂、诊断方法和治疗仪器的研究,药物、药剂和保健品的研究大都归于这一类。

3.开发研究

开发研究指从事生产的技术改造、工艺革新、产品更新等科学活动,是科学知识转化为生产力的主要环节。将科研成果转化为生产力,将样品转化为产品、商品的研究。要特别重视开发研究,将科研成果尽快应用到医疗服务中去,使之产生经济和社会效益。积极缩短科研成果转化为生产力的周期,实现科学是第一生产力的目标。

医学科学领域的科学研究的重点在于具有应用前景的"应用基础研究",还要加强"基础研究",加强源头创新,江泽民主席在全国科技大会的讲话中指出:"创新是一个民族的灵魂,是一个国家兴旺发达的不竭动力""一个没有创新能力的民族,难以屹立于世界先进民族之林"。与此同时,也要重视"开发研究",应紧紧围绕国家目标,为我国的经济建设和社会发展服务,与企业联合,吸引企业投入,实现科研的经济效益和社会效益。

(二)医学科研选题的基本原则

医学科研选题应遵循6个基本原则,即需要性原则、目的性原则、创新性原则、科学性原则、可行性原则、效益性原则。

1.需要性原则

选题必须根据我国或地方经济建设和社会发展的需要以及科学发展的需要来选择。我国医药卫生科技工作的方针是:"医药卫生事业的发展必须依靠医学科学技术的进步,医学科学技术必须为防病治病、保护人民健康服务"。医学科研选题必须贯彻这个方针,选择在医疗卫生保健事业中有重大意义或迫切需要解决的重大问题。申请哪个渠道的课题必须首先了解那个渠道资助的重点和范围,按照项目指南去申请,不能盲目去选题。选题时还要善于把客观需要同本学

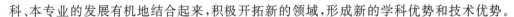

科、本专业的发展有机地结合起来,积极开拓新的领域,形成新的学科优势和技术优势。

2.目的性原则

科研选题必须要有明确的研究目标,研究内容要具体,研究目标要集中。按照投入的科研经费的强度,在要求的时间范围内锁定:要完成哪些研究内容,解决哪些具体问题,达到什么目的,预期取得什么成果。这些问题在申请项目时就应该很明确,不能含糊、笼统,要有可操作性和可检查性。它与确定的学科发展方向不同,课题要一项一项地去做,有限的资助,完成有限的目标。学科方向则在完成科研课题中不断深入发展。

3.创新性原则

科学研究的灵魂是创新,科研选题必须具有创新性。在前人(包括国内外科学家,也包括自己)科研发展的基础上,解决前人没解决或没有完全解决的问题。选题前要特别清楚本课题研究领域国内外研究状况、研究方法及研究水平,发表的论文要了解,没有发表的论文也要了解,这是选题的首要前提。创新包括理论创新和技术创新,如提出新的概念、新的理论、新的原理、新的设计思想和新的工艺方法等等。

4.科学性原则

科研选题的科学性原则包含3个方面的含义:其一,选题必须要有依据,一切科研发展都以前人的科研结果作为基础的,立论要立得住,不是凭空的遐想;其二,选题要符合客观规律,实事求是;其三,科研设计必须科学,符合逻辑性。科研设计包括实验设计和统计学设计2个方面,保证科研的先进性、科学性、可重复性。

5.可行性原则

可行性是指研究课题的主要技术指标实现的可能性。首先,要求科研设计方案和技术路线的科学性、可行性,对技术关键、技术难点要有充分的估计和准备,有研究工作积累,有的技术需要做预实验;其次,要求申请者具备完成课题的研究能力和组织能力,有一定的研究工作经历;再次,具有与之相适应的专业结构、知识结构、年龄结构合理的学术团队及实验技术队伍;最后,具备完成课题的仪器设备、实验室条件、合格的动物实验设施、合格的实验动物和科研试剂等。

6.效益性原则

以最小的科研投入获取最大的经济效益或社会效益是科研工作的目标。基础研究选题必须选择有重要科学意义的;应用基础研究课题必须有重要的应用前景;应用课题必须围绕解决我国经济发展或社会发展中的重要科技问题,有明确的应用目的,为解决危害人民健康的防治问题服务;开发研究出的产品能够用于临床,能在市场推广。

(三)科研选题的方法与技巧

作为一个科技战线的新兵,在科研立项和申请科研经费时,首先要考虑以下几个方面的问题。

(1)首先要了解申请科研课题有哪些渠道,这些渠道的重点资助范围,资助的对象,资助的强度;对申请人的具体要求,申请课题的程序及管理办法等。

(2)充分利用我国特有的资源优势,选择好研究领域和研究方向。在十分熟悉、了解本学科领域国内外研究状况的基础上,结合自身的优势、特色和基础,扬长避短,选择好研究方向。注意研究工作的积累,在长期发展中形成自己的研究特色,能够做到围绕1个中心进行系统的研究,并将其引向前沿,扎扎实实做学问,不要急功近利,切忌盲目追赶潮流,跟踪他人、重复他人的研究。申请任何渠道选择科研项目都要考虑申请人的研究工作基础和研究工作能力。尤其是基础

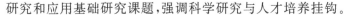

研究和应用基础研究课题,强调科学研究与人才培养挂钩。

(3)转变观念,拓宽科研思路,拓宽知识面,注意学科交叉,注意科研新技术新方法的运用。不同学科交叉研究项目,尤其在学术思想上相互交融的创新项目应受到各种基金足够的重视和大力的支持。广大科技人员平时要积极参与各有关学科的学术交流,广交各学科的朋友,利用别人的优势充实和发展自己。充分利用开放型实验室的条件,加强与国内外学科之间、实验室之间、单位之间、企业之间的科研交流与合作。国家和地方自然科学基金委员会特别重视国际合作研究项目,尤其是高层次的国际合作项目,随着科研项目的立项,还有一些国际合作的优惠政策。能够组织多学科联合与合作项目,是当代科研飞速发展的需要,也是科学家应具备的能力和素质。

(4)运用正确的思维方法指导自己的科研设计,如辩证法、反向思维法、类比法、比较法、假说法、机遇法、联想法等思维方法。

(5)根据不同类型的科研项目,选择不同的申请渠道。基础研究、应用基础研究,应申请各个层次的基金项目;应用研究应围绕国家或地方应用目标,确定的科技攻关项目,或者企业的招标项目,按照招标内容选择申请科研项目;开发研究是以已有科研成果为基础,联合企业共同研究,合作申请。

二、选题来源及基本程序

(一)选题来源(申请渠道)

科研项目的选题来源分为纵向课题与横向课题2种。纵向课题大致分为4个级别,即国家级、省(直辖市)部级、局级、单位自选;横向课题指国内外企、事业单位委托项目或合作项目。另外还有名人基金等。

1.国家级

(1)国家科技部项目:国家财政拨款,按研究领域和层次组织项目。

1)国家攻关项目:医学领域的项目由卫生部组织论证、评审、选项、管理和验收。5年制订1次"五年计划",这些规划是以我国经济发展和社会发展的需要为目标,依靠国内一流的专家反复研讨确定的,都是围绕解决危害人们健康的重大疾病的防治问题、解决提高人民健康素质、优生优育问题为中心。具有明确的研究目标和应用目标,面向全国公开招标,是跨单位跨地区的联合课题,资助强度较大。

2)高新技术发展规划("863"计划):主要结合功能基因组计划的实施,以基因组研究为基础和源头,瞄准国际最新前沿,抢占技术制高点,快速发展我国的生物信息技术。按照公布的研究目标招标。申请条件:申请者应具有从事蛋白质组、结构基因组学研究的实验条件和研究经历,并有相应的科研人才队伍。

3)重大基础研究项目("973"计划):该类项目是对国家的发展和科学进步具有全局性和带动性,需要国家大力组织和实施的重大基础研究项目。科技部结合我国经济、社会和科技发展的需要,统一部署,分年度实施。项目研究周期一般为5年。强调国家需求与重大科学问题的结合,项目采取"指南引导,定向申报"的方式组织。

重大基础研究项目应符合以下3个条件之一:①紧密围绕我国社会、经济和科技自身发展的重大需求,解决国家中长期发展中面临的重大关键问题的基础研究;②瞄准科学前沿重大问题,体现学科交叉、综合、探索科学基本规律基础性研究;③发挥我国的优势与特色,体现我国自然、地理与人文资源特点,能在国际学科前沿占有一席之地的基础性研究。

重大基础研究项目还应具备以下4个条件:①有创新的学术思想,科学、可行的研究路线;②有明确、先进的研究目标,研究重点突出,能针对关键性科学问题,组织多学科科学家合作、开展交叉综合研究;③有高水平的学术带头人和一支学术思想活跃、科研业绩优秀、团结协作、结构合理的科学研究队伍;④具备良好的研究条件,能充分利用现有的工作基地和研究基础开展工作。

(2)国家自然科学基金项目:国家财政拨款,主要资助基础研究和部分应用研究(应用基础研究)。面向全国,各部门、各地区、各单位的科技工作者均可按规定申请,强调支持以中央所属研究机构和重点高等院校为主。具有高级专业职称的科研人员可以自由申请。但应注意管理规定,具有高级专业职称的科研人员承担和参加的项目最多能有2项,不含重大、重点项目;中级职称的科技人员须有正高级职称的专家推荐。

国家自然科学基金项目具有3个层次,包括7种基本类型和若干专项基金。3个层次为面上项目、重点项目、重大项目;专项基金有主任基金项目、新概念新构思探索研究项目、国家杰出青年科学基金、国家基础科等人才建设基金等。3个层次具体叙述如下。

1)面上项目:包含自由申请、高技术探索、青年基金、地区基金4种类型,这是国家自然科学基金资助的主体项目类型。资助的研究涵盖了所有自然科学的基础研究和应用基础研究,申请者可以按照当年国家自然科学基金委员会发布的"项目指南"自由选择研究课题申请资助。由1个单位的1个主持人承担,其中可以有协作单位的人参加。3个层次基本要求如下。①自由申请项目的基本要求:根据科学基金委员会每年发布的《国家自然科学基金项目指南》提出的资助范围、鼓励研究领域和定向研究课题,结合自己的研究工作积累和所在单位的优势,自由选题。优先资助创新性强、交叉领域的项目。资助年限一般为3年,目前,平均资助强度为每项20万余元。②高技术探索项目的基本要求同"自由申请项目",资金来源于国家"863"项目,属于小额资助的高技术探索项目,由国家自然科学基金委员会代管,按照当年"项目指南"中公布的招标项目申请。③青年科学基金项目的基本要求同"自由申请项目",只是年龄限制在35岁以下。年龄在35岁以下的青年科技工作者应利用自己的年龄优势,积极申请这类基金。④地区科学基金项目的基本要求同"自由申请项目",仅接受内蒙古、宁夏、青海、新疆、西藏、广西、海南、云南、贵州、江西等10个省、自治区和延边朝鲜自治州所属单位的科技工作者的申请;优先资助结合当地自然条件和具有地区特色的研究项目。

2)重点项目:瞄准国家目标,把握国际科学前沿,针对我国已有较好基础、达到或接近国际先进水平的研究领域或新学科生长点开展研究。对某一个学科和研究领域的关键科学问题或新的生长点开展的深入研究。根据我国基础科学的学科发展布局的调整和进展,在科学家提出建议的基础上,按《国家自然科学基金项目指南》发布每年特定的重点项目招标资助内容申请。原则上不设子课题,由1个单位的1个主持人承担,如果遇到特殊情况(研究内容的互补,不同优势的结合,主管部门给予匹配资助)可考虑2个或3个单位共同承担;重点项目申请基本要求同"自由申请项目";具有高级专业职称的科技人员只允许参加或申请1项重点项目(含重大项目,不含面上基金和专项基金项目);根据年度重点项目申请指南要求,定向申请;研究周期,一般为3~5年,资助强度,目前为150万元左右。

申请条件:有高水平的、活跃在科学前沿的学术带头人和精干的研究队伍;有国内领先的研究工作基础;合理的研究方案和实验研究条件。

3)重大项目:瞄准国家目标,把握国际科学前沿,根据国家经济、社会和科技发展的需要,资

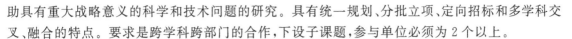

助具有重大战略意义的科学和技术问题的研究。具有统一规划、分批立项、定向招标和多学科交叉、融合的特点。要求是跨学科跨部门的合作,下设子课题,参与单位必须为2个以上。

重大项目申请基本要求:申请者填写"国家自然科学基金重大项目联合研究申请书"和子课题的申请书"国家自然科学基金申请书";资助特点是鼓励各申请单位联合提出申请;资助年限不超过5年;资助强度目前为500万元左右;其他要求同重点项目。

申请条件:有学术造诣高、组织能力强、能率领研究队伍开拓创新的学术带头人和相应的研究梯队;有国内领先的研究工作基础和研究条件。

4)专项基金。

主任基金项目:含国家自然科学基金委员会(NSFC)主任基金项目、科学部主任基金项目2种类型。基本要求同"自由申请项目"。NSFC主任基金项目用于资助需要及时支持并具有重大科学意义的创新性项目和其他特殊需要;科学部主任基金项目用于2个年度之间错过申请时间,且需要紧急资助的创新性项目;资助可能取得突破性进展或取得重大效益且急需要经费的项目,为科学基金工作的自身发展,需要科学部委托和安排的项目。受理时间:原则上只在正常受理时间之外(以秋、冬季为主)接收申请科学部主任基金。研究周期一般为1~3年。

新概念新构思探索研究项目:基本要求、申请条件、受理时间、资助年限与"自由申请项目"相同。分为高技术探索项目和高技术探索重点项目2个层次。资助范围依据每年发布的《国家高新技术发展计划纲要新概念新构思探索课题项目指南》的要求受理申请;重点项目按指南要求接受定向申请;资助特点是优先资助与"863"总体计划衔接的、具有创新性、探索性的项目;其研究经费来源于国家"863"计划,不同于其他国家自然科学基金项目。

国家杰出青年科学基金:持续稳定地造就和培养一批高素质、高水平的科学研究人才队伍。非常强调已有的工作成绩,以评人为主,是一种很高的荣誉。①基本条件:热爱社会主义祖国,学风端正;年龄在45岁以下;具有博士学位或具有副高级以上(含副高)高级专业技术职称;在自然科学基础研究中,已取得国内外同行公认的突出的创新性成绩;海外留学人员也可以申请,但是在批准后必须成为在编的国内工作单位成员,每年至少在国内工作6个月。②资助范围:根据申请人的优势和基础自行决定研究方向和课题,强调创新性构思的基础研究。③基本要求:填写"国家杰出青年科学基金申请书",个人申请、申请单位推荐。申请者只能获得一次本基金申请。资助年限为3年,资助强度目前为60万元。

还有海外青年学者合作研究基金和香港、澳门青年学者合作基金、国家基础科学人才建设基金、创新研究集体研究基金、国家重点实验室研究项目基金、优秀研究成果专著出版基金。具备这些基金申请条件均可以按照这些基金的申请办法申请,这里不再赘述。

2.省(含直辖市)、部级科研项目

(1)省、市(直辖市)级科研项目:各省、市的投入的科技3项费(中间试验、新产品试制、重大科研项目补助费)安排的基金项目和各种攻关项目,强调为本地区经济、社会发展服务,强调应用目标,产生经济和社会效益,资助应用研究(含应用基础研究项目)、开发研究项目。

比如天津市,面向全市各单位、科研院、所及驻津单位、高等院校申请的天津市自然科学基金项目(分为面上和重点2个层次)、天津市重大科技攻关项目、重大科技攻关培育项目、天津市社会发展重点科研项目;要按照天津市科委每年发布的"申请指南"和具体要求填写相应的申请书,按照项目的研究目标、研究性质、需要经费额度选择申请的种类。

(2)部委级科研项目:比如卫生部科研基金;教育部重点科研基金、优秀年轻教师基金;国家

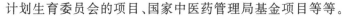

计划生育委员会的项目、国家中医药管理局基金项目等等。

3.局级科研项目

省、市(直辖市)所属行业科研项目:比如面对天津市高等院校的天津市教委科学研究基金、天津市卫生局科研基金(含中医、中药,中西医结合)、各医科大学科研基金。

4.各单位自行安排的基全(自选项目)

各学院自筹资金安排的课题基金一般作为本单位的"苗圃课题",重点资助青年人和有苗头的课题,做项目预实验,为申请省、部级及国家级的项目打下基础。

(1)横向联合项目(课题):接受企、事业单位委托项目;与国内外企、事业单位合作研究项目等。随着经济的不断发展,企业的科技投入会越来越多,企业将会成为应用、开发项目科研经费的重要来源,逐渐成为应用研究和开发研究经费资助的主渠道。应受到科研单位和高校的高度重视。

(2)其他各种基金。比如名人基金:霍英东青年教师基金(教育部代管)、吴阶平基金(卫生部代管)、默沙东基金(卫生部代管);国际儿童福利基金会基金、世界卫生组织基金等。

(二)科研基金的申请程序

申请科研经费的渠道很多,主要是依靠项目申请书来进行投标争取。各渠道资助的范围、资助的重点、资助的强度、资助的对象有所不同,各渠道的申请程序、管理要求等也有所不同。在提出申请前必须很好地了解这些渠道申请基金的各种要求。按照自己的课题的性质、经费的需要、自己的优势条件来选择申请渠道。

1.按照研究性质选择申请渠道

比如基础研究和应用基础项目,能申请国家自然科学基金项目和省部委基金项目,资助的范围较宽,自由度较大,鼓励创新,每年均可集中申报 1 次;国家攻关项目则 5 年面向全国招标 1 次,定向申请,是为解决严重危害人民健康的重大疾病的防治的重大问题,是应用目标非常明确的应用项目,多数是几个单位合作完成,特别强调已有的工作基础在国内处于领先或先进水平,强调申请人是高水平的学术带头人。

2.按照课题所需要的经费额度选择申请渠道

项目经费有的几百万元或上千万元,有的几十万元,有的只有几万元甚至几千元,要根据课题的需要选择申请渠道。只需要几万元的课题,就申请省、部级基金课题,需要几十万元的课题,就要申请国家级课题。反之,只需要几万元的小课题,就不要申请国家级项目。也应根据可资助的强度来设计自己的课题。

3.利用自己的优势选择申请渠道

对青年申请者适当做一些政策倾斜的青年基金一般限制在 35 岁以下,不满 35 岁的青年应利用年龄优势,申请各级青年科学基金;国家杰出青年基金年龄在 45 岁以下,如果已有非常优秀的成绩,年龄在45 岁以下,可以申请这个基金,能够获得这项基金资助的人才,不仅是得到经费的资助,而且是很高的荣誉,得到的是科技界的认可,还会得到方方面面支持。

4.根据研究目标选择申请渠道

研究目标是为了解决我们国家的问题,覆盖面较大项目可以申请国家级项目,如果是解决本地区的问题(已列入国家资助重点的除外),有明显的地域性,就申请本省(市)的课题。

5.根据研究工作基础选择申请渠道

没有研究工作基础的或没有研究工作经历的,先申请本单位的和本地区的基金,有了一定的基础后再申请国家等更高层次的基金。一般申请程序如下。

(1)首先要了解申请渠道的管理办法和当年的申请项目指南及申报项目的具体要求,按照要求认真填写专用的项目申请书。

(2)按照该申请渠道的要求和资助重点,根据自己的研究方向、已有的工作基础和兴趣构思拟报项目的主要研究内容和预期成果。

(3)进一步查阅文献,了解学科前沿发展趋势、国内外研究状况和水平,了解信息是科技工作者的生命线。了解最新信息靠查阅文献是不够的,更重要的是在与同行的交往中了解,不仅了解人家做了什么,还要了解人家正在做什么。因此科技工作者要积极参加国内外学术会议,参加社会活动,与一流科学家交朋友。对本学科领域的研究状况应了如指掌,对自己的优势、特色及所处的学术地位要有正确的估价。立项要以已有的成果为依据,知己知彼,扬长避短,避免重复他人的研究内容。

(4)根据研究内容来设计研究实施方案,应尽可能采用新的先进的实验技术和方法或创造新方法,要注重创新,创新是科研的核心。可行的研究路线是能完成研究内容实现预期目标的关键,一般应有较好的科研工作基础。

(5)从研究工作的实际需要出发,组织一支精干、团结协作、结构合理的科学研究队伍,为完成研究内容提供学术、人力及实验技术保证,课题组成员应有合理的分工。

(6)落实实验室条件,本实验室和本单位实验室条件不够的,可以用国家及部级开放实验室,也可以同有条件的单位合作或协作,落实科研实验的实施办法。

(7)经费预算:一是根据申请渠道的资助强度;二是根据科研的实际需要,实事求是;三是要依据科研经费允许支出的范围做预算。支出范围不允许支出的,要通过其他途径去解决。

三、申报书的撰写与申报

(一)申报书的填写

科研项目申请书是参与科研竞争的媒体,是择优获得资助的关键。申请者必须按照申请书的各项要求认真仔细地填写。一份好的申请书要充分表达出研究项目的必要性、先进性、可行性,还能反映出申请者的学术水平、严谨的科研作风、科研能力、综合分析能力。填写申请书就像高考答卷一样,必须很好地审题,正确填写好每一项内容,不能所答非所问,避免出现漏洞,填写内容应力求完整、精练,力求做到完美无缺。申请者对申请书中的任何一个环节的疏忽都可能导致竞争的失败。在申请项目书上主要回答以下4个方面的问题:①想要做什么? 即研究的具体内容和研究目标是什么。②为什么要做? 即立项依据,研究的目的和意义。③如何去做? 即研究路线和具体实施方案。④为什么能做? 即研究工作基础和已具备的科研能力和研究工作条件。申请书填写的具体要求是什么呢?

1.如何填写"简表"

简表虽然比较简单,但是非常重要,简表反映申请课题的全貌,反映申请者对申请渠道了解的程度,也反映出申请者严谨的科研作风,是给评审专家的第一印象,必须仔细填写正确。

(1)项目名称:项目名称非常重要,要反复推敲,字斟句酌;要紧扣项目研究内容、研究目标,切忌戴大帽子;还要体现研究项目的研究方法、创新性、先进性,能够引起评审专家的兴趣和共鸣,就像电影、小说等文学作品的名称一样引人入胜,产生欲知下一页内容的愿望。按照申请表的要求限制字数,有的申请书还要求写英文题目,英文一定要准确。

（2）申请金额：首先是要特别注意申请渠道可能资助的强度，要在可能资助的额度内，确定申请经费金额；其次是遵循实事求是的原则，要按照项目研究的实际开支而定。反之也应该按照有限的资助，有限的研究目标，设计项目的研究内容和研究目标。比如目前国家自然科学基金委生命科学部面上项目平均资助强度为 20 万余元，个别项目也有 40 万～50 万元的，申请该渠道的项目金额就应围绕可能资助的数字来申请。

（3）研究起始年月：一般课题为 3 年，重点攻关项目为 3～5 年。起始年月要严格按照要求填写。比如：国家自然科学基金委都是从次年 1 月开始，天津市自然基金从次年 4 月开始。

（4）报审学科：一般可允许报 2 个，但是应该重点选好第 1 个。主要是根据申请内容选报学科，评审项目时，是按照填报的第 1 个学科选送评审专家。但是遇到相近学科、交叉学科时，选报第 1 个学科也有技巧问题，主要看在哪个学科更能体现创新，更能引起哪方面专家的兴趣。也要考虑避开竞争集中的学科，尤其本单位申报的课题应避免扎堆，造成自己和自己竞争。

（5）项目组主要成员：项目组主要成员的构成必须从科研项目的实际需要出发，知识结构，实验技能人员结构合理搭配。组织 1 支精干的队伍，不要拼凑，无需挂名，避免"拉郎配"，一般项目有 5～6 人比较适宜；重点、重大项目人员要多一些，合作项目人员更要多一些。国家自然科学基金限定高级职称人员，无论是主持还是参加研究项目，均不能超过 2 项。如果有超项的，在项目初筛时就被淘汰了，组织课题时千万注意。

（6）签章：必须由参加人亲笔签名，课题组的人员必须是自愿参加的，并有时间的保证。有时因为冒名代签导致被冒签者申请项目超项而被初筛掉，而且影响了相互之间的团结。每年参加研究的月数，不要写得太满，有的人参加了 2 个项目，加起来超过了每年 12 个月，要实事求是。

（7）身份证号：国家自然基金项目申请需要填写身份证号码，目的为了检查超项时解决重名重姓问题。没有身份证号的，按如下要求填写：前 1～6 位数，填写军官证、文职干部证、护照等前 6 位号码，不足 6 位的空位填 0；7～12 位数，填写出生年月，如：1968 年 8 月 18 日，填为 680818；13～15 位数，男性填写 881，女性填写 882。

（8）研究内容和意义摘要：为录入软盘而备。字数有限，却集中反映项目的核心与精华，也是给评审专家的第一印象，起到引人入胜的作用，应该认真提炼，反复推敲。主要写研究内容和研究意义 2 项内容，其他内容不涉及。

2.如何填写"立论依据"

立论依据包含四方面的内容：项目的研究意义、国内外研究状况的分析、研究目标、参考文献。

（1）项目的研究意义：对研究意义的叙述要简明扼要。对基础研究，结合国际前沿科学发展趋势，着重论述项目的科学意义；对应用基础研究，结合学科前沿、围绕国民经济和国民经济发展中的重要科技问题，着重论述其应用前景；对应用研究项目，围绕解决国民经济和国民经济发展中的重要科技问题，着重论述预期可产生的重大经济效益或重大的社会效益。在申请课题动笔之前，就必须掌握最新的文献资料，熟悉本研究领域的国内外最新进展，并结合自身的优势特色、工作基础，提出研究目标，要特别重视提出问题的创新性，对应用基础研究要特别对它在国民经济建设或社会发展中潜在的经济效益或社会效益有充分的分析。

（2）国内外研究状况的分析：对国内外研究状况的了解应十分清楚，分析要全面透彻，回答问题十分肯定，切忌含糊不清；对国内外研究状况的了解的程度反映申请者的科研阅历和能力，也是申请本项目的前提。

（3）研究目标：提出的研究目标要合理、适当，避免分散，突出有限的目标，对提出问题的理论依据，推测和假设必须严谨、科学，对创新内容的分析必须理由充分、合理。

（4）参考文献：一般列出10篇左右，20篇以内为宜，紧密结合研究内容，注意从时间上一般要近3年的。

3.如何填写"研究方案"

研究方案一般包括5个方面的内容：研究目标、研究内容和拟解决的关键问题；拟采取的研究方法、技术路线、实验方案及可行性分析；项目创新之处；年度研究计划及预期进展；预期研究成果。

（1）研究目标、研究内容和拟解决的关键问题：一般课题研究内容不要过多，要有适度的难度，突出创新。研究目标要集中，必须具体、明确，它是研究的目的，是申请项目的精髓，申请者要准确地告诉评审专家你要做什么，要解决什么问题。有限的资助解决有限的目标，要依据可资助的经费额度，设计项目研究目标。研究内容要紧紧围绕研究目标，内容要具体，切忌内容分散、涉及面大而庞杂，要重点突出，不要面面俱到；拟解决关键问题选择得要恰如其分，应有所突破。

（2）拟采取的研究方法、技术路线、实验方案及可行性分析：项目的研究目标很好，但有多大的把握实现这些目标，如何实现研究目标，实施方案可不可行，这方面的问题是不是写得清楚，在评审中占有很重要的位置，50%以上的申请者是因这项内容填写不好而被淘汰。有的申请者因不愿意泄露自己的秘密而写得含糊不清，这个度只能由申请者自己掌握。如果是做得差不多了再去申请，用上1个课题费做这个项目，用申请到的经费做下一个项目，这是最好的保密办法。要评审人相信你能够实现研究目标，就必须写清楚你的实施方案，特别是创新之处，新的思路和新研究方法的使用，应清楚地写具体，可采用流程图或示意图。对自己的创新或对已有的研究方法、研究手段的变动，一定要详细叙述，说明变动的原因，或采取新方法的理由和优势。得让评审人信任你，不要让评审人去揣摩你的意图，也不能让评审人怀疑你是否有一个清醒的头脑。对研究中可能遇到的难点要有充分的估计，并有拟解决的办法，进行可行性分析论证。

（3）本项目的特色与创新之处：科学研究的核心是创新，要简明扼要、表达准确，起到画龙点睛的作用。特别与国内外研究的现状对比着写，突出自己特色和创新之处。

（4）年度研究计划及预期的研究进展：应包括每年的研究进度和每年的主要研究内容，可能产生的阶段性成果；凡正式立项的科研项目每年都要检查科研完成情况，是否按计划进度完成。所填写的年度研究计划要具体、量化，具有可检查性。

（5）预期研究成果：对预期研究成果应有明确的预测，客观实际与研究内容、研究目标要相对应。如果是应用研究应该有研究成果的技术指标，作为项目完成后的验收指标；如果是应用基础研究成果，应预测发表几篇论文，甚至将论文名称都能拟定出来。

4.如何填写"研究工作基础"

科研评审强调选择创新性强的项目，同时还特别注重项目可行性，已有的研究工作基础显得十分重要。要求提供项目组主要成员以往的、主要相关的研究基础和实验室支撑条件的背景材料，并进行客观的自我评价。研究工作基础分为3个方面。工作积累和工作成绩：要写出与申请项目密切相关的前期研究工作基础、已有的研究成果或预实验结果；已具备的实验条件：科研设计中所需要的大型主要仪器设备应列出来，如果本单位缺少某种仪器设备，一定写出解决的办法，提倡利用国家重点或部门开放实验室已有的实验条件，鼓励跨学科的合作；项目组主要成员的学历及工作简历：用这些客观实际情况，反映课题组的基本科研素质，应准确明了地写出来，不要嫌麻烦。还要把近3年发表的论著目录列出来，如果过多，就列与申请项目关系密切的。如果太少,就多写几年的。要把论著中全部作者名单和顺序、题目、发表年月、期刊名称、卷号期号都写清楚,用写实的方法来证明项目组成员的科研能力和客观地反映已有的工作基础,使评审专家正确判断该项目组对完成申请的项目有无成功的把握。

5.如何填写"经费预算"

项目的经费预算是否合理,直接影响项目的同行评议结果。漫天要价将导致项目被否决。要根据可能资助的强度来设计研究项目内容。研究内容不要太多,研究内容如果太多,会被评审专家认为研究目标难以实现而淘汰。研究内容也不能太少,总之要与申请渠道可能资助的经费额度相匹配。经费预算包括以下 6 个方面。

(1)科研业务费:测试费、计算费、分析费、国内调研和参加学术会议;业务资料费;论文印刷费、出版费;仪器有偿使用费;水、电、气费。

(2)实验材料费:原料、试剂、药品、消费品等购置费;实验动物饲养费;标本样品采集费。

(3)仪器设备费:申请项目专用仪器设备(一定要慎重)购置费、运输、安装费,自制专用仪器设备的材料、配件购置和加工费;大型仪器和办公设备不能申请科研费,这是申请单位应具备的条件,本单位不具备某些条件的,提倡利用国家重点实验室和部门开放实验室的条件。

(4)实验室改装费:为了完成申请项目对实验室进行简易的改装,不能把实验室扩建、土建、维修费列入其中。该条一般应严格掌握。

(5)协作费:专指外单位协作承担资助项目的研究在实验工作中开支的费用。

(6)项目组织实施费(管理费):这项开支不是每个渠道都能列支的。国家自然科学基金委文件规定,受资助的单位可按每个项目(或课题)当年获得的实际拨款额度提取 10% 作为项目组织实施费(管理费),不得超前提取,更不能层层重复提取。

(二)申请书中常出现的问题

(1)科学意义不十分重要,学术思想缺乏创新,属于跟踪性研究或低水平重复课题。缺乏立论依据或有某些错误,对国内外研究状况掌握得不全,不了解最新进展(对正在研究的情况不了解)。

(2)拟解决的关键问题,提出的不恰当或不完整,研究方法不解决提出的问题,缺乏科学性。实验设计有缺陷,或不具体。

(3)研究目标不明确,分散而庞杂,往往因为研究内容过多,在有限的资助和有限的时间内难以完成而被淘汰。

(4)工作积累不够,缺少相应的研究工作基础。

(5)研究条件较差,缺少必要的仪器设备或必需的实验材料。

(6)研究人员力量不够,缺少工作时间的保证,项目组成员组成不合理。

(陈 凌)

第三节 临床科研选题与申报

一、临床科研选题的技巧

著名哲学家培根说过,"如果目标本身没有摆对,就不可能把路跑对。一个能保持着正确道

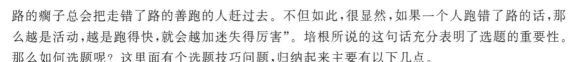

路的瘸子总会把走错了路的善跑的人赶过去。不但如此,很显然,如果一个人跑错了路的话,那么越是活动,越是跑得快,就会越加迷失得厉害"。培根所说的这句话充分表明了选题的重要性。那么如何选题呢?这里面有个选题技巧问题,归纳起来主要有以下几点。

(一)从临床实践中选题

临床实践是医学知识与医疗技术不断丰富、发展的基础,也是临床医学产生和发展的基本源泉和动力。在临床实践中,人们会发现各种各样的问题,有的迫切需要去解决,去探索,去研究,以寻求其正确的解决办法,因此临床科研工作者可从临床实践的需要去发现问题和选定课题。如在18世纪,由于当时产妇死于分娩后大出血的屡见不鲜,英国妇产科医师简·勃兰台首先采用了人与人输血法,虽然救治了不少患者,但也常出现输血严重反应而加速产妇死亡,这个问题引起了很多医学家的关注。奥地利生理学家兰特斯坦纳于1900年开始观察2个人血液混合以后的变化,结果发现了人的血型,这一发现恢复了人对人的输血,挽救了不知多少人的生命。后来又陆续发现MN、P、RH等10多种血型,从此输血就更加安全可靠了。兰特斯坦纳因此获得了1930年诺贝尔生理和医学奖。

(二)结合个人兴趣,紧扣自己的研究方向选题

临床医学范围很广,每一位医学工作者一般从事其中某一专业的工作,而在自己从事的这一专业中,又常常形成最感兴趣、最钟爱的某一方面,亦即是某一专长。如从事内科心血管病工作的人,有的对高血压病的防治兴趣浓厚,有的对心功能不全研究特别钟爱,有的则对用于心血管系统药物的研究较感兴趣。由于平时的学习与工作的积累,在理论知识、临床技能方面有较好的基础,并占有丰富的相关资料,熟悉了解研究进展和发展趋势等,从中发现与选择研究课题,应该说是一个很好的方法,选出的课题会有一定的意义与深度。19世纪下半叶,电在照明上得到应用,人们开始研究真空放电技术。在一个具有真空的玻璃管两端,分别封入正负2个电极,将高压电加在两端的电极上时,在装置阳极的玻璃管壁上会出现美丽的荧光,这种放电管叫阴极射线管。德国人伦琴是位物理学教授,他对阴极射线管内的荧光很感兴趣,并选作课题开始研究,最后,他发现了一种新的射线,起名为X射线。此成果很快被应用于医学,为临床提供了一种行之有效的新的诊断方法。X射线的发现被誉为19世纪末物理学三大发现之一。

(三)从学术交流与争鸣中选题

学术交流是人们把自己对某学术问题的研究包括研究方法、结果与存在的问题向同行介绍,互相取长补短。而学术争鸣则是研究人员从不同角度根据自身研究体会与结果对某学术问题看法的争辩。学术交流与争鸣对选择研究课题有重要作用,研究人员可根据交流中提出的问题或争鸣中谈及的某些事实与理由,抓住问题,发现问题,并从中选定自己的科研题目。许多科学家的研究多是从有争议的问题开始的,如美国芝加哥大学生物系毕业的沃森开始从事噬菌体遗传学的研究。1951年5月他在意大利那不勒斯的一次生物大分子学术会上,听到了威金斯关于DNA的射线衍射分析报告,从此对DNA产生了兴趣。后来他与克里克在英国剑桥大学卡文迪实验室共同研究,在参考了诸多科学家的研究成果后,合理地解决了碱基配对难题,建立了DNA双螺旋结构模型。DNA结构的揭示,标志着分子生物学的诞生。因此经常参加学术会议与讨论,聆听各方面的意见与观点,对课题的选择非常有益。

(四)从文献记载中选择课题

一些科研工作者在研究过程中发现的问题,限于当时的科学技术水平、理论知识,或限于其所处环境、研究条件,或限于其专业结构知识,而无法解决,于是就记载在其论文或专著中公之于众,以供他人包括后人参考研究。也有的通过研究提出了关于某现象的各种假说,并记载下来以求他人继续研究证明。如关于经络组织形态学说就有周围神经说,经络与结缔组织相关说,经络与肌肉相关说,经络特殊结构论,经络板块结构说等;关于经络功能现象假说:经络-皮质-内脏相关论,神经内分泌与第三平衡系统神经体液相关论,经络实质二重反射假说,经络-神经、循环、综合功能系统论,细胞间的信息传递假说等。研究者应根据自身研究的主攻方向和研究基础,从文献记载中选择课题,这是个很好的途径,选择的课题往往具有一定的研究水平和研究价值。

(五)从项目指南中选择课题

项目指南是科学基金为课题申请资助限定范围,以便更好地引导科研选题,把有限的基金用到迫切需要解决的重大问题的研究上。项目指南常是众多科技工作者包括科技管理者通过反复研究论证,结合科学研究发展趋势和生产实践中出现的问题最终制订的,因此,研究人员可以从科学基金会颁布的项目指南中,研究论证选择适合于研究的课题。由于项目指南上所列内容主要是起到引导限定范围的作用,其列出的项目与课题常比较宏观和笼统,据此选择课题时还应进一步缩小研究范围,并具体化。

(六)从学科交叉点或新兴学科中选择课题

随着科学技术的飞速发展,学科分支越来越多,这是学科高度分化、综合与交叉的结果。如定量药理学就是数学与药理学2个学科交叉综合的结果,时间生物医学就是时间生物学与医学交叉综合的结果,而男性学又是从泌尿生殖科学中独立出来的一门新学科。这些新学科,由于兴起时间不长,有着大量待研究的问题,从中选择适宜的课题不仅可能,一般讲意义价值也较大。一些学科交叉点也蕴藏着大量的研究课题可供选择,如性病,其社会科学、心理行为科学与医学交叉,寻找其病因与发病机制就要从医学、社会科学、心理行为科学着手。可以说从新学科或学科交叉点选择课题,实际上是在选择那些将要成为热门的冷门。一旦冷门成为热门,你就已经走到前沿,走在别人前面了。

(七)运用借鉴移植方法选定课题

借鉴与移植是科学研究的重要方法,该方法主要是借鉴应用于某学科专业的先进技术方法,有效地移植到另一学科专业。借鉴移植方法的可应用性,主要在于各学科之间相互渗透与交叉日益明显,特别是相关学科专业之间,新的成果、新的思路与方法、新的技术的移植应用,已成为科研选题的重要方面。打破学科专业限制,冲破固有观念,开阔选题视野,往往有创新成就。如在我国古代发明了一种同身寸法作为取穴的度量标准,该法以本人之某手指长固定为长度单位,度量自身穴位。由于该法采用的是自身标准,消除了用度量尺度量人体时的个体差异的影响,被现代心血管诊断研究者选择为研究课题,其研究结果使该法科学合理地应用到内科心血管的食管调搏中,对确定调搏器探头在食管中的位置,该法显现出定位快速准确的优势。又如现代医学应用人体激素进行人工月经周期替代疗法对一些妇科病变有较好的效果,20世纪60年代我国就有人对此开展应用中药取代西药进行人工月经周期疗法的研究,并最终形成了中药人工月经周期疗法,不仅提高了疗效,同时也减免了药物的不良反应。

(八)从研究中出现的特殊现象再定新课题

科研工作者几乎都有体会,在研究过程中,常常有预想不到的新现象、怪现象出现,有的显然毫无价值,有的却值得深思与探索,从而可确定为新的研究课题。如科霍是位德国微生物学家,他研究细菌,开始时把肉汤作为培养基,但用肉汤培养出的细菌好多种混杂在一起,难以分离单纯的菌种。在一次偶然的事件中,他发现了熟土豆切口处有许多彩色的斑点,在显微镜下发现每一个斑点都由相同的细菌组成,他终于明白了肉汤里的细菌可以游动,如细菌固定长在固体物质上,便不移动。据此他研究出动物胶平碟细菌培养法。后来其学生赫斯改用海藻中的多糖提取物——琼脂代替动物胶,迄今琼脂固体培养基仍是细菌学实验中广泛采用的技术之一。当然,据此选题时,首先应对那些现象出现的可能原因予以初探,并应重复现象,最后才能作为选题,深入研究。

(九)对偶然的灵感追寻深究以选题

偶然灵感的产生有众多的因素,长期从事某一专业,掌握相关的专业知识,并正在深入思考与灵感相关的问题,应是主要因素。可以说,偶然的灵感是长期思考、"一朝醒悟"的结果。对偶然的灵感应紧紧抓住,追寻深究,有时有很好的收获,解决一些难以解决的问题。如胡剑北在研究穴位时发现很多穴位位于经络的曲折拐弯处,就突发奇想:是否凡是经络曲折拐弯处应该有穴位,而目前还没有被发现呢? 继而想到是否可以用预测的方法,根据经络分布特点和已知穴位分布规律来预测新的穴位? 结果他据此选题,经过多年研究,从经络循行规律和穴位分布特点着手,预测发现了至少 27 个新的经穴,并据经穴主治规律对新的 27 个穴位的主治功能进行了预测,完善了对新的穴位及其主治的预测。

以上介绍的几个科研选题方法,是人们一般常用的几种,这些方法可单独应用,也可综合应用。实际上在临床科研中还有更多的方法,研究人员可根据自身的具体情况,选择合适的方法选题。

二、临床科研选题的要求

(一)科学性

在社会实践的基础上,由社会的特殊活动所获得的关于自然界、社会、思维及其他客观现实的规律及本质联系的动态的知识体系,称之为科学。选题时要符合科学的这种性质,即所选课题是为了研究自然界、社会、思维及其他客观现实的规律和本质联系。临床科研属研究客观世界发展过程中的人体生命现象及其病变的运动形式范畴,因此选题要客观,有理有据。研究的目的与结论,要对客观存在的人体生命现象及其病变的运动形式能进行揭示,解释说明,总结利用等。切不可主观臆想,凭空捏造,想当然地违反科学与实际选题。更不可从封建迷信及与科学理论大相径庭的内容与现象中选题,其现象虽存在于社会上,但其扭曲了客观现实和本质。现在社会上有人称可远距离发气功治病,有人称耳可识字,也有人称其眼可透视人体等,种种奇怪现象,不一而足,然而从人体生命现象的客观现实来看,这些奇怪现象是不可能发生的。选择这类现象作为研究内容,其选题不仅不科学,更是荒诞不经,永远也不会研究出符合客观实际的成果。如1668 年的一天,法国医师巴黎大学教授丹尼斯给一个性格暴戾的男子输羊血,希望以此改变他的性格,因为羊的性格温顺。丹尼斯在患者的要求下用一根细金属管子将羊的腿部动脉血输入男子大腿血管中,在输入 150 mL 后,这男人竟安然无恙,后来采用同样方法又输了 2 次,第 3 次患者在痛苦中死去。丹尼斯研究通过输入温顺动物的血给暴躁的人,以改变人性格的这种做法显然违背了科学,注定要失败。

(二)新颖性

新颖指的是新奇,与一般的不同,是从来没有的,又是非常奇特的,故又称之为创新。创新多指学术思想而言。选题具有新颖性,就是要求所选课题是从来没有研究过的,是最新的问题。凡具有新颖性的课题,其研究结果属基础理论的,则常有新发现、新理论,发现新规律、新机制、新观点、新解释等;属应用研究的,则为新发明、新技术,以临床医学为例,则对于疾病有新的诊断方法、治疗方法、预防方法、康复方法、新药品、新器械等;属开发研究的,则增加了新品种、新剂型、新用途。创新性的大小常可用国际、国内、省内或行业部门首创等来表示。

(三)先进性

先进性与创新性是密切相关的,创新必然先进,先进则表示创新的程度。先进性多指技术、方法而言,具有先进性的课题多指他人虽有研究,但尚未解决,有待深入探讨,以修改补充;或对原有技术方法、产品等在水平、档次上提高等。先进性往往从一定地区、一定范围、一定时限来评价,如国际先进、国内先进、省内先进等。选择的课题要有一定的先进性。

(四)可行性

可行性是指提出的课题在开展研究时,可否顺利执行与完成,所需要的设备条件、课题组组成人员的科研水平与能力能否胜任此项课题,课题是否已具备研究基础等。选择课题应充分考虑其可行性,如开展某疑难病症的研究,需要数百例患者的合作,但该病的发病率很低,课题研究者单位每年只能接诊数例,又未联系其他单位合作,这就是可行性不够了。又如某研究者选择1～3岁小儿隐睾发育研究,为了了解隐睾发育的组织变化,其研究方案中设计在治疗期间,对下降过程中不同时期的隐睾进行活检,但是家长不会同意在其儿子隐睾上反复活检,所以实属不可行。可见,选题不仅要注重科学性、新颖性、先进性,还应考虑可行性,否则即便课题特别创新,也难以完成。

(五)需要性

科学研究应当为社会、生产和科学发展做出贡献,解决存在的问题,提高科学、生产水平、创建新的领域等,因此科学研究选题时必须考虑社会生产实际的需要,人类生活实际的需要与科学发展的需要,以便选题研究成功后能产生经济效益、社会效益或能推动学科建设和发展。临床科研的选题首先应当从人们防病治病、保持身体健康的需要出发,重在疾病的诊断、治疗、预防、康复和保健,发明创造新的诊治方法和药品。对人体生命现象的探索,从临床科研角度论也应以揭示健康与疾病的关系为主,以满足医学学科发展的需要。如对治疗恶性肿瘤药物的研究和研制就是当前临床迫切需要做的事。我国北京第四制药厂根据南宋景定甲子年(1264)对一种昆虫——斑蝥可治疗癌症的记载,对斑蝥进行研究,从斑蝥中提炼斑蝥素,经水解后得到了斑蝥酸钠,经临床证明对肿瘤抑制作用明显,不良反应小,尤其适合治疗原发性肝癌,对食管癌、贲门癌、肺癌等亦有效,这是世界上第一种昆虫抗癌药。后经药学家王广生改造了斑蝥酸钠的结构,创制了用合成方法制造的去甲斑蝥素,不仅抗癌作用未变,还有升高白细胞作用,可协同化疗、放疗、抗癌。这类科研选题就满足了临床需要。

三、临床科研选题的程序

临床科学研究选题从发现问题到确定选题,有一个过程,这个过程经不断总结已发现有其相对固定内容和孰先孰后的进行次序,此即临床科研选题的程序。选题过程的长短,选题的正确与否等,均与选题程序密切相关。因此,了解选题程序,掌握选题程序,就是科研人员必不可少的知识了。

(一)初始念头与联想

选定一个课题并非是心血来潮或随心所欲,而是经过一段时间的思考、酝酿的结果。科研总是从对某现象产生好奇、疑问中出现萌芽的。人们在实际工作生活中,总会遇到一些问题或现象,对有准备的头脑来说,必然会引发_些念头,经过其已有知识的联想加工,就会产生思维的飞跃,形成要追根刨底的想法,由此而有意识地进行下一步的主动活动。如在听诊器发明之前,医师听诊的方法是把耳朵贴在患者的胸膛上听,既不方便,又不容易听清楚,且难以诊断疾病。1816 年法国病理学家、临床医学家和巴黎医学院教授雷奈克无意中看到 4 个男孩围着一块跷跷板玩,其中一个男孩从地上捡起了一枚别针,在跷跷板的一端用手划着别针玩,另 3 个孩子则把耳朵贴在另外一端听着通过木头传来的声音,声音很清楚。雷奈克发现了这个现象,很好奇,并由此试用硬纸筒放在患者胸部听,结果世界第一只听诊器发明了。雷奈克从孩子们的游戏中想到了利用其原理去发明听诊器并非是凭空产生的意念,他在巴黎医学院进修时,就因没有一个适用的诊断技术,曾在病房与另一位医师为诊断患者究竟是肺炎还是肺脓肿而争论不休,为此,他把精力开始用到临床诊断用的器械研究上。由于雷奈克一直在苦苦思索这个问题,看到孩子们游戏中的声音传导现象,才能予以联想,最终发明了听诊器。

初始念头的产生可以在任何场景、任何时间、任何活动中,临床科研选题中的初始念头则往往产生在临床实际工作中。在诊治患者时,当然也有在查阅文献时,学术交流时,与人争论中产生。一旦产生意念,最好的办法是即刻记下来,因为从人的思维特点看,有的念头、想法一闪即逝,如不随身携带记录本随时记录,就有可能丧失选择一个好的课题的机会。产生了初始念头后,要努力联想,深入思考,不断强化,以发现这个念头是否值得进行下一步探索工作。

(二)查阅文献与建立假说

初始念头的形成,只是选题开始的第一步。由于初始念头仅仅是通过对临床发现的问题进行思维的初步加工,因此初始念头的正确性如何,其中所含内容是否已有人研究过等,还需进一步得到解答。通常的办法是查阅文献,以便从已有资料中判断初始念头的价值、水平与创新性。

科学问题的研究常常需要较长时间,由许多人共同连续研究完成。文献资料中对此常有记载,从中可以发现问题的现状与历史,既往研究中采取的方法与思路,已有哪些问题得到解决,解决的程度如何,从中对自己的初始念头向科研课题的转变会有启发与借鉴,即便文献资料中没有自己初始念头的问题,也可从类似问题的研究报告中了解该念头,进一步作为课题研究时要注意的问题等。当然,倘若文献资料中已详细记载了与该念头相关的内容,就应放弃,不必再花费精力去研究了。

文献查阅及理论思维,可使初始念头成为科学假说。巴甫洛夫说过:"在科学思想的探索中产生科学的假设——这是科学的先遣的侦察兵。"

科学假说的正确与否,决定着科研工作的成败。如美国生化学家布卢姆伯格建立过这样一种假说:"接受过大量输血的患者,可能产生一种或几种多形血清蛋白的抗体,而这些血清蛋白是他们先天所没有的,是从供血者那里得到的"。他为此假说大量收集血清进行检测研究,1963 年从一位祖籍为澳大利亚的患者血清中发现了一种过去文献中从来没有记载过的蛋白。为弄清这份血清中新型蛋白的性质,他去到澳大利亚,在许多当地人的血清中找到不少这样的具有抗原性的蛋白,于是他便将其命名为"澳大利亚抗原"。他由此开始改变原来的看法,否定了原来提出的假说,认为这可能与遗传有关,从而提出了新的假说——"'澳抗'是先天性的、遗传性的物质"。回到美国后,他对美国癌症研究所里保存的 20 万份血清作了澳大利亚抗原的检查,发现原属阳性的 6 年后仍显阳性,原属阴性的 6 年后仍显阴性。这一现象使他更加相信他所提出的新的假说。

1966 年,他开始作"澳抗"与 20 种疾病患者关系的调查,发现白血病和先天性愚型人"澳抗"阳性最高,于是他开始研究这些人的染色体的基因与"澳抗"的关系,甚至提出了所谓"澳抗等位基因"的术语,走入了歧途。

然而,一个偶然的事件推翻了他的假说,使他走出了长期徘徊的迷宫。在他们门诊患者中有一个先天愚型患者,其第 1 次血清检查"澳抗"为阴性,而第 2 次检查却为阳性。布卢姆伯格对于这种完全违反了他的假说的特殊病例给予了重视,立刻将患者收入院进行彻底检查。通过一系列肝脏化学检验,表明此患者患有慢性无黄疸型肝炎。通过肝脏活检,从病理学角度进一步证实了患者肝脏确有炎性改变。据此布卢姆伯格又否定了他第 2 次提出的假说,提出了第 3 个假说"澳大利亚抗原可能与肝炎有关"。

布卢姆伯格对其新的假说又做了大量的工作,如测试"澳抗"阳性组和阴性组先天性愚型患者血清 SGOT、SGPT,检测急性肝炎患者的"澳抗"等,所得结果都为其新假说提供了有力的证据。1969 年秋,布卢姆伯格从日本人大川内将澳抗阳性的血液输给"澳抗"阴性的人,结果受血者中发生肝炎的比率很高的实验中受到启发,他反其道而行之,将"澳抗"阴性的血输给"澳抗"阳性的人,结果受血者出现输血后肝炎的人极少,从而证实了他第 3 次提出的假说,并最终得出了"澳大利亚抗原是乙型肝炎病毒抗原"的结论。这一结论终于在 1971 年被世界各国医学家认可,他因此获得了 1976 年诺贝尔医学奖。

从上述举例可以发现,假说是根据已知科学事实与结论对未知事物规律所做的一种假定性猜测,因此假说必然具有 2 个明显的特征,假说基于客观存在的问题和现象,根据已知规律进行科学思维与论证有其一定的合理性,此其一;但是否完全符合客观实际还有待研究证实,这说明其又有不确定性,甚至错误,此其二。一个科学的假说而非毫无根据的冥想和迷信传说所编造的假说的建立,一般是从个人实践中总结归纳提出的,是经过与以往文献资料对照比较的,是基本符合科学的原理与规律的。由于假说只是对提出问题的一种初步分析和综合,它和已被证明了的科学理论不同,它本身是科学性和推测性的统一,其内容能否正确地反映客观事实和规律,必须通过实践去验证。假说的验证结果不外乎"肯定",成为新的科学理论;"否定",假说被实践推翻。

(三)选择研究方法与预试

有的假说由于条件的限制,暂时难以开展研究;有的假说由于提出者的素质和所在环境因素无法去实践、去证实的情况,古今有之。因此,提出假说并要使之成为可开展的研究课题,接下来就要选择适宜的证实假说的方法或手段。这些方法与手段重在能研究证实假说内容,而不在于其是否属高、精、尖,应当实事求是,选择科学、合理、行之有效的已有方法或手段,或创新一种方法或手段。

选定课题前最好先做些预试验,以观察该课题有没有成功的希望或苗头,选择的研究方法或手段是否可行? 具体研究过程中还可能出现哪些问题。由于预实验有投石问路的性质,因此通常采用小样本开展部分相对重要的内容预试,此不仅少消耗人力、财力,也有利于熟悉、调整所需用仪器设备的操作方法与性能,对最终选定题目、顺利开展科研有重要作用。

(四)确定课题与构思题目

通过建立假说、选择研究方法、开展预试验等过程,发现科学假说有研究的可能性后,就应当将课题确定下来,并构思能反映所选课题的题目。题目就是应用简洁明了的文字,高度概括所选课题。题目将反映出研究者对课题研究目的、内容、方法是否有清晰、明确的认识。

从文字角度论,一项科研课题的题目总字数(包括标点符号)不应超过 25 个字,有的可以有副标题。题目的文字结构一般要求:①表达专业内容的限制性术语,如以研究病变论,研究病因的应有暴露因素和病名,如"吸烟与肺癌";研究发病机制的应包括研究的疾病名称和某方面机制,如"少弱精子症与锌的缺乏""细胞凋亡与糖尿病视网膜病复发的机制";研究诊断的应包括研究的疾病名称和诊断方法,如"游离睾酮水平在诊断阳痿中的作用";研究方法学的应包括疾病名称与治疗方法,如"紫杉醇透皮吸收的方法学实验研究"。②表达研究目的的文字,如"取穴方法的标准化研究",其中标准化就是该题目中的目的,又如"巴戟天、锁阳、枸杞子 3 种药物对精子体外活力的影响",该课题以研究 3 种中药对精子活力的影响为目的等。③表达研究手段方法的文字,如"应用分子生物学方法确定肝炎病毒的分类地位"等。④一般用动名词结尾,以表达课题的性质、特点。如临床观察、实验研究、调查报告等,并附加限定性语词,如初步研究、探讨等。

从内容表达论,题目不能过大。如以"消化道肿瘤的临床研究"作为课题名称,就属于此类情况。该题目使人不清楚研究者是要研究消化道肿瘤的诊断、治疗还是预后;同时消化道肿瘤有多种,是研究全部消化道肿瘤,还是仅研究其中的一种,若属前者,则显然过大。其他如研究乙型肝炎就不能仅在题目上写成肝炎,研究脑出血就不能仅写成脑血管病等。以上均是确定科研课题名称时要注意的问题。

四、临床科研选题申报书的撰写与申报

临床科研选题申报书又称为开题报告(以下简称申报书)。填写申报书是极其困难的事。一位诺贝尔奖获得者曾说过,在他一辈子科研生涯中,最痛苦的事就是填写科研申报书了。然而填写申报书是争取科研基金资助或立项的重要步骤,申报书也是反映科研人员具有的内在价值与学术水平的文件。科学研究基金委员会聘请的专家对申报项目的评审,基本上是根据申报书中所填的内容,决定是否批准立项与资助。若申报书填写规范,详略适当,内容表达清晰,对学术问题思考缜密、科学,分析问题深入,则容易得到专家认可。若申报书内容混乱,表达不清,漏洞百出,则肯定被淘汰。因此要高度重视申报书的填写。

申报书填写的基本要求是:实事求是,严肃认真,详略适当,标准规范,用词准确,语句流畅,字迹工整,不宜缺项。

由于各基金委员会根据资助的目的、性质、范围等不同,而制订了格式不尽相同、填写内容栏目各异的申报书,现就其共同具有的主要栏目内容与填写要求进行介绍。

申报书的栏目据其填写内容在申请立项与资助中的作用,可分为一般栏目、核心栏目、其他栏目三部分。填表前,应认真阅读填表说明。

(一)一般栏目及其填写要求

一般栏目包括申报书封面、简表(含摘要部分)、国内外研究概况及其进展、研究进度及年计划指标、成果形式、申请者和项目组主要成员简历等。

1.申报书封面

申报书封面包括项目名称、申请者、所在单位、邮政编码、通信地址、电话、传真、申请日期,以及项目类别、学科领域,有的还有课题编号、申报学科代码、课题标志等。

(1)项目名称要求简明扼要,并具有特色,一般不超过 25 个字(包括标点符号),注意专业术语的准确化,不可口语化或方言。

(2)申请者是指本项科研课题实际申请者,要真实,因将涉及今后科研申报批准后的课题能

否执行,按质按期完成,以及完成后获奖等一系列问题,有关申请者的名誉、待遇,如职称晋升、政府津贴等,也将与之有关。因此课题申请者一定应是课题的提出与完成者。

(3)申请单位要写全称,以单位公章为准,涉及多个协(合)作单位时要根据研究任务的多少等确定好主次。

(4)其他如项目类别等,可据填表说明,准确填写,有的基金凭此进行初步分类归档,若填写有误或空填,可被视为形式审查不合格,而难以进入下一步评审工作。

2.简表

简表分为研究项目、申请者、项目组、摘要、主题词等。简表内容将输入计算机,必须逐项认真填写。此栏要注意填写的是以下部分。

(1)项目组成员:①成员组成要合理,包括年龄、职称、专业等,有的课题还要注意性别。②投入的研究时间比例要恰当,主要研究者投入时间一般在每年6个月以上,参加者可视情况每年3个月至全年不等。③分工要具体,可按分题分工,也可按具体承担的内容分别注明。④名序排列要严肃,要实事求是地根据研究者在研究中已做和/或将做的工作与贡献排定。⑤每位研究者一般仅能参加2项科研课题的申报。

(2)摘要:此在简表中是最重要部分,为核心栏目。填写时,注意在有限的字数中将研究内容、采取的方法、目标与意义等予以表达,有一定的难度,要反复推敲。本栏一般限制在160字左右(包括标点符号)。

(3)主题词:由于课题检索的需要,填写要准确、规范,最好参照有关主题词的专书填写,不宜随意乱填,一般要求填写3个左右。

3.国内外研究概况及其进展

此栏主要考查申请者对国内外与本项目有关的研究概况和最新进展的了解程度,及其综合分析、系统归纳、发现问题、预测研究动向的能力,也是提供评审专家评审课题时的参考内容之一。此栏基本上不要直接谈申请项目内容,更不宜空洞地大谈申报项目的意义如何,效益如何。主要是对有关研究内容加以综述或概述,但应提出与本项目有关的问题。如果申请的项目是首次提出,密切相关的研究尚未开展,也应以科普的方式概述与本项目有关的知识或问题,切不可简单地填写或缺项不填。填写此栏要注意:对所涉及的参考资料要按照论文发表时所要求的那样,格式规范地列出参考文献,并在表中相应的内容处注上序码,以备评审专家参阅。

4.研究进度及年度计划指标

本栏填写一般应分年度撰写,如某年某月至某年某月要做哪些工作,完成什么研究内容,考核指标是什么。要注意留出一定的时间,总结撰写全部研究报告,整理鉴定材料等。

5.成果形式

成果形式主要有论文、专著、药品、医疗器械、试剂、方法、软件等。可据研究结果选择。

6.申请者和项目组主要成员简历

申请者和项目组主要成员简历除了一般性介绍外,重点写明科研经历、科研项目承担与完成情况、获奖情况。发表的论文、出版的专著等,要列出具体内容。

(二)核心栏目及其填写要求

核心栏目包括简表中摘要栏、研究方案、研究基础、经费预算、实验动物等。

1.研究方案

(1)研究目标、研究内容和拟解决的关键问题。此栏填写应注意:研究内容要具体,使评审者

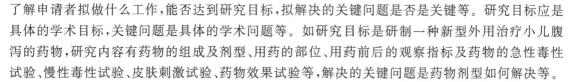

了解申请者拟做什么工作,能否达到研究目标,拟解决的关键问题是否是关键等。研究目标应是具体的学术目标,关键问题是具体的学术问题等。如研究目标是研制一种新型外用治疗小儿腹泻的药物,研究内容有药物的组成及剂型、用药的部位、用药前后的观察指标及药物的急性毒性试验、慢性毒性试验、皮肤刺激试验、药物效果试验等,解决的关键问题是药物剂型如何解决等。

(2)拟采取的研究实验方法、步骤、技术路线及可行性分析。本栏应具体写明研究时采用的方法与实验过程。如采用影像诊断方法,还应具体写明何种影像,是 B 超还是 CT,是 X 线还是热像图等。其他如免疫组化方法、放免测定法等,不仅要具体写明实验所采用的方法,对观察的指标,如激素水平、免疫球蛋白、cAMP、cGMP、ACh 等均应详细注明。涉及的实验观察患者,应有具体例数与选择标准,如年龄、性别、病程、诊断标准等。观察患者的分组情况、对照组情况等。如是实验动物,应注明何种动物及其品系,标本采集办法、制作办法等。如需动物造模,应写明造模方法及成模指标等。对结果如何处理也应注明,如采取统计学方法处理数据等。对本栏的可行性分析,可根据自己曾做过的工作或已有文献报道,有类似研究方法介绍等加以论证。由于本栏是专家评审时重点审阅的内容,是申报书中的核心部分,填写越详细具体越好,涉及保密部分,当然不能和盘托出,但应作巧妙处理,必要时可另纸填写,密封交基金委员会。

2.研究基础

研究基础包括与本项目有关的研究工作积累,已取得的研究工作成绩,已具备的实验条件,尚缺少的实验条件和拟解决的途径等。可重点介绍已做过的与本项目有关的科研工作及发表的论文、专著,或其他形式的成果,包括所做预试工作,承担并完成的科研项目等。临床科研中若涉及大样本病例观察的研究项目,还可提供有关患者来源、数量、病种情况。关于实验条件,应注明实验室规模、人员、设备及开展过何项工作等,可发挥单位整体力量与条件,不应仅局限于某一科室。对不足部分,可通过与有条件单位合作方法去解决。

3.科研经费预算

各基金关于经费预算均有具体规定,一般分列以下几项预算。

(1)科研业务费包括测试、计算、分析费,国内调研和学术会议费,业务资料费,论文印刷费。

(2)实验材料费,原材料、试剂、药品等消耗品购置费,实验动植物的购置、种植、养殖费,样本、样品的采集加工费和包装运输费。

(3)仪器设备费主要是自制专用仪器设备的材料、配件购置费和加工费。一般不资助较大型的仪器设备的购置,但可允许设备租用费的开支。

(4)实验室改装费为改善资助项目研究的实验条件,对实验室进行简易改装所开支的费用,但扩建、土建、房屋维修费用不得列入。

(5)协作费指外单位协作承担资助项目研究实验工作开支的科研费用。

(6)项目组织实施费一般在 5%~10%,由单位掌管。

关于经费预算总额,要根据所申报的基金资助的平均强度和课题的实际需要,合理地确定。若请求资助的费用过高,超过了基金委员会规定的强度,会因经费要求过多而使项目难以获得批准。

4.实验动物

目前关于实验动物的要求越来越严格。一般医学科研基金申报时均需填写所用动物品系、等级及合格证情况。对不合格的实验动物,不仅涉及的科研项目不予立项与资助,即便单位自筹资金开展了科研,今后也难以报奖,论文也难以在国际及国家级重要刊物上发表。

（三）其他栏目及其填写要求

其他栏目包括单位学术委员会、推荐者、合作单位等的意见，以及合同页等。

1.单位意见

应说明表中所填内容是否真实，并做出允诺保证支持与监督课题顺利进行，不应仅写上"同意申报"等简单几个字。

2.推荐者意见

对不具有高级职称的申报者或申报青年课题时要有专家推荐意见。推荐专家一般要有2名，应与申请项目有关，具有高级职称。推荐重点是申请者的科研素质与科研经历，对申请的项目内容也可进行评介。推荐者实际上是项目初审者，亦是帮助申报内容完善者，故一定要请有"真才实学"，并在学术领域有一定权威的专家教授作为推荐者。

3.合作单位意见

合作单位意见要表明愿意合作的意愿及可提供的条件和可承担的内容等，更要注意签章。

项目申请书是申请者以充分地、清晰地阐明课题意义、学术思路、研究方案、技术关键等来"说服"评审者的重要媒体，也是反映申请者学术水平高低、思路是否清晰、知识是否广博的重要文件，绝不可等闲视之。

（陈　　凌）

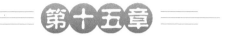

第十五章 公共卫生管理绪论

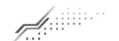

第一节 公共卫生的概念

一、公共卫生的定义

至于公共卫生的概念,各个国家和组织之间没有一个统一的、严格的定义。简单来讲,公共卫生实际上就是大众健康。它是相对临床而言的,临床是针对个体的,公共卫生是关注人群的健康。

1920年,美国耶鲁大学的 Winslow 教授首次提出了早期经典的公共卫生概念。公共卫生是通过有组织的社区行动,改善环境卫生,控制传染病流行,教育个体养成良好的卫生习惯,组织医护人员对疾病进行早期诊断和预防性治疗,发展社会体系以保证社区中的每个人享有维持健康的足够的生活水准,最终实现预防疾病、延长寿命、促进机体健康、提高生产力的目标。随着社会和公共卫生实践的发展、人们认识的更新,公共卫生的概念也在不断地发展之中。

1988年,艾奇逊将公共卫生定义:"通过有组织的社会努力预防疾病、延长生命、促进健康的科学和艺术。"这一概念高度概括了现代公共卫生的要素。

1995年,英国的 Johnlast 给出了详细的定义,即"公共卫生是为了保护、促进、恢复人们的健康。是通过集体的或社会的行动,维持和促进公众健康的科学、技能和信仰的集合体。公共卫生项目、服务和机构强调整个人群的疾病预防和健康需求"。尽管公共卫生活动会随着技术和社会价值等的改变而变化,但是其目标始终保持不变,即减少人群的疾病发生、早死、疾病导致的不适和伤残。因此,公共卫生是一项制度、一门学科、一种实践。随着社会经济的发展,医学模式的转变,公共卫生的概念和内涵有了进一步发展。公共卫生通常涉及面都很广泛,包括生物学、环境医学、社会文化、行为习惯、政治法律和涉及健康的许多其他方面。现代公共卫生最简单的定义为"3P",即 Promotion(健康促进),Prevention(疾病预防),Protection(健康保护)。

在我国,公共卫生的内涵究竟是什么,公共卫生包括哪些领域,对此至今尚无统一认识和明确定义。2003年7月,中国原副总理兼卫生部部长吴仪在全国卫生工作会议上对公共卫生做了一个明确的定义:公共卫生就是组织社会共同努力,改善环境卫生条件,预防控制传染病和其他疾病流行,培养良好卫生习惯和文明的生活方式,提供医疗服务,达到预防疾病,促进人民身体健康的目的。因此,公共卫生建设需要政府、社会、团体和民众的广泛参与,共同努力。其中,政府主要通过制定相关法律、法规和政策,促进公共卫生事业发展;对社会、民众和医疗卫生机构执行公共卫生法律法规实施监督检查,维护公共卫生秩序;组织社会各界和广大民众共同应对突发公共卫生事件和传染病流行;教育民众养成良好卫生习惯和健康文明的生活方式;培养高素质的公共卫生管理和技术人才,为促进人民健康服务。

从这一定义可以看出,公共卫生就是"社会共同的卫生"。公共即共同,如公理公约。卫生是个人、集体的生活卫生和生产卫生的总称,一般指为增进人体健康,预防疾病,改善和创造合乎生理要求的生产环境、生活条件所采取的个人和生活的措施,包括以除害灭病、讲卫生为中心的爱国卫生运动。

一般情况来讲,公共卫生是通过疾病的预防和控制,达到提高人民健康水平的目的。如对传染病、寄生虫病、地方病,还有一些慢性非传染性疾病的预防控制;借助重点人群或者高危人群,如职业人群,妇女、儿童、青少年、老年人等人群进行的健康防护;通过健康教育、健康政策干预等措施,促进人群健康的社会实践。具体讲,公共卫生就是通过疾病预防控制,重点人群健康防护、健康促进来解决人群中间的疾病和健康问题,达到提高人民健康水平的目的。公共卫生就是以生物-心理-社会-医学模式为指导,面向社会与群体,综合运用法律、行政、预防医学技术、宣传教育等手段,调动社会共同参与,消除和控制威胁人类生存环境质量和生命质量的危害因素,改善卫生状况,提高全民健康水平的社会卫生活动。由此可见,公共卫生具有社会性、系统性、政策法制性、多学科性和随机性等特征。公共卫生的实质是公共政策。

二、公共卫生特征

2004 年,Beaglehole 教授将现代公共卫生的特征进行了总结,认为,公共卫生是以持久的全人群健康改善为目标的集体行动。这个定义尽管简短,但是充分反映了现代公共卫生的特点:①需要集体的、合作的、有组织的行动;②可持续性,即需要可持久的政策;③目标是全人群的健康改善,减少健康的不平等。

现代公共卫生的特征包括 5 个核心内容:①政府对整个卫生系统起领导作用,这一点对实现全人群的健康工程至关重要,卫生部门只会继续按生物医学模式关注与卫生保健有关的近期问题;②公共卫生工作需要所有部门协作行动,忽视这一点只会恶化健康的不平等现象,而政府领导是协作行动、促进全人群健康的核心保障;③用多学科的方法理解和研究所有的健康决定因素,用合适的方法回答相应的问题,为决策提供科学依据;④理解卫生政策发展和实施过程中的政治本质,整合公共卫生科学与政府领导和全民参与;⑤与服务的人群建立伙伴关系,使有效的卫生政策能够得到长期的社区和政治支持。

(刘莎莎)

第二节　公共卫生的体系与职能

公共卫生体系一直是一个模糊的概念。普遍倾向,疾病预防控制机构、卫生监督机构、传染病院(区),构成了公共卫生体系。

一、发达国家公共卫生体系

美国、英国、澳大利亚、WHO 等国家和组织陆续制定了公共卫生的基本职能或公共卫生体系所需提供的基本服务。

美国提出的 3 项基本职能,即评估→政策发展→保证,并进一步具体化为 10 项基本服务。基本服务的概念与其他国家/组织提出的基本职能概念相似。在此框架下,美国疾病预防控制中心(CDC)与其他伙伴组织联合开展了国家公共卫生绩效标准项目研究,设计了 3 套评价公共卫生体系绩效的调查问卷,分别用于州公共卫生体系、地方公共卫生体系和地方公共卫生行政管理部门的绩效评估。调查问卷规定了每一项基本服务的内涵,并制定有具体的指标和调查内容。澳大利亚提出了公共卫生 9 项基本职能,阐述了每条职能的原有的和新的实践内容。

美国提出的公共卫生体系定义:在辖区范围内提供基本公共卫生服务的所有公、私和志愿机构、组织或团体。政府公共卫生机构是公共卫生体系的重要组成部分,在建设和保障公共卫生体系运行的过程中发挥着关键的作用。但是,单靠政府公共卫生机构无法完成所有的公共卫生基本职能,公共卫生体系中还应包括医院、社区卫生服务中心等医疗服务提供者,负责提供个体的预防和治疗等卫生服务;公安、消防等公共安全部门,负责预防和处理威胁大众健康的公共安全事件;环境保护、劳动保护、食品质量监督等机构,保障健康的生存环境;文化、教育、体育等机构为社区创造促进健康的精神环境;交通运输部门,方便卫生服务的提供和获取;商务机构提供个体和组织在社区中生存和发展的经济资源;民政部门、慈善组织等,向弱势人群提供生存救助和保障以及发展的机会。

公共卫生基本职能是影响健康的决定因素、预防和控制疾病、预防伤害、保护和促进人群健康、实现健康公平性的一组活动。公共卫生基本职能需要卫生部门,还有政府的其他部门及非政府组织、私营机构等来参与或实施。公共卫生基本职能属于公共产品,政府有责任保证这些公共产品的提供,但不一定承担全部职能的履行和投资责任。

公共卫生基本职能的范畴大大超出了卫生部门的管辖范围,在职能的履行过程中卫生部门发挥主导作用。卫生部门负责收集和分析本部门及其他部门、民间社团、私人机构等的信息,向政府提供与人群健康相关的、涉及国家利益的综合信息;卫生部门是政府就卫生问题的决策顾问,负责评价公共卫生基本职能的履行情况;同时,向其他部门负责的公共卫生相关活动提供必要的信息和技术支持,或展开合作;负责健康保护的执法监督活动。

二、我国公共卫生体系的基本职能

通过分析上述国家和组织制定的公共卫生基本职能框架,结合我国的现状,我们总结出 10 项现代公共卫生体系应该履行的基本职能,其中涉及三大类的卫生服务提供:①人群为基础的公共卫生服务,如虫媒控制、人群为基础的健康教育活动等;②个体预防服务,如免疫接种、婚前保健和孕期保健;③具有公共卫生学意义的疾病的个体治疗服务,如治疗肺结核和性传播疾病等,可减少传染源,属于疾病预防控制策略之一;再比如治疗儿童腹泻、急性呼吸道感染、急性营养不良症等。在此基础上,我国现代公共卫生体系的基本职能应包括以下 10 个方面。

(一)监测人群健康相关状况
(1)连续地收集、整理与分析、利用、报告与反馈、交流与发布与人群健康相关的信息。
(2)建立并定期更新人群健康档案,编撰卫生年鉴。其中与人群健康相关的信息:①人口、社会、经济学等信息;②人群健康水平,如营养膳食水平、生长发育水平等;③疾病或健康问题,如传染病和寄生虫病、地方病、母亲和围产期疾病、营养缺乏疾病、非传染性疾病、伤害、心理疾病以及突发公共卫生事件等;④疾病或健康相关因素,如生物的、环境的、职业的、放射的、食物的、行为的、心理的、社会的、健康相关产品的;⑤公共卫生服务的提供,如免疫接种、农村改水改厕、健康教育、妇幼保健等,以及人群对公共卫生服务的需要和利用情况;⑥公共卫生资源,如经费、人力、机构、设施等;⑦公共卫生相关的科研和培训信息。

(二)疾病或健康危害事件的预防和控制

(1)对正在发生的疾病流行或人群健康危害事件,如传染病流行,新发疾病的出现,慢性病流行,伤害事件的发生,环境污染,自然灾害的发生,化学、辐射和生物危险物暴露,突发公共卫生事件等,开展流行病学调查,采取预防和控制措施,对有公共卫生学意义的疾病开展病例发现、诊断和治疗。

(2)对可能发生的突发公共卫生事件做好应急准备,包括应急预案和常规储备。

(3)对有明确病因或危险因素或具备特异预防手段的疾病实施健康保护措施,如免疫接种、饮水加氟、食盐加碘、职业防护、婚前保健和孕、产期保健等。

上述第一项和第二项内容包括我国疾病预防控制机构常规开展的疾病监测、疾病预防与控制、健康保护、应急处置等工作。

(三)发展健康的公共政策和规划

(1)发展和适时更新健康的公共政策、法律、行政法规、部门规章、卫生标准等,指导公共卫生实践,支持个体和社区的健康行动,实现健康和公共卫生服务的公平性。

(2)发展和适时更新卫生规划,制订适宜的健康目标和可测量的指标,跟踪目标实现进程,实现连续的健康改善。

(3)多部门协调,保证公共政策的统一性。

(4)全面发展公共卫生领导力。

(四)执行公共政策、法律、行政法规、部门规章和卫生标准

(1)全面执行公共政策、法律、行政法规、部门规章、卫生标准等。

(2)依法开展卫生行政许可、资质认定和卫生监督。

(3)规范和督察监督执法行为。

(4)通过教育和适当的机制,促进依从。

(五)开展健康教育和健康促进活动

(1)开发和制作适宜的健康传播材料。

(2)设计和实施健康教育活动,发展个体改善健康所需的知识、技能和行为。

(3)设计和实施场所健康促进活动,如在学校、职业场所、居住社区、医院、公共场所等,支持个体的健康行动。

(六)动员社会参与,多部门合作

(1)通过社区组织和社区建设,提高社区解决健康问题的能力。

(2)开发伙伴关系和建立健康联盟,共享资源、责任、风险和收益,创造健康和安全的支持性环境,促进人群健康。

(3)组织合作伙伴承担部分公共卫生基本职能,并对其进行监督和管理。

第(三)~(六)项融合了国际上健康促进的理念,即加强个体的知识和技能,同时改变自然

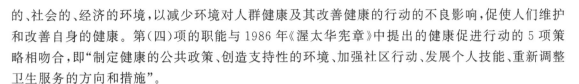

的、社会的、经济的环境,以减少环境对人群健康及其改善健康的行动的不良影响,促使人们维护和改善自身的健康。第(四)项的职能与 1986 年《渥太华宪章》中提出的健康促进行动的 5 项策略相吻合,即"制定健康的公共政策、创造支持性的环境、加强社区行动、发展个人技能、重新调整卫生服务的方向和措施"。

(七)保证卫生服务的可及性和可用性

(1)保证个体和人群卫生服务的可及性和可用性。

(2)帮助弱势人群获取所需的卫生服务。

(3)通过多部门合作,实现卫生服务公平性。

(八)保证卫生服务的质量和安全性

(1)制定适当的公共卫生服务的质量标准,确定有效和可靠的测量工具。

(2)监督卫生服务的质量和安全性。

(3)持续地改善卫生服务质量,提高安全性。

第(七)项和第(八)项是对卫生服务的保证,即保证卫生服务的公平和安全性。

(九)公共卫生体系基础结构建设

(1)发展公共卫生人力资源队伍,包括开展多种形式的、有效的教育培训,实现终身学习;建立和完善执业资格、岗位准入、内部考核和分流机制;通过有效的维持和管理,保证人力资源队伍的稳定、高素质和高效率。

(2)发展公共卫生信息系统,包括建设公共卫生信息平台;管理公共卫生信息系统;多部门合作,整合信息系统。

(3)建设公共卫生实验室,发展实验室检测能力。

(4)加强和完善组织机构体系,健全公共卫生体系管理和运行机制。

本项是对公共卫生体系基础结构的建设。公共卫生体系的基础结构是庞大的公共卫生体系的神经中枢,包括人力资源储备和素质、信息系统、组织结构等。公共卫生体系的基础结构稳固,整个公共卫生体系才能统一、高效地行使其基本职能。

(十)研究、发展和实施革新性的公共卫生措施

(1)全面地开展基础性和应用性科学研究,研究公共卫生问题的原因和对策,发展革新性的公共卫生措施,支持公共卫生决策和实践。

(2)传播和转化研究结果,应用于公共卫生实践。

(3)与国内外其他研究机构和高等教育机构保持密切联系,开展合作。这项职能为公共卫生实践和公共卫生体系的可持续发展提供科学支撑。

上述这十项职能的履行又可具体分解为规划、实施、技术支持、评价和质量改善、资源保障(包括人力、物力、技术、信息和资金等)等 5 个关键环节。不同的环节需要不同的部门或机构来承担。

三、卫生体系内部职能

疾病预防控制体系建设研究课题组对我国疾病预防控制机构应承担的公共职能进行了界定,共 7 项职能、25 个类别、78 个内容和 255 个项目。2005 年卫生部发布施行了《关于疾病预防控制体系建设的若干规定》和《关于卫生监督体系建设的若干规定》,分别明确了疾病预防控制机构和卫生监督机构的职能。这些工作对我国疾病预防控制体系和卫生监督体系的建设具有重要的意义。

公共卫生体系是包括疾病预防控制体系、卫生监督体系、突发公共卫生事件医疗救治体系等在内的一个更大的范畴。首先应该将公共卫生体系作为一个整体来看待,明确其职能,避免体系中的各个成分如疾病预防控制体系、卫生监督体系等各自为政。这样将有助于实现公共卫生体系的全面建设,保证部门间的协调与合作,提高公共卫生体系总体的运作效率。

另外,公共卫生基本职能的履行必须有法律的保障。公共卫生体系的构成、职权职责及其主体都应该是法定的,做到权责统一,并应落实法律问责制。至今为止,我国已颁布了10部与公共卫生有关的法律,如母婴保健法、食品卫生法、职业病防治法、传染病防治法等,以及若干的行政法规和部门规章。虽然这些对我国公共卫生事业的发展起到了重要的保障作用,但是其中没有一部是公共卫生体系的母法,因而无法形成严密的、统一规划设计的、协调一致的法规体系。解决公共卫生问题所需采取的行动远远超出了卫生部门的职权和能力范围,需要政府其他部门以及非政府组织、私营机构等共同参与。因此,制定公共卫生体系的母法,明确公共卫生体系的构成及其所需履行的基本职能,协调体系中各成分体系或机构间相互关系,是当务之急。

(刘莎莎)

第三节　公共卫生监督体系

公共卫生监督体系是公共卫生体系的重要组成部分,是执行国家卫生法律法规,维护公共卫生秩序和医疗服务秩序,保护人民群众健康,促进经济社会协调发展的重要保证。

一、公共卫生监督体系基本概况

根据世界卫生组织对公共卫生的定义,公共卫生是一门通过有组织的社会活动来预防疾病、延长寿命和促进心理和躯体健康,并能发挥更大潜能的科学和艺术,其范围包括环境卫生、控制传染病、进行个体健康教育,组织医护人员对疾病进行早期诊断和治疗,发展社会体制,保证每个人都享有足以维持健康的生活水平和实现其健康地出生和长寿。

世界卫生组织利用特尔斐方法进行的研究,将公共卫生的功能概括为以下9个方面:①预防、监测和控制传染性和非传染性疾病;②监测人群健康状况;③健康促进;④职业卫生;⑤保护环境;⑥公共卫生立法;⑦公共卫生管理;⑧特殊公共卫生服务;⑨高危人群和脆弱人群卫生服务。

在《WTO与公共卫生协议案》中,将公共卫生分为8大类:①传染病的控制;②食品的安全;③烟草的控制;④药品和疫苗的可得性;⑤环境卫生;⑥健康教育与促进;⑦食品保障与营养;⑧卫生服务。

世界卫生组织总干事陈冯富珍女士曾在演讲中谈到公共卫生的三个重要原则:一是公共卫生最首要的职责在于保护人群的健康,使其免受任何健康危害。如保证药品质量和保证食物、饮用水和血液制品的安全等;二是公共卫生最重要的道德准则是公平;三是公共卫生最强大的功能在于预防,公共卫生是为了寻找疾病的原因从而保护人民大众的健康。

根据上述世界卫生组织对公共卫生的定义、功能及原则的阐述可知,公共卫生的内涵极其丰富,外延非常广泛。公共卫生是一个由环境卫生、职业卫生、食品安全、药品安全、传染病控制、健

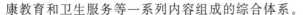

康教育和卫生服务等一系列内容组成的综合体系。

卫生监督是指卫生行政部门执行国家卫生法律、法规，维护公共卫生和医疗服务秩序，保护人民群众健康及其相关权益，对特定的公民、法人和其他组织所采取的能直接产生法律效果的卫生行政执法行为，是维护正常公共卫生秩序和医疗服务秩序的重要保障。根据中编办《关于调整卫生部有关机构编制的批复》和《关于卫生监督体系建设的若干规定》，卫生监督的主要职责包括：依法监督管理食品、化妆品、消毒产品、生活饮用水及涉及饮用水卫生安全产品；依法监督管理公共场所、职业、放射、学校卫生等工作；依法监督传染病防治工作；依法监督医疗机构和采供血机构及其执业人员的执业活动，整顿和规范医疗服务市场，打击非法行医和非法采供血行为；承担法律法规规定的其他职责。卫生监督一方面包括食品、职业、放射、环境、学校等公共卫生监督管理职责；另一方面包括传染病防治监督、医疗机构和采供血机构执业活动监督等医疗卫生监督职责。卫生监督工作是党和政府的卫生事业中不可缺少的重要组成部分，卫生监督体系是整个卫生体系、更是公共卫生体系的重要组成部分。

二、加强公共卫生监督体系建设的重要意义

(一)有利于更好地实现和维护广大人民的利益

身体健康和生命安全是人民群众的基本需求，也是人民群众的基本权利。保护人民群众的身体健康和生命安全，维护人民群众的健康权益是我们党和政府第一位的责任。卫生改革以来，我国公共卫生工作取得了巨大成就，卫生监督的能力和水平有了明显提高，但是当前仍然面临十分繁重的执法监督任务，许多方面离人民群众的健康安全需求的差距还很大。食源性疾病、严重职业病危害对健康的危害呈上升趋势，医疗服务市场秩序混乱，非法行医猖獗，人民群众很不满意；部分地区血液安全问题突出成为艾滋病蔓延的重要隐患。这一系列问题危及社会公共卫生安全、危害到人民群众健康权益。同时，随着人民生活水平的不断提高，城镇居民的健康意识不断曾强，越来越迫切地要求改善公共卫生状况和提高卫生服务质量。坚持立党为公、执政为民是卫生工作的根本出发点。卫生监督作为各级政府管理公共卫生事务的重要手段，是维护正常社会卫生秩序、维护人民群众健康权益的重要保证。因此，深化卫生监督体制改革，加强卫生监督体系建设，将有利于政府更好地实现和维护最广大人民的根本利益。

(二)经济社会协调发展的必然要求

坚持在经济发展的基础上实现社会的全面进步，促进经济社会协调发展，是建设中国特色社会主义的必然要求，也是全面建设小康社会的必然要求。这些年来，在国民经济持续高速发展的同时，我国卫生事业改革与发展却相对滞后，已经成为制约经济社会全面发展的严重障碍。突如其来的疫情不仅给人民群众的健康安全造成巨大威胁，还暴露出我国公共卫生领域存在的诸多问题。其中，由于长期以来卫生监督体制不完善、机制不健全、保障措施不落实，导致卫生监督工作不到位，对医疗机构监管不严，传染病防治监督不力是存在的问题之一。卫生监督是卫生工作的重要内容，也是社会法制建设的重要组成部分，坚持全面的发展观，不断深化公共卫生体制改革，加强卫生监督体系建设，加大卫生监督执法力度，将有利于促进经济社会的协调发展。

(三)推动政府职能转变和全面推进依法行政的重大举措

政府职能问题是政府管理的核心问题。政府管理创新，关键在于政府职能转变取得实质性进展。多年来，在建立和完善社会主义市场经济体制过程中，我们在深化行政管理体制改革和转变政府职能方面取得了很大进展，但是卫生行政部门职能"错位""越位"和"缺位"的现象仍然不

同程度地存在。卫生行政部门应当管什么、不应当管什么,怎么样管好应当管的事,在管的过程中要承担什么样的责任一系列问题亟待我们回答。如何在社会主义市场经济体制条件下,找准自己的位置,作出让政府、让社会、让广大人民群众满意的成绩,是关系卫生事业成败的关键。依法行政是对各级政府贯彻依法治国方略、提高行政管理水平的基本要求。依法行政就是要把行政权的运用纳入法制化的轨道,使行政机关明确在社会主义市场经济条件下的职能定位。改革开放以来,卫生法制建设取得了显著成绩。这些法律法规赋予各级卫生行政部门在维护正常医疗服务秩序和公共卫生秩序、保护人民群众身体健康方面大量的监管职责。"天下之事,不难于立法,而难于法之必行。"换句话说,坚持依法行政,立法是基础,执法是关键。如何真正贯彻执行好这些法律法规,切实承担起各项监管职责,是卫生行政部门落实政府职能转变和依法行政的关键所在。因此,各级卫生行政部门必须冲破在传统计划经济体制下形成的旧观念的束缚,牢牢树立依法办事的观念,不断提高依法办事的能力。通过深化卫生监督体制改革,加强卫生监督体系建设,不断提高卫生监督执法的能力和水平,全面加强对社会卫生秩序的依法监督,履行好卫生法律法规赋予的监管职责。特别是要通过对医疗卫生行业实行全行业监管,强化对医疗卫生服务秩序的监督,从而使卫生行政部门从"办卫生"到"管卫生"的职能转变上跨出实质性的一步,不断提高卫生行政部门的依法行政水平。

三、公共卫生监督体系建设的政策框架逐步建立和完善

2003年以来,党中央、国务院提出了加强包括疾病预防控制、卫生监督和应急医疗救治在内的公共卫生体系建设的要求。卫健委也相继出台了一系列政策文件:一是卫生监督体系建设方面,先后出台《关于卫生监督体系建设的若干规定》《卫生监督机构建设指导意见》《关于卫生监督体系建设的实施意见》和《卫生监督信息系统建设指导意见》等政策文件,进一步加强对全国卫生监督体系建设的指导;二是完善卫生监督运行机制、规范执法行为、加强队伍建设方面,先后印发《全国卫生监督机构工作规范》《卫生部行政处罚程序》《卫生行政执法文书规范》《卫生监督制、着装管理规定》《卫生部办公厅关于规范卫生监督执法车辆外观标识的通知》《卫生部办公厅关于进一步规范卫生监督员胸牌编号的通知》《卫生监督信息报告管理规定》《关于卫生行政执法责任制的若干规定》《卫生监督稽查工作规范》《卫生监督执法过错责任追究办法(试行)》《卫生行政执法考核评议办法》和《全国卫生监督员教育培训规划》等一系列文件。随着上述文件陆续出台,卫生监督体系建设的政策框架逐步完善。这些文件一方面继承了以往卫生监督体制改革的指导思想和政策原则,另一方面为适应新形势下全面推进依法行政和政府职能转变的要求,进一步深化改革,从促进和推动卫生监督综合执法、加强卫生监督机构和队伍建设、明确卫生监督的任务和职责、健全卫生监督工作的运行机制、完善卫生监督工作的保障措施等方面对全面加强卫生监督体系建设作出具体的规定和要求。同时,突出强调卫生监督体系建设应当适应社会主义市场经济体制和全面推进依法行政的要求,通过进一步转变职能,严格依法行政,不断提高卫生行政部门依法办事的能力和水平。卫生监督体系建设应当按照精简、统一、效能的原则和政事分开、综合执法、依法行政的要求,深化卫生监督体制改革,合理设置机构,优化人员结构,解决职能交叉、权责脱节和执法力量薄弱等问题。卫生监督体系建设政策框架的完善,对于统一思想、统一目标、统一要求,全面推进卫生监督体系建设,规范各级卫生监督机构建设,严格卫生监督队伍管理具有重要意义。政策框架涉及的具体内容如下。

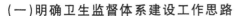

（一）明确卫生监督体系建设工作思路

（1）加强卫生法律法规和卫生标准建设，建立与经济社会发展相适应的卫生法制和标准体系。

（2）加强卫生监督监测信息网络建设，重视群众关注热点和投诉举报，明确卫生监督工作重点。

（3）总结经验，开拓创新，建立卫生执法监管长效机制。

（4）加强卫生监督队伍管理，改善卫生执法工作条件，提高监督能力和水平。

（二）明确卫生监督工作职责

为认真贯彻国务院《关于进一步加强食品安全工作的决定》、中央编办《关于职业卫生监督管理职能调整的意见》和《关于放射源安全监管部门职责分工的通知》精神，落实食品卫生和职业卫生职能调整以及推进卫生综合执法和加强医疗监督的需要，《关于卫生监督体系建设的若干规定》进一步明确了卫生监督的职责，包括依法监督管理食品、化妆品、消毒产品、生活饮用水及涉及饮用水卫生安全产品；依法监督管理公共场所、职业、放射、学校卫生等工作；依法监督传染病防治工作；依法监督医疗机构和采供血机构及其执业人员的执业活动，整顿和规范医疗服务市场，打击非法行医和非法采供血行为；承担法律法规规定的其他职责。

（三）合理界定各级卫生监督机构职责

为充分发挥各级卫生监督机构的作用，促进执法重心下移，提高监管效率，同时避免职责不清、职能交叉等问题，解决执法工作中"职能上下一般粗""有利争着干，无利没人管"造成的错位、越位和缺位现象，《若干规定》界定了各级卫生监督机构的主要职责。

1.卫健委卫生监督机构主要职责

主要职责：①拟定全国卫生监督政策和工作规划，并制定相应的工作制度和规范；②组织实施全国卫生监督工作，对地方卫生监督工作进行指导和监督检查；③开展执法稽查，对地方卫生监督机构和人员的执法行为进行督察；④组织协调、督察督办有关大案要案的查处；⑤组织全国卫生监督抽检；⑥依法承办职责范围内的卫生行政许可和资质认定；⑦负责全国卫生监督信息的汇总分析；⑧组织全国卫生监督人员培训；⑨组织开展卫生法律法规宣传教育；⑩承担卫健委指定或交办的卫生监督事项。

2.省级卫生监督机构主要职责

主要职责：①拟定辖区内卫生监督工作规划和年度计划，并制定相应的工作制度和规范；②组织实施辖区内的卫生监督工作，对下级的卫生监督工作进行指导和监督检查；③依法承办职责范围内的卫生行政许可、资质认定和日常卫生监督；④查处辖区内大案要案，参与重大活动的卫生保障；⑤承担国家卫生监督抽检任务，组织实施辖区内的卫生监督抽检；⑥开展执法稽查，对下级卫生监督机构和人员的执法行为进行督察；⑦组织协调辖区内各级卫生监督机构的分级管理，落实执法责任制；⑧负责辖区内卫生监督人员的资格审定工作，组织开展资格考试；⑨组织辖区内卫生监督人员培训；⑩负责辖区内卫生监督信息的汇总、核实、分析、上报，并按照规定进行发布。

3.设区的市、县级卫生监督机构主要职责

（1）卫生行政许可：①承办食品生产经营单位、餐饮业及集体食堂卫生条件的卫生行政许可；②承办公共场所卫生条件的卫生行政许可；③承办供水单位卫生条件的卫生行政许可；④卫生行政部门交办的其他行政许可事项。

（2）公共卫生监督：①对食品生产经营单位、餐饮业及集体食堂的卫生条件、卫生防护设施、生产经营活动及直接从事食品生产经营活动人员的健康管理进行卫生监督检查，查处违法行为；②对化妆品、消毒产品、生活饮用水、涉及饮用水卫生安全产品及其他健康相关产品的卫生及其生产经营活动进行卫生监督检查，查处违法行为；③对公共场所的卫生条件及其从业人员的健康管理进行卫生监督检查，查处违法行为；④对用人单位开展职业健康监护情况进行卫生监督检查，查处违法行为；⑤对建设项目执行职业病危害评价制度情况进行卫生监督检查，查处违法行为。

（3）医疗卫生监督：①对医疗机构的执业资格、执业范围及其医务人员的执业资格、执业注册进行监督检查，规范医疗服务行为，打击非法行医；②对医疗机构的传染病疫情报告、疫情控制措施、消毒隔离制度执行情况和医疗废物处置情况进行监督检查，查处违法行为；③对采供血机构的执业资格、执业范围及其从业人员的资格进行监督检查，打击非法采供血行为；④对采供血机构的采供血活动、传染病疫情报告和医疗废物处置情况进行监督检查，查处违法行为；⑤对疾病预防控制机构的传染病疫情报告、预防控制措施和菌（毒）种管理情况进行监督检查，查处违法行为。

（4）其他：①负责派出机构的管理；②设区的市级卫生监督机构负责对县级的卫生监督工作进行监督检查；③负责辖区内卫生监督信息的收集、核实和上报；④负责受理对违法行为的投诉、举报；⑤开展卫生法律法规宣传教育；⑥承担上级机关指定或交办的卫生监督事项。通过这样划分，把各级卫生监督机构的职责明确区分开，既有利于加强上级对下级卫生监督工作的监督指导，也有利于促进卫生监督工作重心下移，切实加强基层执法力量。

（四）规范卫生监督机构建设

1.完善卫生监督组织机构建设

《关于卫生监督体系建设的实施意见》，一是明确卫生监督机构的性质：卫生监督机构是行政执法机构，机构级别应不低于同级疾病预防控制机构；二是统一卫生监督机构的名称：各级卫生监督机构的名称统一为 XX 省（自治区、直辖市）、XX 市（地、州、盟）卫生厅（局）卫生监督局、XX 县（区、旗）卫生局卫生监督所；三是建立健全基层卫生监督网络：县级卫生监督机构原则上应按照划片设置、垂直管理的原则，在乡（镇、街道）设置卫生监督派出机构，条件不具备的地方可在乡镇聘任卫生监督人员；四是提出各级卫生监督机构应按照"精简、统一、效能"的原则，综合考虑辖区人口、工作量、服务范围和经济水平等因素则算所需行政执法编制。

2.健全卫生监督机构建设标准

中央和地方各级财政加大卫生监督体系建设的资金投入。为规范各级卫生监督机构建设，卫健委制定了《卫生监督机构建设指导意见》（以下简称《指导意见》），要求各级卫生行政部门按照"总体规划、统筹兼顾，分级负责、加强管理，因地制宜、分类指导"的原则，以整合资源、加大投入、改善条件为手段，以基础设施建设和执法装备建设为重点，全面加强卫生监督机构的能力建设，提高各级卫生监督机构的综合执法能力。《指导意见》明确了各级卫生监督机构的建设标准，具体如下。

（1）房屋建设标准：各级卫生监督机构的房屋建设，应满足日常卫生监督执法调查职证、办理发证、投诉接待和突发公共卫生事件应急处置等工作的需要。各级卫生监督机构开展日常工作所需各类用房，人均建筑面积应在 40 m^2 以上。对于人员编制较少的机构，省级卫生监督机构的建筑规模应不少于 4 800 m^2，设区的市级卫生监督机构的建筑规模应不少于 2 400 m^2，县级卫生监督机构的建筑规模应不少于 1 200 m^2。

(2)车辆配备标准:监督工作用车辆应包括卫生监督执法车和现场快速检测车;卫生监督执法车根据实际工作需求和社会经济条件,按监督执法人员每4～8人配备1辆的标准进行配置,用于日常卫生监督现场检查、违法案件查办、重大活动卫生保障和突发公共卫生事件应急处置;省级和设区的市级卫生监督机构,应配置现场快速检测车1～2辆,用于现场快速检测、突发公共卫生事件现场处置和重大活动卫生保障。

(3)现场快速检测设备和防护设备标准:根据各级卫生监督机构承担的任务,为满足日常卫生监督执法、突发公共卫生事件现场处置和重大活动卫生保障的需要,配备必要的现场快速检测设备和防护设备。

(4)取证工具及办公设备标准:各级卫生监督机构根据执法工作任务需要,配备照相机、摄像机、采访机、录音笔等执法取证工具;配备电脑、复印机、速印机、打印机、传真机、碎纸机、扫描仪、投影仪等办公设备。

3.完善经费保障规定

《关于卫生监督体系建设的若干规定》和《实施意见》进一步明确和完善了卫生监督机构经费保障规定,明确各级卫生监督机构履行卫生监督管理职责所需经费,包括人员经费、公务费、业务费和发展建设支出。按照财政部、国家计委、卫健委《关于卫生事业补助政策的意见》规定,由同级政府预算根据需要合理安排,保证其履行职责的必要经费。

(1)卫生监督机构人员经费和日常公用经费按国家有关制度和规定执行,其中日常公用经费应参照同类行政监督执法部门的定额标准核定。

(2)卫生监督执法业务开展所需卫生监督抽检、专项整治、查办案件、突发公共卫生事件应急处置、重大活动卫生监督、投诉举报奖励、卫生法制宣传和监督员培训、制装等专项经费,应商同级财政部门根据实际需要和财力可能统筹安排。

(3)卫生监督机构房屋基本建设、信息化建设和执法装备购置、更新等,应当纳入当地经济社会发展规划和公共卫生建设规划,参照卫健委制定的标准,统筹规划实施。此外,中央和省级财政对困难地区实施卫生监督机构基础设施建设等项目给予适当补助。

4.规范卫生监督信息系统建设

卫生监督信息化工作是卫生信息化工作的重要组成部分,卫生监督信息系统建设是卫生监督体系建设的重要内容之一。为落实《全国卫生信息化发展规划纲要》要求,规范和指导全国各级卫生监督信息系统建设,卫健委制定卫生监督信息系统建设指导意见》。《指导意见》提出卫生监督信息系统建设要遵循"坚持以科技创新为动力推进卫生监督信息化建设,发挥信息化技术在提高卫生监督执法能力、增强突发公共卫生事件应急处置能力和促进政务公开方面的重要作用,强化政府卫生监管职能,推进和谐社会建设"的指导思想,以及"整体规划、统一标准、分级负责、分步实施"的建设原则,努力建成覆盖全国的卫生监督信息网络平台;建立健全卫生监督信息标准体系;完善卫生监督信息系统业务应用软件;建立卫生监督数据信息共享交换平台;实现卫生监督工作实时、动态和科学管理,规范卫生监督执法行为,提高卫生监督工作效率。同时,明确卫生监督信息系统建设内容包括:卫生监督信息网络平台建设、卫生监督信息标准体系建设、卫生监督数据信息交换平台建设、卫生监督信息系统业务应用软件建设,并提出了各级卫生监督信息网络平台配置参考标准。

(五)加强卫生监督技术支持能力建设

卫生监督工作一方面与其他行政执法工作一样具有明显的行政管理特点,另一方面,卫生监

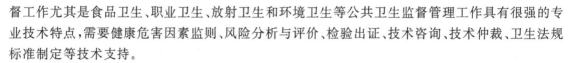

督工作尤其是食品卫生、职业卫生、放射卫生和环境卫生等公共卫生监督管理工作具有很强的专业技术特点,需要健康危害因素监则、风险分析与评价、检验出证、技术咨询、技术仲裁、卫生法规标准制定等技术支持。

卫生监督技术支持能力建设作为卫生监督体系建设的重要组成部分,是履行卫生监督职能的重要技术保障。《关于卫生监督体系建设的若干规定》《关于卫生监督体系建设的实施意见》及《卫生部关于加强卫生监督技术支持能力建设的意见》对加强卫生监督技术支持能力建设有了明确规定:①明确了指导思想;②提出了总体目标;③明确了职责分工;④提出了主要任务;⑤完善了保障措施。

(六)加强卫生监督队伍建设

卫生监督员队伍建设是卫生监督体系建设的基础与核心。建设一支能适应改革开放和社会主义现代化建设需要的廉洁自律、秉公执法和办事高效的卫生监督员队伍,是实现卫生监督保障人民健康目标的基础性、战略性工作。

1.卫生监督人员的准入

《关于卫生监督体系建设的若干规定》规定卫生监督人员应当具备以下条件:①遵守法律和职业道德;②具备卫生监督相关的专业和法律知识;③经过卫生监督员岗位培训并考试合格;④新录用人员应具有大专以上学历。卫生监督人员资格考试的具体规定由卫健委制定,省级卫生行政部门组织实施。各级卫生监督机构应当根据监督任务聘任相应的专业人员,不断优化卫生监督队伍的专业结构。

2.卫生监督人员的教育培训

卫生监督员的教育培训是卫生监督员队伍建设的重要内容,是提高卫生监督员素质的有效手段。几年来,卫生监督队伍建设政策不断建立和完善。《关于卫生监督体系建设的若干规定》明确国家对卫生监督人员实行定期培训和考核制度,各级卫生监督机构应当不断提高卫生监督人员的专业素质和政治思想素质。《全国卫生监督员教育培训规划》具体内容如下。

(1)规定了卫生监督员教育培训的五项基本原则:依法培训,规范管理;凡进必考,定期培训;统筹规划,分级负责;突出重点,注重质量;形式多样,不断创新。

(2)明确了卫生监督员教育培训的主要目标:建立完善卫生监督员培训基地、培训教材、培训师资队伍,初步形成覆盖全国各省、地(市)、县的三级培训网络,力争达到每名监督员每年都能至少接受一次培训。进一步优化卫生监督员的知识结构,使卫生监督员从传统业务型向法制型、综合型转变,增强卫生监督员的依法行政能力,提高卫生监督员整体素质。建立专业比例合理的卫生监督员队伍,推进卫生监督员综合执法。

(3)明确了卫生监督员教育培训的主要任务:①全面提高卫生监督员的思想政治素质和职业道德水平;②全面提高卫生监督员的法律知识水平;③全面提高卫生监督员的专业知识水平,优化知识结构;④全面提高卫生监督员学历层次,注重人才培养。

3.卫生监督人员的管理

卫健委陆续印发了《全国卫生监督机构工作规范》《卫生行政处罚程序》《卫生行政执法文书规范》《卫生监督制、着装管理规定》《关于卫生行政执法责任制的若干规定》《卫生监督稽查工作规范》等一系列文件,加强卫生监督人员管理。《关于卫生监督体系建设的若干规定》和《卫生行政执法责任制若干规定》等文件规定各级卫生监督机构应当建立执法责任制,认真履行工作职责,做到任务明确、责任到人、各司其职,保证卫生监督的公正和效率。各级卫生监督机构应当建

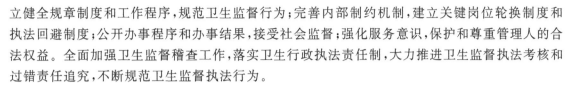

立健全规章制度和工作程序,规范卫生监督行为;完善内部制约机制,建立关键岗位轮换制度和执法回避制度;公开办事程序和办事结果,接受社会监督;强化服务意识,保护和尊重管理人的合法权益。全面加强卫生监督稽查工作,落实卫生行政执法责任制,大力推进卫生监督执法考核和过错责任追究,不断规范卫生监督执法行为。

国家和省级卫生监督机构应当设置专门人员监督下级卫生监督工作,其主要任务:①大案要案的督察督办;②各种专项整治、执法检查的督察督导;③监督检查卫生法律法规的贯彻执行情况;④检查下级卫生监督机构和人员的执法行为。此外,还先后出台规范卫生监督执法车辆外观标识、卫生监督员胸牌标识和卫生监督员制、着装管理等一系列文件,要求卫生监督人员执行公务时应当按照国家规定统一着装和佩戴标志,着装做到仪表端庄,整洁、整齐、配套、风纪严肃。

四、公共卫生监督体系建设存在的问题和对策

(一)卫生监督体系建设存在的问题

1.政府投入不足,部分卫生监督机构面临困境

卫生监督机构是执行国家卫生法律法规,维护公共卫生秩序和医疗服务秩序的行政执法机构,承担着政府管理社会卫生事务的公共职能。因此,应该完全由政府承担筹资职能。然而,调查发现,目前卫生监督机构经费投入存在一系列问题。

(1)政府对卫生监督机构的财政投入仍存在较大缺口。

(2)建设前后不同地区省、市、县级卫生监督机构收入占支出比例均未达到100%,虽然随年度有所上升,但是幅度较小。

(3)卫生监督机构经费来源不合理。中西部地区中央拨款的比例较高,特别是西部,本该由地方投入和保障的,中西部地区地方政府对各级卫生监督机构的投入显得更加不够,"造血功能"严重不足。

(4)此外,由于财政长期投入不足,相当一部分地方的卫生监督机构仍然靠检验检测收费养活,仍有较大比例的服务收入支撑公共卫生工作的开展,严重影响卫生行政执法的公正性和权威性,影响公共职能的落实。

2.人员编制短缺,队伍素质有待提高

(1)研究显示,目前全国有卫生监督人员约94 000人,而按照履行职责的实际需要,全国卫生监督机构应配备约143 000人,现有卫生监督人员与实际需要之间存在34%的缺口。

(2)由于历史上的原因,卫生监督队伍准入门槛过低、人员录用要求不严,学历层次偏低,人员素质有待提高,这个问题在基层执法一线更为突出。

(3)卫生监督人员的在岗培训和继续教育工作没有到位,依法行政的意识和依法办案的能力不强,知识更新慢、观念陈旧,工作低水平重复,不能适应法制建设不断完善与发展和推进依法行政的需要。

3.房屋基础设施建设滞后

(1)办公用房是有效落实各项卫生监督职能的基本保障之一。然而,在卫生监督体系建设中,各地卫生监督机构房屋基础设施建设滞后、执法技术手段落后的问题十分突出,尤其是办公用房简陋或者缺乏,不能满足卫生监督工作的需要,未达到《卫生监督机构建设指导意见》关于房屋建设的基本要求,有产权的房屋中相当一部分还是旧房或危房,严重影响执法工作正常开展。

(2)在近几年卫生监督机构建设产权房过程中,由于建设资金依靠卫生监督机构通过自筹资

金解决,从而留下程度不同的债务。目前很多自筹资金都停留在债务上,或者是向银行借贷,或是欠施工方,偿还债务巨大的压力将迫使部分卫生监督机构被迫重视有偿服务来通过"自身的努力"偿还债务,导致整个卫生监督机构的工作方向重新走进老"防疫站"的模式,严重影响依法行政的公正、公平性和政府的公信力,也势必会影响到卫生监督机构公共卫生职能的发挥。

近几年,全国人大代表和政协委员多次提出建议和提案,呼吁尽快解决欠发达地区卫生监督机构房屋基础设施建设严重滞后的问题。

4.卫生监督技术支持能力建设亟待加强

切实履行卫生监督职能,维护公共卫生秩序和医疗服务秩序,保证人民群众身体健康和生命安全,是卫生法律法规赋予各级卫生行政部门的重要职责。

卫生监督工作包括医疗服务监督,还包括食品、职业、放射、环境和学校等公共卫生监督管理工作,具有较强的专业技术特性,需要强有力的技术支持。卫生监督技术支持能力建设是卫生监督体系建设的重要组成部分,是履行卫生监督职能的重要技术保障。

当前,食品安全、饮用水安全、职业病危害与辐射防护和环境卫生等公共卫生问题仍然比较突出,医疗服务市场形势依然严峻,医疗和血液安全监管亟待加强,卫生监督执法任务相当繁重,对卫生监督技术支持能力和水平提出了更高要求。

长期以来,各级疾病预防控制机构在承担重大疾病防治工作职责的同时,还肩负着卫生监督的技术支持工作。各级疾病预防控制机构逐渐将工作重心转移到重大疾病的防治上,其他公共卫生工作难以放在重要位置。这导致卫生监督相关的检验、检测等技术支持能力和水平有逐步削弱的趋势,不能适应卫生监督工作的需要,卫生监督技术支持能力建设亟待加强。

5.卫生监督职能有待进一步界定

随着我国改革开放的不断推进和市场经济体制的建立和完善,卫生监督职能调整频繁。2000年以来,食品、职业卫生、放射防护等监管职能均进行调整,但相应法律法规还未健全,导致实际工作中卫健委门与食品药品监督管理、质监、工商、生产安全、环保等部门在部分监管职能交叉,行政成本增加,另一方面导致重复执法或彼此推诿、扯皮或行政不作为的现象时有发生。此外,卫生监督职能与疾病预防控制职能,医疗服务监督职能与医疗服务管理职能划分也不够清楚,实际工作中存在交叉。

(二)对策措施

1.落实保障措施,加大经费投入

(1)过国债资金项目或中央财政转移支付方式给予支持,逐步解决各级卫生监督机构的办公用房问题。

(2)落实、完善财政经费保障政策。卫生、财政、发展改革等相关部门联合督促检查各地落实现行卫生监督工作经费保障政策规定的情况,采取有力措施,切实解决目前卫生执法工作经费得不到保证的突出问题。

(3)进一步研究完善卫生监督工作财政补助有关政策和办法,努力建立稳定的卫生监督保障机制,切实改善卫生监督员工作条件,稳定执法队伍。

2.加强基层卫生监督网络建设

(1)切实加强农村和社区基层卫生监督网络建设,促进执法工作重心下移,强化属地管理。积极推动各地建立完善县级卫生监督机构在乡镇设立派出机构或派驻卫生监督人员的制度,充实农村卫生监督工作力量。

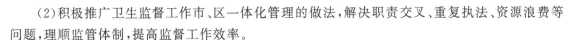

（2）积极推广卫生监督工作市、区一体化管理的做法，解决职责交叉、重复执法、资源浪费等问题，理顺监管体制，提高监督工作效率。

3.加强机构和队伍建设

（1）出台卫生监督机构编制规定，明确卫生监督队伍的有关政策。在调查研究的基础上，卫健委组织开展了卫生监督机构人员编制配置研究论证。积极争取中编办和人事部的支持，力争将卫生监督队伍纳入公务员管理；研究制定各级卫生监督机构的人员编制标准，从根本上解决卫生行政执法主体和执法队伍相分离及执法力度严重不足的问题。

（2）严格准入、强化培训、加强管理。尽快建立健全卫生监督员准入制度，施行卫生行政执法人员资格国家考试制度。

（3）应有规划地逐步建立完善卫生监督员教育培训制度和组织体系。与教育培训机构联合建立区域性卫生监督员教育培训基地，在高校开设卫生监督执法相关的专业课程，培养卫生监督后备人才。

（4）加强队伍的管理，建立必要的规章制度（回避、稽查、责任、廉正、监督、奖惩制度），强化卫生监督执法人员的行为规范，淘汰不合格的卫生监督人员，确保队伍的健康、纯洁。

4.加强卫生监督技术支持能力建设

（1）进一步明确卫生监督技术支持机构的职责和任务：健康危害因素监则、健康危害因素风险评估、检验出证、技术仲裁、技术咨询以及参与法规标准制定和宣传。

（2）加强卫生监督执法技术支持机构的能力建设，建立健全食品、饮用水和职业卫生等公共卫生监测网络，提高和行政执法相关检验检测的能力建设，严格规范检验出证行为，以满足卫生监督执法工作的需要。

（3）在此基础上，要结合深化医药卫生体制改革，从全局出发、从长远考虑，积极研究、探索一种适合我国卫生事业发展以及卫生依法行政需要的卫生监督技术支持体系模式，全面提高和加强卫生监督执法的技术水平。

5.进一步理顺监管体制，完善卫生综合执法模式

（1）根据党的提出的进一步深化行政管理体制改革的要求，按照统一、高效的原则，切实理顺食品安全和职业卫生的行政管理体制，修订完善相关法律法规，明确各部门监管职责。

（2）理顺医疗监督与医政管理，卫生监督与疾病控制之间的职责划分，建立长效的医疗服务监督和传染病防治监督工作运行机制，避免职责不清带来的推诿、扯皮，从而加大综合执法的力度，提高监督管理的效率。

（李凤娇）

第四节　医疗服务与公共卫生服务

医疗机构是公共卫生服务体系重要的组成部分，也是公共卫生服务的重要环节。随着社会经济的快速发展和广大人民群众健康需求的日益提高，医疗机构在公共卫生工作中的地位也日渐突出，大量的疾病控制和妇女儿童保健等工作需要医疗机构共同合作完成，医疗机构与专业公共卫生机构、医疗服务与公共卫生服务的关系也日益紧密。

一、公共卫生基本知识

(一)公共卫生基本概念

公共卫生内涵随着社会经济的发展和人类对健康认识的加深而不断发展。19世纪,公共卫生在很大程度上被理解为环境卫生和预防疾病的策略,如疫苗的使用。20世纪,公共卫生扩大到包括环境卫生、控制疾病、进行个体健康教育、组织医护人员对疾病进行早期诊断和治疗,发展社会体制,保障公民都享有应有的健康权益。目前,学术界通常采用WHO的定义:公共卫生是一门通过有组织的社区活动来改善环境、预防疾病、延长生命与促进心理和躯体健康,并能发挥个人更大潜能的科学和艺术。

公共卫生就是组织社会共同努力,改善环境卫生条件,预防控制传染病和其他疾病流行,培养良好卫生习惯和文明生活方式,提供医疗卫生服务,达到预防疾病,促进健康的目的。

(二)公共卫生基本职能

公共卫生的基本职能指的是影响健康的决定因素、预防和控制疾病、预防伤害、保护和促进人群健康、实现健康公平性的一组活动。具体来说,基本职能包括以下服务内容。

(1)疾病预防控制管理。

(2)公共卫生技术服务。

(3)卫生监督执法。

(4)妇女儿童保健。

(5)健康教育与健康促进。

(6)突发性公共卫生事件处理等。

(三)公共卫生基本特点

公共卫生是以促进人群健康为最终目标、以人群为主要研究重点、强调防治结合和广泛的社会参与、以多学科公共卫生团队为支撑,具有以下基本特点。

1.社会性

公共卫生服务是一项典型的社会公益事业,是人民的基本社会福利之一,因此公共卫生服务不能以营利为目的。

2.公共性

公共卫生服务表现为纯公共产品或准公共产品的供给,具有排他性和消费共享性的特点。

3.健康相关性

公共卫生服务的直接目的是保障公民的健康权益,所采取的措施和方法必须遵循医学科学理论和技术。

4.政府主导性

公共卫生服务的提供是政府公共服务职能的一个重要内容,政府必须承担公共卫生服务的供给责任:统一组织、领导和直接干预,提供必要的公共财政支出。

二、医疗服务与公共卫生服务的关系

(一)医疗机构与公共卫生专业机构

医疗机构和专业公共卫生机构均是依据相关法规设立的具有独立法人代表资格的机构,前者主要依据《医疗机构管理条例》而设立,为当地居民提供临床诊疗服务以及部分公共卫生服务,主要包括临床综合医院和肿瘤、口腔、眼科、传染病、妇产、儿童等专科医院。后者主要依据《中华人民共和国传染病防治法》《精神卫生法》《中华人民共和国食品卫生法》《职业卫生法》等设立的专业公共卫生机构,主要包括疾病预防控制中心、卫生监督中心(所)、妇幼保健中心(院)、职业病防治院(中心)、健康教育和健康促进中心(所)、精神卫生中心(所)等。在同一地区医疗机构和专业公共卫生机构均隶属同级卫生行政部门管理。

医疗机构在医院内部为了统筹协调、指导和监督落实院内公共卫生服务工作,预防与控制医院内感染的发生和流行,并联系相关专业公共卫生机构,依据《医疗机构管理条例》的要求,设立了预防保健科(或公共卫生科)和医院感染控制科。在我国绝大部地区医院都设立预防保健科和医院感染控制科。近年来,我国许多地方卫生行政部门为了进一步明确医疗机构公共卫生职能,规定医院统一设置公共卫生科,便于辖区内公共卫生工作的衔接。无论称谓是预防保健科,还是公共卫生科,其基本职责都是统筹协调院内公共卫生服务工作,指导和监督院内各有关科室开展公共卫生服务工作,联系并接受专业公共卫生机构业务技术指导。

公共卫生专业机构是以开展和完成区域内公共卫生服务业务为主的部门,负责区域内公共卫生规划、计划的制订,公共卫生监测,开展专项调查研究,提出并落实预防与控制措施,分析和评估实施效果。

公共卫生专业机构与医疗机构之间是密不可分的合作伙伴关系,在公共卫生服务中,医疗机构离不开公共卫生机构,公共卫生机构也离不开医疗机构,两者间应实行无缝衔接。

(二)公共卫生服务与医疗服务的关系

医疗服务主要是针对个体,为个体提供诊断、治疗、预防保健方面服务。与医疗服务相比,公共卫生服务是针对群体,以人群为主要重点,强调防治结合和广泛的社会参与,以多学科公共卫生团队为支撑。公共卫生服务是一项典型的社会公益事业,不能以营利为目的,表现为纯公共产品或准公共产品的供给。除了基本医疗服务以外,医疗服务都不能列为公共产品。因此,公共卫生服务的提供是政府公共服务职能的一个重要内容,政府在公共卫生领域的主要职能包括:制定政策法规,制订和实施公共卫生发展规划计划,协调部门的公共卫生职责,执行公共卫生监督执法,组织、领导和协调公共卫生的应急服务。

三、医疗机构在公共卫生工作中的地位和作用

公共卫生工作离不开医疗机构,医疗机构是公共卫生体系不可或缺的重要组成部分,无论是传染病、慢性病、寄生虫病、地方病、职业病、因病死亡,还是突发公共卫生事件、食物中毒的发现都离不开医疗机构,其报告也依赖医疗机构,新生儿预防接种、妇女儿童保健、疾病监测、健康教育与干预,以及实施传染病的预防控制和传染病的救治、慢性病的治疗与控制均在医疗机构内完成。

医疗机构本身是传染病传播的高危场所,也是院内感染发生的高危场所,因而对医院在预防控制传染病的播散和医院内感染的发生提出了更高的要求,医院的规划、设计、布局,空调通风冷暖系统,给排水及污水处理系统,人流和物流系统,传染病门诊、洁净手术室、洗消供应室和ICU等设置必须充分考虑满足控制传染病播散和院内感染发生的需要。医疗机构的医务工作者应掌握公共卫生基本知识,有承担公共卫生的责任意识,还应按相应法律、法规的要求切实履行其职责,及时、准确地发现报告传染病、精神病、职业病、糖尿病、高血压等疾病,实施重要传染病的监测、控制工作,做好就诊者的健康教育和干预工作。

(刘莎莎)

第五节　医疗机构公共卫生基本职能

医疗机构种类繁多,有综合医院,也有专科医院。医疗机构的级别也不尽相同,有三级甲(乙)医院,也有二级甲(乙)等医院,还有一级医院、门诊等。不同类型的医疗机构所承担的公共卫生职能不尽统一,根据国家有关法律法规以及我国医疗机构开展公共卫生工作的实际,医疗机构的公共卫生基本职能主要包括以下几方面:突发公共卫生事件的报告及应急处理;食物中毒的发现报告与救治;传染病的发现报告及预防控制;预防接种服务;主要慢性病的发现报告与管理;职业病的发现与报告;精神病的发现与报告;医院死亡病例的报告;妇女儿童保健服务;健康教育与健康促进;放射防护和健康监测;医院感染与医疗安全管理。

一、突发公共卫生事件的发现报告及应急处理

突发公共卫生事件发现。无论是重大传染病,还是食物中毒和职业中毒,当患者感到身体不适时,首先就诊地点为医疗机构,医疗机构医师根据诊疗规范、诊断标准和专业知识,进行疑似或明确诊断。

(一)突发公共卫生事件报告

医疗机构发现突发公共卫生事件或疑似突发公共卫生事件,医院应及时启动突发公共卫生事件处置应急程序,逐级汇报。

(二)患者救治或转诊

医疗机构在报告的同时要做好患者救治工作,特殊情况需要转诊者,应做好相应转诊工作。

二、食物中毒发现报告与救治

患者食用了被生物性(如细菌、病毒、生物毒素等)、化学性(如亚硝酸钠等)有毒有害物质污染的食品,出现急性或亚急性中毒症状。

(一)食物中毒的发现

患者到医疗机构就诊,医疗机构医师根据食物史、患者症状,结合相关诊断标准确认食物中毒或疑似食物中毒。

(二)食物中毒的报告

医疗机构发现群体性食物中毒,应及时启动疑似食物中毒事件处置应急程序,逐级汇报,并协助疾病预防控制机构进行事件的调查及确证工作。

(三)食物中毒患者救治

医疗机构在报告的同时做好中毒患者的救治工作。

三、传染病的发现报告及预防控制

传染病的预防控制是医疗机构主要工作内容之一,包括传染病的发现、报告、监测、预防控制、救治及转诊工作。

（一）传染病的发现

医疗机构医师接诊疑似传染病患者,应按《传染病诊断标准》对疑似传染病例进行诊断,必要时请会诊予以明确诊断。

（二）传染病的报告

医疗机构发现疑似或确诊传染病后,要按《中华人民共和国传染病防治法》规定的内容及时限,录入中华人民共和国国家疾病预防控制信息系统进行网络直报。

（三）传染病监测

医疗机构应按公共卫生专业机构要求,开展传染病的监测工作,报送相关监测信息。做好传染病阳性标本留样,传送给疾病预防与控制中心实验室复核。

（四）传染病预防控制

在医疗机构中实施传染病的预防与控制,如预防控制艾滋病、乙肝、梅毒母婴传播项目,孕产妇进行筛查、随访、治疗,都需在医疗机构内实施。

（五）传染病的救治

传染病治疗和重症传染病的救治都需依赖医疗机构。

（六）慢性传染病患者的转诊

有些传染病发现后需转至专门机构进行随访治疗,如疑似麻风患者(临床诊断为主)、疑似肺结核患者(临床诊断和胸片结果为主)医疗机构除报告外,还要转诊至辖区慢性病防治院或传染病医院进行治疗。

四、预防接种服务

预防接种是最有效、最经济的预防控制疾病的措施,预防接种服务主要在社区健康服务中心完成,医疗机构主要承担新生儿疫苗接种、犬伤后狂犬疫苗接种及冷链的管理。

（一）新生儿疫苗接种

孕妇在医院生产后,医院应及时为新生儿免费接种乙肝疫苗、卡介苗,接种时应严格按疫苗接种规范操作。

（二）狂犬疫苗接种

对动物咬伤的就诊者,医疗机构应根据狂犬病暴露预防处置工作规范处理伤口及接种狂犬疫苗,必要时注射狂犬免疫球蛋白。

（三）冷链管理

医疗机构应严格按预防用生物制品保存要求执行存放(在冷藏或冷冻区)、领取、运输等。

五、主要慢性非传染病的发现报告与管理

主要慢性非传染病是指高血压、糖尿病,以及恶性肿瘤、脑卒中和冠心病等,医疗机构承担患者发现、报告、治疗及转诊工作。

（一）患者的发现

医疗机构要积极主动发现高血压、糖尿病患者,落实首诊测血压措施。

（二）病例的报告

医疗机构一旦发现高血压、糖尿病患者,以及恶性肿瘤、脑卒中和冠心病病例,按要求报告给公共卫生专业机构。

(三)患者的治疗

一旦明确诊断,医疗机构应采取合适的措施对患者进行治疗。

(四)患者的转诊

医疗机构待患者病情稳定后转诊至所在的社区健康服务中心,由社区健康服务中心进行随访管理。

六、职业病的发现与报告

医疗机构对有职业接触的疑似职业病的病例,应结合职业接触史和临床表现进行诊断和鉴别诊断,必要时邀请职业病防治机构的专家会诊,一旦发现疑似的职业病,应及时按要求进行报告,必要时转诊至相应的专业机构进行治疗。

七、重症精神病的发现与报告

医疗机构对疑似精神病患者应进行诊断和鉴别诊断,必要时邀请精神病专科医院专家会诊,一旦发现疑似精神病患者,按要求进行报告,必要时转诊至精神病专科医院进行明确诊断和治疗。

八、死亡病例的报告

医疗机构出现死亡病例,应按要求及时、准确填报死亡医学证明,专人定期收集全院死亡医学证明信息,组织病案管理室给予规范编码,录入国家死因登记信息报告系统并网络上传。

九、妇女儿童保健服务

具有相应资质的医疗机构提供孕产妇保健服务和儿童保健服务,并管理出生医学证明和妇幼保健信息。

(一)孕产妇保健

医疗机构为育龄期妇女开展孕前妇女保健检查和咨询,对孕期妇女提供定期产检服务和相关疾病的筛查,以及适宜的生产技术,指导母乳喂养,发现与报告孕产妇死亡情况。

(二)儿童保健

医疗机构提供新生儿疾病筛查、儿童保健服务,发现与报告新生儿和 5 岁以下儿童死亡情况。

(三)出生医学证明管理

专人管理、核发出生医学证明,并及时上报。

(四)妇幼信息管理

医疗机构负责管理妇幼保健信息系统和母子保健手册,准确录入妇幼保健相关内容,按权限完成相应工作,按期完成妇幼保健报表的统计、核实、报送等工作。

十、健康教育与健康促进

医疗机构根据其特殊性提供健康教育宣传、健康处方、健康指导,并带头做好控烟工作。

(一)健康教育

各医疗机构各专业科室应根据自身专业特点,定期制作健康教育宣传栏,宣传相关知识。

（二）健康处方

各专业科室编写本专业诊治疾病的健康处方，对就诊者进行宣传，普及相关专业知识。

（三）健康指导

医务人员适时对患者或家属进行健康指导，住院部医务人员应对患者进行健康教育指导并在病历记录。

（四）控制吸烟

禁烟标识张贴、劝止吸烟行动、医院内吸烟现况监测，带头控烟。

十一、放射防护与健康监测

医疗机构为了疾病的诊断和治疗配备了许多带有放射性的装置，如 X 线机、CT 等，因而要加强辐射防护，并做好医护人员和就诊者的保护。

（一）放射防护

对带有放射性的装置，其选址、布局及防护设计要合理，设计方案应报批，竣工后要通过专业部门验收，场所要进行防辐射处理。

（二）放射人员防护

放射工作人员要做好个人防护，上班时佩戴个人放射剂量仪，定期进行健康体检。

（三）患者的防护

医疗机构在给患者进行带有放射线装置检查或治疗时，要做好防护，尤其是敏感部位务必采取有效的防护措施。

十二、医院感染与医疗安全管理

医院内感染控制是医疗机构的重要职责，包括医院感染的报告与处理，医院消毒效果监测，医疗废弃物管理，实验室感染控制，以及感染性职业暴露处置等工作内容。

（一）医院感染的报告与处理

医务人员按《医院感染诊断标准（试行）》发现院内感染个案时，应及时报告。如果发生医院感染暴发，要按医院感染暴发处理程序进行调查、报告，必要时请专业机构协助处理，提出感染控制措施并部署实施。

（二）医院消毒效果监测

医院感染管理部门应定期对消毒剂、消毒产品、医务人员的手、空气、物体表面等进行消毒效果监测，并向当地专业公共卫生机构报告，接受公共卫生机构督导检查。

（三）废弃物管理

医院机构应按《医疗废物管理条例》要求做好医院污水处理，定期监测污水处理后的卫生指标，定期检查医疗废物处理是否规范。如果发生医用废物的流失、泄漏、扩散等意外事故应及时报告并做好相应处理。

（四）实验室感染控制

医疗单位实验室，尤其是感染性实验室要严格按照实验室生物安全要求进行规范操作，做好个人防护，菌种保藏、运输等安全防范工作。

(五)感染性职业暴露处理

医务人员要严格执行各项诊疗操作规范,发生感染性职业暴露要及时报告、评估并给予医学处理,根据职业暴露给别定期随访。

（游慧芹）

第六节 医疗机构公共卫生职能法律依据

医疗机构承担的公共卫生职责,我国颁布的相关法律法规均有明确规定,包括《传染病防治法》《母婴保健法》《突发公共卫生事件应急条例》《职业病防治法》《消毒管理办法》《医院感染管理办法》《医疗机构管理条例》《医疗废物管理条例》《执业医师法》《疫苗流通和预防接种管理条例》等。

一、传染病防治法

《中华人民共和国传染病防治法》于2004年8月28日由中华人民共和国第十届全国人民代表大会常务委员会第十一次会议修订通过,以中华人民共和国主席令(2004)第17号公布,自2004年12月1日起施行。具体相关条款摘录如下。

第七条:医疗机构承担与医疗救治有关的传染病防治工作和责任区域内的传染病预防工作。城市社区和农村基层医疗机构在疾病预防控制机构的指导下,承担城市社区、农村基层相应的传染病防治工作。

第十条:医疗机构应当定期对其工作人员进行传染病防治知识、技能的培训。

第十二条:在中华人民共和国领域内的一切单位和个人,必须接受疾病预防控制机构、医疗机构有关传染病的调查、检验、采集样本、隔离治疗等预防、控制措施,如实提供有关情况。

第二十一条:医疗机构应当确定专门的部门或者人员,承担传染病疫情报告、本单位的传染病预防、控制以及责任区域内的传染病预防工作;承担医疗活动中与医院感染有关的危险因素监测、安全防护、消毒、隔离和医疗废物处置工作。

第二十二条:疾病预防控制机构、医疗机构的实验室和从事病原微生物实验的单位,应当符合国家规定的条件和技术标准,建立严格的监督管理制度,对传染病病原体样本按照规定的措施实行严格监督管理,严防传染病病原体的实验室感染和病原微生物的扩散。

第二十七条:对被传染病病原体污染的污水、污物、场所和物品,有关单位和个人必须在疾病预防控制机构的指导下或者按照其提出的卫生要求,进行严格消毒处理;拒绝消毒处理的,由当地卫生行政部门或者疾病预防控制机构进行强制消毒处理。

第三十九条:医疗机构发现甲类传染病时,应当及时采取下列措施。①对患者、病原携带者,予以隔离治疗,隔离期限根据医学检查结果确定。②对疑似患者,确诊前在指定场所单独隔离治疗。③对医疗机构内的患者、病原携带者、疑似患者的密切接触者,在指定场所进行医学观察和采取其他必要的预防措施。

医疗机构发现乙类或者丙类传染病患者,应当根据病情采取必要的治疗和控制传播措施。

医疗机构对本单位内被传染病病原体污染的场所、物品及医疗废物,必须依照法律、法规的规定实施消毒和无害化处置。

第五十一条:医疗机构的基本标准、建筑设计和服务流程,应当符合预防传染病医院感染的要求。

医疗机构应当按照规定对使用的医疗器械进行消毒;对按照规定一次使用的医疗器具,应当在使用后予以销毁。

医疗机构应当按照国务院卫生行政部门规定的传染病诊断标准和治疗要求,采取相应措施,提高传染病医疗救治能力。

第五十二条:医疗机构应当对传染病患者或者疑似传染病患者提供医疗救护、现场救援和接诊治疗,书写病历记录及其他有关资料,并妥善保管。

医疗机构应当实行传染病预检、分诊制度;对传染病患者、疑似传染病患者,应当引导至相对隔离的分诊点进行初诊。医疗机构不具备相应救治能力的,应当将患者及其病历记录复印件一并转至具备相应救治能力的医疗机构。具体办法由国务院卫生行政部门规定。

第五十四条:县级以上人民政府卫生行政部门在履行监督检查职责时,有权进入被检查单位和传染病疫情发生现场调查取证,查阅或者复制有关的资料和采集样本。被检查单位应当予以配合,不得拒绝、阻挠。

第六十九条:医疗机构违反本法规定,有下列情形之一的,由县级以上人民政府卫生行政部门责令改正,通报批评,给予警告;造成传染病传播、流行或者其他严重后果的,对负有责任的主管人员和其他直接责任人员,依法给予降级、撤职、开除的处分,并可以依法吊销有关责任人员的执业证书;构成犯罪的,依法追究刑事责任。①未按照规定承担本单位的传染病预防、控制工作、医院感染控制任务和责任区域内的传染病预防工作的。②未按照规定报告传染病疫情,或者隐瞒、谎报、缓报传染病疫情的。③发现传染病疫情时,未按照规定对传染病患者、疑似传染病患者提供医疗救护、现场救援、接诊、转诊的,或者拒绝接受转诊的。④未按照规定对本单位内被传染病病原体污染的场所、物品及医疗废物实施消毒或者无害化处置的。⑤未按照规定对医疗器械进行消毒,或者对按照规定一次使用的医疗器具未予销毁,再次使用的。⑥在医疗救治过程中未按照规定保管医学记录资料的。⑦故意泄露传染病患者、病原携带者、疑似传染病患者、密切接触者涉及个人隐私的有关信息、资料的。

二、母婴保健法

《中华人民共和国母婴保健法》于1994年10月27日第八届全国人民代表大会常务委员会第十次会议通过,以1994年10月27日中华人民共和国主席令第三十三号公布,自1995年6月1日起施行。具体相关条款摘录如下。

第七条:医疗保健机构应当为公民提供婚前保健服务。

婚前保健服务包括下列内容。①婚前卫生指导:关于性卫生知识、生育知识和遗传病知识的教育。②婚前卫生咨询:对有关婚配、生育保健等问题提供医学意见。③婚前医学检查:对准备结婚的男女双方可能患影响结婚和生育的疾病进行医学检查。

第十四条:医疗保健机构应当为育龄妇女和孕产妇提供孕产期保健服务。

孕产期保健服务包括下列内容。①母婴保健指导:对孕育健康后代,以及严重遗传性疾病和碘缺乏病等地方病的发病原因、治疗和预防方法提供医学意见。②孕妇、产妇保健:为孕妇、产妇提供卫生、营养、心理等方面的咨询和指导以及产前定期检查等医疗保健服务。③胎儿保健:为胎儿生长发育进行监护,提供咨询和医学指导。④新生儿保健:为新生儿生长发育、哺乳和护理提供的医疗保健服务。

第二十三条:医疗保健机构和从事家庭接生的人员按照国务院卫生行政部门的规定,出具统一制发的新生儿出生医学证明;有产妇和婴儿死亡以及新生儿出生缺陷情况的,应当向卫生行政部门报告。

第三十二条:医疗保健机构依照本法规定开展婚前医学检查、遗传病诊断、产前诊断及施行结扎手术和终止妊娠手术的,必须符合国务院卫生行政部门规定的条件和技术标准,并经县级以上地方人民政府卫生行政部门许可。

严禁采用技术手段对胎儿进行性别鉴定,但医学上确有需要的除外。

第三十三条:从事本法规定的遗传病诊断、产前诊断的人员,必须经过省、自治区、直辖市人民政府卫生行政部门的考核,并取得相应的合格证书。

从事本法规定的婚前医学检查、施行结扎手术和终止妊娠手术的人员及从事家庭接生的人员,必须经过县级以上地方人民政府卫生行政部门的考核,并取得相应的合格证书。

第三十五条:未取得国家颁发的有关合格证书的,有下列行为之一,县级以上地方人民政府卫生行政部门应当予以制止,并可以根据情节给予警告或者处以罚款。①从事婚前医学检查、遗传病诊断、产前诊断或者医学技术鉴定的。②施行终止妊娠手术的。③出具本法规定的有关医学证明的。

上款第③项出具的有关医学证明无效。

第三十六条:未取得国家颁发的有关合格证书,施行终止妊娠手术或者采取其他方法终止妊娠,致人死亡、残疾、丧失或者基本丧失劳动能力的,依照刑法第一百三十四条、第一百三十五条的规定追究刑事责任。

第三十七条:从事母婴保健工作的人员违反本法规定,出具有关虚假医学证明或者进行胎儿性别鉴定的,由医疗保健机构或者卫生行政部门根据情节给予行政处分;情节严重的,依法取消执业资格。

三、突发公共卫生事件应急条例

《突发公共卫生事件应急条例》于2003年5月7日国务院第7次常务会议通过,以中华人民共和国国务院第376号令公布,自公布之日起施行。具体相关条款如下。

第二条:本条例所称突发公共卫生事件(以下简称突发事件),是指突然发生,造成或者可能造成社会公众健康严重损害的重大传染病疫情、群体性不明原因疾病、重大食物和职业中毒及其他严重影响公众健康的事件。

第五条:突发事件应急工作,应当遵循预防为主、常备不懈的方针,贯彻统一领导、分级负责、反应及时、措施果断、依靠科学、加强合作的原则。

第十一条:全国突发事件应急预案应当包括以下主要内容。①突发事件应急处理指挥部的组成和相关部门的职责。②突发事件的监测与预警。③突发事件信息的收集、分析、报告、通报制度。④突发事件应急处理技术和监测机构及其任务。⑤突发事件的分级和应急处理工作方案。⑥突发事件预防、现场控制,应急设施、设备、救治药品和医疗器械以及其他物资和技术的储备与调度。⑦突发事件应急处理专业队伍的建设和培训。

第十七条:县级以上各级人民政府应当加强急救医疗服务网络的建设,配备相应的医疗救治

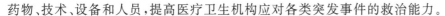

药物、技术、设备和人员,提高医疗卫生机构应对各类突发事件的救治能力。

第十九条:国家建立突发事件应急报告制度。有下列情形之一的省、自治区、直辖市人民政府应当在接到报告1小时内,向国务院卫生行政主管部门报告。①发生或者可能发生传染病暴发、流行的。②发生或者发现不明原因的群体性疾病的。③发生传染病菌种、毒种丢失的。④发生或者可能发生重大食物和职业中毒事件的。

第二十条:突发事件监测机构、医疗卫生机构和有关单位发现有本条例第十九条规定情形之一的,应当在2小时内向所在地县级人民政府卫生行政主管部门报告;接到报告的卫生行政主管部门应当在2小时内向本级人民政府报告,并同时向上级人民政府卫生行政主管部门和国务院卫生行政主管部门报告。

第二十一条:任何单位和个人对突发事件,不得隐瞒、缓报、谎报或者授意他人隐瞒、缓报、谎报。

第三十一条:应急预案启动后,突发事件发生地的人民政府有关部门,应当根据预案规定的职责要求,服从突发事件应急处理指挥部的统一指挥,立即到达规定岗位,采取有关的控制措施。

医疗卫生机构、监测机构和科学研究机构,应当服从突发事件应急处理指挥部的统一指挥,相互配合、协作,集中力量开展相关的科学研究工作。

第三十六条:国务院卫生行政主管部门或者其他有关部门指定的专业技术机构,有权进入突发事件现场进行调查、采样、技术分析和检验,对地方突发事件的应急处理工作进行技术指导,有关单位和个人应当予以配合;任何单位和个人不得以任何理由予以拒绝。

第三十九条:医疗卫生机构应当对因突发事件致病的人员提供医疗救护和现场救援,对就诊患者必须接诊治疗,并书写详细、完整的病历记录;对需要转送的患者,应当按照规定将患者及其病历记录的复印件转送至接诊的或者指定的医疗机构。

医疗卫生机构内应当采取卫生防护措施,防止交叉感染和污染。

医疗卫生机构应当对传染病患者密切接触者采取医学观察措施,传染病患者密切接触者应当予以配合。

医疗机构收治传染病患者、疑似传染病患者,应当依法报告所在地的疾病预防控制机构。接到报告的疾病预防控制机构应当立即对可能受到危害的人员进行调查,根据需要采取必要的控制措施。

第四十二条:有关部门、医疗卫生机构应当对传染病做到早发现、早报告、早隔离、早治疗,切断传播途径,防止扩散。

第四十四条:在突发事件中需要接受隔离治疗、医学观察措施的患者、疑似患者和传染病患者密切接触者在卫生行政主管部门或者有关机构采取医学措施时应当予以配合;拒绝配合的,由公安机关依法协助强制执行。

第四十八条:县级以上各级人民政府卫生行政主管部门和其他有关部门在突发事件调查、控制、医疗救治工作中玩忽职守、失职、渎职的,由本级人民政府或者上级人民政府有关部门责令改正、通报批评、给予警告;对主要负责人、负有责任的主管人员和其他责任人员依法给予降级、撤职的行政处分;造成传染病传播、流行或者对社会公众健康造成其他严重危害后果的,依法给予开除的行政处分;构成犯罪的,依法追究刑事责任。

第五十条:医疗卫生机构有下列行为之一的,由卫生行政主管部门责令改正、通报批评、给予警告;情节严重的,吊销《医疗机构执业许可证》;对主要负责人、负有责任的主管人员和其他直接责任人员依法给予降级或者撤职的纪律处分;造成传染病传播、流行或者对社会公众健康造成其他严重危害后果,构成犯罪的,依法追究刑事责任。①未依照本条例的规定履行报告职责,隐瞒、缓报或者谎报的。②未依照本条例的规定及时采取控制措施的。③未依照本条例的规定履行突发事件监测职责的。④拒绝接诊患者的。⑤拒不服从突发事件应急处理指挥部调度的。

第五十一条:在突发事件应急处理工作中,有关单位和个人未依照本条例的规定履行报告职责,隐瞒、缓报或者谎报,阻碍突发事件应急处理工作人员执行职务,拒绝国务院卫生行政主管部门或者其他有关部门指定的专业技术机构进入突发事件现场,或者不配合调查、采样、技术分析和检验的,对有关责任人员依法给予行政处分或者纪律处分;触犯《中华人民共和国治安管理处罚条例》,构成违反治安管理行为的,由公安机关依法予以处罚;构成犯罪的,依法追究刑事责任。

四、职业病防治法

《中华人民共和国职业病防治法》由中华人民共和国第九届全国人民代表大会常务委员会第二十四次会议于 2001 年 10 月 27 日通过,以中华人民共和国主席令第 60 号公布,自 2002 年 5 月1 日起施行。2011 年 12 月 31 日中华人民共和国第十一届全国人民代表大会常务委员会第二十四次会议进行了修改。具体相关内容如下。

第一条:为了预防、控制和消除职业病危害,防治职业病,保护劳动者健康及其相关权益,促进经济发展,根据宪法,制定本法。

第四十三条:用人单位和医疗卫生机构发现职业病患者或者疑似职业病患者时,应当及时向所在地卫生行政部门报告。确诊为职业病的,用人单位还应当向所在地劳动保障行政部门报告。

第四十九条:医疗卫生机构发现疑似职业病患者时,应当告知劳动者本人并及时通知用人单位。

第六十七条:用人单位和医疗卫生机构未按照规定报告职业病、疑似职业病的,由卫生行政部门责令限期改正,给予警告,可以并处一万元以下的罚款;弄虚作假的,并处二万元以上五万元以下的罚款;对直接负责的主管人员和其他直接责任人员,可以依法给予降级或者撤职的处分。

五、医院感染管理办法

《医院感染管理办法》于 2006 年 6 月 15 日经卫健委部务会议讨论通过,以中华人民共和国卫生部令第 48 号发布,自 2006 年 9 月 1 日起施行。具体相关内容如下。

第一条:为加强医院感染管理,有效预防和控制医院感染,提高医疗质量,保证医疗安全,根据《传染病防治法》《医疗机构管理条例》和《突发公共卫生事件应急条例》等法律、行政法规的规定,制定本办法。

第二条:医院感染管理是各级卫生行政部门、医疗机构及医务人员针对诊疗活动中存在的医院感染、医源性感染及相关的危险因素进行的预防、诊断和控制活动。

第五条:各级各类医疗机构应当建立医院感染管理责任制,制定并落实医院感染管理的规章制度和工作规范,严格执行有关技术操作规范和工作标准,有效预防和控制医院感染,防止传染病病原体、耐药菌、条件致病菌及其他病原微生物的传播。

第七条:医院感染管理委员会由医院感染管理部门、医务部门、护理部门、临床科室、消毒供应室、手术室、临床检验部门、药事管理部门、设备管理部门、后勤管理部门及其他有关部门的主要负责人组成,主任委员由医院院长或者主管医疗工作的副院长担任。

医院感染管理委员会的职责:①认真贯彻医院感染管理方面的法律法规及技术规范、标准,制定本医院预防和控制医院感染的规章制度、医院感染诊断标准并监督实施。②根据预防医院感染和卫生学要求,对本医院的建筑设计、重点科室建设的基本标准、基本设施和工作流程进行审查并提出意见。③研究并确定本医院的医院感染管理工作计划,并对计划的实施进行考核和评价。④研究并确定本医院的医院感染重点部门、重点环节、重点流程、危险因素以及采取的干预措施,明确各有关部门、人员在预防和控制医院感染工作中的责任。⑤研究并制订本医院发生医院感染暴发及出现不明原因传染性疾病或者特殊病原体感染病例等事件时的控制预案。⑥建立会议制度,定期研究、协调和解决有关医院感染管理方面的问题。⑦根据本医院病原体特点和耐药现状,配合药事管理委员会提出合理使用抗菌药物的指导意见。⑧其他有关医院感染管理的重要事宜。

第八条:医院感染管理部门、分管部门及医院感染管理专(兼)职人员具体负责医院感染预防与控制方面的管理和业务工作。主要职责:①对有关预防和控制医院感染管理规章制度的落实情况进行检查和指导。②对医院感染及其相关危险因素进行监测、分析和反馈,针对问题提出控制措施并指导实施。③对医院感染发生状况进行调查、统计分析,并向医院感染管理委员会或者医疗机构负责人报告。④对医院的清洁、消毒灭菌与隔离、无菌操作技术、医疗废物管理等工作提供指导。⑤对传染病的医院感染控制工作提供指导。⑥对医务人员有关预防医院感染的职业卫生安全防护工作提供指导。⑦对医院感染暴发事件进行报告和调查分析,提出控制措施并协调、组织有关部门进行处理。⑧对医务人员进行预防和控制医院感染的培训工作。⑨参与抗菌药物临床应用的管理工作。⑩对消毒药械和一次性使用医疗器械、器具的相关证明进行审核。⑪组织开展医院感染预防与控制方面的科研工作。⑫完成医院感染管理委员会或者医疗机构负责人交办的其他工作。

第十三条:医疗机构应当制订具体措施,保证医务人员的手卫生、诊疗环境条件、无菌操作技术和职业卫生防护工作符合规定要求,对医院感染的危险因素进行控制。

第十四条:医疗机构应当严格执行隔离技术规范,根据病原体传播途径,采取相应的隔离措施。

第十五条:医疗机构应当制订医务人员职业卫生防护工作的具体措施,提供必要的防护物品,保障医务人员的职业健康。

第十六条:医疗机构应当严格按照《抗菌药物临床应用指导原则》,加强抗菌药物临床使用和耐药菌监测管理。

第十七条:医疗机构应当按照医院感染诊断标准及时诊断医院感染病例,建立有效的医院感染监测制度,分析医院感染的危险因素,并针对导致医院感染的危险因素,实施预防与控制措施。

医疗机构应当及时发现医院感染病例和医院感染的暴发,分析感染源、感染途径,采取有效的处理和控制措施,积极救治患者。

第十八条:医疗机构经调查证实发生以下情形时,应当于 12 小时内向所在地的县级地方人民政府卫生行政部门报告,并同时向所在地疾病预防控制机构报告。所在地的县级地方人民政府卫生行政部门确认后,应当在 24 小时内逐级上报至省级人民政府卫生行政部门。省级人民政府卫生行政部门审核后,应当在 24 小时内上报至卫健委。①5 例以上医院感染暴发。②由于医院感染暴发直接导致患者死亡。③由于医院感染暴发导致 3 人以上人身损害后果。

第十九条:医疗机构发生以下情形时,应当按照《国家突发公共卫生事件相关信息报告管理工作规范（试行）》的要求进行报告。①10 例以上的医院感染暴发事件。②发生特殊病原体或者新发病原体的医院感染。③可能造成重大公共影响或者严重后果的医院感染。

第二十条：医疗机构发生的医院感染属于法定传染病的，应当按照《中华人民共和国传染病防治法》和《国家突发公共卫生事件应急预案》的规定进行报告和处理。

第二十一条：医疗机构发生医院感染暴发时，所在地的疾病预防控制机构应当及时进行流行病学调查，查找感染源、感染途径、感染因素，采取控制措施，防止感染源的传播和感染范围的扩大。

第二十五条：医疗机构应当制订对本机构工作人员的培训计划，对全体工作人员进行医院感染相关法律法规、医院感染管理相关工作规范和标准、专业技术知识的培训。

第二十六条：医院感染专业人员应当具备医院感染预防与控制工作的专业知识，并能够承担医院感染管理和业务技术工作。

第二十七条：医务人员应当掌握与本职工作相关的医院感染预防与控制方面的知识，落实医院感染管理规章制度、工作规范和要求。工勤人员应当掌握有关预防和控制医院感染的基础卫生学和消毒隔离知识，并在工作中正确运用。

第三十三条：医疗机构违反本办法，有下列行为之一的，由县级以上地方人民政府卫生行政部门责令改正，逾期不改的，给予警告并通报批评；情节严重的，对主要负责人和直接责任人给予降级或者撤职的行政处分。①未建立或者未落实医院感染管理的规章制度、工作规范。②未设立医院感染管理部门、分管部门以及指定专（兼）职人员负责医院感染预防与控制工作。③违反对医疗器械、器具的消毒工作技术规范。④违反无菌操作技术规范和隔离技术规范。⑤未对消毒药械和一次性医疗器械、器具的相关证明进行审核。⑥未对医务人员职业暴露提供职业卫生防护。

第三十四条：医疗机构违反本办法规定，未采取预防和控制措施或者发生医院感染未及时采取控制措施，造成医院感染暴发、传染病传播或者其他严重后果的，对负有责任的主管人员和直接责任人员给予降级、撤职、开除的行政处分；情节严重的，依照《传染病防治法》第六十九条规定，可以依法吊销有关责任人员的执业证书；构成犯罪的，依法追究刑事责任。

第三十五条：医疗机构发生医院感染暴发事件未按本办法规定报告的，由县级以上地方人民政府卫生行政部门通报批评；造成严重后果的，对负有责任的主管人员和其他直接责任人员给予降级、撤职、开除的处分。

六、消毒管理办法

《消毒管理办法》于 2001 年 12 月 29 日部务会通过，以中华人民共和国部长令第 27 号发布，自 2002 年 7 月 1 日起施行。具体有关内容如下。

第一条：为了加强消毒管理，预防和控制感染性疾病的传播，保障人体健康，根据《中华人民共和国传染病防治法》及其实施办法的有关规定，制定本办法。

第二条：本办法适用于医疗卫生机构、消毒服务机构以及从事消毒产品生产、经营活动的单位和个人。

第四条：医疗卫生机构应当建立消毒管理组织，制定消毒管理制度，执行国家有关规范、标准和规定，定期开展消毒与灭菌效果检测工作。

第五条：医疗卫生机构工作人员应当接受消毒技术培训、掌握消毒知识，并按规定严格执行消毒隔离制度。

第六条：医疗卫生机构使用的进入人体组织或无菌器官的医疗用品必须达到灭菌要求。各种注射、穿刺、采血器具应当一人一用一灭菌。凡接触皮肤、黏膜的器械和用品必须达到消毒要求。

医疗卫生机构使用的一次性使用医疗用品用后应当及时进行无害化处理。

第七条：医疗卫生机构购进消毒产品必须建立并执行进货检查验收制度。

第八条：医疗卫生机构排放废弃的污水、污物应当按照国家有关规定进行无害化处理。运送传染病患者及其污染物品的车辆、工具必须随时进行消毒处理。

第九条：医疗卫生机构发生感染性疾病暴发、流行时，应当及时报告当地卫生行政部门，并采取有效消毒措施。

第十三条：从事致病微生物实验的单位应当执行有关的管理制度、操作规程，对实验的器材、污染物品等按规定进行消毒，防止实验室感染和致病微生物的扩散。

七、医疗机构管理条例

国务院为加强医疗机构的管理颁布了《医疗机构管理条例》，以国务院令第 149 号公布，自 1994 年 9 月 1 日开始实施。具体有关内容如下。

第二条：本条例适用于从事疾病诊断、治疗活动的医院、卫生院、疗养院、门诊部、诊所、卫生所（室）以及急救站等医疗机构。

第二十五条：医疗机构执业，必须遵守有关法律、法规和医疗技术规范。

第三十五条：医疗机构对传染病、精神病、职业病等患者的特殊诊治和处理，应当按照国家有关法律、法规的规定办理。

第三十八条：医疗机构必须承担相应的预防保健工作，承担县级以上人民政府卫生行政部门委托的支援农村、指导基层医疗卫生工作等任务。

第三十九条：发生重大灾害、事故、疾病流行或者其他意外情况时，医疗机构及其卫生技术人员必须服从县级以上人民政府卫生行政部门的调遣。

八、医疗废物管理条例

《医疗废物管理条例》于 2003 年 6 月 4 日经国务院第十次常务会议通过，并自公布之日起施行。具体相关内容如下。

第一条：为了加强医疗废物的安全管理，防止疾病传播，保护环境，保障人体健康，根据《中华人民共和国传染病防治法》和《中华人民共和国固体废物污染环境防治法》，制定本条例。

第二条：本条例所称医疗废物，是指医疗卫生机构在医疗、预防、保健以及其他相关活动中产生的具有直接或者间接感染性、毒性以及其他危害性的废物。

第三条：本条例适用于医疗废物的收集、运送、贮存、处置以及监督管理等活动。

医疗卫生机构收治的传染病患者或者疑似传染病患者产生的生活垃圾，按照医疗废物进行管理和处置。

医疗卫生机构废弃的麻醉、精神、放射性、毒性等药品及其相关的废物的管理，依照有关法律、行政法规和国家有关规定、标准执行。

第七条：医疗卫生机构应当建立、健全医疗废物管理责任制，其法定代表人为第一责任人，切实履行职责,防止因医疗废物导致传染病传播和环境污染事故。

第八条:医疗卫生机构应当制定与医疗废物安全处置有关的规章制度和在发生意外事故时的应急方案;设置监控部门或者专(兼)职人员,负责检查、督促、落实本单位医疗废物的管理工作,防止违反本条例的行为发生。

第九条:医疗卫生机构应当对本单位从事医疗废物收集、运送、贮存、处置等工作的人员和管理人员,进行相关法律和专业技术、安全防护及紧急处理等知识的培训。

第十条:医疗卫生机构应当采取有效的职业卫生防护措施,为从事医疗废物收集、运送、贮存、处置等工作的人员和管理人员,配备必要的防护用品,定期进行健康检查;必要时,对有关人员进行免疫接种,防止其受到健康损害。

第十二条:医疗卫生机构应当对医疗废物进行登记,登记内容应当包括医疗废物的来源、种类、重量或者数量、交接时间、处置方法、最终去向以及经办人签名等项目。登记资料至少保存 3 年。

第十三条:医疗卫生机构应当采取有效措施,防止医疗废物流失、泄漏、扩散。

发生医疗废物流失、泄漏、扩散时,医疗卫生机构和医疗废物集中处置单位应当采取减少危害的紧急处理措施,对致病患者提供医疗救护和现场救援;同时向所在地的县级人民政府卫生行政主管部门、环境保护行政主管部门报告,并向可能受到危害的单位和居民通报。

第十四条:禁止任何单位和个人转让、买卖医疗废物。

第十六条:医疗卫生机构应当及时收集本单位产生的医疗废物,并按照类别分置于防渗漏、防锐器穿透的专用包装物或者密闭的容器内。医疗废物专用包装物、容器,应当有明显的警示标识和警示说明。

第十七条:医疗卫生机构应当建立医疗废物的暂时贮存设施、设备,不得露天存放医疗废物;医疗废物暂时贮存的时间不得超过 2 天。

医疗废物的暂时贮存设施、设备,应当远离医疗区、食品加工区和人员活动区及生活垃圾存放场所,并设置明显的警示标识和防渗漏、防鼠、防蚊蝇、防蟑螂、防盗及预防儿童接触等安全措施。

第十八条:医疗卫生机构应当使用防渗漏、防遗撒的专用运送工具,按照本单位确定的内部医疗废物运送时间、路线,将医疗废物收集、运送至暂时贮存地点。运送工具使用后应当在医疗卫生机构内指定的地点及时消毒和清洁。

第十九条:医疗卫生机构应当根据就近集中处置的原则,及时将医疗废物交由医疗废物集中处置单位处置。

医疗废物中病原体的培养基、标本和菌种、毒种保存液等高危险废物,在交医疗废物集中处置单位处置前应当就地消毒。

第二十条:医疗卫生机构产生的污水、传染病患者或者疑似传染病患者的排泄物,应当按照国家规定严格消毒;达到国家规定的排放标准后,方可排入污水处理系统。

第四十条:发生因医疗废物管理不当导致传染病传播或者环境污染事故,或者有证据证明传染病传播或者环境污染的事故有可能发生时,卫生行政主管部门、环境保护行政主管部门应当采取临时控制措施,疏散人员,控制现场,并根据需要责令暂停导致或者可能导致传染病传播或者环境污染事故的作业。

第四十一条:医疗卫生机构和医疗废物集中处置单位,对有关部门的检查、监测、调查取证,应当予以配合,不得拒绝和阻碍,不得提供虚假材料。

第四十五条:医疗卫生机构、医疗废物集中处置单位违反本条例规定,有下列情形之一的,由县级以上地方人民政府卫生行政主管部门或者环境保护行政主管部门按照各自的职责责令限期改正,给予警告;逾期不改正的,处 2 000 元以上 5 000 元以下的罚款。①未建立、健全医疗废物管理制度,或者未设置监控部门或者专(兼)职人员的。②未对有关人员进行相关法律和专业技术、安全防护以及紧急处理等知识的培训的。③未对从事医疗废物收集、运送、贮存、处置等工作的人员和管理人员采取职业卫生防护措施的。④未对医疗废物进行登记或者未保存登记资料的。⑤对使用后的医疗废物运送工具或者运送车辆未在指定地点及时进行消毒和清洁的。⑥未及时收集、运送医疗废物的。⑦未定期对医疗废物处置设施的环境污染防治和卫生学效果进行检测、评价,或者未将检测、评价效果存档、报告的。

第四十六条:医疗卫生机构、医疗废物集中处置单位违反本条例规定,有下列情形之一的,由县级以上地方人民政府卫生行政主管部门或者环境保护行政主管部门按照各自的职责责令限期改正,给予警告,可以并处 5 000 元以下的罚款;逾期不改正的,处 5 000 元以上 3 万元以下的罚款。①贮存设施或者设备不符合环境保护、卫生要求的。②未将医疗废物按照类别分置于专用包装物或者容器的。③未使用符合标准的专用车辆运送医疗废物或者使用运送医疗废物的车辆运送其他物品的。④未安装污染物排放在线监控装置或者监控装置未经常处于正常运行状态的。

第四十七条:医疗卫生机构、医疗废物集中处置单位有下列情形之一的,由县级以上地方人民政府卫生行政主管部门或者环境保护行政主管部门按照各自的职责责令限期改正,给予警告,并处 5 000 元以上 1 万元以下的罚款;逾期不改正的,处 1 万元以上 3 万元以下的罚款;造成传染病传播或者环境污染事故的,由原发证部门暂扣或者吊销执业许可证件或经营许可证件;构成犯罪的,依法追究刑事责任。①在运送过程中丢弃医疗废物,在非贮存地点倾倒、堆放医疗废物或者将医疗废物混入其他废物和生活垃圾的。②未执行危险废物转移联单管理制度的。③将医疗废物交给未取得经营许可证的单位或者个人收集、运送、贮存、处置的。④对医疗废物的处置不符合国家规定的环境保护、卫生标准、规范的。⑤未按照本条例的规定对污水、传染病患者或者疑似传染病患者的排泄物,进行严格消毒,或者未达到国家规定的排放标准,排入污水处理系统的。⑥对收治的传染病患者或者疑似传染病患者产生的生活垃圾,未按照医疗废物进行管理和处置的。

第四十八条:医疗卫生机构违反本条例规定,将未达到国家规定标准的污水、传染病患者或者疑似传染病患者的排泄物排入城市排水管网的,由县级以上地方人民政府建设行政主管部门责令限期改正,给予警告,并处 5 000 元以上 1 万元以下的罚款;逾期不改正的,处 1 万元以上 3 万元以下的罚款;造成传染病传播或者环境污染事故的,由原发证部门暂扣或者吊销执业许可证件;构成犯罪的,依法追究刑事责任。

九、执业医师法

《中华人民共和国执业医师法》于 1998 年 6 月 26 日第九届全国人民代表大会常务委员会第三次会议通过,以中华人民共和国主席令第 5 号予以公布,自 1999 年 5 月 1 日起施行。具体相关内容如下。

第一条:为了加强医师队伍的建设,提高医师的职业道德和业务素质,保障医师的合法权益,保护人民健康,制定本法。

第二条：依法取得执业医师资格或者执业助理医师资格，经注册在医疗、预防、保健机构中执业的专业医务人员，适用本法。

第三条：医师应当具备良好的职业道德和医疗执业水平，发扬人道主义精神，履行防病治病、救死扶伤、保护人民健康的神圣职责。

第二十二条：医师在执业活动中履行下列义务。①遵守法律、法规，遵守技术操作规范。②树立敬业精神，遵守职业道德，履行医师职责，尽职尽责为患者服务。③关心、爱护、尊重患者，保护患者的隐私。④努力钻研业务，更新知识，提高专业技术水平。⑤宣传卫生保健知识，对患者进行健康教育。

第二十三条：医师实施医疗、预防、保健措施，签署有关医学证明文件，必须亲自诊查、调查，并按照规定及时填写医学文书，不得隐匿、伪造或者销毁医学文书及有关资料。

第二十四条：对急危患者，医师应当采取紧急措施进行诊治；不得拒绝急救处置。

第二十五条：医师应当使用经国家有关部门批准使用的药品、消毒药剂和医疗器械。

第二十八条：遇有自然灾害、传染病流行、突发重大伤亡事故及其他严重威胁人民生命健康的紧急情况时，医师应当服从县级以上人民政府卫生行政部门的调遣。

第二十九条：医师发生医疗事故或者发现传染病疫情时，应当按照有关规定及时向所在机构或者卫生行政部门报告。

十、疫苗流通和预防接种管理条例

《疫苗流通和预防接种管理条例》于 2005 年 3 月 16 日经国务院第 83 次常务会议通过，以中华人民共和国国务院令第 434 号公布，自 2005 年 6 月 1 日起施行。具体相关条款摘录如下。

第二条：本条例所称疫苗，是指为了预防、控制传染病的发生、流行，用于人体预防接种的疫苗类预防性生物制品。

疫苗分为两类。第一类疫苗，是指政府免费向公民提供，公民应当依照政府的规定受种的疫苗，包括国家免疫规划确定的疫苗，省、自治区、直辖市人民政府在执行国家免疫规划时增加的疫苗，以及县级以上人民政府或者其卫生主管部门组织的应急接种或者群体性预防接种所使用的疫苗；第二类疫苗，是指由公民自费并且自愿受种的其他疫苗。

第三条：接种第一类疫苗由政府承担费用。接种第二类疫苗由受种者或者其监护人承担费用。

第八条：经县级人民政府卫生主管部门依照本条例规定指定的医疗卫生机构（以下称接种单位），承担预防接种工作。县级人民政府卫生主管部门指定接种单位时，应当明确其责任区域。

县级以上人民政府应当对承担预防接种工作并做出显著成绩和贡献的接种单位及其工作人员给予奖励。

第十四条：省级疾病预防控制机构应当做好分发第一类疫苗的组织工作，并按照使用计划将第一类疫苗组织分发到设区的市级疾病预防控制机构或者县级疾病预防控制机构。县级疾病预防控制机构应当按照使用计划将第一类疫苗分发到接种单位和乡级医疗卫生机构。乡级医疗卫生机构应当将第一类疫苗分发到承担预防接种工作的村医疗卫生机构。医疗卫生机构不得向其他单位或者个人分发第一类疫苗；分发第一类疫苗，不得收取任何费用。

传染病暴发、流行时，县级以上地方人民政府或者其卫生主管部门需要采取应急接种措施的，设区的市级以上疾病预防控制机构可以直接向接种单位分发第一类疫苗。

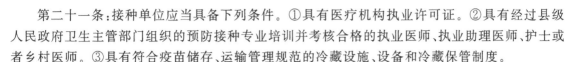

第二十一条:接种单位应当具备下列条件。①具有医疗机构执业许可证。②具有经过县级人民政府卫生主管部门组织的预防接种专业培训并考核合格的执业医师、执业助理医师、护士或者乡村医师。③具有符合疫苗储存、运输管理规范的冷藏设施、设备和冷藏保管制度。

承担预防接种工作的城镇医疗卫生机构,应当设立预防接种门诊。

第二十二条:接种单位应当承担责任区域内的预防接种工作,并接受所在地的县级疾病预防控制机构的技术指导。

第二十三条:接种单位接收第一类疫苗或者购进第二类疫苗,应当建立并保存真实、完整的接收、购进记录。

接种单位应当根据预防接种工作的需要,制订第一类疫苗的需求计划和第二类疫苗的购买计划,并向县级人民政府卫生主管部门和县级疾病预防控制机构报告。

第二十四条:接种单位接种疫苗,应当遵守预防接种工作规范、免疫程序、疫苗使用指导原则和接种方案,并在其接种场所的显著位置公示第一类疫苗的品种和接种方法。

第二十五条:医疗卫生人员在实施接种前,应当告知受种者或者其监护人所接种疫苗的品种、作用、禁忌、不良反应及注意事项,询问受种者的健康状况及是否有接种禁忌等情况,并如实记录告知和询问情况。受种者或者其监护人应当了解预防接种的相关知识,并如实提供受种者的健康状况和接种禁忌等情况。

医疗卫生人员应当对符合接种条件的受种者实施接种,并依照国务院卫生主管部门的规定,填写并保存接种记录。

对于因有接种禁忌而不能接种的受种者,医疗卫生人员应当对受种者或者其监护人提出医学建议。

第二十九条:接种单位应当依照国务院卫生主管部门的规定对接种情况进行登记,并向所在地的县级人民政府卫生主管部门和县级疾病预防控制机构报告。接种单位在完成国家免疫规划后剩余第一类疫苗的,应当向原疫苗分发单位报告,并说明理由。

第三十条:接种单位接种第一类疫苗不得收取任何费用。

接种单位接种第二类疫苗可以收取服务费、接种耗材费,具体收费标准由所在地的省、自治区、直辖市人民政府价格主管部门核定。

第四十四条:预防接种异常反应争议发生后,接种单位或者受种方可以请求接种单位所在地的县级人民政府卫生主管部门处理。

因预防接种导致受种者死亡、严重残疾或者群体性疑似预防接种异常反应,接种单位或者受种方请求县级人民政府卫生主管部门处理的,接到处理请求的卫生主管部门应当采取必要的应急处置措施,及时向本级人民政府报告,并移送上一级人民政府卫生主管部门处理。

第五十七条:接种单位有下列情形之一的,由所在地的县级人民政府卫生主管部门责令改正,给予警告;拒不改正的,对主要负责人、直接负责的主管人员依法给予警告、降级的处分,对负有责任的医疗卫生人员责令暂停3个月以上6个月以下的执业活动。①未依照规定建立并保存真实、完整的疫苗接收或者购进记录的。②未在其接种场所的显著位置公示第一类疫苗的品种和接种方法的。③医疗卫生人员在接种前,未依照本条例规定告知、询问受种者或者其监护人有关情况的。④实施预防接种的医疗卫生人员未依照规定填写并保存接种记录的。⑤未依照规定对接种疫苗的情况进行登记并报告的。

（游慧芹）

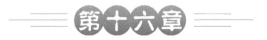

第十六章
公共卫生政策研究与评价技术

第一节　公共卫生政策研究概述

政策研究是第二次世界大战后在西方(主要是美国)的思想库和大学兴起的一个全新的跨学科、应用性的研究领域。它的出现被视为"当代公共行政学的最重要的发展",当代政治学的"一次最重大的突破",以及当代西方社会科学领域的一次革命性变化。现在政策科学已构成当代公共管理学乃至整个社会科学中的一个极为重要而富有活力的部分。在健康领域,对于卫生政策这个概念可以有2种基本不同的理解:一种是从社会学或者政治学的角度,认为卫生政策本身就是一种社会控制手段,一项基本的国家政策;另一种是从公共政策的角度,把卫生(健康)作为政策的内容,把卫生(健康)政策作为公共政策中的一类,类似于环境政策、社会福利政策等。目前,我国正处于基本医疗卫生服务制度的建立与发展时期,如何提高卫生管理人员的决策与执行能力,以及有效地借鉴国际卫生领域改革与发展的相关经验,是我国卫生政策研究所面临的一个重要挑战。

一、卫生政策研究的特点

卫生政策研究作为一门快速发展的综合性学科,它除了具有政策科学的一般规律外,又具有医疗卫生事业的特定属性。

(一)卫生政策研究具有综合性和跨学科的显著特点

卫生政策研究跨越了社会科学与自然科学两个领域,主要涉及医学、管理学、经济学、社会学、法学和政治学等,任何相关学科的进展和成就都会促进卫生政策研究领域的发展,并丰富和完善其研究内容;同时,卫生政策研究又是一个涉及政府公共卫生管理和医疗服务等多领域的学科,具有多部门或行业交叉的特点,而公共卫生政策作为政府管理和服务的重要手段之一,其理论和方法、政策的实际应用都需要进行研究。随着社会健康意识与理念的不断提升,保证居民的健康权益已经成为每个国家政府的基本职责和重要任务,卫生政策研究也成了世界各国越来越关注的重要研究领域。

卫生政策学不是现有某一个学科的更新,而是从多学科中孕育产生的、新的、独立的学科。它是在吸收其他学科,尤其是卫生经济学、社会医学、卫生管理学、公共卫生学、政治学、哲学和心理学等学科知识方法的基础上形成和发展起来的,本身就具有综合、交叉的特点。它将多学科的知识系统化、有机化,与公共决策过程密切联系起来,提倡以问题为中心,而不是以学科为中心的研究方法,从而提高政策质量。

(二)卫生政策研究领域不断扩大,发展迅速

早期的卫生政策是针对解决具体卫生问题实施的政治措施和手段。在20世纪40年代末,随着世界卫生组织(WHO)的成立和公共卫生学科的不断发展,围绕着改善卫生环境、重大传染病防治、对贫困人口救助等开展了一系列与疾病斗争的政策措施的研究。随着20世纪60年代西方社会政治、经济和文化的发展,西方国家卫生保健体系的逐渐成熟,加之管理学、经济学及公共卫生等相关学科的快速发展,与卫生政策相关的研究开始逐渐增多,医疗保险、卫生筹资、疾病负担、人力资本和卫生资源配置开始成为卫生政策研究的重要组成部分。20世纪70年代则重点关注基本医疗服务、健康保险、公共卫生、社区医疗服务、农村卫生、药物制度和医院管理等。1978年WHO的阿拉木图宣言提出"人人享有健康保健",并强调提出"初级卫生保健"的理念,促进了各国对初级卫生保健的研究。20世纪90年代至今,卫生政策研究关注的重点向卫生筹资、支付制度、卫生资源配置、卫生体制、卫生费用和健康与公平等领域拓展,并成为世界各国所共同关注的研究领域。目前卫生政策研究领域出现两极发展趋势,一方面是加强对宏观卫生政策、卫生改革的研究;另一方面是引入计量经济学方法与模型对卫生服务绩效和费用-效益和效果及卫生决策开展系统研究。此外,循证医学方法的完善也促进了循证卫生政策研究的发展,进一步拓展了卫生政策研究的领域和范围。卫生政策的研究在微观层次的方法与措施研究,以及宏观层次的战略与决策研究都得到了极大的发展。

目前,国际卫生政策研究主要集中在三个领域:一是对制度和体系的研究,二是对具体卫生问题的策略研究,三是研究工具、评价方法的研究。制度与体系方面的研究主要包括卫生保健制度、政府和市场的作用、卫生资源配置、卫生费用、卫生服务供给、药物制度、特殊人群的卫生服务、各相关部门的作用和协调机制、卫生改革措施与评价等;具体策略方面的研究主要包括医疗保险模式、支付方式、医疗机构组织管理、卫生人力资源、重大疾病的优先防治策略等;研究工具和评价方法方面的研究主要包括疾病负担、成本效益评价、决策工具和方法、适宜医疗技术、卫生服务安全性的评价工具、健康劳动力资本测算等。但是,国际卫生政策与体制研究联盟(Alliance of Health Policy and System Research,AHPSR)也指出了阻碍卫生政策研究发展的三个关键性问题:①缺乏明确的范围和特定的属性;②采用的研究方法缺乏严密的科学性;③一个国家的研究结论难以推广到其他国家。

(三)卫生政策研究整合已有知识和方法,以行动为取向,体现理论与实践的统一

按照政策科学奠基人的观点,政策科学本身就是一门行动取向的学科,它的产生就是适应了人们利用已有知识和方法去改进政策制定系统,提高政策质量的需要。以往大部分科学知识,尤其是应用社会科学研究,并没有对政策的改进和提高发挥应有的促进作用,尽管它们有时也提出政策建议,但这些建议往往因缺乏可行性或不切实际而被束之高阁。而政策科学,尤其是卫生政策的研究对象是政策实践或实际的决策过程,它不是纯理论学科或基础研究,而是对知识、经验的加工,并进行系统化、理论化后,应用和指导实践活动。因此,充分利用已有知识、理论与实践高度统一是政策学和卫生政策研究的重要特征。

(四)卫生政策研究与国家经济社会发展关系密切

政策科学产生于美国20世纪50年代,是当代社会政治、经济和科学技术高度发展的必然产物。一般来说,国家经济社会发展水平越高,民主意识越强,政策研究的需求就越大,研究的水平也越高。卫生政策研究也是如此。在美国、英国等发达国家,由于卫生管理体系的成熟及政治学、社会学研究的不断深入,对卫生政策的研究方兴未艾,十分繁荣。

各国卫生政策研究发展不平衡,其研究重点与国家经济社会发展水平关系密切。在经济比较发达的国家和地区,由于保健系统已经比较健全,卫生政策研究历史较久也较成熟,研究重点多在改善卫生系统效率、提高医疗质量和研究技术方法的创新上;而发展中国家仍处于制度建设阶段,管理水平较弱,有些还不能满足基本卫生需要,其研究重点多在制度建设和提高基本卫生可及性上。

(五)卫生政策的研究者,既有专门研究人员也有政策制定者

除了长期关注特定领域的研究者外,政策科学还将高水平的政策制定者吸收进来,作为政策科学建设的合作者,这是政策科学区别于其他常规科学的重要特征。一方面,政策制定者和研究者的角色并不是截然分开的,政策制定者可以同时兼为政策研究者,反之亦然;另一方面,双方各有不同的优势和特征,具有互补关系。政策制定者对系统专题研究的科学方法有一定了解,有意识地选取更加客观科学的决策信息,政策研究者致力于提供高价值的研究信息,共同推进科学决策水平的提高。

卫生政策研究者除了分布在有关高等院校、科研机构和一些国际组织的专门研究人员之外,卫生政策制定者也不同程度地积极参与到卫生政策的研究中来。卫生政策制定者的科学决策意识不断加强,以卫生政策研究成果为科学支撑也已成为政策制定者的自觉行动;卫生政策研究者的许多课题来自卫生政策制定者的委托,并在研究过程中相互紧密合作,最终使研究成果更容易转化为政策,实现政策研究的目的。

(六)国内卫生政策研究日趋活跃

我国卫生政策研究起步较晚但发展迅速。以前国际卫生政策的研究热点传到我国往往滞后10年左右,如20世纪70年代国际上的基本卫生保健研究,直到80年代中末期才在我国开展。随着经济社会的快速发展及国际交往的增多,国内卫生政策研究对国际热点问题日益敏感,反应也越来越迅速,尤其是近年来的宏观卫生政策、健康与公平、政府与市场、卫生体制,以及基本卫生服务和公共卫生的研究可以说与国际研究基本同步。

近年来我国政府注重民生,提倡科学发展,强调决策科学化、民主化,我国的政策科学特别是关系人民健康的卫生政策研究发展迅速。在我国卫生改革的实践过程中,也形成了很多具有中国特色的卫生问题,如农村卫生、社区卫生、医疗机构改革等。同时,国内的卫生政策研究和改革也越来越多地受到国际社会的重点关注,并已经成为国际卫生政策研究的新热点。当前,除卫生管理专业人员外,一些综合性研究机构、大学及经济学、政治学、社会学、公共管理学背景的专业人员都积极参与到卫生政策研究中来。

二、卫生政策研究信息的特点

对卫生政策研究信息资源的认识和有效利用,完整把握国内外卫生政策研究的特点与趋势,已经成为人们所关注的重要问题。目前,我国正处于卫生服务体制的转型时期,如何提高卫生管理人员的决策与执行能力,以及有效地借鉴国际卫生领域改革发展的相关经验,是我国卫生政策研究面临的一个重要挑战。根据卫生政策研究的性质和特点,卫生政策研究信息除具有一般自然科学与社会科学文献信息的基本特点之外,还具有其自身的特点。

（一）卫生政策研究信息是卫生事业发展的重要战略资源

随着卫生政策研究的快速发展，已经积累了大量丰富的文献信息，这些文献信息主要包括：图书、期刊、特种文献资料（政府报告、会议文献、学位论文等），既包括存储于各种文献数据库中的相关资料，也包括不同形式和特点的网络资源。卫生政策研究文献不仅是卫生政策研究和卫生事业发展成果的具体体现形式，也为卫生改革发展提供了坚实的基础和丰富的营养，成为卫生事业发展与卫生服务创新必不可少的支撑条件，并已成为国家卫生事业发展的重要战略资源。

（二）卫生政策研究信息来源丰富

卫生政策研究信息除来源于文献数据库外，还来源于国际组织、政府机构和学术机构等。文献数据库除覆盖多学科的综合性文献数据库外，还包括众多的专业性文献数据库，主要包括卫生政策研究有关的著作和期刊论文等；而官方网站、相关组织及研究机构网站主要包括卫生政策研究的特色文献信息资源，如政府报告、咨询研究报告、统计数据、期刊论文等，尤其如 WHO、经济合作与发展组织（Organization of Economic Cooperation and Development，OECD）、发展研究组织（The Institute of Develop ment Studies，IDS）和兰德公司（Research and Develop ment，RAND）等网站，提供丰富的课题研究报告，这类文献不但具有较强的时效性、完整性与系统性，而且目标与针对性都比较强，同时，还具有不同国家、组织与专题的特色。

（三）卫生政策研究信息资源增长迅速

近年来，卫生问题持续引起各国政府和社会公众的广泛关注，卫生政策研究已成为全世界的热点研究领域，研究的范围不断扩大、内容不断丰富、研究成果大幅增加，使得卫生政策研究信息资源数量大且增长快。从 20 世纪 70 年代开始，卫生政策研究文献数量有了明显的增加，尤其是近 10 年，更是得到了快速发展。

（四）卫生政策研究信息的数量和可获取程度与国家发展密切相关

各国卫生政策研究信息资源的数量和可获取程度与国家的发达程度、社会经济环境、信息化程度有关。一个国家信息产业和信息服务越发达，公共政策及管理学研究水平越高，积累的医疗卫生管理领域经验越丰富，其拥有的卫生政策研究信息资源在数量和质量上也就越有优势。目前欧美国家拥有的卫生政策信息资源比较丰富，且开放获取的程度高，因此，在获取国外文献信息资源时，除检索相关专业的文献数据库外，还应浏览机构、组织或个人的网站资源。而我国卫生政策研究尚处于起步阶段，信息资源拥有量相对较少。国内政府机构、学术机构、社会组织网站资源信息相对匮乏，因此，在检索国内卫生政策研究时应重点检索综合性文献数据库。

（五）卫生政策研究信息获取难度大、复杂程度高

同大部分的医学信息资源相比，获取卫生政策研究信息资源的难度更大、复杂程度更高。首先，表现在卫生政策研究信息资源与其他学科信息资源之间的界限模糊，这客观上给卫生政策研究信息的收集、整理、加工带来一定困难。其次，卫生政策研究可以从不同的专业背景出发，利用多种学科的方法分析政策问题，其研究成果可能根据研究内容重点不同、研究方法不同或者研究者专业背景不同，而分散在不同学科的信息资源里，因此为了保证卫生政策研究证据的全面性，除检索综合性文献数据库外，还应同时检索经济管理类数据库、社会学数据库和发展研究数据库等专业性文献数据库。第三，卫生政策研究信息资源的使用者既包括专业的政策研究人员，也包括政策制定者，他们往往缺乏信息学的专门知识和技巧，检索方法的复杂可能阻碍他们对卫生政策研究信息的获取。

三、卫生政策研究信息的主要类型

信息资源和信息服务是卫生政策科研人员从事科学研究和科技创新工作的重要基础和保障。了解本学科领域的资源类型及其特点，是有效和充分利用本学科信息资源的基础。信息按照其外在的表现形式和内涵，有许多不同的分类方法。了解信息的类型，对获取信息、分析信息和表达信息都很有必要。

（一）按照信息的载体类型

1.印刷型信息

以纸张为载体，以印刷技术为记录手段而产生的，如传统的图书、期刊、政府报告等。因其便于直接阅读，符合传统阅读习惯，而成为人们信息交流和知识传递的最重要、最常用媒介。

2.电子型信息

采用电子技术手段，将信息数字化储存于磁盘、光盘等载体上，并借助于计算机及现代化通讯手段传播利用的一种新的信息类型。主要包括电子期刊、电子图书及各种类型的数据库等。

3.声像和缩微型信息

声像型信息指唱片、录音带、录像带，以及高密度视听光盘等声音与图像资料。缩微型信息是指用传统摄影方法制作的缩微胶卷或缩微胶片。近年来这两种信息形式的利用因电子型信息的迅速普及而逐渐萎缩。

（二）按照信息的出版形式

1.图书

图书是较系统阐述某一专题或学科知识的论述。除了记载有知识信息这一本质特征外，联合国教科文组织对篇幅不少于 49 页的非定期出版物称为图书，以示与期刊等连续出版物的区别。虽然图书的种类繁杂、形式多样、功能各异，但就学习与研究而言，常用的图书主要有教科书、专著、参考工具书等。图书内容一般较为成熟定型，是系统掌握各学科知识的基本资料。

在每一种正式出版的图书的版权页或其他明显部位都标有一个由 10 位数字组成的国际标准书号（International Standard Book Number，ISBN），形式如：ISBN 7-117-06934-1 是《卫生政策学》的编码。这是一种国际通用的出版物代码，代表某种特定图书的某一版本，具有唯一性和专指性，读者可借此通过某些信息系统查询某种特定图书。

2.期刊

1986 年，国际标准化组织给予期刊的定义：一种以印刷形式或其他形式逐次刊行的，通常有数字或年月顺序编号的，并打算无限期地连续出版下去的出版物。学术期刊是科学家之间正式、公开和有秩序的交流工具，被人们称之为"整个科学史上最成功的无处不在的科学信息载体"。

国际标准连续出版物编号（International Standard Serial Number，ISSN）是国际上统一用于识别连续出版物（包括期刊）的标准化编码系统。每一种经申请获准出版的连续出版物都可得到一个固定不变的 ISSN。例如，1674-2982 是中文期刊《中国卫生政策研究》的编码。ISSN 具有专指性，可用于订购、索引、原文获取、期刊流通、馆际互借等方面，在数据库检索中也用来作为期刊检索的检索词。ISSN 共有 8 位数字，前 7 位表示连续出版物顺序号，最后 1 位是检验码。ISSN 通常出现在每种期刊的封面页或版权页上。

3.年鉴

年鉴是一种每年出版一次的连续参考工具书，它记录某一领域或机构一年内的科学研究进

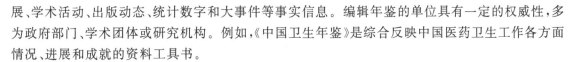

展、学术活动、出版动态、统计数字和大事件等事实信息。编辑年鉴的单位具有一定的权威性，多为政府部门、学术团体或研究机构。例如，《中国卫生年鉴》是综合反映中国医药卫生工作各方面情况、进展和成就的资料工具书。

4.会议论文

学术会议是进行学术交流的一种重要方式和渠道。在世界范围内每年召开的卫生政策及相关专业的学术会议甚多，产出的会议论文数以万计。有的会议论文在会前出版预印本，有的在会后结集出版会议文集，还有的是将会议论文摘要结集以增刊或专集形式刊发于各种学（协）会的机关刊物上，只有较少一部分会议文献日后能在各种学术期刊上正式发表。由于会议论文所表述的最新研究成果或阶段性成果，能使专业人士获取许多有价值的信息和有益的启示而备受青睐。

5.学位论文

国家标准将其定义：学位论文是表明作者从事科学研究取得创造性的结果或有了新的见解，并以此为内容撰写而成、作为提出申请授予相应的学位时评审用的学术论文。可见，学位论文是学生研究性学习成果的体现，学位论文主要包括硕士论文和博士论文。

6.科技报告

科技报告是描述一项科学技术研究的结果或进展或一项技术研制试验和评价的结果；或是论述一项科学技术问题的现状和发展的文件。科技报告是为了呈送给主管机构或科学基金会等组织或主持者而撰写。科技报告旨在提供系统、翔实的信息，不以发表为目的，是科研历程及其成果的完整记载。某些科技报告有阶段性保密性质。

7.WHO出版物

作为统筹协调全球公共卫生事务的世界卫生组织，经常围绕全球公共卫生的重大问题，或地区性的特殊事件等，以学术文件的形式发布信息通报、传播科学知识、交流成功的经验等，形成一类具有独特学术价值的世界卫生组织（World Health Organization，WHO）出版物。它主要有两大系列：丛书和期刊。丛书不定期出版，每种书作为一个独立的单元出版。如《技术报告丛书》的每一种专著都是WHO专家委员会就某一特定卫生或医疗问题推荐的通用标准、指南或研究报告。WHO也出版期刊，如Bulletin of WHO（世界卫生组织通报）等。

（三）按照信息的揭示深度

1.一次信息

一次信息所记录的是著者的最新发现或发明，以及新的见解、新的理论、新的方法等新颖、具体而详尽的知识，因而成为卫生政策研究等工作的最主要信息来源，尤其是期刊论文，已成为科技信息的主体。但由于其量大、分散而无序，给读者的查找与利用带来极大的不便。

2.二次信息

二次信息是将大量无序、分散的一次信息收集、整理、加工、著录其特征如著者、篇名、分类、主题、出处等，并按一定的顺序加以编排，形成供读者检索所需一次信息线索的新的信息形式，包括索引、文摘、目录及相应的数据库、网络搜索引擎等。因其具有的检索功能而称之为检索工具或检索系统。

3.三次信息

三次信息是科技人员围绕某一专题，利用二次信息的检索系统，在吸取一次信息内容的基础上，即经过阅读、分析、归纳、概括、撰写而成的新的信息形式，或综述已取得的成果进展，或加评

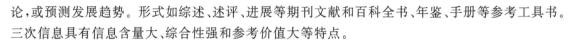
论,或预测发展趋势。形式如综述、述评、进展等期刊文献和百科全书、年鉴、手册等参考工具书。三次信息具有信息含量大、综合性强和参考价值大等特点。

4.零次信息

零次信息指未经信息加工,直接记录在载体上的原始信息,如观测记录、调查材料等。这些未融入正式交流渠道的信息,往往反映的是研究工作取得的最新发现,或是遇到的最新问题,或是针对某些问题的最新想法等,而这一切无疑是启发科研人员的思路、形成创造性思维的最佳思维素材。

此外,学术界还常将通过非正常交流渠道获得的、非正式出版物称作灰色文献。灰色文献和零次文献的概念内涵虽有一定程度的重叠,但作为一般的专业人员可不必严格区分。

（任金亭）

第二节　公共卫生政策研究的基本理论与方法

一、公共卫生政策研究的基本理论

如上所述,卫生政策研究跨越了社会科学与自然科学、医学、管理学、经济学、计量经济学、社会学、法学和政治学等,因而,公共卫生政策研究的理论既包括上述领域的基础理论又涉及政府公共卫生管理和医疗服务等多领域的基础理论。

社会经济成本与效益的理论是卫生政策学的重要理论根据之一。社会经济成本是指开展某项活动,提供某项服务或生产某个产品占用和消耗的经济资源。社会经济效益是指所提供的产品与劳务满足人民群众需要的程度,在卫生经济学概念中,通常用效度表示。社会经济成本与效益的理论是建立在经济学基本理论(劳动价值理论、选择理论、机会成本理论、福利经济学公共选择理论)的基础上。劳动价值理论是马克思关于商品价值的理论,是指在社会标准的生产条件下,用社会平均的熟练程度和强度,生产任一使用价值所需要的劳动时间。选择理论是解决多方案的合理选择问题,选择的标准需要根据社会经济成本和社会经济效益的分析与评价,要考虑效率、公平与稳定。机会成本的概念是指一个资源使用在此项目时,就失去了在其他项目使用的机会,因而它的成本是另一种可得到的最好决策的价值。福利经济学认为,增进社会经济福利的途径有两个:资源的最优配置与收入均等化。资源的最优配置就是要克服外部效应所引起的资源配置低效率状态。

管理学中的古典管理理论、行为科学理论、现代管理理论都可用在公共卫生政策的研究过程中。

为了改善公共卫生决策系统,提高公共卫生政策质量,从本质上掌握与认识事物的规律与基本特征,了解社会错综复杂因素对公共卫生政策的影响,进行公共卫生政策研究时,模型理论是必不可少的。管理学的理论模型(SWOT分析法)、波特的五力(供应商和购买者的讨价还价能力、潜在进入者的威胁、替代品的威胁、同行业企业间的竞争)模型、双因素理论(保健因素和激励因素)、期望理论、政策学的理论模型(理论决策模型、有限理性模型、渐进决策模型、综合决策模型、精英决策模型、集团决策模型、系统决策模型)及计量经济学模型对于公共卫生政策理论模型的建立都提供了理论依据。

二、公共卫生政策研究的方法

公共卫生政策研究方法指公共卫生政策研究过程中所采取的一切方法和技巧的综合,涉及医学、公共政策学、管理学、经济学、图书情报学、社会学等学科研究方法的综合运用。具体研究方法主要有以下两种分类。

(一)根据研究目的的不同进行分类

公共卫生政策研究的目的通常有构建政策问题、政策预测分析、政策规划分析、决策分析和政策效果评估等。根据研究目的的不同,方法略有差异。例如,以构建政策问题为目的的研究,所采用的方法主要有态势分析法、边界分析法、类别分析法、层次分析法、类比综述法、头脑风暴法、德尔菲法、多角度分析法、假设分析法、文献计量分析法;以政策预测分析为目的的研究,采用的方法主要有趋势外推法、回归分析法、成本效益分析法、系统分析法、态势分析法、德尔菲法、交叉影响分析;以政策规划分析为目的的研究用到的方法有线性规划分析法、动态规划分析法、情景分析法、系统分析法;以决策分析为目的的研究用到的方法有博弈分析、决策树法、头脑风暴法、利益分析法;以政策效果评估为目的的研究用到的方法主要有成本效益分析法、情景分析法、模糊综合评价法、层次分析法、德尔菲法、回归分析法。此处,只针对几个常用方法进行阐述。

态势分析法又称优劣势分析法或 SWOT 分析法,是指通过对组织的内部环境和外部条件的系统分析,找出内部环境所具有的优劣势及外部环境所面临的机遇与风险,进而制定相关的发展策略。该方法广泛地应用于管理效果分析,分析过程直接列举 S、W、O、T 四个方面的表现,因此具有直观、操作简便等特点。当然,SWOT 分析法的缺点也不容忽视,即主观性较强。因此在采用该方法的时候应与定量的数据分析方法相结合。

头脑风暴法是一种无限制的自由联想和讨论,是指组织具有某些专业知识的专家共同探讨某一问题并汇总意见的方法,头脑风暴法有利于激发创新性观念的产生。头脑风暴法在组织过程中,要集中有关专家召开专题会议,并由主持者以明确的方式向所有参与者提出问题,说明规则。

多角度分析法是指通过多个角度,例如,个人、组织及技术三方面的知识来取得对问题及其潜在方案的更深认识的方法。

(二)根据研究资料的属性进行分类

根据研究资料属性的不同,我们将公共卫生政策研究的方法分为定性研究、定量研究、定性定量相结合的研究方法。

1.定性研究

顾名思义,以定性资料为研究内容。定性研究通常适用于无法进行定量描述的研究资料。通常用到的方法有类别分析法、类比综述法、多角度分析法、态势分析法、定性比较、利益相关者分析、分析和综合、归纳和演绎等方法。此处仅针对类比综述法和相关利益者分析法进行阐述。

类比综述法是通过对不同类别的问题进行对比、分析和信息综合,是一种用来提高对相似问题的认识的方法,但该方法的基础是对相似问题进行分类,因此要求问题与问题之间具备同一性或相似性的假设。

利益相关者是指与作用对象具有一定利益关系的个人或组织群体。利益相关者分析法是指对政策问题的各种冲突性假设进行创造性合成,分析卫生政策利益相关者的知识、利益、权利、立场、潜在联盟等可能影响政策过程的特征和能力,以制定相关策略。

2.定量研究

定量研究是获取研究资料量的特征的研究。常用到的方法有系统动力学分析、文献计量学分析、线性规划分析法、动态规划分析法、成本效益分析法等。其中,文献计量学分析法是指采用数学、统计学方法定量研究文献信息(文献量、作者书、词汇数)的分布和变化规律的方法。该方法的研究对象是文献,因此要先针对研究目的选择合适的文献,从而对文献中信息分布进行研究。而成本效益分析常见于卫生经济学评价,在公共卫生政策研究中也有涉及,主要是将政策制定和实施需要的费用与其获取的效果进行比较,从而有针对性地对该政策进行调整。

3.定性定量相结合的研究

定量研究经常用于政策制定之后的评估、修正等,而定性研究才是政策产生的关键,是决策者智慧、经验、创造力的结晶。在公共卫生政策研究过程中,单一的研究方法通常不能够全面的解释某问题,因此可以将定性研究和定量研究结合起来应用。

(任金亭)

第三节　公共卫生政策研究的信息资源

20世纪80年代以来,Internet的迅速发展,为人类实现信息资源共享,方便快捷的交流提供了技术支持,网络化、电子化信息资源成为人们获取信息的重要途径。卫生政策作为一门交叉学科具有其学科特殊性,卫生政策研究资源除包括传统的文献类型如期刊论文、会议论文、博硕士论文外,还包括科研报告、政府报告和统计数据等,这些资源除来源于文献数据库外,还来源于政府机构、学术机构网站等。本章从数据库资源、网站资源、期刊资源三个方面对国内卫生政策研究文献信息来源进行阐述。

一、文献数据库

数据库是指由计算机进行处理的一定数量同类信息的有序集合,是用来查找信息的电子化检索工具。数据库中的信息对象为文献信息,则称为文献数据库。依据学科覆盖范围,将文献数据库分为综合性文献数据库和专业性文献数据库两大类。

(一)综合性文献数据库

国内综合性文献数据库主要包括中国知网CNKI数据库、维普资讯、万方数据知识服务平台,结合卫生政策研究数据来源需要,对三大综合性文献数据库收录的期刊论文、硕博士论文、会议论文情况进行简单比较,可得出以下结论。

(1)三大综合性文献数据库学科覆盖范围一致,即收录社会科学、自然科学、工程技术、农业、医药卫生、经济、教育和图书情报等各个领域,但收录年限、收录文献类型不同。

(2)期刊论文方面,应重点检索CNKI期刊全文数据库和维普资讯开发的中文科技期刊数据库(全文版)。

(3)学位论文、会议论文方面,应同时检索中国知网CNKI数据库和万方数据知识平台的学

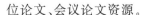

位论文、会议论文资源。

(二)专业性文献数据库

国内有众多的专业性文献数据库,如生命科学文献数据库、中医药数据库、农业数据库等。与卫生政策研究有关的专业性数据库主要有中国医学科学院医学信息研究所开发的中国生物医学文献数据库、南京大学开发的社会科学引文索引数据库,以及同方知网技术有限公司开发的医药类、经济管理类专辑全文数据库。

卫生政策作为一门交叉学科,学科覆盖广,专业性数据库收录学科范围比较局限,在查找国内卫生政策研究文献数据时应重点检索前面介绍的综合性文献数据库,国内专业性文献数据库不作为获取卫生政策研究文献数据的主要来源。

二、网站资源

卫生政策研究有关的网站资源主要包括政府机构网站、学术机构网站及社会组织网站。

(一)政府机构

政府机构网站是获取卫生政策、卫生管理有关的政策法规、政府报告、统计信息的重要来源,国内卫生政策研究有关的政府机构见表16-1。

表 16-1 国内卫生政策研究有关的政府机构

机构名称	与卫生管理有关的工作	网站资源
国务院组成部门		
卫生部	国务院主管全国卫生工作的职能部门	提供卫生事业有关的政策法规、卫生年鉴、卫生标准、统计信息等
科学技术部	医疗卫生科技发展战略、规划有关的工作	提供科技发展有关的法律法规、政府文件、年度报告、科技出版物、科技成果等
民政部	医疗救助工作	提供民政要闻、通知公告、政策法规、计划规划、统计数据等信息
财政部	医疗卫生资金管理、医疗保障、医疗救助等	提供政务信息、政府采购、政策解读、行政许可、法规查询、财政数据、财政文告、财政年鉴等信息
人力资源和社会保障部	医疗保险、医疗保障、医疗服务体系、医疗卫生人力资源管理等	提供人力资源和社会保障部的工作动态、业务指南、人事政策法规、劳动和社会保障法规等资源
商务部	医疗器械、设备和药品的流通	提供国内外贸易和国际经济合作有关的新闻、政策解读、法律法规、世界经济数据等信息
国家发展和改革委员会	医疗卫生服务、医疗设备、药品的价格管理、改革、监管等	提供经济和社会发展有关的政策、项目、发展动态、通知等
国务院直属机构		
国家统计局	主管全国统计和国民经济核算工作	提供全国统计公报、统计数据、统计分析、统计法规、直报等信息
国家市场监督管理总局	卫生检疫监管司负责卫生监督、疾病监测、卫生处理等工作	提供国家质量监督检验检疫有关的通知公告、法律法规、计划规划、统计数据、热点专题等

续表

机构名称	与卫生管理有关的工作	网站资源
卫生部下属机构		
国家食品药品监督管理总局	综合监督食品、保健品、化妆品安全管理工作	提供药品、食品安全有关的政策法规、公告及其相关动态,;并提供药品、医疗器械基础数据查询、注册信息查询、受理信息查询等
国家中医药管理局	主管中医、中医中药结合、中西医结合及民族医疗方面的工作	提供中医、中药有关的新闻动态、政策法规、计划规划、医政管理、基础数据库查询、统计数据等信息
地方级卫生管理机构		
各省/市卫生厅/卫生局、食品药品监督管理局	主管个地方的医疗卫生工作	提供医疗卫生管理有关的新闻动态、法律法规、卫生标准、指南等信息

(二)学术机构

国内学术机构网站提供的信息多是对本机构的介绍,网站提供的研究报告、论文较少。

(三)社会组织

国内学术性社会组织较少,网站主要提供学会动态、会议通报、培训通知等信息,卫生政策研究方面的文献较少,在此仅对卫生政策研究有关的社会组织进行简单列举,见表16-2。

表 16-2　国内卫生政策研究有关的社会组织

机构性质	社会组织名称
国家级	中华医学会
	中华预防医学会:初级卫生保健分会、卫生事业管理分会、卫生统计专业委员会、社会医学分会
	中华中医药学会:医院管理分会
	中华初级卫生保健基金会
	中国卫生经济学会
	中国卫生信息学会(原中国卫生统计学会):妇幼保健信息专业委员会、公共卫生信息专业委员会、卫生信息标准化专业委员会、医学统计教育专业委员会
	中国医院协会(原中华医院管理学会)
地方级	地方级医院协会,如北京医院协会、山东省医院协会等
	地方级卫生经济学会,如上海市卫生经济学会、福建省卫生经济学会等

三、期刊资源

参考中国科技信息研究所发布的《中国科技论文统计源期刊》、中国学术期刊(光盘版)电子杂志社/清华大学图书馆/中国科学文献计量评价研究中心发布的《中国学术期刊综合引证报告》收集国内卫生政策与管理类期刊 26 种,根据《中国科技论文统计源期刊(中国科技核心期刊)目录》确定核心期刊 6 种,非核心期刊 20 种。

(任金亭)

第四节 主要信息资源的检索

一、中国生物医学文献数据库

(一)概况

中国生物医学文献数据库(Chinese BioMedicine on disc,CBM)是中国医学科学院医学信息研究所开发研制的综合性生物医学文献数据库。

1.资源类型

文摘数据库,目前有浏览器版(CbmWeb)和 WINDOWS 版(CbmWin)两种版本。

2.学科范围

覆盖基础医学、临床医学、预防医学、药学、中医学及中药学等生物医学的各个领域。

3.收录年限

收录了 1978 年以来 1 600 多种中国生物医学期刊及汇编、会议论文的文献题录。

4.资源特色

(1)兼容性好:CbmWeb 与 PubMed 检索系统具有良好的兼容性,掌握了 CbmWeb 的检索方法,就会很容易地检索 PubMed。

(2)数据规范:CBM 全部题录均根据美国国立医学图书馆(NLM)的医学主题词标引规则,采用 NLM 的《医学主题词表》中译本、中国中医研究院中医药信息研究所的《中国中医药学主题词表》进行主题标引;同时采用《中国图书馆分类法·医学专业分类表》进行分类标引。

(3)词表辅助检索功能:CBM 具有多种词表辅助检索功能,建有主题词表、中英文主题词轮排表、分类表、期刊表、索引词表、作者表等多种词表,且有丰富的注释信息,有利于用户很好地利用词表检索功能,提高检索效率。

(4)检索途径多:除题目、文摘、刊名、著者单位等 30 多个检索入口外,提供特色的主题词检索、分类检索、第一著者检索、文献类型、资助项目和参考文献等检索方式。尤其是主题和副主题词检索功能将有效提高查准率和查全率。

(5)检索功能完备:CBM 具有定题检索、限定检索、截词检索、各种逻辑组配检索、命令检索,具有多种排序、显示、输出功能,具有检索策略的修改、保存、调用等功能。

(6)全文获取:目前 CBM 已经实现了全文链接功能,对于 1989 年以来的全文,可直接链接维普全文数据库获取。

(二)使用方法介绍

1.基本检索原则

(1)支持布尔逻辑运算:主要有 AND、OR、NOT,操作方法与 PubMed 相同。优先级顺序:NOT＞AND＞OR。

(2)支持截词符检索:①有限截词符(?)替代一个字符,如检索式"血?动力",可检索出含有血液动力、血流动力等字符串的文献。②无限截词符(﹡):替代任意个字符(包括 0 个、1 个或多个字符),如检索式"肝炎﹡疫苗",可检索出含有肝炎疫苗、肝炎病毒基因疫苗、肝炎减毒活疫苗、肝炎灭活疫苗等字符串的文献。

(3)支持字段限定检索:字段限定符包括"="和"IN";字段标识符可用中文或英文缩写,如刊名或 TA、题目或 TI 等。

字段标识符在前,表示精确查找,如 TA=癌症、刊名=癌症,即检索出刊名为"癌症"的文献。

字段标识符在后,表示对所指定字段的任意片段进行查找,即包含检索,如癌症 INTA;癌症 IN 刊名,即检索出刊名中含有"癌症"的文献。

CBM 可用于检索的字段及其简写如下:题目(TI)、英文题目(TT)、作者(AU)、地址(AD)、关键词(TW)、文摘(AB)、基金(FU)、参考文献(CRF)、刊名(TA)、出版年(PY)、期(IP)、分类号(CL)、主题词(MH)、特征词(CT)。

(4)支持范围算符。=(等于):如 PY=1992。<(小于):如 PY<1984。>(大于):如 PY>1992,出版年>1992。<=(小于等于):如 PY<=1984。>=(大于等于):如 PY>=1992。-(指定范围):如 PY=1990-1992。

2.检索途径

CBM 提供了多种检索途径,如基本检索、限定检索、主题检索、分类检索、期刊检索、作者检索、索引检索、定题检索及链接检索、命令检索等。

(1)基本检索:"基本检索"采用自由词检索,以在题录中出现该词为搜索目标。自由词检索具有直接、方便、易用的优点,但因无法辨别该词是否为文章讨论的主要内容而检索出一些不相关的文献。检索方法:打开 CBM 主页即是基本检索界面,也可以通过点击页面上方的"基本检索"按钮进入。在基本检索界面下,选择"检索入口",在"检索式输入框"中键入检索词或检索式,选择是否"精确检索",点击"检索"按钮。

"检索入口"是指将输入的检索词或检索式在哪些(哪个)字段中进行检索,包括缺省(表示输入的检索词同时在题目、主题词、关键词、文摘、刊名等字段中查找)、全部(表示输入的检索词同时在所有可检索的字符型字段中查找)、题目、英文题目、作者、地址、关键词、文摘、基金、参考文献、刊名、出版年、期、分类号、主题词、特征词。

检索词可以使用截词符进行截词检索,可以利用逻辑运算符、字段检索运算符或范围算符等组配成检索式,如"肺炎 AND 治疗",输入检索框中进行检索。输入多个检索词时,检索词之间默认为"AND"运算。当检索词含有特殊符号"-""("等时,用英文半角引号标示检索词。

"精确检索"是指相应字段必须与输入的检索字符串完全相等时,文献才能被检索出来,如检索作者王明,仅检索出作者为王明的文献,而不会将作者名中含有王明片段的文献检索出来。精确检索仅限于作者、关键词、刊名、出版年、期、分类号、主题词、特征词等字段的检索。

不限定"精确检索"则运行"包含检索",只要包含所输入的检索词的文献都将被检索出来,适应于所有检索入口。

"二次检索"是在已有检索结果的范围内进行,逐步缩小检索范围。键入新的检索词,选中"二次检索"前的复选框,点击"检索"按钮,与上一个检索词之间的关系为"AND"。

(2)限定检索:"限定检索"是把年代范围、文献类型、年龄组、性别、人类或动物及其他常用的限定条件整合到一个对话框中,相当于 Pub Med 中的"limit"功能。用于检索结果的进一步限定,缩小检索范围,提高相关性。

具体方法为点击"限定检索"按钮,打开"限定检索"对话框,在其中输入或选择限定条件,点

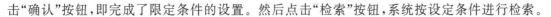

击"确认"按钮,即完成了限定条件的设置。然后点击"检索"按钮,系统按设定条件进行检索。

限定检索可以在检索前限定("先限定")也可以对已有检索式进行限定("后限定")。限定设置后始终有效,若取消限定,请打开"限定检索"设置,点击"清除",并"确认"。

(3)主题检索:主题词是自然语言的规范化用语。为准确揭示某一篇文章的内容特征,标引人员根据文章的需要,给出相应的多个主题词,以确切描述一篇文章的重点内容,最能反映文章主要内容的主题词用"＊"标志,如"＊肝肿瘤"。主题检索采用规范化的主题词,结构比较严谨,较易查全;也可避免自由词检索专指性不强的弊端,提高查准率。

点击页面上方的"主题检索"按钮,进入主题检索界面,检索步骤:①选择"中文主题词"或"英文主题词"检索入口,键入检索词,点击"查找"按钮,系统显示含有该检索词的主题词轮排表。②在主题词轮排表中,浏览主题词和款目词(即同义词),其中右侧带链接的蓝色字体的词为主题词,左侧词为该主题词的同义词。③点击主题词,浏览该主题词的注释信息和树形结构,逐级打开其上位词或下位词,选择更合适的主题词。④选择是否"扩展检索""加权检索",以及"副主题词组配检索""副主题词扩展检索",点击"主题检索"按钮,执行主题词检索。

"扩展检索"是对当前主题词及其下位主题词进行检索,非扩展检索则仅限于当前主题词的检索。系统默认为扩展检索。当一个主题词分属于几个不同的树时,可以选择对其中任何一个树进行扩展检索。

"加权检索"表示仅仅对加"＊"主题词(主要概念主题词)检索,非加权检索表示对加"＊"主题词和非加"＊"主题词(非主要概念主题词)均进行检索。系统默认为非加权检索。

"副主题词组配检索":副主题词用来对主题词进行限定,使检出的文献限于主题词概念的某一方面,如"不良反应""外科学""治疗"等,以提高检索的准确性。CBM副主题词共有94个,但不是所有的副主题词均能和每个主题词进行组配,它们之间的组配有严格的要求。系统仅仅将能够与当前主题词组配的副主题词列出,点击副主题词可以查看其英文名称和标引注释。选中副主题词前的复选框,进行副主题词组配检索的限定。其中,"全部副主题词"是指将当前主题词与所有可以组配的副主题词组配及不组配任何副主题的文献检出;"无副主题词"表示将当前主题词不组配任何副主题的文献检出;选择某一特定副主题词,表示仅将当前主题词与该副主题词组配的文献检出。

"副主题词扩展检索":一些副主题词之间也存在上下位关系,如副主题词"治疗"的下位词包括"药物疗法""膳食疗法""外科学""放射疗法""中药疗法""护理"等,选择"扩展副主题词",指对该副主题词及其下位副主题词进行检索,非扩展副主题词则仅限于当前副主题词的组配检索。系统默认为扩展副主题词。

(4)分类检索:"分类检索"用于按分类类号或类目名称显示和检索,具有族性检索的功能。检索入口包括分类导航、分类号和分类名,通过选择是否扩展、是否复分使检索结果更为贴切。点击页面上方的"分类检索"按钮,进入分类检索页面。检索步骤:①选择检索入口"类名"或"分类号",输入检索词,点"查找"按钮,在"分类表"列表选择合适的类名;或按"分类导航"层层点击,找到合适的类名。②在分类检索页面设置"扩展检索""复分组配检索",点击"分类检索"按钮。

"扩展检索"表示对用该分类号及其全部下位分类号标引的文献进行查找,不扩展表示仅对该类号检索。

"复分组配检索":并非所有类号都有复分组配,系统自动将能够与主类号组配的复分号列出、。选择"全部复分"表示检索当前主类号与其中任何一个复分号组配及不组配任何复分号的文献;选择"无复分"表示检索当前主类号不组配任何复分号的文献;选择某一复分号表示仅检索当前主类号与该复分号组配的文献。

(5)期刊检索:期刊检索指在期刊列表中检索。期刊列表列出了数据库中收录的期刊名称及有关信息。检索入口有刊名、出版单位、出版地和主题词。这里所指的主题词是指对期刊名称进行标引的主题词,不同于主题词检索中主题词。

点击页面上方的"期刊检索"按钮,系统进入期刊检索状态。通过"期刊导航"逐级浏览或者直接从刊名、出版地、出版单位及期刊主题词等入口检索到期刊,即可浏览该刊的基本信息;通过设置年代及期数(默认为全部)、选择"期刊刊名"或"期刊代码",点击"期刊检索"按钮,即可检索该刊的文献题录信息。

期刊刊名:默认为期刊刊名检索。

期刊代码:"期刊代码"是医科院信息所为每种期刊分配的内部编码,期刊更名时内部编码不变。用"期刊代码"检索,可检出该刊及其更名期刊,如检索"北京大学学报·医学版",可检出"北京大学学报·医学版""北京医科大学学报""北京医学院学报"三种期刊。

(6)作者检索:作者检索是指检索某一作者发表的所有文献。点击页面上方的"作者检索"按钮,即进入作者检索页面。在检索输入框中键入作者名或作者名片段,点"查找"按钮,系统显示包含检索词的作者列表。选择作者名,检索出该作者的所有文献。同样,在"基本检索"页面选择"作者"检索入口,也可查找某作者发表的文献。

第一作者检索:点击某作者对应的第一作者图标,则检索出该作者作为第一著者发表的文献。

(7)索引检索:索引词表收录了数据库中所有可检索字段中的所有单个字和部分词组,以及主题词、汇编名称等,该表的主要作用是为用户选择检索词提供线索和帮助。

检索方法:点击"索引检索"按钮,在提问框中输入检索词,点击"浏览"按钮,系统显示含有该检索词的索引词表,包括索引词、命中文献数(指该词检出的文献篇数)和出现数(该索引词的词频数)。点击符合要求的索引词(蓝色字体),即可执行该检索词的检索。

索引词表检索仅在默认字段进行,即题目、文摘、关键词、机构、主题词和刊名字段。而索引表显示的命中文献数是所有字段的检出结果数,所以通过索引词检出的文献篇数与索引词表中显示的命中文献数有时不一致。

(8)定题检索:定题检索用于按照既定的检索策略定期跟踪某一课题的最新文献。定题检索的步骤:①初次使用者首先需要注册。②制订某一课题的检索策略。③登录"定题检索"界面,对该检索策略进行命名、保存。也可以定制多个检索策略。④定期调用检索策略,获取最新信息。选中预调用的检索策略,点击"重新检索"或"最新文献检索"。同时也可以点击"删除检索策略"按钮,删除不再需要的检索策略文件。

重新检索:是指按照定制的检索策略,对数据库中的所有文献再次进行检索。

最新文献检索:是指按照定制的检索策略,对末次检索后至今数据库中新添加的文献进行检索,以追踪获取该课题的最新文献。执行检索后将记录下更新日期。

(9)链接检索:CBM 提供了强大的链接功能。

作者链接:点击作者名,检索该作者发表的所有文献。

期刊链接:点击期刊名称,检索该期刊收录的所有文献;点击期刊卷期,检索该期刊该卷或该期收录的文献。

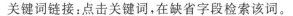

关键词链接:点击关键词,在缺省字段检索该词。

特征词链接:点击特征词,在特征词字段检索该词命中的文献。

主题词和副主题词链接:点击主题词,对该主题词标引的所有文献进行检索;点击副主题词,仅检索该主题词与副主题词组配的文献。

相关文献链接:点击"主题相关",按照内置算法检出与该篇主题内容相关的文献;点击"参考文献",显示该篇文献的参考文献。

全文链接:点击全文链接图标,在维普全文数据库中查找该文献的全文。

(10)命令检索:CBM Web 保留了命令检索方式,方便习惯使用命令方式检索的用户。在基本检索窗口的检索输入框中,直接键入字段标识符、逻辑算符、范围运算符和检索词及截词符等进行检索。

(11)检索结果的处理:①检索史。系统将每次的检索步骤记录在"检索史"中,包括序号、命中文献数、检索表达式和检索时间。一次检索最多能够保存 1 000 条策略,每页最多显示 100 条。检索记录按照时间顺序从上到下依次显示检索式,最新的检索式总在最上方。可对检索记录进行操作。选中某检索式前方的复选框,点"清除检索史"按钮可以将其删除;选中两个或多个检索式,点击相应的 AND、OR 或 NOT 按钮,这几条检索式的逻辑运算式如"♯1OR♯2"出现在检索框中(也可以直接在检索框中输入),点击"检索"按钮,执行逻辑运算检索。超时退出系统,检索历史仍然保留,可继续检索。如选择"退出系统",检索历史清除。②显示与输出。记录显示格式有三种:题录格式、文摘格式和详细格式,它们显示的记录内容由简到繁。

"显示条数"可设定每页显示的记录数,默认为每页 20 条。

"排序格式"可设定文献按作者、年代或期刊等进行排序显示。不指定排序格式时,记录按数据入库时间由近到远显示。显示排序限定在 10 000 条以内。

"标注"选中题录前的复选框,对特定记录进行标注;否则,不进行标注。标注完成后,点击"显示"按钮,将只显示或输出被标记的题录。

检索结果的"输出"有两种形式:文本显示与文本保存。保存题录不超过 500 条。显示格式、排序设置、标注对输出同样有效。

(12)检索优化技巧:①针对不同的文献检索需求,选择不同的检索途径。为了达到文献查全和查准的要求,首先考虑选择"主题检索"途径。因为同一主题的文献,不受文献中使用何种名称、词形的限制,都会标引在同一规范的主题词下,有利于查全;主题词是以概念为基础的,只有当文献论述的主题占有一定的比重和篇幅时,才能被标引到相应的主题词下,有利于查准。当检索新兴学科的文献时,应首先考虑选择"基本检索"途径,采用自由词进行检索。因为对于发展较快的学科,一些新的术语不能及时被收入到主题词表。而自由词检索可以使用任何专有名词、术语、代号等进行检索,不需要进行主题词的转换。在指定字段中进行检索时,选择"基本检索"途径采用自由词检索;另外,对于一些新近入库的文献尚未进行主题词标引时,也需要采用自由词进行检索。分类检索途径可以系统地了解某一个学科的发展,适合于总称、概念范围较大时的检索,如检索"职业性疾病的预防",职业性疾病概念范围较大,主题词和自由词都难以涵盖,采用分类表中"R135 职业性疾病预防"最为合适。当检索概念较多,无法采用一种检索途径时,可采用几种检索途径的组配检索。②扩大检索范围,提高查全率。对于"主题词检索":采用该主题词的上位词;主题词扩展检索;副主题词扩展检索;添加更多的副主题词;不进行副主题词组配;不选择加权检索。对于"分类检索":采用上级类号检索;扩展检索;不复分或增加更多的复分。对于

"基本检索":采用自由词时,考虑该词的多种表达方式(简称、全称、缩写、代码、英文、同义词、近义词等);使用截词符检索;在多个字段、缺省或者全部字段中检索;不进行限定检索或扩大限定条件,如"全部期刊""全部年限"等。③缩小检索范围,提高查准率。对于"主题词检索":采用专指主题词;主题词不扩展检索;副主题词组配;副主题词不扩展检索;加权检索。对于"分类检索":采用专指类号检索;增加合适的复分。对于"基本检索":采用专指性自由词;逻辑运算符AND、NOT;限定在特定字段中检索;进行限定检索,如适合的文献类型、出版年代等。

(三)检索实例

检索题目:查找有关社区卫生服务站建设、社区卫生服务提供等标准与规范方面的文献,并进行定期跟踪。

1.分析主题概念,确定检索用词

根据检索内容,可提取"社区卫生服务""标准""规范""服务站""服务提供"等检索概念。其中"社区卫生服务"为主要主题概念,可作为首选检索入口;"服务站""服务提供"等难以用规范的词进行表达,因此当检索篇数不是特别多时,可以暂不采用这些概念作限定。

2.选择主题检索途径,构建检索表达式并执行检索

为使检出的文献更加全面及相关性更高,首选主题词检索。检索步骤:①进入"主题检索"途径,在检索框中输入"社区卫生服务",点击"查找"按钮,系统显示"社区卫生服务"是CBM主题词。②点击主题词"社区卫生服务",查看该主题词的有关信息。由此了解到该主题词的含义是"社区提供的诊断、治疗及预防性卫生服务",符合检索要求。同时该主题词与"社区卫生保健"是同义词,具有"卫生服务"上位类,"儿童保健服务""社区保健护理""社区精神卫生服务"等多个下位类词,设定为扩展检索。点击"标准"副主题词的连接,查看其标引注释:"标准"可与设备、人员、规划主题词进行组配,表明其必要性和可行性标准的制定、测试和应用。可与"社区卫生服务"主题词组配。③选中"标准"前的复选框和扩展检索,点击"主题检索",查到38篇文献。通过浏览发现,这38篇中绝大部分与要查找的内容相关程度较高。④对于一些新入库的文献,CBM可能还未进行标引,如果仅仅采用主题检索途径,这部分文献将会被漏检。因此,在此配合进行自由词检索,弥补主题检索途径的不足。在字段"缺省"状态下,检索"(社区卫生服务 OR 社区卫生保健)AND(标准 OR 规范)",得733篇文献。浏览发现,检出的绝大部分文献与检索需求的相关性程度不大。进一步限定检索范围,提高相关性。在"文摘字段"检索"(社区卫生服务 OR 社区卫生保健)AND(标准 OR 规范)",得428篇文献,相关性程度有所提高。在"关键词字段"中检索"(社区卫生服务 OR 社区卫生保健)AND(标准 OR 规范)",得15篇文献,相关程度较高。⑤将自由词检索结果与主题词检索结果用 OR 逻辑运算进行组合。当然,为了更好地满足查全或查准要求,还可以进一步扩大或缩小检索范围。

3.点击页面上方的"定题检索"按钮,进入"定题检索"界面

为本次的检索策略命名,并点击"存储检索策略"按钮进行保存;在以后的某个特定时间,进入"定题检索"界面,选中检索策略前的复选框,点击"最新文献检索",跟踪最新文献。

二、中国知网

(一)概况

中国知网 CNKI(China National Knowledge Infrastructure)数据库由同方知网(北京)技术有限公司开发研制,包括源数据库和专业知识仓库两部分。源数据库包括中国期刊全文数据库、

中国优秀博硕士论文全文数据库、中国重要会议论文全文数据库、中国重要报纸全文数据库等，专业知识仓库包括中国医院知识仓库、中国企业知识仓库、中国城建规划知识仓库、中国基础教育知识仓库等。

本部分重点介绍CNKI系列数据库中的源数据库：中国期刊全文数据库、中国优秀硕士论文全文数据库、中国博士学位论文全文数据库和中国重要会议论文全文数据库。

(二)使用方法介绍

1.检索原则

(1)在检索式输入框中输入多个检索词，中间用空格隔开，系统默认对检索词进行"逻辑与"检索。

(2)在检索式输入框中可直接输入检索表达式，即支持命令检索，具体逻辑运算符见表16-3。

表 16-3　逻辑运算符对照表

检索符号	逻辑运算含义
*	并且、与、AND
+	或者、OR
—	不包含、非、NOT

2.检索途径

中国知网提供文献资源检索和分类导航两种途径。

资源检索分为单库检索和跨库检索两种。在单库检索、跨库检索中，系统分别提供初级检索、高级检索和专业检索三种方式，这三种检索方式的检索功能虽有差异，但基本上遵循向下兼容原则，即高级检索中包含初级检索的全部功能，专业检索中包括高级检索的全部功能。由于CNKI数据库的专业检索较复杂，在此主要介绍初级检索和高级检索。

分类导航：系统提供10种导航，期刊导航、内容分类导航、作者单位导航、基金导航、会议主办单位导航、出版社导航、报纸导航、会议论文集导航、博士学位授予单位、硕士学位授予单位。

(1)初级检索：初级检索是CNKI数据库提供的简单检索，单库初级检索页面与跨库初级检索页面虽然有所不同，但功能基本类似。两者不同之处在于：①检索项不同。由于单库检索、跨库检索所检索的资源范围不同，因此提供的检索项也不同。②检索控制项不同。单库初级检索比跨库初级检索提供的检索控制项多。单库初级检索提供12个检索控制项：逻辑检索行、逻辑组合、词频、最近词、词扩展、起止年份、数据更新、期刊范围、匹配、排序、每页、中英文扩展。跨库初级检索仅提供4个检索控制项：起止年份、排序、匹配、中英文扩展。③检索导航不同。在单库检索、跨库检索页面左侧，均提供检索导航功能。跨库检索提供专辑导航和中图分类法两种导航方式，单库检索仅提供专辑导航。

现将CNKI数据库初级检索提供的主要检索功能介绍如下。①逻辑检索行：通过点击"+"或"-"号，来增加或减少相应检索条件。②逻辑组合：提供三种逻辑关系组合，逻辑与(并且)、逻辑或(或者)、逻辑非(不包含)。三种逻辑关系的优先级相同，根据先后顺序进行组合。③词频：检索词在相应检索项内容中出现的次数，可从下拉列表中选择。词频为空，表示至少出现1次，如果为数字3，则表示在相应检索项中至少出现3次才能被检出。注：并不是所有的检索项都支持词频检索。词频控制项显白为可选，显灰为不可选。④最近词：点击相应图标，在弹出的窗口中，显示本次登录最近输入并进行检索操作过的10个检索词，点击所需检索词，则该检索词自动进入检索框中。⑤词扩展:点击相应图标,在弹出的窗口中,显示以输入词为中心的相关词,选择某相关词,则该相关词自动以"逻辑与"的关系增加到检索框中。如在检索框中输入"卫生改革"点击相应图标,显示相关词对话框,选择检索词"卫生事业"和"卫生事业发展",点击"确定",检索框则显示:卫生改革*(卫生事业+卫生事业发展)。⑥年份:不同数据库收录年限不同,因此单库检索可选择的年份也不同,但默认均为1999年至今。跨库检索可选择的年限为1979年至今。⑦数据更新:提供五种选项,即全部数据、最近一月、最近一周、最近三月、最近半年。⑧期刊范围:提供四种选项,即全部期刊、EI来源期刊、SCI来源期刊、核心期刊。⑨匹配:提供模糊/精确检索,系统默认为"模糊"检索。模糊检索:检索结果包含检索字/词或检索词中的词素。精确检索:检索结果完全等同或包含与检索字/词完全相同的词语。⑩排序:检索结果输出时的顺序。提供三种选项:时间,按文献入库时间逆序输出,如由2023年至1999年排列;无,按文献入库时间顺序输出,如由1999年至2023年排列;相关度,按词频、位置的相关程度从高到低顺序输出。注:单库检索默认按"时间"排序;跨库检索仅提供"无""相关度"两种选项,默认按"无"排序。⑪每页:检索结果页面所要显示的记录条数,提供5种选项,10、20、30、40、50。⑫中英文扩展:根据所输入的中文检索词,自动扩展检索系内与其相对应的英文词。注:仅在选择"匹配"精确时,"中英文扩展"功能才可用。

当部分中文检索词在系统内无与其相对应的英文词时,选择"中英文扩展"检索,检索结果无变化。

(2)高级检索:高级检索比初级检索的操作复杂。与初级检索的不同之处在于,高级检索比初级检索多出两项检索控制功能。①单项双词组合检索:提供五种关系,除三种逻辑关系"并且""或""不包含"外,还包括"同句""同段"两种特有的检索方式。②双词频控制检索:是指对一个检索项中的两个检索词分别实行词频控制。

3.检索结果处理

(1)检索结果显示:单库检索结果页与跨库检索结果页功能基本一致。不同之处在于:①单库检索结果页提供"相似词"检索,而跨库检索结果页无此功能;②跨库检索结果页提供两种显示方式检索结果混合显示:将各库检索结果按比例有选择地混合显示,不提供题录选择和下载操。检索结果分库显示:点击"选中的数据库"下的某个数据库,则显示当前数据库的检索结果,提供题录选择和下载操作。以选择"中国期刊全文数据库"为例显示。

(2)重新检索/二次检索:在原检索操作基础上,可进行重新检索或二次检索(在结果中检索)。

(3)全文下载:点击全文下载图标,则出现"全文下载"窗口,可进行全文保存或在当前位置打开全文。

(4)题录下载/导出:选择题录(全选、单选)>存盘>选择输出格式(引文、RefWork、EndNote、NoteExpress、查新)>保存。

(5)查看检索历史:点击"查看检索历史"可查看本次登录的检索操作,点击"检索历史"下的检索式链接,可查看检索结果,并可进行全文下载和题录下载/导出操作。

(6)知网节(文献详细信息):点击检索结果页面的文献标题,可查看到当前文献的详细结果,主要包括三个区。①主体文献区:提供文献作者、出处、摘要、关键词等信息。②引用文献区:提供参考文献、引证文献、共引文献等信息。③相似文献区:提供读者推荐文章、相似文献、相关研究机构、相关文献作者、文献分类导航、相关期刊、相同导师文献等。以上三个区的链接信息是动态的,随系统文献资源类型变化。

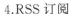

4.RSS 订阅

利用 CNKI 提供的"RSS 订阅"功能,可帮助用户跟踪某一专题、某一期刊发表的文献,具体操作如下。

(1)安装 RSS 阅读器:RSS 阅读器可以自由读取 RSS 和 Atom 两种规范格式的文档,目前流行的有:RSSReader、FreeDemon、Sharp Reader、新浪点点通等。

(2)在 CNKI 中进行 RSS 订阅:CNKI 主页>中国期刊全文数据库>RSS 订阅>RSS 期刊/杂志订阅和 RSS 关键词订阅。①RSS 期刊/杂志订阅:点击"RSS 期刊/杂志订阅"图标,进入"RSS 期刊/杂志订阅"页面,选择需订阅的期刊,点击"订阅"图标,系统自动将 RSS 文件地址复制到剪贴板中,直接打开已安装的 RSS 阅读软件,添加频道,即可完成订阅功能。②RSS 关键词订阅:点击"RSS 关键词订阅"图标,进入"RSS 关键词订阅"页面,输入需设定的检索词,点击"订阅"图标,过程同上完成订阅操作。

(三)检索实例

检索题目:检索"卫生系统绩效评价"方面的文献,并将最新发表的 50 条期刊文献题录导入 NoteExpress 文献管理软件。

1.分析主题概念,确定检索用词

根据检索内容,可将检索主题分为三个概念"卫生系统""绩效""评价"。

世界卫生组织规定的"卫生系统"概念:一个卫生系统包括致力于产生以改善健康为主要目的行动的所有组织、机构和资源。因此,"卫生系统"是一个大的概念,若需提高查全率,用户可以根据需要在检索时使用其下位概念,如医院、社区卫生、疾病预防控制中心等。这里我们选择检索词卫生系统、医院、社区卫生进行检索。

"绩效评价"应作为两个概念。如果把"绩效评价"作为一个概念进行检索,就会漏检"绩效评估""绩效测评""绩效考核"等相关概念。

"绩效"这一概念比较具体,可直接作为检索词进行检索。

"评价"这一概念与"研究""分析"等一类概念都比较泛,不建议作为检索词进行检索。

2.选择检索途径

CNKI 数据库提供单库检索和跨库检索功能,单库检索资源类型单一,跨库检索可以在一个平台上检索期刊论文、硕博士学位论文、会议论文等多种类型的资源,因此我们选用跨库检索,跨库检索提供初级检索、高级检索、专业检索三种检索方式,初级检索简单易用、功能强大,因此我们选用跨库检索中的初级检索途径进行检索。

3.构建检索表达式,执行检索

具体操作如下。

(1)选择检索项:跨库检索提供十个检索项,默认为"文献标题"字段,在此我们选用"主题"字段(表示在题名、关键词、摘要中进行搜索),可以提高查全率。

(2)在检索式输入框中输入检索表达式:卫生系统＊绩效＋医院＊绩效＋社区卫生＊绩效。也可输入:(卫生系统＋医院＋社区卫生)＊绩效。注:在输入时不能有空格,"＋"表示"或","＊"表示"与"。

(3)可根据检索需要,选择系统提供的其他功能,如年份、期刊范围、结果排序、中英文扩展。在此,我们采用系统默认设置。

(4)点击"检索"执行操作。

（5）如不满意，可再次构建检索表达式，执行检索。

4.检索结果输出

点击选中数据库下的"中国期刊全文数据库"＞选择题录（最新 50 条）＞存盘＞选择输出格式 NoteExpress＞保存（文件名：卫生系统绩效评价.net）。

打开 NoteExpress 软件＞文件＞导入题录＞导入题录对话框＞完成。

三、中文科技期刊数据库（全文版）

（一）概况

中文科技期刊数据库（全文版）简称中刊库，由重庆维普资讯有限公司开发研制。2006 年 1 月中刊库开放了与 Google Scholar 学术搜索合作服务，实现了用户在 Google Scholar 中对中刊库的题录检索。

（1）数据库类型：全文数据库。

（2）学科范围：涵盖社会科学、自然科学、工程技术、农业、医药卫生、经济、教育和图书情报等学科的 8 000 余种中文期刊资源，其中核心期刊 1 810 种。

（3）收录范围：收录 1989 年至今的 1 600 余万篇文献，并以每年 200 万篇的速度递增。

（4）分类体系：按照《中国图书馆分类法》进行分类，所有文献被分为 8 个专辑：社会科学、自然科学、工程技术、农业科学、医药卫生、经济管理、教育科学和图书情报。

（5）更新周期：网络版数据日更新，光盘镜像数据月更新。

（6）使用方式：可通过镜像站点、网上包库、网上检索卡、手机付费等方式使用。

（二）使用方法介绍

1.检索原则

（1）在检索式输入框中输入多个检索词，中间用空格隔开，系统默认对检索词进行"逻辑与"检索。

（2）在检索式输入框中直接输入检索表达式（即命令检索），"＊"代表"并且"，"＋"代表"或者"，"-"代表"不包含"。

2.检索途径

中刊库提供快速检索、传统检索、分类检索、高级检索、期刊导航五种检索方式，具体检索流程见图 16-1。现对这五种检索方式进行详细介绍。

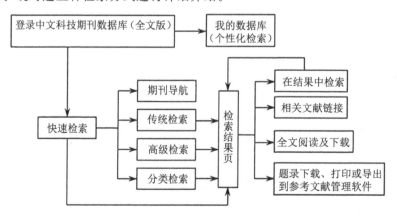

图 16-1　中文科技期刊数据库（全文版）检索流程

(1)快速检索:在首页的检索框中直接输入检索式(或检索词)进行检索即为快速检索。主要提供四种功能。①检索方式选择:可在五种检索方式间进行切换。②年限选择:提供三种年限选项,默认检索近五年的文献。③检索项选择:提供9个检索项,即题名或关键词、题名、关键词、文摘、作者、机构、刊名、分类号、任意字段,默认为"题名或关键词"检索。④匹配:提供模糊/精确检索,默认为模糊检索,仅当检索项为关键词、作者、分类号时此选项有效。

(2)传统检索:传统检索是中刊库最常用的检索方式,在高级检索、分类检索中能处理的检索课题,在传统检索中基本都能处理。

传统检索主要功能:①检索项选择。提供十个检索项,比快速检索多一个检索项——"第一作者"。②分类导航。以《中国图书馆分类法》为依据,每一个学科分类都可以按树形结构展开,逐级点击可至最小一级类目,选择特定类目,进而提高查准率。③专辑导航。以数据库八大专辑为树形结构展开,用户可根据需求将检索范围限定在某一特定专辑。④同义词。同义词检索是中刊库的一大特色,如在检索框中输入"AIDS",选择同义词选项,系统会显示其同义词"艾滋病""爱滋病"及"获得性免疫缺陷综合征",对同义词全选,就可对其所有同义词进行一次性检索,可提供查全率。注:同义词功能仅适用于三个检索字段:关键词、题名或关键词、题名。⑤同名作者。同名作者去重检索是中刊库的另一大特色。如精确查找作者"李红",会显示出同名作者的单位列表,如"江西农业大学""江苏省镇江市健康教育所""佳木斯市卫生防疫站"等,用户根据需要选择特定单位进行检索,提高查准率。注:同名作者功能仅适用于两个检索字段:作者、第一作者。⑥期刊范围限制。提供8种选项:全部期刊、重要期刊、核心期刊、EI来源期刊、SCI来源期刊、CA来源期刊、CSCD来源期刊、CSSCI来源期刊,默认在"全部期刊"进行检索。⑦年限限制。可以选择的年限为1989年至今,默认检索近五年的文献。⑧匹配。提供模糊/精确检索,系统默认为模糊检索。例如,选择"作者"字段,输入"李红"进行系统默认的模糊检索,检索到"李红梅""李红侠""李红云"等发表的文献;选择"精确"检索,则只检索到作者名为"李红"发表的文献。模糊/精确检索仅适用于四个检索字段:关键词、作者、第一作者、分类号。⑨二次检索。在一次检索的检索结果中运用"与、或、非"进行再限制检索,默认的"二次检索"为逻辑"与"。

(3)高级检索:高级检索提供两种检索方式:向导式检索、直接输入检索式检索。①向导式检索:提供5个检索项输入框,可选择逻辑运算、检索项、匹配度和相应字段扩展功能进行限定,同时还可利用"扩展检索条件"进行年限、专业、期刊范围的限制,提高查准率。注:在向导式检索的5个检索词输入框中也支持输入检索式检索。②直接输入检索式检索:用户可在检索框中直接输入检索表达式,点击"扩展检索条件"可对相关检索条件进行限制,同高级检索中的向导式检索。输入检索表达式要求了解"检索字段代码",具体见表16-4。

表 16-4 检索字段的代码

代码	字段
U	任意字段
M	题名或关键词
K	关键词
A	作者
C	分类号
S	机构

续表

代码	字段
J	刊名
F	第一作者
T	题名
R	文摘

(4)分类检索:分类检索相当于传统检索的分类导航限制检索,学科分类可以按树形结构展开,逐级点击可至最小一级类目。

检索方式:选择检索字段,在检索框中输入检索词或检索式,将勾选的分类添加到右边"所选分类"框中,在所选分类中进行限制检索。

(5)期刊导航:期刊导航提供两种检索方式:期刊搜索和期刊浏览,期刊浏览又分为刊名拼音字顺和学科分类浏览两种。定位到某一特定期刊,可按年按期浏览期刊全文。

(6)我的数据库:"我的数据库"是2004年维普公司推出的个性化服务平台。"我的数据库"包括我的电子书架、我的检索历史、分类定制、期刊定制、关键词定制、定题推送共六项功能,为用户提供个性化文献保存、检索史保存和定题检索服务。

注:为保证个人账户安全,在使用"我的数据库"检索完毕后,请点击"关闭我的数据库"退出本次登录!

3.检索结果处理

(1)检索结果显示:快速检索、高级检索、分类检索结果页面。虽然与传统检索结果页面有所不同,但功能是一致的。

检索结果有三种显示格式:概要显示、文摘显示、全记录显示,默认为概要显示。

(2)重新检索/二次检索:在原检索操作基础上,可进行重新检索或二次检索(在结果中搜索、在结果中添加、在结果中去除),并提供期刊范围、出版年限限制、更新等多种检索项控制。

(3)相关文献链接:点击结果页面上的文章标题,可查看到该篇文章的详细结果,并提供"主题相关"的相关文献链接。

(4)全文下载:点击"全文下载"图标,则出现"全文下载"窗口,可进行全文保存或在当前位置打开全文。

注:PDF格式全文需要安装Adobe Reader阅读软件才能打开。

(5)题录下载/打印:在检索结果区对多选框进行标记后,点击"下载"("打印"),出现文章下载(打印)管理页面,选择下载(打印)格式(如概要显示、文摘显示、全记录显示等),可下载(打印)题录。点击"加入电子书架",可将论文题录保存到"我的数据库"的电子书架中。

注:可将维普文献题录导入到EndNote、NoteExpress文献管理软件,具体详见维普帮助。

(三)检索实例

检索题目:检索"卫生系统绩效评价"方面的文献。

1.分析主题概念,确定检索用词

详见本节相关部分。

2.选择检索途径

中文科技期刊数据库(全文版)提供快速检索、传统检索、高级检索、分类检索、期刊导航五种检索方式,因传统检索简单易用,可以实现高级检索、分类检索的多种功能,是检索中最常用的检索方式,在此我们选用传统检索。

3.构建检索表达式,执行检索

利用本系统传统检索提供的各种检索功能、运用布尔逻辑算符对检索词进行逻辑组配。具体操作如下。

(1)选择检索项:传统检索提供 10 个检索入口,默认为"题名或关键词"字段,在此选用默认检索项(可根据需要更改)。

(2)在检索式输入框中输入检索表达式:(卫生系统＋医院＋社区卫生)＊绩效。也可输入:卫生系统＊绩效＋医院＊绩效＋社区卫生＊绩效。注:在输入时不能有空格,"＋"表示"或","＊"表示"与"。

(3)可根据检索需要,选择系统提供的其他功能,如期刊范围、年限限定。在此选择检索年限为 1989～2023 年间发表的文献。

(4)点击"检索"执行操作。

(5)如不满意,可再次构建检索表达式,执行检索。

4.检索结果处理

可进行相关文献检索、题录下载、全文下载等操作。

四、万方数据知识服务平台

(一)概况

万方数据知识服务平台由北京万方数据股份有限公司开发研制。

万方数据知识平台的资源分为全文资源、文摘题录类信息资源及事实型动态信息资源三大类,这里重点介绍万方数据知识服务平台的论文资源:数字化期刊、学位论文、会议论文。现将其资源概况总结如下,见表 16-5。

表 16-5 万方数据知识平台论文资源

概况	期刊论文	学位论文	会议论文
数据库类型	全文数据库	全文数据库	全文数据库
收录年限	1982 年至今	1977 年至今	1982 年至今
文献量(万篇)	15 550	612	1 535
学科范围	涵盖社会科学、自然科学、工程技术、农业、医药卫生、经济、教育和图书情报等各个领域		
分类体系	以学科分类为基础,将数据库中的文献分为 10 个专辑:理工 A、理工 B、理工 C、农业、医药卫生、文史哲、政治军事与法律、教育与社会科学综合、电子技术与信息科学、经济与管理		
更新周期	网络版数据日更新,光盘镜像数据月更新		
使用方式	可通过镜像站点、网上包库、网上检索卡、手机付费等方式使用。		

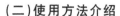

（二）使用方法介绍

1.检索原则

（1）在检索式输入框中输入多个检索词,中间用空格隔开,系统默认对检索词进行"逻辑与"检索。

（2）在非专业检索页面,检索式输入框中仅能输入检索用词,不能输入检索表达式,即不支持命令检索。

2.检索途径

万方数据知识服务平台首页提供资源浏览和资源检索两种方式。

资源浏览:包括按期刊浏览、按数据库浏览、按学科浏览、按行业浏览和按地区浏览五种浏览方式。

资源检索:万方数据知识服务平台除了提供期刊论文、会议论文和学位论文单独的检索入口（单库检索）,还提供了这三种论文资源的统一检索入口,即全部论文检索。在单库检索、全部论文检索中,系统均提供三种检索方式:简单检索、高级检索、专业检索。各种检索方式的检索功能有所差异,基本上遵循向下兼容原则,即高级检索中包含初级检索的全部功能,专业检索中包括高级检索的全部功能。下面将对这三种检索方式进行介绍。

（1）简单检索:简单检索是万方数据知识服务平台默认检索方式,单库简单检索与全部论文简单检索页面基本一致。在此以全部论文简单检索为例介绍简单检索的主要功能。①检索项选择:单库检索提供的检索项见表16-6。全部论文检索提供的检索项为4个数据库共有的检索项:全部字段、标题、作者、来源、关键词、摘要。②逻辑检索行:通过点击"＋"/"-"号,来增加或减少相应检索条件。③逻辑组合:提供三种逻辑关系组合:逻辑与（并且）、逻辑或（或者）、逻辑非（不包含）。三种逻辑关系的优先级相同,根据先后顺序进行组合。④匹配:提供二种匹配选项。包含全部词:检索结果中包含所输入的检索词,检索词可以拆分。包含完整句子:检索结果中包含所输入的检索词,检索词不能拆分。⑤排序:提供三种排序方式:经典论文优先、最新论文优先、相关度优先。⑥年份限定:系统默认在全部年进行检索。可勾选限定年限范围前的复选框,点击年限下拉列表框,选择查询年份,但限定的年限范围不能超过16年。⑦每页:检索结果页面所要显示的记录条数,提供三种选项:10、20、30。

表 16-6　单库检索提供的检索项

检索项	期刊论文	学位论文	会议论文
数目	8项	11项	10项
具体名称	全部字段、论文标题、作者、作者单位、刊名、期、关键词、摘要	全部字段、论文题目、作者姓名、学科专业、导师姓名、学位级别、学位授予单位、中国分类号、关键词、论文摘要、馆藏号	全部字段、论文标题、作者、会议名称、主办单位、会议年度、母体文献、分类号、关键词、摘要

（2）高级检索:高级检索比初级检索的操作要复杂一些。高级检索的功能是在指定的范围内,通过增加检索条件满足用户更加复杂的要求。单库高级检索与全部论文高级检索的页面基本相同,在此以全部论文高级检索为例,对其特色功能进行介绍。①被引次数:指文章被其他人引用次数,您可以通过设置被引用数查找到领域内普遍关注的文章。②文献类型:包括期刊、学位、会议三种,您可以选择一种也可以通过点选"全部"同时选择三种。③核心期刊:包括南京大

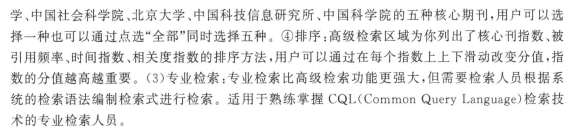

学、中国社会科学院、北京大学、中国科技信息研究所、中国科学院的五种核心期刊,用户可以选择一种也可以通过点选"全部"同时选择五种。④排序:高级检索区域为你列出了核心刊指数、被引用频率、时间指数、相关度指数的排序方法,用户可以通过在每个指数上上下滑动改变分值,指数的分值越高越重要。(3)专业检索:专业检索比高级检索功能更强大,但需要检索人员根据系统的检索语法编制检索式进行检索。适用于熟练掌握 CQL(Common Query Language)检索技术的专业检索人员。

3.检索结果处理

单库检索结果页与全部论文检索结果页功能基本一致,现以全部论文检索结果页为例对其进行介绍。

(1)检索结果显示:万方数据知识服务平台检索结果提供两种显示方式:详细格式和简单格式,默认为详细格式显示。

(2)重新检索/二次检索:在原检索操作基础上,点击"继续检索"可进行重新检索或二次检索(在结果中检索)。

(3)知识网络:知识网络是指检索结果页提供的相关词推荐、热链功能、引用分析功能、相关分析功能。

相关词推荐:系统根据用户的检索表达式动态推荐相关主题词,起到检索引导的作用。

点击检索结果页面的文献标题,可查看到该篇文献的详细结果,该页面提供以下功能:①热链功能:热链是当前文献中某个知识单元的链接导航功能。例如,点击当前文献作者卢祖洵左侧热链图标,则显示卢祖洵发表的期刊论文、指导的学位论文、完成的科技成果等信息。②引用分析:提供当前文献的参考文献和引证文献。参考文献:作者在写作过程中参考和引用的文献。引证文献:参考或者引用源文献的文献。③相关分析:点击"显示相似文献",将显示当前文献的相似文献、相关机构、相关作者链接。

(4)全文下载:点击全文下载图标,则出现"全文下载"窗口,可进行全文保存或在当前位置打开全文。

(5)题录下载/导出:操作步骤:选择题录(全选、单选)>选择输出格式(参考文献、XML、NoteExpress、RefWork)>保存。

(6)查看历史:提供查看检索历史和查看浏览历史功能。①检索历史:用户点击"检索历史"链接,可查看用户最近的检索历史。点击"检索表达式"下的检索式链接,可查看检索结果,并可进行全文下载和题录下载/导出操作。②浏览历史:系统会记录用户每个会话的浏览历史,用户点击"浏览历史"链接,可以查看用户最近的浏览历史。浏览历史页面包括:论文标题和数据库名。

(三)检索实例

检索题目:检索"卫生系统绩效评价"方面的文献,并将最新发表的 50 条期刊文献题录导入NoteExpress 文献管理软件。

1.分析主题概念,确定检索用词

详见本节相应部分。

2.选择检索途径

万方数据知识服务平台提供单库检索和全文检索两种途径,单库检索资源类型单一,全部论文检索可以同时检索期刊论文、硕博士学位论文、会议论文资源,因此我们选用全部论文检索,此

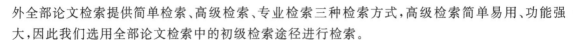

外全部论文检索提供简单检索、高级检索、专业检索三种检索方式,高级检索简单易用、功能强大,因此我们选用全部论文检索中的初级检索途径进行检索。

3.构建检索表达式,执行检索

具体操作如下。

(1)选择检索项:采用系统默认检索字段"全部字段"检索,提高查全率。

(2)选择匹配:采用系统默认匹配项"包含全部词"检索,提高查全率。

(3)在检索式输入框中输入检索词。

(4)可根据检索需要,选择系统提供的其他功能,如年份、排序、每页。在此,我们采用系统默认设置。

(5)点击"检索"执行操作。

(6)如不满意,可再次构建检索表达式,执行检索。

4.检索结果输出

选择题录(最新 50 条)>选择输出格式(导出到 NoteExpress)>保存。

五、Pub Med 生物医学文献数据库

(一)概况

Pub Med 是由美国国立生物技术信息中心（National Center for Biotechnology Information,NCBI)推出的基于因特网检索的生物医学文献数据库,是综合性检索系统 Entrez 的 10 余种数据库之一。Pub Med 数据库由 MEDLINE、OLDMEDLINE(1951~1965 年文献)、加工中的数据和出版商提供的数据四部分组成,包含生命科学领域主要期刊的文献题录。1997 年6 月 26 日,美国原副总统戈尔宣布该数据库免费开放。

1.数据库类型

文摘型数据库,约80%的记录包含摘要,其中一部分可以通过出版商的网站或者图书馆等链接到全文。

2.学科范围

内容涉及基础医学、临床医学、护理学、口腔医学、兽医学、营养卫生、药理和药剂学、预防医学、卫生管理、医疗保健和情报科学等领域,收录内容对应三种印刷型检索工具:医学索引、牙科文献索引和国际护理索引。

3.收录年限

收录了自 1950 年以来 70 多个国家和地区的 4 600 多种期刊。到目前为止,Pub Med 数据库的文献记录数已经超过 1 700 万条。

4.资源特色

(1)主题加工规范和数据挖掘技术的应用:MEDLINE 数据库的每一条记录都经过标引专家的处理。所采用的 MeSH 词表是主题词表的典范,而 MeSH 每年更新,数据库中的记录也在每年的年末统一更新采用新年度的 MeSH 词表。同时随着一体化医学语言系统(UMLS)研制的不断深入与扩展,Pub Med 的数据挖掘和智能检索功能日臻完善。

(2)自动词语匹配功能:是 Pub Med 中最令人称道的特色。Pub Med 会自动将检索提问框中的检索词转换成 MeSH 词,或 MEDLINE 形式的刊名缩写、著者姓名后再检索,其目的是尽可能使文献检索全而又避免过于复杂的操作。

（3）检索方式灵活多样：除提供自由词检索外，其通过 MeSH 词表的检索更具有专业水准。另外，还有方便临床医生使用的临床咨询、系统评价和个性化服务功能。

（4）强大的链接功能。①链接到相关文献：在每条记录的右边均有相关文献超链接，Pub Med 数据库采用 word-weighted algorithm 计算方法按文献的相关度从高到低显示文献。②链接到外部资源：通过"Link Out"链向期刊出版商、部分期刊全文、各种生物学数据库等资源站点。③链接到免费的期刊全文和图书摘要：Pub Med 还与 PMC（Pub Med Central）、网上免费电子期刊和 NCBI 的电子书库建立了超链接。

（二）使用方法介绍

1.基本检索原则

（1）单词、词组检索：输入英文单词或词组（大写或小写均可），Pub Med 使用自动词语匹配功能进行检索。点击检索功能键，在检索策略的解释框中可以查看系统对于输入的检索词进行自动词语匹配的结果是否符合检索要求并进行修改。

（2）短语检索：又称强制检索，即对检索词加上双引号（""），Pub Med 将其作为一个不可分割的词组在数据库的所有可检索字段中进行检索。

（3）截词检索：Pub Med 允许使用"＊"号进行右边截词检索。例如，对于"bacter ＊"，系统会找到那些以 bacter 开头的单词进行检索。截词功能只限于单词，对词组无效。使用短语功能和截词功能时，Pub Med 会自动关闭自动词语匹配功能。

（4）布尔逻辑运算：逻辑运算符号主要有"AND""OR""NOT"，分别表示"逻辑与""逻辑或"和"逻辑非"。逻辑运算符号的前后都要有空格，顺序为从左至右，可用圆括号来改变其顺序，圆括号中的检索式最先运算。

（5）限定检索：通过限制功能来实现 Pub Med 的检索。该页面的检索式输入框保留上一次的检索策略，即需进行限定的检索式，限定条件选择后，点击"Go"即实现对上一次检索策略的限定检索。页面的限制按钮前的复选框打上"√"，并显示限定条件，表明该限定在以后的检索中一直生效。

限定内容包括：字段限定、是否有文摘限定、文献类型限定、语种限定、日期限定、子集限定等。除通过限制功能外，还可以使用命令行检索，格式：检索词［字段缩写名］，目前可使用的限制字段共 60 多个。子集主要包含期刊组和主题两类，还可以按照是否被 PMC 收录来进行限定。

（6）序号检索：Pub Med 保存用户最后一次操作以后 8 小时内的检索史。点击历史功能可以看到检索过程，在以后的检索过程中可以以序号形式参与运算。如#1 AND #2、#3 OR #4 等。

2.检索途径

在 Pub Med 主页上，提供了多种检索途径，分别为期刊检索、主题词浏览－副主题词组配、单篇论文匹配和多篇论文匹配、临床查询和特殊查询。用户可根据需要选择不同的检索途径。

（1）期刊检索：点击主页左侧"Journals Database"进入。期刊库包括整个 Entrez 系统收录的期刊，可以从期刊名称、期刊名称片断、ISSN 号、刊名缩写进行检索。期刊库中每一条记录的内容包括期刊全称、简称、ISSN 号（印刷版、电子版）、出版社、出版国、NLM 期刊唯一标志（NLM ID），选择相应的期刊，在期刊前方框内划"√"，点击"send to box with or"即进入 Pub Med 数据库检索该期刊包含的论文。

（2）主题词浏览－副主题词组配：因为主题语言本身的特点及 MEDLINE 数据主题标引的规范性，使 MEDLINE 数据库的主题检索功能成为提高检索效率的有力工具，尤其对于有一定情报组织和具有检索基础的人员来说，对于提高查全率、查准率会有相当的帮助。MeSH 检索的方法和步骤：①点击主页左侧"MeSH Browser"进入。②在 MeSH 词提示框中输入检索词，进行检索，页面则会出现与输入词相关的主题词列表。③点击选中的主题词，进入主题词注释和副主题词选择页面。该页面列出了该主题词的树状结构和所有能够组配的副主题词。④单击副主题词前的复选框选中需要的副主题词（可多选）。⑤单击"Restrict Search to Major Topic headings only"前的复选框，表明对该主题词进行主要主题词的限定。⑥单击"Do Not Explode this term"前的复选框，表明不对该主题词进行扩展检索，这有可能造成漏检（系统默认为扩检）。⑦点击"send to"下拉菜单选择一种逻辑运算符将选中的主题词和副主题词发送到 SEARCH BOX 中去。⑧不断重复上述步骤，选择合适的主题词添加到 SEARCH BOX 中去，直到 SEARCH BOX 中的检索式满足要求，SEARCH BOX 中的检索式可以修改，最后点击"Search Pub Med"按钮完成该检索式的检索要求。

注：因为只有 MEDLINE 数据库才提供规范的主题标引，所以采用主题检索时将排除掉出版商直接提供的数据和未来得及标引的最新文献，即不能检索 Supplied by Publisher 和 pre MEDLINE 数据库中的文献。因为 Old MEDLINE 据库的主题标引采用的是早期的 MeSH 表，所以也不适合采用 MEDLINE 数据库中同样的主题词表进行检索

（3）单篇论文匹配和多篇论文匹配：Single Citation Matcher 和 Batch Citation Matcher 是用残缺不全的题录信息为线索来查特定记录的工具。当投稿稿件的参考文献信息不完整时，可利用"论文匹配"来核对补充信息。其中，"单篇论文匹配"检索输入项有：刊名、出版日期、卷、期、起始页、著者姓名、文献篇名。检索时，允许遗漏以上任何一项或几项。在"多篇论文匹配"中，可一次输入多行检索提问，检索输入格式：刊名|年|卷|起始页|著者|检索用户对文献的标志|，返回的检索结果是 PM ID(Pub Med 的记录顺序号)。每次检索提问的信息单独成行，其中刊名和著者姓名必须是 MEDLINE 标准缩写形式；对文献的标志可以是任意字符串；某项信息如缺失可不填写，但"|"不能省略。

（4）临床查询：Clinical Queries 是一个专门为临床医生和临床试验工作者设计的检索服务，有以下三个方面的检索。①Search by Clinical Category：供查询疾病的治疗、诊断、病因和预后四个方面的文献。选项"broad, sensitive search"和"narrow, specific search"用来表示倾向查全还是查准。Pub Med 系统设计了相应的查全和查准内置检索过滤器。②Systematic Review：供检索疾病的系统评价、meta 分析、临床试验评论、循证医学等方面的文献。我们针对其内置的检索系统评价文献的过滤器——systematic[sb]进行了分析，发现其定义的系统评价文献内涵超出了卫生政策研究中"系统评价"所规定的内容。因此，为了避免过大的"噪音"和大量的手工筛选作业，我们经过反复尝试，重新设计检索所需要的过滤器，并进行了查全率与查准率的验证。③Medical Genetics Search：供检索医学遗传学方面的文献。

（5）特殊查询：Special Queries 提供各种特殊主题限制查询，为临床医师和卫生服务研究者提供了 4 个查询入口、10 个疾病相关主题查询；此外，还提供了其他检索查询和期刊收集。

在这些主题中，卫生服务研究查这个主题查询与卫生政策研究相关。

3.检索史与检索结果的处理

（1）检索史的处理：点击 Pub Med 主页上历史的功能键进入检索史处理页面。该页面保存了当前检索策略和结果（最多保存 100 条检索史）。点击"clear history"按钮可以清除全部检索史。

（2）检索结果的处理：点击命中的记录数可以进入检索结果显示页面。默认显示全部文献，综述部分单独显示。

可以通过改变 DISPLAY 后的下拉菜单中的选项来改变题录的显示方式，主要有如下几方面的选项。①显示格式：默认为 Summery 格式，只显示作者、题名、来源、综述、非英文时标明语种，没有文摘时标明"No abstract available"、PMID、文献处理状态和相关文献链接等。点击每篇题目前的复选框可以对该题录进行标记。该选项还提供 BRIEF、ABSTRACT、MEDLINE、CITATION、XML 等常用格式。其中，采用 MEDLINE 格式下载的信息可以导入文献管理软件，如 Endnote 等。②每页显示的题录数：默认为每页显示 20 条题录，该选项提供 5、10、20、50、100、200、500 等数值，表明该页能够显示的题录数，然后通过 Preview、Next 进行翻页，或者直接定位某一页进行显示。③排序：允许文献题录按作者、期刊名和出版日期进行排序。④结果输出选项：该选项有 5 种检索结果输出形式：文本文件、文件、电子邮件、剪贴板和订购。其中，点击剪贴板可进入 Pub Med 暂时保存检索结果的地方，最多能够保存 500 条题录。此外，文献题录显示的形式即为检索结果输出形式，所以，如果希望改变输出形式，一定要改变显示形式。

（三）检索实例

检索题目：在 Pub Med 数据库中跟踪 10 年来的世界卫生组织及美国主要公共卫生服务部门相关的卫生政策进展情况。

1.分析主题

通过分析检索题目，可以得出该题目的主要检索要求：与世界卫生组织和美国的主要公共服务部门相关的卫生政策进展，时间为 2 年之内，在本次检索之后要进行跟踪研究。

题目中的公共卫生服务部门包括：世界卫生组织（WHO）、美国疾病预防控制中心（CDC）、国立卫生研究院（NIH）、美国食品和药品管理局（FDA）、国家卫生计划信息中心、国家卫生保健中心、国家卫生统计中心等机构。因此这些机构的名称都应包含在检索的主要概念当中；同时，还应该确定能够代表"卫生政策"这一主要概念的检索词。

分析某一领域的进展情况，查看其综述类文献是一个高效的途径，因此我们可以将文献信息的类型进行限定，同时将发表时间限定在 2 年之内。

在 Pub Med 当中，系统提供了 My NCBI 个性化服务功能，我们可以利用这一功能对这一类的文献进行跟踪。

2.操作流程

首先，在"MeSH Database"状态下输入"WHO"并点击"Go"，系统进行了自动词语匹配，显示出与"WHO"相关的 10 个主题词，通过观察，"世界卫生组织"在 MeSH 中是主题词——"World Health Organization"，其主题词的注释信息也表明该词代表着"世界卫生组织"这一机构。

点击"World Health Organization"进入副主题词的选择屏，将所有的副主题词全部选中，并在"Send to"下拉菜单中选择"Send Box with OR"，查看 SEARCH BOX 中的检索式是否符合要求并点击"Search Pub Med"进行检索。

同样的，在"MeSH Database"状态下输入"CDC"并点击"Go"，系统进行了自动词语匹配，显示出与"CDC"相关的 29 个主题词，第 4 个主题词"Centers for Disease Control and Prevention (U.S.)"符合要求，点击该词进入下一页面。在这一页面的下部，可以看到这一主题词的树状结构，同时可以查看该词所属的上位类和下位类。

"Centers for Disease Control and Prevention(U.S.)"属于两个不同的树状分支,其上位类均是"United States Public Health Service",这一概念似乎与美国的公共卫生服务部门密切相关,点击该词进行查看。该词的下位类包含了想要查询的卫生机构,因此,可以以该主题词代表美国的卫生服务机构来进行检索。选中"United States Public Health Service"和所有的副主题词,并在"Send to"下拉菜单中选择"Send Box with OR",查看 SEARCH BOX 中的检索式是否符合要求并点击"Search Pub Med"进行检索(注意:不要选中"Do Not Explode this term",因为要将该词所有的下位类包括在内)。

同样的,"卫生政策"这一概念采用主题词"Health Policy"。然后,点击历史查看检索史,并对检索式进行逻辑组配。点击限制在"Pub lished in the Last"下拉菜单中选中"2 year"并进行检索。然后点击"Review"标签就可以看到最终的检索结果了;这时点击检索框右侧的"Save Search"进入"My NCBI"(注册或者登录)。

在 My NCBI 中,可以对检索主题的保存情况进行设置:给检索式命名并定期将最新的信息发送到邮箱中等,这样就可以对 Pub Med 中的相关信息进行跟踪,当再次进行同样的检索操作时,就不需要逐个输入检索词,而仅仅运行保存的检索策略就可以了,在 My NCBI 当中可以保存多个检索主题。

3.讨论

(1)针对该题目采用主题词检索而不是自由词检索途径是为了提高查准率。如果全部采用自由词检索,则会出现更多的检索结果,但是可能仍然需要进行人工筛查才能得到密切相关文献。由于 Pub Med 数据库对于我们检索的主要概念进行了 MeSH 标引,采用主题词检索可以将检索结果进行聚焦。

(2)在检索的过程当中,还可以将主题词限定在"MAJR"字段,即在"Restrict Search to Major Topic headings only"选项前打"√",这样文献数量会进一步缩水,检索结果也进一步聚焦。可以根据检索需求来进行这些改变。

(3)针对某一检索题目的检索流程不是唯一的,检索结果也不是一定的。这些都受个人检索习惯、系统更新状态等因素的影响。

(任金亭)

第五节　公共卫生政策的评价与标准

一、公共卫生政策评价

(一)概念

公共卫生政策评价是公共卫生政策研究的一部分,是公共卫生政策运行过程中的一个重要环节。它指研究者根据特定标准对公共卫生政策的效果、效率、有效性等方面展开评估活动,包括判断政策本身是否具有价值及价值如何。

(二)评价意义

(1)通过对现行政策、计划、项目的评价,改进管理,提高管理水平和效率,进一步完善政策。

目前,我国仍然是重政策制定,轻过程管理。对于公共卫生政策评价还只是停留在立项评审、验收和成果鉴定方面,对于政策效果的评价以及完善方面做的还不够。因此在我国建立系统的评价机构,形成评价标准对于公共政策系统的发展具有极大的推进作用。

(2)向公众反馈政府责任和义务完成的情况:在我国,评估结果多数不对外公开,但在一些发达国家该评估结果被应用于评价政府工作效果。例如,在日本有专门的公共政策评价系统,他们的公共政策评价结果是对公众公开的,公众可以根据该评价结果评判政府在这一段时间为民众付出的努力和收到的成果。因此,公共卫生政策评价也可以被用于评估卫生事业改革的过程中,政府责任和义务的完成情况。

二、公共卫生政策评价标准

公共卫生政策评价标准直接决定评估的方向和结果是否正确、是否科学,是否符合实际。然而到目前为止,对于公共卫生政策评价,相关机构还未列出一个金标准。但是关于政策评价标准的研究却有着较多共识。例如,美国政治学家 P·狄辛将人类社会所追求的物种理性作为政策评价的标准即技术理性、经济理性、法律理性、社会理性、实质理性。有些国内的学者认为政策评价标准可被概括为工作量、绩效、效率、充分性、公平性、适当性、执行力、社会发展总体指标。还有部分国内学者认为政策评估标准分为基本标准(利益标准、生产力标准)和具体标准(政策投入、政策效益、政策效率、政策回应)两大类。总而言之,公共卫生政策评价标准可被归纳为存在合理性标准、投入产出标准、系统功能标准和社会功能标准四类。

(一)存在合理性标准

政策的制定需要建立在一定社会需求的基础之上,同时应该遵循合法、合理、可行的标准和要求。其中合法性首当其冲,在法治社会的大环境下,依法决策和依法行政是首要原则。

(二)投入产出标准

政策实施的过程中势必投入了各种资源。该标准主要用于了解政策的制定、实施过程中各类资源投入的权重及数量、使用情况。而产出主要看该政策是否达到了预期的效果,产出与投入情况相比是产出大于投入还是不及投入。

政策投入主要包括人力、物力、财力的来源和投入情况,信息资源的调配与使用情况。政策产出是以投入为基础的,它的实际产出是否到达预期结果,也就是说看该政策是否达到了最初制定的目标,以及该目标的完成程度。公共卫生政策由于其工作领域、内容的特殊性,投入和产出并不是非常直观,需要专业人士进行系统评价之后才能定夺。

(三)系统功能标准

系统功能标准是公共政策系统内部自治的标准,主要用于评价单项政策与整个政策系统的关系和协调程度。

公共卫生政策作为政策系统内的一个政策,应该同时具有特异性和普遍性。特定的性质和功能是该项政策的特异性功能,同时政策的投入实施应该同时具有政策系统内各政策应具有的共性。因此在评价某项政策的系统功能时应该同时兼顾其特异性与普遍性,了解所评价政策的特异性和普遍性的好坏程度,政策本身实施过程中的情况,以及该政策在公共政策体系中的地位和作用。

(四)社会功能标准

这里所说的社会功能主要包括社会公平性和发展标准。该标准是为了衡量政策的实施造成社会资本和效果在不同人群中的分配情况、公平性及政策实施前后社会发展变化情况。

一般来说，社会公平性和发展标准是一致的，即资本、效益、效果分配公平，人群积极性提高，社会发展不言而喻。

（任金亭）

第六节　公共卫生政策的研究与评价步骤

公共卫生政策评价的目的主要是为决策者提供意见和建议，检测政策效果及发展情况，同时找出其不足，逐步对其进行完善。公共卫生政策评价大致可分为以下几个步骤。

一、制订评价方案

（一）明确评价目的，制订评价标准

这是评价方案的重要步骤，应根据评价期望解决的问题制订评价目的。评价目的与评价对象息息相关，也是整个评价过程的主线。在评价过程中要始终坚持评价目的这个初衷才能得到更加精确的评价结果。同时，还要根据评价目的，通过文献综述及经验总结制订出合理的评价标准用以衡量政策的优劣。

（二）确定评价对象

明确评价对象是卫生政策评价的关键环节。卫生政策的评价对象具有多样性和抽象性的特点。多样性是指对政策的评价从哪一个具体角度入手，例如，政策的可行性评价，政策实施效果评价，政策实施的群众满意度评价等。抽象性是指卫生政策通常较为抽象，它需要被转化为具体的直接或间接指标才能反映政策的属性。

（三）确定评价手段

评价手段主要包括评价的角度，评价的指标及具体的评价方法。适当的角度可决定问题结果的好坏，合理的评价指标能恰当的反映政策的属性，并拥有良好的灵敏度和特异度。

1.评价角度

评价角度主要包括政策主体，政策实施效果，政策效率和政策实施公平性四个方面。政策主体主要是从政策的目的性、系统性、可行性、可持续发展能力等角度对该政策进行评价。效果是指被评价政策的自然结果，通过结果的自然单位来表达，如提高的保护率等。效率是指为了达到期望的结果而耗费资源的多少。公平性是指被研究政策在不同地区或人群的实施是否存在差异，并对差异进行分析。不同评价角度的具体手段和方法不同，而不同角度之间又存在交互作用。因此在评价过程中要尽可能的明确角度。

2.评价指标

（1）评价指标的确定方法：根据项目的目标和具体活动内容，提出评价的基本框架；在广泛的文献查阅、现场调查、专家意见咨询等工作基础上，根据指标的重要性、相关性、科学性和可行性等原则，构建项目评价的原始指标库，并对其进行初步筛选；运用多种统计和数学方法，对初选指标体系进行再筛选（德尔菲法、层次分析法、变异系数法、主成分分析法、相关系数法、因子分析法和聚类分析法）；确定合理、适宜的指标权重。

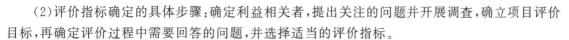

（2）评价指标确定的具体步骤：确定利益相关者，提出关注的问题并开展调查，确立项目评价目标，再确定评价过程中需要回答的问题，并选择适当的评价指标。

3.评价设计

常用的评价设计包括横断面研究，队列研究等。横断面研究在公共卫生政策研究中的应用相对较广泛，针对政策产生的效果在人群进行横断面调查，对不同对象特征的群体进行对比研究，了解政策效果。无论是哪种研究都需要解决抽样方法（普查或抽样调查）、问卷的信度和效度研究以及偏倚的控制等问题。

二、实施评价过程

（一）资料的收集

在评价过程中，资料收集方法一经确定就不可以再变更，这等同于流行病学调查的相关内容，从而保证资料的同质性。常用的资料收集方法有直接法和间接法。直接法如调查问卷收集资料。间接法如通过网络或是有效记录等获取资料。资料收集过程中应注意调查员的培训，制定统一标准，尽可能地避免偏倚。

（二）资料的整理与汇总

评价过程所获得的资料应该首先进行完整性和逻辑性的核实，填补缺漏，并对明显逻辑错误予以修改；对资料根据某种特征进行归类核实；根据研究方法不同对资料进行整理。

三、控制评价偏倚

卫生政策评价中不可避免地存在偏倚，主要有选择偏倚、信息偏倚和混杂偏倚三种。卫生政策评价中还有其特有的偏倚，称为效果评价偏倚。该偏倚主要来源于政策效果的不确定性及不同政策的交互作用，因此控制此类偏倚主要从方法设计和评价执行入手，保证评价质量。不同偏倚有不同的控制方法，在此不做详尽说明。

四、根据评价结果对卫生政策进行调整

依据卫生政策评价的目的对所收集资料进行整理分析，根据政策评价的结果，对实施中的现行政策进行补充、修改和完善。

（任金亭）

第七节　卫生政策评价的影响因素

卫生政策评价受多方面因素影响，各因素联合作用决定了卫生政策评价的结果。卫生政策评价的影响因素主要包括以下几个方面。

一、主体因素

主体因素主要是指卫生政策本身的目的、性质等影响政策评价的效果。主要包括卫生政策目标的不确定性，卫生政策效果的不确定性及因果关系的不确定性。卫生政策目标的不确定性

包括政策制定部门目标含糊、政策实行过程中的渐进修改（对政策目标的修改致使被修正的目标越来越接近于实际目标）、政策目标的多元化等。卫生政策效果的不确定性，例如，政策效果的显现通常需要一个较长的时间，而政策的制定通常是为了解决某一问题，但由于政策所作用对象的复杂性，政策的效果通常并不符合最初制定的目标，同时政策影响具有广泛性和普遍性的特点，因此效果难以综合全面考量。因果关系的不确定性，例如，政策与政策间的重叠作用导致评估者误判效果或原因，难以排除其他政策对所评价政策目标实现的贡献等。政策主体因素通常较难控制。

二、卫生政策制定者及决策者因素

卫生政策制定者及决策者因素是指卫生政策制定者及执行者对评估过程主观认识过程的不同及行动干预。卫生政策制定者往往主观偏向个人所制定的政策，并期望其向着事先规划的方向发展，但政策的效果往往存在不确定性，因此评价过程中可能由于政策制定者和决策者的主观干预而导致评价结果不佳。卫生政策制定者及决策者因素可通过不干预的方法尽量避免其对政策进行评价。

三、评估者因素

评估者因素是由于评估者的主观态度与卫生政策制定者的主观态度之间的差异造成的，在政策评价过程中也起到一定的作用。评估者因素主要包括主观的希望评价结果与政策目的一致，主观的希望评价结果与政策目的有异。例如，评估者先验地认为被评价卫生政策具有某种效应，从而导致整个评价过程的主观偏倚；卫生政策对象中的支持者与不支持者数量不匹配，信息的不对称性，数据资料的不全面性等都会导致评价结果失之偏颇。因此在评价过程中应始终保持客观、公正的态度。

（任金亭）

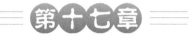

传染病管理

第一节　传染病的历史、现状及未来

　　自有文字记载,就有了人类与各种病原所致传染病做斗争的记录。许多病原微生物都是宇宙间非常古老的物种,在自然界中长期存在并不断进化。时至今日,一些古老的传染病被消灭或控制,又不断有新的或老的传染病以新的面目出现。因此,人类与病原微生物的斗争是永无止境的。

一、传染病的历史

　　纵观数千年的文明史,传染病对人类历史的发展进程产生了深远影响,给人类社会带来的灾难和创伤比战争和饥荒的总和还要大。最早关于传染病暴发的记载是公元前 2 世纪至公元前 3 世纪印度和埃及出现的天花,其后,在印度、中国、罗马等多个国家和地区流行,造成大批人口死亡。到 17、18 世纪,天花是欧洲最严重的传染病,死亡人数高达 1.5 亿,最严重的是公元前 430 年至公元前 427 年,雅典发生大瘟疫,近半数人口死亡,几乎摧毁整个雅典。公元前 6 世纪,第一次世界性鼠疫大流行,疫情自中东开始,沿地中海蔓延,死亡人数近亿人。此后,又暴发过多次大流行。时至今日,鼠疫在北美、欧洲等地已几近绝迹,但在非洲及亚洲地区仍时有发生。

　　到了 16 世纪,流感肆虐,1510 年,英国发生有案可查的第一次流感。此后,在 1580 年、1675 年、1733 年,欧洲出现过 3 次大规模流感流行。1918—1919 年席卷全球的西班牙大流感使人们闻之色变。这次流感是 1918 年 2 月首发于美国堪萨斯州的芬森军营,其暴发夺去了 4 000 万人的生命。之后很快又传播至底特律等 3 个城市,3 月美国远征军乘船带至欧洲前线,4 月传播至法国军队,然后传至英国和其他国家军队,5 月达意大利、西班牙、德国、非洲,以及印度孟买和加尔各答,6 月由英国远征军传播至英国本土,然后至俄罗斯、亚洲(中国、菲律宾)、大洋洲(新西兰),1919 年 1 月达澳大利亚,在不到一年的时间席卷全球。估计全世界患病人数在 5 亿以上,发病率 20%～40%,死亡人数达 4 000 多万,比第一次世界大战死亡的总人数还多。

　　19 世纪至 20 世纪末,霍乱在世界范围内的大规模流行共有 8 次,地区性相对小的流行多次。1817—1823 年,第一次霍乱大流行,自印度横河三角洲开始逐渐蔓延到欧洲,仅英国就死亡 6 万余人。此后的 7 次大流行,几乎遍及全球各国,尤其 1961 年的第 7 次,始于印度尼西亚,涉及五大洲 140 多个国家和地区,感染者 350 余万。

除了这些大规模暴发的烈性传染病之外,结核、疟疾、登革热、伤寒等传统的传染病的流行也对人类造成很大的伤害。

二、传染病现状

近年,就全球范围而言,一些经典的传染病逐渐被控制,如天花已被彻底消灭,麻疹、白喉、猩红热、脊髓灰质炎等发病率明显下降。但近 30 年来,全球范围内新出现传染病 40 余种,其中大部分为人畜共患传染病,原本已经控制的传染病有再次抬头的趋势,如结核病;一些经典的传染病以新的面目出现,呈现出传染性更强、致病性更烈的情况,如 1976 年首次在苏丹近赤道西部省和扎伊尔周边地区流行(现在的刚果民主共和国)的埃博拉出血热,传播速度快,传染性强,患者一旦发病,可在 24 小时内死亡。1976 年 6～9 月,苏丹发现了 284 例埃博托病毒感染者,117 例死亡。在扎伊尔共有 318 例,280 例死亡。1995 年扎伊尔再次出现大流行,315 例感染,244 例死亡。此后,在科特迪瓦、加蓬等国家和地区出现暴发,致多人死亡;1981 年出现的获得性免疫缺陷综合征(艾滋病)对全球造成的危害巨大,截至 2010 年底,全球共有 3 400 万名艾滋病病毒感染者,中国累计报告艾滋病病毒感染者、艾滋病患者共计 379 348 例,其中艾滋病患者 138 288 例,死亡报告 72 616 例。20 世纪 90 年代确定的丙型、戊型肝炎,至今仍是主要的传染病。2003 年年底出现的 SARS、2005 年年底出现的人高致病性禽流感,都是既往已经存在的病毒出现新的变异,以新的面目出现的烈性传染病,对感染人类造成的危害极其严重。

与全球趋势一致,目前我国传染性疾病也呈现出一些新的特点:传染病总体发病率逐年下降,多数经典传染病发病率明显下降,但部分传染病发病率有所回升,如霍乱、伤寒、结核病等;新发传染病如艾滋病、甲型 H1N1 流感、军团菌病及莱姆病等不断涌现;由于儿童预防接种,部分传染病如麻疹发病年龄上移;由于抗生素耐药性问题,A 组链球菌疾病复燃,葡萄球菌中毒休克综合征出现了新的特点。另外,由于传染病格局变化与国家经济社会水平的提高,非传染性感染病相对增多。

据卫健委数据统计,2010 年(2010 年 1 月 1 日零时至 12 月 31 日 24 时),全国共报告法定传染病发病 6 409 962 例,死亡 15 257 例,报告发病率为 480.24/10 万,死亡率为 1.14/10 万。2010 年,全国甲类传染病发病 164 例,其中人间鼠疫发病 7 例,死亡 2 例,霍乱发病 157 例,无死亡,报告发病率为 0.0 118/10 万。报告人感染高致病性禽流感发病 1 例,死亡 1 例。乙类传染病除传染性非典型肺炎、脊髓灰质炎和白喉无发病、死亡报告外,其他共报告发病 3 185 768 例,死亡 14 287 人。甲乙类传染病报告发病率为 238.69/10 万,死亡率为 1.07/10 万,分别较 2009 年下降 10.08%、4.26%。报告发病数居前 5 位的病种依次为病毒性肝炎、肺结核、梅毒、细菌性和阿米巴性痢疾、淋病,占甲乙类传染病报告发病总数的 94.97%;报告死亡数居前 5 位的病种依次为艾滋病、肺结核、狂犬病、病毒性肝炎和甲型 H1N1 流感,占甲乙类传染病报告死亡总数的 96.49%。丙类传染病中,除丝虫病无发病、死亡病例报告外,其他共报告发病 3 224 030 例,死亡 968 人,报告发病率为 241.55/10 万,死亡率为 0.07/10 万,分别较 2009 年上升 33.72%、131.63%。报告发病数居前 5 位的病种依次为手足口病、其他感染性腹泻病、流行性腮腺炎、急性出血性结膜炎和流行性感冒,占报告发病总数的 98.49%。报告死亡数居前 3 位的病种依次为手足口病、其他感染性腹泻病和流行性感冒,占报告死亡总数的 98.66%。

2010 年甲乙类传染病中的呼吸道传染病、自然疫源及虫媒传染病、肠道传染病、血源及性传播传染病报告发病率分别下降了 18.97%、13.02%、8.26% 和 3.76%。肠道传染病中霍乱和戊型肝炎发病数上升,甲型肝炎、伤寒/副伤寒、未分型肝炎和痢疾发病数下降;呼吸道传染病中除百日咳发病数略有上升外,甲型 H1N1 流感、流行性脑脊髓膜炎、麻疹、肺结核和猩红热报告发病数均有不同程度的下降;自然疫源及虫媒传染病中钩体病和流行性出血热发病数上升,人感染高致病性禽流感、疟疾、鼠疫、流行性乙型脑炎、登革热、炭疽、狂犬病和布鲁菌病发病数下降;血源及性传播传染病中艾滋病、梅毒和丙型肝炎发病数略有上升,淋病和乙型肝炎发病数下降。

除法定传染病之外,一些新发现的传染病时有流行,近年对我国造成严重影响的新发传染病有 2003 年的 SARS,2006 年的人感染高致病性禽流感,以及 2009 年的甲型 H1N1 流感,都是病毒出现变异以后出现了传染性和致病性增强等新的特点。自 2008 年以来,手足口病在全国多个地区不同程度流行。2009 年,河南、山东、安徽等地相继出现发热伴血小板减少综合征,发病者多为青壮年农民,有蜱叮咬史,在患者体内分离出了一种新型的布尼亚病毒,但根据临床表现,人粒细胞无形体也可能是本病的病原体,所幸的是,此后发病逐渐减少。2011 年底,我国某部发生新型重组型腺病毒疫情,先后有上千人感染,发病者以肺炎和咽部症状为突出表现。

总体来说,人类与传染病及寄生虫病的斗争虽然取得了巨大的成绩,但又不断地有某些新的传染病出现,对从事传染性疾病与感染性疾病的医务工作者来说,既是巨大的挑战,也是振兴传染病学的难得机遇。

三、传染病未来的挑战与对策

虽然新发传染病没有在我国造成长期大规模流行,但未来仍需给予足够的重视,因为这些传染病如果没有被及时发现和控制,可能会导致在全国甚至全球范围传播。SARS 的流行是最好的例证。当年全球共有近 8 000 例 SARS 病例,其暴发清楚地展现了一种新发传染病是怎样导致全球范围内的社会动荡和经济衰退的。虽然 H5N1 型禽流感病毒没有在人群间传播的证据,但是可能发生的基因突变将影响其传染性,或者导致其他具有大范围流行潜能的流感病毒的出现。从近几年新发传染病情况看,由动物传染给人类的人畜共患病在中国及全世界的新发传染病疫情中较突出。家禽、家畜与野生动物成为威胁人类健康的已知及新的微生物来源。人口规模和密度的不断扩大,增加了人和动物的接触机会,这也增加了既往未知微生物侵入人类的可能性。在中国,财富的增长提高了动物蛋白的消费需求,也提高了食源性动物的饲养数量,尤其是猪和家禽类。与大多数发展中国家一样,中国的食源性动物饲养地与人类居住地紧密相连,从而增加了疾病由动物传给人类的风险。中国人对新奇食物的喜好进一步增加了疾病由动物传给人的危险。既往不用作食物的动物现在在中国市场也较易获得,这就导致了不同种类动物与人类的接触及动物间的接触。通过饲养、收购、运输、销售、屠宰、加工和消费这些动物及其产品,人们可以接触到动物身上的各种微生物。活体动物跨边境运输和贸易是病原微生物传播到新的动物和人类的另一种途径。某些动物和鸟类会迁徙或飞翔,而并非生活在限定的区域,这使得动物之间出现多种微生物传递。动物群体中存在其他一些尚未明确但可能使人类致病的微生物。值得注意的是,在动物群体中频繁使用抗微生物药物(包括抗病毒药物)可导致引起人类感染的细菌和病毒的耐药性。在中国暴发的猪链球菌病的菌株就具有抗四环素耐药性。

因此,未来人类应始终提高警惕,防止已控制传染病的再现及新传染病的出现。首先这就要求全社会共同参与,做到人类自身与大自然的和谐,防止原本存在于动物体内和在自然界潜伏的病原微生物寻找新的宿主并引起疾病流行。其次,要强化与传染病长期斗争的意识,社会的发展、生物科学技术的进步永远也不可能彻底消灭所有的传染病。再次,加强病原微,生物的研究,有利于当新的传染病出现时,能够快速地明确病原,早期介入,减少流行规模、控制疫情。最后,加强国际合作,共同预防至关重要,因为微生物是无国界的,它的传播不受限制。

四、防治传染病、任重道远

无论过去、现在还是未来,传染病都将是人类生存与健康的严重挑战。在解决现有传染病防治工作中面临的挑战和问题的同时,也要思考未来如何应对已知传染病及新发传染病。医务工作者,特别是从事传染病相关的工作者除掌握先进的科学技术、敏感的监测系统和采取有效的干预措施外,还需要通过适宜的渠道对有感染危险的社区群众进行预警,并指导他们采取正确的防护措施。

(王　凤)

第二节　传染病的病原学基础

一、概述

引起感染病的病原体可以是病毒、朊粒、细菌、真菌、原虫、蠕虫及相关节肢动物等。感染病的病原学基础涉及内容广泛,包括各类病原体的结构特点、致病性、免疫性、复制或生长繁殖特点、遗传与变异、对抗感染药物的敏感性及耐药机制、对外界环境的抵抗力等,这些特点直接影响感染病的种类、严重程度及病情转归。随着分子生物学和分子遗传学知识及技术的发展,对病原体结构和致病机制等的认识正逐步深入到分子和基因水平。例如,与人类基因组计划相呼应,病原菌的外毒素、内毒素、侵袭性蛋白、黏附素,以及病毒结构蛋白和非结构蛋白的结构与功能、编码基因和调控基因的序列等,已逐步得到破译。这些均大大推进了对病原体与宿主相互关系的认识。按照从简单到复杂的顺序,本节重点介绍各种病原体的结构、复制特点及主要致病机制。

二、朊粒

朊粒又称传染性蛋白粒子,不含核酸,其结构仅由一种朊粒蛋白(prion protein,PrP)组成。朊粒既往曾称为朊病毒,但因只含 PrP,不宜列入病毒范畴,故现多废弃朊病毒称谓。PrP 由正常宿主基因编码,但构象异常,具有自我复制能力,可引起动物和人类传染性海绵状脑病(transmissible spongiform encephalopathy,TSE),包括羊瘙痒病、疯牛病,以及人类的库鲁、克-雅病(Crentzfeld-Jakob disease,CJD)等。

三、病毒

病毒是一类体积比细菌更微小、专一在活细胞内寄生、无完整细胞结构、遗传物质通常仅含一种 DNA 或 RNA、以自我复制方式进行增殖、对抗生素不敏感但对干扰素敏感的特殊微生物,在自然界分布非常广泛,与人类疾病的关系极为密切。病毒大小差别很大,其直径或长度一般介于 20～300 nm。形态多样,不同的病毒可呈球形、近似球形、子弹形、丝状、杆状等。人类各种急性和慢性传染病约 75% 是由病毒引起的,近年来新发和再发病毒感染病对公众健康安全的威胁更是引人注目。

（一）病毒的结构

病毒体的主要结构是由核心和衣壳构成的核衣壳,有些病毒在核衣壳外部还有包膜(图 17-1)。

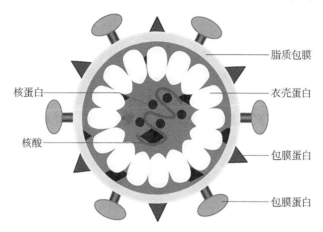

图 17-1　包膜病毒结构

1.核心

主要成分是由核蛋白支撑的病毒基因组;此外,还含有病毒自身编码的一些酶类。基因组为单一的 DNA 或 RNA,携带病毒的全部遗传信息。有的病毒基因组在去除衣壳蛋白后,可进入易感宿主细胞并能进行增殖,具有感染性,称为"感染性核酸"。基因组中含有开放读码框架(open reading frame,ORF),可编码各种结构蛋白(衣壳蛋白、包膜蛋白、基质蛋白)和非结构蛋白(DNA 或 RNA 多聚酶、逆转录酶、蛋白水解酶、胸腺嘧啶核苷激酶及其他一些特殊功能蛋白等)。基因组中还可以有内含子,有助于转录后的剪接和加工。

2.衣壳

其化学成分为蛋白质,呈螺旋对称、二十面体立体对称或复合对称,包围在核心的外面,能保护病毒核酸免遭破坏,介导病毒核酸进入细胞,同时也是病毒的主要抗原成分。无包膜病毒的核衣壳即为病毒体,称为裸露病毒。

3.包膜

某些病毒在核衣壳外面有包膜,称为包膜病毒。包膜是在病毒成熟过程中,核衣壳以出芽方式自宿主细胞内向外释放时获得的宿主细胞膜成分。包膜含有宿主细胞膜的脂类、蛋白质和多糖成分,而所谓"包膜蛋白"则多由病毒基因编码。包膜表面的突起称为包膜子粒或刺突。包膜对核衣壳有保护作用,并与病毒入侵细胞和感染性有关;此外,包膜中含有可诱发免疫应答的病毒表面抗原。某些包膜病毒在核衣壳外层和包膜内层之间存在基质蛋白,是连接衣壳蛋白和包膜蛋白的部分,常具有跨膜和锚定功能域。

（二）病毒的分类

病毒最初是依据其所致疾病(如风疹病毒)、感染部位(如肠道病毒)或传播途径(如虫媒病毒)等进行简单分类。现代病毒学则主要根据遗传特点,尤其是核酸的类型及其转录方式、衣壳蛋白的结构特征和对称性、是否具有包膜等对病毒进行分类。

(三)病毒的复制

病毒以自我复制的方式进行增殖,一个复制周期包括吸附、穿入、脱壳、生物合成、装配、成熟和释放等七个步骤。吸附是病毒入侵细胞的第一步,包膜病毒的刺突糖蛋白和无包膜病毒的衣壳蛋白是病毒吸附于宿主细胞膜的重要物质基础,称为病毒吸附蛋白(viral attachment protein,VAP)。VAP与易感细胞表面的特殊受体分子相结合,其结合的特异性决定了病毒对不同组织器官的亲嗜性,例如,HIV包膜糖蛋白gp120与人类T细胞表面CD4$^+$分子的结合,流感病毒包膜血凝素与多种细胞表面唾液酸受体分子的结合等。生物合成是指病毒在宿主细胞内进行基因组复制及病毒蛋白合成。装配是指病毒蛋白、核酸及其他构件在宿主细胞内组装成子代核衣壳;DNA病毒(痘病毒除外)的核衣壳一般均在细胞核内装配,而绝大多数RNA病毒则在细胞质内装配。成熟是指核衣壳装配完毕,病毒发育为具有感染性的病毒体。最后,包膜病毒和无包膜病毒分别通过出芽方式和溶细胞方式自宿主细胞释放出子代病毒。

1.双链DNA(dsDNA)病毒的复制

人和动物DNA病毒的基因组绝大多数属于dsDNA。除痘病毒在细胞质中进行增殖外,dsDNA病毒一般均先在细胞核内转录出mRNA,然后在细胞质中合成病毒蛋白(图17-2)。其生物合成分3个阶段。

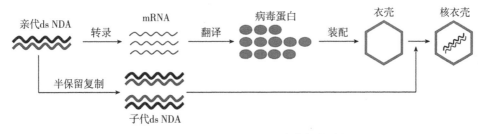

图17-2 双链DNA(dsDNA)病毒复制过程

(1)早期转录和翻译:病毒利用宿主细胞核的RNA多聚酶转录出早期mRNA,mRNA转移至细胞质中的核糖体,翻译出DNA多聚酶和调节蛋白等早期蛋白。

(2)dsDNA复制:在解链酶的作用下,亲代dsDNA解链形成两条单链DNA,分别作为模板以半保留方式复制出子代dsDNA。

(3)晚期转录和翻译:以大量子代病毒DNA为模板,转录出晚期mRNA,翻译出病毒结构蛋白等晚期蛋白。

与一般的双链DNA病毒不同,HBV基因组结构独特,呈部分双链、开环DNA,其复制过程也比较独特。由于HBV具有逆转录过程(图17-3),因此HBV基因组片段可以整合到宿主染色体DNA中。

2.单链DNA(ssDNA)病毒的复制

单链DNA病毒种类很少,主要有2种。一种为细小病毒,能引起所谓"第五疾病"或"传染性红斑"或"掴脸综合征"。另一种为输血传染病毒(TTV),现称环状单股DNA病毒(Torque Teno virus,TTV),归于尚未分科的指环病毒属,其对肝脏的致病性至今尚不确定。

ssDNA的基因组可以是正链(+ssDNA)或负链(-ssDNA)。以-ssDNA病毒为例,先以亲代-ssDNA为模板合成一条互补链并形成中间型dsDNA,然后解链,以新合成的互补链为模板复制出子代-ssDNA,由另一条链转录出mRNA并翻译出病毒蛋白。

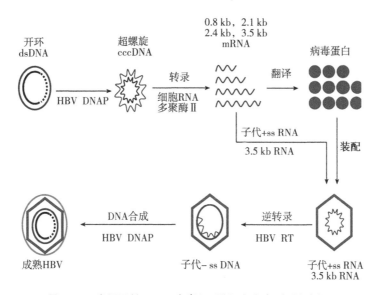

图 17-3 嗜肝双链 DNA 病毒（乙型肝炎病毒）复制过程

cccDNA：共价闭合环状 DNA（covalently closed circular DNA），共价闭合环状 DNA；

DNAP：DNA 聚合酶（DNA polymerase）；RT：逆转录酶（retrotranscriptase）

3.双链 RNA（dsRNA）病毒的复制

人类病毒仅呼肠病毒科为 dsRNA，由 10～12 个非重叠 dsRNA 节段构成，每个节段均可由病毒自身的 RNA 多聚酶转录出不同的 mRNA。复制时先由其负链 RNA 复制出新正链 RNA，再由新正链 RNA 复制出新负链 RNA。因此，其复制是非对称性的，也不遵循 DNA 病毒的半保留复制形式，子代 RNA 全部为新合成的 RNA（图 17-4）。正链 RNA 可指导病毒结构蛋白和非结构蛋白的合成。dsRNA 病毒是唯一不形成复制中间体的 RNA 病毒。

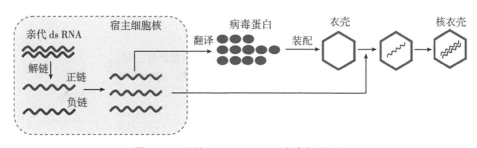

图 17-4 双链 RNA（dsRNA）病毒复制过程

4.正单链 RNA（＋ssRNA）病毒的复制

这类病毒包括小 RNA 病毒、黄病毒及某些出血热病毒。其基因组＋ssRNA 既是复制子代病毒的模板，其本身也具有 mRNA 功能。病毒进入细胞脱壳后，＋ssRNA 可直接与细胞核糖体结合并翻译，产生病毒 RNA 多聚酶等早期蛋白及结构蛋白。在病毒 RNA 多聚酶的作用下，以＋ssRNA 为模板合成一条互补负链，形成双链 RNA 复制中间体；再以负链 RNA 为模板，复制出子代病毒＋ssRNA（图 17-5）。

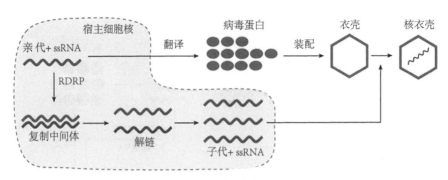

图 17-5　正单链 RNA(＋ssRNA)病毒复制过程

RDRP:RNA 依赖的 RNA 聚合酶(一种早期蛋白)

5.负单链 RNA(－ssRNA)病毒的复制

多数有包膜的病毒属于－ssRNA 病毒,如流感病毒、腮腺炎病毒、狂犬病毒等。这类病毒的基因组－ssRNA 虽然携带遗传信息,但不具有 mRNA 功能。病毒自身带有 RNA 依赖的 RNA 聚合酶(RNA-dependent RNA polymerase,RDRP)。病毒进入细胞后,首先在 RDRP 的作用下转录出互补的正链 RNA,形成双链 RNA 复制中间体;然后以正链 RNA 为模板,既合成子代－ssRNA,又作为 mRNA 翻译出病毒结构蛋白和非结构蛋白(图 17-6)。

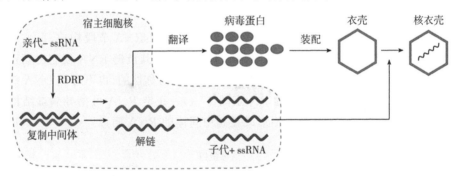

图 17-6　负单链 RNA(－ssRNA)病毒复制过程

RDRP:RNA 依赖的 RNA 聚合酶(病毒自身携带)

6.逆转录病毒的复制

逆转录病毒的基因组非常独特,含有 2 条相同的＋ssRNA,称为正单链双体 RNA(二倍体),但都不具有 mRNA 功能,只能作为逆转录的模板。病毒体以含有 RNA 依赖的 DNA 聚合酶(RNA-dependent DNA polymerase,RDDP)即逆转录酶为特征。其复制过程较为复杂(图 17-7)。在胞质中,先以亲代 RNA 为模板,在 RDDP 作用下合成互补 DNA 链,形成 RNA:DNA 复制中间体。继之由病毒 RNA 酶 H 水解去除 RNA,负单链 DNA 随即进入细胞核内,合成另一条互补 DNA 链,形成 DNA,即 DNA 复制中间体。这种双链 DNA 分子可整合插入到细胞染色体 DNA 中,形成前病毒。前病毒在细胞核内转录出病毒mRNA和子代病毒 RNA。

(四)病毒的致病性

病毒感染机体后能否引起疾病,取决于病毒的致病性和宿主免疫力两个方面的因素。由于病毒的致病作用是从入侵细胞开始的,并最终导致组织器官的损害,因此其致病也表现在细胞和器官或系统两个水平。

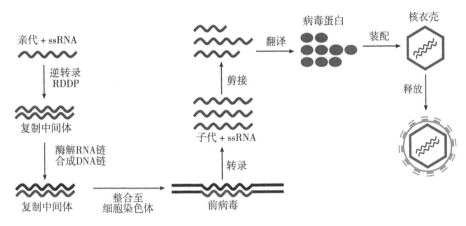

图 17-7 逆转录病毒复制过程

RDDP:RNA 依赖的 DNA 聚合酶

1.病毒对宿主细胞的致病作用

能够支持病毒完成正常增殖的细胞称为容纳细胞。病毒对容纳细胞的致病作用主要有如下几个方面。

(1)溶细胞作用:病毒在宿主细胞内增殖成熟后,短时间内产生大量子代病毒,引起宿主细胞破坏而死亡,此即病毒的杀细胞效应。能够产生溶细胞作用的主要是杀伤性强的裸露病毒,如脊髓灰质炎病毒和腺病毒。溶细胞作用的机制:①抑制、阻断宿主细胞核酸和蛋白等生物大分子的合成,甚至降解已合成的蛋白。这主要是由于病毒编码的酶类等早期蛋白的毒性作用。②损伤细胞核、内质网、线粒体等细胞器,使细胞出现肿胀、圆缩等改变。这称为病毒的"致细胞病变作用"。③使细胞溶酶体通透性增加或破坏,溶酶体酶外漏,导致宿主细胞自溶。这称为"溶胞细胞感染"。④病毒抗原成分插入细胞膜表面,引起抗原改变,造成细胞融合,或引发免疫学细胞损伤。⑤某些病毒可产生毒性蛋白,损伤宿主细胞。

(2)稳定状态感染:病毒在宿主细胞内的增殖在相当长的时间内并不明显影响细胞代谢及溶酶体等细胞器的稳定性,因此宿主细胞在很长时间内不会溶解和死亡。这种情况多见于包膜病毒感染。但由于病毒感染仍可导致细胞膜抗原成分的改变和细胞膜受体的破坏,因此在病毒长期增殖和释放后,最终仍可引起细胞死亡。

(3)细胞凋亡:腺病毒、HPV、HIV 等病毒可直接或借助病毒编码的蛋白因子的作用,诱发宿主细胞凋亡。

(4)病毒基因组整合:病毒基因组整合到宿主细胞染色体 DNA 有 2 种情形。一种是全基因组整合,如 HIV 等逆转录病毒的复制过程;另一种为失常式整合,即病毒基因组中部分基因随机整合入宿主细胞染色体,多见于 DNA 病毒。病毒基因组的整合必然造成宿主细胞基因组的损伤。

(5)细胞增生和转化:单纯疱疹病毒(HSV)、巨细胞病毒(CMV)、人乳头状瘤病毒(HPV)及腺病毒的某些型等病毒感染宿主细胞后,反可促进细胞 DNA 的合成,刺激细胞生长,甚至失去细胞间接触性抑制。这些病毒感染往往具有致瘤潜能。

(6)包涵体形成:可出现于细胞质或细胞核内,多为病毒颗粒或未装配的病毒成分组成,能破坏细胞的正常结构和功能,有时甚至引起细胞死亡。

2.病毒感染对器官或系统的致病作用

（1）病毒对组织器官的亲嗜性损害：例如，流感病毒对呼吸道黏膜细胞、脊髓灰质炎病毒对神经细胞、肝炎病毒对肝细胞的亲嗜性，在引起细胞结构和功能损伤的基础上，可进一步引起相应组织器官的损伤和功能障碍。并可诱发以单核细胞或淋巴细胞浸润为主的炎症反应。

（2）免疫病理损伤：第一种情况为体液免疫病理损伤。许多病毒（特别是表面病毒）能诱发细胞表面出现新抗原，与特异抗体结合后即可激活补体引起细胞损伤，例如，登革热病毒对红细胞及血小板的破坏。某些病毒抗原与抗体结合后形成循环免疫复合物，当沉积于某些组织器官的膜表面时，即可激活补体并引起Ⅲ型变态反应，如某些病毒引起的肾小球肾炎和关节炎。第二种为细胞免疫病理损伤。例如，特异性细胞毒性 T 细胞（CTL）对相应宿主细胞和器官的损害。某些病毒的抗原因与宿主细胞蛋白之间存在共同抗原性而可诱发自身免疫性损害。

（3）病毒对免疫系统本身的损害：有些病毒可引起机体免疫应答降低或暂时性免疫抑制，例如，麻疹病毒感染可使患儿对结核菌素试验反应低下。有些病毒可杀伤免疫活性细胞，如 HIV 对 $CD4^+T$ 细胞的杀伤性。

四、细菌

细菌是单细胞原核微生物。狭义的细菌概念专指数量最大、种类最多、结构最典型的细菌；一般以简单的二分裂方式进行无性繁殖，其生长曲线可分为迟缓期、对数期（指数期）、稳定期及衰亡期等时相。广义的细菌尚包括支原体、衣原体、立克次体、螺旋体和放线菌等。

（一）典型细菌

1.细菌的结构

细菌的基本结构包括细胞壁、细胞膜、细胞质、原始核质，特殊结构包括菌毛、鞭毛、荚膜、芽孢等（图 17-8）。按革兰染色的不同可分为革兰阳性菌和革兰阴性菌。

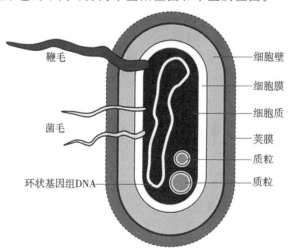

图 17-8　细菌结构

（1）细菌壁：是包绕在细菌细胞膜外周、成分复杂的膜性结构，可参与细菌物质交换，保护细菌抵抗低渗环境和杀菌物质的攻击，阻止某些抗生素进入菌体。细胞壁缺陷或受损的细菌若能继续生长和繁殖，则称为细胞壁缺陷型或 L 型细菌，可成为某些抗生素治疗失败的重要原因。

细胞壁的主要成分为肽聚糖。革兰阳性菌的肽聚糖由聚糖骨架、四肽侧链和五肽交联桥构成,革兰阴性菌的肽聚糖仅由聚糖骨架和四肽侧链组成。

革兰阳性菌细胞壁较厚,由10～50层肽聚糖结构和大量磷壁酸组成(图17-9)。磷壁酸又分为结合于细胞壁肽聚糖骨架的壁磷壁酸,以及结合于细菌胞膜的膜磷壁酸(脂磷壁酸,LTA)。磷壁酸是重要的细菌表面抗原,与细菌分型有关。某些革兰阳性菌细胞壁表面尚有特殊的表面蛋白,如金黄色葡萄球菌 A 蛋白和链球菌 M 蛋白等。

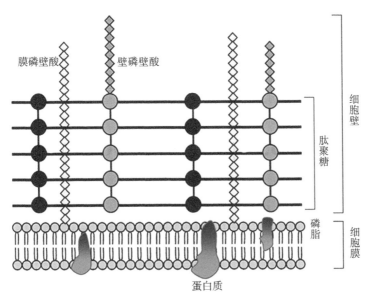

图 17-9　革兰阳性菌细胞壁结构

革兰阴性菌细胞壁较薄,肽聚糖结构只有 1～2 层,但有特殊的外膜结构,由脂蛋白、脂质双层和脂多糖三部分组成(图 17-10)。镶嵌在脂质双层中的外膜蛋白(outer membrane protein, OMP)有多种,包括孔蛋白、阻遏蛋白、诱导蛋白、受体蛋白等。

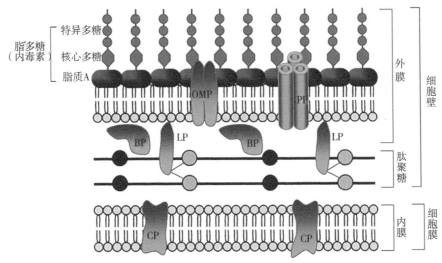

图 17-10　革兰阴性菌细胞壁结构

BP:结合蛋白;LP:脂蛋白;OMP:外膜蛋白;PP:孔蛋白

革兰阴性菌的脂多糖(lipopolysaccharide,LPS)即内毒素,由脂质 A、核心多糖和特异多糖三部分组成(图17-10)。脂质A是内毒素毒性和生物学活性的主要组分,无明显种属特异性。核心多糖有属的特异性。特异多糖即革兰阴性菌菌体抗原(O抗原),有种的特异性。特异多糖缺失,细菌即从光滑型(smooth,S)菌落转为粗糙型(rough,R)菌落。另外,脑膜炎奈瑟菌等少数革兰阴性菌的LPS不典型,称为脂寡糖(lipooligosaccharide,LOS),与哺乳动物细胞膜的鞘糖脂成分很相似,可能有助于细菌逃避宿主免疫攻击,其作为重要的毒力因子正受到关注。

(2)细胞膜:细胞膜含有多种参与细胞呼吸、能量代谢及细胞结构合成的一些酶类,允许细菌进行营养物质交换和废物排出。细胞膜中的多种蛋白与细菌的致病性密切相关。

青霉素结合蛋白(penicillin-binding protein,PBP)是参与细胞壁肽聚糖合成的酶类(转肽酶或转糖基酶),是青霉素的主要作用靶位。青霉素能竞争性抑制转肽酶,从而抑制肽聚糖四肽侧链和五肽交联桥的形成,导致细菌死亡。

蛋白分泌系统(protein secretion system,PSS)由多种细胞膜蛋白、外膜蛋白和辅助蛋白等组成,有Ⅰ～Ⅴ型,主要见于革兰阴性菌,参与细菌蛋白质的分泌过程。例如,大肠埃希菌α-溶血素通过Ⅰ型分泌系统(PSS-Ⅰ)分泌,革兰阴性菌的胞外降解酶主要通过Ⅱ型分泌系统(PSS-Ⅱ)分泌,淋病奈瑟菌的IgA蛋白酶及幽门螺杆菌的空泡形成细胞毒素由Ⅳ型分泌系统(PSS-Ⅳ)分泌。Ⅲ型分泌系统(PSS-Ⅲ;type Ⅲ secretion system,TTSS)是沙门菌、耶尔森菌等许多革兰阴性菌最重要的分泌系统,是细菌分泌致病性蛋白质的主要途径,其编码基因位于毒力质粒或细菌染色体的致病岛(pathogenicity island,PI)区域。例如沙门菌致病岛(Salmonella pathogenicity islands,SPI)编码的TTSS可介导沙门菌蛋白SopE、SipA、SipC、StpP向宿主肠道M细胞和邻近上皮细胞内转运,启动细胞骨架重排,损毁宿主细胞间的运输通道,抑制细胞呼吸,从而有助于细菌进入细胞和引起宿主细胞一系列病变;SPI-7编码毒力因子Vi抗原。

双组分信号传导系统(two-component signal transduction,TCST)广泛存在于革兰阳性菌和革兰阴性菌,由感受器激酶(组氨酸蛋白激酶)和效应调控蛋白(反应调节蛋白)组成。TCST不仅参与细菌的基本生命活动,也与病原菌的毒力和致病性密切相关。

(3)细胞质:也称原生质,含有核糖体、质粒、中介体、胞质颗粒等。其中,质粒是染色体外的遗传物质,为闭合环状双链DNA,并非为细菌生存所必需,但可控制细菌的菌毛、细菌素、毒素及耐药性等相关遗传性状,并可通过接合或转导作用将这些性状传递给其他细菌。

(4)核质:也称拟核,为单倍体,无核膜、核仁及有丝分裂器。核质的化学成分以反复回曲盘绕的单一密闭环状DNA(细菌染色体)为主,也有少量RNA(存在于RNA多聚酶中)和组蛋白样蛋白。细菌染色体是细菌的主要遗传物质,而染色体外的遗传物质除了细胞质中的质粒外,还有噬菌体基因及转位子等。转位子又分为插入序列、转座子及作为转位因子的Mu噬菌体等三种。

(5)菌毛:菌毛见于许多革兰阴性菌和少数革兰阳性菌,比鞭毛细短。具有抗原性,由染色体或质粒编码。

普通菌毛是细菌的黏附结构,能与宿主细胞表面的受体结合,是细菌感染的第一步,与细菌的致病性密切相关。例如,大肠埃希菌Ⅰ型菌毛可黏附于肠道和下尿道黏膜表面;致肾盂肾炎大肠埃希菌具有P菌毛,有助于细菌黏附于肾脏集合管和肾盏;肠产毒型大肠埃希菌(ETEC)的菌毛为定植因子抗原(colonization factor antigen,CFA),包括CFA-Ⅰ和CFA-Ⅱ等,能黏附于小肠黏膜细胞;肠致病型大肠埃希菌(EPEC)、霍乱弧菌、淋病奈瑟菌等具有Ⅳ型菌毛,有助于细菌黏附于肠道或泌尿生殖道。这些菌毛一旦丧失,细菌因不能黏附而随之丧失致病性。

性菌毛也称 F 菌毛,由致育因子即 F 因子(也称 F 质粒)编码,仅见于少数革兰阴性菌,一个菌一般只有 1~4 根,呈中空管状。F 菌毛参与 F 质粒的接合传递,也是某些细菌吸附于细菌的受体。

(6)鞭毛:鞭毛见于所有的弧菌、半数的杆菌和个别球菌。一般长 5~20 μm,直径 12~30 nm。根据鞭毛的数量和部位,可将细菌分为单毛菌(如霍乱弧菌)、双毛菌(如空肠弯曲菌)、丛毛菌(如铜绿假单胞菌)及周毛菌(如伤寒沙门菌)。鞭毛是细菌的动力装置,与细菌的致病性相关。各菌种的鞭毛蛋白结构和抗原性不同,称为鞭毛(H)抗原,是细菌鉴定和分类的重要依据之一。

(7)荚膜:为某些细菌在细胞壁外包绕的一层黏性物质,化学性质一般为多糖,在少数细菌可为蛋白多聚体。厚度≥0.2 μm 且境界明显者称为荚膜或大荚膜;厚度<0.2 μm 者称为微荚膜,如伤寒沙门菌的 Vi 抗原、大肠埃希菌的 K 抗原等。荚膜具有黏附、抗吞噬、抗有害物质损伤等重要作用。

(8)芽孢:芽孢由芽孢杆菌属和梭菌属等革兰阳性菌产生。芽孢保存有细菌全套生命必需物质,一般只在动物体外、缺乏营养素时形成,对外界环境有强大抵抗力;在营养适宜及芽孢壳被破坏后,又可形成新的菌体,因此芽孢是细菌重要的生存方式之一。其形态对细菌有重要鉴别价值(图 17-11)。

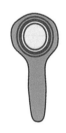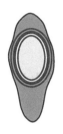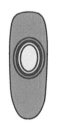

破伤风杆菌芽胞　　　肉毒梭菌芽胞　　　炭疽杆菌芽胞

图 17-11　细菌芽孢形态

2.细菌的分类

传统上常根据革兰染色、形态、需氧或厌氧、是否存在芽孢等对细菌进行分类。

3.细菌的致病性

细菌的致病性与细菌的侵袭力和毒素均密切相关,两者构成细菌的毒力。一般的,毒力越强,则引起感染所需的细菌数量就越小。此外,具备了一定的毒力和数量,还必须有合适的入侵部位,才能最终形成感染。

侵袭力是细菌突破宿主免疫防御机制,在宿主体内定居、生长繁殖和扩散的能力。构成侵袭力的主要物质:①黏附因子,包括菌毛或非菌毛黏附素,为细菌定植所必需。②荚膜与微荚膜,可干扰补体的调理,抵抗吞噬。伤寒沙门菌 Vi 抗原、链球菌 M 蛋白、大肠埃希菌 K 抗原等,都属于微荚膜成分。③侵袭性酶,包括凝固酶、透明质酸酶、IgA 水解酶、过氧化氢酶等,能协助病原菌扩散和抗吞噬。④微菌落及细菌生物膜,是毒力较弱的机会性致病菌引起医源性感染的重要原因。微菌落是细菌在宿主体内某种条件下形成的一个细菌系或克隆。细菌生物膜是细菌相对于浮游状态的一种存在方式,是细菌在其所分泌的胞外多聚物(extracellular polymeric substance,EPS;主要成分是多糖)作用下,附着于物体表面所形成的组织化多细胞结构,生物膜中的细菌可以是一种或多种。毒素分为外毒素和内毒素,其主要特性及比较见表 17-1。

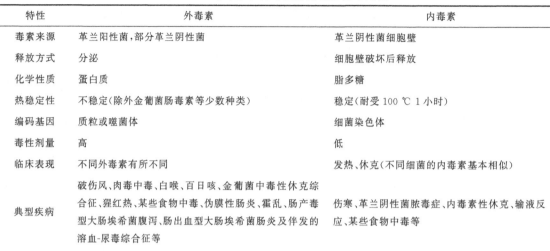

表 17-1 外毒素和内毒素的主要特性与比较

特性	外毒素	内毒素
毒素来源	革兰阳性菌,部分革兰阴性菌	革兰阴性菌细胞壁
释放方式	分泌	细胞壁破坏后释放
化学性质	蛋白质	脂多糖
热稳定性	不稳定(除外金葡菌肠毒素等少数种类)	稳定(耐受 100 ℃ 1 小时)
编码基因	质粒或噬菌体	细菌染色体
毒性剂量	高	低
临床表现	不同外毒素有所不同	发热、休克(不同细菌的内毒素基本相似)
典型疾病	破伤风、肉毒中毒、白喉、百日咳、金葡菌中毒性休克综合征、猩红热、某些食物中毒、伪膜性肠炎、霍乱、肠产毒型大肠埃希菌腹泻、肠出血型大肠埃希菌肠炎及伴发的溶血-尿毒综合征等	伤寒、革兰阴性菌脓毒症、内毒素性休克、输液反应、某些食物中毒等
作用机制	随外毒素的不同而有不同	刺激单核-吞噬细胞,诱生 TNF-α 等多种炎性细胞因子
抗原性	强,可诱导产生高效价抗毒素	弱,诱生的抗体无保护性
疫苗制作	可制成类毒素,用于疫苗接种	不能制成类毒素,无疫苗可用

(二)其他广义细菌

1.支原体

支原体是一类形态多样、无细胞壁、可通过常用滤菌器、能在细胞外无生命培养基中进行复制和生存的最小微生物。不易被革兰染色着色。临床上最常见、最重要的是肺炎支原体,可引起支原体肺炎等疾病。

2.立克次体

立克次体是一类严格真核细胞内寄生、有细胞壁、以节肢动物为传播媒介、结构似革兰阴性菌的原核细胞型微生物,种类较多,可引起斑疹伤寒、恙虫病、Q 热、猫抓病等。

3.衣原体

衣原体是一类严格真核细胞内寄生、有细胞壁、有独特发育周期、能通过常用滤菌器的原核细胞型微生物,与革兰阴性菌关系密切。能引起沙眼、肺炎、鹦鹉热等疾病。

4.螺旋体

螺旋体是一类细长、柔软、螺旋形弯曲、运动活泼的原核细胞型微生物。革兰染色阴性,但不易着色。其生物学地位介于细菌与原虫之间,但因具有细胞壁、原始核质、以二分裂方式进行繁殖、对抗生素敏感等特点,故分类学上列入广义细菌学范畴。螺旋体种类繁多,在临床上可引起钩端螺旋体病、梅毒、莱姆病、回归热等疾病。

5.放线菌

放线菌是一类形态类似真菌、但结构和化学组成与细菌相似的原核细胞型微生物,革兰染色阳性,易于在体外无生命培养基中培养,对常用抗生素敏感。

五、真菌

真菌是一类有细胞壁和典型细胞核结构、能进行无性或有性繁殖的真核细胞型微生物。虽

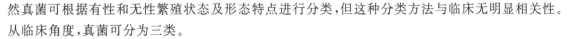

然真菌可根据有性和无性繁殖状态及形态特点进行分类,但这种分类方法与临床无明显相关性。从临床角度,真菌可分为三类。

(一)表皮、角层和皮下真菌

表皮癣菌属、毛癣菌属和小孢子癣菌属属于皮肤癣菌,主要引起手足癣。糠秕马拉色真菌属属于角层癣菌,可引起花斑癣(俗称汗斑)。申克孢子丝菌属于皮下组织感染真菌,可引起亚急性或慢性肉芽肿等疾病。

(二)全身性真菌

全身性真菌包括荚膜组织胞浆菌、粗球孢子菌、副球孢子菌等。这些真菌为双相型真菌,在人体寄生时呈酵母型,在室温和人工培养时转变为丝状。其感染具有地方流行性,主要见于美洲,属于地方流行真菌之一。本菌易通过呼吸道进入人体,引起的临床症状多不严重,有自愈倾向;但在免疫妥协的患者,可引起严重疾病。

(三)免疫虚损相关真菌

免疫虚损相关真菌常见的有白色假丝酵母菌(念珠菌现已统称假丝酵母菌)、克鲁斯假丝酵母菌及光滑球拟酵母属等。曲霉是一种重要的丝状真菌,可导致肺部或其他深部组织器官的弥漫性感染;常见引起人类感染的是黑曲霉、烟曲霉及黄曲霉等。新型隐球菌是一种酵母型真菌,可引起细胞免疫缺陷患者的慢性淋巴细胞性脑脊髓膜炎,已成为 HIV 感染者的一个重要问题。

六、医学原虫

原虫是具有细胞器的单细胞真核生物,几乎存在于自然界任何环境中,能适应较宽范围的 pH(3.0~9.5)、温度、盐浓度及氧化还原电位。

(一)原虫的分类

原虫的分类很复杂,但可根据运动细胞器的类型和生殖方式分为孢子虫、鞭毛虫、阿米巴、纤毛虫等四类。

1.孢子虫

包括微孢子虫和孢子虫。微孢子虫感染尤多见于 AIDS 患者。这类原虫包括兔脑胞内原虫或兔脑炎微孢子虫、比氏肠孢子虫、肠脑胞内原虫或肠脑炎微孢子虫、具褶孢虫属、人小孢子虫、角质层微粒子虫等。

孢子虫拥有复杂的细胞器,亦即顶端复合体,与病原体的侵袭性密切相关。艾美球虫,如鼠弓形虫的有性繁殖在猫等终宿主的小肠内进行。血孢子虫,如疟原虫的有性繁殖在蚊体内进行。梨浆虫,如巴贝虫的有性繁殖在蜱体内进行。

2.鞭毛虫

肠鞭毛虫包括蓝氏贾第鞭毛虫和毛滴虫属。血液鞭毛虫是指锥虫科原虫,包括利什曼原虫属和锥虫属,其特征是含有动基体。这类原虫通过节肢动物的叮咬而传播,如利什曼原虫病由白蛉、非洲锥虫病由采蝇、南美洲锥虫病由锥蝽叮咬传播。利什曼原虫在节肢动物体内以鞭毛体的形式存在,而进入人体细胞后则以无鞭毛体形式存在。

3.阿米巴原虫

溶组织内阿米巴是最常见和最重要的致病性阿米巴原虫,而迪斯帕内阿米巴则是一种与溶组织内阿米巴形态相同、但遗传学特征完全不同的非致病性原虫。福氏耐格里原虫可引起一种少见但常常是致命的脑膜炎。人芽囊原虫的致病性尚不清楚,可能与腹泻有关。脆弱双核阿米巴现已被重新归类为滴虫属。

4.纤毛虫

最常见的是结肠小袋纤毛虫。

(二)原虫的结构

1.胞膜

包被于原虫体表,其化学性质与其他生物质膜一样,为镶嵌有多种功能蛋白的脂质双层。

2.胞质

胞质是原虫代谢和营养存储的主要场所,由基质、细胞器和内含物组成。基质的主要成分是蛋白质,包括肌动蛋白、微丝、微管等,与原虫的形态、运动、摄食、排泄、呼吸、感觉等密切相关。细胞器有线粒体、内质网、高尔基体、溶酶体、动基体等,参与营养吸收、能量代谢等活动。此外,阿米巴原虫有伪足、鞭毛虫有鞭毛、纤毛虫有纤毛等运动细胞器。内含物则包括食物泡、糖原泡及拟染色体。

3.胞核

由核膜、核质、核仁和染色质构成。核仁内富含 RNA。染色质含 DNA、蛋白质和少量 RNA。胞核是维持原虫生命和繁殖的重要机构。

(三)原虫的生活周期

原虫的生活周期涉及不同的宿主和环境。其生活过程及传播途径可能需要节肢动物等传播媒介进行中继和/或充当半永久的病原体储存池。不同的原虫也可能通过饮水、食物、空气、性接触或粪-口途径等不同方式进行传播。

原虫的生殖方式主要有无性生殖和有性生殖两种。有些原虫只行无性生殖(如溶组织内阿米巴);有些原虫既可行无性生殖(如疟原虫在人体红细胞内的裂体增殖),也可行有性生殖(如疟原虫在蚊体内的配子生殖),并且两种方式可交替进行。

七、医学蠕虫

蠕虫是复杂的多细胞生物,具有发达的器官。其种类繁多,大小、形态、结构特点及生活史各异,所致疾病各不相同。

八、医学节肢动物

医学节肢动物种类繁多,其对人体的危害大致可分为直接危害和间接危害两个方面。

直接危害主要包括:①骚扰和吸血,见于蚊、蚋、蠓、虻、蜱、革螨、恙螨等昆虫的直接叮咬。②螫刺和毒害,见于毒蜂、毒蜘蛛、桑毛虫等的侵犯。③超敏反应,如蚊、蜱等叮咬可引起Ⅰ型超敏反应,尘螨可引起过敏性哮喘。④寄生性疾病,如蝇蛆病、蠕形螨病、肺螨症等。

间接危害主要包括:①物理性传播,如蝇和蟑螂等易于物理性或机械性携带和传播细菌、病毒及寄生虫等病原体。②生物性传播,病原体在节肢动物体内经历发育或繁殖阶段,完成其生活史或传播途径中不可或缺的环节,然后在适当的时机通过叮咬人体等方式而将病原体传播给人体并致病,如疟疾、流行性乙型脑炎、恙虫病、丝虫病等疾病的传播。

(王　凤)

第三节 感染的发生与感染的结局

感染是指病原微生物侵入机体并在宿主体内复制、繁殖的过程。感染后导致机体功能、代谢、组织结构破坏的病理反应,引起感染性疾病。其中有些感染性疾病具有传染性而称为传染病。病原微生物包括细菌、病毒、原虫、真菌、螺旋体、立克次体等,甚或是具有致病能力、但并非生物的感染性物质,如朊蛋白。

一、感染的发生

(一)感染的来源

引起机体感染的病原体有外源性和内源性两大类。

1.外源性感染

外源性感染指来自宿主体外的病原体所引起的感染,传染源如下。①传染病患者:从潜伏期到病后恢复期各阶段,不同病原体在不同阶段可以各种方式在人与人之间传播。②带菌(毒)者:感染病原体后不出现临床症状,并在一定时间内持续排菌(毒),不易被察觉,因此是重要的传染源。③病畜及带菌(毒)动物:某些病原体可引起人畜共患病,如乙型脑炎病毒、炭疽杆菌、布鲁菌和鼠疫耶尔森菌等,病原体在人和动物中间传播。④媒介昆虫。

2.内源性感染

内源性感染主要指机体内正常菌群引起的感染,也称为自身感染,如大肠埃希菌;也包括原发感染后潜伏在体内的病原体又重新感染,如单纯疱疹病毒、结核分枝杆菌等。内源性感染具有条件依赖性,是医院感染的一种常见现象。

(二)病原体入侵部位

病原体主要经呼吸道、消化道、泌尿生殖道、皮肤等处侵入机体。不同的病原体有其特殊的入侵部位,如痢疾杆菌须进入肠道才能生存并引起疾病。有些病原体经节肢动物叮咬将病原体传入体内。

(三)传播途径

感染源排出病原体,经过一定的方式、途径进入其他易感者的体内的方式和途径称为传播途径,每种感染性疾病有其恒定的传播途径,单一或多种途径。

1.呼吸道传播

患者于呼吸、咳嗽、打喷嚏、谈话时将病原体排出体外,分布于患者周围的空气中。结核杆菌、炭疽杆菌等耐干燥病原体可存在于尘埃中。易感者可将含有病原体的空气、飞沫和尘埃吸入呼吸道而引起感染,如白喉、猩红热、麻疹等传染病。

2.消化道传播

进食被病原体污染的水、食物而感染,如伤寒、霍乱等。水源污染常可引起传染病的暴发。社会经济条件、环境卫生、居住条件、个人卫生等因素可影响经消化道传播疾病的发生、流行和控制。

3.接触传播

易感者皮肤黏膜与病原体接触而受到感染。①直接接触传播:没有任何外界因素参与下,传染源与易感者直接接触而引起疾病的传播。如性接触、输注携带病原体的血液、血制品等生物制剂、器官移植及使用污染的医疗器械等。②间接接触传播：易感者接触被患者排泄物或分泌物所污染的日常用品、生产工具而受到感染，又称日常生活接触传播。如某些皮肤传染病、某些呼吸道传染病及人畜共患病等均可经此途径传播。

4.母婴传播

母婴传播也称垂直传播，即感染某些传染病的孕妇可通过胎盘血液将体内的病原体传播给胎儿，引起宫内感染，如风疹病毒、麻疹病毒、肝炎病毒及艾滋病病毒等。也有些病原体经孕妇阴道通过宫颈口到达绒毛膜或胎盘引起胎儿感染，如链球菌、葡萄球菌等。还有些病原体存在于母亲产道内，孕妇分娩时感染胎儿的皮肤、黏膜、呼吸道及肠道，如疱疹病毒、淋球菌等。

5.虫媒传播

经蚊、蝇、蚤、虱、蜱、螨及白蛉等吸血节肢动物通过叮咬将病原体传播给人类引起疾病，称为虫媒传染病，如鼠疫、斑疹伤寒、黑热病、疟疾等。

6.土壤传播

传染源的分泌物或排泄物通过直接或间接方式污染土壤。埋葬死于传染病的人、畜尸体可能污染土壤。某些细菌的芽孢可在土壤中长期生存，如炭疽杆菌和破伤风杆菌等。某些肠道寄生虫病的生活史中有一部分必须在土壤中发育至一定阶段才能感染人，如钩虫卵和蛔虫卵等。这些被污染的土壤可通过破损的皮肤使人类获得感染。经土壤传播病原体的可能性取决于病原体在土壤中的存活力，人与土壤接触的机会与频度、个人卫生习惯等。

各种传染病流行时其传播途径是十分复杂的，一种传染病可同时通过几种途径传播，例如，细菌性痢疾可经水、食物、媒介节肢动物及接触等多种途径传播。因此，当某种传染病在人群中蔓延时，必须进行深入的流行病学调查才能了解其真正的传播途径，从而采取有针对性的防制措施。

（四）病原体在体内的定位

病原体侵入机体后，依靠其与宿主组织的特异性结合能力而定植于特定器官或组织，引起该部位的病变，这些器官或组织称为该种病原体的定位或靶器官。其中能够排出大量病原体的定位对疾病的传播具有重要意义，称为特异性定位。特异性定位不但与疾病的传播有关（排出病原体污染环境，传染他人），也与该病原体在长期进化中形成的特性有关。病原体在局部繁殖时分泌的毒素也可随血流扩散而引起远处组织的病变，如白喉引起的心肌炎。侵袭力强的病原体，可通过血流、淋巴或直接扩散到其他组织或器官，引起该脏器的病变，如病毒性肝炎和乙型脑炎等。病原体在宿主体内的定位可以有一个，也可以有数个，按感染先后分为原发性定位与继发性定位，如脑膜炎球菌的原发性定位在鼻咽黏膜，继发性定位在血及脑膜。特异性定位在多数情况下是原发性定位（如鼻咽部既是脑膜炎球菌的原发性定位，又是其特异性定位），有时也是继发性定位。

二、感染的结局

（一）感染决定因素

病原微生物侵入机体后是否导致感染，以及感染后的结局如何，主要取决于病原体的致病力、机体抵抗力和周围环境3个方面。

1.病原体的致病力

病原体致病力包括病原体的数量、致病力、特异性定位及变异等决定因素。

（1）病原体数量：同一疾病中，病原体的数量与其致病力呈正相关。不同的病原体有着不同的致病量。

（2）病原体毒力：构成毒力的物质称为毒力因子，包括侵袭力和毒素。侵袭力指病原体突破宿主防御功能侵入机体并在机体内扩散的能力，包括吸附和侵入、繁殖与扩散及抵抗宿主防御等方面的能力。毒力是指病原体产生各种毒素的能力。毒素分为外毒素和内毒素两大类：外毒素与宿主靶器官的受体结合进入细胞内起作用，如破伤风毒素和向喉毒素。内毒素通过激活单核-巨噬细胞释放细胞因子起作用，如革兰阴性杆菌的脂多糖。不同的病原体有不同的致病力，这取决于其毒力和侵袭力的有无及大小，有的病原体两者兼而有之，有的则仅有其一。

（3）病原体变异和耐药性：微生物的变异是其进化的基础。抗微生物药物对微生物群体有很强的选择压力，病原体可因自身遗传基因和外界环境的影响，获得某些耐药性质粒而发生变异。变异可使病原体的性质、致病力发生改变，往往可逃避机体的特异性免疫作用，有利于感染的持续，甚至使疾病的传染过程、病情、传染病的流行态势发生变化。不同病原体的变异性不同，如流感病毒、艾滋病病毒的变异性很强，而麻疹病毒的变异性较弱。

2.机体的防御能力

人体有三道防线对抗外来感染。第一道是皮肤及呼吸道、消化道、生殖泌尿道等黏膜组织；第二道是纤维组织、肝、脾、淋巴结，以及白细胞、单核细胞等。第一道防线和第二道防线属于人体的非特异性免疫系统。第三道就是人体的特异性免疫系统，由免疫器官和免疫细胞借助血液循环和淋巴循环组成。当机体具有强大而完善的防御能力时，入侵的病原体则被杀灭或排出体外，不发生感染；当机体防御能力低下或病原体数量大、致病力强时，病原体则在体内生长、繁殖而发生感染。

（1）非特异性免疫：指经遗传而获得，机体在发育过程中形成，是人体对入侵的各种病原及其他异物的清除能力。其作用并非针对某种特定的病原体，非特异性免疫也称固有免疫。固有免疫系统包括如下。①同有屏障：皮肤与黏膜为机体的外部屏障，可通过机械方式阻挡病原体入侵。内部屏障有血-脑屏障和胎盘屏障，对中枢神经系统和胎儿起到相当的保护作用。②吞噬细胞、自然杀伤细胞、树突状细胞等同有免疫细胞。③体液因子：正常体液和组织中存在的多种具有杀伤或抑制病原菌作用的可溶性分子，包括补体、酶类物质、各种细胞因子（干扰素、肿瘤坏死因子等）。

（2）特异性免疫：又称获得性免疫或适应性免疫，是经感染（病愈或无症状的感染）或人工预防接种（菌苗、疫苗、类毒素等）而使机体获得抵抗感染的能力。这种免疫并非生来就有，它需要经历一个过程才能获得，只针对一种病原体。一般是在病原微生物等抗原物质刺激后才形成的（免疫球蛋白、免疫淋巴细胞），并能与该抗原发生特异性免疫反应。特异性免疫包括：①细胞免疫。T细胞是细胞免疫的主要细胞。已致敏的T细胞再次遇到该抗原时，产生特异性的细胞毒作用，并释放多种细胞因子，杀伤病原体及其寄生的细胞。在清除寄生于细胞内的病原菌方面，细胞免疫起着非常重要的作用，如立克次体、各种病毒及某些细菌如结核杆菌、伤寒杆菌等病原的清除。在抗感染免疫中，细胞免疫既是抗感染免疫的主要力量，参与免疫防护，又是导致免疫病理的重要因素。②体液免疫。通过B细胞产生抗体来达到保护目的的免疫机制。B细胞受到抗原刺激后，从浆母细胞转化为浆细胞，同时产生能与该抗原结合的免疫球蛋白（抗体）。免疫球蛋白有IgM、IgE、IgA、IgD和IgG五类。体液免疫的抗原多为相对分子量在10 000道尔顿以上的蛋白质和多糖大分子，病毒颗粒和细菌表面都带有不同的抗原，所以都能引起体液免疫。

3.环境因素的影响

自然环境的湿度、温度及不同地域等因素都对人体及病原微生物有很大的影响。社会环境如经济水平、交通条件、环境卫生、个人卫生习惯、身体营养状况、体育锻炼等均可影响机体的防病抗病能力。药物和非药物的治疗措施,在很大程度上干预了感染的过程。

(二)感染的结局

病原微生物侵入人体后,人体对之产生免疫应答。由于人体防御能力的强弱不同,侵入人体的病原体的数量和毒力不同,因此斗争的表现也有所不同。一般有以下五种表现。

1.显性感染

显性感染即感染病原体后出现症状、发生疾病。因人体抵抗力、病原体致病力和治疗措施的不同而出现痊愈、死亡、慢性化、病原体携带和后遗症等不同结局。显性感染的过程可分为潜伏期、发病期及恢复期。显性感染临床上按病情缓急分为急性感染和慢性感染,按感染的部位分为局部感染和全身感染。

(1)局部感染:指入侵的病原菌只局限在宿主一定部位生长繁殖,并产生毒性物质,不断侵害机体的感染过程。由于机体的免疫功能足以将入侵的病原菌限制于局部,阻止它们在体内扩散蔓延,因此只引起局部病变,如化脓性球菌所致的疖、痈。

(2)全身感染:机体与病原体相互斗争的过程中,机体免疫功能不足以将病原体局限于某一部位,使得病原菌及其毒素经淋巴道或血流向周围扩散引起全身感染。全身感染可能出现的情况:①菌血症。病原菌自局部病灶不断地侵入血流中,但由于机体内细胞免疫和体液免疫的作用,病原菌不能在血流中大量生长繁殖。如伤寒早期的菌血症、布氏杆菌菌血症。②毒血症。病原菌在局部生长繁殖,没有大量细菌侵入血流,但细菌产生的毒素进入血流引起中毒症状,如白喉、破伤风等。③脓毒症、严重脓毒症和脓毒症休克。脓毒症指机体具有可疑或已证实的感染,同时出现全身炎症反应综合征的症状,包括高热或体温不升、心动过速、呼吸频率增快、外周血白细胞计数升高或降低,或幼稚中性粒细胞>10%。严重脓毒症指在脓毒症基础上出现心血管功能障碍或急性呼吸窘迫综合征或≥2个心、肺以外的器官功能障碍。脓毒症休克指在脓毒症基础上出现心血管功能障碍。④脓毒血症。化脓性细菌引起败血症时,细菌随血流扩散至全身多个器官(如肝、肺、肾等),引起多发性化脓病灶。如金黄色葡萄球菌严重感染时引起的脓毒血症。

2.一过性感染

病原体被消灭或排出体外。病原体进入人体后,首先是皮肤、黏膜等机体天然屏障的抵抗,进入体内可被胃酸、溶菌酶和呼吸道纤毛、黏液所杀灭或清除,进入组织则被单核-巨噬细胞吞噬。机体依靠非特异性免疫系统的作用清除病原体,不出现任何症状,也不出现特异性免疫反应。当同一病原体再次侵入时仍有可能罹患该种疾病。

3.病原体携带状态

有带菌者、带毒者和带虫者:隐性感染或传染病痊愈后,病原体在体内继续存在,形成带菌、带毒和带虫状态。也即病原微生物在人体内生长繁殖并排出体外,但并不出现任何症状。不同的疾病阶段具有不同携带的状态,如果发生在潜伏期则称为潜伏期携带者;发生在疾病恢复期则为恢复期携带者;如果始终携带病原而不发生疾病则称为健康携带者(或慢性携带者)。无症状携带者容易作为传染源散布病原微生物而引起疾病的流行。痢疾、伤寒、白喉恢复期带菌者都比较常见,因此及时查出带菌者、带毒者和带虫者,加以有效隔离治疗,对于防止传染病的流行是重要的手段。

4.隐性感染

隐性感染又称亚临床感染。当机体有较强的免疫力,或入侵的病原菌数量不多、毒力较弱时,感染后对人体损害较轻,不引起或者只引起轻微的组织损伤,不出现明显的临床症状、体征甚至生化改变,只能通过免疫学检查才能发现。在大多数传染病中,仅诱导机体产生特异性免疫应答,而隐性感染是最常见的表现。隐性感染过程结束后,多数患者获得不同程度的特异性免疫,病原体被清除。少数人可转变为病原携带状态,成为无症状携带者。

5.潜伏性感染

病原与宿主维持平衡状态的非显性感染,病原体潜伏在机体中某些部位,由于机体免疫功能足以将病原体局限化而不引起显性感染,但又不足以将病原体清除,病原体便可长期潜伏下来,而当人体抵抗力低下时,病原体就能快速繁殖致病。例如,长期潜伏在人体内的结核杆菌,一旦营养不良、过度劳累或使用免疫抑制剂后就会发生结核病。单纯疱疹病毒也能潜伏在人体内,在抵抗力降低时可发生单纯疱疹。

(王 凤)

第四节 传染病流行过程的三个基本环节

一、传染源

传染源是指病原体已在体内生长繁殖并能将其排出体外的人和动物。主要为患者、隐性感染者、病原携带者(排菌者)或称带菌(虫)者和受感染的动物。他们作为传染源的重要性在不同的传染病中有所不同:有时患者是重要传染源,有时带菌者是重要传染源。

(一)患者

患者在大多数传染病中是重要的传染源,但在不同病期的患者,其传染性的大小可以不同。一般情况下,在临床症状期传染性为最大,因这时排出病原体的数量最大,从而感染周围人群的机会也较大。病愈后病原微生物也随着消失,如菌痢、流行性感冒、伤寒、麻疹等。某些传染病在潜伏期即具有传染性,如甲型及戊型肝炎、水痘等。因此,为制定传染病散播的隔离时间,应参照其有关传染期。急性患者借其症状(咳嗽及吐、泻)而促进病原体的播散;慢性患者可长期污染环境;轻型患者数量多而不易被发现。在不同传染病中,不同类型患者的流行病学意义各异。

(二)病原携带者

病原携带者按病原携带时间可分为潜伏期病原携带者、病后病原携带者和健康病原携带者,在后者中可能也夹杂一部分隐性感染病例。某些感染病中,病原携带者成为重要传染源,如伤寒、流行性脑脊髓膜炎(简称流脑)、菌痢、乙型病毒性肝炎、脊髓灰质炎、白喉等病原携带者。这些病原携带者主要是病后病原携带者和健康病原携带者,称暂时病原携带者。超出了3个月者称慢性病原携带者,慢性病原携带者不显出症状而长期排出病原体,在某些传染病(如伤寒、细菌性痢疾)中有重要的流行病学意义。病原携带者作为传染源的意义取决于排出病原体的数量、携带时间、携带者的职业、人群生活环境和卫生习惯等。

(三)隐性感染者

在某些传染病中,如流脑、脊髓灰质炎等,隐性感染者是重要的传染源。隐性感染者虽无临床症状,但体内有病原微生物滋生繁殖,并通过一定途径将病原体排出体外。

(四)受感染动物

以动物为传染源传播的疾病,称为动物源性传染病。这类传染病主要有狂犬病、布鲁司菌病、鼠疫、钩体病、流行性乙型脑炎(简称乙脑)、肾综合征出血热、地方性斑疹伤寒、恙虫病、血吸虫病等。在作为传染源的动物中,以啮齿类动物最为重要,其次是家畜、家禽。有些动物本身发病,如鼠疫、狂犬病、布鲁氏菌病等;有些动物不发病,表现为带菌者,如地方性斑疹伤寒、恙虫病、乙脑等。以野生动物为传染源的传染病,称为自然疫源性传染病,如鼠疫、钩端螺旋体病、森林脑炎、肾综合征出血热等。这些病的动物传染源的分布和活动受地理、气候等自然因素的影响较大。且存在于一定地区,并具有较严格的季节性。一般来说,动物源性传染病的患者,传染性不强,因通常并不存在人-人互相传染途径,亦即是人感染后不再传染给别人,所以作为传染源的意义不大。

二、传播途径

病原体从传染源排出后,经过一定的方式再侵入其他易感者,所经过的途径称为传播途径。凡对病原体的传播起作用的一切因素,如水、食物、手等,均称为传播因素。每一种传染病的传播途径不一定相同,同一种传染病在各个具体病例中的传播途径也可以不同,同一种传染病也可以有一种以上的传播途径。传播途径可有空气传播、水的传播、食物传播、接触传播、虫媒传播、土壤传播等。只有针对某一种疾病的发生条件、传播途径和因素进行详细的调查研究,才能有效地控制疾病的流行。

(一)空气传播

空气传播亦称呼吸道传播,包括飞沫、飞沫核、尘埃传播因子的传播,主要见于以呼吸道为进入门户的传染病。所有的呼吸道传染病,如麻疹、白喉、猩红热、百日咳、流行性感冒、流行性脑脊髓膜炎等,都可以通过空气飞沫传播。当患者大声讲话、咳嗽、打喷嚏时,可以从鼻咽部喷出大量含有病原体的黏液飞沫悬浮于空气中,若被易感者吸入,即可造成传染。2002年底在我国广东省流行的 SARS,经流行病学等研究,证明它是通过飞沫传播,有近距离传播的特征。2009年4月在墨西哥首先出现的新型甲型 H1N1 流感病毒流行,随后迅速蔓延世界各地引起大流行,经证实主要是通过近距离空气飞沫或气溶胶经呼吸道传播。凡具有在外界自下而上力较强的病原体,也能通过飞沫使易感病原体吸入后通过尘埃传播而受感染,肺结核往往如此。

(二)水的传播

水的传播主要见于以消化道为进入门户的传染病。水源受到病原体污染,未经消毒饮用后,可发生传染病的流行。水型流行的大小与水源类型、污染程度、饮水量的多少、病原体在水中存活时间的长短等因素有关。不少肠道传染病,如霍乱、伤寒、菌痢、甲型及戊型病毒性肝炎等,都可经水传播。有些传染病是通过与疫水接触而传播,如钩端螺旋体病、血吸虫病等。因为在生产劳动或生活活动时与含有病原体的疫水接触,病原体侵入皮肤或黏膜而造成感染。

(三)食物传播

食物传播主要见于以消化道为进入门户的传染病。包括动植物食品在贮藏、运输和加工过程中被病原体污染,也包括患病动物的肉、蛋、奶及其制品、鱼、蟹、蚶等水产品本身携带病原体。

当人生吃或进食半熟的这些含有病原体或被病原体污染的食物时而被感染。所有肠道传染病病原体如甲型肝炎病毒（HAV）、沙门菌属、空肠弯曲菌、布鲁氏菌、鼠疫杆菌、结核分枝杆菌、炭疽杆菌、肺吸虫、华支睾吸虫、旋毛虫、猪带绦虫和囊尾蚴等，以及个别的呼吸道传染病，如结核、白喉、流行性感冒等，可通过污染食物而造成传播。伤寒、痢疾和霍乱病菌可经过患者的排泄物或手指和苍蝇而污染食物，也可能污染水、牛奶、冰淇淋或其他粮食。食物作为传播途径的意义与病原体的特性、食物的性质、污染程度、食用的方式和人们的卫生习惯等有着密切的关系。因聚餐某一种被污染食物，常可引起参加聚餐者发生相应疾病的食物型暴发。临床表现为病情较重，潜伏期较短。蔬菜被粪便污染后，可传播肠道传染病和寄生虫病，如伤寒、痢疾、蛔虫病等。不生吃可能受污染的食物和加强食品卫生管理是主要的预防措施。

（四）接触传播

接触传播又称日常生活接触传播，既可传播消化道传染病（如痢疾），也可传播呼吸道传染病（如白喉）。有直接接触和间接接触两种传播途径。间接接触传播在肠道传染病中尤为多见。即经被病原体污染的手、公用餐具、公用卫生用具及儿童公用玩具等，经易感者接触后而引起感染造成传播。直接接触是指传染源与易感者不经过任何外界因素而直接接触所造成的传播，包括性接触及皮肤黏膜直接接触传播。存在感染病患者及携带者的血液、阴道分泌物、精液及唾液内的病毒，当易感者与其发生性接触，则通过易感者的破损皮肤黏膜传播。如经过不洁性接触（包括同性恋、多个性伴侣的异性恋及商业性行为）可传播 HIV、HBV、HCV、梅毒螺旋体、淋病奈瑟菌等。人被狂犬所咬，接触天花、带状疱疹和单纯疱疹患者，有些皮肤化脓性病如脓疱疮等，经皮肤黏膜感染也属于直接接触传播的范畴。

（五）血液传播

血液传播指病原体存在于携带者或患者的血液中，通过输血及血制品、单采血浆、器官和骨髓移植传播。未使用一次性或消毒的注射器，医疗检查、治疗和手术器械和针灸等使用后未做到"一用一消毒"等管理措施而将病原体注入或经破损伤口侵入易感者体内而传播，如疟疾、HBV、HCV、HIV 感染等。

（六）虫媒传播

虫媒是指节肢动物，其中包括昆虫纲内的蚊、蚤、蝇、虱等，蜘蛛纲内的蜱、螨（恙虫）等。这些节肢动物媒介可以通过叮咬吸血传播某些传染病，如疟疾、乙脑、黑热病、森林脑炎、肾综合征出血热、丝虫病、恙虫病等。人与人之间如无虫媒存在，这些病并不互相传染。虫媒传播的疾病，根据节肢动物的生活习性，有严格的季节性，有些病例还与患者的职业与地区有关，如森林脑炎。虫媒将病原体机械携带或体内传播传染病，这在肠道传染病中常常可看到其传播作用，但所携带的病原体一般存活时间短（只有 2～3 天）。有些病原体在虫媒体内，不仅能生长繁殖，甚至可经卵传给后代，如森林脑炎之在蜱，流行性乙型脑炎病毒之在蚊，恙虫病立克次体之在螨，但节肢动物不是病原体发育繁殖的良好场所，且受着外界环境影响的限制，虽能起到传染源的作用，但不能算作传染源，而通常称作媒介，主要起传播作用。

（七）土壤传播

有些肠道寄生虫卵，如钩虫卵、类圆线虫卵等，必须在土壤中发育至一定阶段成为感染期蚴，经口或幼虫钻入皮肤才能引起感染。有些细菌，如破伤风、炭疽等芽孢可长期保存在土壤中，易感者接触了这些土壤可以构成这些传染病的传播途径。

(八)医源性传播

医源性传播指在医疗、预防工作中,人为地造成某些传染病的传播。通常有两种类型:一类是指易感者在接受治疗、预防或检验措施时,由于所用器械受医护人员或其他工作人员的手污染或消毒不严而引起的传播,如丙型肝炎、乙型肝炎、艾滋病等;另一类是药厂或生物制品受污染而引起传播,如用因子Ⅷ制剂曾引起艾滋病。

(九)垂直传播

垂直传播即有血缘关系的亲代将携带的病原体传播给下一代。也称为母婴传播,如艾滋病、HBV 等。母婴传播又包括宫内感染胎儿,产程感染新生儿和生后哺乳密切接触感染婴幼儿。通常把发生在产前的传播称为宫内感染。乙型肝炎病毒(HBV)的垂直传播易形成免疫耐受,是造成我国大量 HBV 慢性感染的重要原因之一。

传染病与寄生虫病可以通过各种不同传播途径和不同传播因素传播,有些传染病可以通过多种途径和因素而传播(在肠道传染病和呼吸道传染病中最为多见)。肠道传染病可以通过水的传播、食物传播、虫媒传播、接触传播等不同途径,其中受污染的水、受污染的食物、携带有病原体的苍蝇、被污染的手都起到传播的作用,也就成为传播因素,但有时接触传播亦可成为传播途径。

三、人群易感性

对某一传染病缺乏特异性免疫力的人称为易感者,易感者在某一特定人群中的比例决定该人群的易感性。易感者的比例在人群中达到一定水平时,如果又有传染源和合适的传播途径,则传染病的流行很容易发生。某些病后免疫力很巩固的传染病(如麻疹),经过一次流行之后,要等待几年当易感者比例再次上升至一定水平,才发生另一次流行。这种现象称为流行的周期性。在普遍推行人工自动免疫的干预下,可把易感者水平降至最低,就能使流行不再发生。

所谓某些传染病的周期性流行是与人群对该病易感有关的。以往曾有麻疹 2~3 年流行一次、百日咳 2~4 年流行一次及流脑 7~9 年流行一次的规律。这种周期性一般见于人口集中的大城市,实施计划生育及预防接种后,这种周期现象即会消失,是可以控制的。职业、性别、年龄的不同,使传染病流行的易感人群也有所差别。6 个月以内的婴儿由于母亲传递的免疫力依然存在,喂养及衣着均防护较好,可避免许多病原体的感染。由于野外活动或作业较多,故自然疫源性疾病一般多见于男性。钩体病则是以农业人口为主的传染病。

构成流行过程的三个基本环节的存在仅创造了流行条件,并不等于流行已经形成;只有在自然因素和社会因素这些外界环境条件的影响下,促使了这三个环节的相互联结,流行才会发生。

(王 凤)

第五节 影响传染病流行过程的因素

环境条件对构成流行过程有重大意义,不仅可以促使三个环节的结合,同时也可以把这种结合中的任何一个环节切断,达到控制和消灭传染病。人与周围环境有密切的关系,并经常受到自

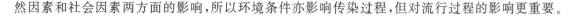

然因素和社会因素两方面的影响,所以环境条件亦影响传染过程,但对流行过程的影响更重要。

一、自然因素对流行过程的影响

自然环境中的各种因素,包括地理、气象和生态等条件对传染病流行的发生和发展发挥着重要的影响。寄生虫病和虫媒传染病对自然条件的依赖性尤为明显。传染病的地区性和季节性与自然因素有密切关系,如我国北方有黑热病地方性流行区、南方有血吸虫病地方性流行区及乙型脑炎的严格夏秋季发病分布都与自然因素有关。自然因素可直接影响病原体在外环境中的生存能力,如钩虫病少见于干旱地区;也可通过降低机体的非特异性免疫力而促进流行过程的发展,如寒冷可减弱呼吸道抵抗力,炎热可减少胃酸的分泌等。某些自然生态环境为传染病在野生动物之间的传播创造良好条件,如鼠疫、恙虫病、钩端螺旋体病等,人类进入这些地区时亦可受感染,称为自然疫源性传染病或人畜共患病。

二、社会因素对流行过程的影响

社会因素包括社会制度、经济和生活条件,以及文化水平等,对传染病流行过程有很大的影响。社会因素对传播途径的影响是显而易见的,钉螺的消灭、饮水卫生、粪便处理的改善,使血吸虫病、霍乱、钩虫病等得到控制就是明证。在经济建设中,开发边远地区、改造自然、改变有利于传染病流行的生态环境,有效地防治自然疫源性传染病,说明社会因素又作用于自然因素而影响流行过程。

综上所述,传染病的流行过程必须具备流行过程的三个基本环节,并受到自然因素和社会因素的影响。

(王　凤)

第六节　传染病的管理概述

传染病一直是威胁人类生命与健康的严重疾病。随着社会经济的发展,传染病不再是单纯的卫生和健康问题,而成为一个与政治、经济、安全、稳定等密切相关的重大社会问题。

自 2003 年传染性非典型肺炎(严重急性呼吸综合征,SARS)暴发以后,国家逐步建立了公共卫生事件应急机制及传染病防控和救治体系。但由于全球化步伐的加快、人类生存环境的破坏、人们生活观念和行为方式的改变,使传染病变得越来越复杂化,危害性越来越大。同时,我国目前按人口计算经济水平较低,传染病各项监控制度尚不健全,群众防治意识仍有待提高,这些都给我国传染病的防控带来诸多困难。

为加强我国新形势下传染病防控工作,我国人大修订了《中华人民共和国传染病防治法》,2004 年 12 月 1 日正式实施。新传染病防治法着重突出以下 6 个方面:①突出传染病的预防和预警。②完善传染病疫情报告、通报和公布制度。③进一步完善传染病暴发、流行时的控制措施。④设专章规定传染病救治工作制度。⑤加强传染病防治保障制度建设。⑥做到保护公民个人权利与维护社会公众利益的平衡。

针对急性呼吸道传染病,于 2007 年 5 月制定并开始实施《全国不明原因肺炎病例监测、排查和管理方案》,并于 2013 年进行修订,在全国范围内进行急性呼吸道传染病的排查和管理,并应用于随后发生的人感染 H7N9 禽流感病毒及中东呼吸综合征新型冠状病毒感染的管理。

通过立法和宣传,提高全社会对传染病严重性的认识,加大防治宣传力度,加强传染病的依法管理、科学管理和严格管理,对保障社会稳定与建设的顺利进行具有重大的现实意义。

一、认真落实《中华人民共和国传染病防治法》,建立和完善各项规章制度

2003 年非典(SARS)的暴发,暴露了我国公共卫生基础建设和突发公共卫生应急系统建设与管理中的许多不足。党和国家对此高度重视,及时总结了抗击 SARS 和人感染高致病性禽流感(简称禽流感)疫情的经验教训,先后颁布、修改了《突发公共卫生事件应急条例》和《传染病防治法》等一系列法律、法规,为传染病的现代化管理提供了法律依据。各级相关部门应该加强监管,同时完善一些相关制度,加强执行力。

二、大力加强传染病防治宣传

由于我国地区发展水平不平衡,受教育程度参差不齐,对传染病的危害认识不足。大多数农村地处偏远地区,经济落后,缺乏传染病防控技术和设备,专业人员和资金短缺,群众防治知识和意识薄弱。因此,应加大传染病防治宣传力度,提高群众对传染病的防范意识,增加防治知识,改变不良生活习惯和行为,提高素质,创建全民参与防治传染病的良好社会氛围。传染病防治的经验和实践表明,防控传染性疾病全社会都有责任,只有人人参与,才能合力防控传染病。

三、加强国内外的交流与合作

经济全球化同时也使传染病全球化,使得传染病可在全球范围内迅速传播。因此,对传染病,特别是有全球大流行潜在威胁的传染病的监控和预防,不是一个地区和国家能够承担的,需要国际、国内各个层次和领域之间的通力合作,SARS 和禽流感的防治经验就充分证明了这一点。加强各个层次和领域之间的交流与合作,首先是需要加强国际间的交流与合作,特别是对有全球流行趋势的传染病的防治管理。其次是需要国内各个层次和领域之间的交流与合作。如卫生、农业、科学、交通口岸、制药业等部门的大力协作,以及社会和公众的配合。只有这样才能达到迅速、全面控制传染病流行的目的。

四、采取有效传染病预防措施

(一)控制和管理传染源

对患者、病原携带者应早期发现,早期诊断,及时隔离,尽早治疗。对传染病的接触者进行检疫和处理,对感染和携带病原体动物及时处理。应加强传染病患者、病原携带者的管理,严格执行法律、法规、规章,认真落实各种常规和技术规范,在规定时间内进行准确网络上报。

卫健委颁布的《突发公共卫生事件与传染病疫情监测信息报告管理办法》要求:对突发公共卫生事件和传染病要实行属地化管理,当地疾病预防控制机构负责对突发公共卫生事件和传染病进行信息监督报告和管理,并建立流行病学调查队伍和实验室,负责公共卫生信息网络维护和管理、疫情资料报告等工作。卫健委要求各级疾病预防控制机构要按照国家公共卫生监测体系网络系统平台的要求,充分利用报告的信息资料,建立突发公共卫生事件和传染病疫情定期分析通报制度,常规监测时每个月不少于 3 次疫情分析与通报,紧急情况下每天进行疫情分析与通

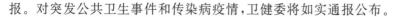

报。对突发公共卫生事件和传染病疫情,卫健委将如实通报公布。

对传染病患者和病原携带者按照"强制管理、严格管理、分类管理、监测管理"的原则,进行综合防控,对各类传染病患者统一由传染病专科医院收治,严禁进入食品、饮水等行业。加强对高危人群的监控,定期进行查体、监测,以防患于未然。尽可能减少传染病对人民群众健康和生命的危害。传染病的管理也应该与时俱进,不同时期,管理的侧重点也有所不同。目前阶段,应关注以下几方面。

1.加强对农民工等流动人员的传染病管理

随着市场经济的发展,大量的农民工进入城市,由于从一个相对封闭的区域进入开放地区,使农民工成为传染病的高危人群。同时,由于其流动性和聚居性,也成了传染病流行的重要途径。因此加强对农民工等流动人口的教育和管理,为他们提供必要的医疗保障,是传染病防治管理工作中的重要环节。

2.加强对传染源动物的防治措施

很多急性传染病通过动物可引起更大范围的传播和流行。除了鼠疫、肾综合征出血热、钩体病、狂犬病等经典传染病以外,一些新发传染病如禽流感、人感染猪链球菌病等也被明确与某些动物传染播散有关。因此,必须对可疑动物采取捕杀、隔离治疗、检疫等相关措施,以利于疫情的控制、疾病的预防。

3.加强医院感染管理,防止医源性感染

医院是各种患者的聚居处,人员流动大,病种情况复杂,如缺乏对传染病的高度警惕,很可能成为传染病传播的源头,SARS流行期间,我国有惨痛的教训。因此,应大力加强医院管理,按照布局科学、结构合理、设施先进、功能齐全的原则,严格按照国家的有关标准进行。综合医院应坚持开设不同出、入口的肠道门诊和发热门诊,防止交叉感染做好疫源检查。严格消毒隔离工作,控制好传染病源头。积极对医务人员进行传染病防治教育,及时更新传染病防治知识,强化法制观念,认真执行疫情报告制度。

加强一次性医疗用品和医疗废物的管理:按照《医院感染管理办法》要求,医院应对购进的消毒药械、一次性使用医疗器械、器具的相关证明进行审核,必须各种证件齐全,才能进入医院,要求临床科室在使用一次性无菌医疗用品前认真检查,凡有质量问题或过期产品严禁使用,并及时反馈。医疗废物严格分类收集,感染性废弃物、病理性废弃物、损伤性废弃物、药物性废弃物及化学性废弃物等不得混合收集,做到分类放置、专人回收。

4.公共卫生系统的快速反应和隔离观察的管理

SARS和禽流感之后,卫生系统认真总结了经验和教训,建议了一系列公共卫生事件的应急措施和快速反应的管理流程。不仅要求对急性期患者进行网络上报、积极治疗及隔离,同时基于完善的登记制度,对所有与传染源有密切接触、可能受染的易感者进行管理,不仅接种相应的疫苗和特异性免疫球蛋白及药物的预防,同时应对接触者进行严格的医学观察、卫生处理及检疫。

(二)切断传播途径

各种传染病通过不同的传播途径进行传播和流行。对于新发传染病,一定要尽快研究确定传染源和传播途径,才能消除公众恐慌并进行有效的疫情控制。根据《中华人民共和国传染病防治法》《医院感染管理办法》及《消毒管理办法》制定了《医院隔离技术规范》标准。规定了医院隔离的管理要求、建筑布局与隔离要求、医务人员防护用品的使用和不同传播途径疾病的隔离与预防。其中明确了一些相关定义。

标准预防:针对医院所有患者和医务人员采取的一组预防感染措施。包括手卫生,根据预期可能的暴露部位选用手套、隔离衣、口罩、护目镜或防护面屏,以及安全注射。也包括穿戴合适的防护用品处理患者环境中污染的物品与医疗器械。标准预防基于患者的血液、体液、分泌物(不包括汗液)、非完整皮肤和黏膜均可能含有感染性因子的原则,进行相应的预防。

空气传播:带有病原微生物的微粒子(直径≤5 μm)通过空气流动导致的疾病传播。

飞沫传播:带有病原微生物的飞沫核(直径＞5 μm),在空气中短距离(1 m 内)移动到易感人群的口、鼻黏膜或眼结膜等导致的传播。

接触传播:病原体通过手、媒介物直接或间接接触导致的传播。

不同的传染病,传播途径不同。应根据实际情况,做以下隔离消毒。

1.呼吸道隔离

主要措施:①患同种疾病的患者安置一室,有条件的医院应使此种患者远离其他病区。病室通向走廊的门窗须关闭,出入应随手关门,以防病原体随空气向外传播,接触患者须戴口罩、帽子及穿隔离衣。②病室内每天用紫外线进行空气消毒一次。③患者的口鼻分泌物及痰需用等量的20%含氯石灰(漂白粉)溶液或生石灰混合搅拌后静置2小时才能倒掉。也可将痰液煮沸15～30分钟。

2.消化道隔离

主要措施:①不同病种最好能分室居住,如条件不许可,也可同居一室,但必须做好床边隔离,每一病床应加隔离标记,病员不准互相接触,以防交叉感染。②每一病员应有自己的食具和便器(消毒后方可给他人使用),其排泄物、呕吐物、剩余食物均须消毒。③护理人员在接触病员时,须按病种分别穿隔离衣,并消毒双手。④病室应有防蝇设备,保持无蝇,无蟑螂。

3.洗手

要符合卫健委颁发的医务人员手卫生规范标准(WS/T313)。大力宣传七步洗手法。

4.环境、食品、水卫生的管理和监督

大多数传染病与环境卫生、食品卫生不良及水污染相关。因此,加强环境、食品以及水源的卫生管理和监督至关重要。

(三)保护易感人群

积极开展预防接种,提高人群的免疫力、降低易感性是十分重要的措施。继乙型肝炎疫苗纳入计划免疫后,已取得了喜人成绩,我国1～59岁人群 HBsAg 流行率已由1992年的9.75%降至2006年的7.18%。此外,天花的消灭、脊髓灰质炎的控制,均与接种疫苗有关。因此,继续坚持有效的预防接种,对传染病的预防可起到关键作用。此外,还应注意生活规律,加强身体锻炼,提高体质。

(四)检疫

对有全球流行趋势的传染病的防治管理中,检疫起到非常重要的作用。分为国境卫生检疫和疫区检疫。

1.国境卫生检疫

为控制传染病由国外传入或由国内传出,在海关、边境、口岸等国境对人员、行李、货物,以及交通工具实施医学、卫生检查和处理。根据不同疾病的潜伏期制定检疫期并按规定进行预防接种或医学观察。

2.疫区检疫

包括国内不同流行区(疫区)或疫区与非疫区之间限制往来;对传染源进行隔离治疗;对疫区

进行消毒、杀虫、带菌动物处理;对接触者进行医学观察、隔离治疗;对易感者进行预防接种、被动免疫或药物预防等。

虽然我国传染病的防治和管理工作取得了可喜的成绩,但由于新的传染病不断出现、旧的传染病的重新肆虐,其防治和管理工作仍任重而道远。我们要认真贯彻落实《中华人民共和国传染病防治法》等法律、法规和规章,努力把传染病纳入法制化、科学化和规范化管理的轨道,为人类最终消灭传染病做出应有的贡献。

（王 凤）

第七节 感染性疾病科（门诊）管理

一、科室设立

近年来,不断出现的传染病疫情严重威胁人民群众的生命健康,原已被控制的传染病死灰复燃,新的传染病陆续出现,突发性传染病暴发流行时有发生。另外,由于各种原因导致的耐药菌株不断增加,使传染病发病率上升,治疗难度加大,传染病对人民群众身体健康和生命安全具有潜在的严重威胁。为提高二级以上综合医院对传染病的筛查、预警和防控能力及传染病的诊疗水平,实现对传染病的早发现、早报告、早治疗,及时控制传染病的传播,有效救治传染病,保护人民群众身体健康,2004年原卫健委下发文件,要求二级以上综合医院在2004年10月底前建立传染病科,没有设立传染病科的医疗机构应当设立传染病分诊点。

传染病科的设置要相对独立,内部结构做到布局合理,分区清楚,便于患者就诊,并符合医院感染预防与控制要求。为了合理使用有限的资源,可将发热门诊、肠道门诊等整合为传染病门诊。传染病科门诊应设置在医疗机构内的独立区域,与普通门（急）诊相隔离。二级综合医院传染病科门诊应设置独立的挂号收费室、呼吸道（发热）和肠道疾病患者的各自候诊区和诊室、治疗室、隔离观察室、检验室、放射检查室、药房（或药柜）、专用卫生间;三级综合医院传染病科门诊还应设置处置室和抢救室等。传染病科门诊应配备必要的医疗、防护设备和设施。设有传染病病房的,其建筑规范、医疗设备和设施应符合国家有关规定。

二、人员要求

（1）定期对科室工作人员进行有关传染病防治知识的培训,培训内容包括传染病防治的法律、法规及专业知识,如疾病流行动态、诊断、治疗、预防、职业暴露的预防和处理等。

（2）对科室工作人员定期考核,考核合格后方可上岗。

（3）工作中做好个人防护,尽量防止和避免职业暴露,一旦发生职业暴露,应立即采取补救措施。

（4）医护人员应接受必要的疫苗预防接种。

（5）养成良好的卫生习惯,不得留长指甲、不佩戴首饰,进入病房时应按防护规程穿戴好工作帽、工作服、必要时穿隔离衣及鞋套等,私人物品不得带入传染病区。

（6）医务人员必须了解、掌握传染病病种及分类、不同传染病的报告时限和内容要求,及时、准确报告传染病。

(7)工作人员职责。①医师职责:认真履行医师的义务,在诊疗工作中规范执业。尊重患者的知情权和选择权,注意保护患者隐私。遵守医院各项规章制度,并能熟练掌握传染病防治的法律、法规、规章和规定。及时筛查传染病患者,正确诊疗和转诊传染病患者。认真填写传染病报告卡,并按规定的时限和内容及时、准确报告传染病。严格执行消毒隔离制度,在做好自身防护工作的同时,配合护士做好消毒隔离工作。对就诊患者进行传染病的健康教育。②护士职责:认真履行护士的义务,在护理工作中规范执业。尊重患者的知情权和选择权,注意保护患者隐私。遵守医院各项规章制度,熟练掌握传染病护理知识、技能和传染病防治的法律、法规。负责就诊患者的登记工作。帮助、指导呼吸道发热患者戴口罩,并引导患者到指定地点候诊。认真做好消毒隔离工作,熟练掌握常用消毒液的配制、使用方法和注意事项,并监督消毒隔离措施落实到位。按《医疗废物管理条例》做好医疗废物管理工作。对就诊患者进行传染病的卫生宣传教育。③卫生员职责:遵守各项规章制度。在护士的指导下,进行清洁、消毒工作,所用器械、工具分区使用。严格遵守医疗废物管理规定,及时按分类清运各种医疗废物。认真做好清洁、消毒工作并做好工作记录。

三、建筑布局与隔离要求

(一)传染病科门诊的要求

患者通道和医务人员通道分开,发热门诊患者通道应与肠道门诊患者通道分开。

门诊内应明确划分污染、半污染和清洁区,三区应相互无交叉,并有醒目标志。清洁区包括医务人员专用通道、值班室、更衣间、休息室与库房;半污染区为治疗室、药房(或药柜)、医护人员穿脱个人防护装备区等;污染区为挂号收费室、候诊区、诊室、隔离观察室、检验室、放射检查室、患者专用卫生间等。

各诊室的部分功能可以合理合并,如挂号收费、配药、化验等,医护人员可以共用,而患者不能交叉,必须有不同的窗口为患者提供服务;公用区域内的医护人员应做好个人防护与手卫生。

实行挂号、诊疗、收费、配药、化验与隔离观察等"一条龙"服务模式。对受场地限制,暂不能实现"一条龙"服务模式的单位,可配备专人为患者送标本、配药、交费等。

发热门诊、肠道门诊均应设立临床疑似病例的专用单人隔离观察室。发热患者隔离观察室及有条件的单位的肠道门诊隔离室外建议设立缓冲间,为进出人员提供穿脱个人防护装备的场地与手卫生设施,同时阻隔与其他区域的空气直接对流。

专区必须达到四固定、六分开。四固定,指"人员固定、诊室固定、医疗器械设备固定、门诊时间固定"。六分开,指"挂号分开、候诊分开、检验分开、收费分开、取药分开、厕所分开"。

肠道门诊空气气流必须与发热门诊完全分隔,互不相通,具有通风、排风设施。

各门诊应独立设立患者专用卫生间,污水纳入医院污水处理系统。

(二)传染病病区的要求

应设在医院相对独立的区域,远离儿科病房、重症监护病房和生活区。设单独入、出口和入、出院处理室。

中小型医院可在建筑物的一端设立传染病病区。应分区明确,标识清楚。不同种类的传染病患者应分室安置;每间病室不应超过4人,病床间距不应少于1.1 m。病房应通风良好,自然通风或安装通风设施,以保证病房内空气清新。应配备适量非手触式开关的流动水洗手设施。

(三)传染病患者的就诊流程

见图 17-12。

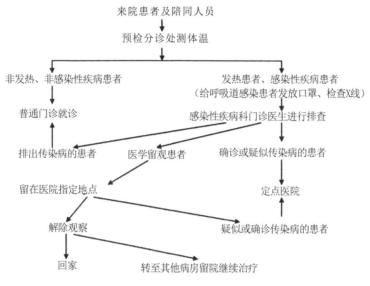

图 17-12 传染病患者就诊流程

四、个人防护

(1)工作人员在工作区域应按照隔离技术规范的要求,采取标准预防措施。

(2)工作人员进入污染区域工作,必须更换衣服、鞋袜,除去手表、戒指、耳环等,剪短指甲,戴帽子、医用口罩。进入清洁区前,须先在缓冲区摘下工作帽、口罩,脱去工作衣、隔离衣及鞋。

(3)手部皮肤有损伤者,接触患者时应戴手套。

(4)医护人员每次诊疗操作前均应认真洗手或应用快速手消毒剂搓擦消毒双手,使用专用毛巾或一次性纸巾。

(5)工作人员出入呼吸道传染病室时,要随手关门,防止病室中微生物污染中间环境及其他病室。

(6)进入污染区的工作人员,不经手部卫生处理不可接听电话或签收文件,可由未污染工作人员代理或传达。

(7)工作人员在污染区域内禁止吸烟、进食。

(8)工作期间医务人员应尽量避免患者对着自己的面部咳嗽或打喷嚏,如果因此污染,须立即清洗消毒。

(9)患者和患者污染的物品,未经消毒不得进入清洁区。

(10)工作人员不得穿污染工作服、隔离衣进入清洁区。

五、消毒隔离措施

(1)严格按照《医院感染管理办法》《医院消毒卫生标准》《消毒技术规范》对传染病科门诊的设施、设备、医用物品等进行消毒。

(2)按规范要求定期对消毒效果进行监测,必要时随时监测。

(3)诊室应定时通风,诊桌、诊椅、诊查床等应每天清洁,被血液、体液污染后及时消毒处理。

(4)与患者皮肤直接接触的诊查床(罩)、诊垫(巾)要一人一用一清洁或消毒。听诊器每天清洁或消毒、血压计袖带每周清洁或消毒,遇污染时随时消毒。

(5)重视日常清洁工作。保持诊室、病房的地面整洁、干净,人流量多时加强清洁次数。重视厕所的清洁卫生。室内桌、椅、门把每天 2 次用有效氯 250～500 mg/L 含氯消毒液或其他适宜的消毒剂擦拭消毒。

(6)用过的一般诊疗器械可使用有效氯 500 mg/L 的含氯消毒液中浸泡消毒或采用其他适宜的消毒方法消毒。

(7)每天下班前地面用有效氯 250 mg/L 的含氯消毒液拖擦。不要以消毒为目的在门诊出入口放置踏脚垫,也不要在门把手上缠绕织物。研究表明这些措施不能有效降低环境微生物的浓度,反而增加微生物污染的潜在危险。

(8)接诊可疑霍乱患者后,应立即更换隔离衣和床单、被污染的物品置于有效氯 500 mg/L 的含氯消毒液浸泡 1 小时。如医院安装了统一的污水处理系统且检测合格,患者呕吐物及排泄物可直接倒入下水道处理;如无统一的污水处理系统,可加含氯消毒液或含氯石灰(漂白粉)混合静置 2 小时后倒入下水道。可复用便器、痰盂等用有效氯 500 mg/L 的含氯消毒液浸泡 2 小时。留观的肠道传染病患者转诊后,应进行终末消毒,必要时进行空气消毒;布类和器械密闭包装做好标识后送洗衣房或消毒供应中心统一处理。

六、物资与设备配备

(1)肠道门诊需配备有 2 张以上孔床、3 张以上观察床;发热门诊至少 2 间诊室。

(2)传染病科内应为医护人员、患者和陪同就医者提供方便、有效的手卫生设施与相关用品,如流动水、非手接触式水龙头、洗手液、速干手消毒剂、干手设施等。

(3)传染病科内必须配备足够的个人防护设备,如外科口罩、N95 口罩、防护服、隔离服、手套等。

(4)门诊人员出入口、窗户等处应设立防蝇等设备。

(5)传染病科门诊内必须配备消毒药品和器械,如含氯消毒剂、漂白粉、喷雾器等。

(6)传染病科内的化验室应严格按照实验室生物安全进行管理,配备普通冰箱、温箱、暗视野显微镜等必须设备。

(7)诊疗区域内至少配备一台能够上网的电脑和一台传真机。

七、医疗废物管理

(1)传染病科门诊患者产生的生活垃圾应按医疗废物处理。

(2)严格执行《医疗废物管理条例》,认真做好医疗废物的分类收集、登记、转运、处理等工作。

(3)诊疗区域内的医疗废物集中暂存场所应有明显标志,每天至少清运一次,必要时随时清理;保持场所的清洁卫生,无污物遗撒、液体污物溢出现象。

(王　凤)

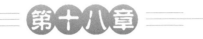

第十八章
社区卫生服务管理

第一节　社区卫生服务概述

一、社区及其构成要素和社区服务

(一)社区的定义

著名的社会学家费孝通对社区的定义:"若干社会群体(家庭、氏族)或社会组织(机关、团体)聚集在某一地域里所形成的一个生活上相互关联的大集体"。社区是社会的基本构成单位,是人们生活的基本区域。从管理的角度讲,一个社区应是一个完整的管理单元。我们通常将社区分为两类:①功能社区,如企、事业单位;②生活社区,如街道、乡(镇)、村等。

(二)构成社区的要素

1.以一定社会关系为基础组织起来共同生活的人口

一定数量和质量的人群是构成社区的主体,他们既是社会产品的创造者和消费者,又是社会关系的承担者。

2.一定范围的地域条件、空间

地域条件是指地理位置、资源、气候、交通、经济等,是社区各种活动的自然基础,是影响社区人群活动的性质及特点的重要因素。

3.一定的社区设施

提供社区存在的物质基础,是衡量社区发展程度的重要标志。包括生活设施,如住房、服务机构等;生产设施,如工厂等;公共设施,如交通、通讯、文化娱乐设施等。

4.一定特征的社区文化、认同意识和生活方式

每个社区都有自己的历史传统和社会条件,形成特有的文化、生活方式,社区人群具有情感上和心理上的认同感及其对社区的归属感。

5.一定的社会制度和管理机构

社区有一定的生产、生活制度和相应的管理机构,能起到协调各种社会关系,维护社会生活秩序的作用。

6.一定类型的社区活动

即社区的基本生产与生活活动。由于在一定的地域内相对独立地存在着某种共同类型的生

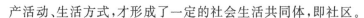
产活动、生活方式，才形成了一定的社会生活共同体，即社区。

(三)社区服务

社区服务定位于社会保障体制中的服务保障，是社区为满足其成员物质和精神生活需要而进行的社会性(经常带有福利性质)服务活动。一般是在政府指导下，依托一定的基层社区，通过相应的机构、团体及志愿者，有组织地实施。它是以社区居民的参与为基础，以自助与互助相结合的社会公益活动。其服务既要面向全体社区成员，又要重点帮助那些老弱病残等需要特殊照顾的社区成员。社区服务的开展，可以提高社会化发展水平，使社区居民拥有更多的公共服务、社会服务，让人们从沉重的家务劳动中解放出来，不断改善生活质量。城市社区服务的基本功能有：满足居民的生活需求、安全需求、医疗保健需求、受教育需求、文化娱乐与体育健身需求、人际交往需求、社区养老及照顾弱者人群等功能。

社区服务的发展程度与当地的社会、经济、文化的发展水平密切相关。北京城市社区服务的发展目标：在全市逐步建立起与北京现代文明城市发展水平相适应，社会福利服务、便民利民服务和社会互助服务有机结合，服务设施配套，服务功能较强，多种经济成分并存，管理运行有序，服务行为规范，服务质量优良，社会参与广泛，居民生活方便的具有首都特色的社区服务体系，逐步实现社区"老有所养、幼有所托、孤有所抚、残有所助、贫有所济、难有所帮"，居民基本生活需求不出社区的目标。

《国务院关于加强和改进社区服务工作的意见》对我国今后社区服务及社区卫生服务建设和发展，提出了完整的具体指导意见，是我们学习社区卫生服务管理的重要参考文献。

二、社区卫生服务的定义

(一)社区卫生服务的定义

社区卫生服务是城市卫生工作的重要组成部分，是实现人人享有初级卫生保健目标的基础环节。是在政府领导、社区参与、上级卫生机构指导下，以基层卫生机构为主体，全科医师为骨干，合理使用社区资源和适宜技术，以人的健康为中心、家庭为单位、社区为范围、需求为导向，以妇女、儿童、老年人、慢性病患者、残疾人等为重点，以解决社区主要卫生问题、满足基本卫生服务需求为目的，融预防、医疗、保健、康复、健康教育、计划生育技术服务等为一体的，有效、经济、方便、综合、连续的基层卫生服务。

(二)社区卫生服务概念的由来

社区卫生服务概念最早可以追溯到 20 世纪 40 年代的英国。1945 年英国议会正式批准了闻名于世的"国家卫生服务法"，规定在英国实行由政府税收统一支付的医院专科医疗服务、社区卫生服务和全科医师制度。1948 年该法正式实施，并建立了被学术界称为"福利国家皇冠上的钻石"的国家卫生服务(NHS)体系，英国医疗卫生制度实现了历史性的重大变革。

最初人们把非住院服务称为社区卫生服务。社区卫生服务逐步发展扩大，70 年代以来，无论是英国工党政府还是保守党政府执政期间，都针对卫生资源供应总量不足而需求不断上升矛盾采取有限资源向脆弱人群倾斜政策，给予老人、精神病患者、孕产期妇女和儿童优先服务，人们把这一倾斜政策称之为"灰姑娘"服务，进一步促进了社区卫生服务的发展。最有代表性的关于社区卫生服务的政府文件是 1976 年工党政府发表的"英格兰卫生服务与个人社会服务的优先权"白皮书。据此，在 1976/1977～1986/1987 年的 11 个财政年度中卫生总费用仅增长 11%，而社区卫生服务费用实际增长 44%。将预防保健服务从医院转移到社区，一部分甚至转移到家庭中,使社区卫生服务范围进一步拓展,包括救护车、学校保健、计划生育技术指导、社区接生、母婴保健、健康教育、家庭护理、保健访问、传染病预防、疫苗接种、公共环境卫生服务等等,这样使得医院服务与社区卫生服务之间实行新的平衡。英国以相对低的卫生投入取得了很好的服务效果,成为国际公认的学习典范。

国际实践证明,开展全科医疗和健康促进为主的社区卫生服务,不仅大大提高卫生服务的公平性、可及性和服务效率,而且在控制医疗费用增长和提高居民健康水平方面起到卓有成效的作用,社区卫生服务已成为发达国家探索出的较理想的基层卫生服务模式。

我国开展社区卫生服务的尝试可追溯到协和医学院陈志潜教授在河北定县创立的定县模式,1932～1937年陈教授在河北定县为农民提供医疗服务时,应用流行病学的方法对该县进行社区诊断,研究当地的社会经济状况、卫生问题及可利用的资源,然后计划一个卫生保健体系来解决当地的农民健康问题。该模式的特点是组建以村为基础的卫生服务体系,自下而上,上下结合;强调社区的责任和群众的参与;满足了当时村民迫切需要解决的医疗卫生问题,获得了国内外公认的成功,并使临床医学与公共卫生的教学紧密地结合起来。

当今的中国社区卫生服务是总结了实施初级卫生保健经验,并将全科医学的概念逐步引进我国大陆后发展起来的。20世纪90年代初,北京、上海、济南等城市积极探讨新的卫生服务模式,开始了社区卫生服务的试点工作,在此实践的基础上1997年1月15日,《中共中央、国务院关于卫生改革与发展的决定》针对我国卫生保健的实际需求,明确提出了积极发展社区卫生服务和"加快发展全科医学,培养全科医师"的指示,自此,社区卫生服务在全国范围内迅速展开。

三、我国发展社区卫生服务的指导思想、基本原则和工作目标

(一)指导思想

以邓小平理论和"三个代表"重要思想为指导,全面落实科学发展观,坚持为人民健康服务的方向,将发展社区卫生服务作为深化城市医疗卫生体制改革、有效解决城市居民看病难、看病贵问题的重要举措,作为构建新型城市卫生服务体系的基础,着力推进体制、机制创新,为居民提供安全、有效、便捷、经济的公共卫生服务和基本医疗服务。

(二)基本原则

(1)坚持社区卫生服务的公益性质,注重卫生服务的公平、效率和可及性。

(2)坚持政府主导,鼓励社会参与,多渠道发展社区卫生服务。

(3)坚持实行区域卫生规划,立足于调整现有卫生资源、辅以改建和新建,健全社区卫生服务网络。

(4)坚持公共卫生和基本医疗并重,中西医并重,防治结合。

(5)坚持以地方为主,因地制宜,探索创新,积极推进。

(三)工作目标

具体目标是:社区卫生服务机构设置合理,服务功能健全,人员素质较高,运行机制科学,监督管理规范,居民可以在社区享受到疾病预防等公共卫生服务和一般常见病、多发病的基本医疗服务。东中部地区地级以上城市和西部地区省会城市及有条件的地级城市要加快发展。

城市社区卫生服务应实现的发展目标:①形成较为完备的社区卫生服务政策体系;②基本建成社区卫生服务网络;③初步建立较高素质的社区卫生服务队伍;④基本实现社区卫生服务功能;⑤建立规范化的社区卫生服务监督管理体制。

这些工作有的已经实现,有的尚难以完成,有待于今后的努力。

四、社区卫生服务体系、社区卫生服务的提供者及服务对象

(一)社区卫生服务体系

积极发展社区卫生服务,有利于调整城市卫生服务体系的结构、功能、布局,提高效率,降低成本,适应社会主义初级阶段国情和社会主义市场经济体制的城市卫生服务体系新格局。今后,我国的卫生服务体系将向由两级三个中心构成的基本服务框架方向发展,社区卫生服务中心是国家卫生服务体系中的基础性服务平台,应在疾病预防与控制中心和三级综合医院为代表的医疗中心的双重业务指导下,条块结合,以块为主,使各项基本卫生服务逐步得到有机融合的社区卫生服务网络。通过提供防、治、保、康、健康教育及计划生育指导六位一体的团队服务,解决居民 80%~90% 的常见病、多发病等健康问题。

要在区域卫生规划指导下,坚持政府主导、鼓励社会参与,建立健全社区卫生服务网络,使社区居民都能够拥有自己的全科医师。要依托现有基层卫生机构,形成以社区卫生服务中心、社区卫生服务站为主体,以诊所、医务所(室)、护理院等其他基层医疗机构为补充的网络格局。

实行社区卫生服务机构与大中型医院多种形式的联合与合作,建立分级医疗和双向转诊制度,探索开展社区首诊制试点,由社区卫生服务机构逐步承担大中型医院的一般门诊、康复和护理等服务。

(二)提供者

社区卫生服务的基本服务团队可由以下人员构成:①全科医师、社区专科医师、社区助理医师、社区中医师;②社区公共卫生人员与防保人员;③社区护理人员;④药剂师、检验师、康复治疗师及其他卫技人员;⑤管理者、医学社会工作者、志愿者。

(三)服务对象

服务对象为确定的社区、家庭和居民为主,具体又可分为以下几种人群。

1.健康人群

世界卫生组织对健康的定义:健康不仅仅是没有疾病和虚弱现象,而且是一种躯体上、心理上和社会适应方面的完好状态。在健康人群中要积极开展健康促进工作,重在健康保护和健康教育。

2.高危人群

高危人群是明显暴露于某种或某些影响健康的有害因素面前的人群,其发生相应疾病的概率显著高于其他人群,包括两种类别。

(1)高危家庭的成员:凡具有以下任何一个或多个标志的家庭即为高危家庭。①单亲家庭;②吸毒、酗酒者家庭;③精神病患者、残疾者、长期重病者家庭;④功能失调濒于崩溃的家庭;⑤受社会歧视的家庭。

(2)具有明显的危险因素的人群:危险因素是指在机体内外环境中存在的与疾病发生、发展及死亡有关的诱发因素(如不良的生活方式、职业危险因素、家族遗传的及社会的危险因素等)。

应从维护健康,加强疾病预防的角度开展工作,加强早期健康干预与有针对性的周期性疾病筛检工作。

3.重点保健人群

是指由于各种原因需要在社区得到系统保健的人群,如儿童、妇女、老年人、慢性病患者、残

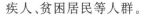

疾人、贫困居民等人群。

4.患者

一般为常见病患者,尤其是常见的慢性非传染性疾病患者,需要家庭照顾、护理院照顾,院前急救或临终关怀的患者,及其他一些不需要住院治疗的患者等。

五、社区卫生服务的工作内容与方式

按社区卫生服务的内容和工作性质大致可划分为三类:公共卫生服务、基层医疗保健服务、延伸性服务与特需服务。前两类服务具有公益性质,不能以营利为目的。

社区卫生服务是融预防、医疗、保健、康复、健康教育、计划生育技术指导等为一体的,有效、经济、方便、综合、连续的基层卫生服务。这样"六位一体"的服务不是要求一个医师必须全部做到的,其提供者应是一个工作团队,如社区卫生服务中心(站)。

(一)现阶段城市社区卫生服务的基本工作内容

国家制定的《城市社区卫生服务基本工作内容(试行)》中提出的工作内容如下。

(1)社区卫生诊断:在街道办事处、居民委员会等社区管理部门组织领导以及卫生行政部门的指导下,了解社区居民健康状况,针对社区主要健康问题,制定和实施社区卫生工作计划。

(2)健康教育:针对社区主要健康问题,明确社区健康教育的重点对象、主要内容及适宜方式;开展面向群体和个人的健康教育,指导社区居民纠正不利于身心健康的行为和生活方式;配合开展免疫接种、预防性病及艾滋病、无偿献血、生殖健康、禁毒及控烟等宣传、教育。

(3)传染病、地方病、寄生虫病防治:开展社区防治工作;执行法定传染病登记与报告制度,并协助开展漏报调查;配合有关部门对传染源予以隔离及对疫源地进行消毒;指导恢复期患者定期复查并随访;开展计划免疫等免疫接种工作。

(4)慢性非传染性疾病防治:开展健康指导、行为干预;开展重点慢性非传染性疾病的高危人群监测;对重点慢性非传染性疾病的患者实施规范化管理;对恢复期患者进行随访。

(5)精神卫生:开展精神卫生咨询、宣传与教育;早期发现精神疾病,根据需要及时转诊;配合开展康复期精神疾病的监护和社区康复。

(6)妇女保健:开展婚前、婚后卫生咨询、指导,生育咨询;早孕初查并建册,孕妇及其家庭的保健指导;开展产后家庭访视,提供产后恢复、产后避孕、家庭生活调整等方面的指导;提供有关更年期生理和心理卫生知识的宣传、教育与咨询,指导更年期妇女合理就医、饮食、锻炼和用药;配合上级医疗保健机构开展妇科疾病的筛查。

(7)儿童保健:新生儿访视及护理指导,母乳喂养咨询及指导,婴幼儿早期教育,辅食添加及营养指导,生长发育评价;学龄前儿童心理发育指导及咨询,生长发育监测,托幼机构卫生保健的指导;与家长配合开展学龄儿童性启蒙教育和性心理咨询等;儿童各期常见病、多发病及意外伤害的预防指导。

(8)老年保健:了解社区老年人的基本情况和健康状况;指导老年人进行疾病预防和自我保健;指导意外伤害的预防、自救和他救。

(9)社区医疗:提供一般常见病、多发病和诊断明确的慢性病的医疗服务;疑难病症的转诊;急危重症的现场紧急救护及转诊;提供家庭出诊、家庭护理、家庭病床等家庭医疗服务。

(10)社区康复:了解社区残疾人等功能障碍患者的基本情况和医疗康复需求;以躯体运动功能、日常生活活动能力及心理适应能力为重点,提供康复治疗和咨询。

(11)计划生育技术服务:在夫妻双方知情选择的前提下,指导夫妻双方避孕、节育;提供避孕药具以及相关咨询。

(12)开展社区卫生服务信息的收集、整理、统计、分析与上报工作。

(13)根据居民需求、社区卫生服务功能和条件,提供其他适宜的基层卫生服务和相关服务。

(二)延伸性服务

社区卫生服务机构除了以上述的基本服务为主开展工作外,为适应社区居民多层次、多样化特需服务的要求,部分有能力的医师或服务机构可提供范围更宽、技术更高、内容更丰富的社区卫生服务及特需服务。

(三)爱国卫生运动及其他社区卫生建设活动

1.爱国卫生运动与卫生城市建设工作

街道、社区开展爱国卫生运动与建设卫生城市工作是一项重要的经常性工作,社区卫生服务人员应在其中充当骨干力量,并将社区卫生服务与其有机地结合起来。中央文明办、卫生部等八个部门联合发出了《关于开展科教、文体、法律、卫生"四进社区"活动的通知》,为此,中央文明办和卫生部制定的《全国"卫生进社区"活动工作方案》,其活动的主题是:动员全社会参与,发展社区卫生服务,增进居民健康。通过开展"卫生进社区"活动,向广大社区居民宣传科学、实用的卫生保健知识,以弱势人群为重点,努力提供健康教育、预防、保健、医疗、康复、计划生育技术指导等基本卫生服务,不断提高群众健康水平,加强社区精神文明建设,促进城市改革与发展。

2.安全社区活动

鉴于意外伤害已成为威胁我国居民健康的主要问题之一,而我们的总体防治与干预工作还比较落后,因此,大力加强安全教育和采取有效的防控措施已刻不容缓,在开展社区卫生服务中倡导安全社区活动是必要的。1989年在瑞典斯德哥尔摩举行了第一届防止意外和伤害世界会议。会议通过的《安全社区宣言》指出:"任何人都平等享有健康及安全的权利"。世界卫生组织设于瑞典皇家医科大学的"社区安全推广协进中心"负责全球的"安全社区"的考核和认定工作。全球已有81个社区获得了世界卫生组织认可的安全社区称号。上海、北京、山东济南及其他各地开展了不同形式、不同内容的安全社区建设工作。中国职业安全健康协会受国家安全生产监督管理局的委托,负责国内"安全社区"的推广工作。安全社区的建设包括交通安全、工作场所安全、公共场所安全、涉水安全、学校安全、老年人安全、儿童安全、家居安全、体育运动安全等九个方面的内容。建设安全社区的基本要求如下。

(1)有一个负责安全促进的跨部门合作的组织机构。

(2)有长期、持续、能覆盖不同性别、年龄的人员和各种环境及状况的伤害预防计划。

(3)有针对高风险人员、高风险环境以及提高脆弱群体的安全水平的预防项目。

(4)有记录伤害发生的频率及其原因的制度。

(5)有评估安全促进项目、工作过程、变化效果的评价方法。

(6)积极参与本地区及国际安全社区网络的有关活动。

(四)社区卫生服务方式

社区卫生服务的基本服务形式、方式依据不同的地理环境、工作地点、服务需求、人口特征等而进行选择,一般以主动服务、上门服务为主,并需要采取灵活方式、多种形式提供服务。主要方式(形式)如下。

(1)门诊服务:是最主要的社区卫生服务方式,以提供基本卫生服务为主。

（2）出诊（上门）服务：一种是根据预防工作、随访工作或保健合同要求的主动上门服务，另一种是按居民要求而一时安排的上门服务。

（3）急诊服务：应依靠社区卫生服务中心提供全天候的急诊服务、院前急救，及时高效地帮助患者协调利用当地急救网络系统。

（4）家庭照顾与访视。

（5）家庭病床服务。

（6）日间住院／天间照顾服务。

（7）长期照顾：如护理院服务。

（8）临终关怀服务（又称安宁照顾）及姑息医学（又称缓和医学）照顾。

（9）电话、网络咨询服务：可分为无偿的服务，如热线服务、预约服务；或有偿的服务，如电话心理咨询服务等。

（10）转诊服务：在社区卫生服务机构与综合性医院或专科医院建立了稳定的通畅的双向转诊关系的基础上，可帮助患者选择上级医师或医院并提供转诊服务。

（11）医疗器具租赁服务与便民服务：为减轻患者经济负担，避免浪费，对于家庭照顾中必备的短期使用的某些医疗器具，可开展租赁服务并指导患者或其家属恰当使用，如氧气瓶、病床、简易康复器具等。

（12）契约制服务：为落实国家文件中提出的"使社区居民都能够拥有自己的全科医师"奋斗目标，就应使居民与其相应的全科医师或全科医疗服务机构建立一对一的契约合同制关系，国际经验表明，这是实行家庭医师（全科医师）制的基础，只有建立稳定的医患关系，预防为导向的全科医疗的综合性、连续性、可及性等服务优势才能真正发挥出来，这对提高居民健康水平具有深远意义。签订社区卫生服务契约合同制服务，按照保健合同的规定，为居民提供相应的服务。现在社区卫生服务契约实践虽已遍及全国大部分地区，但总体上讲，已签订的契约数量少，服务项目有限，筹资水平低，多为 10～40 元/（人·年），居民和政府的满意度不高，开展难度大。其最理想的解决办法是建立全科医师首诊制。

（13）承包制服务：由一名或多位社区卫生服务人员，对某项或某几项卫生服务项目进行承包，负责一定数量人群的卫生服务，如健康教育、妇幼保健等；也可以由社区卫生服务机构承包属地内企事业单位的卫生保健工作等。

（14）保偿责任制服务：如妇幼保健保偿责任制，是以预防为主的服务，费用由个人和国家共同承担。

六、社区卫生服务与初级卫生保健及全科医疗服务的关系

由于经常出现对公共卫生、初级卫生保健、社区卫生服务、全科医疗及专科医疗服务间的关系、功能定位、职责、工作内容认识不一致，致使工作中经常出现职责划分不合理，管理混乱，服务功能不到位的现象，为有助于解决这一问题，我们在图 18-1 中依据健康保护、人群防治、个体防治与个体诊治的不同工作性质，进行卫生服务体系内职责界定、职能分工与服务领域划分。图中可见，社区卫生服务主要覆盖中间两个领域，是防治结合部；初级卫生保健跨越了左侧三个领域的基本服务层面；公共卫生覆盖左侧两个领域，并向右侧领域渗透，但其重心在最左侧，越向右，功能越弱化；以个体疾病防治为主的全科医疗已逐渐扩展进入人群防治领域。下面将就此问题进一步展开说明。

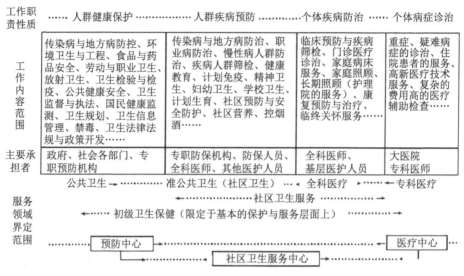

图 18-1　卫生服务体系内职能分工与服务领域划分示意图

(一)基层保健与全科医疗服务

根据美国国家科学院医学研究所(institute of medicine,IOM)1995 年的定义:基层保健或称基层医疗服务是基于家庭与社区的背景下,重视发展与患者间持久稳定的合作伙伴关系,由临床医师提供一体化的综合性、协调性、连续性、可及性的卫生保健服务,负责解决患者绝大部分的个体卫生保健需求,并对服务质量、患者满意度、卫生资源的有效利用和伦理问题全面负责。

为了弥补基层保健只重个体照顾的不足,国际上大力倡导以社区为导向的基层保健(community-oriented primary care,COPC)服务,其基本特征与实施要点:基于人群的服务,需要界定卫生服务的目标社区及其人群;使用流行病学的方法确定社区的健康问题、卫生需求及可利用的资源,选择需优先解决的问题进行干预;既面对个体患者,又面向社区整体人群提供服务、实施医疗卫生干预;医护人员扮演多重角色;社区参与卫生决策。由此可以看出,COPC 是一种连接个体医疗照顾和群体保健的典型方法,但需得到适当的财政支持才能可持续地发展下去。

全科医疗属于基层保健,是社区卫生服务中最理想的个体化照顾的服务模式,在全科医疗中尽力实施 COPC,从个体照顾出发,将预防与治疗结合起来,将人群与个体照顾结合起来。由于中国社区卫生服务在人群防治工作上则比 COPC 又向前迈进了一大步,且需在社区保留一支专职的以人群保健为主的防保队伍,与全科医师协力合作才能完成六位一体的社区卫生服务工作。

(二)社区卫生服务与初级卫生保健

1977 年第 30 届世界卫生大会通过的一项决议提出了"2000 年人人享有卫生保健"全球战略目标,1978 年在阿拉木图国际初级卫生保健会议上提出初级卫生保健工作(primary health care,PHC)是实现这一宏伟目标的基本途径和关键。

《阿拉木图宣言》对初级卫生保健的解释:①初级卫生保健是一种基本的卫生保健,它依靠切实可行、学术上可靠而又受社会欢迎的方式和技术;②是社区的个人与家庭通过积极参与普遍能够享受的,其费用是国家和社会依靠自力更生和自觉精神在各个发展阶段上有能力担负的;③它既是国家卫生系统的一个组成部分、功能中心和活动的焦点,也是社区整个社会经济发展的一个组成部分;④是个人、家庭、群众与国家卫生系统接触的第一环,它使卫生保健尽可能接近于人民居住和工作场所,是卫生保健持续进程的起始一级。

1.初级卫生保健的基本任务

(1)增进健康:通过健康教育、保护环境、合理营养、饮用安全卫生水、改善卫生设施、开展体育锻炼、促进心理卫生、养成良好的生活方式,以增强自我保健能力,保持身心健康。

(2)预防疾病:在研究社会人群健康和疾病的客观规律及它们和人群所处的内外环境、人类社会活动的相互关系的基础上,采取积极有效的措施,预防各种疾病的发生、发展和流行。

(3)医治病伤:及早发现疾病,及时提供医疗服务和有效药品,以避免疾病的发展和恶化,促使早日好转痊愈,防止带菌(虫)状态和向慢性发展。

(4)康复服务:对丧失了正常功能或功能上有缺陷的残疾者,通过医学的、教育的、职业的和社会的措施,尽量恢复其功能,使他们重新获得生活、学习和参加社会活动的能力。

2.初级卫生保健的基本内容

(1)增进必要的营养和供应充足的安全饮用水。

(2)提供基本的清洁卫生环境。

(3)开展妇幼保健工作,包括计划生育。

(4)主要传染病的预防接种。

(5)地方病的预防和控制。

(6)现实主要卫生问题及其预防控制方法的宣传教育。

(7)常见病和创伤的恰当处理。

(8)基本药物的提供。

1981年在第34届世界卫生大会上又增加了"使用一切可能的方法,通过影响生活方式、控制自然和社会心理环境来预防、控制非传染性疾病及促进精神卫生。"一项内容。

3."21世纪人人享有卫生保健"的总目标

"21世纪人人享有卫生保健"是"2000年人人享有卫生保健"全球卫生战略的发展与延伸。1998年5月在日内瓦召开的第51届世界卫生大会上审议通过了WHO提出的"21世纪人人享有卫生保健"全球卫生战略,这将成为21世纪全球卫生发展的纲领。其总目标是:①使全体人民增加期望寿命并提高生活质量;②在国家之间和国家内部改进健康公平;③使全体人民利用可持续发展的卫生系统提供的服务。

其行动的政策基础基于,使健康成为人类发展的中心;发展可持续卫生系统以满足人民的需要。所采取的四项战略性行动:①与贫困作斗争;②在所有环境中促进健康;③使部门卫生政策相一致;④将卫生列入可持续发展计划。

4.社区卫生服务与初级卫生保健的关系

社区卫生服务是实现人人享有初级卫生保健目标的基础环节。社区卫生服务与初级卫生保健均立足于社区,包括以个体服务对象为主的基层保健和以社区人群为对象的社区卫生两部分工作,都具有社会性、群众性、广泛性、综合性、艰巨性等特点。社区卫生是指针对社区须优先解决的健康问题,开展人群的疾病预防和健康促进活动,是以人群健康教育和人群疾病防治为重要工作任务的。但社区卫生服务与初级卫生保健还是有所不同的:初级卫生保健工作范畴更宽,还包括人群健康保护为主的公共卫生服务;两者虽然都以基本卫生服务为己任,但社区卫生服务还包括满足多样化特需服务为内容的延伸性服务。目前总的提法是,社区卫生服务是实现人人享有初级卫生保健目标的基本途径。社区卫生服务以基层卫生机构为主体,以全科医师为骨干,全面开展防治结合的综合性服务,是一种具有中国特色的基层卫生服务。

5.如何界定基本卫生服务

基本卫生服务的概念最早是由 Winstow 提出的,并在 20 世纪 70 年代末主要以初级卫生保健的方式成为许多国家政府的责任和行动;在一些发展中国家逐步发展优先的基本卫生服务,经费来自国家援助、政府或个人。1993 年世界银行发布的世界发展报告首次提出基本公共卫生服务及临床服务包的概念并提出以下几个判断标准和依据原则:①根据国家或地区的主要健康问题来确定优先的基本医疗卫生服务;②应选择具有成本低、效果好的服务;③要能达到广泛的覆盖,使穷人也能得到卫生服务,即公平原则;④根据各国经济发展和人民收入水平,应是政府能够承担的、个人能够支付的可及的医疗卫生服务。对于基本卫生服务,政府和社会保险体系应予以保障。

七、公共卫生服务与全科医疗服务的关系

(一)公共卫生基本任务

公共卫生的基本任务是突发性公共卫生事件的预防与应对、健康促进、人群健康保护、人群疾病防治等,政府、卫生主管部门、相关的其他政府部门及相应的专职卫生机构等是主要承担者。主要工作内容有:制订政府公共卫生计划并实施、公共卫生法律法规与政策开发、健康教育、卫生监督、健康状况监测、环境保护、传染病防治、劳动卫生与职业防护、公共卫生服务、公共卫生管理、卫生结果与影响评价等。公共卫生作为社会公共事务的重要组成部分,是政府的职责,卫生经费主要由政府投入。至于公共卫生所覆盖的部分健康促进、健康教育和人群疾病防治工作,则已归入社区卫生服务范畴。

(二)健康促进

WHO 的定义是:促进人们提高和控制自己健康的过程,是协调人类与他们环境之间的战略,规定个人与社会对健康各自所负的责任。第一次健康促进国际大会发表的《渥太华宣言》明确指出,健康促进的主要工作:①制定健康的公共政策;②创建支持的环境;③加强社区的行动;④发展个人的技能;⑤调整保健服务方向。特别强调必须遵循政府领导下的多部门多学科共同参与的原则,通过健康教育和卫生立法等手段引导人们改变不良的生活方式。

(三)健康保护

主要由政府负责,是通过社会行动(如法律、法规)、环境治理等减少可能威胁健康的情况或事件的发生而在社会和社区群体水平上(不是个体水平)组织的系列活动。所涉及的工作内容有:传染病防控、职业安全与职业卫生、环境卫生、食品与药品安全、意外伤害的防治等等。健康保护是对有明确病因(危险因素)或具备特异预防手段的疾病所采取的措施,在预防和消除病因上起主要作用。如长期供应碘盐来预防地方性甲状腺肿;增加饮水中的氟含量来预防儿童龋齿的发生;改进工艺流程,保护环境不受有害粉尘的侵袭,以减少肺癌和肺尘埃沉着病的发生;通过孕妇保健咨询及禁止近亲婚配来预防先天性畸形及部分遗传性疾病等。

(四)初始级预防

健康保护工作多属于初始级预防(有的学者亦称"零级预防"),是先于一级预防的预防策略。它从疾病或健康问题流行的基础环境与先决条件入手开展预防工作,避免全人群或特定人群暴露于致病因子;并解决健康保护资源的失衡问题。从健康保护的策略出发,可将预防的关口比一级预防前移,让健康人群不接触危险因素,使他们得到完全的健康保护,故具有更为重要的现实

意义,所产生的社会效益和经济效益更大。政府及其相关部门对其负有更大的责任。相对而言,一级预防(亦称作病因预防)则是针对疾病易感期而采取的预防措施,在躯体与精神问题、疾病可察觉之前,通过控制已经产生的具体致病因子或危险因素来预防疾病的发生,努力降低健康人群的平均风险水平或高危个体的暴露水平。

(五)现代公共卫生的领域扩展(新公共卫生)

一方面根据初始级和一级预防的要求,预防和保护健康的工作已跨出卫生系统,在政府领导和协调下,实现跨部门、跨行业、跨国界、全社会参与的联合行动,在新发传染病防控、食品安全、环境卫生等工作中表现得尤为突出;另一方面,预防工作本身又在逐步以群体预防为主向个体(包括临床预防服务和自我保健)、家庭和群体预防相结合的系统的、综合的、主动的管理模式方向发展,从生物预防扩大到心理行为和社会预防,从独立的预防服务转向防治结合,从被动预防转向个体和社会要对健康负责的主动预防。所谓的准公共卫生服务,是介于公共卫生和个体保健之间,具有明显的社会效益,需要政府和个人共同分担费用的卫生服务,多为人群疾病防治工作。

世界卫生大会通过的新修订的《国际卫生条例》(IHR),成为全球公共卫生事业的新里程碑,该文件充分体现了新公共卫生的理念,大大加强了国际间多部门间的防病合作,对推动世界各国共同抗击重大传染病等突发公共卫生事件具有深远的意义。

(六)全科医疗工作

全科医师和专科医师同是为个体患者提供服务的临床医师,由其提供的全科医疗服务属于基层医疗保健,其主要职能是在基层进行个体服务对象的疾病防治,在此基础上,为了适应社区卫生服务发展的需要,已延伸到人群防治领域开展力所能及的工作。公共卫生服务的发展,特别是常见慢性疾病的预防与管理已由群体扩及个人防治,而全科医疗服务又纳入了人群防治工作,两者正在互相渗透、整合。社区卫生服务促进了医学与公共卫生整合,作为社区卫生服务核心力量的全科医师负责组织团队,并协调利用专科医师和防保人员的服务。社区卫生服务还需要专职的防保医护人员,不能将过多的人群防治工作都加到全科医师身上,不要影响他们临床服务的主业。

八、发展社区卫生服务的意义

大力发展社区卫生服务,构建以社区卫生服务为基础、社区卫生服务机构与医院和预防保健机构分工合理、协作密切的新型城市卫生服务体系,对于坚持预防为主、防治结合的方针,优化城市卫生服务结构,方便群众就医,减轻费用负担,建立和谐医患关系,具有重要意义。

(一)社区卫生服务是提供基本卫生服务,满足人民群众日益增长的卫生服务需求,提高人民健康水平的重要保障

社区卫生服务覆盖广泛、方便群众、能使广大群众获得基本卫生服务,也有利于满足群众日益增长的多样化卫生服务需求。社区卫生服务强调预防为主、防治结合,有利于将预防保健落实到社区、家庭和个人,提高人群健康水平。2000年我国已全面进入老龄化社会,发展社区卫生服务是应对这一严峻挑战的必需举措。经验表明:到位的社区卫生服务是省钱、省力、省心、省人的便民利民工程。

(二)社区卫生服务是深化卫生改革,建立与社会主义市场经济体制相适应的城市卫生服务体系的重要基础

社区卫生服务是城市卫生工作的重点,可以将广大居民的多数基本健康问题解决在基层。

积极发展社区卫生服务,有利于调整城市卫生服务体系的结构、功能、布局,提高效率,降低成本,形成以社区卫生服务机构为基础,大中型医院为医疗中心,预防、保健、健康教育等机构为预防、保健中心,适应社会主义初级阶段国情和社会主义市场经济体制的城市卫生服务体系新格局。

(三)社区卫生服务是建立城镇职工基本医疗保险制度的迫切要求

社区卫生服务可以为参保职工就近诊治一般常见病、多发病、慢性病,帮助参保职工合理利用大医院服务,并通过健康教育、预防保健,增进职工健康,减少发病,既保证基本医疗,又降低成本,符合"低水平、广覆盖"原则,对职工基本医疗保险制度长久稳定运行,起重要支撑作用。

(四)社区卫生服务是加强社会主义精神文明建设,密切党群干群关系,维护社会稳定的重要途径

社区卫生服务是解决居民"看病难""看病贵"问题的有效手段,通过多种形式的服务为群众排忧解难,使社区卫生人员与广大居民建立起新型医患关系,有利于加强社会主义精神文明建设。积极开展社区卫生服务是为人民办好事、办实事的德政民心工程,充分体现全心全意为人民服务的宗旨,有利于密切党群干群关系,维护社会稳定,促进国家长治久安,是建设社会主义和谐社会的重要保证。

(隋一鸣)

第二节　社区卫生服务管理概论

一、管理学基本理论

社区卫生服务管理是管理学门类中公共管理学科的二级学科--卫生事业管理的主要分支学科之一,其基本理论大多源自管理学的基本理论。为此,我们需学习一些管理学的基本概念与理论。

(一)基本概念

1.管理

通俗的说法是将管理简单地解释为"管辖""处理",顾名思义是"管人理事",即对一定范围内的人员及事物进行安排与处理。一般教科书上的定义:管理是一个过程,是让别人与管理者一道去实现既定目标的活动过程。更确切的完整的管理定义:通过获取信息、决策、计划、组织、领导、控制和创新等职能的发挥来分配、协调、有效整合一切可以调用的资源(包括人力资源在内),以实现组织既定目标与履行责任的活动。管理是一切有组织的集体活动所不可缺少的要素行为。

还有些学者认为,"管理就是决策",就是确定目标和实现目标的措施、办法,他们强调把现代科学技术引进管理活动中来。实施管理,就是创造并保持一种环境,使组织(群体)中的成员能够充分发挥其聪明才智和潜能,为实现组织(群体)目标而努力奋斗的动态活动过程。

理解管理定义应把握以下要点。

(1)管理的载体是组织:管理必须是两人以上的集体活动,管理不能脱离组织而存在,组织中必定存在管理。

(2)管理的本质是分配、协调活动或过程:协调,包括基础(结构)要素之间、个人目标与组织目标之间、各部门及各项工作之间、各管理职能之间的协调及管理职能自身的协调,并取决于每个人是否清楚了解自己应该如何工作。

(3)管理的对象是包括人力资源在内的一切可以调用的资源,通常包括人力、物力、财力、顾客、信息等资源;其中,人员是最重要的。任何资源的分配、协调最终都是以人为中心的,故管理要以人为本,以人为中心。资源管理处于不断变动与整合的动态过程中,要合理、有效地保证人流、物流、资金流和信息流的通畅进行,由此构成管理的主要内容。

(4)管理的职能是信息获取、决策、计划、组织(含人员配备)、领导、控制和创新。

(5)管理的目的是为了实现组织的既定目标,而该目标仅凭单个人的力量是无法实现的。

2.管理的特性

管理具有以下鲜明的特性:动态性、目的性、组织性、人本性、创造性、经济性、社会性、权变性(随机性)、实践性。

管理的基本特征:①管理是一种文化现象和社会现象;②管理的主体是管理者;③管理具有自己的任务、职能并分为不同的层次;④管理的核心是处理好人际关系。

3.管理学

管理学是一门系统地研究管理活动及其普遍规律、基本原理和一般方法的科学,是自然科学与社会科学等多学科相互交叉产生的边缘学科。管理学的研究内容非常广泛。管理学研究的对象是组织的管理活动和管理过程。

管理学属于软科学领域,是一门在实践中每时每刻都在发展的学科。

(二)管理的性质

1.管理的属性

管理具有自然属性与社会属性这二重性。管理的二重性是马克思主义关于管理问题的基本观点。管理一方面是由于有许多人进行协作劳动而产生的,是生产社会化引起的,是有效组织劳动所必需的,因此,它具有同生产力、社会化生产相联系的自然属性;另一方面,管理又是在一定的生产关系条件下进行的,必然体现生产资料占有者指挥劳动、监督劳动的意志,因此,它又有同生产关系、社会制度相联系的社会属性。这两方面的属性就是管理的二重性。

管理的二重性反映出管理的必要性和目的性。所谓必要性,意指管理是生产过程固有的属性,是有效地组织共同劳动所必需的;所谓目的性,是说管理直接、间接地同生产资料所有制相联系,反映生产资料占有者组织劳动的目的。

2.管理的科学性和艺术性

管理既是一门科学又是一门艺术。必须结合国情考虑管理的文化背景,要结合自己本部门、本单位的实际,因地制宜地开展管理工作,而不能生搬硬套管理的理论。

(三)管理的基本职能

管理的基本职能至少是计划、组织(含团队建设与组织文化建设)、领导(指导、协调、沟通与激励)、控制四项。此外还经常包括的职能有决策职能、创新职能、教育培训职能与学习型组织发展职能等。

二、社区卫生服务管理的基本概念

(一)社区卫生服务管理的目的

社区卫生服务管理的目的是为了实现组织的既定目标,并且要在有限的卫生资源条件下创造出最大的效益。要用管理科学的理论、方法指导管理活动,合理使用卫生资源,提供适宜的技术服务,努力实现优质服务,最大限度地保障社区居民的健康。

(二)社区卫生服务管理内容

社区卫生服务管理内容包括:需求调查、社区诊断、计划、服务体系与服务组织的构建与管理、卫生资源管理、质量管理、服务评价等,将分别在后面各章节逐一加以介绍,此外还应涉及下述一些内容。

1.坚持我国卫生事业的性质和新时期卫生工作方针

1996年12月,中共中央、国务院召开的第一次全国卫生工作会议上公布的我国新时期卫生工作方针:以农村为重点,预防为主,中西医并重,依靠科技与教育,动员全社会参与,为人民健康服务,为社会主义现代化建设服务。同时确定的我国卫生事业的性质是政府实行一定福利政策的社会公益事业。

我们必须认真地完整地把握这一基本性质,并全面贯彻我国新时期卫生工作方针,切切实实地为人民健康服务,为社会主义现代化建设服务。这就决定了基本的卫生服务不能像其他行业的服务那样走向市场化,其一是因为市场运作的目的是追求利润的最大化,有悖于卫生服务的性质与服务目的;其二是由于信息不对称,医师处于绝对垄断的地位,市场运作必然失灵;其三是卫生服务的基本需求是刚性的,没有钱也得看病,价格调整需求是有限的,市场的价格杠杆也往往会失灵;其四是卫生服务必须体现社会的公平性与基本人权的保证与维护;其五是受道德伦理制约。

为了人民的健康,临床工作者必须切实执行预防为主的方针。在抗击SARS的战役中,由于临床医务人员普遍对传染病预防知识了解不够,所出现的被动局面与造成的损失令人记忆犹新。美国的经验证明,在刚刚过去的一个世纪中,卫生工作已使其国民出生时的预期寿命延长了30年,其中25年归为费用有限的公共卫生与预防工作的功绩,而花费惊人的临床医疗保健服务工作的贡献仅为5年,即便如此,这5年中仍有1.5年是临床预防服务(如疾病免疫和筛检)的贡献。历史又一次肯定,在提高国民身心素质、保障人民健康的工作中,投入少、产出高的公共卫生与预防工作必须置于国家最需优先发展的地位。

2.卫生政策开发与实施

卫生政策是政府和社会为保障国民的健康而制定的一系列方针、措施、法律、法规等。卫生政策对卫生事业和卫生服务的发展具有决定性的影响力,因此,如何科学地制定适宜的卫生政策,如何评价相应政策实施的效果与影响等是卫生事业和社区卫生服务管理的重要内容。卫生政策管理包括政策制定、政策分析、政策评价等。政策管理的研究对象:政策主体、客体、目标、资源、形式。

政策具有以下特征:政治性、价值选择性、层次性、阶段性、功能多样性、合法性、权威性(强制性)、普遍性(公共性)、稳定性等。

卫生政策具有指导、协调、控制、分配等功能。政策能够规范和指导人们的行为,通过确立目标、规范方向、教育引导、统一观念,进而对社会过程和现象的发展方向、速度、规模产生制约。政策对公众行为和社会发展具有调节、调适功能。政府运用政策对社会公共事务中出现的利益矛盾进行调节与控制。政府通过制定与实施政策为其服务的公众健康的需要对卫生资源公平、合理、有效地加以分配。具体的卫生政策有健康保障制度、城镇医药卫生体制改革政策、城市卫生服务体系改革政策、卫生管理体制改革政策、卫生经济政策等。

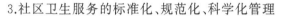

3.社区卫生服务的标准化、规范化、科学化管理

建立社区卫生服务机构的基本标准、基本服务规范和管理办法,完善各种规章制度。建立科学的考核、评价体系。加强社区卫生服务人员执业资格管理,规范服务行为;进行基础理论、基本知识、基本技能的培训与考核;树立严格要求、严密组织和严谨态度的良好作风。要依法严格对社区卫生服务机构和执业行为的监督管理。逐步建立社区卫生服务的管理信息系统。社区卫生服务的计划、实施和评价的全过程管理。

三、社区卫生服务管理常用的研究方法

社区卫生服务管理研究多综合使用管理流行病学、卫生统计学、管理运筹学、管理心理学(组织行为学)、社会科学等的研究方法。常用的研究方法有调查研究、实验研究、分析研究、理论研究等方法。

四、社区卫生服务管理的相关学科

社区卫生服务管理是一门理论性、实践性和综合性很强的多学科交叉的边缘性应用学科,因此与许多学科有密切关系,主要相关学科分别介绍如下。

(一)管理学

管理学是系统地研究管理过程的普遍规律、基本原理及一般管理方法的科学。社区卫生服务管理是卫生事业管理的分支学科,卫生事业管理又归属于管理学门类的公共管理学科范畴。社区卫生服务管理的基本原理、原则和方法,多源自管理学。所以应学习一些基本的管理学知识,才能学好本课程。

(二)组织行为学

组织行为学(管理心理学)是研究组织中及组织与环境相互作用过程中,人们从事工作的心理活动和行为反应规律性的科学。通过揭示组织中人的心理活动和行为反应规律,提高不同层次管理者对人的行为的预测、引导和控制的能力,充分调动人的主动性、创造性,更有效地实现组织目标。管理的基本职能的实施,尤其是领导职能,均需要组织行为学的理论支持。

(三)社会学

社区是一个小社会,开展社区卫生服务管理需要许多社会学的基本知识。社会学是从社会的整体功能出发,通过社会关系和社会行为来研究社会的结构、功能、发生、发展规律的学科,其研究领域涉及社会生活的各个方面。社区卫生服务的发展必然受到社会环境与多种社会因素的影响,诸如人口学问题、住房问题、社会制度等。社会学的研究方法,尤其是社会调查方法亦是社区卫生服务管理常用的技术方法。医学社会学是社会学的分支学科。医学社会工作者是社区卫生服务团队的重要成员之一,能够帮助患者有效地解决影响卫生服务利用的社会问题。

(四)卫生统计学

卫生统计学是把统计学的理论和方法运用于医学实践、医学研究和卫生服务管理的一门学科。可广泛用于研究分析社会因素、环境因素、生物因素对人的健康影响,评价医疗效果、服务质量,进行项目评价与质量控制,进行财务管理及成本控制等。在科研工作中进行单因素(变量)、多因素的统计学检验与分析,是管理工具,研究工具。因此掌握基本的统计学方法、技术及统计软件的应用,是学好社区卫生服务管理,提高创新和科研能力的基础。

(五)流行病学

流行病学是研究人群中健康与疾病状况的分布及其影响因素,并研究如何预防与控制疾病、促进健康的策略和措施的科学。流行病学也是一门医学方法学,它不仅广泛地应用于疾病的防治研究,还是社区卫生服务管理与研究的基本方法,如测量社区人群的卫生需要与服务需求,进行社区诊断,发现并确定主要的卫生问题,为卫生管理决策提供正确信息,制定卫生计划,进行临床决策,评价卫生服务效果,卫生项目与卫生服务评价,分析卫生政策,临床质量控制及用于制订规范化的临床指南等,由此形成了管理流行病学这一重要的学科分支。

(六)卫生经济学

卫生经济学应用经济学的理论、概念和方法阐明和解决健康及卫生服务中的经济现象和问题。其研究的对象是卫生服务过程中的经济活动和经济关系,研究的内容是揭示经济主体间的经济关系和经济活动中的经济规律,最优化地筹集、开发、配置和利用卫生资源,提高卫生服务的社会效益和经济效益。社区卫生服务管理中的政策制定、卫生计划、资源配置、卫生服务评价等都会涉及到经济学问题,需要运用经济学的理论和方法。从管理的目的看,管理就是要以最小的投入获取最大的产出,为此常要进行成本效果分析、成本效益分析及成本效用分析,尤其是在卫生资源紧张的前提下,利用卫生经济学的理论解决社区卫生服务管理问题是非常必要的。

(七)卫生法学

卫生法学是研究卫生法律现象及其发展规律的一个新的部门法学,是医学、卫生学、伦理学等学科和法学相结合的一门边缘学科。卫生法是与医疗卫生保健有关的一般民事法、行政法及刑法等法律、法规的总称。法制管理是社区卫生服务管理的重要手段之一,要掌握卫生法学知识,提高管理水平,运用卫生立法、执法和监督等管理过程为社区卫生服务管理服务。

(八)伦理学

医学伦理学是用伦理学理论和原则来探讨和解决医疗卫生工作中医患关系行为的学科。其特点是,随着医疗卫生事业的发展,医学已从医师与患者间一对一的私人关系,发展为以医患关系为核心的社会性事业,因而要考虑双方的收益和负担的分配以及分配是否公正的问题,即公益论。此外,由于生物医学技术的广泛应用,医疗费用的上涨等,现代医学伦理学更多地涉及患者、医务人员与社会价值的交叉或冲突,及由此引起的伦理学难题。医学伦理学三个最基本的伦理学原则是:患者利益第一、尊重患者、公正。社区卫生服务和管理中的伦理学问题非常突出。卫生政策的制定、处理医患之间的利益关系、临床检查与临床决策、临床试验与处理、有关患者的信息管理等过程中,都必须尊重患者的权利,遵守伦理道德规范与准则,特别要处理好特殊场合的伦理问题。

(九)社会医学

社会医学是一门医学和社会科学相结合的边缘交叉学科,它主要研究社会因素与健康及疾病之间的相互作用及其发展规律,以制订社会保健措施,保护和增进人群的身心健康水平和社会活动能力,提高人们的生活质量。它从社会系统出发,研究政治、经济、法律、文化、环境保护政策、社会福利、行为习惯及卫生组织制度等与人群健康的相互作用和影响;研究一定人群的健康水平及卫生资源的利用;研究社会卫生策略与措施;根据疾病防治工作的实践需要,发展社会医学的理论、方法。

(十)社区医学

WONCA/WHO工作组对社区医学所下的定义:关系一定人口或人群健康的医学学科;关

注作为整体(非个人的)社区的健康;常由国家或卫生当局通过社会集体行动开展,包括流行病学、筛检、环境卫生,涉及健康促进、疾病与残疾预防、康复等活动。社区医学是以社区为立足点,应用多学科的方法进行社区调查,了解社区医疗保健需求情况,并经社区诊断确定社区存在的主要健康问题及解决的优先顺序,根据可供应用的社区卫生资源,制订社区卫生计划,动员社区力量,通过社区卫生服务,达到在社区水平上防治疾病、促进社区健康的目的。

(十一)循证医学

循证医学(evidence-based medicine,EBM)是近十几年迅速兴起的一门新学科,它是基于现有最好证据,兼顾质量、经济效益和价值取向,进行医学实践的科学。实施循证医学将加速低廉有效的医疗卫生措施的推广,淘汰现行的医学实践中无效的干预措施,从而能够充分地利用有限的资源,提高医疗卫生服务的质量和效率。20世纪末期,循证医学已从临床实践扩展到整个保健系统,由此提出了循证保健(evidence-based health care,EBHC)的全新理念,它主要包括循证管理、循证政策、循证采购、循证实践等内容。现在,循证医学的实践范围涵盖了一切与医疗卫生服务有关的活动和行为,因此,学习和掌握循证医学的思想和方法,是每一个卫生工作者的必修课。

(隋一鸣)

第三节 社区卫生服务发展环境

一、概述

社区卫生服务发展既取决于社区卫生服务机构、工作团队的自身实力,又依赖于外部条件和环境。环境是组织生存的前提,为组织提供发展空间、生存和发展的机会,也可能对组织有制约作用。发展环境与管理环境是指一切存在于组织内外并对组织有现实和潜在影响力的因素,如社会制度、经济基础、管理水平、文化背景、人口状况、科技发展水平生态环境。

组织发展的外部环境按其对管理的影响程度划分为一般环境和具体环境。一般环境(间接环境):政治法律与政策环境、社会文化环境、经济环境、技术环境、自然环境、服务市场。

具体环境(又称直接环境或特殊环境):指对某一个特定的组织产生直接影响的环境。其影响因素有供应商、顾客、竞争者、政府、公众压力集团等。

管理环境分析包括环境的稳定性分析、环境的机会与风险分析、环境的竞争性分析。

一项调查指出,社区卫生服务的发展因素按重要性的大小排列依次是政府支持问题、经费问题、社区医生技术、医务人员观念、服务内容、社会支持问题、服务态度、管理和评价、居民支持等。

二、社区卫生服务在卫生服务系统中的地位与作用

社区卫生服务的定位:①社会功能定位,是促进社会公平、维护社会稳定、建设社会主义和谐社会与小康社会的基石;②社区功能定位,是社区服务的核心功能之一,是社区建设的重要组成部分;③在卫生服务系统中的功能定位是,属于公共服务,是基础性的一线的首诊服务,是居民出入卫生服务系统的门户,也是实现人人享有初级卫生保健目标的基本途径。

合理的卫生服务布局结构应呈正三角形或"金字塔"形,社区卫生服务中心则形成基础网络,呈现为正三角形服务体系的底部。社区卫生服务负责常见病、多发病的防治工作;而大医院负责疑难重症病人的诊治。社区卫生服务与大医院的服务是互补与互助的合作关系。

若社区卫生服务在国家卫生服务系统中不受重视,地位不高,则难以发展,就会影响整个国家居民的健康及卫生费用的失控。美国 Barbara Starfield 进行的西方 10 个主要国家基层保健跨国比较的研究结果显示:美国由于崇尚市场竞争机制和专科服务,基层卫生保健得不到应有的重视,在 12 个西方发达国家比较中,评价卫生服务系统和服务特征的 11 项基层保健工作指标平均得分最低(满分为 2)仅为 0.2;由此导致消费的人均卫生经费最高,而取得的服务效果却落后于其他国家,居民满意度很低,14 项评价国民健康指标的结果得分很不理想。美国卫生保健费用支出占 GDP 的 14.3%,人均卫生保健费用已高达 4 611 美元,远远超过其他发达国家,且至今还有 15% 以上的人无医疗保险。在这种环境下,已有部分保险机构(如健康维持组织,HMO)采用家庭医生做首诊医生,但家庭医师地位和收入仍比专科医生低得多,家庭医师队伍发展缓慢,占医生总人数的比重在不断下滑。

以下证据进一步证明了基层保健医师的重要性,是专科医生无法替代的。基于资料统计分析揭示,美国基层保健与年龄标准化死亡率的关系:控制收入不平衡因素进行分析,基层保健医生数(包括家庭医生、普内科及普儿科医生)增加 20%,相应的死亡率就会减少 5%(10 万人减少40 人的死亡);如果增长的只是家庭医生,效果则更明显,每 1 万人增加 1 名家庭医生,那么10 万人里就会减少 70 人的死亡;用专科医生的增长率来比较时,若专科医生数增长率是 8%,那么死亡率就会相应增长 2%。美国连续 5 年(1987～1992 年)的卫生保健费与死亡率状况的观察分析结果是:成年人将基层保健医生而不是专科医生作为自己的私人医生时可减少 33% 的保健费,减少 19% 的死亡可能性。

英国的卫生服务是许多国家学习的榜样。英国采取国家保健服务制,以基层卫生保健为基础,大力扶植全科医生服务体制,在西方国家卫生服务跨国比较中,基层保健得分最高,平均获得1.7 分,国民的健康水平评价也很理想,而人均使用的卫生费用仅为美国的 1/3。英国基层卫生保健工作之所以成功,很重要的是全面实行了全科医生首诊制,由全科医生为居民提供全面照顾,帮助居民选择使用专科医生的服务,全科医生收入高,队伍稳定发展。

我国处于并将长期处于社会主义初级阶段。就卫生工作来说,我国的卫生资源仅占世界的2%,却要支撑占世界 22% 人口的医疗卫生服务。这种国情决定了在城市卫生工作中必须寻找一种成本低、效果好的卫生服务提供方式,用有限的资源为人民的健康办更多更好的实事。国内外长期的实践证明,积极发展社区卫生服务,以社区卫生服务为基础,形成社区卫生服务与区域卫生服务合理分工的卫生服务体系,是提高卫生服务整体效能、节省成本支出的重要途径。

但是,由于指导思想上的偏差,长期以来,在城市卫生工作中一直存在着重视大中型医疗卫生机构建设、轻视基层医疗卫生机构建设的情况。有关研究显示,20 世纪 80～90 年代,国家对城市各级医疗卫生机构的投入呈现明显的倒三角状态,政府对城市一、二、三级医院卫生事业费和专项拨款的比例大致为 1:(22～23):(110～250)。也就是说扣除物价上涨因素,政府对城市基层一级医院的投入接近负增长。这种一头重、一头轻的投入方式,导致基层社区的卫生服务能力与区域卫生服务能力严重失衡,城市卫生服务体系呈现"一条腿长、一条腿短"的状况。这种状况既影响卫生资源总体效能的有效发挥,也无形中增加了卫生服务体系的运行成本,与社会主义初级阶段国情的要求不相适应。此前,国家卫生服务调查显示,虽然全国开展社区卫生服务已

5年多了,居民不问大小病而向大医院集中求医的不合理流向未能扭转,城乡居民到基层医疗机构就诊的比例不但没有上升,却仍在不断下滑。由此足以说明,发展的大环境不利,则社区卫生服务发展困难。

三、政策环境

我国既往的政策环境和现实环境仍存在许多不利于社区卫生服务发展的地方,可反映在下述的内容中。

(一)卫生服务公平性与效率

联合国开发计划署委托中国发展研究基金会组织撰写的《中国人类发展报告2022》显示,中国的人类发展指数在世界177个国家和地区中排名升至第79位,为中度人类发展国家,但中国经济增长奇迹中的受益者与落后者之间的鸿沟正逐渐拉大。这种不公平尤其在地区之间、城乡之间、性别之间及不同人群之间表现得极为突出,反映收入分配差距的基尼系数在中国已超过0.4的警戒线。

这一问题在卫生服务方面表现得更为突出。50.4%的中国城市居民和87.4%的农村人口还没有任何医疗保障,城市低收入人口中无医疗保障人口的比例高达76%。而且,近年来居民卫生服务利用和公共卫生服务的城乡差别、不同经济水平人群之间的明显差距不但没有缩小,反而在进一步加剧。这表明,我国今后医疗卫生体制改革需要解决的主要问题是医疗卫生领域的社会公平问题。

(二)政府的卫生费用投入不足问题

中国卫生总费用占国内生产总值的6.2%,高于世界卫生组织规定的5%的下限,但其构成比有问题。我国在改革开放初期,政府预算支出占卫生总费用的比重为36%,到1990年,下降到25%;到2000年,下降到14.9%。与此同时,社会支出的份额(公费医疗经费)也从44%下降到24.5%;反过来,居民个人卫生支出的比重节节攀升。1980年,居民卫生支出占卫生总费用的比重为23%;到2000年,已高达60.6%(发达国家是27%),换句话说,过去这些年中国卫生总费用的增长主要是由居民个人负担的。

卫生资源的配置应与需求和需要相对应,但目前我国城市卫生资源的80%配置在社区以上,呈现不合理的"倒三角形"状态。我国城市卫生资源配置重心偏上,向基层社区转移力度很弱。以医疗为主的服务模式、"以医养防"的补偿机制,使社区的公共卫生服务在有些地方难以得到有效落实。世界银行1993年提出基本卫生服务所需费用的最低限度:发展中国家约为12美元/(人·年),中等收入国家约为22美元/(人·年);其中大约1/3用于公共卫生服务,2/3用于临床服务。

由于以上原因,加之多数人无任何医疗保障,使城乡居民对医疗卫生服务的需求和利用呈明显下降趋势,有效需求发生转移。

四、社区卫生服务与医疗保障制度

随着社会、经济发展,人群对卫生服务需求不断提高,医疗费用高速增长,原有的医疗保障制度已不能适应时代的需要而必须改革。要建立并完善多层次的医疗保障体系,为国民提供基本的医疗保障,这关系到我国改革、发展和稳定的大局。

(一)由中央政府和地方政府分级负责的社会保障体系基本框架

中国的社会保障体系包括社会保险、社会福利、优抚安置、社会救助和住房保障等。社会保险是社会保障体系的核心部分,包括养老保险、失业保险、医疗保险、工伤保险和生育保险。为满足不同参保人员的医疗需求,减轻参保人员的个人负担,我国已建起了多层次医疗保障体系:基本医疗保险制度、各种形式的补充医疗保险、商业医疗保险、社会医疗救助制度、新型的农村合作医疗。

(二)城镇职工基本医疗保险

国家颁布《关于建立城镇职工基本医疗保险制度的决定》,在大陆实行社会统筹与个人账户相结合的城镇职工基本医疗保险制度。这一基本医疗保险制度原则上实行属地管理。城镇职工医疗保险制度改革的基本思路是"低水平、广覆盖,双方负担,统账结合"。基本医疗保险覆盖城镇所有用人单位和职工,包括所有机关、事业单位、各种类型企业、社会团体和民办非企业单位的职工和退休人员。基本医疗保险资金来源主要为用人单位和个人共同缴纳医疗保险费。医疗费由医疗保险基金和个人共同分担,门诊(小额)医疗费用主要由个人账户支付;住院(大额)医疗费用主要由统筹基金支付。

经费使用控制管理办法:①制定国家基本医疗保险药品、诊疗项目和医疗服务设施的目录;②保证参保人员享受必要的医疗服务,限制不合理的医疗费用支出,以提高基本医疗保险基金的利用效率;③对提供服务的医疗机构和药店实行定点管理,建立竞争机制,选择医疗行为规范、服务较好的医疗机构和药店作为医疗保险定点机构;④制定和不断完善医疗保险经办机构与定点医疗机构的费用结算办法。借助这些管理办法在一定程度上抑制了医疗费用不合理的增长势头。

(三)与城镇职工基本医疗保险配套的补充医疗保险

(1)大额医疗费用补助制度,其资金来源主要由个人或企业缴纳,以解决超过基本医疗保险最高支付限额以上的医疗费用。

(2)补充医疗保险,主要用于解决企业职工基本医疗保险待遇以外的医疗费用负担。企业补充医疗保险费在工资总额4%以内的部分,从成本中列支。

(3)医疗补助制度,针对国家公务员及原享受公费医疗的事业单位人员,建立公务员医疗补助制度。

(4)由工会组织经办的职工互助保险。

(四)商业医疗保险

包括寿险、健康险和人身意外伤害险。

(五)医疗救助

针对弱势群体建立了相应的医疗救助制度,主要由政府投入支持的,为特殊困难群体提供基本医疗保障。

(六)新型农村合作医疗

目前,全国已有30个省(自治区、直辖市)的310个县(市)进行了新型农村合作医疗试点,已将个人为主、集体为辅、政府扶持的筹资方式改为个人缴费、集体补助、政府补贴的筹资方式。起初,保险报销范围并未覆盖社区卫生服务,现在多数地区已将社区卫生服务纳入基本医疗保险报销的范围(定点医疗机构),有力地促进了社区卫生服务的发展。很多地区出台了引导居民优先选择全科医生服务和社区卫生服务的价格优惠政策。同时,一些社区卫生服务开展得好,人员素质高的地区,由于服务质量有保证,成本又低,正在积极探索发挥保险制度的守门人功能。这将对职工基本医疗保险制度长久稳定运行,起更大的支撑作用。

（隋一鸣）

第四节　社区卫生服务管理的基本理论与方法

一、社区卫生服务管理的基本理论

社区卫生服务管理理论是指导社区卫生服务工作的理论基础,是在社区卫生服务管理的实践中逐步形成的。它引入了管理学的基本理论和原理,并结合社区卫生服务的实际,形成了社区卫生服务管理的基本理论框架;它包含了社区卫生服务管理的理论体系、基本理念和基本原理等内容。

(一)社区卫生服务管理的理论体系

1.社区卫生服务管理理论和思想体系

社区卫生服务管理思想体系是由原理、观念、观点组成的完整系统,是社区卫生服务管理者和研究者把感性认识材料经过加工改造而达到的思想成果。科学的管理原理是人们对客观事物本质及其规律的正确反映,是从实践中概括出来的,并经社会实践的检验和证明的理论。观念是客观事物在人脑里留下的概括的形象。观点是人们观察事物时所处的位置或采取的态度或对事物和问题的看法,这些都属于理性认识。社区卫生服务管理的思想体系是由社区卫生服务管理本身及其相关的管理理论、观念和观点组成的体系。

(1)社区卫生服务管理的理论系统:社区卫生服务服务工作的现代化管理,需要用现代的科学管理理论来指导,是社区卫生服务管理实践与现代管理理论的结合,其理论系统包括辩证唯物主义方法论、系统论、控制论、信息论、行为科学、决策论等方面的理论组成。因此,社区卫生服务管理的研究者,应博采众长,结合社区卫生服务管理的实践,进行应用研究和理论研究。

(2)社区卫生服务管理的观念系统:管理观念是影响决策的主要潜在因素;管理观念是社区卫生服务发展的导航器,对社区卫生服务发展有全局性、根本性的作用。社区卫生服务管理的现代化,需要破除小生产式的管理模式,包括家长式管理,供给制式管理,封闭式管理,平均主义式管理。建立起反映社会化大生产规律要求的现代科学管理的观念。包括一切从实际出发的观念,满足需求的观念,系统观念,权变观念,权威观念和时间观念等。正确的管理观念,有助于社区卫生服务管理者在思想上形成一个符合我国社区卫生服务实际的管理思想框架,这是管理思想规范化在人脑中的正确反映。因此,社区卫生服务管理者要牢固树立市场观念,一切以患者为中心;树立服务观念,坚持以质量为核心;树立成本观念,实行社区卫生服务成本管理;树立规模-效益的观念,不断加强社区卫生服务机构的基础设施建设;树立信誉观念,在提高社区卫生服务机构形象上做文章;树立激励观念,完善社区卫生服务的系统化管理。

(3)社区卫生服务管理的观点系统:社区卫生服务管理,需要破除那些不适应社区卫生服务管理现代化的管理观点,即守旧的观点。包括:排斥横向联系的观点,排斥协作与联合自成体系的观点,排斥价值规律的观点,排斥竞争的观点等。需要树立社会化大生产的管理观点,包括:开放的观点,面向世界、面向未来的观点,激励观点,价值观点,改革创新观点等。管理观点是管理者对待某一具体管理事物所持的看法和态度。正确的管理观点是指导社区卫生服务管理活动的思想准则。

总之,管理原理、管理观念、管理观点构成了社区卫生服务管理的思想体系,是社区卫生服务管理现代化、科学化的先决条件,不重视管理原理和管理思想的研究,就会造成宏观决策失误,管理效率、效益低下,甚至对社区卫生服务服务工作造成重大损失。

2.社区卫生服务管理方法与技术体系

社区卫生服务管理方法与技术是在管理理论、原理和原则指导下,结合社区卫生服务与全科医学专业特点和规律形成的并用于实践的一系列管理方法与操作技能。社区卫生服务管理方法与技术是从管理理论出发,达到实现管理目标的手段、途径和桥梁。社区卫生服务管理方法和技术体系包括以下几个方面。

(1)现代管理科学的一般方法与技术:现代管理科学的一般方法与技术适用于各领域的管理,同样也适用于社区卫生服务管理。其内容主要包括:形式逻辑方法、辩证逻辑方法、系统分析方法与技术、控制方法与技术、决策方法与技术、预测方法与技术、模拟方法与技术、统计方法与技术、价值工程方法与技术、现代数学方法与技术、运筹学方法与技术、网络技术、电子计算机技术等。

(2)社区卫生服务管理的一般方法与技术:社区卫生服务管理的一般方法是现代管理方法与技术的专业化、实用化和具体化,主要包括三个层面。①决策层:是有关社区卫生服务服务事业发展的整体性、全局性、方向性和战略性的宏观决策方法,主要有规划方法、预测方法、目标决策方法、计划决策方法等。通过综合应用上述方法,研究确定社区卫生服务服务事业发展的方向、目标和速度,以及社区卫生服务服务资源的总量、结构、层次、功能、水平和布局等重大问题,为社区卫生服务服务事业和社区卫生服务管理的发展提出宏观的指导意见和发展对策。②管理层:是指社区卫生服务管理的重大决策与发展对策确定之后,在计划执行过程中,进行组织实施、监督检查、控制和评价的管理方法,是社区卫生服务服务职能部门的管理职能。其方法主要包括:行政管理、经济管理、法律管理、教育等方法;直接控制、间接控制、现场控制和反馈控制的方法等。这些方法都是为了对社区卫生服务服务工作中出现偏差或偏离目标等进行的有效控制,确保社区卫生服务管理活动沿着既定目标方向运行。对于合理利用资源、最大限度的发挥资源的效能、实现管理目标起重要的决定作用。③执行层:是指基层执行单位,贯彻执行有关社区卫生服务服务工作计划所采取的计划管理方法,是基层管理者的管理职能。对基层管理者的技术操作能力要求较高,但对统筹全局的能力要求较低。执行层的管理方法与技术主要包括:计划目标数量化、指标化方法,管理工作标准化、规范化、制度化、程序化方法,目标管理方法,全面质量管理方法,责任制管理方法,技术经济方法和技术控制方法等。基层管理者要综合应用这些方法与技术协调有关方面的活动,控制工作进度,解答和处理工作中出现的具体问题。他们工作的好坏,直接关系到组织计划能否落实,目标能否实现。所以,基层管理者在组织中起着十分重要的作用。

3.社区卫生服务管理能力体系

社区卫生服务管理人员认识问题、提出问题、分析问题和解决问题的能力,具体表现为理解判断能力、规划决策能力、组织协调能力、开拓创新能力、社会活动能力和业务实施能力。这些能力构成了社区卫生服务管理的能力体系。

（1）理解判断能力：能认识并领会农村管理方面的有关方针政策、文件指令、目标任务，并运用管理原理对社区卫生服务服务工作中的具体问题进行分析、综合，做出客观、准确的判断。

（2）规划决策能力：能合理利用社区卫生服务资源并对其资源的规模、结构、层次和布局进行统筹规划，对社区卫生服务服务工作方向性、全局性的重大问题做出决断。

（3）组织协调能力：能正确运用管理的组织职能，构建符合社区卫生服务管理特点和规律的组织网络，确定组织目标，制定组织计划，培训有关人员，并能组织实施，善于协调社区卫生服务服务部门内部以及内部与外部之间的关系。

（4）开拓创新能力：能对社区卫生服务服务工作进行研究、开发，建立健全社区卫生服务服务管理体系，拓展社区卫生服务服务领域，转变服务模式，改革创新，开拓进取。

（5）社会活动能力：能为有效开展社区卫生服务服务工作，在社会交往和人际关系方面进行广泛活动，并为社区卫生事业的发展创造良好的外部环境。

（6）业务实施能力：能按照上级制定的目标、方针、政策，具体实施有关社区卫生服务服务规划与任务，及时处理管理工作中存在的某些问题。指挥乡村卫生人员顺利完成各项医疗卫生服务任务。

（二）社区卫生服务管理的基本理念

1.以人为本、以健康为中心的社区卫生服务管理理念

以人为本，就是以人为根本，从人的整体性出发去认识问题、考虑问题、分析问题和解决问题。社区卫生服务的对象是人，包括健康人和患者。人是有尊严性和个性的生命，人的尊严性和生命必须受到同样的尊重。在社区卫生服务过程中，全科医疗提供的就是以人为本的健康照顾，这是一种人格化的健康照顾，体现人文精神的社区卫生服务。人文精神是医学的核心理念，医学按其使命来说，就是对人从生到死的全过程的关爱和尊重。

以人为本、以健康为中心的全方位的社区卫生服务模式，还强调持续性、综合性、个体化的照顾；强调早期发现并处理疾病；强调预防疾病和维持健康；强调在社区场所对患者提供服务，并在必要时协调利用社区内外的其他资源。其最大特点是强调对服务对象的"长期负责式照顾"，这意味着其关注的中心是作为整体人的服务对象，并对其长期负有管理责任。只要全科医师与服务对象建立了某种合同关系，就应随时关注他们的身心健康，对其主观和客观的、即刻的与长期的各种需求作出及时的评价和反应；无论何时何地都不能摆脱这种责任。由于医师对医学知识的把握胜于患者，所以说，这是一种以人为本、以健康为中心、以需求为导向的主动服务。

2.以现代医学模式为理念的社区卫生服务管理

社区卫生服务全面吸收了现代医学模式的理念，以生物-心理-社会医学模式为指导，逐步转变了临床思维观念，在提供医疗卫生服务的实践中充分体现了这一模式实质。具体体现在：从治疗服务扩大到了预防服务；从技术服务扩大到了社会服务；从院内服务扩大到了院外服务；从生理服务扩大到了心理服务；从社区卫生服务扩大到了社区服务。特别是在诊疗过程中，不但要作出生物诊断，而且要作出心理诊断和社会诊断；不但要进行生物治疗，而且要进行心理治疗和社会治疗。由此可见，医学模式转变的最直接体现就是医学观念、思维方式和服务模式的转变。社区卫生服务正是秉承了整合的生物-心理-社会医学模式和整体医学观，采用系统的、整体性的思维方式和以患者为中心、以家庭为单位、以社区为范围、以需求为导向的临床服务模式，整合了生物医学、行为科学和社会科学的最新研究成果和通科医疗的成功经验，实现了医学模式的实际转变（医学模式的发展与比较见表18-1。

表 18-1　医学模式的发展与比较

	生物医学模式	生物-心理-社会医学模式	生态医学模式
健康观念	无病	身体、精神和社会方面的完好状态,而不仅指没有疾病和虚弱	人的精神心理状态与生存环境(含自然生态和社会生态)的和谐适应(良性互动)
对疾病的认识	生物因素引起	不仅有生物源性疾病,而且有社会因素引起的精神心理疾病	一种健康不良状态,本质是人的身体和精神心理状态与生存环境的适应失谐,如艾滋病
思考范围	个体患者生理状态	个体及人群的身心健康状态	人的身体与精神心理状态与生存环境的依存关系
医学思想	有病即治	预防为主,防治结合	优化生存环境,辅以防治(绝非否定防治,而是从更高意义上理解和突出防治)
医学手段	对抗性医治	针对性的防和治	协调性的平衡(在与生存环境的平衡中实现身心平衡)
对医本质的认识	医即治病救"命"	医即防病治病,着眼于"人"而不仅仅是病	医的最高境界是创造良好生存环境,实现人类最佳生存状态。一切医学手段必须以此为导向,为此服务
对死亡的态度	救死压到一切	尽可能延寿(许多手段皆为此而设,如脏器移植、人工脏器等)	实现"健康死亡"(即古人讲的"形与神俱而终其天年度百年乃去"的无疾而终)为终极目的,不排除特殊情况下的"安乐死"
伦理本位	传统人道主义	革命的人道主义(个人本位+社会本位)	大生态本位(将人类与生存环境作为共体来考虑道德价值的取向)
医德标准	有利于疾病治疗康复	有利于社会人群的身心健康	有利于人类生存环境的优化与改善(以此统驭前两者,而不是排除前两者)
对应于古人认识	下医医病	中医医人	上医医国(可将"国"引伸为人类赖以生存的整个自然社会环境的泛指)

3.以团队合作为理念的社区卫生服务管理

团队合作是社区卫生服务的模式之一,尤其在社区卫生服务发展阶段团队合作是提供社区卫生服务的主要模式。社区卫生服务团队包括卫生机构团队(社区卫生功能团队)、专业技术团队、人员团队等。在社区,医疗机构(社区医院)、预防机构(区卫生防疫站、卫生监督所)、保健机构(妇幼保健院、所)和康复机构(康复中心、理疗医院)构成机构团队,通过合作为社区居民提供医疗、预防、保健和康复服务;在社区医疗中,自身存在着医疗服务的专业技术团队,如门诊团队、社区团队、医疗-社会团队以及康复团队等;社区护士、公共卫生护士、康复医师、营养医师、心理医师、口腔医师、中医医师、社会工作者、护工与全科医师组成人员团队,协同工作,共同维护社区个体和群体健康与生命质量。

(三)社区卫生服务管理的基本原理

1.基本原理

原理是指某一领域或学科中具有普遍意义的基本规律。科学的原理以大量实践为基础,故其正确性为实践的检验与确定。从科学的原理出发可以推演出各种具体的定理,对进一步实践起指导作用。

管理原理是对管理工作有规律的认识,即通过管理实践总结出来的行之有效的、带有规律性的认识。管理原理常常是"描述性的"或"规范性的"。如果一个原理仅仅陈述变量之间的关系,则称它是描述性的;如果一个原理的陈述方式是指明人们应该做什么,应该怎样做,那它就是规范性的,它告诉管理者,他们应该做什么,应该如何组织所有下属同心协力去努力,以最低的代价实现管理的目标。管理的目标是提高管理的效率、效果和效益,实现管理目标则是应用管理原理的基本准则。

管理原理是管理学的核心,它源于实践,高于实践,反过来又指导实践。事实表明,一个通晓、理解管理学原理而不懂各种管理技术和管理工具的管理人员,仍然可能成为一个有效的管理者,甚至可能是一流的管理者;而一个只知道管理技术和管理工具,不懂得管理学原理的人,算不上一个管理者,更不可能成为一个有效的管理者。因此,认真研究和熟练掌握管理原理,对于社区卫生服务管理具有普遍的指导意义。管理学的基本原理主要有以下四种。

(1)管理的系统原理:它不是把每个单位、每个人看成孤立的,而是看成系统中的一个部分。掌握这一管理的意义在于:在对任何一个社区卫生服务服务机构进行管理时,都应当把这个部门当成一个系统来看待,从整体上去观察问题、考虑问题;在研究社区卫生服务服务方面的某一事物时,必须对其部门诸要素间的联系及与其他事物之间的联系,加以全面考察分析,才能揭示出事物之间的本质联系和规律;在社区卫生服务管理工作中,要合理安排系统中各部门、各单位的秩序,协调各方面的关系,使他们密切配合,形成统一功能,从而减少由于内部矛盾而产生的摩擦。尤其是在一定的人力、物力和财力条件下,只有合理地进行组织、协调,才能使社区卫生服务服务系统发挥更大的作用,取得更大的效益。

(2)管理的人本原理:它是把一切管理都以充分调动人的积极性、做好人的工作视为搞好管理工作的根本。掌握这一管理原理的意义在于:社区卫生服务服务管理工作中要求每个管理者必须从思想上明确,做好人的工作这个根本是理好财、管好物、安排好时间、开发利用好信息等卫生资源的前提。要使全体社区卫生服务人员明确社区卫生服务工作的整体目标、自己的职责和工作意义,从而使每一位乡村医师积极主动、富有创造性地去完成自己的任务。

(3)管理的动态原理:即必须遵循在动态中作好管理工作的规律。要求每个管理者必须明确管理的对象、目标都在发展、变化,不能一成不变地去看待人和事。掌握这一原理的意义在于:社区卫生服务管理工作中,应该用发展的眼光来观察问题,认识问题,分析问题,解决问题。在把握管理对象处于不断运动、变化的情况下,去注意用不断调节的措施实现整体管理目标。

(4)管理的效益原理:效益指达到目标。在管理中,要讲求实效,最大限度的提高对社会的贡献。而贡献的大小,完全取决于管理的效益。效益越高,对社会的贡献就越大。管理的根本目的就在于通过科学管理,创造更多、更好的社会效益和经济效益。所谓经济效益是指人们对经济活动中的劳动耗费和劳动占用同劳动成果的一种比较。讲求经济效益,就是以尽量少的劳动耗费和劳动占用,生产尽量多的、有用的、符合社会需要的劳动成果;所谓社会效益,就是从社会的即宏观的角度考察的效果和利益。

在社区卫生服务管理工作中,各项工作和任务的完成都要以最小的投入(含人力、物力、财力等)获取更大的效益(含经济效益和社会效益),并且以社会效益为最高准则,同时也要讲求经济效益。社区卫生服务服务的经济效益和社会效益是辩证统一的关系,如社区卫生服务服务的经济效益就是以追求最大的社会经济效果和最高经济效率为目的。"少花钱,治好病"是医疗活动过程的基本要求。减轻患者的费用负担,就等于减少社会物质使用价值的消耗,也就是为社会创造价值,对患者有利,对社会有利。

2.基本原则

原则是指观察问题、处理问题的准绳,是根据客观事物的基本原理对所处理问题提出的共同遵循的行为规范。管理原则是指管理活动中必须遵循的行为准则、法则和规范。现代管理原则已经逐步形成了管理原则体系,由若干基本准则、管理职能和管理业务的主干原则及大量的局部原则组成的多层次结构体系。由于管理工作和管理活动具有多样化和复杂性的特点,必然要从多方面提出控制管理行为的准则。

管理的基本原则及其含义主要有以下几个方面。

(1)管理的整分合原则:就是对整体工作和目标进行分解,分工给大家去做,在分工合作的基础上完成整体工作,实现整体目标。

(2)管理的封闭原则:是指在任何一个系统内,其管理方式必须形成一个连续封闭的回路。所谓"言必行,行必果"就是这个道理。否则,管理大撒手,有令不行,有禁不止,就无法使管理取得应有的效益。

(3)管理的能级原则:就是根据能量级别的要求建立一定的管理序列、管理规范,以便分级、分层管理。做到人尽其才,各尽所能。

(4)管理的动力原则:就是调动和发挥人的积极性,因地、因时、因人制宜地选择或综合应用精神动力、物质动力、信息动力达到上述目的。

(5)管理的行为原则:就是对管理对象中的各类人员科学地进行心理、行为分析,针对不同管理对象的需求行为类型实施相应的管理方式,进行有效管理。

(6)管理的反馈原则:就是指挥中心把计划指令传送给执行系统后,还要运用执行系统反馈的信息再做出分析判断,适时调整指令,实现管理目标。有效的管理,必须做出有效的决策,必须遵循反馈原则,并使信息畅通,感受灵敏,这样才能做到分析有效,决断正确,指挥有力。

(7)管理的弹性原则:要求决策时必须留有一定余地,以应对随时可能出现的变化或突发事件,并保证得到及时的调节和控制。

(8)管理的价值原则:是指经济价值和社会价值统一的原则。一般情况下,经济价值和社会价值是一致的,但是当二者发生矛盾时,经济价值就必须服从社会价值,尤其是医疗卫生工作。

3.管理的职能、功能和效能

(1)管理的职能:管理的职责和功能,是管理原则、管理方法在全部管理活动中的体现。现代管理的职能,有以下七种。①计划职能:指对未来的活动进行规定和安排。在工作行动之前,预先拟定出具体内容和步骤,它包括预测、决策和制定计划。预测是用科学的方法,在掌握信息的基础上对计划中活动的经济、政治、社会等因素,进行定性、定量的调查研究和分析,从而预示发展趋势,为决策提供依据。决策包括目标决策和方案决策两个方面。计划职能的核心是决策。决策决定着计划的成败。②组织职能:管理活动中的各要素和人们在管理活动中的相互关系进行组织,合理安排,设置必要的机构,确定各种职能机构的职责范围,规定各级领导的权力和责任,合理地选择和配备人员,进行有效的指挥。③激励职能:指调整和发挥职工的积极性、主动性的功能。包括奖励、惩罚和智力开发。激励职能贯彻于计划、组织、控制等各种职能之中。④控制职能:对实现目标的各种活动进行检查、监督和调节,包括确立目标、收集信息、监督检查、分析研究、采取措施、进行调节等工作。⑤创新职能:指一种创造性的劳动,具有不断变革现状和创新的精神,使被管理的系统创造出符合高层次大系统所需要的,而低层次子系统所不具备的新功效。⑥信息职能:贯穿于整个管理过程,从预测开始,经过决策,拟定计划,组织实施进行控制,都贯穿着信息流。由于信息的不断反馈,使整个运动周而复始、连续不断地前进。⑦培训职能:指对职工思想素质和文化技术素质的训练。提高职工思想觉悟和工作能力。国内外的管理实践证明,进行人员培训,充分发挥人的能动性是提高生产率的主要源泉。上述各种职能构成了管理职能的完整体系,又在管理工作中起着各自的特殊作用,体现了管理职能的整体性、共同性、联系性、渗透性等特点。

(2)管理功能:管理所具有的外在的根本属性及其所承担的基本职能。它是实现管理价值的基本依据。管理功能包括以下几方面。①"结合力"功能:管理是由一个或更多的人来协调他人的活动。要实行管理,必须首先把构成管理系统特别是构成现实管理对象的各种相关因素结合起来。因此,将这种构成管理系统的各种相关因素结合起来的功能,称为管理的"结合力"功能。②"驱动力"功能:指管理在促进各种管理对象发生变化方面所具有的根本属性和职能。管理的"驱动力"功能是管理功能的动态表现。③"传输力"功能:指能够促使构成管理对象的各种形式的物质、能量、信息按照一定方向进行交流的属性和职能。管理的三种功能,在统一的管理活动中是相互联系和彼此渗透、共同发挥作用的。

(3)管理效能:管理方法和管理手段在特定条件下的系统内部所起的作用或发挥的功能。现代管理讲求提高工作效率,但考核管理的最终指标是效能,两者之间的关系:管理效能=目标方向×工作效率,这里首要因素是目标方向。在正确确定目标方向方面应注意以下两点:①现代社会活动日益复杂,要求确定目标方向,必须是从战略到战术,从宏观到微观,从全局到局部,从经济价值到社会效果,进行周密统筹考虑。②现代社会活动的发展变化,迫切要求确定目标方向要审时度势,统观全局,使决策科学化,避免那种优柔寡断和仓促决定。目标方向与工作效率是紧密联系、相互制约的。因为目标方向越正确,工作效率越高,管理效能也就越高。反之,如果目标方向错了,成了负数,那么工作效率越高,管理效能则越低。

4.管理者的层次与技能要求

管理者是指组织中从事管理活动的人员。管理者按所处的管理层次可依次分为高层决策层、中层和基层管理者;按管理领域宽窄分为综合管理者、专业管理者。

管理者应具备的技能:专业技能、人际技能、概念技能、诊断技能、分析技能、技术技能等。管理者的技能结构特点是,随着管理层次的升高所需要的概念技能、诊断与分析技能增多,而基层管理则需要更多的技术技能。

二、社区卫生服务管理的基本方法

(一)社区卫生服务管理方法体系

社区卫生服务管理方法体系的构建需要以方法论作指导。方法论是人们用于认识世界、改造世界的一般方式、方法的学说。社区卫生服务管理的方法论体系,是应用现代管理原理的基本观点来解决社区卫生服务管理活动问题的方式、方法学说的理论体系。现代科学的方法论即系统论和还原论等则是形成社区卫生服务管理方法体系的理论基础。

1.社区卫生服务管理方法体系的理论基础

系统方法是把所要研究的对象作为一个整体系统来看待,着重从系统的整体与组成系统的要素、要素与要素、系统与环境之间的相互联系、相互作用的关系中,综合地观察对象,以达到全面、准确地了解对象,并对存在问题做出最佳处理的方法,是综合研究和处理有关对象整体联系的方法。

还原方法是由高到低、向下进行研究的,其实质就是分析。近代科学的形成和发展主要是通过实验方法,尤其是分析方法的运用。其特点是从部分了解整体,从微观了解宏观,从低级运动了解高级运动,把研究对象分解成若干部分,一部分一部分地去认识其每一个环节,使科学研究逐步深化,走向精确和严格的道路。必须明确的是,还原论与系统论、分析和综合,绝非彼此排斥、互不相容。

现代科学的方法论从还原分析转向系统综合,只是对还原论的辩证否定,并非完全抛弃。还原论与系统论都重视整体与部分的内在联系,强调健康与疾病不脱离一般的物理、化学规律,因而必须进行分解和还原。但是,还原论认识的重点在部分,忽略整体性;系统论认识的重点在整体,强调从整体出发认识各组成部分。还原论过分强调部分对整体的基础决定作用,片面强调"向下"的认识途径;系统论则强调"向下"和"向上"两种认识途径,即一方面肯定部分对整体的基础决定作用,另一方面也肯定整体对部分、环境对整体的支配和控制作用。现代科学的系统方法是将还原分析与系统综合相结合。系统综合以还原分析为基础,没有分析,对组成整体的各要素没有正确细致的认识,系统综合就无从谈起。还原分析的方法打开了通往微观和细节的道路。正是由于还原分析和系统综合的运用,将分析与综合相结合、静态与动态相结合、宏观与微观相结合、定性与定量相结合,并通过多学科的渗透和新技术的采用,才有社区卫生服务管理方法的逐步形成与发展。

社区卫生服务管理系统的整体功能形成,既取决于系统结构的有组织方式及其有组织程度,又取决于系统结构与其外部环境之间的关系,取决于这种关系的有组织方式及其有组织程度。因此,社区卫生服务管理方法要充分体现建立在系统科学基础之上的系统组织观和唯物辩证法的联系观,通过对社区卫生服务机构固有的内在组织性、层次性,以及该系统所具有的结构性、功能性、整体性、开放性等普遍性特征的认识、总结、归纳、演绎,形成符合中国国情的社区卫生服务管理方法体系。

2.社区卫生服务管理方法体系框架

社区卫生服务管理方法体系包括管理学基础的相关管理方法、社区卫生服务管理专业基础的相关管理方法和社区卫生服务管理学方法三大部分。实际上,这些管理方法就是为使被管理系统的功效不断得到提高所采取的手段、措施和途径等。社区卫生服务管理方法研究的问题:①管理方法的分类;②各种管理方法的结构、特点、形成和发展,以及应用时的基本原则和范围;③探讨各种管理方法的单独作用,以及进一步考察各种管理方法间的联系、组合、互补,各种管理方法在管理中作用、地位和在不同管理领域中的配合应用。

社区卫生服务的科学理论和社区卫生服务管理的科学方法之间有着密切的内在联系。社区卫生服务管理方法的产生和发展依赖于社区卫生服务科学理论的产生和发展,社区卫生服务管理方法的发展又促进社区卫生服务科学理论的发展,社区卫生服务科学理论同时又具有社区卫生务管理方法论的性质。当代社区卫生服务管理方法论的基本趋向是多元化,即不同概念、方法之间的相互趋向、相互渗透、相互包容、综合集成。社区卫生服务管理方法体系框架见图18-2。

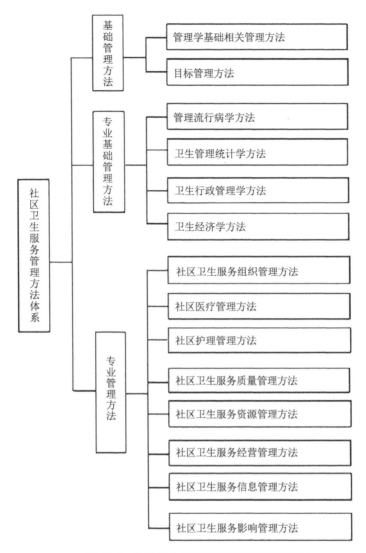

图 18-2 社区卫生服务管理方法体系框架图

(二)循证卫生管理方法

循证卫生管理(evidence-based management in health,EBMH)是遵循科学证据的卫生管理。它是将卫生管理者个人的管理实践和经验与客观的科学研究证据结合起来,将正确的卫生管理方案、最有效卫生管理方法和最佳的卫生管理技术用于卫生管理过程之中。强调应运用卫生管理流行病学和卫生管理统计学的研究方法与卫生管理紧密结合。并从战略的高度、方案的设计、最佳方案的选择与决策、管理方案的实施、管理效果的评价和调查研究方法等许多方面,多角度深入阐述应该怎样找证据,如何判断证据的可靠性与可信度,证据是否客观,怎样避免偶然性和偏倚。

现代循证卫生管理倡导寻找目前最佳证据,以科学的态度,分析、运用证据,充分发挥卫生管理者个人的专业技能和管理经验,认真考虑管理对象的价值和愿望,慎重地进行管理决策,充分体现了现代卫生管理的科学性、先进性、系统性要求。不断寻求最佳科学证据,进行最佳卫生管理决策,是科学的哲学认识论和实践观在卫生管理实践中的体现。因此,循证卫生管理也给当代卫生管理者提出了更高的要求,并遵循以下基本原则:①掌握卫生管理流行病学和卫生管理统计学方法,善于开展和验证卫生管理研究的有效性,提炼科学证据用于指导卫生管理实践;②善于观察和发现卫生事业管理中的问题,提出课题设计和参与管理课题研究,积极参与求证;③学会利用信息技术与文献检索方法查询、选择、评估、运用最新原始文献,不断获取和更新卫生管理知识,开阔眼界,拓宽思路;④在管理实践中,不仅要关注近期效果,更要注意远期效果,不仅要考虑卫生政策的作用,更要考虑其不良反应及经济和社会价值等多种因素,选择最佳方案,取得满意效果。

现代卫生管理科学飞速发展,管理技术日新月异,但它的目的还是为了找证据,证据成立了,管理诊断才能成立,管理方案也才有基本。寻找卫生管理的证据是关系到卫生事业成败的大事,然而这在很大程度上取决于方法的重要性。正确的方法能带来革命性的变革,影响深远。循证卫生管理的核心思想,是在最好的卫生管理研究基础上,结合卫生管理者个人的管理经验做出管理决策。"证据"是循证卫生管理的基础,它主要来源于卫生管理文献的研究报告,特别是采用设计合理、方法严谨的卫生管理研究依据。因此,在社区卫生服务的循证管理中,卫生服务调查与研究方法、测量与评价方法就显得格外重要。

(三)社区卫生服务管理的常用方法

1.卫生行政管理方法

卫生行政管理方法是依靠卫生行政机构和领导者的权力,通过强制性的行政命令直接对管理对象产生影响,按照行政系统管理的方法。行政管理方法和手段主要有政策、指令性计划和规划、指示、命令、规定、奖惩等,它们以书面形式(如文件)或口头形式(如直接面授、召开会议、电话等)把卫生管理信息传给被管理者。它要求管理的组织系统有连续的自上而下的指挥能力。它产生效力的动力根源在于国家政权的权威性。管理的主动与被动方是上下级关系,下级服从上级是行政领导方法的基本原则。此外,行政管理方法的强制性在于维护纪律,使被管理者处于被动地位。但其管理者与被管理者的内在动力的产生与保持,还有赖于经济方法的激励和政治思想教育的引导。

2.经济管理方法

经济管理方法是利用经济规律和经济杠杆进行管理,也就是依靠经济组织,按照客观经济规律的要求,运用经济手段进行的管理。经济组织是指有独立经济利益的组织机构。经济手段是贯彻物质利益原则,使被管理者的行动与他的经济利益联系起来,并加以引导和控制的方法。物质利益原则是按劳分配原则,兼顾国家、集体和个人三方面利益的原则,经济管理方法是依靠经济关系的力量进行管理。其实质就是把经济利益转化为对管理单位、对个人的激励,充分发挥物质利益的动力作用。同时,在管理中运用经济方法必须要有相应的经济立法为保障,要和行政方法、思想教育方法有机配合,综合运用,才能充分发挥经济管理方法的作用。

3.法律管理方法

法律是由国家制定统一的、相对稳定的行为规范,人人必须遵守。在社会主义制度下,法律反映的是全体人民的意志,因此,"在法律面前人人平等"是利用法律进行管理的基本原则。法律具有普遍的约束力,要求一律遵行。法律管理方法是依靠国家法律的强制力,对管理活动中不法行为加以禁止及合法行为加以保护。它一般是在形成法律关系的双方中,一方对另一方权利与义务的制约。这种制约规定了被管理单位或个人行为的下限。目前,卫生方面的法律法规正在不断完善,社区卫生服务管理者必须熟悉和掌握有关卫生法律法规,依法行政,依法行医,依法保

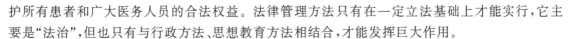

护所有患者和广大医务人员的合法权益。法律管理方法只有在一定立法基础上才能实行,它主要是"法治",但也只有与行政方法、思想教育方法相结合,才能发挥巨大作用。

4.思想教育方法

思想教育方法是利用人们对真理的追求来激发人们的动机,启发人们自觉地指向共同的理想和目标并采取措施。思想教育包括以下几个方面:马克思主义原理的教育;宣传贯彻党在一定时期的路线、方针、政策;共产主义理想、信念和道德的教育;同社会主义所有制相适应的权利观念和组织纪律观念的教育;为人民服务的献身精神和共产主义劳动态度的教育;社会主义的爱国主义和国际主义的教育等等。思想教育是管理人、处理人际关系的重要方法。它是建设社会主义政治文明、精神文明和社会文明,造就"四有"人才的根本手段。它的目的在于提高人的政治思想觉悟,即确立科学的世界观和革命的人生观,树立高尚的道德品质;调动人们的积极性。在管理中运用其他管理方法时都需要思想教育方法与之相配合。

5.咨询顾问的方法

这是管理者根据工作的需要向咨询顾问机构或咨询顾问人员提出问题,请求解答的方法。咨询顾问的方法是将各种研究或咨询机构、组织纳入决策系统的决策方法,是现代管理决策方法之一。随着卫生改革的深入发展,使卫生决策的问题越来越复杂,其内容涉及到政治、经济、技术、环境等多种因素,这就要求卫生管理者必须具备多方面的知识。但是,任何高明的卫生管理者和决策者的知识与才能总是有限的,面对纷繁复杂的问题就很难做出科学而准确的决策。于是,各种信息咨询组织便应运而生。在国外,有"智囊团""思想库""脑库""咨询公司""信息公司"等组织。在我国,各级政府部门的"政策研究室""经济技术社会发展研究中心""专家顾问委员会"等,以及民间的各种信息、咨询公司也属于这类组织。信息咨询组织集中了多学科专家,形成"集体大脑",在经常收集大量信息,参与重大决策课题研究的基础上,为政府和社会提供信息咨询服务,以及多种决策备选方案,从而促进了管理与决策的科学化。

6.调查研究方法

调查研究方法是社区卫生服务管理的重要基础,这种方法的核心是以社区卫生服务服务系统或社区卫生服务服务系统中的某要素为现象,深入实际去了解情况,充分占有第一手材料。通过对第一手材料的认真分析,得出系统或要素的发展形式,并探询这些形式的内在联系与规律。现代调查研究方法有两个基本特点:①随着社会的发展,社区卫生服务服务活动的时间和空间在不断扩大,因此,调查研究必须社会化;②社区卫生现象本来就是复杂的,不仅受各种客观因素的干扰,而且受人的主观因素的影响,因此,调查研究方法必须科学化。

7.综合分析管理方法

对不同的卫生现象或同一现象的不同侧面进行分解和组合的研究方法。分析是把复杂的卫生现象分解成各个组成要素,剖析每个组成要素的基本性质与特征;综合则是把卫生现象的各个要素联成一个整体来研究。没有分析就没有综合,没有综合也谈不上分析,只有通过对卫生现象内部矛盾进行具体的分析,纵观其矛盾的主体,才能把握卫生内部的、本质的、必然的联系,把握社区卫生服务活动的发展趋势。

8.现代管理方法

利用现代科学技术成果与社会科学的最新成就进行管理的方法。现代管理方法强调被管理对象战略发展的预测和决策,重视系统理论、行为科学的研究和应用。运用数学方法、电子计算机和网络技术进行管理。它以科学发展观为指导,以经济科学为基础,以人为本,以人才理论为核心内容,运用现代管理科学原理和科学方法,分析处理现代管理过程中的各种问题,严格按照事物发展的客观规律进行管理。

三、社区卫生服务调查方法

(一)普查

普查是将组成总体的所有观察单位全部加以调查,如 2020 年 11 月 1 日在我国开展的第七次全国人口普查;2019 年 1 月 1 日在我国第四次开展的全国经济普查等。普查一般都是用于了解总体某一特定"时点"的情况,如年中人口数、时点患病率等。

(二)抽样调查

抽样调查是从总体中随机抽取一定数量的观察单位组成样本,然后用样本信息来推断总体特征。针对观察对象的不同特点,采用不同的抽样方法。抽样调查比普查设计的观察单位数少,因而节省人力、财力和时间,并可获得较为深入细致和准确的资料;在社区卫生服务实际工作中应用最多,值得推广。抽样方法有多种,常用的主要有:单纯随机抽样、系统抽样、分层抽样和整群抽样。

1.单纯随机抽样

这是最简单的随机抽样。抽样前需先有一份研究对象(人、户、居委会等)的总名单。在该名单中对每个个人或单位进行编号。然后决定样本大小,根据样本大小利用随机数字抽取研究对象。

2.系统抽样

在系统抽样时,需先决定按什么比例进行抽样以及从哪个单位开始抽起。例如总体有200 000 个单位,决定抽取 1 000 个,则比例为每 200 个中抽 1 个。但抽样不一定从 1 开始,可以从 1~200 号中随机抽出 1 个作为起点,以后每隔 200 号再抽 1 个。

3.分层抽样

分层抽样是将欲调查的总体按不同特征,如年龄、性别、职业或疾病严重性等分成不同层次,在各层再作随机抽样。分层抽样不但能减少有各层特征不同而引起的抽样误差,而且为了对各层情况有清晰的了解,在不同层里抽样的比例可以不同,如对单位数很少的层次抽样的比例可以大些。

4.整群抽样

整群抽样是指从欲调查的总体抽出一些群体如城市的某个社区、街道或居委会、某些住宅或某种特殊人群的抽样方法。整群抽样可根据调查目的要求和调查对象的分层特征,分为一级、二级或多级整群抽样。

(三)典型调查

是在对事物作全面分析的基础上,有目的的选定典型的人、典型的单位进行调查。如调查一个或几个先进或后进的社区卫生服务机构,用以总结成功的经验和失败的教训等。由于典型往往是同类事物特征的集中表现,抓好典型,有利于对同类事物特征深入了解。典型调查还可以与普查方法相结合,分别从广度和深度说明问题。

四、社区卫生服务中常用的定性调查方法

定性调查是社区卫生服务常用的调查方法,它以问题开始,为了形成问题,社区卫生服务人员需要收集大量资料。这些定性资料通常是以文字、声音、图像,而不是数字形式。但这些资料归纳成一定形式便成为社区卫生服务的重要信息。在社区卫生服务常用的定性调查方法有以下几种。

(一)个别访谈

个别访谈是一种没有问卷或议程的开放性谈话,或是利用准备好的访谈程序进行的访谈。访谈程序包括许多开放式的问题,问题的顺序不是严格的。

(二)专题小组访谈

专题小组访谈是选择某种同类人员组成一个小组,在事先准备的讨论提纲引导下进行开放式讨论,最终能够提出一定的专题方案或表达出较为系统的专题意见,达到预期的调查研究目的、目标的方法。

(三)家庭访谈

绘制家系图进行遗传性疾病防治,了解家庭资源、家庭因素对健康的影响时,均需要与家庭成员访谈;需要进行家庭功能评价与家庭干预时亦应开展家庭访谈工作。

(四)参与性观察

参与性观察是通过生活在另一种文化或亚文化环境中及参与被观察人的日常生活而收集资料。它需要记录、索引和编码观察的结果,提取编码的信息,整理和处理信息,最后进行分析。

(五)叙述的收集

像生活的历史被纪录。通过将经历形成叙述而塑造经历,但是叙述的结构由文化决定。

(六)案例调查

收集与某个特定的人、家庭或事件(如医师和患者的关系)经历有关的定性资料。

五、社区卫生服务中常用的定量调查方法

社区卫生服务中常用的定量调查方法主要是结构型问卷调查,即通过抽样方法选择一定数量的调查对象,利用由封闭式问题组成的、正式的结构式问卷,收集该样本人群的有关信息,并进行统计分析。

六、社区卫生服务的测量与评价方法

(一)测量的基本概念

1.测量的含义

测量就是把给定的概念具体化和可操作化,通过一定的测量工具进行资料收集的过程。

对一个概念进行测量,必须识别它所包含的特定维度及其指标,开发相应的测量工具(多用问卷、量表)来实施测量。例如,社区卫生服务质量包含 4 个维度:结构、过程、结果和满意度。其中每一个维度,又都可用一系列指标来表示。结构(基础)性指标可以是人、财、物及其组合性指标;过程(环节)指标包括诊断程序、实验室检查、临床治疗(含药物治疗和手术治疗)等;结果(终末)指标包括治愈率、好转率、死亡率、感染率及其相关指标的组合;满意度指标可以包括患者对医师、医院、治疗结果等的评价。患者满意度评价,要求完全从患者的角度(即患者的需求和期望、对质量和价值的认知等)来评价对社区卫生服务质量的满意程度,因此,患者满意度评价具有较强的社会性与客观性。

要完成测量过程,就必须对这些指标进行可操作性处理,需要说明对指标测量的程序、确定提出的问题、回答类别,还要介绍如何提问问题并为不同的回答方式分配答案等。例如,患者对医师的评价是一个满意度指标,对它的测量可以通过直接询问患者来获得,供选答案可以是非常满意、基本满意、不满意和非常不满意等。

社区卫生服务的测量与评价主要是对卫生服务需要、需求与利用的测量与评价。卫生服务需要量是居民健康状况的实际反映，一般是根据居民患病的频率、疾病的严重程度及其在社区居民中的分布，提出对各种卫生服务的客观需要量；卫生服务需求量是居民愿意利用且有支付能力的卫生服务需要量；卫生服务利用量则是居民实际利用卫生服务的数量。

2.测量效度和信度的含义

（1）测量效度：测量效度是指一个测验能够测出它所要测量的特性或行为的程度。具体而言，效度是指问卷中的各个问题是否与实际要研究的问题中的概念相符合程度，即了解问卷是否有效地测量了各种变量，能否达到研究目的。效度包括表面效度、准则效度和结构效度等。

表面效度是指专家对问卷的效度做出的直接判断。准则效度就是在测量中应用已有的对同一概念测量的工具来检验新测量的工具的有效度；在进行新的测量中，如果新工具测量的结果与作为标准的旧测量工具的测量结果相同或相似，新工具即有准则效度；一般作为标准的测量工具首先必须有表面效度，并经过多次使用证明有效。

（2）测量信度：测量信度指同一种测量方法重复测量同一对象或具有相同特征的对象时，将得到相同或非常相似结果的可能性。信度表示用相同的测量取得一致性的测量结果的程度，就是测量的可重复性的程度。包括复测信度、折半信度和复本信度等。

测量方法有效往往可信，而可信不一定有效。因此，在研究进程中要对测量的效度和信度进行正确评价，尽可能使效度和信度都高。

（3）效度评价：虽然没有直接的方法来保证测量的效度，但是可以使用间接法建立测量效度的方法，包括结构效度、内容效度、预测效度评价等。①结构效度：指测量把握住了构想的主要维度。例如，社区卫生服务质量的测量包括结构质量、过程质量和结果（包括满意度）质量。结构效度可以通过各种途径得到加强。如果测量概念时有统一的标准，那么这些标准应在测量中有所反映。通过文献回顾和专家咨询，可以了解某概念是否建立了有效的测量方法。提高测量效度的另一种方法：建立与同一概念的其他测量方法高度相关或理论上相关的变量，或者是与无关概念的测量低相关的变量。如果确实知道某些要素包含一些重要结构，那么在研究中加入这些要素就可以提高结构效度。②内容效度：指测验所涵盖的内容能在多大程度上测量到所要测定的心理特征，涵盖的范围越广，内容效度越高。当建立结构效度并考虑概念的所有主要维度后，根据反映事物正常状态的特定类型，确定每一维度需要调查的有效内容。当一个维度覆盖的主要内容都被考虑进去，便会提高内容效度。此外，专家的知识、文献的回顾和现存的工具都有助于识别一个维度所包含的不同部分。③预测效度：通过比较已得到的测量结果与测量中预测要发生的现象，即可检验预测效度。如果预测与真实事件（假定预测事件确实发生）高度相关，说明预测效度已经建立。

（4）信度评价：效度与系统误差有关，信度与随机误差有关。如果重复测量同一个对象后得到一致或相似的结果，说明其中的随机误差不大，可以说它的信度好，可信度高。信度评价是涉及测量方法一致的水平检验。其方法很多，常用到的主要有复测信度、折半信度、复本信度和内部一致性信度。

1）复测信度：是在不同时间对同一对象的测量。如果两次测量的结果高度相关（通常高于0.6～0.8），便认为这种测量方法是可信的。重复测量的一致性包括：①同一调查者使用同一种测量工具，对同一调查对象进行两次测试，评价调查结果的前后一致性；②调查者之间的一致性（评分者信度）：不同的调查者使用同一种测量工具，对同一调查对象分别进行测试，评价调查结果的一致性。在使用复测信度时,必须注意到第一次测量对第二次测量的潜在影响。如果第一次测量可能会影响第二次测量时的回答,那么第二次的回答结果就会不同于第一次。所以,在第二次测量之前应有足够的时间使被调查者忘记第一次的记忆。但是,两次测量的时间间隔也不能太长,以避免在此之间发生真正的变化。一般的操作是间隔1～2个月。当然这不是一成不变的,这种方式的适用性以及适当的时间间隔还取决于具体的研究方法。

2)折半信度:指将同一调查问卷分为两半,在相同环境下用于课题的研究,比较这两部分测量结果的关系。如果相关性很高,便认为这一测量是可信的。与复测信度相比,折半信度的优点是避免了在两次测量之间发生"真正的变化",缺点是这两部分必须非常相似。

3)复本信度:复本是针对原本而言的,它是原本的复制品,即设计两种内容、难度、篇幅等相类似的调查工具,两个等值的测量工具互为复本(如试卷的A卷、B卷)。复本信度又称等值性系数,它是以两个测验复本来测量同一群体,然后求得应试者在这两个测验上得分的相关系数。对一项调查的问题,让被调查者接受问卷测量,并同时接受调查问卷的副本的调查,然后根据结果计算原本和复本的相关系数,就得到复本信度。复本信度的高低反映了这两个测验复本在内容上的等值性程度。

4)内部一致性信度(同质性信度):同质性是指测验的所有题目间性质的一致性,即测的是同一种心理特质或行为。同质性是测量单一特质的必要条件。同质性的判别标准:题目间应呈高正相关关系,如果相关很低或是呈负相关,则题目为异质。库德和里查德森提出的K-R20公式只适合预测题目是二分法计分的问卷条目;克伦巴赫α系数则适合于评价非二分法计分的测验的内部一致性信度。

以上介绍的折半信度是评价两半测量工具之间的一致性或同质性,而同质性是求所有题目间的一致性。因此分半信度实际上是同质性信度的一种,可以作为测验同质性评价的粗略估计指标。由于可以根据测验得分来推论或验证某种概念或理论构思,因此同质性信度也可视为一种结构效度,它实际上介于信度与效度之间。

3.提高效度和信度的途径

为了提高效度和信度,可以正面采取如下方法:包括使用现成的测量方法、预实验或初步研究,保证机密性,提高研究工具的设计,培训调查人员等。尽量使用已建立的现成的测量方法,只有在无法获得相关测量方法的情况下,才能自行设计。在正式应用自己的测量方法之前,应进行预试验或初步研究,以便发现那些概念不清、措辞不当或与调查对象无关的字词、短语、条款、回答种类和定义。要不断修正,确保最后的方法清楚、明白、有效。

保密有利于保护被调查者的隐私,减少在回答令人尴尬、敏感或有固定回答模式的问题时产生的偏倚。为此,调查应尽量采取匿名的形式,在采访过程中与调查对象建立和谐的关系,以使他们相信调查的保密性。调查对象的名字要编码输入计算机,原始数据只能被主要调查人员知晓,采访要在独立、安静的环境下进行。

提高问卷设计水平能有效地减少回答偏倚。调查者应尽量避免提问诱导性的、模糊不清或太复杂的问题,遇到敏感问题,不要直接提问。问题和回答种类的顺序也能影响调查对象的回答。调查者要特别注意问卷的结构,对问题要有不同的排列和提问方式。为了避免固定的回答模式以及回答的倾向性,调查者可以使用意义相反的两个条目测量同一概念,比较回答结果是否不同。

调查人员的培训有利于获得较高的可信度。培训内容包括如何采访、观察、遵循说明、记录数据和分析数据等。除了培训,在调查的各个阶段实施监督也是必要的。例如,在电话采访中,监督员可以监听或者采访调查对象的一个子样本来核实问卷中的条目;在现场调查中,监督员可以跟随调查员进入现场或是参加早期采访。

(二)卫生服务需要的测量与评价

卫生服务需要是居民实际健康状况的客观反映。反映居民健康状况的指标很多,包括疾病指标、死亡及其构成指标、残疾指标、营养与生长发育指标、心理指标、社会指标,以及由这些指标派生出来的一些指标,如生存质量指数、健康期望寿命、无残疾期望寿命、伤残调整生命年等。目前,常用疾病指标和死亡指标来反映人群的卫生服务需要。

1.疾病频率(度)指标

(1)2 周患病率:等于前 2 周内患病人(次)数/调查人数×100%或 1 000‰。

(2)慢性病患病率:等于前半年内患慢性病者(次)数/调查人数×100%或 1 000‰。

(3)健康者占总人口百分比,即每百调查人口中健康者所占的百分比。

2.疾病严重程度指标

(1)2 周卧床率,等于前 2 周内卧床人(次)数/调查人数×100%或 1 000‰。

(2)2 周活动受限率,等于前 2 周内活动受限人(次)数/调查人数×100%或 1 000‰。

(3)2 周休工(学)率,等于前 2 周内因病休工(学)人(次)数/调查人数×100%或 1 000‰。

(4)2 周每千人患病天数,等于前 2 周内患病总天数/调查人数×1 000‰。

(三)卫生服务利用的测量与分析

1.门诊服务利用

掌握居民就诊的水平、流向和特点,分析其影响因素,可以为合理组织门诊服务提供重要依据。居民门诊服务利用的指标主要有 2 周就诊率、2 周就诊人次数或年人均就诊次数、患者就诊率及患者未就诊率等。

(1)2 周就诊率,等于前 2 周内就诊人(次)数/调查人数×100%或 1 000‰。

(2)2 周患者就诊率,等于前 2 周内患者就诊人(次)数/2 周患者总例数×100%。

(3)2 周患者未就诊率,等于前 2 周内患者未就诊人(次)数/2 周患者总例数×100%。

2.住院服务利用

反映住院服务利用的指标主要有住院率、住院天数及未住院率,可用于了解居民对住院服务的利用程度,还可以进一步分析住院原因、住院医疗机构与科别、辅助诊断利用、病房陪住率及继续住院而未住院的原因等,从而作为确定医疗卫生机构布局、制定相应的病床发展及卫生人力规划的依据。

(1)住院率:等于前 1 年内住院人(次)数/调查人数×100%或 1 000‰。

(2)人均住院天数:等于总住院天数/总住院人(次)数。

(3)未住院率:等于需住院而未住院患者数/需住院患者数×100%。

七、学习社区卫生服务管理的意义及学习方法

(一)学习社区卫生服务管理的意义

1.管理的地位与作用

管理无处不在,凡有人群活动的地方,必然有管理。现代社会的人们常把科技和管理比作推动社会进步的两个轮子。科技提供动力使历史的车轮转动得更快,而管理不仅影响、甚至决定着科技成果转变为这种动力的可能性和速度,并可决定整个历史车轮转动的方向。日本靠科学和

管理两个轮子实现经济腾飞而成为世界第二经济强国。他们的经验:"管理与设备,管理更重要。管理出效率,管理出质量,管理可以提高经济效益,管理为采用更先进的技术准备条件。"

管理所发挥的作用很多,此处仅择要介绍如下四点:①管理能促进作业活动,实现组织目标。②管理是促进人类社会进步的重要因素。③管理既是形成生产力的条件,又是创造生产力的源泉:管理是使生产要素变成现实生产力的条件,并且在生产要素一定的情况下,生产力的高低也直接取决于管理;并使有限的资源获得最有效的利用。马克思在论述协作时指出:"不仅是通过协作提高了个人生产力,而且是创造了一种生产力,这种生产力本身必然是集体力",而任何集体劳动都离不开管理,从这个意义上讲,管理也是创造生产力的源泉之一。④管理是决定人类社会组织存在和发展的重要条件。

2.学习社区卫生服务管理的意义

上面的论述已阐述了许多关于学习管理学的重要意义,现在再从读者的角度强调学习管理的重要性。

(1)全科医师与基层卫生人员进行自身机构管理的需要:由于社区卫生服务组织,尤其是服务站点人员不多,不可能设专职的管理人员,只能兼职进行人、财、物的管理工作。即使有专职的管理者,做好管理工作的基础也在于每个人的努力尽职尽责。

(2)全科医疗服务自我质量管理与自我质量审计的要求。

(3)全科医师守门人管理职责的要求:全科医师将承担居民健康和卫生保险的双重守门人的管理职责,要求自己必须具备相应的管理能力。作为五星级医师典型代表的全科医师,以患者为中心,是为其利用各种社区卫生服务资源的管理者、协调者,承担与专科医师间进行双向转诊的职责。要保证服务质量的同时还要为国家、为居民节约卫生经费。不论将来经费偿付管理办法是否实施按人头预付制还是总额预算制,我们都必须学会卫生费用的管理,既保证基本医疗,又降低成本,对职工基本医疗保险制度长久稳定运行,起重要支撑作用。

(4)有关社区卫生服务管理人员的必修课:负责社区卫生服务管理的有关管理人员必须学习一些基本的管理理念、知识、方法、技术,以提高管理能力与工作水平。除了人才短缺外,管理落后也已成为制约许多地区社区卫生服务发展的瓶颈。本书编写的目的之一就是将作为管理人员岗位培训的基本教材使用。

(二)学习社区卫生服务管理的基本要求

1.注意学科的交叉性、综合性,不断扩大知识面

前面已经介绍了社区卫生服务管理是一门综合性很强的多学科交叉的边缘性应用学科,与十余门学科有密切联系,故为了学好本课程,除了学习本学科的基本理论、基本方法以外,还应该注意补充学习其他学科的相关知识与方法,不断扩展知识面。

2.坚持科学的发展观,站在卫生改革的前沿,努力提高对开展社区卫生服务重要意义的认识

要用科学的发展观,总结近 20 年来我国卫生改革的经验教训,努力提高对大力开展社区卫生服务对解决卫生服务社会公平性和群众看病难、看病贵的重大意义的认识,积极推进社区卫生服务工作。要以人为本,自觉学习和实践有关社区卫生服务的管理理论与方法,并注意学习自我管理、循证管理、人本管理、知识管理、愿景管理等新的管理理念与方法。

3.主动适应医学目的和卫生服务模式转变的需要

WHO 指出:"健康是一种基本人权,达到尽可能的健康水平,是世界范围内的一项重要社会性目标。"健康也是一种资源,是社会经济发展和劳动力再生产的物质基础。在 WHO 倡导的健

康观和生物-心理-社会医学模式的推动下,医学目的已发生深刻转变:由救死扶伤,对抗疾病、死亡,转变为促进健康、对抗早死、提高生命质量。随之要求卫生服务要从 20 世纪的"治疗医学"时代进入 21 世纪的"照顾医学"时代。

临床实践中,在这些先进的理念推动下,以患者为中心取代了以疾病为中心成为普遍接受的新的临床服务模式。以患者为中心的服务模式的核心是"全人"照顾模式,要求一切为了维护患者的健康权益,把人作为一个整体而权衡利弊地提供多维式的全面照顾,不能各自从自己的专科角度出发对患者施以片面的诊治。特别在慢性病防治工作中更要求与患者建立互动式、合作式共同参与伙伴关系,重视患病部位与全身的关系,做到既看病又看人。要从社区的总体健康水平出发,制定卫生计划和配置卫生资源,通过人群防治和个体保健相结合的整体服务模式为人民的健康服务。

4.努力弥合医学与公共卫生的裂痕

进入 21 世纪以来,由于健康定义与医学目的的转变,以患者为中心的服务理念与服务模式的推广,人们越来越认识到,传统的公共卫生与临床医学的分离,即人群保健与个体保健的分离已严重阻碍了卫生服务的质量、公平性、相关性及成本效果的提升,不能满足日益增长的卫生服务需求,因此,两者间如何弥合裂痕已成为全球普遍关注的有待解决的重要问题。开展社区卫生服务正是弥合医学与公共卫生裂痕的桥梁或整合的结合点,要采取系统方法来解决这些问题。

5.管理者要比其他人有更高的政策水平

社区卫生服务管理者必须认真学习国家和地方政府有关开展社区卫生服务的有关文件,认真学习有关医疗卫生和医政管理的有关法律法规,不断扩展卫生法学的有关知识,依法管理,努力提高自己的政策水平。

(三)社区卫生服务管理的基本的学习方法与能力

1.管理学的学习和研究方法

为了学习和做好社区卫生服务管理工作,我们必须在马克思主义的辩证唯物主义和历史唯物主义的总的方法论的指导下,并注意结合以下方法进行学习与研究。

(1)系统的方法:在方法论的高度研究问题的、最有代表性的系统方法是系统论。我们要进行有效的管理,就须用总体的、系统的研究和学习的方法来分析、研究和学习管理的原理与管理活动。

系统是由若干个相互作用和相互依赖的组成部分结合成的、具有特定功能的有机整体。如人体是由细胞、组织、器官、系统组成的一个小的生物系统;但它又包含在一个大的系统中,这个大系统就是个人、家庭、社区、社会组成的社会系统;许许多多的社会系统又包容在更大的生物圈中。我们开展卫生服务时,要坚持从整体的社区卫生服务系统出发来全面思考问题、解决问题。

系统论着重从整体与部分之间、整体与外部环境之间相互联系、相互作用、相互制约中综合地、精确地考察对象,遵循整体功能、等级结构、动态平衡、综合发展原则,以达到最优化处理。要求系统的整体功能体现出"整体大于部分之和"。因此,我们在学习、研究和解决管理问题时要充分体现系统原理、整分合原理、封闭原理,坚持整体性原则,信息反馈、分级观点、等效观点等有关系统的基本观点。

(2)理论联系实际的方法:应深入管理、实践及实事求是地进行调查研究,运用全面的、历史的、发展的观点去观察和分析问题,认真总结实践经验,并不断上升为理论。作为软科学而言,带着问题学,通过案例教学与案例分析方法,将有助于我们运用管理学的基本理论、方法去提高发现问题、分析问题和解决问题的能力。由于管理工作受国情、当地文化传统与价值观、人员素质及可利用的资源等限制很大,故必须理论联系实际地开展工作,而不能盲目地简单照搬照套外国或外地的理论与做法。要在借鉴他人的基础上不断总结自己的实践经验与研究成果,发展自己的、具有中国特色的社区卫生服务及其管理理论。

2.学习与实施社区卫生服务管理能力的培养

下面强调的三种主要能力的培养,是提高我们的管理人员基本素质的重要保证。

(1)用管理流行病学技术方法解决问题的能力:流行病学既是方法学科,又是应用学科。不仅研究各种疾病,而且研究健康状态;重点研究人群中疾病和健康状态的分布及影响因素,设计干预办法,评价干预结果等;在疾病的预防、临床服务及管理领域中均发挥着重要作用,成为弥合学科之间、服务之间和管理部门之间裂痕的桥梁或粘合剂。在临床服务中,临床流行病学是构建临床科学思维的基础,能够有力地帮助临床医师进行临床筛检、临床分析、推断、评价与决策。因此,学习并掌握管理流行病学的基本知识与应用能力,能帮助我们科学地进行规划、管理决策,进行调查分析、社区诊断、卫生服务评价,有效地开展人群健康保护与疾病防治的干预与研究。

(2)信息管理能力:认真学习卫生信息学的方法技术,是搭建卫生服务体系的共享与交流平台的基础。应学会:①临床病史采集、书写与双向转诊要求的患者信息管理;②运用信息和通讯技术帮助诊断、治疗、预防,以及对健康状况的监控;③主动获取信息,正确进行信息数据的处理与统计分析,利用并维护卫生数据库和疾病监测信息系统;④循证医学的信息处理、评价与应用能力,学会证据查找与文献检索、证据的严格评价、系统综述等。

(3)交流与协调能力:进行管理与协调工作必须与患者、家庭及社区,建立密切、平等的合作伙伴关系;社区卫生服务管理的核心问题是医患关系,要求密切医患交流关系,提高患者的满意度;同时,还要加强全科医师与专科医师间的交流,强化卫生部门内的团队协作、与其他专业医护人员的互动,及与其他部门间的交流与协调。为此,需大力加强全科医师人际交流技能与协调能力的培养,并使他们能有效地进行书面沟通与文字表达。

本书按总论内容编排,受篇幅限制,未涉及各论内容,如社区的公共卫生管理、社区卫生服务机构管理、妇幼保健管理、社区常见慢性非传染病的防治服务管理、社区精神卫生服务管理、社区康复服务管理、社区护理服务管理等,请读者根据需要参见其他参考材料。

(王晓峰)

第五节　社区卫生服务管理常用的研究方法与技术

一、社区卫生服务的研究方法

从方法学角度讲,社区卫生服务研究方法可分为描述性研究、分析性研究、实验研究和理论研究方法等。

(一)描述性研究

描述性研究是指利用已有的资料或专门调查得来的信息,描绘或叙述出疾病、健康状况或社区卫生服务在社区人群、时间、空间中的分布情况,了解分布的趋势及其规律,从而为制定适宜的社区卫生发展对策提供科学依据。社区卫生服务的描述性研究,主要是利用社区卫生服务常规的登记、报告资料,对各个服务项目间不同历史发展阶段的资料进行逐项考察的所谓垂直性研究。为了弥补常规收集资料的局限性,验证常规登记报告资料的准确性,收集常规方法不能提供的重要信息,在某一时间需要采用家庭卫生服务询问抽样调查的方法,收集有关社区人群健康状况、医疗需要量、卫生资源及卫生服务利用资料,这样的研究方法又称为横断面研究。这类调查多属于回顾性调查的范畴。

(二)分析性研究

在社区卫生服务抽样调查中,如果研究目的在于检验疾病病因假设或研究影响因素时,可称之为分析性研究。如通过社区卫生服务抽样调查,研究某社区慢性病患病率与年龄、性别、职业、文化、医疗保健制度、人均收入、人均住房面积、饮水类型、卫生设施、行为方式和生活习惯等因素的关系,可采用单因素或多因素的分析方法,阐明哪些因素对疾病的发生发展起重要作用。流行病学方法中的队列研究和病例对照研究在社区卫生服务研究中应用最为广泛。

(三)实验研究

是通过人为干预或控制研究因素而验证或证实假设的一类研究方法。社区卫生服务研究的现场主要在社区人群之中,应该以社会人群作为实验观察的对象,考察社区卫生研究和防治对策的效果。干预研究就是在社区卫生服务研究中广泛应用的一种研究方法。如缺碘地区在食用盐中加碘预防地方性甲状腺肿等,是干预研究取得成效的典范。对于已经明确的诱发疾病的危险因素,采取社会措施加以控制,可以明显降低疾病的发生。

(四)理论研究

应用数学模型从理论上阐明社区卫生服务与有关因素联系及规律性。数学模型是一种定量研究方法,主要阐述各变量间的函数关系。如人口预测模型,病床、卫生人员需要量模型及疾病分布概率模型等;每千人口住院天数可与年龄、人均收入、享受医疗保险百分数、住院费用等建立多元回归方程。

二、实用管理方法与技术

(一)头脑风暴法

头脑风暴法(brain storm,BS)是一种注重创新性思维的群体决策方法,广泛用于项目计划制订的过程中。在社会学问题和卫生管理问题的决策中可以得到意想不到的支持效果。这是一种简单而有效的方法,有助于人们在不受别人批评、无拘无束的情况下进行集体的创造性思维。这种方法具有"相互启发思路、充分表达想法、见解多多益善、鼓励创新观点和不能批评讥讽等特点。头脑风暴法的操作步骤如下。

1.确定主持人

主持人可以就是决策者本人,也可以找一位熟悉决策者思维方式和决策意图的人代替。对主持人应该具有一定的素质要求,他要善于听取意见,而且在头脑风暴期间不能反驳其他人的意见,鼓励参与者自由地没有干扰地发表自己的看法。

2.准备记录意见和建议

主持人要必须将群组的议论记录下来,参与者较多时,可以使用录音机。保证不丢失任何意见和看法。头脑风暴的记录原则是,主要通过听的方式,鼓励参与者自由发言,鼓励创新的、超出常规的想法。

3.对参与者提出要求

如果参与者从来没有参加过头脑风暴活动,主持人应该向参与者介绍头脑风暴的过程,并且要十分强调这种决策方法的特点。对参与者要求:一是希望每个人要没有任何顾虑地思考和表达出所有可能的想法,力求有所建树;二是头脑风暴期间主持人对任何意见不进行评论和批评,也希望参与者对其他人的意见不加任何评论和批评。

4.提出头脑风暴问题

一般来说,不应该直截了当地提出需要决策的问题,聪明的办法是提出一个大家都比较熟悉的、比较有处理经验的问题,我们称为"影子"问题。

5.明确头脑风暴思考时间

要给参与者明确的思考时间。为了促使大家快速思考,时间长短的确定要根据群组规模的大小和问题本身的特点。主持人要明确地告诉参与者规定的时间,而且在头脑风暴期间告诉参与者还剩下多少分钟。

6.对头脑风暴意见的评价-风险技术

当规定时间结束后,主持人就可以收集到许多意见和建议了。然后对这些意见和建议进行评价。一种有效地评价方法是风险技术。

(1)主持人逐一地针对每个意见和建议,向大家提出一个问题:采纳这个建议会有什么风险。

(2)将这些风险列表,展示出来,先不发表评价意见。

(3)当所有意见和建议的风险都列完后,主持人让参与者进行评价和批评,同时主持人可以提出一些附加问题,比如:①这种风险出现的可能性有多大。②如果这种风险出现,其不良结果有多严重,在时间上、资金上、人力上的损失有多大。③有什么方法可以减少或消除这种风险带来的损失。

7.将话题转向需要决策的问题

在对"影子"问题讨论之后,主持人要将话题转向实际要决策的问题。由于"影子"问题和实际问题之间存在着差异,因此当转向实际问题后,会出现新的思路,采纳这些想法也会带来风险。对实际问题进行讨论后,主持人就在思想上对如何解决问题有了创新思维的启发,为最终的决策打下基础。

(二)因果分析图法

因果分析图法(cause-effect diagram,CED)是一种常用的问题原因定性分析的方法。它往往是采用专家咨询的方法来共同探讨某一问题的原因。其理论依据是引起某一卫生问题的原因是复杂多样的,有直接的、也有间接的;有主要的,也有次要的;有的原因作用较大,有的原因作用较小。不同的原因之间可以相互作用。要搞清这些关系,需要对卫生问题的原因进行全面、综合的分析,明确哪些因素是必需的,哪些是辅助的。只有明确了问题的真正原因,才能真正解决问题。因果分析图又称鱼骨图或原因树。

因果分析图绘制方式与步骤:现以前面"导致社区居民抗生素不合理使用的原因"讨论分析的结果为例,绘制因果分析图,介绍具体的绘制方法与步骤。

(1)确定研究问题的特性,即提出问题,本案:导致社区居民抗生素不合理使用的原因。

(2)把所研究的问题放置最上层。

(3)把影响该问题的大原因直接连在问题下面,即第二层次(本案涉及"医疗机构、居民自身和其他组织"三大方面的原因)。

(4)追问大原因存在的原因,分解出中原因,再继续追问中原因的原因,分解出小原因,直至追问到采取具体措施为止。如造成社区居民抗生素不合理使用的大原因有"医疗机构"方面,中原因有"管理制度"不健全,而"开人情方、患者点药、缺乏监控体系、不重视人员培训和与经济指标挂钩"就是其中的小原因,继续追问如"与经济指标挂钩"的原因,可能是"领导的错误理念"和"经济补偿机制的不健全"等。这样就能找出解决问题的有效对策。

应用注意事项:①制作因果分析图时,要充分发扬民主,各抒己见,继续反复讨论与修改。找出可能的原因,并将这些原因按照因果关系连接起来,组成群组,使因果关系连锁化,以明确问题的本质。②可用多数同意或投票方式确定主要原因。先进行主次因素排列,找出主要原因后,再针对这些原因层层追问下去,绘出因果分析图。③为了解决问题,分析原因时要追问到能采取具体措施为止。④完成因果分析图,找出问题的原因后,还应进行必要的现场调研和积极制定和落实具体措施。⑤对措施的效果进行评价,并完成资料的归档保存。

(三)德尔菲法

德尔菲法是一种预测和决策方法,它通过对有关专家的个别征询,经过多次反馈以避免各种心理干扰,最后对专家意见进行科学处理来达到对某一问题的科学预测和决策。需要选定若干专家,把预测或决策问题具体化,让专家各自运用知识和凭借直觉作出估计,然后对预测结果进行统计处理,并经多次反馈,最后形成一种比较统一的预测或决策结果。这种方法,被称为德尔菲法。

德尔菲法与其他专家预测法相比,有其明显的特点和优点:①它是书面的预测,可以充分地思考,没有相互干扰,比较容易作出客观的结论。②它是多轮的预测,参加预测的专家在表示了自己的意见后能了解到预测的统计意见及这些意见所持的各种理由,并据此再次提出自己的判断。③它是集体的预测,既考虑到多数人的意见,也考虑到个别人的意见。由于这些特点,德尔菲法避免了个别专家预测可能产生的片面性,以及集体预测中附和、情面自尊等心理干扰,预测比较客观。

德尔菲法的主要程序:①确定预测或研究的项目和目标。②对预测或研究的问题加以分析,把它分解成含义明确的支问题。并形成一份调查问卷。③选择熟悉这个问题的专家专家选择与地位、职称等无关,主要看其对有关问题的研究素养(丰富经验或知识)。专家数量:一般来讲,经过精心选择,20~30人。④向选定的专家发出问题征询调查表,要求他们认真回答。不要让专家们知道哪些人参与问答,也要对专家的姓名严格保密,以避免专家之间的相互影响及本人的心理干扰。⑤集中第一轮征询的意见,并进行统计分析,得出统计结果。⑥将得出的统计结果反馈给各专家,让他们据此重新提出自己的意见,可以维持原来的意见,也可以考虑其他专家的意见后修改自己的意见。⑦回收第二轮征询结果,并进行统计归纳。然后再次反馈给专家,允许修改,也可以保持自己的意见。经过多次反馈(一般至少需要进行三轮征询),意见渐趋集中。⑧在征询过程中,会有一些偏离多数的特殊意见,不能因其为少数而加以忽视,应要求专家提出作出这种意见的理由,并把这种意见反馈给其他专家,供他们参考、评价。进行归纳统计时,可以按事先确定的原则进行加分或减分处理,如对这一问题研究有素的专家,可以在统计时加分,反之可以减分。

(四)问卷设计技术

社会调查和临床研究中经常使用问卷来收集资料。问卷是指为调查研究所设计的,以提问的方式表达问题的表格。研究者用这种表格对所研究的社会现象进行度量,可收集到丰富的有用资料。

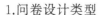

1.问卷设计类型

(1)开放型问卷：又称无结构型问卷，是指在问卷中只列举问题，不设立备选答案，被调查者根据自己情况作自由的回答。适合有深度的、调查人数较少、资料不必量化的调查。

例如：您如何看待吸烟问题？您对公共场所禁止吸烟有何感想？

这类问卷的优点：使用灵活，适用于探索性研究。缺点：①由于被调查者的个体差异，无法保证所得到信息都能使用；②调查结果不标准化，较难进行统计分析，也不易进行相互比较；③花费时间较多，易产生较高的拒答率。

(2)封闭型问卷：又称结构型问卷，是指在问卷中不仅列举问题，而且在每个问题的后面附有备选答案，被调查对象可根据自己的情况在限定的答案(空格)中选择填写，适合大规模的调查。

例如：您认为吸烟对身体有害吗？A.有危害；B.说不清；C.无危害。

这类问卷的优点：回答是标准化的，易于统计分析；回答简便；调查结果的可信度较高。缺点：①由于事先设立了备选答案，不利于发现新问题；②当被调查对象对调查的内容不熟悉时，容易造成被调查对象盲目回答，易使资料发生偏倚。

(3)混合型问卷，又称半封闭型问卷，是在采用封闭型问答题的同时，在卷尾再附上数道开放式问题。

(4)根据市场调查中使用问卷方法的不同，亦可将调查问卷分成自填式问卷和访问式问卷两大类。所谓自填式问卷，是指由调查者发给(或邮寄给)被调查者，由被调查者自己填写的问卷。而访问式问卷则是由调查者按照事先设计好的问卷或问卷提纲向被调查者提问，然后根据被调查者的回答进行填写的问卷。

(5)根据问卷发放方式的不同，又可将调查问卷分为送发式问卷、邮寄式问卷、报刊式问卷、人员访问式问卷、电话访问式问卷和网上访问式问卷六种。其中前三类大致可以划归自填式问卷范畴，后三类则属于访问式问卷。

2.问卷设计程序及内容框架

(1)问卷的一般设计程序：确定研究课题→查阅文献→建立理论假设→制定研究目的、目标，确定研究方法和研究计划→设计问卷→预调查和修订问卷→确定问卷→问卷的评价。

(2)内容框架的设计要求层次清晰，逻辑合理。为了提高问卷的构想效度，设计问卷时，要建立"分级目的目录"。问卷设计的过程就是将问卷调查的总目的逐步具体化的过程。为此，总目的以及各层次的具体目的，就构成了"分级目的目录"。问卷中所有大小问题均应纳入"分级目的目录"之中，所要调查的每一个具体问题，在问卷中都有反映。由于调查的对象和目的不同，故问卷长短不一，构成也不尽相同。较长的问卷一般包括 2～3 级结构：一个大的调查项目可划分为若干个调查领域或维度；每一调查领域又可细分为若干方面；每个方面均含有若干条目，即由一个个问题所组成的。条目是问卷的最基本构成元素，也是实施记分的最基本构成单位，不能再分割。为了设计问卷，必须先要广泛收集备选的条目，所有备选的有关条目的集合称为条目池，一个问卷设计质量的好坏在很大程度上取决于条目征集的内容是否丰富和如何运用科学的方法对条目按既定的层次结构进行选择组卷。

3.问卷条目的设计原则与要求。

(1)提问题时必须持中立立场，也不能加以暗示和诱导。

(2)提出的问题应该是被调查对象所熟悉、经历过的事情，不要超出被试的知识能力范围，避免让被调查者靠猜想来回答问题。

(3)一个问题不要咨询两件事,或一个事情的两个方面。如"你是否喜欢打球和唱歌?"这一问题,对于仅喜欢打球,不喜欢唱歌的人,无法回答。单选题要求回答的唯一性。

(4)避免问题中含有不确定性的内容,如您对我们医院的服务满意吗?此问未界定服务的内涵,含混不清,不知究竟指哪项服务。

(5)避免询问复杂的问题、令人反感的不愉快的问题,一般不提问敏感问题(需专门的调查技术)。

(6)问卷调查的目的是获得第一手信息,故避免询问第二手信息;要去掉问卷中多余的,可用可不用的问题。

(7)问题的排序原则:问卷中问题排序的目的是便于回答者思考,减少拒答的可能性。这些规则:①容易回答的问题在前,难回答的问题在后;②问题按一定的逻辑顺序排列,同类问题、有关联的问题放在一起;时间也应按一定顺序排列,或由近至远,或由远至近;③敏感的问题排在后面;④自由回答的问题放在后面。

(8)问题的数目要适当:问卷中问题的数目不能一概而论,也没有统一的规定,通常以回答者在 30 分钟以内能够答完为度。问题太多,易造成被调查者厌倦心理,影响调查的顺利进行。

(9)问题的语言表述、提法要规范而明确:对问卷问题的理解、回答取决于问题的语言,设计时应注意:①语言要精炼、清楚、明白,不能模棱两可,避免产生歧义;②避免使用缩略词或专业术语;③问题的提法应肯定和具有客观性;④问题的语言要精确、具体,如"你的孩子经常生病吗?",回答者可能回答"经常"或者不知道该如何回答;因为对"经常"这个词,没有定量规定,如 1 年中患几次为"经常";⑤尽量不用双重否定的句子等。

4.问卷的基本结构和排版制作要求

问卷的基本结构一般包括六个部分,即题头、说明信、指导语、调查内容、编码和结束语。

(1)题头:列出问卷的名称;为便于资料的登记,还可对问卷进行编号、注明调查地点、调查日期、调查员的姓名等。

(2)说明信(卷首语):卷首语是一封给被调查者的短信,主要是简单向被调查者介绍此次问卷调查的主要目的、意义、施测方的身份、填写要求、匿名保证,及向被调查者的合作表示衷心感谢等。用于拉近和被调查者的关系,赢得被调查方的信任与合作。最后的落款应该写明问卷设计的真实单位或课题组名称,地址,联系电话。函调问卷上要注明回寄调查表的时限。

(3)指导语:用来指导被调查者填写问卷的一组说明,可以先在卷首语中总体概括阐述,再在问卷正文部分每种题型之前给出具体的答题指导。

卷首语部分的指导语举例:①本问卷每页右边的数码及短横线是供计算机用的,您不必填写;②请您按自己的实际情况填写,请不要与他人商量。

正文部分的指导语举例:①请从下列四个答案选项中,选出一个最符合您情况的答案,并将答案标号填在题前的括号里。②请从下列答案中选出您认为目前应该迫切解决的问题,可多选。③请在符合您的情况和想法的描述前的括号里划"√"号。④请将以下所列的项目,依您喜欢的程度,由 1 到 8 排列(其中,1 代表喜欢的程度最低,8 代表喜欢的程度最高)。

指导语应该明确答题的具体要求和注意事项,应该简明易懂。对于复杂、困难的内容,还可以举个例子说明。

(4)调查内容:设计问卷时要确定问卷的类型、确定问题的内容、确定问题的类型和格式、确定问题的提法、确定问题的顺序等。问卷的构成主要包括各类问题,问题的回答方式及其指导语,这是调查问卷的主体,也是问卷设计的主要内容。问题的类型按其内容,可分为4类:①事实的,如年龄、性别、职业等;②行为的,如是否干过某事,是否常干某事等;③态度的或感情的,如赞成、不赞成;喜欢、不喜欢;愿意、不愿意等;④原因的或理由的,如为何这样、为何去干等。

(5)编码:在完成问卷条目的设计后还须进行条目的编码工作。所谓编码,是给每一个问题及答案编上数码,目的在于方便地把问题和答案交由计算机处理。编码是将调查问卷中的调查项目以及备选答案给予统一设计的代码。编码既可以在问卷设计的同时就设计好,也可以等调查工作完成以后再进行。前者称为预编码,后者称为后编码。在实际调查中,常采用预编码。编码一般放在每一页的最右边。后编码是指在问卷回收后,对开放类型的条目进行归纳,每发现一种回答,便指定一种编码。

(6)结束语:结束语一般放在问卷的最后面,用来简短地对被调查者的合作表示感谢,也可征询一下被调查者对问卷设计和问卷调查本身的看法和感受。

(7)问卷的排版和布局:问卷的设计工作基本完成之后,便要着手问卷的排版和布局。问卷排版的布局总的要求是整齐、美观、便于阅读、作答和统计,并要求制作认真,印制清楚,字号适中。这将有助于提高问卷的回收率,若问卷制作不认真,则被调查者的回答自然亦不会认真。

5.问题的编写格式

问卷中问题的编写格式有多种,常见的有7种形式。

(1)二项式:又称是否式,为两分类条目。回答每一个问题时,只能在备选答案中选择"是"或"否"。如:您的睡眠定时吗? A.是;B.否。检核表式量表多采用此种格式。

(2)多项式:问题下面设立2个以上备选答案。被调查对象一般只能回答其中的一个的为单选题,如:您最早吸烟的种类:A.旱烟或烟斗;B.无滤嘴香烟;C.有滤嘴香烟;D.手卷烟;E.水烟。另有些调查表允许被调查对象可以选择回答其中多个答案的为多选题。

(3)距阵式:这种方式是将两个或两个以上的问题集中起来,用1个距阵表格表示。例如,您对现在的工作、生活状况满意吗?

(4)序列式:序列式问答题又称顺位式问答题,是在多项选择的基础上,要求被调查者对询问的问题答案,按自己认为的重要程度和喜欢程度顺位排列(排序)。

(5)填入式:被调查者直接将数字填入问题的空格,如您的年龄:周岁。

(6)自由式(开放题):自由式问题在问卷中,是为了对某些不太清楚的问题作探索性调查,或对于较重要的问题进行深入调查。它要求被调查者对所提出问题自由地发表自己的看法。如:您对"一对夫妇只生一个孩子"的规定有何看法?

(7)尺度式:封闭式问卷的各条目回答问题时经常采用某种量表格式进行测量。例如,常用的有李氏分级量表、描述性分级量表、累积分级量表、语义差异(区分)量表等。线性评定量表亦常使用,它采用形象排列分级法,通过在100毫米线段上(如测量头痛时,丝毫不痛这一端点记为0分,痛不欲生另一端点记为10分)的任一点定位划记来打分。

6.调查问卷中最常用的一种工具——李克特量表

社会调查需要了解人们的态度、意见、观念、思想倾向、行为倾向等方面的内容,为了更精确、更可靠地调查这些内容,在社会调查中最常使用的一种测量工具就是李克特量表。

(1)李克特量表的形式:是衡量态度中使用最广泛的一种分级方法。对象在同意与不同意,或接受与拒绝之间作出不同强度的反应,以获得态度得分。根据每个被调查者对各道题的回答分数进行累加就得出一个总分,这个总分就说明他的态度强弱或他在这一量表上的不同状态,故该量表又称作总加量表。使用时,常用3点、5点或7点分级来回答问题。例子如下。

你对该社区卫生服务机构的门诊医师的服务态度满意吗?

3点分级备选答案:满意、说不清、不满意,记分3、2、1。

7点分级备选答案(反向排列时):很不满意、不满意、有点不满意、说不清、有点满意、满意、很满意,记分1、2、3、4、5、6、7。

(2)李克特量表的制作与使用。总加量表的制作程序:①根据所要测量的内容或变量,收集大量与这一内容有关的问题,然后初步筛选出一组问题,作为初步量表。②确定问题的备选答案的用词和赋值方法:李克特量表的备选答案之间要求等级、等距、均衡对称,反应尺度的制定时必须进行等距形容词的挑选和试用。赋值方法是按测量维度规定的方向和回答类别来制定,正向提问和负向提问的问题应各占一定比重,以便使回答者集中精力认真回答,防止惯性思维的误答或敷衍。应注意由于的各题的赋值方向是不同的,在统计计算分数时不要加错分数。③试调查:找一些人尝试回答初步设计的量表,以便发现量表设计中有什么问题,是否会引起误解,并检查每道题的分辨能力。分辨能力是指一个题目是否能区分出人们的不同态度的差别程度。假如一道题是"您认为是否应该努力学习",几乎100%的学生都会回答同意,那么这一道题就没有分辨力。④计算各条目的分辨力:计算各条目分辨力的目的是删除分辨力不高,即无法区分人们的不同态度的条目,保留分辨力较高的条目组成正式的量表。李克特量表的分辨力测试方法是:将试调查中得分最高的25%的人,与得分最低的25%的人进行比较,然后计算出每道题的分辨力系数。分辨力系数越小就说明这一题的分辨力越低,过低分辨力系数的条目应当被删除。公式:分辨力系数=得分最高的25%的人的平均得分-得分最低的25%的人在这一题上的平均得分。

7.问卷设计的质量控制技术

调查者在选用调查方法之前,没有对它们进行充分的检验和试用,是产生测量误差的一个重要原因。应答者在接受访问的时候,对于访谈员提出的问题,可能有一些理解方面的困难,或者对问题有消极的情绪反应。预调查可以使文卷设计者了解到这些情况并对问卷进行修改。常用的调查问卷的检测技术和预调查方法有专题小组访谈法、行为译码法、认知访谈法和传统的现场预调查法。

康奈尔大学和密歇根大学在1991年完成的一项研究,建立了简单实用的并且在经验上证实了预调查技术的方法体系。预调查中使用的方法之一是专题小组访谈法,在探索式研究中发挥了很大的作用。在研究一些以前没有进行过广泛调查的问题时,调查者需要先用此方法与被调查者进行交流,以获得对所研究问题的初步印象。一般说来,在确定访谈员的人数这个关键性的问题时,只能使用认知访谈法和行为译码法。在诊断分析性的问题时,用认知访谈法。在确认问题的数量、区分问题的类型时,行为译码法更为适用。

完成上述工作后,用设计好的问卷进行现场预调查,可试测30~50人,以此进一步检验问卷的质量,并求出问卷的有关信度和效度,对问卷作出初步评价。

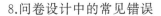

8.问卷设计中的常见错误

问卷设计的完整性、科学性、实用性及可比性会直接影响研究的质量。一份问卷,从开始构思、拟定初稿,到定稿、使用、分析结果等各个阶段都可能出现偏差,而每种偏差的出现都可能导致调查结果的失真。如选择问题时,选择问卷类型与形式时都经常会产生误差,问卷问题太多太难也会阻碍信息的收集。下面主要列举问卷设计的三个常见错误加以分析,这些错误大多属于技术性错误,一般不易通过预试验而发现。

(1)对计量数据错误处理:有些变量如身高、体重、年龄、月收入、吸烟量等本属于计量资料,但有人在进行问卷设计时把它们错划成了等级资料。如问"您平均每天吸多少支烟? 答:①≤7支;②8~14支;③15~20支;④≥21支"。如此设计方法会丢掉调查的有用信息量,若与其他调查的结果进行比较时,由于分组的标准不一致,则无法比较。故这类问题应改为填空题,请被调查对象填具体数字。

(2)问题的答案犯了嵌套的错误:所谓"嵌套",是指某个答案可能包含了其他的答案,而单选题的答案只许有一个。如问"您一般是上哪种医院的门诊看病?"备选答案:①城里医院;②附近医院;③综合性医院;④普通卫生院。其设计错误:综合性医院有可能位于城里,也有可能位于家附近;同样,普通卫生院也包含了城里和附近两个答案。

(3)封闭式问题的设计未遵守"互斥性"和"穷尽性"原则:所谓互斥性,是指在各题目之间不能你中有我,我中有你,一些问卷中由于问题内容之间的相互包容、交叉、重复、牵扯会明显降低测量的效度,增加了统计、分析的难度。在封闭问题中,答案必须覆盖所有可能的选择。但诸如职业、爱好等,其答案有多种多样,难以列全,此时,如果指定的答案是有限的,就常常会犯答案的无穷尽性错误,使有些被调查对象无法填写此题的备选答案,故在答案的选项中须增加"其他"一个答案,即可将答案的无穷尽性转变为穷尽性,覆盖了所有可能的情况。

9.问卷调查的回收率

据统计,邮寄问卷的回收率为30%~60%,而当面发送问卷的回收率可达到80%~90%,并且当面发送并回收,被调查者有不明白的问题可以当场问,调查者可以检查问卷是否有空填、漏填和明显的错误,以便及时能更正,保证问卷较高的有效性,但要注意防止在集体场合填写时的相互干扰。一般来说,回收率如果仅有30%左右,资料只能作参考;50%以上,可以采纳建议;当回收率达到75%以上时,方可作为研究结论的依据。如果有效问卷的回收率低于70%,要进行补充调查。影响问卷回收率的主要因素:调查组织工作的严密程度;调查课题的吸引力;问卷填写的难易程度;问卷回收的可控制程度等。

10.问卷调查技术的优缺点

(1)优点:①调查范围广,花费时间短,适用性大。②适用于不便于面对面交谈的问题的调查。③不受样本大小限制。④实施方便灵活,可由调查员访问,也可邮寄调查。⑤可控制调查项目及内容。⑥封闭性问卷调查的资料便于统计分析。

(2)缺点:①只能在一定范围内取得资料,弹性较小。②单纯使用问卷,深度常常不够,有一定的局限性。③一旦设计有错,很难更正。④问卷调查收集的多为主观感受的数据,其信度、效度较低,故对其质量控制的要求较高。⑤自填问卷不适宜文化程度低的人使用。

(张庆泉)

第六节 社区卫生服务的组织管理

一、概述

(一)社区卫生服务组织管理的基本概念

1.社区卫生服务组织管理的基本含义

(1)社区卫生服务组织的含义:社区卫生服务组织是为了有效地完成社区卫生服务任务,实现提高社区居民健康水平的目标,按照卫生事业发展的要求、规模、设置程序和一定的责任、权力及其职能分工而形成的系统集合。社区卫生服务组织有其特定的目标,是由社区卫生技术人员和卫生管理人员所组成,是一个系统化的结构。社区卫生服务组织具有以下含义:①社区卫生服务组织本身是一个实体:既是有形的组织体系,又是无形的作为组织内部关系网络或力量协作系统的组织结构,而无形的组织结构和有形的组织体系之间是一种手段和目的的关系。②社区卫生服务组织有确定的目标:任何组织都是为了实现特定的目标而存在的,都有一个明确的目的,社区卫生服务组织的总目标就是发展社区卫生服务事业,保障社区居民健康水平。为了实现这一总目标,建立社区卫生服务组织是所采用的一种手段和工具。③社区卫生服务组织有不同层次的分工与合作:社区卫生服务组织管理体系,必然有一个由许多要素、部门、成员,按照一定的联络形式排列组合而成的框架体系,它决定了正式的组织关系,包括管理层级数和控制跨度;决定了如何由个体组成部门,再由部门形成组织。近而形成了不同层次的分工与合作。④社区卫生服务组织是一个整体系统:社区卫生服务组织是一个系统,是整体,在组织内部,其纵向各层次之间的联系和横向各分工部门的联系形成一个封闭的回路,在组织外部,不同卫生组织之间构成外在联系,表现为组织系统的开放性。

(2)社区卫生服务组织管理的基本含义:是指社区卫生服务组织按照管理的原理、遵循管理的原则设计社区卫生服务组织的管理体制和运行机制,合理运用组织职能和管理功能,在社区卫生服务组织体系框架内开展的各项管理活动。社区卫生服务组织管理是社区卫生服务管理体系中的一个系统,并具有以下含义:①是一个开放系统,受着社区内外多方面因素的影响和制约,如社区的经济条件、居民的需求层次、医学科学技术的发展水平和医疗保障制度等。因此,社区卫生服务组织管理不可能有一个固定模式。如在不同地区、不同需求层次和不同条件与环境下形成理想的社区卫生服务组织管理模式,就需要不断地加以探索、调整和变革,也就是不断地与外部环境发生联系,从而不断地改革和发展。②是一个社会技术系统,既包括结构和技术方面,也包括社会和管理方面。社区卫生服务的适宜技术是构成社会技术系统的重要组成部分。③是一个综合系统,是实现科学管理的工具。社区卫生服务组织的主要作用是通过权力和责任的协调与分配,调动各层次的积极性,统一社区全体成员的思想意志,实现社区卫生服务组织的共同的目标。

2.社区卫生服务组织管理的特征和职能

(1)社区卫生服务组织管理的特征:社区卫生服务组织管理与其他管理相同,具有明显的特征。

必须具有目标:任何组织都是为实现某些特定目标而存在的,无论这种目标是明确的还是隐含的,目标是组织存在的前提和基础。社区卫生服务组织管理的目标是为社区居民提供基本医疗卫生保健,满足他们基本的医疗卫生服务需求,提高他们的健康水平。但组织并不是从事任何一项工作所必需的,如果一项工作或某个目标利用个人的力量就可以完成,就没有必要通过建立一个组织来实现。只有当个人的力量难以完成此项工作或实现此项目标时,建立相应的组织才是可取的。由于任何组织都是为了某一目的而存在的,没有共同的目标就形不成组织,也就无所谓组织管理了。所以,社区卫生服务管理者要经常向社区卫生服务组织成员灌输共同理想、共同愿景和共同目标这一信念,从而维系社区卫生服务组织的生存与发展。

必须进行分工与合作:没有分工与合作的群体也就不是组织,分工与合作是组织管理重要功能。社区卫生服务工作的最大特点就是分工合作,就是团队精神。分工与合作关系是组织目标所决定的。社区卫生和全科医疗需要提供预防、医疗、保健、康复、健康教育和计划生育技术指导等一体化的服务,这种一体化的服务,就需要进行机构、部门、专业和人员的分工与合作。只有把分工与合作结合起来,才能提高效率,为社区居民提供综合、连续、系统、全面的卫生服务。

组织要有不同层次的权力与责任制度:分工以后,为了使社区卫生服务人员能履行其相应的职责,就要赋予他们完成该项工作所必需的权力;同时,为了保证各部门之间、各专业之间、各项工作之间的协调,就要对各项工作的责任和权力进行协调。只有这样,才能保证各项工作的顺利进行,最终保证组织目标的实现。

(2)组织职能:是指在特定环境中,为了有效地实现共同目标和任务,合理确定组织成员、任务及各项活动之间的关系,对资源进行合理配置的过程,也是正确处理人们相互关系的管理活动。改革城市卫生服务体系,积极发展社区卫生服务,是我国卫生事业面向21世纪发展所提出的战略目标。在此特定历史环境条件下,为了实现这一战略目标,必然涉及社区卫生资源重组、结构调整和合理配置等问题;解决这一问题必然要求政府领导、部门协调、社会参与;也必然涉及到组织职能的活动。组织职能的主要内容如下。①组织机构的设计:包括社区卫生服务职能组织内横向管理部门的设置和纵向管理层次的划分。当社区卫生服务组织目标确定以后,社区卫生管理者首先应对为实现组织目标的各种杂乱无章的工作内容进行划分和归类,把性质相近或联系密切的工作进行归并,成立相应的职能部门进行专业化管理,并根据适度的管理幅度来确定社区卫生服务组织的纵向管理层次。②适度分权和正确授权:分权表示组织内管理的权力由高层管理者委派给各层次和各部门的程度,分权要讲求适度;而授权则体现权力委任给各个管理层和各个部门的过程。适度分权,成功授权,有利于社区卫生服务组织内各层次、各部门为实现组织目标而协调工作。③人力资源管理:包括人员的选择和配备、训练和考核、奖惩制度,以及对社区卫生服务人员行为的激励等。人是组织的主体,人群中存在着复杂的人际关系,存在着分工和合作。④组织文化的培育和建设:为创造良好的社区卫生服务组织氛围而进行团队精神的培育和组织文化的建设。⑤组织的环境影响:社区卫生服务组织存在于特定的社区环境之中,组织中

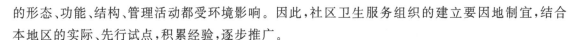

的形态、功能、结构、管理活动都受环境影响。因此,社区卫生服务组织的建立要因地制宜,结合本地区的实际、先行试点,积累经验,逐步推广。

3.社区卫生服务组织管理的性质和目的

(1)性质:社区卫生服务组织具有协调性、阶层性、职能性、专业、社会性等性质。

协调性:是指社区卫生服务人员为了实现共同的目标而在一起一致行动。为了实现协调,必须有一个基础,这就是有某种形式的集中的权威,这种集中的权威可能是专制的,也可能是民主的。专制的权威由个人掌握,民主的权威由一个集团掌握。权威必须同领导相区别,而权威和领导两者又必须同能力相区别。权威是一种权利,是进行指挥的权利。领导必须行使权威并且只能存在于一个组织之中。能力则是做事的才能,不论这种能力是为个人所拥有,或为集团所拥有。组织的基础是利益或目标的共同性。它包括相互承担义务和相互提供服务。为了做到这些,所有社区卫生服务组织的成员必须对目标有共同的理解。这种共同的理解不会自发地实现,就是管理部门的一项主要职责。

阶层性:是指社区卫生服务组织中的不同成员按其权利和责任的不同程度而在承担责任方面分成不同的阶层。对不同类型、不同规模的社区卫生服务组织来讲,这种阶层划分都是普遍适用的。阶层性的最主要之点是管理者同被管理者之间的上下关系。正是由于组织的阶层性,最高管理层才得以使最基层的人员完成其任务。社区卫生服务的各级组织就是在应有阶层中相应权力的基础上进行领导。体现这一性质的过程就是授权。这意味着在阶层中处于较高地位的人把一部分权力授予下级,并赋予他们相应的职责。于是下级就要为履行上级赋予的职责而对上级负责。随着组织规模的日益扩大,被授权的下级必须把他们拥有的权力的一部分,再授权给自己的下级。于是自上而下,形成了一个完整的阶层系列或等级系列。

职能性:社区卫生服务组织的职能可以划分为三种——决定性职能(决定做什么)、应用性职能(使事情做成)、解释性职能(解释执行过程中的差异和问题)。尽管三者在逻辑上讲是有区别的,但在组织中却常常结合在同一个人身上。社区卫生服务组织的职能特性,强调以下三点:第一,为了和谐地开展工作,必须确切地规定工作任务;第二,只有真正地理解了整体目标才能实现积极的和谐;第三,集中注意于相互关系-组织者要注意到各项任务之间的相互关系。为了处理好这两种关系,组织者必须在阶层体系中纵向地进行工作,而领导者必须在各个职能部门之间进行横向的联系。

专业性:社区卫生服务是以基层卫生机构为主体,全科医师为骨干,合理使用社区资源和适宜技术,以人的健康为中心、家庭为单位、社区为范围、需求为导向,以妇女、儿童、老年人、慢性病患者、残疾人为重点,以解决社区主要卫生问题、满足基本卫生服务需求为目的,融预防、医疗、保健、康复、健康教育、计划生育技术服务为一体的、有效、经济、方便、综合、连续的基层卫生服务。因此,社区卫生服务组织具有较强的专业性和技术特性。社区卫生服务组织的设置、功能的划分和业务的实施必须遵循其专业的客观规律;必须符合社区卫生服务业务技术的基本要求。

社会性:社区卫生服务是以社区为范围,为社区居民提供基本医疗卫生的服务,涉及的内容多、范围广,社会性工作比较强。要求发展计划部门要将社区卫生服务纳入区域规划和社会发展总体规划,合理布局社区卫生服务机构;财政和卫生行政部门要调整卫生经费的支出结构,按社区卫生服务人口安排社区预防保健等公共卫生服务所需工作经费;劳动和社会保障部门要把符合要求的社区卫生服务机构作为职工基本医疗保健定点医疗机构,把符合基本医疗保险有关规定的社区卫生服务分项目纳入基本医疗保险支付范围;物价部门要建立和完善社区卫生服务的价格体系;民政部门要将社区卫生服务作为指导各地进行社区建设和开展社区卫生服务工作的重要内容;人事行政部门要支持和指导卫生行政部门加强社区卫生服务专业技术人员和管理人员队伍的建设;教育行政部门要支持和指导卫生行政部门建立以毕业后医学教育为核心的全科医学教育体系;建设行政部门在新建或改建城市居民居住区时,要把社区卫生服务设施纳入建设规划。因此,开展社区卫生服务需做大量的社会工作。

(2)目的:社区卫生服务组织的目的是构建城市卫生服务体系,建立功能合理的医疗服务体系,形成较为完善的社区服务体系,有效地开展社区卫生服务,完成社区卫生服务的任务和目标。

构建城市卫生服务体系:我国的卫生体系包括卫生服务体系、医疗保障体系和卫生执法监督体系。其中卫生服务包括医疗服务体系、预防保健服务体系和社区卫生服务体系。由此可见,社区卫生服务组织是构成城市卫生服务体系的重要前提和基础。积极发展社区卫生服务是改革城市卫生服务体系的重要内容,是构建城市卫生服务体系的重要组织保证。

建立功能合理的医疗服务体系:社区卫生服务组织主要从事预防、保健、健康教育、计划生育和常见病、多发病、诊断明确的慢性病的治疗和康复;综合医院和专科医院主要从事疾病诊治,其中大型医院主要从事急危重症、疑难病症的诊疗,并结合临床开展教育、科研工作。社区卫生服务组织的建立健全,对于形成结构合理、层次分明、定位准确、功能完善的新型医疗服务体系起到了积极的作用。

形成较为完善的社区服务体系:社区是社会活动的基础,社会服务是社区居民生活、学习、生产劳动的根本保证。社区经济、社区文化、社区教育和社区卫生是促进社区发展的四大支柱。尤其是社区卫生服务是构成社区服务体系的重要系统,是社区精神文明建设的重要标志。社区卫生服务组织的建立有助于形成较为完善的社区服务体系。

有效地开展社区卫生服务:社区卫生服务组织主要依托基层卫生机构,形成社区卫生服务中心、社区卫生服务站为主体,其他医疗卫生机构为补充,以上级卫生机构为指导,与上级医疗机构实行双向转诊,条块结合,以块为主,使各项基本卫生服务逐步得到融合的基层卫生服务网络。社区卫生服务组织是开展社区卫生服务活动的组织保证,社区卫生服务覆盖广泛、方便群众,能使广大群众获得基本卫生服务,也有利于满足群众日益增长的多样化卫生服务需求。社区卫生服务强调预防为主、防治结合,有利于将预防保健落实到社区、家庭和个人,提高人群健康水平。

实现社区卫生服务的目标:社区卫生服务组织主要由全科医师、护士等有关专业卫生技术和管理人员组成,这些人员为了实现共同的社区卫生服务目标而结合在一起。为了发挥社区卫生服务组织的功能,有效地开展社区卫生服务,实现组织目标,就必须考虑劳动分工和工作协调问题。根据组织目标,将组织目标所必须进行的各项医疗、预防、保健、康复、健康教育、计划生育指导等各项活动和管理工作加以分类和归并,设计出合理的组织结构,配备相应人员,分工授权并进行协调。主要包括以下三项内容:①设计包括社区卫生服务组织内部分工和组织内部相互关系的组织模式。②通过充分发挥社区卫生服务组织中每一个成员的才能获得专业化的优越性。

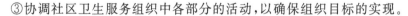

③协调社区卫生服务组织中各部分的活动,以确保组织目标的实现。

(二)社区卫生服务组织的设置原则与方法

为了实现社区卫生服务组织管理的整体目标,必须对社区卫生服务组织进行整体设计,使其在体制上、机制上、组织结构上、服务模式上形成一个完整的社区卫生服务组织管理体系。由于不同的组织会有不同的目标、任务、职能和特点,在组织结构上也会有所差异,所以在设置社区卫生服务组织结构时,必须明确其设置的基本原则和方法。

1.社区卫生服务组织设置的基本原则

社区卫生服务组织的存在取决于社区的需求与发展目标。社区卫生服务组织机构是为社区居民提供的适宜技术、基本医疗卫生服务,其发展思路、发展规模和发展目标与其他组织机构有所不同,故所需要的职务和部门及其相互关系也不完全相同。理想的社区卫生服务组织设置:合理配置和利用现有的社区卫生服务资源,不盲目铺设新摊子,不搞低水平的重复建设,使有限的社区卫生资源产生出最佳的效率和效益;保持较高的可及性,让居民能及时、容易、方便地进入医疗保健系统,寻求到所需要的医疗保健服务;有利于保持社区卫生服务的特征,如整体性、可得性、可用性、综合性、连续性和协调性等;有利于社区卫生服务事业的发展;满足社区居民的基本卫生服务需求,能解决社区居民 80%以上的常见健康问题。但在进行组织机构和结构的设计时,必须遵循其基本原则。

(1)目标明确原则:是指在设置社区卫生服务组织时,必须首先明确社区卫生服务组织存在的目的、任务和实现的目标。为了完成总体任务,实现整体目标,必须将目标任务层层分解;必须把每一组织成员的力量调动起来形成整体,明确每一层次组织和个人的任务,围绕组织的总目标运转。任何组织的存在都必须明确目标,只有目标明确的组织才有活力,才更具凝聚力,使社区卫生服务组织中所有成员的行动和力量向着统一的方向行进。因此,在进行组织设计时,要以事为中心,因事设机构,因事设岗位、配备人员,做到人与事的高度配合;避免因人设事、因人设职、因职造事。如在社区卫生服务机构设置中,遵循目标明确原则,就是使每个人、每个岗位都有明确的任务和目标,就能从根本上杜绝社区卫生服务机构臃肿,层次重叠,人员冗杂,职责不清等的现象。

(2)管理幅度适宜原则:管理幅度是指管理宽度(跨度),是管理者有效管辖、监督其下属的人数的限度。管理幅度的大小是基于管理者的时间、精力、能力的有限性,并受到职权大小、任务难易、有效计划等多种因素的影响。因此,在社区卫生服务组织机构设计时一定要充分考虑到以下因素,并以此为依据决定管理幅度的大小:①管理者与其下属的能力。下属工作能力强,自控力好,能积极领会领导意图,主动完成领导分配的工作任务。同时,领导者自身也有较强的驾御能力,则管理幅度可大些,否则宜小。②所在的管理岗位层级。所在的管理岗位层级越高,要求的宏观驾御能力越强;任务的协调难度越大,则管理幅度宜小。相反,所在的管理岗位越接近基层,工作任务越单一,任务的协调越容易,则管理幅度宜大。③有效的授权。善于授权和能做到有效授权,可减少管理者监督下属的时间和精力,管辖人数增加,管理幅度可大。④有效的计划和保障措施。事前良好的计划,使工作人员都能明了各自的任务,在组织总目标实现中的地位作用,从而积极主动开展工作则管理幅度可大,否则宜小。强而有利的制度保障是使计划顺利实现不可缺少的因素。因此,管理幅度的大小不是固定的模式,而是因人、因事、因任务等多重因素综合

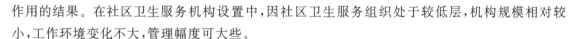

作用的结果。在社区卫生服务机构设置中,因社区卫生服务组织处于较低层,机构规模相对较小,工作环境变化不大,管理幅度可大些。

(3)最少层次原则:为使社区卫生服务组织有效运转,除规定适宜的管理幅度外,管理层次应在不影响工作任务完成的前提下,尽量减少。管理层次的增加不仅带来人力、物力、财力的增加,更重要的是导致上下级之间信息传递和沟通的障碍,造成传递失真,领会错误,最终导致工作效率低和责任推诿。因此,在社区卫生服务机构的设置中,一般为两层,即中心、科或站。

(4)责、权、利、岗、能、绩一致性原则:①责权是相等的两条平行线。它是指负什么责,就应有什么权,负多大责,就必须有多大权。②岗责权是等边三角形。岗责权三者相等、相适应是搞好岗位管理最基本的要求。③岗、责、权、利是等边四角形,它是在岗责权三边相等的基础上,再加上"利"与之相适应、相等而形成的四边相等的正方形。④岗责权利能是等边五角形。岗、责、权、利、能是正五边形管理法,与正方形的岗位管理法有所不同的就是在一个"能"字上,就是做到岗位与能力对号,或与资历对号。⑤岗责权利能绩是等边六角形。在岗、责、权、利、能之外还要突出个"绩"字,因为市场经济要讲"绩效",讲效益。而且,在现实生活中,确实有很多"出工不出力"的耗时者,还有"出力不出效"的苦劳者。

社区卫生服务管理工作实践证明,责、权、利、岗、能、绩不一致,对社区卫生服务组织工作效能的发挥具有严重的影响。有权无责或权大责小就会产生官僚主义,有责无权或责大权小就难以开展工作,极大地影响社区卫生服务管理人员工作的积极性、主动性和创造性。

(5)命令统一的原则:在社区卫生服务组织中,除了位于组织金字塔顶部的最高行政指挥外,组织中的所有其他成员在工作中都会收到来自上级行政部门或负责人的命令,根据上级的指令开始或结束、进行或调整、修正或废止自己的工作。但是,一个下属如果同时接受两个上司的领导,而两位上司的指示并不总是保持一致的话,那么,他的工作就会混乱,并无所适从。这时,下属无论依照谁的指令行事,都有可能受到另一位上司的指责。当然,如果下属足够聪明,且有足够的胆略,他甚至可以用一位上司的命令去否定另一位上司的指示,不采取任何执行行动。这虽然也会给整个组织带来危害。这种现象便是组织设计中应注意避免,组织工作中不允许存在的"多头领导"现象。与之相对应的"命令统一"或"统一指挥"原则,指的是组织中的任何成员只能接受一个上司的领导。

统一命令是组织工作的一条重要原则,甚至是一项基本原则。组织内部的分工越细,越深入,统一命令原则对于保证组织目标实现的作用越重要。只有实行这条原则,才能防止政出多门、遇事互相扯皮、推诿,才能保证有效地统一和协调各方面的力量、各单位的活动。

(6)引入竞争机制,公平、择优的原则:采用公开招标方式,选择具备提供社区卫生服务基本条件、独立承担民事责任的法人或自然人举办社区卫生服务机构,建立精简高效的社区卫生服务运行机制。在确定社区卫生服务机构举办者的过程中,应充分听取社区居民委员会和广大居民的意见。

(7)鼓励大、中型医疗机构卫生技术人员向社区流动的原则:大、中型医疗机构可根据社区卫生服务需要,安排本单位卫生技术人员到社区卫生服务机构工作,或利用业余时间作为社区卫生服务机构的挂牌医师、护士为社区居民提供服务。退休卫生技术人员应聘在社区卫生服务机构工作,原单位应保持其退休待遇不变。上述人员到社区卫生服务机构服务或兼职时,应到当地卫生行政部门办理注册手续,当地卫生行政部门应予以受理。

(8)依法执业的原则:社区卫生服务机构举办者必须根据《医疗机构管理条例》向当地卫生行政部门申请设置并进行执业登记,取得《医疗机构执业许可证》后方可执业。

(9)依法准入原则:各级卫生行政部门要依法建立健全社区卫生服务的行业规章、技术规范和评价标准,加强对社区卫生服务的执业监管,逐步建立社区卫生服务信息公示制度,保证医疗安全,提高服务质量;积极建立社区卫生服务中介组织并发挥其行业自律作用;对违反有关法律法规规定的社区卫生服务机构或人员要依法严肃查处。

2.社区卫生服务组织机构设计的方法

社区卫生服务组织机构的设计以社区卫生服务工作目标和任务为中心,围绕社区要解决的主要健康问题和卫生问题进行设计。社区卫生服务组织机构的设计的实质是社区卫生服务组织的分工。社区卫生服务组织分工包括横向和纵向两个方面。横向分工是根据不同的标准,将组织活动分解成不同岗位和部门的任务,横向分工的结果,是部门的设置,即部门化;纵向分工,是根据管理幅度的限制,确定管理层次,并规定各层次管理人员的职责和权限,纵向分工的结果,是管理权限的相对集中和分散。

(1)确定和分解总目标、明确组织等级、层次和授权范围的方法:保障社区居民的健康,提高居民的健康水平是社区卫生服务机构的总目标和总任务;据以逐级分解目标、任务,建立相应的管理宽度和进行职能分工;明确组织等级、层次,建立严格的权责层次;建立统一指挥的指挥链及权责隶属关系;确定授权人及授权范围。

(2)根据社区卫生服务组织职能设计的方法:围绕社区卫生服务工作总目标和总任务将工作职能分为卫生行政管理职能、卫生事业发展职能和群众性卫生工作职能,从而将社区卫生服务组织设计为社区卫生服务行政组织、社区卫生服务事业发展组织和群众性卫生工作组织。

(3)政府调控和市场配置相结合的方法:实行政府调控与市场配置卫生资源相结合,推进城市社区卫生资源配置结构的战略性调整,加快部分卫生资源向社区转移,逐步完善医院和社区卫生服务机构的资源配置机制,增强社区卫生服务供给能力。对政府举办的一、二级医院要按社区卫生服务的要求进行结构与功能的改造,允许大、中型医疗卫生服务机构举办社区卫生服务。

(4)鼓励社会力量举办社区卫生服务机构:打破部门垄断和所有制等界限,鼓励企业事业单位、社会团体、个人等社会力量多方举办社区卫生服务机构,健全社区卫生服务网络。社区卫生服务网络既包括提供综合性服务的社区卫生服务中心(站),也包括为社区居民提供专项服务的护理院(站)、诊所等。社区卫生服务中心(站)是社区卫生服务网络的主体,原则上以政府举办为主体,按照非营利性医疗机构要求及区域卫生规划设置。社会力量举办的社区卫生服务机构,在社区卫生服务网络中发挥重要的补充作用。

(5)社区卫生服务组织部门划分的办法:部门是指组织中主管人员为完成规定的任务有权管辖的一个特殊的领域。部门化是指工作和人员组合成可以管理的单位的过程。划分部门常用的方法有以下几种。

人数部门化：是完全按人数的多少来划分部门，如军队中的师、团、营、连、排即为此种划分方法。它仅仅考虑的是人的数量。在高度专业化的现代社会，这种划分方法越来越少。因为随着人们文化水平和科学水平的提高，每个人都可能掌握某种专业技术，把具备某种专业技术的人组织起来去做某项工作，比单靠数量组织起来的人们有较高的效率，特别是现代企业逐渐从劳动集约化向技术集约化转变，单纯按人数多少划分部门的方法有逐渐被淘汰的趋势。

时间部门化：是在正常的工作日不能满足工作需要时所采用的一种划分部门的方法。如医院护理工作按早、中、晚班编制进行活动。社区卫生服务工作就是时间性很强的工作，随着社区卫生工作的全面开展，将提供全天候的卫生保健服务，这就需要采用这一种方法。

专业化与部门化：工作专业化与劳动分工实际上是相同的概念，就是把组织的任务分解成更小的组成部分。工作专业化能带来许多有利之处，主要优点：①有利于发挥个人的专业技能特长；②有利于缩短时间、提高效率；③有利于降低训练成本；④有利于使用专业设备和适宜技术；⑤有利于完成复合目标。

职能部门化：这是一种最普通的划分部门的办法，就是把相同或类似的活动归并在一起，作为一个职能部门，这里所谓的职能主要是指组织的职能。如社区卫生服务组织中的财务、人事、教育、医疗服务活动。职能部门化的主要优点：①各部门可配备该领域的专家；②由于各管理人员只需熟悉相对较窄的一些技术技能，所以简化了训练工作，且较易监管指导；③各部门内的活动较易协调。

区域部门化：是社区卫生服务组织为了满足社区居民医疗卫生服务的需求，使居民得到地理上可及的卫生服务而设置的部门，如社区卫生服务站就是采用这一方法来设置的。主要优点：①使社区卫生服务工作落实到基层；②对本地区的医疗市场和卫生问题反应迅速、灵敏；③便于区域性协调；④为培养综合管理人员创造了条件。

(三)社区卫生服务组织的结构与类型

1.组织结构的涵义与影响因素

社区卫生服务组织结构是表现社区卫生服务组织各组成部分的排列顺序、空间位置、聚集状态、联系方式以及各要素之间的相互关系的一种模式。是执行社区卫生服务管理任务的组织体系。

(1)涵义：组织结构是指组织的框架体系。就像人类由骨骼确定体型一样，组织也是由结构来决定其形态。社区卫生服务的组织结构，就是社区卫生服务机构的设置和权力划分。为了使社区卫生服务的目标得以实现，就必须选择最佳的组织结构，建立完善的管理机制，组成合理的运行系统；这一组织结构既要保持相对的稳定，以保证日常工作的惯性运行，又应具有较强的适应性，以应对计划目标和外界环境的变化，这是充分发挥社区卫生服务组织功能的根本保证。众所周知，组织结构设置的发展过程不是一个新旧交替的过程，在一些比较复杂的组织结构模式出现的同时，最早的、简单的组织结构模式仍然会被广泛采用。因此，一个组织采用什么样的组织结构模式并没有固定的程式，而是要根据组织的目标、环境、技术和组织内在的特性去选择。通常认为组织结构具有以下三种特性。①复杂性：指组织的分化程度。组织内部分工越细，其纵向的等级层次就越多；组织单位的地理分布越广，则协调的难度就越大。这就是说，管理层次与管理幅度决定了组织的复杂性，而管理层次又受到组织规模和管理幅度的影响。它与组织规模成正比,即组织规模越大,包括的成员越多,则层次越多;在组织规模确定的条件下,它与管理幅度成反比:主管直接控制的下属越多,管理层次越少,相反,管理幅度减少,则管理层次增加。因此,社区卫生服务组织结构的设计应充分考虑这一特性。②规范性:是指组织依靠规则和程序引导职工行为的程度。有些组织不大注重这一特性,很少按这种规范、准则运作,结果使得组织成员无章可循,效率低下;另一些组织虽然规模不大,却十分注重规章制度的建立与执行,规定了组织成员可以做什么和不可以做什么,使一个组织管理得井井有条,组织效率甚高。因此,社区卫生服务组织要认真研究和逐步建立健全符合各社区实际的各项管理制度,建立科学的监督、考核、评价体系,加强对社区卫生服务的领导、指导和监督,加强社区卫生服务人员资格管理,规范服务行为,不断提高服务水平、服务质量和工作效率。③集权化:指管理者在组织中行使的决策权所处的位置和管理幅度等。在有些组织中,决策权是高度集中的,问题自下而上传递给高层主管人员,由他们来决策,并选择最佳的行动方案。而另有一些组织,其决策权授予下层人员,由下层管理人员对某些问题作出决策,这被称之为分权化。社区卫生服务组织可据其功能、目标、任务等适当采用集权或分权化的决策方式,抓"大"放"小",即对某些问题如涉及社区卫生服务总体规划整体布局、发展战略和发展目标等问题,应采用集权化决策方式来决策,对于某些具体问题如业务技术问题等应适当放权,采用分权化方式进行管理,做到责、权、利相统一。

(2)组织结构的影响因素:人们对组织结构模式的认识是随着社会的发展和人们对组织活动规律认识不断深化和逐步发展的。任何一种组织结构都要受到人们思想观念、社会文化、经济发展水平和科技进步程度等因素的影响。世界上并不存在一种唯一的"理想"组织设计适合于所有的情况,理想的组织设计取决于各种权变因素。社区卫生服务组织的设计也是如此。从社区卫生服务组织的建立和发展的角度来看,必须考虑战略、规模、技术和环境对其组织结构的影响。

战略与结构:社区卫生服务组织结构是各级政府满足社区居民基本医疗卫生服务需求、实现人人享有卫生保健目标的手段。因为目标产生于该组织的总体战略,只有把战略与结构紧密结合起来,才能发挥其功效,实现其既定目标。尤其是结构必须服从和服务于战略的需要。如果政府或社区卫生服务主管部门对其组织的战略作了重大调整,那么就必须修改其结构,以适应和支持这一调整和变革。为此,社区卫生服务组织应成为"有机式组织",所谓有机式组织,是一种松散、灵活的具有高度适应性的形式,这种组织结构能根据社区居民的卫生服务需求迅速作出调整。这种组织结构的员工多是职业化的,具有熟练的技巧,并经过专门训练或规范化培训,能处理社区多种多样的卫生问题和健康问题。有机式组织保持低程度的集权化,就是为了使职业人员能对问题作出迅速的反应。因此,这种形式的组织结构更好地适应社区卫生服务发展战略的要求。

规模与结构:有足够的历史证据表明,组织的规模对其结构具有明显的影响作用。因为规模的大小直接影响到组织管理模式和管理的运行机构;直接影响到组织的效率和效益。这就是规模效益和效益规模的辩证关系。并不是说规模越大越好,问题在于规模与结构的相互适应,关键在于结构合理、层次分明。因此,社区卫生服务组织应适度规模,形成功能明确、结构合理、层次分明、高效、精干、快速、灵活的组织结构。

技术与结构:任何组织都需要采取某种技术,将其投入转化为产出。为达到这一目标,组织需要综合运用人、财、物、技术和信息等资源,并将这些资源组合到一定类型和形式的活动之中,使其发挥各自或组合的效能。其中技术是影响这一过程的一大要素。早在 21 世纪 60 年代初,不列颠大学的琼·伍德沃德就提出,组织的结构因技术为变化。但技术对结构的影响程度因技术类型而异。一般而言,技术越是常规,结构就越为标准化的。由于社区卫生服务组织采用的是常规的适宜的技术,因此,社区卫生服务组织结构应与其采用技术相匹配,建立规范化、标准化的组织结构已成为当务之急。

环境与结构:一个组织的结构必须与它的环境相适应。这里,环境包括组织所在社区的地理环境、社会环境、经济环境、政治环境和文化环境等,尤其是社区居民的民族文化、生活习惯、思想理念、认同意识和需求观念等是影响组织结构的主要因素。因此,社区卫生服务组织的建立,要充分考虑这些因素,并在很大程度上,与其社区文化价值观保持一致。例如,像日本这样的国家广泛使用工作团队,这也可以从民族文化的角度进行解释。日本人具有高度的集体主义精神,在这种文化背景下,员工喜欢围绕工作团队构筑成更为有机的组织。与其相比,在印度这样一个权力差距观念盛行的国家,员工以团队方式工作可能绩效很差。他们在机械的、权力统治的结构中工作,则会感到更舒服。

2.组织结构设计的程序和内容

(1)设计的程序:尽管每一个组织的目标不同,组织结构形式各异,但每一个组织的设计程序是相同的。一般来讲,组织设计包括三个步骤:①明确完成组织目标所需进行的活动;②将这些活动按某种模式进行归类;③建立能使各部分活动相互之间协调的体系。根据上述三大步骤,组织设计的程序主要有以下六个方面。

确定组织目标:组织目标是进行组织设计的基本出发点。任何组织都是实现其一定目标的工具,没有明确的目标,组织就失去了存在的意义,因此,管理组织设计的第一步,就是要在综合分析组织外部环境和内部条件的基础上,合理确定组织的总目标及各种具体的派生目标。

确定业务内容:根据组织目标的要求,确定为实现组织目标所必须进行的业务管理工作项目,并按其性质适当分类,如市场研究、经营决策、技术开发、质量管理、营销管理、人力资源管理等。明确各类活动的范围和大概工作量。进行业务流程的总体设计,使总体业务流程优化。

确定组织结构:根据组织规模、服务项目和技术特点、地域分布、市场环境、职工素质及各类管理业务工作量的大小,参考同类其他组织设计的经验和教训,确定应采取什么样的管理组织形式,需要设计哪些单位和部门,并把性质相同或相近的管理业务工作分归适当的单位和部门负责,形成层次化、部门化的结构。

配备职务人员:根据各单位和部门所分管的业务工作的性质和对职务人员素质的要求,挑选和配备称职的职务人员及其行政负责人,并明确其职务和职称。

规定职责权限:根据组织目标的要求,明确规定各单位和部门及其负责人对管理业务工作应负的责任以及评价工作成绩的标准。同时,还要根据搞好业务工作的实际需要,授予各单位和部门及其负责人以适当的权力。

联成一体:这是组织设计的最后一步。即通过明确规定各单位、各部门之间的相互关系,以及它们之间在信息沟通和相互协调方面的原则和方法,把各组织实体上下左右联结起来,形成一个能够协调运行,有效地实现组织目标的管理组织系统。

(2)组织设计的内容:要使管理工作尽可能地有效,一个健全的组织机构是极为必要的。因为,组织机构形成一种决定所有各级管理人员职责关系的模式。一个现代化的健全的组织机构一般包括决策子系统、指挥子系统、参谋子系统、执行子系统、监督子系统和反馈子系统(图18-3)。

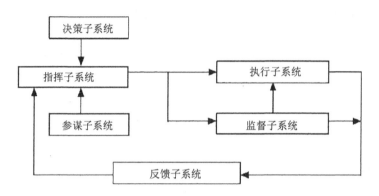

图 18-3　组织机构管理运行图

决策子系统:包括组织的领导体系和各级决策机构及决策者组成的系统。我国医院组织普遍实行党委领导下的院长负责制。在院长负责制下,医院的领导指挥、经营管理由国家委托院长全权负责;党委对医院实行思想政治领导,对医院经营管理工作起监督保证作用;职工代表大会是医院的民主管理和监督机构。各级决策机构和决策者是组织决策的智囊团,其层次视组织的规模和特点而定。现代化大型组织的决策中心,采取委员会的形式,以便有利于集思广益,提高决策的正确程度。

指挥子系统:指挥子系统是组织活动的指令中心,是以院长为首的各业务科室及其负责人和成员所组成的垂直形态的系统。它的主要任务是实施决策机构的决定,负责统一指挥医院的医疗服务活动,保证各项活动顺利而有效地进行。设计指挥子系统应从组织的实际出发,合理确定管理层次,并根据授权原则,把医疗业务经营指挥权逐级下授,建立多层次的、有权威的指挥系统,来行使对组织各项活动的统一指挥。

参谋子系统:参谋子系统是由各级职能或参谋机构及其负责人和成员组成的水平形态的系统。各职能或参谋机构,是同级医疗业务部门行政负责人的参谋和助手,分别负责某一方面的管理业务。设计参谋子系统,要根据实际需要,按照专业分工的原则,设置必要的职能或参谋机构,并规定其职责范围和工作要求,以保证有效地开展各方面的管理工作。

执行子系统、监督子系统和反馈子系统:决策中心决定组织的大政方针,指挥中心是计划实施的起点,而执行子系统、监督子系统和反馈子系统是使计划得以正确无误地推行的机构。指挥中心发出指令,这个指令一方面通向执行机构,同时又发向监督机构,让其监督执行的情况。反馈机构通过对信息的处理,比较效果与指令的差距后,返回指挥中心,这样,指挥中心便根据情况发出新的指令。执行机构必须确切无误地贯彻执行指挥中心的指令,为了保证这一点,就应有监督机构监督执行的情况,而反馈子系统是反映执行的效果。执行子系统、监督子系统、反馈子系统三者必须互相独立,不能合二为一。

3.组织结构的基本类型

组织结构是指表现组织各部分的排列顺序、空间位置、聚集状态、联络方式及各要素之间的相互关系的一种模式。组织结构应具有稳定性和适应性。无论组织结构的类型如何不同，任何一个组织结构都存在三个相互联系的要素，即管理层次的划分，部门的划分和职权的划分。

(1)管理宽度。①管理宽度的概念：管理宽度亦称控制跨度，是指管理人员(社区卫生服务中心)有效地管辖、监督其直接下属人数的限度。它是管理人员有效地控制下属的边界。管理宽度的提出源于管理者时间精力的有限性。当管理者管辖下属的人数增加后，管理工作的复杂程度和工作量会随之增加。管理宽度的增加，必然要求管理者时间精力以及处理问题的能力的增加，以应付由于管理宽度的增加而带来的问题，而管理者的时间、精力、能力均是有限的。所以，一旦管理宽度增加而管理者力所不及时，管理效率会随之下降。在社区卫生服务组织的设计中，首先要考虑的就是根据工作任务的性质和轻重，确定各卫生院主管人员的管理宽度。②管理宽度的确定：最佳的管理宽度究竟是多少？现代管理认为：管理宽度应根据具体情况而定，没有一个规定的通用数字，管理宽度是一个弹性数字。对管理宽度的确定主要看管理者能否在不影响管理成效的前提下，同直接下属接触的次数和时间。如果在不影响管理绩效的前提下，管理者同直接下属接触次数少和接触时间短，管理宽度可大，否则管理宽度宜小。影响这种接触次数和时间的因素主要有管理人员与其下属的能力、所要解决问题的复杂性、工作任务性质的相似性、有效的授权和事先良好的工作计划。因此，管理宽度是以上诸多因素综合作用的结果，在确定农村各卫生机构管理宽度时，必须权衡辖区人口、机构规模等各种因素对管理宽度的影响。

(2)管理层次：管理层次既组织层，是指从组织机构最高管理者到最低管理者之间所形成的具有相对独立功能的有序系列。在社区卫生服务管理组织中一般为两层。管理层次的产生源于管理宽度的有限性。在组织人数一定的情况下，较小的管理宽度意味着较多的管理层次。建立有效的管理层次可减轻上级主管的负担；便于有效管理和有效地利用人力、物力、财力资源，产生高效率。一般社区卫生服务中心的管理层次是两层，即中心和科室。

(3)部门形成：为完成社区卫生服务工作目标，需要系统分析工作目标和任务并把各有关或类似的工作归类合并，授予完成这些任务的管理人员以职权，形成了不同的部门。形成部门的目的在于确定组织中各项任务的分配和归属。将总目标任务分解为各项具体目标和任务，不同性质的任务要用不同的手段来完成，因此，形成的部门越是能反映不同性质的任务和完成任务的手段，部门的建立就越有效。部门形成是为实现组织目标而对任务进行安排的一种手段，因此在部门形成中可采用混合法，既在同一组织层次上和同一组织内采用两种或两种以上的部门形成方法。

(4)职权划分。①职权的概念：职权是指管理职位范围内的权力。职权来源于职位，职权的大小与职位的高低基本相符，同一组织中职位的多少是固定的，但职位本身却是非人格化的，因此职权也是非人格化的，它不会因人而异。同时职权本身是组织结构规定的，具有合法性，这种合法性的规定主要包括：规定掌权者的职位名称，如中心主任、站长、科主任等；规定了权力范围，如管辖、协调、联系和责任的范围等，权力范围是对权力的限制；规定任职条件，如资格、学历、能力、专长、个人品格、年龄限制、身体状况等。②职权的作用：职权的作用表现在两个方面：a.职权能影响或改变授职权支配方的心理或行为。使组织内成员的意愿和行为服从于整体的利益和目标的实现。b.职权将组织的各个部门连成一个整体。犹如"粘合剂",将组织的上下级和各职能部门连接成一个密不可分的整体。各个社区卫生服务机构都是通过职权连成一个个子系统,进而形成更大的系统。

(5)组织机构的类型:同样组织结构的设计必须达到精简、高效、统一三个目的。社区卫生服务组织的结构是由管理宽度、管理层次、部门、职权等要素组成。在组织设计中,由于组织的规模、环境、内部人员构成不同,从而使组织结构的类型呈现出多样化的特点。社区卫生服务机构常见的组织结构类型主要有以下三种。①直线组织:又称单线型组织,它是使用最早,也是最简单的一种组织类型。其特点是组织的领导人员对其所管辖的范围及其下属拥有完全的直接职权,不设职能机构,一切指挥与管理职能基本上都由其自己执行,或仅少数职能人员协助其工作。这种组织的优点是结构简单,职责与权力明确,作出决定迅速,工作效率较高。缺点是要求领导人员通晓多方面的知识和较强的工作能力,特别是对规模较大,业务比较复杂的组织,这往往是不易做到的。这种组织只适用于组织规模较小,管理层次较简单的小型组织。②直线职能组织是按照组织和管理职能来划分部门和设置机构。这种组织结构把管理结构和人员分为两类:一类是直线指挥部门和人员,拥有决定和指挥权,并对该组织的工作负有全部责任。另一类是职能部门和人员(也称为参谋部门和人员),是直线指挥部门和人员的参谋,只对直线指挥人员起参谋助手作用,对下级直线部门只能提供建议和业务指导,没有决定和指挥的权力。这种组织实行的是高度集权,以保证组织内有一个统一的指挥与管理。同时有一套职能部门和人员,作为直线指挥人员的参谋助手,因而能够对本组织内的活动实行有效管理,其缺点是下一级部门的主动性与积极性的发挥受到一定限制,部门之间互通情况少,对新情况难以及时作出反应。这种组织结构比较适用于中型组织。我国的二级医院绝大多数采用这种组织结构。③矩阵组织:就是在直线职能组织结构的基础上,又有横向的机构系统,使组织机构既保留纵向的垂直领导系统,又使横向之间发生联系。横向的组织系统是医院按任务的项目与规模而设置,如科研组织等。这种组织的人员大多数从业务或职能科室中调用。

二、社区卫生服务的组织体系与网络建设

(一)社区卫生服务的组织体系

1.社区卫生服务组织体系的含义

社区卫生服务组织是指为完成社区卫生服务任务,提供预防、医疗、保健、康复、健康教育和计划生育技术指导等服务,提高社区居民健康水平,按照区域卫生规划和卫生事业发展的要求以及一定的责任、权力及其职能分工而设置的机构。在我国城市,它主要是指社区中经卫生行政主管部门审批后设立的社区卫生服务中心和社区卫生服务站,同时也包括综合性医院设置的全科医疗科及各厂矿、企事业单位和学校设置的医务室、保健所等。这些互相关联的社区卫生服务组织的集合构成了我国城市社区卫生服务的组织体系。社区卫生服务组织体系是贯彻落实国家的社区卫生服务工作方针、政策,领导全国广大城市开展基层卫生工作,制定和落实基层卫生工作计划,组织社区卫生服务专业人员,运用医药卫生科学技术的成果和适宜技术,推动和开展社区卫生服务工作的专业组织系统。

社区卫生服务组织体系是由社区卫生服务管理组织、组织结构及其职权范围构成的统一体。了解社区卫生服务组织体系,首先要明确以下几个相关概念。①管理组织:管理组织是为了实现既定的管理目标,按照一定管理规则和程序而设置的多层次管理岗位及具有相应人员隶属关系的权责角色结构。它是一个以人为主体的、有明确管理目标的、分工合作的整体系统。切斯特·巴纳德认为,组织是一个有意识地对人的活动或力量进行协调的关系,是两个以上的人自觉协作的活动或力量所组成的一个体系。根据这一定义,当具备下列条件时,就形成了一个组织。即有能进行相互信息交流的人;这些人愿意做出贡献;实现一个共同目的。②组织结构:组织结构表明的是管理组织内各要素之间的相互联系、相互作用的特定方式。它常常通过组织图、职位说明书和组织手册表示出来。③职权:是指管理职位范围内的权力,它体现职位和权力的统一,而组织成员意志和行动的统一则是通过职权实现的。

2.社区卫生服务组织体系的构成要素

社区卫生服务组织体系的形成受着不同区域城市内外多方面因素的影响和制约。如当地社区的经济条件、社区居民的需求层次、医学科学技术的发展水平和医疗保障制度等。因此,社区卫生服务组织及其体系的形成没有一个固定形式。在不同地区、不同需求层次和不同经济条件与环境下,可以有不同的社区卫生服务组织存在,但任何地区社区卫生服务组织都具有三个基本要素。

(1)社区卫生服务组织管理目标:由于管理组织都是为了某一特定目的而存在的,没有共同的目标也就形不成组织。社区卫生服务管理组织的目标是为社区居民提供基本医疗卫生保健,满足他们基本的卫生服务需求,提高他们的健康水平。社区卫生服务管理人员要同组织中其他成员一起,为实现共同的管理目标,维系社区卫生服务组织的存在和发展。

(2)社区卫生服务组织的分工与合作:社区卫生服务管理组织的工作,需要提供所辖区域内社区卫生服务需求的预防、医疗、保健、康复、健康教育和计划生育技术指导等一体化的服务,这就需要进行管理机构、部门、专业和人员的分工与合作。分工是把各项职能进行分解,分成相对独立的职能部门。合作是各个职能部门联合起来,共同完成城市总体卫生目标,只有把分工与合作结合起来,才能提高效率,为社区居民提供综合性、连续性、系统性、全面性的卫生服务。

(3)权力与责任制度:为了使社区卫生服务管理人员能履行其相应的职责,就要赋予他们完成这项工作所必需的权力;同时,为了保证各部门之间、各专业之间、各项工作之间的协调,就要对各项工作的责任和权力进行协调。只有这样,才能保证社区卫生服务各项工作的顺利进行,最终保证社区卫生服务管理目标的实现。

(二)社区卫生服务组织的基本功能

1.社区卫生服务的组织功能

(1)社区卫生服务组织是实现社区卫生工作总目标的平台和载体:社区卫生服务事业的管理,保障社区居民健康水平目标的实现,必须以社区卫生服务组织作为基本的平台和载体。该组织详细规定了实现总目标的分目标、分阶段目标,以至个人目标,以此为依据形成了各个相应的职能部门。职权体系,指挥和监督体系。保证了个人目标、部门目标、组织整体目标的逐级实现。

(2)社区卫生服务组织代表着社区卫生服务工作的实体:在社区卫生服务管理活动中所出现的与其他行业的联系、系统内不同组织之间的联系等一切对外联络,社区卫生服务组织都是以自身组织为实体,在对外联系中,组织负责人都是以自身组织代表的身份出现,是自身组织的代言人。

(3)社区卫生服务组织是社区经济发展中不可缺少的要素:保证社区居民健康,提高居民健康水平是社区卫生服务组织的总目标。社会的发展,生产力是决定性因素,劳动者健康水平的高低直接影响到生产力要素的发挥。

(4)社区卫生服务组织提供了社区居民健康必需的各种服务:社区卫生服务组织汇集了社区卫生服务人力资源、财力资源、物力资源,提供了预防、医疗、保健、康复、健康教育、计划生育技术指导等各种服务。随着社区居民生活水平的不断提高,居民的卫生服务需求将不断增加,服务项目和服务内容也将不断扩展,社区卫生服务组织也将不断做出调整。

2.社区卫生服务机构的功能

(1)社区卫生服务指导中心的基本功能:社区卫生服务指导中心就是全科医学临床培训基地,除具备医院原有的医、教、研、防等基本功能外,还应承担全科医学教育培训和对社区卫生服务中心、站的业务技术指导任务。其中具体教学要求:①依据《全科医师规范化培训大纲(试行)》和《全科医师培训大纲(试行)》(以下统称《大纲》)制定临床教学实施计划和相应的培训轮转表、登记表、课程表及考核表等;②建立严格的教学评估与考核制度,各项教学记录清晰完整,工作规范。

(2)社区卫生服务中心组织的基本功能:①开展社区居民健康调查,进行社区诊断,向社区管理部门提出改进社区公共卫生的建议及规划,并协助实施;②提供个人与家庭的合同式健康管理服务;③开展健康教育、健康促进;④有针对性地开展慢性非传染性疾病筛查和规范管理工作;⑤负责辖区内计划免疫等传染病防治工作;⑥运用适宜的中西医药及技术,开展一般常见病、多发病的诊疗;⑦提供急诊服务;⑧提供家庭出诊、家庭护理、家庭病床等家庭卫生服务;⑨开展临终关怀服务;⑩与所在城市的医院协作,提供双向转诊服务;⑪提供精神卫生服务和心理卫生咨询服务;⑫提供妇女、儿童、老年人、慢性病患者、残疾人等重点人群的保健服务;⑬提供康复服务;⑭开展计划生育咨询、宣传与适宜技术服务;⑮负责辖区内社区卫生服务信息资料的收集、整理、统计、分析与上报。

(3)社区卫生服务站的基本功能:①开展社区居民健康调查,协助社区管理部门实施健康促进;②提供个人与家庭的合同式健康管理服务;③开展健康教育与心理卫生咨询;④开展传染病的预防、统计上报等工作;⑤开展一般常见病、多发病的诊疗以及诊断明确的慢性病的规范化管理;⑥提供家庭出诊、家庭护理、家庭病床等家庭卫生服务;⑦与所在城市的医院协作,提供双向转诊服务;⑧提供家庭与社区康复指导;⑨提供计划生育咨询。

(三)社区卫生服务组织的网络建设

1.基本概念

社区卫生服务是实施基本医疗卫生服务的组织基础;是城市卫生服务体系改革与发展的必然趋势。早在1997年《中共中央、国务院关于卫生改革与发展的决定》中就明确指出:"改革城市卫生服务体系,积极发展社区卫生服务,逐步形成功能合理、方便群众的卫生服务网络"。

2006 年《国务院关于发展城市社区卫生服务的指导意见》进一步指出,社区卫生服务是城市卫生工作的重要组成部分,是实现人人享有初级卫生保健目标的基础环节。改革开放以来,中国城市卫生事业有了很大发展,服务规模不断扩大,科技水平不断提高,医疗条件明显改善,为保障人民健康发挥了重要作用。医疗体制改革通过试点摸索了经验。但也要看到,在城市卫生事业发展中还存在优质资源过分向大医院集中,社区卫生服务资源短缺、服务能力不强、不能满足群众基本卫生服务需要等问题。必须进一步深化城市医疗卫生体制改革,大力发展城市社区卫生服务,努力为居民提供安全、便捷、经济的公共卫生和基本医疗服务。

(1)发展社区卫生服务是各级政府的重要职责:发展社区卫生服务,要坚持公益性质,完善社区服务功能;坚持政府主导,鼓励社会参与,多渠道发展;坚持以调整和充分利用现有卫生资源为主,健全社区卫生服务网络;坚持公共卫生和基本医疗服务、中西医并重,防治结合;坚持以地方为主,因地制宜,稳步推进。

(2)社区卫生服务网络体系:城市社区卫生服务网络是以一级医院为主体,二、三级医院和防保机构为指导,以城市街道、居委会为基础建立起来的服务网络。就是在区域卫生规划指导下,充分发挥现有基层卫生机构作用,引进竞争机制,统一规划社区卫生服务机构,逐步建立健全结构适宜、功能完善、规模适度、布局合理、有效经济的社区卫生服务体系。全国地级以上城市和有条件的县级市,基本建立起机构设置合理,服务功能健全,人员素质较高,运行机制科学,监督管理规范的城市社区卫生服务体系,居民在社区可以享受疾病预防控制等公共卫生服务和一般常见病、多发病的基本医疗服务。

健全社区卫生服务体系要依托现有基层卫生机构,形成以社区卫生服务为中心、社区卫生服务站为主体,其他医疗卫生机构为补充,以上级卫生机构为指导,与上级医疗机构实行双向转诊、条块结合、以块为主,使各项基本卫生服务逐步得到有机融合的基层卫生服务网络。

社区卫生服务网络建设要以需求为导向,重点是调整一级医院的结构,使城市一级医院整体转型为社区卫生服务中心,健全服务功能,选派有经验的全科医师和社区护士,深入社区、家庭,巡回上门服务。在服务半径大、人口居住较为分散的居民区,设置若干派出的社区卫生服务站,为形成功能合理、方便群众的卫生服务网络奠定基础。

(3)社区卫生服务网络的作用:社区卫生服务网络建设是我国城市卫生服务体系的重大改革与结构调整,它不仅仅是为了解决城市基层医疗机构的生存问题,它的最终目的是在城市形成一个各级各类医疗卫生机构布局合理、功能定位准确、更加经济有效、并能最大限度地满足人民群众健康需求的卫生服务体系。

建立健全社区卫生服务网络,积极开展社区卫生服务,有利于我国卫生工作奋斗目标的实现;有利于体现党和政府对人民健康的关怀,密切党群关系、干群关系;有利于卫生资源的合理配置与利用,提高卫生资源的使用效益;有利于医药卫生体制的改革和医疗保障体系的建立;有利于医疗机构的分类管理;有利于控制医药费用的过快增长。我国城市社区卫生服务网络如图18-4 所示。

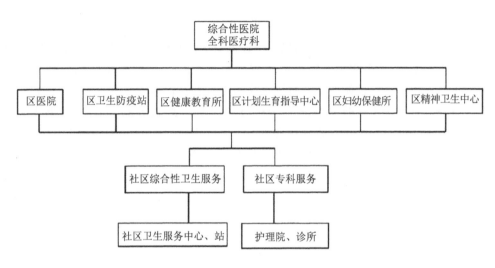

图 18-4　城市社区卫生服务网络示意图

2.社区卫生服务网络建设

社区卫生服务网络建设是一项涉及面很广的社会系统工程,单靠卫生部门不可能完成这项工程的建设。各级政府必须充分认识积极发展社区卫生服务和网络建设的必要性、紧迫性和重要意义。把这项工程作为关系到人民群众切身利益的大事;作为政府义不容辞的责任,列入政府重要议事日程,切实加强领导。因此,各级政府要协调计划、财政、物价、民政、体改、人事、教育、建设、宣传等有关部门,按照职责分工,积极参与,密切协作,共同完成社区卫生服务网络建设工程。

(1)政府领导、部门配合、推动社区卫生服务健康持续发展:各级政府要按照《国务院关于发展城市社区卫生服务的指导意见》,切实加强社区卫生服务网络建设工程的领导,国务院成立城市社区卫生工作领导小组,指导协调全国城市社区卫生服务工作。地方各级政府和有关部门要建立相应的领导协调机制,层层明确责任,密切协调配合,推动社区卫生服务健康持续发展。①发展计划部门要将社区卫生服务纳入区域卫生规划和社会发展总体规划,合理布局社区卫生服务机构。②财政和卫生行政部门要调整卫生经费的支出结构,按社区卫生服务人口安排社区预防保健公共卫生服务所需工作经费。各地可根据实际情况,在充分利用现有资源基础上,适当安排社区卫生服务管理信息系统及公立社区卫生服务机构设备更新等方面的启动经费和人才培养、健康教育经费。按国家规定安排公立社区卫生服务机构的离退休人员费用和卫生人员的医疗保险费。研究制定有利于社区卫生服务发展的财政经济政策。③劳动和社会保障部门要把符合要求的社区卫生服务机构作为职工医疗保险定点医疗机构,把符合基本医疗保险有关规定的社区卫生服务项目纳入基本医疗保险支付范围。参保人员在社区卫生服务机构和大中型医院就诊时可实行不同的医药费用自付比例,引导参保人员在社区卫生服务机构诊治一般常见病、多发病和慢性病,促进社区卫生服务机构与上级医疗机构之间形成有效的双向转诊机制。④物价部门要建立和完善社区卫生服务的价格体系。要规范社区卫生服务项目的名称、服务内容,合理制定社区卫生服务收费标准,促进社区卫生服务的发展。⑤民政部门要将社区卫生服务作为指导各地进行社区建设和开展社区服务工作的重要内容,把支持开展社区卫生服务作为考核和表彰模范街道、居委会和社区服务中心(站)的条件。要帮助城市优抚对象解决在参与和享受社区卫生服务中遇到的各种困难,给予政策和经济上的扶持。⑥人事行政部门要支持和指导卫生行政部门加强社区卫生服务专业技术人员和管理人员队伍建设。要及早研究建立全科医师资格标准,制定在职人员培训规划、计划,完善继续教育规章制度,形成育人、选人、用人一体化机制,吸引优秀卫生技术人才在社区工作。⑦教育行政部门要支持和指导卫生行政部门建立以毕业后医学教育为核心的全科医学教育体系。当前,重点是培训在职人员,培养技术骨干,加强全科医学理论、知识和技能的学习与培训;要逐步开展全科医师继续教育;加强社区卫生服务管理人员队伍的培训,满足不断发展的社区卫生服务需要。⑧建设行政部门在新建或改建城市居民居住区时,要把社区卫生服务设施纳入建设规划。计划生育行政部门在制定与落实人口计划、推行优质服务时,要积极支持城市社区卫生服务的发展;社区卫生服务机构应当根据计划生育工作的需要、居民的需求和自身条件,开展计划生育与生殖保健宣传教育和适宜的技术服务。

(2)健全机制、完善功能、满足群众基本卫生服务需求:①优化城市卫生资源结构,健全社区卫生服务网络,完善服务功能,满足群众基本卫生服务需求。②加大对社区公共卫生服务的经费投入。地方政府要建立稳定的社区卫生服务投入机制,中央财政对中西部地区给予必要的支持。鼓励社会力量参与发展社区卫生服务。③完善社区卫生服务运行机制。建立健全社区卫生服务机构、人员准入和退出机制,改革人事管理、收入分配制度和财政补偿制度及方式,确保服务质量。④发挥社区卫生服务在医疗保障中的作用。将社区卫生服务机构纳入城镇职工基本医疗保险定点医疗机构范围,引导参保职工到社区就诊。积极探索建立以社区卫生服务为其他的城市医疗救助制度。⑤加强社区卫生服务队伍建设。推进全科医师和护士岗位培训,建立医院和预防保健机构支援社区卫生服务的制度,鼓励和组织大中型医院医务人员到社区为居民服务。⑥加强社区卫生服务的监督管理。依法严格社区卫生服务机构、从业人员和医疗服务项目的资格准入,加强药品质量监管和民主监督,保证居民就医、用药安全。

三、社区卫生服务的组织文化

(一)基本概念

社区卫生服务是以人为本、以健康为中心的基本医疗卫生服务,是以社区为基础、为社区居民解决健康问题和卫生问题的卫生服务。社区卫生服务的组织文化是长期的医疗卫生实践活动和管理活动中创造的无形精神,包括医务人员的共同理想,信念追求,思想情操,价值观念,行为取向,技术水平,管理风格、生活方式等方面,为员工普遍认可和遵守的具有社区卫生特色的价值观念,反映社区卫生机构群体意识和精神面貌,有导向作用,激励作用和凝聚作用,是社区卫生服务机构生存发展的精神支柱和力量源泉。

1.组织文化的基本涵义

(1)组织文化的定义:社区卫生服务组织是由许多人在相互影响、相互作用的情况下,为完成社区卫生服务机构共同的目标而组合起来的从事卫生服务活动的单位。社区卫生服务组织的生存方法具有一定的方式,它的思考方法、感觉方法、行动方法也具有一定的样式。这些方式、样式或类型成为组织性格的核心,可总称为社区卫生服务组织文化。它表现了大多数社区卫生服务机构成员共有的思维方式和行为方式、这种共有程度越多,其组织文化就越发达。社区卫生服务组织文化应具有一贯性,形成一套具有自己风格的组织文化。组织文化强调以人为中心的管理方法,其核心是要创造出共同的价值观念。优秀的组织文化就是要创造一种人人受重视、受尊重的文化氛围,由此激励员工为实现自我价值和组织发展而勇于献身,不断进取。例如,医院的院训、理念就是医院文化的综合体现,它可以使人们了解到医院的办院宗旨,指导思想,医院风格,服务方式,发展方向等。所以说组织文化是指在组织系统中居主导地位的价值观体系、管理哲学、道德观念、科学技术文化水平,以及表现这些理念性事物的规章制度等,是组织全体员工上下一致共同遵守的道德规范和行为准则及相关因素的有机体系。

(2)管理者对组织文化的影响:管理的最高形式为在共同活动内人们能自觉主动地朝同一目标努力,而自觉主动的源动力就是一种潜在的规律和无形的精神——社区卫生服务组织文化,它是社区卫生机构管理思想的集中体现,是医疗卫生管理实践经验的科学总结,包括社区卫生机构整体发展战役,社区卫生机构群体价值观和群体精神。管理者,特别是社区卫生服务中心的高层管理者应该是这个中心风气的创立者。他们的价值观影响着社区卫生服务中心的发展方向。虽然"价值观"这一词的用法不同,但我们可以把价值观看作是一种相当持久的理想、信念和精神,它告诉人们什么是对的,什么是错的,什么是应该做的,什么是不应该做的,并指导人们在实现社区卫生服务中心目标过程中的行为和行动。我们也可以把价值观看作是渗透于日常工作、管理和决策中的思想方法。

由于组织管理者所创导的组织文化不同,可以导致完全不同方式的管理模式与管理职能。这就是文化对组织的影响,确切地说是管理者对组织文化的影响。要改变组织文化,可能需要很长的时间,有人认为需要5~8年时间。改变组织文化,则首先要求改变价值观念、思想观念或组织行为。这就要求管理者要了解旧的组织文化,建立鼓励团结与协作的组织文化,就是要把社区卫生服务机构(中心)全体人员的思想和智慧凝聚在一起,使他们对中心产生强烈的认同感和归属感,以存在于这个组织而感到自豪,自觉地为中心的发展贡献力量,自觉抵制损害中心利益的现象,形成一个以中心为家的良好氛围。

(3)组织文化的形成:社区卫生服务组织文化是在社区文化基础上通过长期实践逐步形成的,并反作用于组织体的管理活动。社区卫生服务组织文化首先源于社区文化,并结合卫生服务的自身特点和无区域性特征而逐步形成适合本地区、本区域、本社区独具一格的文化。不同地区的社区卫生服务组织,都无例外地受当代医疗卫生市场和经济规律的支配;都必须充分调动社区卫生工作人员的积极性和主观能动性,通过提供医疗、预防、保健、康复和健康教育服务等满足社区居民的基本医疗卫生服务需求;都要讲究服务水平、服务质量和信誉程度,从而赢得社区居民的满意。为此,社区卫生服务组织文化应"以人为中心"而不是"以患者为中心",应更新为社区居民健康服务的观念,调整服务方向,增加服务内容,规范服务行为,改善服务态度,提高服务质量,实现观念创新、管理创新、医术创新,为社区居民提供优质的服务,让社区卫生服务组织文化与时俱进,不断折射出时代的光芒。这些都是搞好组织活动的共同需要。

2.组织文化的特征

社区卫生服务组织文化具有鲜明的时代特征,它的产生和发展离不开社会的进步和发展,社区卫生服务组织文化特色的形成不是短时间内可以达到的,它是在长期的医疗卫生实践过程中,通过对社区卫生服务自身独特风格和特色的不断沉淀,铸就起的一种持久的社区卫生服务机构精神,具有可塑、潜移、绵延、扩散、隐形、稳定的特性。作为一种高层次的观念形态文化,是在日常的教育、熏陶、塑造中形成,潜移默化地融入人的思想,并在社区卫生服务组织内部一代代绵延地传递下去,并向外扩散。社区卫生服务组织文化一旦形成,并凝结为理想信仰的心理定式,就会产生一种巨大力量,使全体成员为实现他们共同的理想追求,而舍己忘我,努力奋斗。

(1)观念性与实践性的统一:社区卫生服务组织文化表现为一种群体意识。这种群体意识是组织体内员工跟随着组织领导者在长年的社会实践中产生并发展起来的。只要该组织的管理层善于运用文化的无形推动力,那么,这个组织特有的组织文化必然反作用于行为,使组织的各种业务处于某种意识形态的影响支配之下,也就是说组织文化最终是为组织的业务实践服务的。这就是社区卫生服务组织文化观念性与实践性的统一。

(2)无形性与有形性的统一:社区卫生服务组织文化所包含的价值观念,道德规范、经营理念、心理因素以及行为准则等,并不是指某个员工个性的自然表现,而是组织制度制约下的群体心态。这种体现群体意志的组织文化具有无形性,是无法度量和计算的。尤其它的发挥程度,很难确定其上下限和边际效应值。这就是组织文化的无形性。然而,这种"难以看得见、摸得着"而令人苦恼的潜力极大的资源,却是通过组织中各种有形的载体如提供的服务发挥出来的。为扩展本社区的卫生服务而按社区卫生服务组织战略奋力拼搏的广大员工的作业行为,往往通过该社区卫生服务组织的设备、设施、技术和服务等"硬"件表现出来。从而我们又能够通过对组织文化的载体去分析、研究乃至进一步改进和培育组织文化。这就是组织文化无形性与有形性的统一问题。

(3)稳定性与变革性的统一:组织文化伴随着社区卫生服务机构的组建、成长、壮大而诞生、发育和完善,所以它的形成往往要经历很长时间。可是,一旦某一组织特有的文化形成,就将长期影响甚至支配该组织成员的群体性行为,成为该组织的灵魂,不会轻易因管理者中个别成员的岗位变迁而变化。然而这种稳定性从历史潮流的角度看又不是绝对的;其顺应组织生存发展环境的变迁而变迁却又是绝对的。这种稳定性与变革性的辩证统一,要求管理者在建设社区卫生服务组织文化的同时必须自觉地、经常地更新理念。

(4)个异性与共同性的统一:社区卫生服务组织文化的共性与个性是互相连接又互相区别的,而不是彼此对立、相互分离的。社区卫生服务组织文化的共性,从根本意义上来说,应当体现社会主义企业的经济性质和社会主义的经济形态。具体地讲,首先体现马克思主义理论指导的价值观念,其次是体现社会主义市场经济的性质,第三是体现社会主义精神文明建设的要求。在当前的社区卫生服务组织文化建设过程中,特别要注重在共性中突出个性,强烈地反映本社区卫生服务组织的特色。一是社区卫生服务机构基础特点。必须根据社区卫生服务机构的性质、规模及卫生技术状况,对社区卫生服务机构的历史、现实和未来进行实事求是地分析后,构建社区卫生服务组织文化建设的发展思路。二是队伍素质特点。社区卫生服务组织文化的个性,必须充分体现职工队伍的思想道德素质、科学文化素质、技术业务素质等特点,充分反映社区卫生服务机构职工的共同理想、意志、情感,反映全体职工的根本利益、共同愿望和要求。三是社区卫生服务机构服务特点。医疗卫生服务活动是社区卫生服务机构最基本的实践活动,也是社区卫生服务机构生存和发展的关键。要使社区卫生服务组织文化成为社区卫生服务机构发展的内在动力,就必须体现社区卫生服务机构的服务特点,包括服务目的、服务质量、服务模式、经济效益和社会效益等。总之,社区卫生服务组织文化只有具备自身的特点,挖掘出自身优势和个性,才能被广大职工所认可、接受,才能被广大社区居民所认可、接受,才具有强大的生命力。

(二)组织文化的结构与内容

1.组织文化的结构

任何一个客观存在的物质或信息的系统,都是由若干要素构成。要素与要素之间,不是毫无联系、杂乱无章的,而是通过一定的结构联系起来。所谓结构则是系统内部要素的排列、组织方式,它体现着系统的性质与数量的关系。对于社区卫生服务组织文化系统,人们从不同的视角观察,可以划分为不同的层次。

(1)组织文化的层次结构:客观事物组成关系的差异性,导致人们认识上的差异性。正确地分析解剖事物,才能获得对客观事物内在规律的正确认识。

从文化的角度认识,一般认为社区卫生服务组织文化可以分3个部分:一是物化部分,二是制度部分,三是精神部分。也有人认为可以分为物质部分、动态部分和心理部分等3个部分。虽然分法不一,但有一点是相同的,就是这些组成部分不是并列的关系,而是具有层次性,这些层次以一定的规律相互制约、相互影响,从而构成一个有机的整体。

从管理的角度看,一般认为社区卫生服务组织文化由2个部分构成,一是文化的显性部分,即管理的对象、管理的手段、管理的结果等;二是文化的隐性部分,即隐藏在管理手段背后的管理思想,包括管理哲学、价值观、道德规范等等。这种认识同样认为社区卫生服务组织文化的2个组成部分是相互作用的,有着层次之分。

(2)组织文化各层次间的制约关系:社区卫生服务组织文化是随着组织环境的变化而变化的。但是,不论组织文化发展变化到什么程度,其结构基本上总是这样3个层次。社区卫生服务组织文化的这3个层次之间存在着相互关联和相互作用的关系。从精神层来看,它决定着制度层和显现层。精神层是组织文化中相对稳定的层次,它的形成是由大环境中各种因素的客观存在决定的。从长期性发展的角度上观察,精神层要跟随组织环境的变化而变迁。但是,在社区卫生服务组织文化中,精神层一经形成,又具有相对稳定性和变迁的滞后性。从制度层来看,它是精神层的显现形式和物质层的中介、桥梁和纽带。精神层直接决定着制度层,并通过制度层来影响显现层的组织文化设施。从显现层来看,它是精神层和制度层的表达形式、表现方式。组织文化的精神层隐藏在显现层的各种文化设施之中。因此必须明确,社区卫生服务组织文化是内容与形式的统一体,内容决定形式,形式反映内容,在组织文化建设过程中,必须牢牢把握这种关系。

2.组织文化的内容

社区卫生服务组织文化的内容包括许多方面,其中带有根本性的内容是组织体内的价值观、敬业精神与管理哲学、道德规范与员工行为准则、科学技术与文化水平等。

(1)组织体系内部的价值观:社区卫生服务组织的价值观念是指领导和全体员工对该组织的社区卫生服务活动和从事这些活动的人们的行为有什么样的价值以及价值高低的一般看法或基本观点。它包括社区卫生服务组织存在的意义和目的、组织的各种规章制度的必要性与作用、组织中各层次和各部门的各种不同岗位不同专业的人们的行为与组织利益之间的关系等。显然组

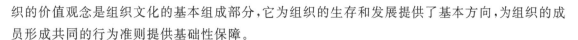

织的价值观念是组织文化的基本组成部分,它为组织的生存和发展提供了基本方向,为组织的成员形成共同的行为准则提供基础性保障。

(2)敬业精神与管理哲学:社区卫生服务组织的价值观是由敬业精神和管理哲学决定并相辅相成、互为条件的。组织拥有什么样的价值观,就必然会体现出与该种价值观相应的敬业精神和管理哲学。

敬业精神在社会组织中形成了群体性的企业精神。它是社区卫生服务组织下至全体员工上至领导阶层共同奋斗,长期围绕竞争环境中某些带根本性的问题应当任何认识如何对待而逐步形成的共同心理趋势和文化格局。敬业精神是组织全体成员共同的理想、信念、情操及工作态度和行为的取向,它是组织的整体风貌、风采和形象。因而,它是社区卫生服务组织的精神支柱。

管理哲学是决定组织领导层成员特别是高层领导决策品质优劣的基本因素,是组织中领导层围绕产生为人处世的基本信念和指导思想,是组织理论化和系统化的世界观和方法论。显然,它是组织文化核心的核心。

(3)道德规范与员工行为准则:道德是社会意识形态之一,是社会组织调整人与人之间以及人与社会群体之间关系的行为规范的总和。它以善与恶、正义与非正义、公正与偏私、诚实与虚伪等概念来评价人们的行为,并调整人们之间的关系,它是通过各种形式的教育和公众舆论的力量使人们逐渐形成一定的信念、习惯、传统而发生作用的。道德规范是指一定的社会向人们提出的应当遵守的行为准则,并通过社会公众舆论去约束人们遵循这些行为准则。社区卫生服务组织文化内容结构中的道德规范既体现有组织生存环境中社会文化的一般性要求,又体现着本组织各项管理的特殊需求。是把组织内各部门、各个层次、各岗位的成员的行为做统一性的规定性的要求,这就是现代组织活动中必不可少的组织内法规,即组织内部各种管理规章。这是新型的规章制度,是运用道德舆论做依据,并主要依靠人们公认其为真理作为基础的管理规章制度。其实质是一种"道德公约",这种现代组织活动中所特有的"道德公约"就是员工的行为准则。由此可见,以道德规范为内容与基础的员工行为准则是传统的组织管理规章制度的补充完善和发展。正是这种补充、完善和发展,将会使社区卫生服务组织文化进入新时代,达到新水平。

(4)科学技术与文化水平:社区卫生服务组织的素质归根结底取决于该组织全体员工整体的科学技术和文化教育普遍具有的水平。这后一方面水平越高,则组织的管理哲学、敬业精神、价值观念、道德修养的基础就越深厚,组织文化就越完善。

总之,以管理哲学为指导性原则、以敬业精神为精神支柱、以价值观念为群体的共同思想信仰、以道德规范为枢纽的群体性的"公约"去约束人们的行为、以符合时代要求的科学技术文化修养等等作为深厚基础而构筑起来的社区卫生服务组织文化,是社区卫生服务可持续发展的重要软件系统,将发挥不可替代的、越来越重要的作用。

(三)组织文化的功能和形成机制

1.导向功能

组织文化首要功能就是把职工个人的奋斗目标引导并统一到组织所确定的某一时期某一领域的发展目标上来。组织文化的导向功能表现在价值观对该组织主体行为,即该组织领导与员工群体行为的引导,从而使组织内自上而下的接受同一价值观,形成一种合力向着战略目标去努力奋斗。

2.激励功能

组织活动成败的核心因素是人,成功的组织文化都是创造出了一种人人受尊重,受重视的气氛,从而最大程度地使员工普遍感到自己在这个组织供职很有前途,很有希望,愿意贡献自己的聪明才智。组织内的价值观、信念及行为准则又是一种强大的精神支柱,它能使人产生认同感、归属感及安全感,起到相互激励的作用。全体成员积极工作,把自己的全部技术能力融会到社区卫生服务共同的事业中去,创造并分享组织的利益和荣誉,就是这些人的满足。其原因就在于这些人觉得他已经得到了自我实现和成就感。这就是组织文化所具有的激励作用,能够使员工们步入敬业精神的良性循环状态并长期保持士气。

3.凝聚功能

由于组织文化能体现强烈的群体意识,即团队精神。可以将组织成员分散的个体力量汇集成有组织有领导的整体合力。在这里,组织文化是起着一种"粘合剂"的作用。这种"粘合剂"作用具有一般硬性管理所达不到的内在凝聚力和感召力。它同样使组织的每一个员工产生浓厚的归属感、荣誉感和服从总体目标的责任感。

4.约束功能

由于组织文化软约束与强制性统一的本质特征,所以它具有一种任何立法和行政手段的约束所无法比拟的特殊约束作用。这种特殊约束作用在于它不会使人产生受制于人的消极感,而是使人感到如果违背组织中的这种风气和舆论,是道义上所不容纳的。于是,潜移默化地形成员工自控意识和自我约束机制。

5.创新功能

社区卫生服务事业能否长期经久不衰地生存和发展,领导层的危机感和风险意识固然起着决定作用,但组织的全体员工管理层若有敏锐的洞察力和预见性,及时制定出能够适应社会发展的战略和业务组织形式,才是保证社区卫生服务组织生存和发展的关键因素。然而,单纯依靠领导层的危机感和风险意识是很不够的。只有广大员工时刻保持有一种危机感,才能使组织拥有十分可贵的植根于全体员工群体中的应变潜力。这种应变潜力一旦遇到需要时,它将一呼百应地立即变成应变行动。这就是社区卫生服务组织文化的创新功能。

(四)组织文化建设的方法和程序

社区卫生服务组织文化建设必须以科学发展观为指导,结合我国社区卫生服务发展的实际情况,按照科学的方法和具体的操作程序有序进行。

1.确立发展目标

通过确立社区卫生服务发展目标,使社区卫生服务组织的广大医务人员树立起共同愿景,增强事业心和凝聚力。这样,既可以激发士气,又可以方便协作关系,使其组织逐步形成共同的价值观体系。

2.打造组织形象

社区卫生服务组织形象既是市场竞争过程中促进社区卫生服务发展的重要因素之一,又是振兴敬业精神的重要途径。良好的组织形象离不开文化素质的普遍提高。例如,社区卫生服务中心有良好的形象,就可以使中心医护人员产生自豪感和荣誉感,有利于形成中心的向心力。树立组织形象的有效办法就是充分利用大众传播媒体的宣传作用,使社会各界关注社区卫生服务组织的活动。同时,还必须注重组织员工自身良好仪态和素质,以赢得社区居民和患者的信赖。

3.培育组织风气

风气是一个组织中占主导地位的、经常发生的行为倾向,它对领导行为和职工个体行为都产生很大影响作用。培育良好的社区卫生服务组织风气,首先要从领导层做起。例如,服务人性化,决策民主化,管理科学化,办事不拖拉的风格等,这样做才能带动广大职工形成奋发向上的社区卫生服务组织风气。

4.注重发挥领导和模范人物的示范作用

社区卫生服务组织的领导既是组织的管理者,又是组织价值观与行为准则的设计师。领导者首先要树立合乎时代精神和组织特点的价值观念并带头示范,同时要通过规章制度、管理措施等将其渗透到每个职工的工作行为中去,形成影响力。还要发挥模范人物的榜样作用,从另一方面去影响带动广大职工,以便于形成良好的组织风气。

5.从关心和满足职工需要入手

社区卫生服务组织文化是全体职工的共同意识,因此,不能用强硬的办法灌输,而应用关心和满足职工需要入手,使广大职工感到这项工作的建树是关系到切身利益的事情,从而志愿投入到社区卫生服务组织文化建设中来。在这样的基础上,再适时地引导,使之需求层次逐步提高,最终提高到追求组织目标的高度。

6.加强职工科学文化素质的培养

社区卫生服务组织文化要植根于广大医护人员的科学文化素养。如果医护人员科学文化水平低,组织文化建设工作就没有群众基础,就难以形成高水平的组织文化。因此,必须对医护人员进行智力投资,加强文化科学知识教育,从根本上改变医护人员的文化素质和精神面貌。构建社区卫生服务组织文化还要经历五个阶段。

(1)研究创建阶段:这一阶段又分为前期工程和后期工程。前期工程是调查研究社区卫生服务组织内部管理情况(如院史、院情、站情)、正式组织和非正式组织等。也就是对社区卫生服务组织文化的有关内容进行广泛收集和系统整理。在此基础上,有针对性地提出符合该社区卫生服务机构组织文化建设目标的初步设想。经各有关部门审议之后,则进入该阶段的后期工程,即向全体员工发起组织文化建设的倡议,并动员广大员工积极参加。

(2)培育形成阶段:这一阶段首先是将社区卫生服务组织文化建设的总目标和总任务分解到组织内各部门各业务环节明。然后,培育各部门形成有自己特点的、能激励本部门的精神风貌和行为规范。这样,组织文化建设才能变成具体的行动。

(3)分析评价阶段:这个阶段首先是根据信息反馈将整个组织文化建设工作开展以来的工作成绩和存在的问题进行剖析,研究和探讨深层次的原因,评价前一阶段的成功与失误,提出改进的办法与措施。其评价标准就是看组织文化建设的目标和内容是否适合本单位的实际需求,各部门的风气、精神面貌是否体现了社区卫生服务组织文化的宗旨。

(4)确立与巩固阶段:这个阶段的工作包括处理问题与归纳成效两部分内容。前者是在分析评价基础上摒弃原来组织文化中违背时代精神的内容,后者是将符合时代精神和社区卫生服务组织文化的建设经验加以总结,并加工成通俗易懂的、有激励作用的文字形式,用以进一步推广。

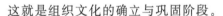

这就是组织文化的确立与巩固阶段。

(5)跟踪反馈阶段：随着环境的变化和社区卫生服务的深入发展，社区卫生服务组织文化的内容也要适应这种变化和发展。这是从意识形态上应变的需要，然而现有业已确立的社区卫生服务组织文化能否适应环境和发展的变化，不应依靠组织管理者的主观判断，而应依据来源于基层实际情况的反应。这就是反馈信息。但是，检验社区卫生服务组织文化适应性的反馈信息必须是经常化和系统化。所以，在经历创建社区卫生服务组织文化程序的第五阶段，其最后阶段的工作是有步骤的信息跟踪。这种有意安排的信息跟踪，一方面能保证及时解决组织文化应变问题，同时也是组织文化建设下一轮循环的基础和起始点。

（刘莎莎）

第七节　社区卫生服务的财务管理

社区卫生服务财务管理是组织社区卫生服务财务活动，处理社区卫生服务财务关系的一项经济管理工作。所谓财务活动，就是以现金收支为主的资金收支活动的总称。社区卫生服务财务活动包括社区卫生服务筹资、投资、经营以及分配所引起的财务活动。

一、社区卫生服务财务管理概述

从财务管理的角度来说，社区卫生服务开展公共卫生和基本医疗服务活动，是通过资金运动来实现的。社区卫生服务应按照资金运动的客观规律和国家的财经政策，在对资金的筹集、运用以及各类资产的价值管理时，既要求合法、正当地使用各类资金，又要求对资金实现最优运用。

(一)财务管理的目标

社区卫生服务财务管理的目标是社区卫生服务理财活动所希望实现的结果，是评价社区卫生服务理财活动是否合理的基本标准。社区卫生服务财务管理体系需要确立明确的总体目标，以此统筹和组织实施该系统，使其得以有效运行。社区卫生服务财务管理体系的总体目标是：在讲求社会效益的前提下，实现社区卫生服务价值最大化。由于社区卫生服务的特殊性使得社区卫生服务财务管理的目标不能简单的以经济利益最大化，而是在社会利益最大化的同时追求经济价值最大化，使社区卫生服务资本的保值和升值，实现社区卫生服务财务管理的良性循环。其具体目标：在完善的财务规章制度和全面预算管理的基础上，如实反映社区卫生服务财务状况、经营成果和现金流量，加强经济核算，努力增收节支，提高资金使用效益，及时对财务活动及与财务有关的经营活动实行事前、事中、事后全过程的动态监控，以全面防范、控制和规避财务风险和经营风险，优化社区卫生服务财务资源配置，提高社区卫生服务社会效益和经济效益，从而实现用比较低廉的费用提供比较优质的卫生服务这一根本经营目标。

(二)财务管理的基本内容

社区卫生服务财务管理是通过合理安排资金来源与运用，控制成本与费用，实现社区卫生服务的正常运转和价值增值。财务管理是与社区卫生服务的业务紧密结合的活动，是针对社区卫生服务的现金流转的管理。

1.预算管理

预算管理是指社区卫生服务根据事业发展计划和任务编制的年度财务收支计划,是对计划年度内社区卫生服务财务收支规模、结构和资金渠道所作的预计,是计划年度内社区卫生服务各项事业发展计划和工作任务在财务收支上的具体反映,是社区卫生服务财务活动的基本依据。

社区卫生服务全面预算以卫生服务收入预算为起点,扩展到采购、成本、费用、资金等各方面的预算,从而形成一个完整体系,包括业务预算、财务预算和专门决策预算。

2.融资决策

融资是指融通资金。社区卫生服务通过长、短期资金预算,如确定资金需求的数额与时间,从各种合法渠道筹集所需的资金。融资决策要解决的问题是如何取得社区卫生服务所需的资金,包括向谁、在什么时候、筹集多少资金。

筹集资金的方式有两大类:权益筹资方式和债务融资方式。筹资方式的经济评价指标常采用资本成本。

3.资产管理

社区卫生服务的资产代表一个社区卫生服务的经济实力,社区卫生服务的固定资产体现了社区卫生服务的规模,流动资产体现社区卫生服务的营运能力。社区卫生服务拥有一定的资产,要合理规划固定资产和流动资产的结构比例,同时还要对流动资产和非流动资产进行分类管理。流动资产具体包括现金管理,应收账款及存货的功能与成本管理;非流动资产管理包括固定资产管理和无形资产管理。

4.成本核算

成本核算是指依照一定的原则,以卫生服务活动的特定内容为对象,采用科学的计算方法,按规定的时间,通过对各成本项目的汇总、分配来确定核算对象成本水平的一系列方法和程序。按照会计配比原则的要求,卫生服务的"全成本"包括卫生服务成本、管理费用、药品经营成本等,这种分类是为了反映卫生服务的不同职能的耗费,其目的是为了清楚地反映各种服务成本的计划、控制和考核。

5.社区卫生服务财务分析

社区卫生服务的经营业绩和财务状况是社区卫生服务内外相关决策者所关心的问题。社区卫生服务财务分析主要是通过各种方法分析社区卫生服务的财务报表,包括与同行平均水平相比,考察本社区卫生服务历年财务报表的变化趋势等,得出社区卫生服务偿债能力、盈利能力、资产管理能力等方面的状况。

二、社区卫生服务预算管理

(一)预算的概念

1.预算的概念

预算是用货币的形式来反映组织机构未来某一特定期间的有关现金收支、资金需求、资金融通、营业收入、成本及财务状况和经营成果等方面的详细计划。预算不仅是组织机构控制支出的工具,还是使组织机构的资源获得最佳生产率和获利率的一种方法。一系列相互联系、前后衔接的预算构成了组织机构的全面预算体系。

2.社区卫生服务预算的概念

社区卫生服务预算是指社区卫生服务根据事业发展计划和任务编制的年度财务收支计划,是对计划年度内社区卫生服务财务收支规模、结构和资金渠道所作的预计,是计划年度内社区卫生服务各项事业发展计划和工作任务在财务收支上的具体反映,是社区卫生服务财务活动的基本依据。

(二)预算的作用

社区卫生服务预算是社区卫生服务各级部门工作的奋斗目标和协调工具,也是控制的依据和考核的标准,其作用归纳起来主要有以下几方面。

1.明确目标,控制业务

预算为社区卫生服务整体及各级部门确立了明确的目标和任务,包括近期的、远期的、业务的、财务的,使各级部门管理人员明确自己的地位、责任和作用,促使他们想方设法完成各自的责任目标和社区卫生服务总目标。

2.协调各部门的工作

预算把整个社区卫生服务各方面工作严密地组织起来,将社区卫生服务各部门的各项工作和经济活动都统一于社区卫生服务的总体目标之下,使社区卫生服务内部上下左右协调一致,减少和消除可能出现的各种矛盾冲突,使之成为一个围绕总体目标而顺利运转的有机整体。

3.作为控制的依据

预算是控制社区卫生服务日常业务、经济活动的依据和衡量其合理性的标准。在预算执行过程中,各级部门应定期(每月或每季度)将执行情况通过与预算进行对比,及时发现偏差、分析原因,采取必要措施,以保证整体目标的顺利完成。

4.评定业绩的标准

即事后考核评价和分析反馈预算执行结果,以及时发现、分析和纠正预算管理中出现的差异。它不仅是当期预算的终点,也是下一期预算的起点和未来控制的切入点。因此要合理评价当期业绩,查找根源,纠正偏差,公开奖惩。以预算为考核社区卫生服务及各部门业绩的尺度,并结合一定的奖惩措施,也是激励职工工作热情的一种有效手段。

(三)编制预算的原则

社区卫生服务预算既要体现社区卫生服务追求的总体目标,又需具有可操作性及高质量性,其编制过程必须遵循下列原则。

(1)预算的编制要明确体现或反映出社区卫生服务整体目标,预算是这些目标的数量化、具体化。

(2)编制预算过程中应综合考虑、全面分析,避免因预算缺乏周密详尽的考虑而影响目标实现的情况出现。

(3)预算的编制在技术上要符合要求,有关预算指标之间要相互衔接,要有明确的钩稽关系,保证整个预算的综合平衡和可靠完整。

(4)预算的编制要切合实际、科学合理、留有余地。在现实的经营过程中,过高或过低的预算指标都不利于预算管理方法的指导和控制;同时,现实状况的复杂多变又要求预算指标具有一定的灵活性,避免因发生意外情况而影响原定目标的实现。

(四)社区卫生服务预算的内容

1.全面预算

全面预算反映的是社区卫生服务未来某一特定期间的全面卫生服务、药品经营活动的财务计划。全面预算按其涉及的内容分为业务预算(包括卫生服务收入预算、服务量预算、直接材料预算、直接人工预算、卫生服务成本预算、管理费用预算等)、财务预算(包括现金预算、预计资产负债表、预计收支总表等)、专门决策预算(包括资本支出预算和一次性专门业务预算);按预算期的长短分为长期预算(通常在1年以上)和短期预算(一般不超过1年)。

全面预算以卫生服务收入预算为起点,扩展到材料采购、卫生服务成本、资金等各方面的预算,从而形成一个完整体系,各项预算之间相互联系,关系较复杂。图18-5大致反映了各预算之间的主要联系。

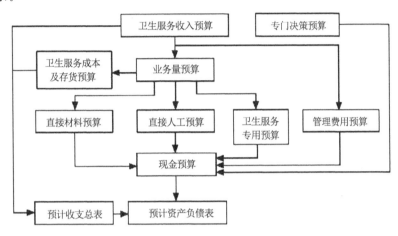

图18-5　全面预算体系示意图

2.事业单位预算

值得特别指出的是,社区卫生服务机构如果是属独立的、财政预算管理级次中的基层单位,并作为执行国家事业计划、享有国家财政补助的事业单位,除了需要编制用于内部经营管理的全面预算外,还需要按《预算法》等相关法律、法规的规定,编制单位预算。即社区卫生服务机构根据规定的事业计划中有关事业指标和基本数字,根据定员定额和开支标准,结合社区卫生服务的具体情况,编制事业经费预算草案,全额反映社区卫生服务收支。单位预算连同编制说明报上级卫生行政主管部门,汇总编制成部门的事业经费预算,再经财政部门审核并报人大审议通过,对社区卫生服务下达预算控制数。预算控制数一经下达,不得随意变动。单位预算包括收入预算和支出预算。收入预算包括财政补助收入预算、上级补助收入预算、医疗收入预算、药品收入预算和其他收入预算。支出预算包括医疗支出预算、药品支出预算、财政专项支出和其他支出预算。收入预算与支出预算是一个有机的事业单位预算整体,互为条件,互相依存,缺一不可。

三、社区卫生服务筹资管理

资金筹集是指社区卫生服务向外部有关单位、个人或从机构内部筹集资金的一种财务活动,社区卫生服务筹集资金主要解决自身资金不足的矛盾,缓解社区卫生服务资金紧张的压力,使社区卫生服务适应社会主义市场经济体制,提高自身竞争力,适应社会需要,提高卫生服务水平,使社区卫生服务有长足的发展。融资是社区卫生服务经营活动的起点,同时也是社区卫生服务经营活动中的重要财务活动。

社区卫生服务通过各种渠道筹集资金,并且为使用他人资金支付利息、其他筹资费用等融资代价即资本成本,体现了社区卫生服务与债权人、投资人的财务关系。在融资过程中,需要确定融资的规模,满足社区卫生服务对资金的需要;同时还要通过对筹资渠道、方式或工具、时机的考虑和选择,合理确定资本结构,力求降低融资风险和成本。

(一)社区卫生服务筹资管理的基本原则

1.资金需要量合理原则

这是社区卫生服务筹资的首要原则。无论通过什么渠道,采取什么方式进行筹资,都应首先确定资金的需要量,这是筹资的依据。资金不足,影响社区卫生服务业务经营和建设发展;资金过剩,会造成资金浪费和影响资金的使用效果。

2.资金按时供应原则

筹资不仅要从数量上保证社区卫生服务经营的正常需要,同时又必须充分估量资金供应时间上的协调一致。既要做到按时供应,又不超过合理需要,防止发生浪费和多占用资金。

3.筹资费用适当原则

社区卫生服务筹集资金都因使用权的获得而必须付出代价,即资本成本;而且从不同渠道筹集的资金所付出的代价是不同的。因此,筹资时应比较不同渠道的不同资本成本,选择资本成本低的渠道取得资金。

4.资金投向合理原则

筹资是投资的前提,投资是筹资的目的。筹资的效益与投资方向和投放时间有密切关系。若资金投向错误,投放时间不当,是不可能取得好的筹资效果的。

5.适当安排自有资金,正确运用负债经营

社区卫生服务筹集的全部资金按其性质不同,可以分为自有资金和借入资金。社区卫生服务在筹集资金时,要注意保持二者之间合理的比例与结构,既不能使负债太多而增加财务风险和偿债压力,也不能因为风险的存在而放弃负债经营,降低自有资金的使用效率和收益水平。

6.创造良好环境,多方吸引资金

社会资金都倾向于收益相对较大、风险相对较小、回收相对较快的项目,科学的管理模式、良好的经营作风、可靠的社会信誉是增加投资者信心的关键所在。因此,社区卫生服务要以科学的管理统领全局、以优质的服务面向社会,从而创造良好的投资环境,吸引更多的资金。

(二)社区卫生服务筹资的渠道与方式

随着我国政府对初级卫生保健的日益重视和金融体制改革的深入,社区卫生服务筹资渠道呈现多元化趋势,筹资方式也日趋多样化。

1.社区卫生服务筹资渠道

筹资渠道是指社区卫生服务筹集资本的来源方向与通道,体现着资金的源泉和流量。通过对各种筹资渠道的了解和认识,有助于社区卫生服务合理使用融资渠道,有效筹集资金,满足卫生服务需要。在我国主要有以下几种筹资渠道。

(1)国家财政资金:国家财政资金是国有社区卫生服务的主要筹资来源。目前,国家财政资金拨付的主要方式是政府财政直接拨款,其他还可以通过社区卫生服务主办单位或主管部门对社区卫生服务进行补助。

(2)银行信贷资金:银行对社区卫生服务提供的贷款,是目前我国社区卫生服务另一资金来源。我国的银行分为中央银行、商业性银行和政策性银行,而向社区卫生服务提供贷款的主要是商业性银行和政策性银行。

(3)非银行金融机构资金:非银行金融机构是除银行以外从事金融业务的机构,如保险公司、投资公司、财务公司、信用合作社等,它们也可以为社区卫生服务提供一定量的资金来源。

(4)其他医药服务机构资金：社区卫生服务与医药企业之间的购销业务会形成大量的债权债务关系，这实际是债务人对债权人资金占用的商业信用资金渠道；另外，一些卫生机构在卫生服务经营过程中，由于留存收益的结存会出现一些闲置资金，基于战略或战术目的的考虑，会将这些资金投资于社区卫生服务。这样卫生机构之间的商业信用和相互投资也形成了社区卫生服务资金的重要来源。

(5)民间资金：由于目前政府允许社会资金进入卫生市场，因此，越来越多的社会及个人资金进入社区卫生服务领域，广大的个体投资者所持有的货币资本也成为社区卫生服务的资金来源。

(6)社区卫生服务自留资金：社区卫生服务的留存收益不仅能对外投资，更重要的是社区卫生服务扩大自身经营的需要。社区卫生服务通过提取事业基金和未分配结余，为以后的经营积蓄资金。而且，由于内部留存资金的手续简便，无筹资费用，成为社区卫生服务筹资的重要渠道。

目前，我国社区卫生服务缺乏多渠道筹集资金的政策支持系统，投资主体十分单一，社会资金对社区卫生服务投入微乎其微，银行信贷条件苛刻，而社区卫生服务机构多数亏损，靠自留资金来筹集资金非常有限，因此，国家财政资金是社区卫生服务筹资的主要来源。

2.社区卫生服务筹资方式

筹资方式是社区卫生服务筹集资金的具体形式和工具，体现了资金的属性和期限。筹资渠道是客观存在的，筹资方式的选择则是社区卫生服务融资管理的内容，目前，社区卫生服务筹措资金可供选择的筹集方式主要如下。

(1)吸收直接投资，是社区卫生服务以协议方式筹集政府、法人、自然人等直接投入的资本，形成社区卫生服务资本的主要筹资方式。

(2)银行借款：是社区卫生服务按照借款合同从银行等金融机构借入款项的筹资方式。适合于各类社区卫生服务筹集长期或短期资金，但一般有严格的限制条款对资金的使用作出限制。

目前，我国提倡非营利性卫生机构采用免税债券、政府贴息贷款等融资方式。这种方式主要是那些政府支持的非营利性卫生机构的一种融资方式。国务院三部委《关于卫生事业补助政策的意见》允许卫生机构"对技术含量较高，资金回收能力较强的项目，试行银行贷款，财政贴息等办法"，可见国家鼓励卫生机构根据自身的经济实力，资金结构、经济效益和发展前景来争取信贷资金的支持。

(3)商业信用：是社区卫生服务通过购买商品中的结算方式，如应付账款、应付票据、预收账款等形式筹集短期债权资金的筹资方式。商业信用的取得比较简便，但使用时间短。

(4)融资租赁：是社区卫生服务采用融资租赁的方式，集融资与融物于一体的特殊筹资方式。融资租赁一般通过租赁协议或合同约定双方的权利和义务。

3.筹资渠道和筹资方式的联系

社区卫生服务的筹资渠道是社区卫生服务资金的来源，而筹资方式则体现了社区卫生服务筹集资金的具体方式，因此两者之间有密切的联系。一定的筹资方式可以适用于多种筹资渠道，而同一筹资渠道的资金可以由不同的筹资方式取得。社区卫生服务筹资渠道和筹资方式的联系可用表18-2表示。

表 18-2 社区卫生服务筹资渠道和筹资方式的联系

项目	吸收直接投资	银行借款	商业信用	融资租赁
国家财政资金	√			

项目	吸收直接投资	银行借款	商业信用	融资租赁
银行信贷资金		√		
非银行信贷资金	√		√	√
其他医药服务机构资金	√		√	√
民间资金	√			
医院自留资金	√			

(三)筹资的种类

社区卫生服务筹集的资金按不同的标志可以分为以下几类。

1.权益资金和债务资金

权益资金是社区卫生服务依法筹集、长期拥有、无需归还、自主支配,能够依法取得收益并承担相应责任的资金,是社区卫生服务通过争取国家财政拨款、吸收直接投资、结余留存所筹集的资金,属于权益资金,其数额是资产负债表的中净资产。债务资金又称为借入资金,是社区卫生服务依法筹集并依约使用、按期偿还的资金,其数额是资产负债表中的负债总额。

2.长期资金和短期资金

长期资金是指占用期限在一年或一个营业周期以上的资金,主要包括吸收直接投资、长期借款、融资租赁和社区卫生服务内部利润留存等。短期资金主要用于维持日常医疗服务活动的开展,一般是在一年内使用的资金,主要包括商业信用(应付账款、预收账款)、短期融资债券、短期借款等。短期资金解决的是融资人临时资金使用的需要,一般融资额不大,融资的成本很低。

(四)筹资的经济评价指标

不同的筹资方式的筹资代价各不相同,通常用资本成本作为不同筹资方式的经济评价指标。

资本成本是指社区卫生服务为筹集和使用资金而付出的代价,包括资金筹集费用和资金占用费用两部分。资金筹集费用指资金筹集过程中支付的各种费用,如印刷费、律师费、公证费、担保费等。资金占用费是指占用他人资金应支付的费用,或者说是资金所有者凭借其对资金所有权向资金使用者索取的报酬,如红利、利息等。

如果资金是借入的,资本成本是借款利率(相对数)或利息额(绝对数);如果资金是投资者自有的,资本成本需要按投资者希望获得的报酬来确定,一般为预期的投资报酬率(相对数)或报酬额(绝对数)。在实际经济生活中,为便于分析比较,资本成本通常以相对数表示。卫生服务机构使用资金所负担的费用同筹集资金净额的比率,称为资本成本率(一般统称为资本成本)。资本成本率与筹集资金总额、筹资费用、占用费用的关系,通用计算公式可表示如下。

$$资本成本率 = \frac{资金占用费}{筹集资金总额 - 资金筹集费}$$

资本成本率的一般计算公式如下。

$$K = \frac{D}{P(1-F)}$$

式中:K,资本成本率;D,资金占用费;P,筹集资金总额;F,资金筹资费率,即资金筹集费占筹集资金总额的比率。

无论采取何种方式筹集资金,社区卫生服务都需要考虑资本成本,进行效益分析,以便作出正确的筹资决策。社区卫生服务筹资方式的特点如表18-3所示。

表 18-3　社区卫生服务筹资方式的特点

筹资方式	资本成本	财务风险	资本类型
吸收直接投资	很高	很低	权益资金
银行借款	较低	较高	债务资金
商业信用	很低	很高	债务资金
融资租赁	高	一般	债务资金

四、社区卫生服务资产管理

社区卫生服务资产是指由社区卫生服务拥有或者控制的、能够以货币计量并为社区卫生服务带来社会效益和经济效益的经济资源。

社区卫生服务资产的形态一般分为流动资产、固定资产和无形资产。

(一)社区卫生服务流动资产管理

流动资产是指可以在一年内或一个营业周期内变现或者运用的资产。流动资产具有占用形态的变动性、占用数量的波动性、周转周期较短的特点。从流动资产的占用形态来看,流动资产主要包括:货币资金(包括现金和各种银行存款)、应收账款、存货等。

加强流动资产管理的意义在于:可以加速流动资产周转,减少流动资产占用;促进社区卫生服务的发展,提高医疗服务质量和医疗服务水平;同时有利于社区卫生服务加强经济核算,提高管理水平,使之既能保证卫生服务的需要,又能节约、合理使用资金。

1.货币资金的管理

货币资金是社区卫生服务流动资产中流动性最强的部分。货币资金管理的主要方面是:保证资金的安全;保障卫生服务活动的资金供应;充分利用货币资金,对闲置资金进行合理调配,将闲置资金减少到最少程度。因此,有必要将社区卫生服务日常必须持有的货币资金量控制在一定的数额之内。

(1)现金持有量:计算货币资金最佳持有量的常用方法有成本分析模式,即通过分析持有现金的成本,寻求使持有成本最低的现金持有量。

社区卫生服务持有现金,有三种成本。①机会成本:现金作为社区卫生服务的一项资金占用,是以失去其潜在收益为代价的,这种代价就是它的机会成本。现金持有额越大,机会成本越高。②管理成本:社区卫生服务拥有现金,则会发生管理现金的费用,如现金管理人员的工资、安全措施费等。这些费用就是现金的管理成本。管理成本是一种固定成本,与现金持有量之间无明显的比例关系。③短缺成本:现金的短缺成本,是因缺乏必要的现金,不能应付业务开支所需,而使社区卫生服务为此付出的代价。现金的短缺成本随现金持有量的增加而下降,随现金持有量的减少而上升。

上述三项成本之和最小的现金持有量,就是最佳现金持有量,如图18-6所示。

(2)现金日常管理:现金日常管理,主要着眼于防止现金被挪用、贪污,保证社区卫生服务现金的安全。社区财务集中核算,收入日清月结,社区卫生服务中心统一管理各社区卫生服务站的收入。由专管员每天定时收取当天各社区站的现金收入和日报表,要求各站做到"四一致"即收入报表、收据、处方处置单、现金进账单金额必须一致。月底由中心汇总收入报表并与各站核对。

杜绝了截留收入、坐支挪用现金等现象的发生。

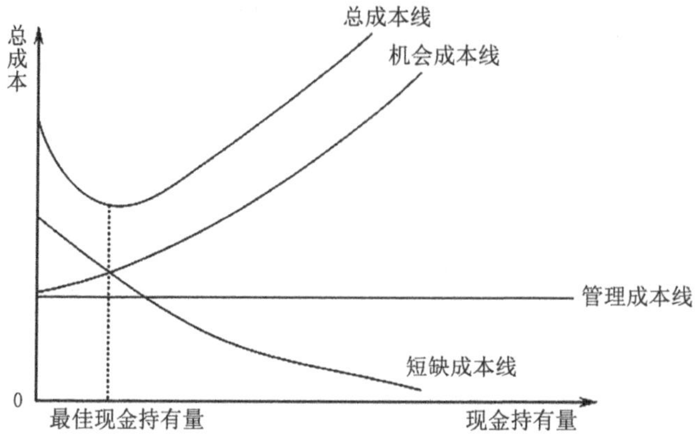

图 18-6　最佳现金持有量

2.应收账款的管理

社区卫生服务的应收款项是指社区卫生服务因提供卫生服务或开展其他有偿服务等业务活动所形成的应该收取而尚未收到的各种款项或因购买货物预先支付给供货单位的款项,属停留在应收状态结算过程中的资金。应收款项是社区卫生服务流动资产的组成部分,是其他单位或个人对社区卫生服务资金的占用,有在卫生服务过程中产生的,包括应收在院患者医药费、应收医疗款;有在医疗业务活动过程之外产生的,包括其他应收款、预付款项。

(1)应收在院患者医药费的管理:应收在院患者医药费,是指社区卫生服务因提供服务,而应向住院患者收取的医疗费用。患者住院先预交住院金,住院期间,每天的医药费用不需要逐笔结算,而是先记账。预交款不足时,患者应及时补交,患者出院办理出院手续时,一次结算。

应收在院患者医药费,是因为患者实行预交金集中结算而形成的。社区卫生服务实行权责发生制,收入在提供卫生服务或销售药品时予以确认,应收在院患者医药费的确认与医疗药品收入的确认同时进行。为了减少患者出院时欠费较多,要加强对应收在院患者医药费的管理。①按规定收取患者预交金。②按日登记住院患者住院费用分户账,每天结算患者预交金使用情况,减少患者欠费的发生。③患者预交金不足时,应及时通知患者补交。④医疗保险、合同记账单位,要有合同协议,财务部门才予办理记账。

(2)应收医疗款的管理:应收医疗款是指社区卫生服务应该收取而尚未收回的门诊患者和出院患者医药欠费,包括医疗保险患者欠费和其他患者欠费。

应收医疗款有门诊患者欠费和出院患者欠费。为了减少欠费的发生,社区卫生服务要加强对应收医疗款的管理,应当控制应收医药费的额度和收回时间,积极采取有效措施,及时组织结算和催收,使应收医药费及时、足额收回,减少损失,提高社区卫生服务资金利用效率。

由于应收账款的发生时间有长有短,一般来说拖欠时间越长,收回的可能性越小,形成坏账的可能性越大,特别是医疗欠费。因此,在加强催收的同时,社区卫生服务应当按照会计的制度的规定,年度终了,按年末应收医疗款和应收在院患者医药费科目余额的 $3\%\sim5\%$ 计提坏账准备。在实际工作中,也可以按规定的坏账准备提取比例,按月末应收医疗款和应收在院患者医药费科目余额预提,年终再进行总核算,多退少补,加强对坏账损失的管理。

3.存货的管理

存货是社区卫生服务为开展卫生服务而储存的资产,包括卫生材料、药品、低值易耗品等。进行存货管理的主要目的,是要控制存货水平,在充分发挥存货功能的基础上,降低存货成本,使之能够满足卫生服务和其他工作的需要,即达到整体最优。

(1)存货的功能与成本。①存货的功能:储存必要的卫生服务物资,可以保证卫生服务过程的正常进行。由于卫生服务活动的特殊性,使得社区卫生服务存货,特别是药品存货存在不确定性,特用药品不储备不行,储备了又不一定用。②存货的成本:要想持有一定数量的存货,必定会有一定的成本支出。存货成本包括以下几项:购置成本,由买价、运杂费等构成的。购置成本一般与采购数量成正比例变化。为降低购置成本,社区卫生服务应研究卫生材料的供应情况,坚持比质比价采购,即同等产品比价格,同等价格比质量,同等质量比信誉等原则,争取采购质量好、价格低的材料物资。订购成本,指社区卫生服务为订购存货而发生的费用,包括采购的办公费、差旅费及药品的运输费等。订购成本一般与定货的数量无关,与订货的次数呈正比关系。社区卫生服务要想降低订货成本,需要大批量采购,以减少订货次数。储存成本,是指社区卫生服务为存贮存货而发生的全部费用。包括仓储费、搬运费、保险费、占用资金支付的利息费等。一定时期内的储存成本总额,等于该期内平均存货量与单位储存成本之积。社区卫生服务要想降低储存成本,则需要小批量采购,减少储存数量。此外,社区卫生服务还应考虑由于物资储存过多,时间过长而发生的变质与过时的损失。

(2)存货计划:社区卫生服务机构应定期编制存货资金计划,以便合理确定存货资金的占用数量,节约使用资金。

(3)存货日常控制:存货的日常控制是指在日常卫生服务过程中,按照存货计划的要求,对存货的使用和周转情况进行的组织、调节和监督。

根据《医院财务制度》,库存物资要按照"计划采购、定额定量供应"的办法进行管理。库存物资要合理确定储备定额,定期进行盘点,年终必须进行全面盘点清查,保证账实相符。低值易耗品实物管理采取"定量配置、以旧换新"等管理办法。物资管理部门要建立辅助账,反映在用低值易耗品分布、使用以及消耗情况。药品管理要严格执行《药品管理法》、药品价格政策和职工基本医疗保险制度的有关规定,并遵循"计划采购、定额管理、加速周转、保证供应"的原则。

存货的重点管理法是存货日常管理最常用的方法,即 ABC 分类管理法。社区卫生服务存货资金中大部分被药品所占用,因此根据 ABC 法,药品是 A 类存货要进行重点规划和控制的。

由于社区卫生服务规模不大,可以考虑药品零库存管理。社区卫生服务中心存货采购部门,和各卫生服务站共同商量制定进货计划,增加了透明度。取消药库,实行零库存管理,药房兼有药库职能。这样,减少了药库日常管理需要投入的人力、物力、财力,减少了人员工资和不必要的盘点。极大地盘活了流动资金。如果社区卫生服务中心是下属医院的机构,则应该与所属医院共同制订年度存货计划。

(二)社区卫生服务固定资产管理

1.固定资产的概念与特征

(1)固定资产概念:固定资产是指一般设备单位价值在 500 元以上,专用设备单位价值在 800 元以上,使用年限在一年以上,并在使用过程中基本保持原有物质形态的资产。一般分为房屋建筑物、专业设备(直接用于诊疗活动的仪器设备等)、一般设备、书籍和其他固定资产(如交通工具等)五类。

（2）定资产特征：固定资产在社区卫生服务的资产中所占的比重较大，加强固定资产管理，必须了解固定资产的基本特点。一般来说，与其他资产相比，固定资产具有如下特点：①投资金额大，资金占用时间长，风险较高。固定资产是社区卫生服务的主要物质设备，也是社区卫生服务的物质基础。它的数量和技术状况，标志着社区卫生服务的物质技术力量。一般来说，社区卫生服务投资于固定资产上的资金数额都比较大，并且固定资产投资所占用的资金时间较长，需要经过几年至几十年才能收回。这就决定了固定资产投资的风险较高。所以，社区卫生服务在对固定资产立项投资时，必须经过周密的市场调查，严格的审批程序和科学的投资决策。固定资产投资一旦出现失误，会给机构带来重大的经济损失，影响机构的长远发展。②固定资产价值的双重存在。在社区卫生服务的经营过程中，固定资产的价值随着固定资产的使用而损耗，逐渐地、部分地转移，脱离固定资产的实物形态，转化为货币准备金，而未转移部分则仍然存在于固定资产的实物形态中，直到固定资产丧失其全部功能。这样，固定资产的价值就获得双重存在，一部分转化为货币形态，另一部分继续存在于固定资产实物形态中。固定资产在全部使用年限内，束缚在实物形态中的价值逐渐减少，而转移为货币准备金的价值逐渐增加。直到固定资产报废时，垫支在固定资产上的资金才实现全部价值的补偿，并需要更新固定资产的实物形态。这样，固定资产的价值就完成了一次循环，重新开始另一个周期的循环。③投资的集中性和回收的分散性。社区卫生服务进行固定资产投资，需要一次全部投入资金，具有投资的集中性，但是，固定资产投资的回收是通过折旧方式逐渐地、部分地得到价值补偿的，因而具有分散性。这种投资的集中性和回收的分散性，要求社区卫生服务在进行固定资产投资时，不仅要科学慎重决策，还要结合其回收情况合理规划固定资产的现金流量。④固定资产价值补偿和实物更新是分别进行的。固定资产的价值补偿是在平时使用固定资产通过折旧的方式实现的，它是逐渐地完成的，但是，实物更新则是在固定资产已经报废时进行的，是一次性的。因此，固定资产的价值补偿和实物更新在时间上是分别进行的。这就要求在固定资产管理中，要统筹规划，合理安排固定资产的更新时间，保证固定资产实物更新的资金来源。加强固定资产管理，就是要提高固定资产的完好程度和利用效果。

2.固定资产折旧

固定资产因损耗而发生的价值转移称为折旧。固定资产的损耗分为有形损耗和无形损耗两种。固定资产的有形损耗是指固定资产由于使用和自然力的作用而逐渐丧失其物理性能，无形损耗则是由于劳动生产率提高和科学技术进步所引起的固定资产的价值损耗。

固定资产折旧方法目前有平均年限法、工作量法、双倍余额递减法、年数总和法四种，其中，后两种称加速折旧法。

（1）平均年限法：平均年限法是指将某项固定资产应计提的折旧总额平均分摊到预计使用年限内的各个会计期间，并以此为依据计提修购基金的方法，是目前社区卫生服务普遍采用的一种方法。其计算公式如下。

$$年折旧额 = (固定资产原值 - 预计净残值) / 预计使用年限$$

$$年折旧率 = \frac{年折旧额}{固定资产原值} \times 100\% = \frac{1 - 预计残值率}{预计使用年限} \times 100\%$$

（2）工作量法：工作量法是以固定资产在使用期限内的预计工作量，如里程、工时、诊疗人次等为依据计算折旧、计提修购基金的方法。其计算公式如下。

$$单位工作量折旧额 = (固定资产原值 - 预计净残值) / 预计使用期限内可完成的工作量$$

（3）双倍余额递减法：双倍余额递减法是一种在不考虑固定资产残值的情况下，用直线法折旧率的双倍去乘以固定资产在每一会计期间期初的折余价值的方法。其计算公式如下。

$$年折旧额＝期初固定资产折余价值×双倍直线折旧率$$

（4）年数总和法：年数总和法是以固定资产原值减去预计净残值为基数，乘以使用年数比例来计算折旧的方法。其计算公式如下。

$$年折旧额＝（固定资产原值－预计净残值）×使用年数比例$$

其中使用年数公式如下。

$$使用年数比例＝逆序使用年数/累积使用年数$$

3.固定资产的管理

固定资产的管理，是有关固定资产方面的一切管理工作总称。它包括建立健全固定资产管理机构、规章制度；编制固定资产维修计划，进行经常修理和大修理；确定固定资产的折旧率或修购基金的提取率；对固定资产进行经常或定期清查；采取措施提高固定资产的利用率；尽量减少未使用固定资产，及时处理不需用固定资产；拟定固定资产的更新、改造、扩建和清理方案等。

固定资产是社区卫生服务的主要物质设备，也是社区卫生服务的物质基础。它的数量和技术状况，标志着社区卫生服务的物质技术力量。因此，加强社区卫生服务固定资产的管理，保护固定资产完整无缺，提高固定资产的利用效果，可以充分挖掘固定资产使用方面的潜力，使固定资产发挥最大的经济效益。所以社区卫生服务用好、管好固定资产，不仅有利于扩大服务项目，提高服务质量，更好地完成社会公益事业，而且还可以不断地降低医疗成本，节约投资，保护社会财产。

（1）固定资产的归口分级管理：社区卫生服务的固定资产，种类多，数量大，使用地点分散。管好固定资产不能仅靠职能部门，而且应当把固定资产管理权限和责任，根据管与用结合的原则，落实到有关部门和使用单位，实行固定资产归口管理，把固定资产的经济管理和技术管理结合起来。

固定资产的归口管理，就是按照固定资产的类别，按职能部门负责归口管理，如专用设备属于药械或医务部门，其余各类属于行政或总务部门。然后再按使用地点，由各级使用单位负责具体管理，使用单位要对职能部门负责，建立固定资产管理使用责任制，进一步落实到科室、班、组或个人，实行谁用谁管。这样就可以做到层层负责，物物有人管，使固定资产的安全和有效利用得到可靠的保证。

（2）财务部门对固定资产的管理：财务部门要负责建立和健全社区卫生服务固定资产的管理制度，对各单位固定资产管理施行监督，组织和推动社区卫生服务固定资产管理，提高固定资产的使用效率。具体来说，财务部门对固定资产的管理主要包括如下内容：①参加固定资产的验收，并及时建立固定资产账卡和记录。对于社区卫生服务新增的固定资产，财务部门应当参加固定资产的验收工作，办理固定资产的交接手续，并及时为新增固定资产建立账簿、卡片，做好记录，为管好、用好固定资产提供准确、详细的资料。②固定资产的维修管理。财务部门应当加强固定资产维修的监督与管理。对维修费用进行控制，保证固定资产的正常使用，提高使用效率。③定期清查盘点固定资产。清查固定资产是财务部门应当做好的一项重要工作。通过固定资产的清查，可以发现固定资产管理中存在的问题，以便及时改进。④参与处理固定资产报废清理。财务部门要严格掌握固定资产的报废标准。认真履行固定资产报废审批手续，查明固定资产报废的原因，并做好报废固定资产残值的估价和处理工作。

固定资产管理的前提条件是产权明确。目前，我国一些社区卫生服务机构的房屋产权不明

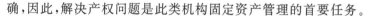

确,因此,解决产权问题是此类机构固定资产管理的首要任务。

(三)社区卫生服务无形资产管理

无形资产是指可长期使用而不具备实物形态、但能为社区卫生服务提供某种权力的资产。无形资产没有物质实体,但具有经济价值,可以使社区卫生服务获得收益。如专利权、机构标识、声誉等。可见,无形资产具有非物质形态、独占性、未来收益的不确定性等特点。

1.无形资产的计价

无形资产的计价分为4种情况。

(1)接受投资取得的无形资产,按双方协商价格计价。

(2)购入的无形资产,按实际支付的价款计价。

(3)自行开发的无形资产,按开发过程中的实际支出计价。

(4)接受捐赠取得的无形资产,按发票账单所列金额或同类无形资产市价计价。

2.无形资产的摊销

无形资产从开始使用之日起,在规定的年限内平均摊入管理费用。

(1)法律或合同有规定有效期限的,则按其规定的有效期限摊销。

(2)法律或合同没有规定有效期限的,则按不少于10年的期限摊销。

五、社区卫生服务成本管理

加强社区卫生服务的成本核算与管理,是社会主义市场经济的根本要求,有利于有效利用人力、物力、财力等资源,提高效率,降低成本,使有限的卫生资源创造更多的社会效益和经济效益;促进社区卫生服务进行科学、有效的管理,以维持社区卫生服务的良性运转和可持续发展;并为卫生行政部门制定收费标准和价格政策,完善补偿机制提供科学依据。

(一)成本核算对象

根据社区卫生服务医疗业务活动的特点,结合成本管理的要求,通常把成本核算对象分为三个层次。

第一层次:总成本。社区卫生服务总成本是指社区卫生服务在提供卫生服务过程中所消耗的费用总和。

第二层次:科室成本。科室成本是指社区卫生服务内部科室在提供卫生服务过程中所耗费的费用。根据服务功能,社区卫生服务科室具体可以分为三大部门:行政后勤部、社区部、社区支持部。

第三层次:服务单元成本。服务单元成本是指社区卫生服务提供某一个或一组服务时所发生物化劳动和活劳动的消耗。根据不同管理需求,具体包括诊次成本、床日成本、项目成本、服务包成本、每万人口成本等。

(二)全成本核算方法

社区卫生服务成本核算是在《医院财务制度》《医院会计制度》的基础上采用全成本核算方法,并按三个层次逐步进行核算。

1.社区卫生服务总成本核算

社区卫生服务总成本核算是以社区卫生服务为成本核算对象,对社区卫生服务所有成本费用按费用要素进行归集、分配、计算总成本的过程;在成本核算框架体系中核算层次最高,但同时也是最基础一级的核算,其核算数据的正确与否对其他层次的核算起着决定性的作用。

根据会计制度规定及成本管理要求,具体核算按照管理费用、卫生服务成本、药品经营成本分别进行归集与汇总。支出明细科目的设置以《医疗机构事业支出目级科目表》为基础,不同社区卫生服务具体核算时可按照实际情况及管理要求对支出明细科目进行适当的拆分、组合,便于划分固定成本和变动成本、可控成本和不可控成本,从而有利于成本费用的科学管理与控制。

2.科室成本核算

社区卫生服务科室成本核算是以社区卫生服务的组织结构为基础,本着高效、经济、权责分明的原则所进行的核算。通过科室成本核算,不但可以找出降低成本、提高经济效益的途径,也是用经济手段考核科室工作质量,实行经济奖惩的有效办法,为建立健全物质激励机制进行分配制度改革奠定良好的基础;同时也是正确进行服务单元成本核算必不可少的前提和条件。具体科室成本核算的基本方法与步骤如下。

(1)划分社区卫生服务科室,确定成本中心进行科室成本核算,首先要确立以科室为单位的成本中心,根据社区卫生服务实际情况,把所有科室划分为直接成本中心和间接成本中心。直接成本中心为直接为就诊者提供服务的科室,包括各全科医疗科室、预防保健科室、专科科室及下属各社区卫生服务站,统称为社区部;间接成本中心则是为直接成本中心服务的科室,包括辅助检查科室、药品经营科室、行政科室、后勤科室,辅助检查科室、药品经营科室称为社区支持部,行政科室、后勤科室称为行政后勤部。

具体部门、科室划分如图18-7所示。

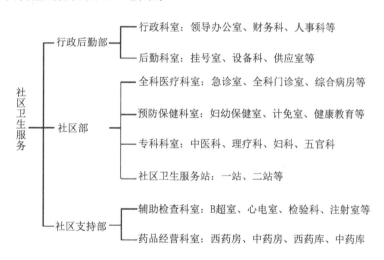

图18-7 社区卫生服务部门、科室划分

原则上,行政后勤部所有科室费用支出总和等于管理费用,社区部、社区支持部中辅助检查科室费用支出总和等于卫生服务成本,药品经营科室的费用支出总和等于药品经营成本;这种对应关系有利于科室成本准确归集与分摊。

(2)进行各科室成本费用的归集分清科室的成本费用直接计入各成本中心支出明细,属科室共同的成本费用则采用合适分配方法分别进行归集。具体分配方法:根据成本费用特点,选择相对科学、可操作的指标,如人员数、房屋面积、设备价值、相应收入等,在分摊范围内按各指标所占比例分别进行分摊。

通过科室直接成本归集及公共成本的分配,得到科室直接全成本;全部科室直接全成本之和等于社区卫生服务总成本。

（3）间接成本中心的成本费用分摊间接成本分摊一般根据"谁受益，谁分摊"原则，采用阶梯分摊方法，将为其他科室提供服务最多、接受其他科室服务最少的间接成本中心的成本首先分摊，不同的间接成本中心根据提供服务的特点按不同的标准进行分摊。

结合社区卫生服务间接成本中心服务特点，依次进行三次成本分摊，如图 18-8 所示。

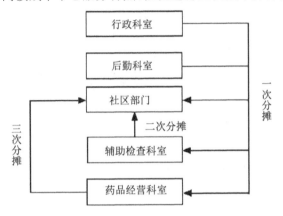

图 18-8　间接成本中心成本分摊过程

间接成本一次分摊：将行政、后勤科室直接全成本按工作量比例（人员比例法）分摊到社区部各科室、辅助检查科室、药品经营科室。本次分摊到各科室的间接成本为间接分摊成本 1，与各科室直接全成本之和称为成本合计 1，公式如下。

成本合计 1＝直接全成本＋间接分摊成本 1

间接成本二次分摊：将辅助检查科室成本合计 1 按工作量比例（相应检查收入比例）分摊到社区部各科室。本次分摊到各科室的间接成本为间接分摊成本 2，与各科室直接全成本、间接分摊成本 1 之和称为成本合计 2，公式如下。

成本合计 2＝成本合计 1＋间接分摊成本 2
＝直接全成本＋间接分摊成本 1＋间接分摊成本 2

间接成本三次分摊：将药品经营科室成本合计 1 按工作量比例（相应药品收入比例）分摊到社区部各科室。本次分摊到各科室的间接成本为间接分摊成本 3，与各科室直接全成本、间接分摊成本 1、间接分摊成本 2 之和称为成本合计 3，公式如下。

成本合计 3＝成本合计 1＋间接分摊成本 2＋间接分摊成本 3
＝成本合计 2＋间接分摊成本 3
＝直接全成本＋间接分摊成本 1＋间接分摊成本 2＋间接分摊成本 3

（4）计算各成本中心的全成本对于不同科室，其全成本包括的内容是不同的，其中：①行政后勤部各科室的全成本即为其直接全成本。②社区支持部各科室的全成本则为成本合计 1，即除自身成本，还包括行政后勤为它们服务而分摊的成本。③社区部各科室的全成本则为成本合计 3，包括自身成本及行政后勤部、社区支持部为其服务而分摊的成本。社区部各科室全成本之和等于社区卫生服务总成本。

3.服务单元成本核算

测算服务单元成本，主要是满足社区卫生服务管理及完善补偿机制需要，它不仅反映某个或某组服务项目的经济效益和社会效益,也是反映该项服务工作质量、管理水平、工作效率等综合性指标。

(1)诊次、床日成本核算:诊次成本是指社区卫生服务为就诊者提供一次完整的门诊服务所耗费的平均成本。床日成本则是社区卫生服务为一个住院患者提供一天的诊疗服务所耗费的平均成本。诊次、床日成本核算的一般程序:先确定门诊科室和病房科室,再将各门诊科室的成本除以各科室门诊人次得到科室诊次成本,各临床病房科室成本除以患者实际占用床日数得到科室床日成本。

各科室诊次、床日成本所包括的成本费用应根据计算时所用科室成本而定,科室成本所包含的成本费用就是所求诊次、床日成本所含的内容。如用科室成本合计2计算得到的诊次、床日成本,其成本包括了除药品以外的诊疗、检查成本;用科室成本合计3计算得到的诊次、床日成本,则包括了诊疗、检查、药品等全部服务成本。

(2)项目成本核算:项目成本核算是以某一服务项目为成本计算对象,对其所发生的一切成本费用进行记录、归集和分配,计算其实际成本的过程。结合社区卫生服务项目分类研究,对目前社区卫生机构所提供的服务项目进行成本核算,有利于确立正确的筹资方案与补偿机制,是确定政府对社区卫生服务的定额补助额、完善社区卫生服务收费价格体系的基本前提及科学依据,对完善社区卫生服务的补偿机制有着极其重要的意义。

社区卫生服务提供融医疗、预防、保健、康复、健康教育和计划生育指导为一体的综合性、全面性的卫生服务,服务项目品种非常之多;同时在服务的提供过程中,同一个医务人员可能提供各种不同的服务项目,如在上门门诊之后,医务人员可能又进行产后访视、康复等服务,全科医师在给患者看病的过程中同时也进行了高血压、糖尿病的监测及慢性病患者管理,即各种社区卫生服务项目交叉在一起,这给社区卫生服务项目成本测算带来一定的难度。

目前核算社区卫生服务项目成本主要有以下两种思路与方法:①直接采用品种法,按服务项目归集成本费用,对能直接归集的成本直接归入各服务项目成本,对公共成本则采取适当的分配方法进行分配。考虑社区卫生服务资源消耗量与时间消耗量相关性较好,公共成本分配方法一般使用时间分配系数法。②结合品种法及分类法,先对项目进行分类与打包,确定服务包;再按照服务包归集成本费用,核算服务包实际成本费用;最后利用相对系数法,确定服务包内各服务项目相对系数,按系数分配计算服务包内服务项目成本。

以上两种方法都有各自的优缺点,相对而言,方法2更简单、合理、科学,但它建立在"社区卫生服务项目分类研究"基础上;方法1则可直接核算服务项目成本,但数据收集、处理及核算工作量大,各服务项目时间的统计也相对较难。核算时,可以根据具体情况选择相应合适的方法;但无论哪种方法,分配方法的选择及系数的确定很关键,它将直接影响服务项目成本核算的准确性大小。

(3)其他服务单元成本核算:在社区卫生服务总成本、科室成本及项目成本核算的基础上,我们可以进行服务包、每服务人口等服务单元的成本测算。其中,在项目成本核算基础上,根据服务包所包含的服务项目及预计提供的服务量可以计算服务包成本;通过社区卫生服务总成本、科室总成本或项目总成本除以相应服务范围人口数则可得到相应每服务人口成本。

(三)成本控制

在成本核算工作中,核算只是手段,成本控制才是最终目的,成本控制在社区卫生服务成本核算理论和实践中占据非常重要的地位。

1.成本控制概念及意义

成本控制就是按照既定的成本目标,对成本形成过程的一切耗费,进行严格的计算、调节和监督,及时揭示偏差,并采取有效措施纠正不利差异,使成本被限制在预定的目标范围之内,以保证目标实现的过程。成本控制是现代管理工作的重要环节,是落实成本目标,实现成本计划的有力保证。

对社区卫生服务实行成本控制可以促使较少的物质消耗和活劳动消耗取得较大的社会效益和经济效益,保证社区卫生服务目标任务的实现;可以促使社区卫生服务转变经营机制,加强经济管理,全面提高自身素质,为提高竞争力打下坚实的基础;同时,成本控制是全员、全过程、全方位的控制,有利于增强全体员工的成本管理意识,充分调动广大职工降低成本的积极性和自觉性。

2.成本控制方法与程序

(1)制定成本控制标准,并据以制定各项节约措施成本控制标准是对各项费用开支和资源消耗规定的数量界限,是成本控制和成本考核的依据。成本控制标准有多种多样,社区卫生服务成本控制主要有目标成本、计划指标、消耗定额、费用预算,等等。

(2)对成本的形成过程进行具体的监督根据成本指标,审核各项费用开支和各种资源的消耗,实施增收节支措施,保证成本计划的实现。

(3)认真分析执行情况,确定差异对成本实际执行情况进行核算分析,找出实际消耗脱离成本指标的差异,分析差异的程度和性质,确定造成差异原因与责任归属。

(4)提出新措施或建议,消除差异对成本执行过程中的差异在认真研究分析的基础上,组织全体干部职工挖掘潜力,提出降低成本的新措施或修订成本标准的建议,以消除成本执行中的差异。

(5)考核奖惩组织有关人员对成本执行结果进行考核,把对成本的指标的考核纳入经济责任制,并实行奖惩。

六、社区卫生服务财务分析

财务分析是以社区卫生服务财务报告等会计资料为基础,采用一定的技术和方法,对社区卫生服务的财务状况和经营成果进行评价和剖析的一项财务活动。其目的是帮助社区卫生服务管理者查找经营过程中的问题,了解并掌握社区卫生服务的财务状况及其发展趋势,进而将重要的财务信息应用到社区卫生服务财务管理工作和经济决策过程中去。

财务分析是社区卫生服务财务管理中的重要方法之一。财务分析的前提是正确理解和运用财务报表。通过财务分析,可掌握各项财务计划指标的完成情况,评价财务状况,改善财务预测、决策、计划和控制水平,提高管理水平。运用财务分析结果可以对社区卫生服务的偿债能力、运营能力、盈利能力和发展能力做出评价或找出存在的问题。它既是对完成的财务活动的总结,又是财务预测的前提,在财务管理的环节中起着重要作用。

(一)财务分析方法

开展财务分析,需要运用一定的方法。通常使用的财务分析方法主要包括比较分析法、趋势分析法、比率分析法、因素分析法和收支平衡分析法等。

1.比较分析法

比较分析法是将两个或两个以上相关指标(可比指标)进行对比,测算出相互间的差异,从中进行分析比较,找出产生差异的主要原因的一种分析方法。比较分析法是实际工作中最常用的

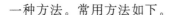

一种方法。常用方法如下。

（1）用本期的实际指标与本期计划指标比较，用以说明本期计划的完成情况和完成进度情况，并为进一步分析产生差异的原因指明方向。

（2）用本期的实际指标与上期实际指标比较，用以了解指标的发展变化情况，预计发展变化的规律和趋势，评价本期与上期财务管理状况的优劣。

（3）用本期实际指标与历史上最好水平进行比较，用以反映本期财务状况在历史上的地位，说明机构的财务发展业绩。

（4）用本单位的实际指标与本地区的先进水平进行比较，用以说明机构的差距与不足，促进机构进一步提高财务管理水平。

（5）用本单位的实际指标与其他地区同类机构的指标进行比较，以说明地域差异。

（5）用机构内部各个部门、科室之间的指标进行比较，目的是了解掌握机构内部各部门的管理情况，鼓励先进，鞭策落后。

采用比较分析法时，应注意指标的统一性和可比性。进行对比的各项指标，在经济内容，计算方法等方面，应具有可比的共同基础。如果相比较的指标之间存在不可比因素，应先按照统一的口径进行调整，然后再进行比较。

2.趋势分析法

通过将不同时期的同一指标进行对比，分别进行环比计算和定基比计算，从而掌握指标的一定发展趋势。

3.比率分析法

比率分析法是把某些彼此存在关联的项目加以对比，计算出比率，据以确定经济活动变动程度的分析方法。比率是相对数，采用这种方法，能够把某些条件下的不可比指标变为可以比较的指标，以利于进行分析。简单地说，比率分析法就是把两个相关的项目放在一起对比，从而来评价社区卫生服务的相关经济活动状况。

4.因素分析法

因素分析法就是测定与财务指标相关因素影响程度的一种方法。由于各因素与财务指标之间的关系不同，因而因素分析法有连环替代法、差额计算法、因素直接对比等方法。

（1）连环替代法：这是最基本的因素分析方法。它是根据财务指标与其影响因素的依存关系，从数值上测定各因素对分析指标差异影响程度的方法。

（2）差额计算法：直接用因素的影响差异来计算对财务指标影响情况的一种方法，它实际上是连环替代法的简化形式，其方法比连环替代法要简化许多，在实际工作中一般都采用这种因素分析法。

（3）因素直接对比法：通过对影响某一财务指标各因素的直接对比求出差异，确定其对财务指标的影响程度。

（4）投入产出法：运用价值形态的投入产出表来计算与财务指标有关因素的影响程度的方法。

（5）个案比较法：对同一分析对象的两个或两个以上不同方案进行比较、分析，以确定财务最佳方案的方法。

（6）综合评分法：通过对影响总体的各个分项指标，按照其重要程度逐一进行打分，然后根据总体得分情况的高低来分析财务状况的一种方法。

(7)关联分析法:将两个或两个以上的相互关联的指标联系起来,进行综合分析的方法。

(8)专家意见法:就是通过聘请卫生财务专家来对卫生财务进行分析的方法。

(9)平衡分析法:是对社区卫生服务财务活动中具有平衡关系的指标进行对比分析的一种方法。

5.收支平衡分析法

卫生事业单位为了维持和发展卫生事业,必须使所消耗的卫生资源得到应有的补偿。因此,在提供卫生服务过程中,为了取得一定数量的结余,就要对结余的有关因素进行分析和研究。在收费水平一定的情况下,影响"结余"的因素有两个,分别为卫生服务成本和卫生服务量。卫生服务成本、卫生服务量和"结余"之间的变量关系的研究,称为"收支平衡分析"。

(二)财务分析指标体系

财务分析指标就是财务状况的数值表现,即卫生财务活动的投入(所费)与产出(所得)在一定时间、地点或条件下的比较关系。卫生财务指标体系取决于分析的目的。包括偿债能力分析、收益能力分析和营运能力分析、发展能力分析。

1.偿债能力分析

偿债能力分析主要分析社区卫生服务的短期及长期偿还债务的能力。而资产的变现能力即流动性是衡量社区卫生服务支付短期债务能力的重要指标。主要指标包括:流动比率、速动比率、现金比率等。长期偿债能力重点分析社区卫生服务出资者投资是否安全,长期债权是否到期偿还。主要指标包括:资产负债率、基金比率、产权比率等。

(1)流动比率:是社区卫生服务流动资产与流动负债的比率。它表示每一元流动负债中有多少流动资产作为偿还债务的保证。流动比率越高,说明社区卫生服务流动资产周转越快,偿还流动负债的能力越强。但是,流动比率过高,表明资金利用效率比较低下,反映社区卫生服务没有将多余的资金用在投资和其他经营业务上。西方财务管理理论界认为,其值一般大于等于 2 时,说明社区卫生服务偿还短期负债的能力较强。其计算公式如下。

$$流动比率=流动资产/流动负债$$

(2)速动比率:是社区卫生服务速动资产与流动负债的比率。它表示每一元流动负债中有多少速动资产作为偿还债务的保证。所谓速动资产,是指流动资产减去变现能力较差且不稳定的存货、待摊费用、待处理流动资产损失等后的余额。速动比率是流动比率的补充,流动比率只能反映流动资产与流动负债之间的关系,并没有揭示出流动资产构成的素质如何。而速动比率是在剔除了流动资产中变现能力最差的存货后,反映社区卫生服务偿债能力的指标。因此,速动比率比流动比率更能够准确、可靠地评价社区卫生服务资产的流动性及其偿还短期债务的能力。该指标越高,表明偿还债务的能力越强。理论界认为正常的速动比率以 1 为合适,表明既有好的债务偿还能力,又有合理的流动资产结构。其计算公式如下。

$$速动比率=速动资产/流动负债=(流动资产-存货)/流动负债$$

(3)现金比率:是现金类流动资产与流动负债的比率,反映社区卫生服务短期偿债可能性的大小。现金类资产包括社区卫生服务所拥有的货币资金和所持有的易于变现的有价证券,现金比率是衡量社区卫生服务即期偿还债务能力大小的比率。公式如下。

$$现金比率=(货币资金+现金等价物)/流动负债$$

(4)资产负债率:是社区卫生服务负债总额与资产总额的比率,用来说明社区卫生服务资产总额中有多少是通过举债而得到的。资产负债率是衡量负债水平及其风险程度的重要判断标

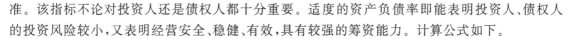

准。该指标不论对投资人还是债权人都十分重要。适度的资产负债率即能表明投资人、债权人的投资风险较小,又表明经营安全、稳健、有效,具有较强的筹资能力。计算公式如下。

$$资产负债率 = \frac{负债总额}{资产总额} \times 100\%$$

(5)基金比率:是社区卫生服务负债总额与基金余额的比率。基金比率越低,说明自有资金越多,单位的长期财务状况就越好。其计算公式如下。

$$基金比例 = \frac{负债总额}{基金余额} \times 100\%$$

(6)产权比率:是社区卫生服务的负债总额与净资产总额的比率。这个比率可以用来评价社区卫生服务财务结果是否稳健合理,反映了社区卫生服务的净资产对债权人权益的保障程度。

$$产权比率 = \frac{负债总额}{净资产总额} \times 100\%$$

2.收益能力分析

收益能力分析主要是分析社区卫生服务的收益能力和收益水平,可以将当期的收支结余与资产、净资产相对比,掌握社区卫生服务的收益情况。主要指标包括:收入收益率、资产收益率、净资产收益率。

(1)收入收益率:是社区卫生服务收支结余与收入总额之间的比率。该比率越大,说明获利能力越强,其计算公式如下。

$$收入收益率 = \frac{收支结余}{收入总额} \times 100\%$$

(2)资产收益率:是社区卫生服务在一定时期内收支结余总额与资产平均总额的比率,又称资产报酬率。该比率越大,说明社区卫生服务获利能力越强,其计算公式如下。

$$资产收益率 = \frac{收支结余}{资产平均总额} \times 100\%$$

(3)净资产收益率:是指社区卫生服务运用净资产所得的结余率。它是反映社区卫生服务获得结余能力的重要指标,此指标可以表明社区卫生服务利用净资产的效果。其计算公式如下。

$$净资产收益率 = \frac{收支结余}{净资产平均余额} \times 100\%$$

3.营运能力分析

营运能力分析着重分析社区卫生服务资产的管理水平及使用效率,旨在揭示资金周转情况,资源利用情况等。主要分析指标包括:总资产周转率、固定资产周转率、流动资产周转率、存货周转率、应收账款周转率等。

(1)总资产周转率:是指一定时期内的收入总额与总资产平均余额的比率。用来反映总资产价值回收、转移与利用效果的指标。该指标综合反映了社区卫生服务全部资产的营运能力和利用效果。该指标越高,表明总资产营运能力越强。计算公式如下。

$$总资产周转率 = \frac{收入总额}{总资产平均余额}$$

总资产平均余额为期初资产总额与期末资产总额的平均数。

(2)固定资产周转率:是一定时期内业务收入与固定资产平均净值的比率。是用来反映固定资产的价值转移、回收速度和利用效果的指标。其计算公式如下。

$$固定资产周转率 = \frac{业务收入}{固定资产平均净值}$$

（3）流动资产周转率：是指一定时期内的业务收入与流动资产平均占用额的比率，是用来反映整个流动资产周转速度的指标。流动资产周转天数表示全部流动资产回收一次所需要的时间。这个指标的周转次数越多，周转天数越少，说明周转速度越快，利用效率越高。其计算公式如下。

$$流动资产周转率（次数） = \frac{业务收入}{流动资产平均余额}$$

$$流动资产平均余额 = \frac{期初流动资产余额 + 期末流动资产余额}{2}$$

$$流动资产周转天数 = \frac{日历天数（360 天）}{总资产平均余额流动资产周转率}$$

（4）应收账款周转率：是一定时期内业务收入与平均应收账款余额之比，反映在一定时期内应收账款的平均回收速度；应收账款周转天数是指一定时期内（一般为一年）应收账款回收的平均天数。其中，业务收入数据来自收入支出表。

$$应收账款周转率（次） = \frac{业务收入}{平均应收账款余额}$$

$$平均应收账款余额 = \frac{（期初应收账款 + 期末应收账款）}{2}$$

$$应收账款周转天数 = \frac{日历天数（360 天）}{应收账款周转率}$$

（5）存货周转率：是营业成本与存货平均余额的比率，用来反映存货流转速度的快慢，同时反映社区卫生服务对存货的管理水平，表明社区卫生服务药品、库存物资的存货量是否与服务供应量相称。存货周转天数表示周转一次所需要的时间。

$$存货周转率 = \frac{营业成本}{存货平均余额}$$

$$存货平均余额 = \frac{（期初应收账款 + 期末应收账款）}{2}$$

$$存货周转天数 = \frac{日历天数（360 天）}{存货周转次数}$$

公式中营业成本是指社区卫生服务药品支出中药品费、库存物资实际支出数。

4.发展能力分析

发展能力分析着重分析社区卫生服务的成长性及其发展潜力。主要分析指标包括：总资产增长率、固定资产增长率、资本积累率、收支结余增长率等。

（1）总资产增长率：是社区卫生服务本年总资产增长额同年初资产总额的比率，它可以衡量社区卫生服务本期资产规模的增长情况，评价社区卫生服务营运规模总量上的扩张程度。其计算公式如下。

$$总资产增长率 = \frac{本年总资产增长额}{年初资产总额} \times 100\%$$

该指标表明社区卫生服务规模增长水平对发展潜力的影响。但应注意规模扩张的质量，避免资产盲目扩张。

（2）固定资产增长率：是社区卫生服务本年固定资产增加值与年初固定资产原值的比率。它是用来衡量固定资产规模扩大程度的指标，其计算公式如下。

$$固定资产收益率 = \frac{本期净增固定资产原值}{年初固定资产原值} \times 100\%$$

（3）资本积累率：是社区卫生服务本年净资产增长额与年初净资产的比率。该指标反映社区卫生服务净资产在当年的变动水平，体现了社区卫生服务资本的积累情况，是社区卫生服务发展强盛的标志，也是社区卫生服务扩张的源泉，展示了社区卫生服务的发展潜力，是评价社区卫生服务发展潜力的重要指标。其计算公式如下。

$$资本积累率 = \frac{本年净资产增长额}{年初净资产} \times 100\%$$

（4）收支结余增长率：是社区卫生服务本期收支结余增加额与上期收支结余的比率。它是说明经营成果增长情况的指标，其计算公式如下。

$$收支结余增长率 = \frac{本期收支结余增加额}{上期收支结余} \times 100\%$$

（5）业务收入增长率：是社区卫生服务本期业务收入增加额与上期业务收入的比率，是反映社区卫生服务经营状况的指标。其计算公式如下。

$$业务收入增长率 = \frac{本期业务收入增加额}{上期业务收入} \times 100\%$$

（6）人均纯收益增长率：是在职职工人均纯收益增长的比率，是反映现有人力资源规模下收益扩张能力的指标。其计算公式如下。

$$人均纯收益增长率 = \frac{本期人均纯收益增加额}{上期人均纯收益} \times 100\%$$

$$人均纯收益 = \frac{业务收支结余}{(期初在职职工人数 + 期末在职职工人数)/2} \times 100\%$$

（史经洋）

第八节 社区卫生服务的人力资源管理

一、概述

人才是最宝贵的资源，要把培养、吸引和用好人才当作一项重大的战略任务切实抓好。当今世界，国与国之间综合国力竞争的实质是人才的竞争，为适应国民经济和社会发展的要求，确保卫生事业更好地为我国现代化建设和人民健康服务，卫生健康委员会印发了《"十四五"卫生健康人才发展规划》（以下简称《规划》）。《规划》在总目标中明确规定到 2025 年，卫生健康人员总量达到 1600 万人，每千人口执业（助理）医师数达到 3.20 人（其中中医类别 0.62 人）、每千人口注册护士数达到 3.80 人、每千人口药师（士）数达到 0.54 人，每万人口全科医师数达到 3.93 人，专业公共卫生机构人员数增长到 120 万人。提高卫生健康人才专业技术水平和服务能力，执业助理医师占医师的比例降低到 15% 以下，基层医疗卫生机构中卫生技术人员占到 75% 以上。

近年来我国在社区卫生人力改革方面进行了一些尝试,如深化全科医师职称制度,执行全科医师任职标准和资格认定办法,建立全科医师和各类卫生专业技术人员初、中级资格考试制度,建立和完善各类卫生专业技术人员任职资格标准和社会化人才评价体系,实施评聘分开。并从2001年起建立全科医师职称系列。在继续教育方面全国各地采取不同的形式对全科医师进行培训,通过发展全科医学教育,有计划地培养全科医学人才。尽管如此我国与其他发达国家在社区卫生人力上仍存在很大距离,据 WHO 欧洲区办事处及加拿大提供的资料显示,欧盟国家的全科医师数每十万人口拥有 102.24 名全科医师,像法国、加拿大等一些国家,由于重视全科/家庭医师,全科/家庭医师数已超过国家医师总数的一半。

(一)人力资源管理的基本概念

1.资源

《辞海》对资源的定义是"资产的来源"。《现代汉语词典》定义资源是指"生产资料或生活资料的天然来源"。

一般认为,资源是生产力的最基本要素,是人类社会存在、发展的基础。它有量的属性,也有质的属性。人类社会的资源主要有四类:人力资源、物力资源(也有称自然资源)、财力资源、信息资源。其中人力资源是第一资源。

2.人力及人力资源

人力是指一切有劳动能力的人的总和。人力资源的内涵可以从两个角度来理解。从广义上讲,人力资源泛指现在和未来一切可能成为生产要素的人,包括现在在工作岗位上从事劳动的人和有劳动能力、暂时还未上岗的人及尚未达到劳动年龄的人。狭义地讲,人力资源仅指作为生产要素已投入到社会经济生活中的劳动人口。

卫生人力资源广义上讲,是指现在在卫生工作岗位上从业和未来可能进入卫生岗位工作的人。后者包括在校读书的学生、下岗或退休但仍有能力和可能从事卫生工作的人。狭义地讲,卫生人力资源仅指正在卫生岗位上工作的人员。

3.人力资源管理

人力资源管理就是为了更好地完成机构的各项任务而充分发挥人力作用的管理活动,是人力资源有效开发、合理配置、充分利用和科学管理的制度、法令、程序和方法的总和。各级各类卫生机构对卫生人员有效管理和使用的思想和行为,称为卫生人力资源管理。卫生人力资源管理贯穿于卫生人力资源运动的全过程,包括人力资源的预测与规划、工作分析与设计、人力资源的维护与成本核算、人员的遴选录用、合理配置和使用,还包括对人员的智力开发、教育培训、调动人的工作积极性、提高人的科学文化素质和思想道德觉悟等。

(二)社区卫生人力资源的特点

社区卫生人力资源是构筑社区卫生服务系统资源的第一要件,是一切资源中最关键、最活跃、最积极的生产要素。社区卫生人力资源的主体是卫生专业及其他专业的技术人员和社会工作者。卫生人力资源具有以下特点。

1.卫生人力资源的生物特性

它存在于卫生专业人员的个体内,表现出一系列的生命特征,是有生命活动的资源。因此,在卫生人力资源管理中首先应重视以生物人为基础的管理要素。

2.卫生人力资源的功能特性

表现在卫生人员富于思想感情的主观能动性,能有目的地调整自身,发展自己的专业能力,为消费者提供卫生服务。因此,在卫生人力资源管理中要重视发挥人的主观能动性,调动人的工作积极性。卫生人员的功能特性如下。

(1)主动获得专业技能:通过岗前正规教育,获得提供卫生服务的基本能力;通过继续教育,不断提高卫生服务执业水平。因此,在卫生人力资源管理中应包括人员的培训和提高。

(2)积极提供卫生服务:通过施展才华,最大限度地发挥自身的潜力,敬职爱业,在实现自我价值的同时,为改善社区卫生状况作出贡献。因此,在卫生人力资源管理中应积极为卫生专业人员自我实现创造条件。

3.卫生人力资源的动态性

卫生人力资源有其生命周期,也有其服务周期,卫生专业队伍的年龄结构随时间而不断变化。因此,在卫生人力资源管理中要考虑到卫生队伍构成对卫生服务提供的影响。

4.卫生人力资源的智力性

卫生专业人员可通过学习和实践获得知识和经验,医学科学知识和专业经验可以被一代代地积累、继承和创造。因此,在卫生人力资源管理中应包括对知识和经验的管理。

5.卫生人力资源的社会性

社区卫生服务正在向群体协作服务模式发展,各类卫生专业人员之间,构成社会性的微观基础。同时,卫生行业与社会各方面联系密切,卫生人力资源的形成、配置、开发和使用都是社会活动。因此,在卫生人力资源管理中,应注意同行之间、行业之间、卫生工作人员与公众之间的协调与沟通。

(三)社区卫生服务人力资源管理的功能

随着市场经济的不断发展和医药卫生体制改革的不断深化,按照现代人力资源管理对人力资源系统的要求,传统人事管理系统的功能逐渐在发生改变,上级对下级的指导性加强,而管理和干预将逐渐减弱。社区卫生服务人力资源管理应按照责权分明、政事分开的原则,在人力的选拔、培养、使用、激励上根据社区卫生服务的实际情况自主进行。其管理的功能包括以下几个方面。

1.制订人力资源规划和计划

包括对人力资源现状做出评估,依据组织的发展战略、目标和任务并利用科学方法对未来人力资源供给和需求做出预测,制订人力资源开发与管理的政策和具体措施。

2.有效配置各级各类人员

包括招聘和挑选需要的各类各层次人才,以及工作设计和岗位分析、编制工作岗位说明书、招聘、安置、调配、辞退等。

3.工作绩效考评

这种考评涉及到每位员工的工作表现、工作成果等,并应定期进行与奖惩挂钩。开展工作绩效考评的目的是调动员工的积极性、检查和改进人力资源管理工作。

4.促进员工个人发展

主要是人力资源的开发和培训,人力资源管理部门和管理人员有责任鼓励和关心员工的个人发展,帮助其制定个人发展计划,以增强和激发其工作的积极性、主动性和创造性。

5.工资报酬管理

人力资源管理部门要从人员的资历、职级、岗位及实际表现和工作成绩等方面综合考虑,制定相应的具有吸引力的工资报酬标准和制度,并随着人员工作职务的升降、工作岗位的变动、工作表现及工作成绩的优劣进行相应的调整。

6.福利与劳保管理

人力资源管理部门应根据国家及政府有关条例和规定,落实退休金、医疗保险、工伤事故、节假日等规定。拟订确保本机构职工在工作岗位上安全和健康的条例和措施,并进行相应的教育与培训,开展相应的检查与监督。

7.保管职工档案

人力资源管理部门应该保管职工的简历、表格,以及关于工作主动性、工作表现、工作成绩、工资报酬、职务升降、奖惩、接受培训和教育等方面的书面记录材料。

8.人力资源会计工作

医院人力资源管理部门应当与财务部门合作,建立人力资源会计体系,开展人力资源成本和产出效益的核算工作。人力资源会计工作不仅可以改进人力资源管理工作本身,更重要的是可为决策部门提供确实的数量化的依据。

(四)社区卫生人力资源管理的原理与方法

1.卫生人力资源管理的原理

卫生人力资源管理原理是指导卫生人力资源制度建设和管理实践的思想和理论的总和。在现代人力资源开发活动中灵活巧妙地运用原理,对于及时发现人才、科学培养人才、合理配置人才、正确使用人才、有效激励人才,最大限度地发挥人才资源的效用,为机构的发展提供强有力的智力支持和人才保证,具有十分重要的意义。

(1)分类管理的原理:分类是任何管理的基础和前提。没有分类就不能发生管理活动,而分类不科学,同样不能使管理活动取得成功。人力资源管理强调的是科学的分类管理。

人力资源管理分类可以有不同的方法。如按管理主体分类,及按管理客体分类。社区卫生服务机构可以根据管理岗位、专业技术岗位和其他岗位的不同特点和实际工作需要,按照管理人员、专业技术人员、后勤人员等进行分类管理。

(2)系统优化原理:系统是由两个以上的要素组成的、相互关联又相互作用的有特定功能、向同一目标行动的有机整体。社区卫生服务机构管理者和员工是系统的要素。如果系统内各个要素合理组合,就可以发挥整体功能大于个体功能之和的优势。

(3)能级对应原理:人的能力有差异,学问有深浅,水平有高低,潜力有大小。因此,造成卫生人力资源存在层次和级别的差异。又由于机构内的职位和工作岗位难易程度的不同,责任大小不一,所需资格条件也就存有差别。如何将人力资源和工作岗位需求科学合理地配置起来,实现人适其职、事得其人、人事两相宜的目标,就需要坚持能级对应的原则。

(4)互补增值原理:俗话说尺有所短,寸有所长;金无足赤,人无完人;垃圾是未被开发的财富,庸才是放错位置的人才;世上没有绝对无用的人,只有没有用好的人。这就为互补增值提供了客观可能性。在卫生人力资源群体中,如果能够合理地把各有所长的个体有机地组合起来,就能形成1+1>2的效果,达到互补增值。

(5)竞争强化原理:竞争强化是指通过各种有组织的良性竞争,培养人们的进取心、毅力和魄力,使其能全面地施展才华,为机构的发展做出更大的贡献。竞争是人力资源管理的有效途径,是人尽其才、才尽其用的推进器。只有通过竞争,优胜劣汰,才能盘活人才资源存量。

(6)激励强化原理:激励强化原理是指通过激励的方式去不断强化个人的理想、信念和追求,激发人的斗志、热情和创造精神。正确贯彻激励强化的原理,应坚持三个结合:一是坚持表扬、奖励等正面激励为主,辅以必要的批评、处罚;二是精神激励和物质激励相结合,以精神激励为主;三是远期激励与近期激励相结合,以远期激励为主。

(7)文化凝聚原理:组织文化对组织成员具有巨大的凝聚作用,同时组织文化强调个人自由全面的发展,实行自我管理、自我诊断、自我启发和自我完善,能很好地调动组织成员的积极性、主动性和创造性。

2.卫生人力资源管理的方法

(1)卫生人力资源管理的方法。①行政法:该方法是建立在职工处于下属地位,服从上级,并且对传统的权威敏感的基础之上。行政法管理的效力主要在于它的控制力和效率。其特征是一连串的命令和规章制度。从职工的角度看,行政法要求职工服从命令;从机构的角度看,行政法要求收集信息并依据信息制定政策和采取行动。②市场法:该方法以机构和它的职工之间清晰和直接的交换原则为基础。该方法要求应聘职工明确自身价值、明确自身要从机构获得的利益,并尽量使自身利益与机构利益一致。在市场法占主导地位的机构中,职工有高度的流动性,他们的报酬依据其才能和贡献而定。卫生机构可以根据需要招聘职工,当双方各自的利益协商好后便履行协议,协议完成重新确定聘任关系。③团体法:该方法以分享价值、分担风险、共享报酬及指导一致的集体行动为基础。团体法要求职工超越个人的直接自我利益,为一个团体和共同的目标努力。在团体法中,卫生机构与职工采取长期的聘用关系,卫生人员并不是因为他们身怀可行的技能被聘用,而是被认为能长期地适合机构。

(2)改善卫生人力资源管理的方法:当一所卫生机构出现有能力的技术人员跳槽频率高时,说明该机构的用人机制存在缺陷需要改善,以下提出两种改善卫生人力资源管理的方法。①环境法:即机构在充分分析内、外环境的基础上,重新制定卫生人力资源管理办法。如重新审视机构的发展目标是什么? 人员配置的要求? 人员的待遇? 受聘人员的物质、精神需求与机构的承受能力? 这样有针对性地制定政策,可以从根本上解决问题。②规范法:即通过卫生机构形成的组织文化,在机构内弘扬正气,将职工个人的奋斗目标引导并统一到组织所确定的目标上来。营造一种氛围,增强职工的群体意识,使职工自觉地维护组织形象,自觉地约束自己的行为,自发地为组织的发展献计献策。

二、社区卫生人力资源配置

(一)社区卫生人力的能级结构模式

社区卫生人力资源结构是指社区卫生队伍的组成成分,包括年龄结构、学历结构、职称结构、专业结构、知识结构、智能结构、气质结构等。分析社区卫生人力资源结构对于制订社区卫生人力资源发展规划,进行卫生人力资源培训,研究卫生人力政策均有十分重要的意义。

1.社区卫生人力能级结构的基本模式

在一定的职位上,选拔相应的人员,将合适的人安排在合适的位置上,以发挥其相应的作用,做到人尽其才,各尽所能,这就是能级结构的理想模式。由于社区卫生服务的复杂性和综合性,决定了社区卫生人力资源结构的多层次性。社区卫生人力能级结构包括决策层、管理层和执行层。

社区卫生服务的决策层,应当具有较强的综合能力,能理解和运用管理学、医学、社会学、经济学、行为学、法律等方面的知识解决社区的卫生问题,关注资源分配、发展目标、政策策略和社会效益等问题;社区卫生服务的管理层,应当具有某一领域的全面能力,能理解和运用专业知识及相关知识贯彻社区卫生工作的方针和政策,解决社区的健康问题,关注本职能范围内的卫生服务需求和供给、与社区居民沟通、合理利用卫生资源、提高卫生服务效率等问题;社区卫生服务的执行层,应当具有本专业的专业技能、沟通技能、管理技能,能运用与专业相关的知识和技能直接为社区居民提供服务,解决群体或个体的具体健康问题,他们关注本专业范围的医疗处理、疾病控制和提供保健等服务的满意度问题。在社区卫生人力资源结构中,决策者、管理者和执行者呈金字塔形构成,决策者是极少数,管理者也是少数,绝大多数都是执行者。

2.社区卫生人力资源能级结构的形成

社区卫生人力资源能级结构的理想模式就是根据社区卫生工作需要设置职位,将具有相应能力的人安排到相应的职位上。实际工作中,确定某一职位的职能较容易,而评价某一人的能力却较难,将合适的人安排到合适的岗位上则更难,但这绝不是不可以做到的。在具体工作中,一是要多方面、多渠道了解和观察人员的表现,对其稳定的思想和行为作出客观公正的评价;二是要详细描述每个职位对人员能力的具体要求。卫生人力资源管理的作用,就是实现对工作人员的能力评价和将不同能力的人员推荐到与之相匹配的岗位上。使每个人都能找准自己的位点,通过发挥不同能级的作用,有效地实现社区卫生服务发展目标。

(二)社区卫生人力的岗位结构

岗位是指工作人员履行工作的职位。社区卫生人力的岗位结构,可反映社区卫生服务的功能与卫生人员职责之间的关系,是评价社区卫生服务人力资源配置是否合理的重要指标。

1.社区卫生人力资源岗位结构的基本模式

根据社区卫生服务功能来设置岗位并明确工作任务,按照工作任务来确定人员的配置,以实现社区卫生服务目标,这就是岗位结构的理想模式。社区卫生服务内容多、任务重、范围广,上至三级医疗机构、防疫机构、保健机构和卫生行政部门等,下至社区卫生服务站,并服务到家庭和个人。因此,要使岗位结构合理,就必须对不同性质、不同层次的社区卫生服务工作列出清单并作标准化描述,分析各项任务的难易度、出现频率、风险估计及对执行者(包括卫生管理者和医护人员)的知识、技能、态度提出标准,从而按照任务要求和标准归类并分等次划分工作岗位,按等次所要求的知识、技能、态度和水平招聘岗位人员,从而增加人员使用与岗位任务的一致性和执行任务与实现机构功能目标的一致性。

2.社区卫生人力资源岗位结构的合理性

合理性是指功能与岗位、岗位与人员之间的相关性与适宜性。岗位与人员之间配置的相关性和适宜性,取决于社区卫生机构的功能;卫生人力的配置依据社区卫生服务岗位。一个社区卫生服务机构应设哪些岗位,首先需看该机构在整个社区卫生服务网络中的地位和功能。社区卫生服务中心是社区卫生服务网络的中坚机构,医疗、保健、预防、康复多项功能并重,能为社区范围的居民提供初级卫生保健服务,能够指导社区卫生服务站的工作,解决居民的常见的健康问题,因此,应在各个岗位上配置具有独立解决问题能力的技术骨干,多个岗位的人员的技术应相互配套,在全中心范围内形成一个协同作战的团队,人员配置以全科医师和通科人才为主体。社区卫生服务站多数以提供预防保健和基本的医疗服务为主,能够与地区内其他卫生人员配合,有计划地在社区中开展医疗、预防、保健、健康教育的工作,人员配置以全科医师与辅助人员为主。社区卫生服务机构各个岗位人员的能力水平,应以其能否完成基本任务作为衡量标准。

(三)社区卫生人力的需求预测

社区卫生人力资源需求预测,是通过正确把握对社区卫生人力发展可能产生重要作用的、未

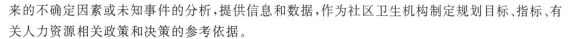

来的不确定因素或未知事件的分析,提供信息和数据,作为社区卫生机构制定规划目标、指标、有关人力资源相关政策和决策的参考依据。

1.社区卫生人力需求预测的意义

(1)人力资源需求预测能促进组织目标的实现:人力资源是第一资源,它是机构诸多资源中最积极、最有活力、最关键的资源,它能带动和组织其他资源发挥作用,从而促进机构可持续发展。

(2)人力资源需求预测能促进其他资源的有效配备:由于人力资源具有主观能动性,它能起到促进其他资源有效配备的作用,因此,人力资源需求预测有助于机构整体工作效率的提高。人的因素决定着一个机构所有其他资源整体效益的发挥。

(3)人力资源需求预测能实现人力的合理配备,达到降低人力成本、提高组织效率的目的:人力资本是机构最大的成本,需求预测有助于机构优化人力结构,减少人力浪费,促进人尽其才、才尽其用,进而促进机构效益的增加。

(4)人力资源需求预测有助于提高医院竞争力:当今世界是一个充满竞争的世界,医疗机构间的竞争,归根到底是人才的竞争。人力资源需求预测能促进机构内部人才培养开发,并从人才战略出发,引进优秀人才,达到人才整体素质的提高。从某种意义上说,人才实力就是竞争力。

2.社区卫生人力资源的需求预测

(1)社区卫生人力资源需求预测方法:社区卫生服务人力资源的需求是随着该社区经济发展、居民健康水平、生活水平、疾病状况、环境因素、购买能力等指标的变化而变化的。同时,还取决于社区卫生服务机构的功能变化、服务量的变化以及目前人力结构状况。对社区卫生人力的需求预测应充分考虑上述因素,结合未来趋势进行估计。它首先要求预测规划年国家和组织所在地区可能发生的经济、社会、人口变化和政策变化;以及由此可能引起的卫生服务需求变化和卫生人力资源需求变化;研究其对卫生人力开发、流动可能带来的影响。然后,通过经验和比较研究,做出趋势预测。从而合理划分岗位,通过对未来工作量及工作标准的制订,推测各个岗位需配置的人员。科学预测是做好社区卫生服务的前提,预测应提供多个可行性方案,作为讨论、研究、决策的参考。

(2)社区卫生人力资源配置方法:社区卫生人力需要量依赖于社区经济发展、人口数量及结构变化、卫生服务模式转变、卫生服务利用及劳动生产率等诸多因素。卫生人力资源配置方法很多,WHO推荐了四种方法:①健康需要法;②健康需求法;③服务目标法;④人力人口比值法。

1)需要需求法:在卫生资源的数量、质量、结构、布局的配置中,以当地经济发展、人民群众卫生需要和需求为出发点,卫生资源配置总量最高不超过资源利用效率最高条件下的需要量。同时按照实际卫生服务需求考虑潜在需求及今后发展变化趋势对需要量进行修正。

采用需要需求法时充分考虑了人口、社会经济发展、居民的客观卫生需要和健康意识、文化教育、经济因素等对社区卫生服务资源需求的影响。

2)服务目标法:服务目标法是根据需要与需求确定卫生服务总量及各类分量,并通过不同的工作量指标确定卫生资源配置量。

三、社区卫生人力的招录与使用

(一)社区卫生人力的招录

社区卫生人力的招录包括招聘和录用两个过程。

1.社区卫生人员的招聘

社区卫生服务机构应积极推行人员聘用制度,实行竞争上岗。社区卫生人员招聘是社区卫生服务机构人力资源补充和吸收的主要途径,是指社区卫生服务机构为了发展的需要,根据工作情况和人力资源规划确定的所需人力资源的数量与质量要求,按照一定的原则和程序吸收人力资源的过程。

(1)招聘的原则:社区卫生人员的招聘要坚持公开、公平、公正、竞争和全面的原则。①公开原则:指把招录单位、招录专业、招录数量、招录条件,以及考核方式、考核内容、考核时间等公开说明。②公平原则:指对所有报考者一视同仁,不得人为制造各种不公平限制,不拘一格招录优秀人才。③竞争原则:指通过理论考试和技能考核等方式确定优劣。对应招者采取统一的考试、考核程序,统一的评分标准,择优录取。④全面原则:指录用前考试、考核应兼顾德、智、体诸方面,对知识、技能、态度、品质进行全面考察,以选拔到高素质人才。

(2)招聘程序:一般包括招募、选拔、录用、评估四个阶段。关键是做好三项活动,一是制订招聘计划,二是明确招聘方式,三是实施招聘计划。①制订招聘计划:该计划包括招聘步骤、招聘小组组成、招聘方式、应聘者资历资格等要求、招聘时间等具体安排。②明确招聘方式:随着科学技术的发展可采用的招聘方式越来越多,如招聘会、网上招聘、广告招聘、校园招聘等。不同的招聘方式应制定不同的招聘计划。③实施招聘计划:招聘计划、方式一经确定即应该严格按计划执行,如无特殊情况不得擅自修改招聘计划。

2.社区卫生人员的录用

录用是对应聘者进行测评,制定任用决策并对录用结果进行评价的过程。

(1)录用原则。①客观公正原则:录用中进行的任何考试考核均应采用统一、客观、公正的标准,使结果具有有效性和可信度。②补偿性原则:此原则是指在应聘者招录测评中成绩高的项目可以补偿成绩低的项目,知识测试的高分可以补偿技能测试的低分。此原则要求在测评分配好各种测评项目的权重。该原则适用于对应聘者不强调某项目的最低要求而是注重其综合素质的情况下。③多元最低限制原则:此原则要求应聘者的各种测评项目均需超过最低标准。使用该方法时,应聘者依次进行各种测评,只要有一项测评低于最低标准即被淘汰。

(2)录用测试方法。①能力测试:常用的能力测试包括一般智力测试、语言能力测试、非语言能力测试、阅读理解能力测试、逻辑推理能力测试等。测试时分别采用不同的测试量表,由被测者填写考官评价。招聘社区卫生服务人员应特别注重能力测试,如沟通能力、亲和力、应变能力等。②技能测试:包括操作技能和身体技能。操作技能测试身体的协调性与灵敏度,身体技能测试力量与耐力。③人格与兴趣测试:社区卫生服务提供者的工作效绩不仅取决于其医疗技术水平,还取决于其心理状态和人际沟通能力等因素。人格测试与兴趣测试可采用问卷及量表的方法进行。④健康状况检查:录用前应对应聘者进行全面体检,还可以根据工作需要安排体检项目。如对应聘营养科的人员需注重消化系统检查。

(3)录用步骤。①分析背景资料:将面试合格的应聘者的背景资料进行综合分析,以判断其对社区的了解程度,对社区工作的兴趣,适应社区卫生工作的程度。将所有应聘者的背景资料按等级排序。②将测试成绩排队:先按权重后的总分高低次序将应聘者排队,再列出最低限制项目的得分,将最低限制项目合格者按总成绩排序。③综合排序:将背景资料合格的人员按测试成绩排序。④录取:按步骤③排出的顺序由高到低录取。⑤签约:招录小组与被招录的应聘者一一面谈,双方均满意者签订应聘合同。

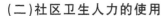

(二)社区卫生人力的使用

社区卫生人力资源管理的目的是通过管理,形成育人、选人、用人一体化机制,吸引优秀卫生技术人才从事社区卫生服务工作,使他们能够在自己的职业生涯中不断发展,最大限度地发挥个人才能,为居民提供优质的卫生服务。

1.职业生涯设计

职业是指一个人在其一生中所承担职务的相继经历。

(1)职业阶段模型:以下是职业五阶段模型,是分析和考察职业经历最常用的方法。①探索期:多数人的职业探索期是在选定高等教育或职业教育的专业时结束。人们往往根据自己的兴趣爱好、社会需求、心智能力等选择自己专业学习的方向,并在求学的过程中不断明确、坚定其职业选择。②建立期:建立期在寻找工作、开始工作、被周围同事接受、学会工作、获得第一次成功或失败的经历等过程中完成。在此期间,医学生在社区卫生服务机构就业,并逐步学会如何处理社区卫生服务中出现的各种问题。③职业中期:此期是社区卫生服务工作者职业成熟的时期。处于该期的工作人员前景较为明朗,需要注意的是要不断学习跟上社区卫生服务需求和科技发展的形式。成功地经历该期的转换,今后可能获得更大的成就。④职业后期:此期通常是能自如应对职业问题、收获成果的时期。他们在工作中展示着自己缜密的判断力,与他人共享着自己的知识和经验,向社会证实着自己存在的价值。⑤衰退期:这是职业生涯的最后一个阶段,处于此期的人员往往退居二线或已离开工作岗位。他们具有渊博的知识和丰富的经验,应注意保护其积极性,发挥他们的余热。

(2)职业发展管理:根据不同职业阶段社区卫生服务人员的特点和需求,制定一系列管理政策,采取一系列管理措施,满足他们的发展需求,提高他们的素质,鼓励他们不断创新,使其在社区卫生服务的工作岗位上奉献自己的才华。如对处在职业探索期的人来说,应进行宣传、启发使其选择社区卫生服务专业作为求学目标;对处在建立期的人来说应采取一系列措施,鼓励接受过本专业教育的人才坚定地走向社区卫生服务岗位。社区卫生服务机构应建立完善的人才培养机制,为该期人员的发展创造条件。对处在职业中期的人来说,管理者应为他们创造更优越的条件,鼓励他们不断学习,让他们承担更重要的责任,激发其全身心投入工作,成为社区卫生服务机构的中坚力量。对处在职业后期的人来说,管理者应充分利用他们的经验和影响,激励他们为培养后继人才积极工作。同时,也要设法减轻他们的环境压力,正确对待退休,为退休做好思想准备。对处在职业衰退期的人来说,管理者应给予其充分的关怀和引导,使其克服消极、沮丧等情绪,愉快度过此期。

2.激励

激励就是调动人的积极性,发挥人的潜能;就是创设满足员工各种需要的条件,激发工作人员的动机,使之实现社区卫生服务目标的特定过程。这是人力资源开发与管理的永恒主题,也是提高效益和效率的关键。

(1)激励的作用与原则。①激励的作用:包括调动社区卫生服务人员的工作积极性。使每位社区卫生服务工作者始终处在良好的积极状态之中,在社区卫生工作中发挥更大的作用;提高社区卫生服务人员的素质;营造良好的组织文化,促进追求良好服务群体价值观的形成。②激励的原则:目标结合原则,社区卫生服务机构目标的设置必须兼顾机构与个人的需要。只有将机构目标与个人目标有机结合,使个人目标的实现离不开为机构目标所做的努力,才能收到良好的激励效果。物质与精神激励相结合的原则,物质需求是人类最基础的需求,其属于低层次的需求,产生的激励作用是表面的;精神需求属于高层次的需求,产生的激励作用深远而持久。因此,随着物质生活和人员素质水平的提高,应把激励重点转向高层次的需求。外部与内部激励相结合的原则,凡是满足职工生存安全和社交需要的因素都属于保健因素,针对这些因素提供的需求属于外部激励,如工资、奖金、福利等。外部激励只能消除不满,不会产生满意。满足职工自尊和自我实现的因素属于内部因素,针对这些因素提供的需求属于内部激励,如对工作的新鲜感、光荣感、自豪感、成就感等。内部激励所产生的工作动力远比外部激励深刻、持久得多。正向与负向激励相结合的原则,正向激励就是对职工的正确行为进行奖励,以使这种行为更多地出现,使职工积极性更高,起到树立榜样的作用。负向激励就是对职工错误的行为进行惩罚,以使这种行为不再发生。按需激励原则,职工需求存在个体差异,具有动态性特点。因此,管理者应深入调研,不断了解职工需求层次和需求结构的变化趋势,有针对性地采取激励,满足职工最迫切的需求,其激励作用的效价才高,才能收到实效。民主公正原则,公正是激励的一个基本原则,如果不公正,奖不当奖,罚不当罚,不仅收不到预期效果,反而会造成许多消极后果。民主是公正的保障,公正就是赏罚严明适度,民主公正的激励才能获得民意。

(2)激励的方法:①物质激励,是激励最常用的方法,包括奖金、实物等,物质激励层次较低,应当根据不同地区、不同职工的具体需要而加以实施。②精神激励,随着社区卫生服务工作人员物质生活水平和素质的提高,物质奖励的作用远不如精神激励更为有效持久。精神激励的方法包括目标激励、内部激励、形象激励、荣誉激励、兴趣激励、参与激励等。

(三)社区卫生人力的管理

1.员工的解聘与辞聘

(1)员工解聘:机构定期对员工进行考核,将其工作绩效与“岗位职责”与“招聘协议”进行对照,判断其是否合格。如果连续多次考核不合格,机构便可根据员工聘任合同规定,解除与员工之间的聘用合同。员工解聘制的实行,客观上可使表现不佳的员工面临被解聘的压力,从而促使其认真努力地工作。

(2)员工辞聘:当机构没有按照聘用合同履行其对员工的义务或者员工对机构的工作环境、工资报酬等不满时,员工可以主动解除其与机构之间的聘用合同,这就是员工辞聘。员工辞聘制的实行,增加了员工的择业自主权,拓宽了员工的择业空间。

(3)诫免制度:通过员工考核,机构对服务质量和服务态度较差的员工,或者绩效较差但又不够解聘条件的员工,责令其限期改正,如果到期不改者,则予以解聘。这就是诫免制度。诫免制度为工作绩效欠佳的员工设立了一道警戒线,并为其改进绩效提供了缓冲期,有利于员工队伍的稳定。

2.解聘、辞聘制度的实施

根据有关文件精神和工作实践,机构员工解聘、辞聘制度的具体实施内容如下。

(1)受聘人员有下列情形之一者,机构可随时单方面解除聘用合同:①连续旷工超过 10 个工作日或者 1 年内累计旷工超过 20 个工作日者。②未经机构同意,擅自出国或者出国逾期不归者。③违反工作规定或者操作规程,发生责任事故或失职、渎职,造成严重后果者。④严重扰乱工作秩序,致使本机构或其他单位工作不能正常进行者。⑤被判处有期徒刑以上刑罚收监执行者或被劳动教养者。⑥在试用期限内被证明不符合本岗位要求而又不同意机构调整其工作岗位者。

(2)受聘人员有下列情形之一者,机构可以单方面解除聘用合同,但是应当提前 30 天以书面形式通知拟被解聘的员工：①受聘人员患病或者非因工负伤，医疗期满后不能从事原工作也不能从事由机构安排的其他工作者。②受聘人员年度考核或者聘用考核不合格，又不同意机构调整其工作岗位者，或虽同意调整工作岗位，但到新岗位后考核仍不合格者。

（3）受聘人员有下列情形之一者，机构不得单方面解除聘用合同：①受聘人员患病或者负伤在规定医疗期限内者。②女职工在孕期、产期和哺乳期内者。③因工负伤，治疗终结后经劳动能力鉴定机构鉴定为1～4级丧失劳动能力者。④患职业病及现有医疗条件下难以治愈的严重疾病或精神病者。⑤受聘人员正在接受纪律审查尚未做出结论者。⑥属于国家规定的不得解除聘用合同的其他情形者。

（4）有下列情形者，受聘人员可随时单方面解除聘用合同：①在试用期内者。②考入普通高等院校者。③被录用或选调到国家机关工作者。④依法服兵役者。

（5）受聘人员与机构的聘用关系解除后，机构应按国家有关规定及时为被解聘人员办理社会保险关系调转手续，做好各项社会保险的衔接工作。

3.机构薪酬管理

机构薪酬是指员工因向机构提供劳动、技术或服务而从机构获得的各种形式的回报，这种回报可以是金钱、物品等物质形态，也可以是晋升、休假、荣誉等非物质形态。具体说来，机构的薪酬包括工资、奖金、福利三个部分。在此主要介绍工资管理。

（1）机构工资概述：机构工资的概念是指机构因员工提供的劳动或服务而以货币形式定期支付给员工的报酬。我国医疗卫生机构较普遍的工资制度是结构工资制，即由基本工资、职位技能工资和国家政策规定的各种津贴等部分组成。机构的工资一般有三个基本职能：一是保障职能，即保障员工基本生活需要；二是激励职能，即调动员工的积极性；三是调节职能，即调节人力资源的合理配置。工资分配的原则依据"三部委人事制度改革实施意见"实行按劳分配与按生产要素分配。

（2）工资管理：工资管理就是对工资制度的制定、实施的过程进行管理，包括对工资制度的制定和解释、工资的发放、工资的调整等活动的管理。工资管理的目的在于使员工了解并认同工资制度，从而发挥工资的激励功能。①工资的民主化管理：工资管理的民主化就是要求吸收员工参与职务评价过程和工资制度的制定过程，而且在工资制度修改或工资调整时，也应听取员工的意见，做到工资管理透明化、民主化。使大多数员工对机构的工资制度感到公平和满意，从而减少质疑和抱怨，充分发挥工资的激励作用。②工资的动态管理：工资的动态管理就是根据影响员工工资因素的变化及时修改工资制度和调整员工的工资。工资的动态管理包括两个方面，一是工资制度的修改，二是员工工资的调整。

工资制度的修改，是根据形势和工资政策的变化而对机构的工资水平、员工的工资结构及与工资有关的规定等进行的修改。市场经济的建立和中国的入世，都要求我国社区卫生服务机构的管理要在传统的事业管理模式中注入现代企业管理的理念。机构的工资制度也应随之进行适当的修改。员工的工资调整，是指按照国家工资制度的有关政策规定，及时对员工的工资进行调整。

四、社区卫生人力培训

社区卫生人力资源培训旨在发展社区卫生人力的知识、技能和态度，以达到社区卫生服务目标的系统化过程。为了加强社区卫生人才培养和队伍建设，不断提高社区卫生队伍整体素质和服务水平，社区卫生管理者和社区卫生服务工作人员必须明确社区卫生工作的指导思想、目标、相关政策及具体措施。我国社区卫生人力资源培训通常有岗前培训和在职培训两大类。岗前培训即正规医学专业教育，是指对未接受过正规医学教育的非卫生专业人员的专业教育和训练，通过教育使之达到从事社区卫生服务的最低专业水平，这种培训主要在国家承认学历的各类医学院校进行。在职培训是指对接受或未接受过正规医学教育的现有卫生服务人员进行的专业教育和训练，这种培训多以继续教育的形式进行。

(一)社区卫生人力培训需求分析

为了使社区卫生人力培训有助于提高社区卫生服务质量，必须通过培训和卫生服务产出的关系来确定培训需求，这一过程称为培训需求分析，其目的是为了明确培训目标。

1.岗前培训需求分析

岗前培训的对象是完成了基础教育初中或高中毕业的青年人，他们将通过医学院校专业化正规训练合格后，走上社区卫生服务岗位。对他们实施的培训是定向教育，因此，提供社区卫生服务有关知识、技能就是他们的培训需求。以下是按照任务分析方法确定岗前培训需求的具体步骤。

(1)明确社区卫生服务的功能。

(2)对社区卫生服务机构进行工作描述。

(3)根据工作描述确定技术岗位人员的工作任务。

(4)明确执行各项任务所需的知识、技能点，形成培养目标。

(5)根据培养目标确定培训大纲及内容。

2.在职培训需求分析

在职培训的对象是已经走上卫生工作岗位正在从事某一方面工作的人员。他们为了能运用新知识新技术提供高水平的服务，适应不断增长的社区卫生服务需求，必须在职业发展过程中接收各种形式的继续教育。以下简述在职培训需求分析的方法与步骤。

(1)组织诊断法：该方法通过对卫生服务机构完成目标情况的评价，发现存在问题，进一步明确原因，以确定培训目标。步骤：①评价哪些工作没有做好？②明确哪些系统没有发挥好功能？③分析没有发挥好功能的原因是什么？④确定需要培训的知识、技能点即培训目标。

(2)临床审查法：该方法通过对卫生服务人员工作的现场监督指导，发现问题确定解决问题应建立的培训目标。步骤：①编制工作手册。手册应包括机构所有工作项目、每项工作的目标、标准工作程序、评价标准、操作人员资格等。②建立临床审查机制。审查工作包括自行审查、同行审查和上级审查，找出不合格的工作点。③根据不合格点位确定培训目标。

(二)社区卫生人力培训原则

1.理论与实践相结合的原则

医学是一门理论与实践相结合的科学。理论是实践的先导，作为社区医师，必须正确认识病因和发病机制，才能辨证施治。但对大多数社区卫生服务人员来讲，学习理论的目的是要解决社区卫生服务所面临的实际问题，所以培训必须注意理论与实践的结合，围绕为患者服务和社区卫生服务工作服务设定培训内容。

2.分类培训、因材施教、学以致用的原则

应当根据职工岗位职责的不同而分类进行培训。从培训对象的实际出发，并考虑未来的发展方向和需要安排培训内容；因材施教，一般地讲是"干什么、学什么""缺什么、补什么"；同时，应当要求学员学以致用，在实践中检验培训的效果。

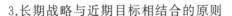

3.长期战略与近期目标相结合的原则

社区卫生服务机构对人员的近期培训是为了解决目前的需要,但是在安排培训时必须考虑到机构的长远发展。因为人才培养效益是滞后的,没有远虑必有近忧。因此,机构必须制定人才培养规划,远期目标与近期安排有机结合,即要确保机构近期工作的有序进行,又要保证长远目标的实现。

4.以内部培训和在岗培训为主的原则

社区卫生服务机构是一个医疗任务繁重、面向社区人群服务的机构,它必须通过其"六位一体"的服务创造社会效益和经济效益,因此不可能安排很多人同时参加培训,而只能以内部培训和在岗培训为主。

5.以专业知识和技能培训为主的原则

社区卫生服务机构的工作人员需要多方面的培训,如医德教育、法律常识教育、文化教育等等,但是从时间和内容的安排上,培训应当以专业知识和专业技能培训为主。

6.灵活和激励的原则

社区卫生服务工作人员的在职培训属于成人教育,与岗位教育不同,每个人的经历、能力、精力、知识、经验、兴趣、理想与追求等都不尽相同。同时他们还承担着正常的工作,存在一定的工学矛盾。因此,培训要有一定的灵活性、针对性,这样才能收到较好的效果。激励政策能激发学习热情,对成年人来讲激励更为重要,激励能促进成年人克服各种干扰,坚持学习。

7.系统综合和最优化原则

培训是涉及社区卫生服务机构各个方面的一个系统工程,需要综合考虑机构各系统、各科室、各类人员的相互关系,不能忽略任何一方,又不能无所侧重。最优化原则就是,培训要抓住最本质、最主要的内容,根据培训对象的特点,科学设置培训内容,合理安排教学进度,选择有效的教学方法,实现最佳的培训效果。

8.循序渐进和紧跟医学发展先进水平的原则

社区卫生服务机构是由初级、中级和高级卫生专业技术人员组成的知识密集型单位。对初、中级人员的培训应遵循由浅入深、循序渐进的原则安排学习内容。高级人员的培训则应注重国内外先进医学理论、先进医学技术手段的学习、研究和运用。

(三)社区卫生人力培训计划

社区卫生人力培训计划一般应包括实施策略、培训政策、培训对象、培训内容、培训方式、方法和技术、培训师资、委托或选送培训的单位、培训时间、进度、培训的组织管理、支持条件及由于培训造成的人员工作调整、培训评估等内容。

1.制定培训计划的原则

(1)突出重点的原则:在普遍培训的基础上突出重点。社区卫生服务的人员培训重点应该是一线工作人员,特别是全科医疗的人员和机构短缺的人才。培训内容也要突出重点,对初级人员培训重点应是侧重基本理论、基本知识、基本技能的培训,对中、高级人员培训的重点应侧重高新技术、新知识、新理论、科技发展新动态的介绍和研讨。

(2)机构需要与个人需求相结合的原则:按照培训人员的自身素质、技术水平,结合机构对人才的需求确定培训对象。机构需求是第一位的,在满足机构需求的前提下,努力照顾到个人的理想和价值的实现。

(3)系统性、渐进性原则:人员个体水平的提高和机构整体技术水平的提升都是一个渐进的过程,计划的制定必须考虑在培训期内可能达到的目标,根据人员现状,分层次、分阶段、有步骤地进行。同时,要考虑社区卫生服务不是简单的个体劳动,而是团队作业,协同"作战"。

(4)可操作性原则:一个规划或计划必须具有可操作性,才不至于纸上谈兵。首先,要考虑机构人员的可调整性,人员培训不能影响正常的医疗工作,通过合理调整和安排,确保培训、工作两不误;其次,还要考虑计划是否可行,如培训经费、师资、内容、培训设施与设备能否满足要求等等。

(5)整体性原则:培训要服从机构整体战略目标,重点科室、重点人员(团队)的培训都应建立在提高整体水平的基础上。培训的安排应根据机构发展的需要统筹规划,有序进行。此外,还应考虑与当地经济社会发展规划相适应,与政府对当地各类人力资源的总体规划相协调。

2.选择培训形式

目前,对社区卫生人力的培训可以采取以下形式。

(1)正规化培训:是指在国家承认专业学历的学校里完成的学历教育。

(2)规范化培训:是指对高等医学院校本科学生毕业后进行的规范化全科医学培训。

(3)岗位培训:对从事或即将从事社区卫生服务工作的执业医师,进行的全科医师岗位培训。

(4)继续教育:对具有中级以上技术职称的全科医师,按卫生部有关规定,采取多种形式、开展以学习新知识、新理论、新方法和新技术为主要内容的继续医学教育。

(5)其他形式培训:如其他卫生技术人员的培训,包括卫生管理人员、公共卫生技术人员以及社区护士等。

3.组织培训内容

社区卫生机构提供的是"六位一体"服务,因此,培训内容也应充分考虑实际工作需要。如全科医学与社区卫生服务相关内容:全科医学、全科医疗、全科医师的概念、全科医疗的基本内容、社区卫生服务的功能及基本内容。初级卫生保健相关内容:计划免疫、传染病系统管理的内容和方法、流行病学个案调查及方法、常用消毒剂、杀虫剂的药理作用及使用方法与配制、环境与健康的基本内容、健康教育和卫生行为科学指导、常用卫生统计、社区卫生机构的规范化管理。妇女保健、儿童保健以及计划生育指导相关内容:妇科常见病的一般性诊断、治疗和预防原则,优生优育、避孕、节育措施和方法,围产期保健及科学接生,性知识教育(含常见性病的预防),更年期综合征的防治,妇女、儿童保健的基本知识和内容。中医、中药基本知识相关内容:中医基础、常见中药、常用方剂、常见证、常见病、针灸、推拿及按摩的基本知识和基本操作。医学基础相关内容:解剖学、生理学、药理学等。临床医学相关内容:医学概论,常见症状及体征、一般体格检查、常用体格检查的基本方法及标准操作,各种常用急救技术,各系统常见病的预防、诊断和治疗、急救原则以及转送上级医院注意事项和办法。医学心理学相关内容:医学心理学概述、心理卫生、患者心理、医患关系等。

4.确定培训方法

培训方法是实现培训目标的手段,方法恰当能达到事半功倍的效果。传统的培训以讲授法为主,现代培训方法和技术有了很大发展,分类也很多,本节四将对培训方法做简要介绍。

5.实施培训

实施培训的关键是培训的组织管理、培训对象、师资、经费、教学设备及相关的环境条件。

按现代人力资源开发的观点和我国人事制度改革的要求,机构传统的人事管理必须向整体性人力资源开发转变,人力资源部门应协同有关部门做好人力资源培训工作。参加每一次培训的学员类型与层次应基本一致,以便于课程设计的针对性并保证教学效果。教师是培训成败的关键。教师应当是在所授知识领域有较深造诣的专家。教师应认真组织课程,提供丰富、恰当的内容,有效运用各种必要的教学辅助设备与设施,进行生动活泼的讲解,达到良好的教学效果。经费是培训得以实施的重要保证。人力资源培训是机构的必要投入,应当有明确、合理的经费预算,规定使用范围、使用重点和方向,加强培训经费管理。视听设备和教室是教学的基本条件必须予以保证。现代多媒体教学和网络传输教学发展迅速,使教学更加生动、灵活,并将进一步促进培训的发展,因此,应当根据需要,为培训提供相应的设备设施条件。

6.评价培训效果

评估是运用科学的理论、技术、方法和程序,对培训项目进行系统考察,给出相关结论,为进一步决策提供参考依据的过程。

(四)培训方法

1.讲授法

讲授法是一种主要培训方法。它的优点是直接、经济、灵活,缺点是以单向灌输为主。专题学术讲座、学术会议基本上都属于讲授法。

2.案例教学法

案例教学法是卫生机构中经常运用的一种学习方法,医院的临床病例讨论、临床病理讨论、死亡病例讨论、疑难病例讨论等大致都属于这种方法。

3.角色扮演法

这种培训方法也有多种实施办法,如管理干部的挂职训练,医院实行的"住院总医师"制度等。这种方式的优点是培训的目标明确、主题集中、实用性强,缺点是角色有限,不能同时进行大量培训,且耗时较长。另外还可以先设计一项任务,围绕任务进行角色演练。例如对一个呼吸衰竭患者进行抢救的培训题目,完成任务需要一名主治医师、一名住院医师、两名护士、一名护理员参与抢救。培训时,由相应的培训对象分别担当对应的角色,完成相应的任务,演练结束后,在场的其他医务人员对其任务完成情况进行评价,并给予指导和建议。这种方法的优点是实用性强,一次参与的人员也可较多,但比较费时。

4.实践操作训练法

卫生机构通常进行的护理"练兵"、检验科的仪器使用方法和化验项目操作等都属于此种。这种方法适用于卫生机构人员各种实践技能的培训。培训的条件是要有指导老师、评价人员,需要操作场所和相应的仪器或设备。此法的优点是实用,适用于操作性比较强的工作岗位的培训,缺点是要求一定的客观条件。

5.研讨法

该法有多种实践形式如会诊、专题研讨会、鱼骨式研讨法、演讲讨论式、组织收看有意义的影视节目等。

6.读书辅导法

该法需要指定教材和参考资料,确定辅导教师,根据教学计划进度进行课程学习的测验,举办辅导讲座,学习结束时,根据出席讲座情况、测验成绩、学习态度、论文等进行评估。此法比较灵活,培训面可大可小。重要的是组织者必须严格管理,不要使培训流于形式。此法适合初级人员的培训。

7.进修、研修法

选派社区卫生机构的医师级以上人员到上级医疗单位进修,选派高级专业技术人员或高级管理人员到高层次的医疗、科研、教学等单位进修、研修或作为高级访问学者参与课题研究,都是很好的培训方式。这一方法的优点是起点高,专业性强,缺点是途径有限,耗资多,难以大量普遍实施。

8.头脑风暴法

这种方法的原理是通过参与者的思维共振、无拘无束的想象,引发众人的创意。一般一次培训活动以 5～10 人为宜,参加者的知识水平应大体一致。该法优点是有利于激发创造力,有助于思维能力的培养,缺点是选题和主持都有一定难度。

(五)培训效果评价

进行培训效果的评价目的是为了总结经验,提高培训效益,改进今后工作,提高培训管理者的管理水平。

社区卫生服务机构可以委托培训部门、上级组织及外部的评估者对本机构进行评估。

1.评估类型

评估的类型一般有以下两类:全面评估和单项评估。全面评估一般是指在规划、计划结束后或某一培训项目结束后,对培训项目进行的全面评估。单项评估一般是指对培训工作的某个方面、某个环节的评估。包括培训计划评估、培训成本评估、教学评估、培训管理评估、教学设计评估等。依据培训的不同阶段,又可将培训评估分为培训前的评估、培训计划评估、培训实施评估、培训结束后的总评估等。

2.评估的要点

评估要点包括培训计划是否合理、适用,计划的执行情况如何,培训的组织工作是否完善、有序,培训内容设计是否符合需求,教师授课的水平及学员的反应,教学设施及设备能否满足教学要求,学员的学习效果如何,经费使用是否合理及改进意见和建议等。

3.评估方法

评估的方法很多,可因评估的目的、内容、对象和参与评估人员的不同,采用不同的方法。

(1)调查表法:根据培训要求合理设计综合评估表。

(2)面谈、座谈法:面谈与座谈的对象主要是参加培训的学员和参与培训的工作人员。一般地讲,主持者应预先准备好一系列围绕培训各个方面的问题,动员所有的参加者畅所欲言。

(3)测试法:在培训后,采取开卷或闭卷的方式对学员进行测试,以考试成绩评价学员接受知识的程度与培训的效果。

(4)评估考核法:如在接受培训后,要求学员结合培训主题撰写一篇论文,然后,请专家或授课者对其论文进行评定。也可以在技能培训后,让学员进行该技能操作表演,以通过率评价培训。

(5)对比分析法:培训前根据培训内容对培训对象进行相关的测试,培训后再进行相关内容的测试,然后对两次的测试结果进行对比分析,以评估培训效果。

(6)综合描述法:此法的要点是要有具体明确的培训目标和评价点,评价点要体现培训内容及目标的内在联系,要能体现培训效果。例如,某医院新录用 5 名毕业生准备安排到职能科室做行政管理工作,进入岗位前送到人才中心(或相关职能处室)培训 2 个月,培训结束后采用该方法进行评估。首先明确培训内容:经过培训了解医院行政工作的主要内容;学会计算机的应用;学习计划和调查研究的方法;学习与人沟通;提高写作和语言表达能力;学习统计分析方法。由培训者将上述 6 个方面的每个方面再分解成 5 个评价层次,可用 A、B、C、D、E 分别表示从最好到最差的成绩。培训结束后,由培训教师对 6 个方面分别打分,然后再综合给出总评等级。这个方法要求评定的标准要细化、合理,带教老师能正确掌握标准,打分客观公正。

(7)统计分析法:该方法通常用于评估培训覆盖率和培训效率。培训覆盖率=实际参加培训人数÷目标群体人数,其比率越接近 1,说明培训的覆盖情况越理想。培训的覆盖效率=(合格参与者人数÷目标群体人数)-(不合格参与者人数÷实际参培人数)。培训效率=获得培训合格证人数÷合格参与者人数。

(高庆昕)

第九节 基本公共卫生服务绩效评价与考核

我国的医药卫生体制改革将"促进基本公共卫生服务逐步均等化"作为目标之一,围绕实施基本公共卫生服务项目和国家重大公共卫生服务项目,建立健全国家基本公共卫生服务系统,完善公共卫生服务经费保障机制和绩效考核机制,从而逐步缩小城乡、地区间居民基本公共卫生服务差距。对国家基本公共卫生服务实施绩效评价、对基层卫生服务机构进行绩效考核,是促进和保障均等化目标逐步实现的重要工作。因此,本章从基本公共卫生服务系统的绩效评价、基层卫生服务机构及其工作人员的绩效考核两个方面,探讨基本公共卫生服务的绩效评价与考核。

一、基本公共卫生服务系统的绩效评价

(一)基本公共卫生服务系统

所谓系统是指由管理者、管理对象等若干个相互联系、相互作用的要素和子系统,按照整体目标结合而成的有机整体。我国的基本公共卫生服务系统尚无明确的界定,然而围绕基本公共卫生服务项目的展开,由政府出资与监管,以基层卫生服务机构为服务提供主体,向居民提供公共卫生服务的服务体系日趋稳定与完善,可以作为基本公共卫生服务系统来研究绩效评价与考核。评价基本公共卫生服务系统的绩效,首先要对这一系统进行界定,再紧密结合基本公共卫生服务系统的绩效目标及其功能来进行绩效评价。

1.基本公共卫生服务系统的含义

基本公共卫生服务是增进健康、改善整体健康水平的重要活动。根据 WHO 对卫生系统的定义,卫生系统是指所有致力于进行卫生活动的组织、机构和资源,而卫生活动是以增进健康为首要出发点的活动。结合这一分析,基本公共卫生服务系统是以解决社会主要的公共卫生问题,满足居民和社区基本公共卫生服务需求为主要目的的所有组织、机构、资源的总和。该系统应该能够提供质量较高、可及性以及经济性良好的基本公共卫生服务。

2.基本公共卫生服务系统的构成要素

一般来说,系统主要由系统目标、管理者、管理对象、组织结构、管理方法等要素构成。对系统各要素的分析,有助于明确界定和深入理解基本公共卫生服务系统的内涵。

(1)系统目标:系统目标是系统建立与运行的出发点及整体功能的集中体现,也是系统正常

运行的管理效果,系统所有的管理行为都是为了实现系统目标。基本公共卫生服务系统的目标是逐步实现基本公共卫生服务均等化,保障城乡居民获得最基本、最有效的公共卫生服务,缩小居民公共卫生服务的差距,最终使居民不得病、少得病、晚得病、不得大病。

当前我国的具体目标:初步建立覆盖城乡居民的基本医疗卫生制度,使全体居民人人享有基本公共卫生服务,地区间卫生资源配置和人群间健康状况差异不断缩小,基本建立分工明确、信息互通、资源共享、协调互动的公共卫生服务体系,促进城乡居民享有均等化的基本公共卫生服务。不断完善基本公共卫生服务均等化的机制,进一步增加基本公共卫生服务的内容,有效控制重大疾病和主要健康危险因素。

(2)管理者:管理者是主体,是系统中最核心、最关键的要素,系统中的许多活动和行为都要靠管理者去实施,是发挥系统整体功效、实现系统目标的关键力量。基本公共卫生服务作为一项公共事业,其机构设置、资源筹集、服务提供、服务监管等均是以政府卫生行政部门为主体的,是基本公共卫生服务系统的管理者要素。随着我国医改将基本公共卫生服务均等化作为医改目标之一,对基本公共卫生服务项目的投入力度和监管力度不断增加,各地基本公共卫生服务经费从2009年之前的每居民10元左右,到2011年的25元/人,再到2013年的30元/人,以及今后投入的进一步增加,政府切实承担起基本公共卫生系统的管理者责任,成为基本公共卫生系统运行和目标实现的最关键要素。

(3)管理对象:管理对象是管理者为实现管理目标,通过管理行为作用其上的客体。基本公共卫生服务系统的管理对象包括各类基层卫生服务组织及技术支持组织,如疾病控制中心、妇幼保健院等社会组织及其构成要素与职能活动,其动态组合与运行构成了公共卫生服务提供的活动,资源与活动又共同构成了完整的公共卫生服务组织及其行为。资源、活动、组织是具有不同形态的,它们都受管理行为的作用,共同影响管理目标的实现。

(4)组织结构:统的组织结构决定了系统的运行方式和机制。基本公共卫生服务系统可以分为3个层面:第一层面为服务供给与监管层面,包括政府、卫生行政部门及卫生监督机构;第二层面为技术支持层面,包括疾病预防控制机构、计划生育服务机构、上级医疗机构等;第三层面为服务提供层面,包括具体提供基本公共卫生服务项目的城乡基层卫生服务机构。系统的核心无疑集中于服务提供层面,即城乡的公共卫生服务提供机构——社区卫生服务中心(站)和乡镇卫生院(村卫生室),这一层面也是基本公共卫生服务绩效评价的核心。

(5)管理方法:管理方法是管理者为实现组织目标,组织和协调管理要素的工作方式、途径或手段。管理方法是实施管理行为的途径或手段,对管理功效及目标实现具有直接的意义。当前,对于基本公共卫生服务的管理方法主要体现在基本公共卫生服务项目绩效的评价与考核,及与之相应的资金发放与奖惩机制。政府通过购买公共卫生服务,并进行监管来保证系统目标的实现。因此,绩效考核方法是该要素的核心内容。

3.基本公共卫生服务系统的功能

基本公共卫生服务系统的主要功能可以概括为四个方面:提供基本公共卫生服务、筹措基本公共卫生资源(人员、建筑与设施)、基本公共卫生服务筹资和监督管理。

(1)提供基本公共卫生服务:通过基本公共卫生服务项目,满足居民日益增长的卫生服务需求,促进人群健康水平的提升。基本公共卫生服务项目,既有面向全体居民的公共卫生服务,如居民健康档案、健康教育;也有面向不同群体的公共卫生服务,如预防接种、妇幼保健、老年保健等;还有面向患病人群(如糖尿病、高血压、精神疾病)的健康管理。再配合以针对特殊疾病、重点人群和特殊地区,国家实施的重大公共卫生服务项目,如对农村孕产妇住院分娩补助、15岁以下人群补种乙肝疫苗、农村妇女孕前和孕早期补服叶酸、贫困白内障患者复明、农村适龄妇女宫颈癌和乳腺癌检查、预防艾滋病母婴传播等,由政府组织进行直接干预实施。从不同层面、面向不同人群,提供相应的基本公共卫生服务,是基本公共卫生服务系统的核心功能。

(2)筹措基本公共卫生资源:需要筹措的资源包括为提供基本公共卫生服务而必要的人员、用房、设备、设施等。作为政府主导的公共事业,政府需要不断改善基层卫生服务机构的工作条件,从建筑环境、设备设施等各个方面,改善基本公共卫生服务的基础质量;提高基层卫生人员素质,吸引专业技术人才进基层,提高服务能力,促进基本公共卫生服务发展。到2013年,我国已经基本完成了基层卫生服务机构,尤其是城市社区卫生服务机构的布局,从硬件设施上基本保障了服务项目的开展。

(3)基本公共卫生服务筹资:筹资是保障服务良好开展、持续运转的必要条件。包括资金的收集、使用与管理。服务筹资的方式会直接影响筹资公正性,同时对提供服务和资源筹措也有影响。公共卫生是政府的责任,公共卫生服务筹资中一项重要的内容是政府购买。按照服务的数量、质量、居民满意情况等实行政府购买服务,购买的方法越策略,服务提供的范围越清楚。

(4)基本公共卫生服务的监督管理:监督管理是政府对人群总体健康所担负的责任,通过对基本公共卫生服务的提供、资源的开发、资金的筹措等这些系统职能的监管,使基本公共卫生服务系统的绩效得到提高。这个功能对其他三个功能的实施产生影响,从而对系统目标的完成也带来影响。

明确的系统目标、组织结构、功能和任务,将基本公共卫生服务作为一个相对独立的系统来对待,可以整合分散于不同行政部门的职权,明晰不同机构在系统中的地位和作用,有利于整体绩效的管理和评价,保证居民得到均等的公共卫生服务这一系统目标的实现。

(二)基本公共卫生服务系统绩效及其评价

1.基本公共卫生服务系统绩效的含义

卫生系统绩效是在给定的卫生资源下卫生系统目标的实现程度。基本公共卫生服务系统作为卫生系统的子系统,在界定公共卫生服务系统绩效时,不能抛开卫生系统的大环境,其绩效的基本内涵是一致的,其实质也是系统目标的实现程度。即基本公共卫生服务系统的绩效,是指在一定的公共卫生资源条件下,基本公共卫生服务系统目标的实现程度。

2.基本公共卫生服务系统绩效评价

基本公共卫生服务系统绩效评价,是指运用数理统计等方法,采用特定的指标体系,对照统一的标准,按照一定的程序,通过定量定性对比,对基本公共卫生服务系统一定时期内的绩效做出客观、公正和准确的综合评判。进行系统绩效的评价,从系统的目标出发,结合相应的资源条件,设计评价的方法、指标、标准、程序等,进行综合性的评价。

系统绩效的好坏关键在于是否完成了系统的目标。要达到这一目的,必须要有合理的投入,而各方面资源的投入情况决定了基本公共卫生服务系统如何运作及运作状况,运作的优劣又进一步影响了系统的产出。当基本公共卫生服务质量、公平、效率、可及性的实现最优,基本公共卫生服务系统在卫生系统中功能合理发挥时,可认为基本公共卫生服务系统具有良好的绩效。由于基本公共卫生服务系统是一个开放的系统,它不仅和卫生系统及其他系统之间相互作用,系统内各层面也相互影响。除了系统的投入、过程和结果外,系统绩效还要受到宏观环境的影响。

综上所述,对基本公共卫生服务系统进行绩效评价,首先要从系统层面考察其目标与功能,评价其投入、过程和产出;再从系统的三个基本结构层面出发,重点突出对服务提供层面内部的机构和个人的绩效考核,得到综合的绩效评价结果。

基本公共卫生服务系统在卫生系统中有其特殊的地位。一方面,该系统是面向全社会所有人群的服务,与医疗服务系统有极强的针对性和专业性不同,其服务对象和范围相对不易清晰界定,评价涉及面广,这对绩效考核带来了不便,数据收集难度比较大。另一方面,该系统是公共卫生中优先开展的服务,政府的公共卫生资源在逐步加大投入力度,对其绩效考核又是刻不容缓的,需要通过绩效考核来保证公共卫生资源的有效利用和居民受益。另外,由于基本公共卫生服务系统绩效的决定因素并非都在卫生系统内,系统外的因素,如国家或地区的经济发展状况、居民生活状况、就医习惯、文化背景,以及价值与伦理等难以被基本公共卫生服务系统所控制;只有基本公共卫生服务费用的支付机制、组织、对内部机构和人员的管制等因素可以被系统调控,所以需要选择能够真实反映基本公共卫生服务系统绩效的指标和评价方法。由于基本公共卫生服务系统的庞杂性,有效实施绩效评价最重要的一点就是获得利益相关者,尤其是决策层的支持。若缺少他们的支持和理解,则系统绩效评价很难全面开展。

3.基本公共卫生服务系统投入、过程和结果的绩效评价

系统的投入、过程到产出影响了基本公共卫生服务系统的实践活动。围绕基本公共卫生服务系统的目标与功能,可以从基本公共卫生服务系统投入、过程、结果分析系统的绩效。

(1)投入:投入是开展基本公共卫生服务的第一个环节。政府作为基本公共卫生服务的投入主体,主要负责人力、物力和财力的投入。人力投入反映基本公共卫生服务开展过程中人力资源的投入状况,通过人力投入分析来评价人力资源要素内部搭配是否合理,是否满足社区居民的健康保健需求。具体包括人力的结构与水平、人才培训投入等。物力投入主要是对基本公共卫生服务机构场所及其设备设施的投入。这里涉及开展社区卫生服务所必需的所有有形物资的投入,如场所面积、硬件标准、设备设施等。资金投入既要分析投入的水平,还要分析投入的分布。投入水平主要包括公共卫生服务资金投入的总体情况、与历年公共卫生服务投入的比较、与政府财政支出增长的比较。投入分布指资金的流向,对社区公共卫生投入、基本医疗投入、医疗救助投入、其他投入。

此外,基本公共卫生服务政策对其发展也起着至关重要的作用。当前正处在中国医改的重要时期,管理体制和运行机制都在不断创新。政策投入能够反映政府对基本公共卫生服务的重视程度,如政府颁布与基本公共卫生服务发展有关的政策和规章、将基本公共卫生服务纳入政府工作目标和社会发展总体规划、吸引人才到基层卫生服务机构工作相关政策等。由于基本公共卫生服务作为一种公共产品,主要是政府的职责,其发展是在政府领导下有序开展的,政府部门的参与就显得格外重要。

(2)过程:基本公共卫生服务过程评价既要反映基本公共卫生服务发展的现状,又反映其组织结构和运行状况,同时还要反映其服务的产出,评价其投入产出的最优化实现。过程分析是对基本公共卫生服务系统效率、质量等方面的评价。服务效率是对基本公共卫生服务运行状况的直接评价,也从侧面反映了居民对基本公共卫生服务的利用。服务质量主要指基本公共卫生服务项目的质量。在任何时间、任何场合,基本公共卫生服务发展和投入资源终究是有限的,并且通常是短缺的。不计成本的高强度投入虽能够取得一时的成效,但这种发展模式毕竟是不可持续的。只有高效率的基本公共卫生服务才有可能实现健康有序的发展。因此,必须评价基本公共卫生服务系统运转过程是否完善,系统是否具有效率,基本公共卫生服务的提供是否具有效

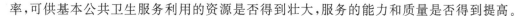

率,可供基本公共卫生服务利用的资源是否得到壮大,服务的能力和质量是否得到提高。

(3)结果:结果包括中间结果和终末结果。中间结果体现于基本公共卫生服务目标的实现,包括系统反应性、费用控制和良好的居民满意度等;最终的结果体现于社区人群健康状况的改善,如居民基本健康知识知晓率、婴儿死亡率和孕产妇死亡率等。由于公共卫生服务发挥作用是一个长期的过程,其客观效果难以在短期内进行测量,因此需要综合服务的投入、过程进行综合的评价。

(三)国外基本公共卫生服务绩效评价

1.美国基本公共卫生服务绩效评价

美国自 1915 年即开展公共卫生绩效评价。现代公共卫生绩效评价的发展始于 20 世纪 80 年代中期,报告《公共卫生的未来》指出"对公共卫生的认识应从传统的公共卫生服务向评价、政策发展和保障等三大公共卫生核心职能转移"。这些职能明确了政府公共卫生部门的职责,成为分析和评价公共卫生活动的基础。20 世纪 90 年代中期,美国 CDC 设立公共卫生实践项目办公室(PHPPO),制定了国家层面的公共卫生绩效评价框架,成为评价地方公共卫生系统履行职责的指导性文件。2002 年,美国 CDC 和公共卫生合作组织一同发起了国家公共卫生绩效标准项目,进一步促进了公共卫生绩效评价的发展。该项目在公共卫生服务项目基础上,制定了地方、州公共卫生体系评价工具和地方公共卫生治理绩效评价工具。

(1)美国的公共卫生绩效评价框架:美国著名的公共卫生绩效评价框架包括 Donabedian 的结构、过程、结果三维评价框架和 Handle 的使命、组织能力、过程、结果、宏观环境五维评价框架。

Donabedian 提出了结构、过程和结果三维评价框架,用于评价公共卫生体系的质量。其中,结构质量评价公共卫生部门(或公共卫生体系)的组织特征和资源,过程质量评价公共卫生部门开展的工作,结果质量评价公共卫生部门工作对公众健康的影响。三者的关系是,结构要素使过程要素成为可能,过程要素促使产生短期结果(即中间结果),最终促使产生社区健康结果。这一框架可用于评价地方卫生行政部门和社区组织的公共卫生活动,进而评价由两者构成的公共卫生体系的绩效。

Handler 在 Donabedian 评价框架的基础上提出使命、组织能力、过程、结果和宏观环境等五维框架模型,其中前 4 个维度均受宏观环境影响,各个维度间也会相互作用。引入宏观环境是一种创新,从而使这一评价框架受到政府,尤其是公共卫生部门的认可。

Handler 的五维框架是评价单个公共卫生组织和整个公共卫生体系绩效的基础,可用于对国家、地区、社区等不同层面公共卫生体系的绩效评价。此外,它对制定改善公共卫生体系绩效的策略和工具,探索改善绩效的措施具有指导作用。这一评价框架也能使公共卫生研究者、执业医师和政策制定者更有效地检验公共卫生实践和人群健康间的关系,为制定公共卫生政策提供科学依据。

(2)美国公共卫生绩效评价工具:国公共卫生绩效评价工具可以分为以下三类。①国家级工具:联邦政府利用自我评价工具帮助地方卫生行政部门评价其履行公共卫生职能、解决地方卫生需求和指导社区卫生规划的情况,应用最广泛的工具是卓越公共卫生评价协议。该协议允许地方卫生官员评价公共卫生部门的组织管理职能,为公共卫生部门与社区合作提供指导性框架,并评价社区健康状况。②州级和区域性工具:州级和区域性工具用于指导社区卫生规划和改善地方卫生行政部门的基础设施,也可用于辅助州卫生行政部门制定卫生规划和政策,指导筹资决策和开展项目评估。③以人群健康结果或功能为导向的工具:地区、州和国家等各个层面均采用人群健康结果来评价公共卫生绩效和间接地评价公共卫生体系的质量,如美国CDC和国家卫生统计中心开发了具有18个健康状况指标的评价工具,帮助社区评价其总体健康状况。其他绩效评价工具通过关注核心的活动领域来评价核心公共卫生职能的履行情况,如美国CDC和PHPPO开发的地方公共卫生体系绩效评价工具,围绕基本公共卫生项目,并引入了公共卫生核心职能的评价指标。

(3)美国公共卫生绩效评价的特点与启示:美国公共卫生绩效评价历经90多年的探索与实践,至今已较为完善,对于我国开展公共卫生绩效评价具有借鉴意义。

充分发挥联邦政府的指导作用:美国是分权制国家,联邦政府较少干预各州和地方政府行政事务。但在公共卫生绩效评价中,联邦政府发挥了重要的指导作用,明确提出公共卫生不是州和地方政府自己的事。美国CDC一直致力于开发国家层面的公共卫生绩效评价框架,以此指导地方卫生行政部门的实践,旨在提高全国公共卫生体系的绩效。美国CDC和PHPPO与其他组织联合开发的公共卫生绩效评价框架和工具为地方开展工作建立了国家标准,有利于客观评价地方公共卫生体系达到国家要求的程度。

评价过程强调社区参与:除公共卫生部门外,公共卫生工作需要利益相关群体的参与和支持。在美国,不仅卫生行政部门参与公共卫生绩效评价,而且社区(包括学术机构代表、私人和志愿组织、专业协会、私人保健提供者、第三方支付者等)也共同参与。同时,绩效评价内容包括了卫生行政部门履行职能的情况和社区健康状况的改善,突出体现了美国公共卫生绩效评价强调社区参与的特点。社区参与公共卫生绩效评价,将使参与者有机会了解更多公共卫生知识,共同改善公共卫生体系绩效。

评价内容应适时调整:公共卫生绩效评价的最终目标是改善公共卫生整体绩效,其内容和重点应体现不同时期的工作重点和目标。美国公共卫生绩效评价内容不断扩展和丰富,从仅关注服务提供,逐渐扩展到公共卫生体系的基础设施、能力、核心功能、需求、投入、产出和结果,并考虑了社会环境因素的影响等。公共卫生绩效评价不仅针对领域或项目,而且针对公共卫生体系(包括所有为辖区提供基本公共卫生服务做出贡献的公立、私立和志愿性组织)总体绩效。这种转变有利于促使公共卫生体系向改善总体绩效,进而改善健康结果的终极目标努力。

2.英国基本公共卫生服务绩效评价

英国的国家公共卫生服务(NHS)主要包括三大体系:社区卫生服务、医院和全科医师。为了提高服务效率以及卫生服务人员的积极性,NHS还从两个层面建立了绩效评价制度。一方面,NHS制定了针对卫生服务机构的绩效评价框架来提高服务效率与质量。其内容包括增加健康、诊疗公平、有效提供更适当的卫生服务、效率、患者及患者家属的感受、卫生医疗效果共六个绩效维度,每个绩效维度下都有详细的指标及其说明。另一方面,NHS在2005年实施的全科医师合同中引入了绩效达标标准,建立"质量和结果评价框架",包括146个质量达标点,其中76个临床点、56个组织点、4个患者满意度点、10个附加服务点,并制定了规范的评价程序和支付计算程序,从而将支付方式直接与卫生服务的质量联系起来。同时,NHS还组建了"健康改善委员会",负责每3年一次的定期测评活动,主要包括相关卫生服务机构制定的质量指标及监测政府发布的特殊指令的落实情况。

3.澳大利亚基本公共卫生服务绩效评价

澳大利亚于1999年8月建立了国家卫生系统绩效委员会,其主要任务是为全国卫生系统制定一个绩效评价框架,并负责维持和不断完善该框架。它的主旨是:只有当一个卫生系统在成本-效益的原则下提供了高质量的服务,才能被看作是运作良好,才体现出其良好的绩效。澳大利亚卫生系统绩效框架体现和强调的是整个卫生系统的绩效,涵盖了澳大利亚医疗卫生领域中最重要的4个方面的内容:人口健康项目、初级卫生保健、医疗服务和保健的连续性服务。该框架针对这4个方面,结合国家的重点项目和领域制定了一系列评价卫生服务的投入、产出和结果的指标。该框架包括了3个层面:健康状况和健康结果、影响健康的决定因素和卫生系统绩效,包含了有效性、适宜性、效率、反映性、可及性、安全性、连续性、能力、可持续性9个方面的内容。并利用系统各层数据和信息,制定最佳标准,帮助决策,有效解决卫生系统面临的问题。

(四)基本公共卫生服务绩效评价指标体系

1.基本公共卫生服务绩效评价指标分类

(1)按照绩效评价层级划分:按照基本公共卫生服务的三个不同层级,分为系统层面、组织层面、个人层面绩效指标。

系统层面绩效指标用于全面评价基本公共卫生服务系统的质量、效率、效果、反应性和公平性等,体现社会整体的基本公共卫生服务绩效情况。组织层面绩效指标用于具体评价某一基本公共卫生服务提供机构,主要指社区卫生服务中心(站)或乡镇卫生院,从组织管理、资金管理、项目执行、综合满意情况等方面进行绩效评价。个人层面绩效指标用于基层卫生服务机构内部,评价具体工作人员的工作绩效,一般与绩效工资补贴结合起来。

(2)按照基本公共卫生服务过程划分:按照基本公共卫生服务项目的实施过程可以分为投入指标、服务内容指标、效果指标三类。①投入指标:又称支持指标,包括组织管理、资金投入、人员配备、设备设施等方面。建立工作制度有助于保障公卫工作的正常开展,专项经费到位确保经济支撑,人员配备到位有利工作专人负责,服务设备齐全,业务用房面积足够、内部布局合理,这些因素是开展基本公共卫生服务的基础,没有这些基本条件的支持,基本公共卫生服务不可能取得好的绩效。②服务内容指标:又称业务指标,包括健康档案管理、健康教育、传染病预防控制、慢性病管理、精神卫生服务、突发公共卫生事件应急处理、免疫接种、儿童保健、妇女保健和老年保健等方面的工作指标。确保为社区居民提供综合性、全面性服务。③效果指标:从工作数量、工作质量和满意度三个方面进行评价。WHO世界卫生报告中使用健康结果、反应性和筹资的公平性来评价卫生系统的绩效,根据这一理念,绩效评价体系应纳入效果和反应性指标。效果指标包括工作数量指标和工作质量指标,如健康知识知晓率、孕产妇系统管理率等。反应性指标主要指满意度指标,包括居民和社区工作人员的综合满意度。

(3)按照评价内容划分:公平性评价、可及性评价、服务质量评价、服务效率评价、社会效果评价、可持续性评价。①公平性评价:公平性是指居民应该以需求为导向获得基本公共卫生服务,而不是取决于社会地位、收入水平等因素。即具有相同的公共卫生服务需求的社会成员应该获得相同的服务。公平性也是与我国基本公共卫生服务的均等化目标紧密相关的特性指标。相关指标包括不同人群对基本公共卫生服务的需要与利用情况、保健及医疗费用负担以及弱势群体享受服务的程度。②可及性评价:可及性包括文化可及性、地理可及性和经济可及性。收入、教育、到服务机构时间或距离、服务价格和费用是影响基本公共卫生服务可及性的因素。可及性评价中相关指标如下。基本公共卫生服务可得性:指不同收入、不同年龄、不同教育水平的居民有能力获得服务。基本公共卫生服务覆盖率:该指标反映基本公共卫生服务网络分布的合理性,使居民能够方便地获得质量可靠的服务,一般用居民离最近卫生机构的距离或去最近卫生机构所需的时间表示,如我国有些城市建立的社区卫生服务的"15分钟服务圈"来提供公共卫生服务和基本医疗服务。③服务质量评价:美国医学研究所(IOM)认为,卫生服务质量是在现有专业技术条件下,卫生服务提高个体或群体所期望的健康结果可能性的程度。可以从需方角度评价其获得的基本公共卫生服务质量,相关指标如:对患者需要的及时反应;服务行为的可感知性;医护技术的可靠性;服务的安全性;服务态度等。④服务效率评价:服务效率包括技术效率、经济效率、配置效率三个方面。相关指标如社区卫生服务机构利用率、公共卫生服务量、财政收支比等。⑤社会效果评价:基本公共卫生服务的开展在社会中产生的效果,包括居民对基本公共卫生服务反应性、满意度和知晓程度。其中居民满意度是检验服务效果的敏感指标,主要从方便性、舒适性、经济性等方面评价;反应性指卫生系统在多大程度上卫生系统满足了人们改善非健康方面普遍、合理的期望;居民对卫生服务的知晓程度包括对卫生常识、各类卫生服务提供以及卫生政策的知晓率。⑥可持续性评价:基本公共卫生服务的健康和可持续发展需要政府及其有关部门建立与之相适应的政策,在机制、体制等方面给予有效的支撑。指标如政府的政策支持和落实情况、居民对政策支持度等。

2.基本公共卫生服务绩效评价指标筛选原则

(1)客观性原则:指标体系的设计应该能够真实客观地反映基本公共卫生服务的完成情况,从而评价总体目标。要求每项指标都与总体目标保持一致,使每项指标都能够反映评价内容的本质。

(2)综合性原则:评价指标应充分反映公共卫生服务医学专业性和社会性的特点和要求,体现综合性特点。在选用指标时要更多地考虑社区人群的健康状况、生活质量,而不仅是疾病指标。

(3)独立性原则:要求同一层次的指标相互独立,不互相包含,也不存在因果关系。并且指标之间相互没有矛盾的地方。指标独立性的要求可以避免指标的重复,提高评价指标的科学性和可操作性。

(4)导向性原则:公共卫生服务绩效评价指标一定程度上是基本公共卫生服务的质量标准,具有一定的导向性,是规范服务的组织、管理和提供的依据。在制订各指标的标准时,应充分考虑不同地区的实际情况,既不能过高,也不能过低,确定的指标值是大多数机构经过一定的努力能够实现的。

(5)可比性原则:公共卫生服务评价是对客体的判断,要做出正确判断,就必须保证质的一致性。因此,在设计指标时,应该注意考核额、内容的同质化和一致性,以保证指标体系具有可比性。

(6)易操作性原则:为了收集信息方便,应尽量简化测量的指标体系,保证信息的准确可靠。指标的具体操作者一般是社区卫生人员,选择指标时应考虑操作简单,如指标概念清楚、容易理解、计算过程简单、不涉及复杂的统计方法等。要充分利用日常服务过程中所累积的资料,如现有的各种报表、登记报告、日常工作记录以及健康档案等,不主张进行太多的、规模太大的社区调查来获得评价所需的数据。此外,指标以一个社区为评价单位,注意范围适用于一般的社区人群。总之,应在不过分增加工作量的前提下,完成资料的收集和评价工作。

(7)时间性原则:指标要有时间的限制。因为很多的指标是随着时间的变化而变化的,如果没有明确指标收集或分析的时间,往往就会得出错误的结论。

(8)反映重点人群特征:虽然基本公共卫生服务的对象是社区中的全体居民,除了向一般人

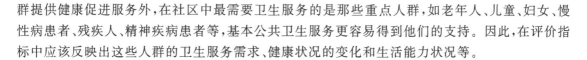

群提供健康促进服务外,在社区中最需要卫生服务的是那些重点人群,如老年人、儿童、妇女、慢性病患者、残疾人、精神疾病患者等,基本公共卫生服务更容易得到他们的支持。因此,在评价指标中应该反映出这些人群的卫生服务需求、健康状况的变化和生活能力状况等。

二、基本公共卫生服务绩效评价与考核方法

基本公共卫生服务的绩效评价可以借鉴其他行业的绩效评价方法,系统、机构、个人三个不同层面的考核方法也有所不同,但考核的基本思路是一致的,即从不同角度衡量组织目标实现程度。本书将绩效评价与考核方法分为三大类:相对评价法、绝对评价法和量表评价法。在实践中,根据客观条件和评价目的,按照需要选取不同的方法。

(一)相对评价法

相对评价法是指在评价对象的集合中选取一个或若干个作为基准,以被选定对象为尺度,把各个评价对象与基准进行比较,从而区分出差别,排出名次。相对评价法实际考察的是评价对象在总体中处于什么位置,不制定客观的衡量标准来评价其相对于标准的优劣,所以这种评价是一种相对评价。

相对评价法的特点:参照的基准是对组织进行测量以后确定的,与组织目标无直接关系;评价基准是在评价对象内部确定的,对于其他的系统或组织未必适用;相对评价法的评价结果只说明被评者在该系统或组织所处的相对位置。

相对评价法的优点:适应性强,应用面广,可以应用于系统中的组织评价、个人评价,无论这个评价对象处于何种状况,都可以进行比较,评价个体在集体中的相对位置;用建立在对评价对象群体测评基础之上的标准进行评价,发现其个别差异,从而对被评个体做出较为客观、公正的判断;有利于激发评价对象的竞争意识。

相对评价法的缺点是:评价的结果所反映的只是评价对象在一定范围内的相对位置,不一定反映他们的实际水平,评选出来的优秀者未必就是真正的高水平、高质量,未被选上的也不一定水平低、质量差,故容易降低客观标准,忽视组织目标的完成情况,还可能导致过度的竞争,挫伤一部分人的积极性。

相对评价法的几种常用方法有序列比较法、配对比较法和强制比例法。

1.序列比较法

序列比较法是对按评价个体的工作绩效进行排序考核的一种方法。在考核之前,首先要确定考核的模块,即确定考核的内容和维度,但是不确定要达到的工作标准。将相同职位的所有考核对象在同一考核模块中进行比较,根据他们的工作状况排列顺序,工作较好的排名在前,工作较差的排名在后。最后,将每位员工几个模块的排序数字相加,就是该员工的考核结果。总数越小,绩效考核成绩越好。序列比较法的优点在于:简便易行、花费时间少,完全避免了趋中倾向导致的误差。

2.配对比较法

配对比较法也称相互比较法、两两比较法、成对比较法。是将每一评价对象按照所有的评价要素与所有其他对象进行两两配对比较,任何两个对象都要进行一次比较。两个对象比较之后,其绩效较高者可记"1"分,相对较差的员工记"0"。所有的员工相互比较完毕后,将每个人的得分相加,其中分数最高者即等级最高者,按分数高低顺序将绩效进行排列,即可划定绩效等级,总分越高,绩效考核的成绩越好。

在运用配对比较法时首先要列出一个表格,其中要标明所有需要被评价的对象及需要评价的所有工作要素,然后将所有对象依据某一类要素进行配对比较,最后,将每一位雇员得到好的次数相加。配对比较法使得排序型的工作绩效评价法变得更为有效,但由于两种职务或岗位的困难性对比不是十分容易,所以在评价时要格外小心。

配对比较法优点:用这种方法区分每个不同个体的工作绩效,得到的评价等级更加准确;排除了人为评分过分宽松、过严和居中趋势出现的可能性;容易设计和实施,易被管理者接受。

配对比较法缺点是:比较耗费时间,实际操作的工作量很大;不同工作性质的个体不能进行量的比较;个体间的比较结果只能提供笼统的绩效信息,无法提供工作缺陷方面的明确信息;个体间比较的结果无法将个人工作目标与组织目标结合在一起;管理者对员工绩效评价主观性强,评价的信度和效度受评价者本人影响大,有时可能导致比较大的分歧;员工可能更愿意将自己的工作表现与工作要求标准相比较,而不是和其他人相比。

3.强制比例法

强制比例法是指根据被考核者的业绩,将被考核者按一定的比例分为几级(如最好、较好、中等、较差、最差)进行考核的方法。强制比例法可以有效地避免由于考评人的个人因素而产生的考评误差。根据正态分布原理,优秀者和不合格者的比例应该基本相同,大部分员工应该属于工作表现中等的员工。所以,在考评分布中,可以强制规定优秀人员的人数和不合格人员的人数,比如优秀员工和不合格员工的比例均占 20%,其他 60%属于普通员工。强制比例法适合相同职务员工较多的情况。应用强制比例法须注意切实根据组织的实际需要,灵活应用,分级的标准要谨慎,还需要合适的文化基础和制度配合。

(二)绝对评价法

绝对评价法是在评价对象的集合之外确定一个客观标准,将评价对象与客观标准进行比较,确定评价对象达到目标基准绝对位置的评价方法。绝对评价设定评价对象以外的客观标准,考察工作目标是否达成,可以促使员工有的放矢,主动工作,并根据评价结果及时发现差距,调整自我,具有明显的现实意义。绝对评价法的评价基准是在评价对象以外确定的,每个团体都可用此标准进行评价;参照标准是在对团体进行测评以前确定的;评价结果说明了评价对象的达标程度。

绝对评价法的优点是:标准比较客观,如果评价是准确的,那么评价之后,每个被评价者都可以明确自己与客观标准的差距,有利于发扬优点,克服缺点。同时,运用绝对评价法,可直接鉴别各绩效目标完成情况,明确今后工作的重点。

绝对评价法的缺点是:其客观标准很难做到客观,在制定和掌握评价标准时,容易受到评价者的价值取向和经验的影响。评价对象由于欠缺横向的比较,易产生自我满足,不利于形成竞争气氛。绝对评价在执行时,具体的标准不易被共同认同,也不易把握,或受人为因素的影响,在实际运用时,则常常与其他评价法一起综合使用。

绝对评价法的常用方法包括目标管理法、关键事件法、平衡计分卡、360 度绩效评价法等,其共同点是按照一定的框架和程序,来建立客观的标准和绩效考核方案。

1.目标管理法

基于目标管理的绩效评价方法(简称为目标管理法,MBO),是通过将组织的整体目标逐级分解直至个人目标,最后根据被考核人完成工作目标的情况来进行考核的一种绩效考核方式。在开始工作之前,考核人和被考核人应该对需要完成的工作内容、时间期限、考核的标准达成一致。在时间期限结束时,考核人根据被考核人的工作状况及原先制定的考核标准来进行考核。

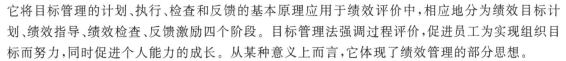

它将目标管理的计划、执行、检查和反馈的基本原理应用于绩效评价中,相应地分为绩效目标计划、绩效指导、绩效检查、反馈激励四个阶段。目标管理法强调过程评价,促进员工为实现组织目标而努力,同时促进个人能力的成长。从某种意义上而言,它体现了绩效管理的部分思想。

目标管理法的优点:目标管理法可以帮助组织实现目标,员工参与目标设置,评价指标体系确定以及评价标准的设定,实质上是参与管理的一种方式。参与管理可以提高员工对工作目标的认同感,调动工作积极性。而且,员工参与还可以保证目标设置的可行性,减少决策失误。此外,目标管理有更多员工参与,成为民主化管理的一种方式,对于调动员工的积极性、增强组织的凝聚力起到了很好的作用。

目标管理法的缺点:第一,它忽视过程,只考虑结果,不考虑过程,会纵容为达到目标不择手段的行为,损害组织利益或者消费者利益;第二,不同部门或岗位设置目标的难易程度难以掌握;第三,组织设置的目标一般都是年度或者季度目标,属于短期目标,就组织长期目标与员工沟通,引导下属完成短期目标,同时兼顾长期目标,则是需要解决的一个难题;第四,修订一个目标体系要花费大量精力,增加了管理成本,结果可能迫使主管人员不得不中途停止目标管理的过程。

实施目标管理法要取得成功,需要遵守一些基本要求:充分沟通,确立目标有下属充分参与;执行目标管理,要向下属充分授权;营造积极的组织环境,创造良好的工作氛围。目标管理法主要根据工作产出的结果来评价绩效,比较适用于那些独立性较强的岗位,这些岗位任职者对工作结果负责。如果工作业绩难以用产出来衡量,则不适用目标管理法。

2.关键事件法

关键事件法(critical incidentmethod,CIM),是由美国学者福莱·诺格和伯恩斯在1954年共同创立的,它是由上级主管者记录员工平时工作中的关键事件,包括员工表现好的行为和不良行为,这些行为影响工作的成败,而对工作成功或者失败没有直接影响的行为则不在记录范围之内。在预定的时间,利用积累的记录,由主管者与被测评者讨论相关事件,根据记录的行为事实对员工进行考核评估。

关键事件法的优点是:关键行为事件记录在绩效反馈阶段非常有用,这些记录资料很有说服力,可以作为给员工评价绩效分数的重要依据。更重要的是,这些记录可以用来向员工提供明确的反馈,让员工清楚地知道自己哪些方面做得好,哪些方面做得不好。可以引导员工行为和组织战略结合起来,支持组织战略和目标实现。

关键事件法在实际管理中要注意几个问题:①管理者要知道在工作中需要观察什么、记录什么。这就要求对各个工作岗位的关键行为进行识别,确定什么样的行为是影响工作的关键行为,什么样的表现是积极行为,什么样的表现是消极行为。其主要依据在于事件的特点与影响。所记录的关键事件还必须是与被考评者的关键绩效指标有关的事件。②关键事件法要求关键事件的记录要贯穿于整个工作期间,不能仅集中在工作最后的几个星期或几个月里。管理者每天、每周注意对员工的行为进行观察,并做必要的记录,这是相当花费时间和精力的一项活动,管理者往往难以持之以恒。③这种方法对每一事件的描述内容包括:导致事件发生的原因和背景;员工的特别有效或多余的行为;关键行为的后果;员工自己能否支配或控制这样的后果等,需要较全面地分析关键行为。

另外,记录的关键事件应当是员工的具体的行为,不能加入考评者的主观评价,要把事实与推测区分开来。

关键事件法是基于行为的绩效考评方法,特别适用于那些不仅仅以结果来衡量工作绩效,而且还要注重一些重要行为表现的工作岗位。关键事件法一般不单独作为绩效考评的工具来使用，而是应和其他绩效考评方法结合使用，为其他考评方法提供事实依据。如关键绩效指标法（key performance indicator，KPI），它通过对员工工作绩效特征的分析，据此确定反映组织、部门和员工个人一定期限内综合业绩的关键性量化指标，并以此为基础进行绩效考核。把对绩效的评估简化为对几个关键指标的考核，将关键指标当作评估标准，把员工的绩效与关键指标进行比较。

3.平衡记分卡

平衡记分卡从组织的财务、顾客、内部业务过程、学习和成长四个角度进行评价，并根据战略的要求给予各指标不同的权重，实现对企业的综合测评，从而使得管理者能整体把握和控制组织，最终实现组织的战略目标。之所以称此方法为"平衡"记分卡，是因为这种方法通过财务与非财务考核手段之间的相互补充"平衡"，不仅使绩效考核的地位上升到组织的战略层面，使之成为组织战略的实施工具，同时也是在定量评价与定性评价之间、客观评价与主观评价之间、指标的前馈指导与后馈控制之间、组织的短期增长与长期发展之间、组织的各个利益相关者的期望之间寻求"平衡"的基础上完成的绩效考核与战略实施过程。

4.360度绩效评估法

360度考核法是一种从上级、同事、下属、客户及被评价者自身等不同角度获取组织成员工作行为表现的资料，进行分析评估的方法。这种方法的优点是：比较全面地进行评估，易于做出比较公正的评价，同时通过反馈可以促进工作能力，也有利于团队建设和沟通。它的缺点是：因为来自各方面的评估，工作量比较大；也可能存在非正式组织，影响评价的公正性；还需要员工有一定的知识参与评估。

（三）量表评价法

量表评价法是根据设计的等级评价量表来对被评价者进行评价的方法。这是一种比较科学的考核方法。在考核中，考评人员按照预先设计好的量表来对被评估人进行全面评价。实际运用中的量表形式多种多样，但其基本结构主要由两大部分构成，一部分是用以规定考核内容的指标体系，另一部分是用以表示各种指标相对重要程度的权数体系。这是应用广泛的绩效评估法，无论被评价者的人数是多还是少，这种方法都适用；而且，这种方法评价的定性定量考核较全面，故多为各类企事业单位所选用。

1.行为观察量表法

行为观察量表法也叫行为观察比较法，量表是给出一系列相关的有效行为评估标准；观察员工的每一项工作行为，与评价标准比较，分别看各个行为出现的频率并进行评分；每一种行为上的得分相加得出总分，作为绩效考核结果。这种方法的优点是能够有一个明确有效的行为标准，可以帮助建立工作岗位指导书；缺点是观察到的工作行为可能带有一定的主观性。

2.图解式评价量表法

图解式评价量表列举了达到成功绩效所需的不同特性（如适应性、合作性、工作动机等），列出绩效评估的维度或者考核要素，并给出评价尺度，每一项特质给出的满分是5分或7分，评估结果如"普通""满意"或"出色"等。这种方法适用广、成本低廉，几乎可以适用于组织内大部分的工作和员工。它的缺点是：评价针对的是某些特性而不能有效地给予行为引导；不能提出明确的反馈，反馈对员工可能造成不良影响。评价者只能根据自己的主观理解打分，评分结果常受到人们的质疑。此外，管理者容易给所有人打出最高分和最低分，或者绩效评估分数呈现居中趋

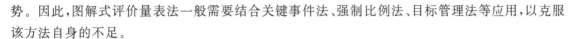

势。因此,图解式评价量表法一般需要结合关键事件法、强制比例法、目标管理法等应用,以克服该方法自身的不足。

量表评价法是一类以绩效评价量表为核心的绩效考核方法,因此这类方法使用的关键是建立科学合理的考核量表。依据绩效考核的目的、内容选择适宜的量表是需要通过实践反复验证的。

三、我国基本公共卫生服务绩效考核的组织实施

当前,我国基本公共卫生服务绩效评价的组织实施,具体体现在国家基本公共卫生服务项目的考核上。为促进该项工作的开展和任务落实,卫生计生委(原卫生部)、财政部发布了《2011 年度国家基本公共卫生服务项目考核工作方案》,自 2012 年上半年起,对各省(区、市)上年度国家基本公共卫生服务项目实施情况进行考核。全国各省、市、县级卫生行政部门,按照中央要求,结合本地区实际,发布"各省基本公共卫生服务项目绩效考核实施办法",制订了各自的考核方案,形成了从上至下一整套绩效评价组织实施方案。

(一)考核目的

了解各地该年度国家基本公共卫生服务项目开展情况、实施效果以及项目资金落实、管理、使用情况,总结经验,发现问题,加强管理,改进工作,强化政府有关部门对基本公共卫生服务项目工作的组织领导、财政投入、人才队伍建设、监督管理和考核等责任,完善工作机制,促进基本公共卫生服务的落实。督促、指导基层医疗卫生机构认真履行职能,规范服务行为,提高医疗卫生机构基本公共卫生服务项目管理水平和项目资金使用绩效,保证城乡居民公平享有基本公共卫生服务,促进基本公共卫生服务均等化。

(二)考核原则

1.坚持属地管理、分级考核

基本公共卫生服务项目实行属地管理,以县(区)级(含直辖市的区、县)为考核主体,重点加强对承担基本公共卫生服务项目的基层医疗卫生机构考核。强化各级政府及相关行政部门在基本公共卫生服务项目绩效考核中的主体责任,上级政府要加强对下级政府的考核、指导。

2.坚持公开公平、客观公正

明确考核程序、内容、标准,所有按照规定承担基本公共卫生服务项目的医疗卫生机构均要纳入考核范围,考核结果要客观、真实地反映基本公共卫生服务项目任务实施和进展情况,考核办法和考核结果要以适当方式向社会公开。

3.坚持科学规范、准确合理

考核应当采用定量和定性相结合、全面考核与重点考核相结合、日常考核与定期考核相结合、单项考核与综合考核相结合、机构考核与服务考核相结合的考核办法,准确、合理地评价基本公共卫生服务项目的绩效情况。

4.坚持考核结果与改进服务和经费补助相挂钩

通过考核,及时发现问题,提高服务效率,改进服务质量,财政部门在安排和拨付基本公共卫生服务项目补助经费时要与考核结果挂钩。

(三)考核依据

考核遵循国家有关法律、法规和医改相关政策要求。

(四)考核对象

基本公共卫生服务项目绩效考核以省(区、市)为单位,包括地方各级卫生和财政部门、承担国家基本公共卫生服务项目的基层医疗卫生机构(乡镇卫生院、村卫生室,社区卫生服务中心、站等)以及其他承担基本公共卫生服务项目工作的有关机构。

(五)考核方式、方法和考核周期

考核采取分析审核各省(区、市)项目进展医改监测和年度报表数据、分析审核各省(区、市)项目工作进展情况报告和开展现场抽查考核三种形式相结合的方式进行。卫生计生委、财政部将根据医改监测和年度报表数据及项目工作进展情况报告,在对各省(区、市)项目实施情况进行总体评价的基础上,选取若干个省(区、市)进行现场抽查考核。每个省(区、市)抽查1个地级市,每个地级市抽查1个市辖区和1个县,其中每个市辖区抽查2个社区卫生服务中心,每个县抽查2个乡镇卫生院和至少1个村卫生室。现场考核将选取部分重点指标,采用听取汇报、座谈访谈、查阅资料、问卷调查、电话随访和入户核查等方式进行。

考核工作由县级卫生行政部门组织,专业公共卫生机构参加,并将专业公共卫生机构的日常考核结果作为重要依据纳入综合考核。充分发挥电子信息系统在绩效考核中的作用,提高考核工作效率。鼓励有条件的地区通过招标等方式委托有资质的中介机构开展绩效考核工作。

绩效考核周期原则上为一年,从上一年的第四季度到本年度的第三季度。县(区)级卫生、财政部门应当于每年11月底前完成基本公共卫生服务项目考核。

(六)考核内容

考核内容包括国家基本公共卫生服务项目组织管理、资金管理、项目执行和满意度等内容。①项目组织管理情况:主要包括各级政府及相关部门对项目的重视程度、组织协调力度、管理制度的制定与落实等。②项目资金和财务管理情况:主要包括各级基本公共卫生项目资金到位情况、资金管理情况、资金使用的合规性等。③工作任务完成情况:主要包括国家基本公共卫生服务规定的项目以及各省制定和补充的基本公共卫生服务项目完成的数量和质量。④项目实施效果:主要包括居民对基本公共卫生服务的知晓率、利用率和满意度,居民健康指标改善,医务人员对项目组织管理及实施效果的满意度等。

考核实行百分制,其中审核项目进展医改监测和年度报表数据占30分,审核项目工作进展情况报告占10分,现场考核占60分。①日常监测数据:考核医改监测数据和年度报表数据反映的各项基本公共卫生服务任务完成情况。②工作进展情况报告:考核评价项目工作进展情况报告反映的项目实施情况、绩效考核工作开展情况、经验成效、存在的问题与建议等,以及项目工作进展情况报告报送及时性、内容完整性和实用性等。③现场抽查考核:组织管理方面,包括项目管理制度建设、管理和考核、信息化建设等。资金管理方面,包括资金筹集、拨付、支出和财务管理等。项目执行方面,按照国家基本公共卫生服务规范要求,考核各类基本公共卫生服务工作的开展情况。满意度方面,考核服务对象和医务人员对基本公共卫生服务项目的综合满意度。

(七)考核组织管理

(1)县(区)级卫生行政部门年初会同财政部门,根据当地实际情况制订基本公共卫生服务项目工作计划,明确年度工作目标和任务要求,并将工作任务分解到各相关的基层医疗卫生机构,年末开展绩效考核。

(2)基层医疗卫生机构要根据工作任务,建立健全内部考核制度,进一步明确分工,将任务和责任落实到具体岗位和责任人。

（3）省级和地市级卫生、财政部门要定期组织对各地基本公共卫生服务落实情况进行抽查考核和督导检查，并作为省级、地市级财政部门安排补助资金的重要依据。有条件的地市级卫生、财政部门也可直接组织对实施机构的考核工作。

（4）卫生计生委会同财政部负责制订国家基本公共卫生服务项目绩效考核办法，并对各省实施情况进行考核，考核结果作为中央财政分配基本公共卫生服务专项转移支付资金的重要依据。

（八）考核结果应用

卫生计生委、财政部向全国通报考核结果。考核结果要与单位主要领导年度考核挂钩，作为人员奖惩的重要依据。中央财政在分配基本公共卫生服务补助资金时，将把考核结果作为重要因素加以考虑。具体内容包括：

根据考核结果，合理确定下一年度本地区基本公共卫生服务的工作目标和任务要求。对考核成绩突出的机构要予以适当奖励，对好的做法要及时总结经验，并推广交流。

针对考核中发现的问题，及时提出改进服务和加强管理的意见，督促下级有关部门和基层医疗卫生机构整改。对于考核不合格的基层医疗卫生机构，要扣减相应的补助资金并追究责任人和单位负责人的责任，情节严重的取消其提供服务的资格。对违法违纪的单位和个人，要按照有关法律、法规严肃处理。

各级财政部门要将绩效考核结果作为基本公共卫生服务项目补助资金拨付和下一年度预算编制和安排的重要依据。要加强财务管理，提高财政资金的使用效益和效率。

各级卫生行政部门要建立基本公共卫生服务绩效考核信息公开发布制度，以适宜的方式公布绩效考核结果。

（张庆泉）

第十节　社区卫生服务的质量管理体系

进入 21 世纪，随着社会经济发展和医学目标的转变，人们对卫生服务的质量要求越来越高，正如国际著名的质量管理大师朱兰教授所说的"21 世纪是质量的世纪"。社区卫生服务质量管理要求以现代化、规范化及系统化的管理方法来提高并保证优良的社区卫生服务水准。优质服务是获得服务对象认可并购买其服务的关键，已成为社区卫生服务机构的生命线，是社区卫生服务管理的核心内容之一，故发展社区卫生服务应该采取以质量求生存的战略。

一、概述

（一）质量管理的基本概念

1.质量的内涵

质量又称作品质，国际标准化组织（ISO）曾对其定义为：是反映产品或服务满足规定与隐含需要的能力的特性总和。目前，ISO 9000-2000《质量管理体系：基础和术语》和国家 GB/T 19000-2000 标准（下述的质量术语多采用这两个质量认证体系的定义）关于质量的最新定义是：所谓质量，是指一组固有特性满足要求的程度。要求包括明示的、通常隐含的或必须履行的要求或期望。对于服务质量特性来说，通常包括功能、经济性、安全性、时间性、舒适性等指标，并要有过程或活动来保证。对于"满足要求"的正确解释是:不限于满足顾客的需要,而且要考虑到社会的需要,符合法律、法规、环境、安全、能源利用和资源保护等方面的要求。只有用户才是最终决定质量的。

过去评价产品质量时,只要达到工厂制定的出厂质量检查标准或行业标准就符合质量要求了。但发展到现代社会,这已不够了,衡量质量好坏的首要标准是看能否满足顾客的要求。什么是服务质量?一般服务行业称"顾客是上帝",只有顾客体验到好才算优质服务。但顾客的要求时常呈现为多样化,不同客人有不同需要:有的顾客以产品好、价钱低为优质服务;而有的顾客以快捷妥当为优质服务。

社区卫生服务也是服务,顾客是社区的人群、患者,所需要的是以患者为中心的服务。但对于卫生服务而言,由于信息不对称,顾客不是永远对的。医疗是一个很专门的学问,博大精深,一般居民只能一知半解,他们对社区卫生的要求,有时是不恰当的。医护人员要对患者健康负责,以维护患者健康的最高利益为准则进行医疗决策和服务,所以不能把优质商业服务的一套准则全部搬到社区卫生服务上来。

2.医疗服务质量

对于医疗服务质量的定义,不同的国家、机构均有不同的表述。美国的国家医学研究所提出的美国21世纪医疗服务的六大优质目标如下。

(1)安全:减低医疗失误,避免医疗保健对患者造成伤害。

(2)有效:对所有可能获得利益的人提供与现今专业知识相符合的医疗服务,避免服务利用过度或不足。

(3)以患者为中心:医疗保健服务应尊重患者的权利和需要,并以患者的价值观念指导临床决策。

(4)及时:缩短接受保健的等候时间,避免救治时间的拖延。

(5)经济:避免人力、物力资源的浪费,减低医疗废物的产生。

(6)公平:医疗服务不应该因为个人的性别、种族、地理或经济状况而有所分别。

3.医疗服务质量的特性

医疗服务质量具有服务质量的一般特性,如体现功能性、适用性、可信性、安全性、经济性等要求。但医疗服务质量又不同于一般的服务,它直接关系到患者的健康和生命,因此,人们对医疗服务的质量要求要高得多。我们必须注意医疗服务的以下特性。

(1)专业性与专科性:医疗服务专业性与专科性极强,没有经过正规培训和严格考核者不得从事这项职业。

(2)人命关天的高风险性:由于人的生物性变异因素和个体内外环境千差万别,医疗保障条件各异,加之受医学科学发展的时代制约,故医疗机构常常无法对患者作百分之百的服务承诺。

(3)质量的相对性明显:患者对医疗服务质量会因不同的国家、地区、时间、地点、文化背景、消费水平、社会经济环境及医疗机构的技术水平,提出不同的要求,因而服务质量是相对而言的。且由于医疗资源有限,政府多只能优先资助解决最重要的卫生问题,因而间接减低了对患者一般问题的投入。

(4)服务结局的不可逆性:某些医疗服务行为对患者的创伤具有不可逆性,将关系到患者生死存亡,或影响其生存质量,多无法悔改。

(5)不容错过的时机性:如急救医疗质量的时效性非常强,时间就是生命;若能及时筛检某些

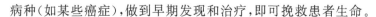

病种(如某些癌症),做到早期发现和治疗,即可挽救患者生命。

(6)信息不对称性:评价医疗服务质量好坏多缺乏公认而明确的判定标准,治疗是否得当对于缺乏医学知识的患者和其他人员难以判断。

(7)互动性:卫生服务质量不但与医务人员有关,还与患者及其家属的参与和支持有关,特别是慢性非传染性疾病的防治,必须建立平等、互动的合作伙伴式的医患关系,才能有效保证服务质量。

(8)公正性:社区卫生服务的对象不能有选择性,同时所提供的服务对不同对象要保持公平,而不像一般的商业活动那样,会因消费者的不同经济能力,提供不同品质的服务。

(9)人道主义性质:卫生服务具有公益性和福利性,决定了发扬革命的人道主义是医疗机构和医务人员的天职,他们必须恪守医德和社会主义伦理道德的基本原则,努力做好本职工作。

(二)不同利益相关者对社区卫生服务质量的不同要求

不同的社区卫生服务利益相关者对社区卫生服务的质量要求是不尽相同的。以下从社区卫生服务的使用者、提供者和管理者三个方面,分析他们各自关注的一些社区卫生服务的质量问题。

1.使用者

社区卫生服务的使用者是社区居民,当然会有一般消费者的心态,很重视医疗服务中的人际关系;整体而言,他们认为优质的社区卫生服务应是安全、方便、有效、信誉好、肯负责及收费合理的医疗服务。

居民对社区卫生服务的需求是因人而异的,呈现多样化,要求能够提供个体化的服务。个体化的服务质量,可分为显性及隐性两种。显性质量是指那些可直接被患者感受到的质量,如治疗后症状的消失、收费的合理程度、就医的环境、服务的流程、等候的时间等。有关治疗过程中对患者的个人隐私的保密、医师与患者的利益关系等,常不能直接被患者感受到,但它们对服务的结果也有影响,因此成为社区卫生服务的隐性质量。

2.提供者

社区卫生服务的提供者是医疗团队。目前,卫生工作者看待自己提供的服务质量时,还多以学会/行业标准或自己医疗机构制定的标准和要求来评价服务质量,而且侧重于用生物医学的标准观察质量问题,多关注医疗服务的技术方面。具体到能以满足患者的需求为尺度,体现生物、心理和社会多维度的质量标准要求,尚缺乏硬性的评价指标,在服务实践中难以到位,全科医师以自己的优势在此方面应做出表率。卫生服务的提供者要充分考虑使用者和管理者的期望和要求,对社区居民和政府均要负责。好的医疗服务质量有赖于卫生服务机构的医疗服务设施、医护人员的知识与技能、医疗服务的艺术等三方面的有机结合,为此,医务人员要苦练内功,加强自我管理。

3.管理者

社区卫生服务体系建设与管理的主导者是政府及其卫生行政管理部门。他们对社区卫生服务质量的要求,重点以服务的覆盖面及成本-效益为主,较注重服务数据的分析管理。我国政府及其主管部门对社区卫生服务及其质量管理发布了一系列的管理文件以及相关评价指标体系和标准,成为我们开展质量管理的重要依据。

(三)社区卫生服务质量管理及其主要内容

1.社区卫生服务质量管理的定义

质量管理的定义:是在质量方面指挥和控制组织的协调的活动。

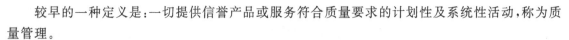

较早的一种定义是：一切提供信誉产品或服务符合质量要求的计划性及系统性活动，称为质量管理。

医疗质量管理与持续改进从下述五个方面提出了具体评价指标和考核内容：①建立健全院、科二级质量管理组织；②实施全程医疗质量管理与持续改进考核内容；③医疗技术管理；④主要专业部门质量管理与持续改进；⑤护理质量管理与持续改进。

社区卫生服务的质量管理是指，社区卫生服务机构按照社区居民的服务需求制定服务质量方针、目标和职责，在质量体系中采取质量策划、质量控制、质量保证和质量改进等措施，对所有影响质量的因素和环节进行计划、组织、引导、实施、协调、控制，改进，以保证和提高服务质量达到规范要求和居民满意的全部管理活动。

2.可持久服务质量的概念

长期保持一种高质量的社区卫生服务比建立一个高质量的社区卫生服务更困难。社区卫生服务质量的可持久性，像其他服务一样，取决于这服务能否长时间维持收支平衡，社区卫生服务的收支平衡，取决于各利益相关者对社区卫生服务质量取得的共识，和大家在共识后对这服务成本的承担。

(1)社区卫生服务质量的共识社区卫生服务的利益相关者，简单来说，就是患者(使用者)、医务人员(提供者)和卫生机构(管理者)，制造了三个接口：患者-医务人员、医务人员-卫生机构、卫生机构-患者的接口，在接口的各一方，因为不同的需要和利益，对社区卫生服务质量的观点与要求，存在着一定的紧张、分歧和矛盾关系。

(2)增加对共识服务成本的分担：由于医疗质量的成本是高的，故没有高的投入就没有高的产出，也难以达到高质量的服务。目前，我国社区卫生服务的资金投入不足，社区卫生资源短缺，高素质的全科医师严重缺乏，使得社区卫生服务的总体服务水平不高，质量尚不能赢得社区居民的普遍认可，已成为制约社区卫生服务发展的瓶颈。各级政府为此正在加大投资力度，强化了社区卫生人力资源的培训，今后这些问题将会逐步得到解决。服务成本的承担则按照不同性质的服务合理进行分担，公共卫生服务经费由国家投入为主，准公共卫生服务和基本医疗服务的费用由国家、单位和个人按一定比例分担，特需卫生服务全部由个人支付或自行购买保险获得贴补。

3.社区卫生服务质量管理的主要内容

社区卫生服务的质量管理主要在日常的服务工作中进行，其主要工作内容如下。

(1)制定医疗服务质量方针：社区卫生服务机构应首先依据其经营目标和在卫生服务系统中的定位制定质量方针。质量方针是由组织的最高管理者正式发布的该组织总的宗旨和方向。质量方针与组织的总方针相一致，并为制定质量目标提供框架。质量管理原则是制定质量方针的基础。质量目标要符合患者的期望和要求。

综合各种成功的质量管理方法所体现的基本管理原则：①以患者为中心的原则；②质量控制以预防为主的原则；③系统性与综合性管理原则；④规范化、标准化与数据化原则；⑤科学性与实用性原则；⑥连续性与动态管理原则；⑦以自我质量管理为基础实施全面质量管理的原则。

(2)质量策划：质量策划是质量管理的一部分，致力于制定质量目标并规定必要的运行过程和相关资源以实现质量目标。质量策划是一项活动，其工作内容：①对质量特性进行识别、分类和比较，以确定适宜的质量特性；②制定质量目标和质量要求；③为建立和实施质量体系，确定采用质量体系的目标和要求；④确定并向服务机构内外公布对服务质量的承诺；⑤基于现有的工作基础，编制质量计划。

（3）确定基本的质量管理模式和管理方法。

（4）明确质量管理职责、权限和相互关系：将质量计划目标分解落实到各工作环节和岗位中，责任到人。开展宣传教育活动，使所有涉及服务质量的管理人员、执行人员和质检人员都要明确各自的质量管理职责、权限和相互关系，都理解质量管理计划目标和有关要求，并清楚自己应如何去做。有关要求和工作内容应在书面的本单位的质量管理体系的组织结构图、管理要素与各部门职能关系表和岗位职责中体现出来。

（5）对社区卫生服务的质量资源进行管理：按照质量要求配置并合理使用资源。保证房屋建筑面积、就医环境和工作环境、基本的仪器设备和卫生人力资源的投入和有效利用。

（6）评价、监控服务质量：服务过程是质量实时控制的主要环节。坚持经常性的质量评价、检查，跟踪质量计划目标实施情况，及时发现问题及时解决，监控服务全程质量，保证兑现质量承诺。

（7）持续质量改进：不懈地进行医疗服务质量的改进与提高是质量管理的重要工作，持续质量改进的基本概念和方法见相应部分。对于特定的质量问题，可以成立质量改进小组进行专项研究，提出改进方案。

（8）建章立制并完善相应的质量管理文件：根据国家和上级卫生行政主管部门的有关要求，结合卫生服务机构的实际情况，建立并不断完善行之有效的医疗质量与安全管理制度是卫生服务机构运行管理必须实施的基本管理工作。我国的医院质量管理中已形成了一系列有效的医疗质量和医疗安全的核心制度，如首诊负责制度、三级医师查房制度、疑难病例讨论制度、会诊制度、危重患者抢救制度、手术分级制度、术前讨论制度、死亡病例讨论制度、分级护理制度、三查十对制度（三查：摆药时查，服药、注射、处置前查，服药、注射、处置后查；十对：对床号、姓名、性别、年龄、药名、剂量、浓度、时间、用法和有效期）、病历书写基本规范与管理制度、交接班制度、临床用血审核制度等，制度建设中要完善相应的质量管理文件，及时报告与审批制度。要强调有效防范、控制医疗风险，及时发现医疗质量和安全隐患，及时加以纠正。

质量管理文件包括服务与管理标准、规章和服务规范等，用以指导和规范卫生服务，成为服务机构质量管理体系正常运行的依据。目前，在开展社区卫生服务工作中要强调规范化管理，应依据国家和行业制定的有关工作规定要求、条例、管理办法、标准、规范、指南等文件，并可参考有关医学协会/协会制定的临床诊疗规范、技术规范等，制定自己单位的相应管理文件。要注意开发制定有关社区卫生服务实际需要的临床工作程序与流程，操作规程、管理规定等，如家庭病床服务管理规范，社区护理管理办法等。

（9）准入与监管：具备行医资格是保证医疗质量的前提，社区卫生服务机构的诊疗科目、人员和技术必须执行相关的准入要求。卫生行政部门担负相关的监管职能，要杜绝非专业技术人员从事专业技术工作，卫生专业技术人员超专业范围执业等情况；医院在开展重大技术项目前须到当地卫生行政部门进行审批，医院须建立临床科室开展新技术项目前必须获得医院审批的制度；医院应要求临床科室在开展新技术、新项目前制定保证患者安全的紧急预案。

（10）要考虑适宜的质量成本："一分钱，一分货"，在一定程度上，投入的成本高，服务的效果会好一些。但由于过高的质量成本对于许多居民来说无法承受，而服务机构也要考虑自身的生存和发展而不可能一味地过度降低服务价格。因此，要考虑适宜的质量成本，在做到满足患者需要的前提下，不盲目追求高技术和过高的质量要求。

（11）努力消除临床诊疗服务差异，避免过度的服务利用：不同国家、地区的不同的医疗服务机构,在诊断、治疗、干预措施中均存在着大量的不合理的难以解释的差异,其中大部分是不必要的服务。不必要的服务和过度的服务利用不但浪费卫生资源,而且更会招致医源性疾病,甚至会威胁患者的健康和生命。为此,努力消除临床诊疗服务差异,避免过度的服务利用已成为质量控制的重点工作。

(12)开展质量管理工作的教育培训:全面质量管理要求全员参与质量管理。进行质量管理就要求对工作在各个环节的工作人员开展经常性的有关质量管理的培训和教育,有些重要的专业性比较强的岗位还必须获得培训合格证后持证上岗。提高卫生工作人员的业务素质是改进服务质量、提高服务机构运行效益的根本保证,故需将自己的单位建设成学习型组织,深入开展继续医学教育和继续专业发展活动。

二、社区卫生服务质量管理体系的定义

质量管理体系是在质量方面指挥和控制组织的管理体系,是建立质量方针和目标并实现这些目标的体系。社区卫生服务质量管理体系是指社区卫生服务机构为了实现自身既定的服务安全和质量目标,在组织上、制度上和物质技术条件上对其组织机构、工作程序、服务流程、安全重点和管理资源进行优化配置,以保障所提供的卫生服务安全和质量达到预期要求的系统。该系统主要包括组织体系(组织机构及其管理职责)、方法与标准体系、资源管理与保障体系等。

三、社区卫生服务质量管理组织

在较大的医院一般成立院级质量管理组织(由院长或主管副院长主持)、医院行政职能部门和临床科室质量管理小组等三级质量保证组织。社区服务机构的三级质量管理体系的组成:社区卫生服务中心的质量管理组织、全科医疗等科室或社区卫生服务站的质量管理小组、个人的自主管理(自我质量审计)。质量管理组织负责制定各级质量管理岗位的工作制度和岗位职责并行使质量检查、评审、控制等质量管理职能。此外,每年还应对医院质量管理工作制度和各级人员岗位职责及时进行修订和补充。对于社区卫生服务的质量管理组织的建设还需注意以下几点。

(一)必须重视质量管理组织的建设

各级卫生服务结构均应重视质量管理,要加强并不断完善质量管理组织体系的建设;较大的社区卫生服务机构的质量管理部门,主要负责院级(中心)的质量管理,其质控范围应到每一科室。

(二)以科室或服务站点的质量管理为重点

应由各科或服务站自行成立的质控小组负责,其组长为各科或服务站的行政主任,组员由副主任、总护士长和质控人员组成,其质控范围要涉及到每一个工作岗位、每一位员工。

(三)积极鼓励 QC 小组活动

QC(quality circle)小组活动组织,最早产生于上世纪 50 年代的日本,企业为加强质量的现场管理工作,在质量管理教育培训活动中,加强群众直接参与而发展起来的一种群众性组织活动。

(四)借助居民质量监督组织

提倡成立居民质量监督组织来帮助社区卫生服务机构改进服务质量,他们可以从使用者的角度反应各质量管理的成果和不足。

四、三级质量管理的框架体系

1966年,多纳贝丁在研究医疗服务质量时,将医疗服务的运作分为三个层面:结构质量-过程质量-结果质量。引入我国后称为"三级质量结构",三个部分分别称作基础质量、环节质量、终末质量。三级质量管理法是卫生服务评估和质量评估指标体系的框架基础,社区卫生服务的质量,也可归纳在三个层面内分析。

(一)基础质量

基础质量是由符合质量要求,满足卫生服务工作需要的各保证要素构成,即能够保证社区卫生服务基本质量和有效运行所需要投入的物质基础和必备条件,其中包括以下几项。

1.人力资源

人是卫生服务质量要素中的首要因素。要关注各类医务人员的资历、数量、结构比例、服务能力与技术水平等。

2.医疗技术

直接影响服务机构的服务范围和专业水准,社区卫生服务虽不追求高精尖的医疗技术,但医务人员的知识理论要及时更新,与时俱进,要有过硬的适宜服务技术本领。

3.资金

资金保证水平高低直接影响服务的物质基础的建设,社区公共卫生服务主要靠政府保证金来维持。

4.物流

保证各药品及其他服务用品的供应数量与质量。

5.硬件建设

分析社区卫生网络下的卫生服务站、诊所、基层医院、老年护理院等机构的房屋基本建设,物资及各种仪器设备、通讯设施、信息科技应用等支持性建设。

6.时间

急诊急救的绿色通道建设要求分秒必争,营业时间、等候时间的安排等要处处站在患者角度来考虑;服务要讲究效率。

7.环境

温馨舒适的就医环境,整洁卫生的服务机构及其诊室的条件,良好的健康教育氛围是卫生服务机构环境建设的基本要求;组织文化建设旨在创造良好的内部发展环境。

8.信息系统

卫生服务机构的服务管理和知识管理离不开现代信息管理系统的建设;图书室、网络数字图书馆是开展循证医学的保证条件。

9.医疗保障制度

是患者获得医疗照顾的保障,也是维系医患关系的基础。

10.规章制度

规范化、标准化的科学管理要求完善规章制度建设,严守法规,照章办事,职责清晰,责任到人。

(二)环节质量

环节质量是质量控制的重点部位,要求制定医疗服务的各种标准与规范,过程评价为服务质量控制提供质量干预的依据。患者得到什么样的服务,过程管理起着主导作用。高达90%的医疗纠纷往往不是技术问题,而是服务问题。要重点评价服务是否到位及其足够程度,服务不足,还是过度服务?要分析各种社区卫生医疗服务的分布、配套、流程、使用率等。过程评价常用的评价指标包括合理性、适宜性、及时性、误诊率、漏诊率,达到服务规范要求的符合率、合格率,治疗差错发生情况等。

服务工作质量评价涉及的指标,如三级查房完整率、交接班合格率、会诊及时率、危重患者护理合格率、平均住院日数等。

(三)终末质量

终末质量是评价患者接受卫生服务后所获得的健康效果及其相关指标。具体常用的评价指标有:主要事件发生率、生存率、死亡率、不良反应发生率、复发率、再住院率、生存质量、满意度、行为变化、卫生经济学评价指标。分析各种社区卫生服务的成效指标有,防保服务的计划免疫覆盖率、产前检查率;医疗服务的常见病例适当处理、医疗治愈率、患者满意度;健康教育的覆盖率、戒烟成功率;计划生育的已婚育龄妇女避孕及绝育比率,卫生经济学的结果评价指标,如成本效益指标等等。

除上面叙述的三级质量构架外,有代表性的卫生服务质量评价基本框架还有由澳大利亚国家卫生绩效委员会制定的国家卫生绩效框架(NHPF),它从三个方面评价卫生系统的绩效:

(1)医疗状况和结果:主要考评卫生状况、人体功能状况、期望寿命和健康状况等。

(2)卫生的影响因素:包括环境因素、社会经济因素、社区因素、健康行为和个人因素等。

(3)医疗机构的绩效:评价内容包括有效性、适当性、效率、响应性、可及性、安全性、连续性、服务能力、服务供给(承受)能力等九项指标。

(李凤娇)

第十一节 社区卫生服务项目的评价

社区卫生服务涉及的内容方方面面,从社区卫生服务模式、诊疗模式到社区论断与需求评价,从发展计划到组织管理,从人力资源管理到财务管理,从物资、设备与时间管理到信息管理,从营销管理到质量控制等等,对卫生管理者乃至社区卫生服务管理者而言,都是不能忽视的现实问题。如何贯彻落实社区卫生服务,充分发挥社区卫生服务的功能,需要引入项目管理的理念,并通过项目评价确保项目实施的正确性、规范性与科学性。

一、项目评价的基本内涵、目的和意义

社区卫生服务管理包括社区卫生服务的计划、组织、指导、激励、协调。控制和评价的全部过程。计划、实施和评价是一个互相衔接、不断循环发展的过程。每一次管理过程的循环,都不是一种简单的在同一水平上的重复,而是螺旋式地上升。

社区卫生服务评价是以社区卫生服务计划要求为标准进行的评价,是社区卫生服务计划的继承和发展。经过评价,巩固已经取得的成效,采取相应措施,防止类似问题的发生。一项成功的评价,必须联系工作应该达到的目标,目标说明的愈具体、愈明确,评价工作愈客观,工作的成

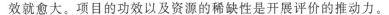

效就愈大。项目的功效以及资源的稀缺性是开展评价的推动力。

（一）评价的目的

Stecher、Davis 和 Her man、Morris、Fitz-Gibbon 早在 1987 年就提出评价主要服务于两个目的：一是对项目进行监测和完善，二是用于政策的应用和推广。因此，鉴于目前社区卫生服务研究关心的三个方面问题：提高卫生服务的普及性，增加群众接受卫生服务的能力；降低医疗费用，提高卫生事业的社会效益和经济效益；努力提高卫生服务的质量--社区卫生服务的计划与评价必须努力体现上述几个方面的重点，进行社区卫生服务项目评价可以达到以下目的。

（1）确定社区卫生服务计划的适宜性与合理性。

（2）确定社区卫生服务所开展活动的种类、数量，确定所开展的活动是否适宜目标人群，以及所开展的活动是否按照计划进行，等等。

（3）确定社区卫生服务项目是否达到了预期的目标，存在的问题是什么，以及需要进一步改进的意见是什么，等等。

（4）向社区和项目资助方提供评价报告，报告社区卫生服务所取得的结果、经验及教训，等等。

（二）评价的意义

社区卫生服务项目评价的意义可以表现为以下几个方面。

（1）可以保证社区卫生服务项目实施取得成功：评价贯穿于整个项目实施的各个阶段，管理者可以利用评价方法和手段，在项目实施的各个阶段控制进程，保证项目质量。

（2）可以使社区卫生服务项目更具有科学性：开展社区卫生服务项目的目的是改善社区居民的身体健康状况，而影响居民健康状况的因素有很多。在众多复杂的影响因素中，项目管理者可以利用评价工具对影响因素进行监测和控制，使得项目所得结果易于解释，也使得社区卫生服务项目更具有科学性。

（3）可以改善社区卫生服务项目：评价可以改善正在实施项目的效果和效益。管理者利用评价手段在项目实施的各个阶段通过对项目的评价，及时得到相应的结果，通过反馈机制，及时修改项目活动和进程，使得项目取得最佳的结果。

（4）可以阐明社区卫生服务项目的价值及其推广性：通过评价，明确项目在社区卫生服务中的地位和作用，该项目是否具有推广价值，以及推广该项目所需要的条件和环境。

（5）评价项目目标的达成度：将项目的计划目标与实际完成目标进行比较，衡量目标的实现度。同时，可找出存在的差距，为项目后期的工作指出方向和工作重点。

（6）评价卫生服务的进展：将项目的计划进度与实际的进度进行比较，说明工作的进展情况，找出影响项目进度的原因，以便以后有针对性地采取相应的措施，保证项目顺利实施，达到预期的目标。

（7）分析社区居民的医疗需求和评价居民医疗需求的满足程度：通过评价，不仅可以了解目标人群对社区卫生服务的期望，而且还可以明确项目的实施对居民期望的满足程度。

（8）探讨影响社区卫生服务利用的因素：为建立与社区卫生服务需求相适应的组织机构和提供居民期望的服务质量提供依据。

（9）对社区卫生服务产生的社会和经济效益做出客观的评价：通过对投入与产出分析、衡量所产生的社会与经济效益。社会效益的投入由投入卫生资源取得的使用效果指标，即居民健康状况指标来衡量；经济效益由投入的卫生资源所取得的经济价值来衡量。

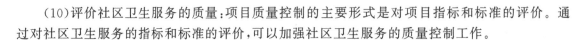

(10)评价社区卫生服务的质量:项目质量控制的主要形式是对项目指标和标准的评价。通过对社区卫生服务的指标和标准的评价,可以加强社区卫生服务的质量控制工作。

二、项目评价内容

社区卫生服务项目的评价内容,依据评价目的的不同而有所不同。但总体上,应包含以下内容。

(一)检查社区卫生服务项目的适宜程度

即所开展的社区卫生服务项目是否是当前急需的,是否针对社区存在的主要卫生问题,是否是以需求为导向的,项目的方案和经验是否具有可持续性和可推广性等等。其中,最为关键的是,项目的目标必须是解决社区存在的优先卫生问题或满足居民的优先需求。制定的卫生政策适合社会经济发展的程度,提出的卫生计划符合人们迫切的卫生需求,提出的目标、政策、策略、措施符合当地的具体情况,技术与方法可行,经济上能够为国家、集体、个人负担,群众乐于接受。

(二)评价项目的足够程度

主要评价项目的计划工作,检查项目计划的完整性、可操作性等。如项目是否有明确目的和目标,是否将目标定量化和等级化,所设立的目标是否能够达到,采取的干预措施是否有针对性,是否有效等。指在制定计划的过程中,是否明确了重要的卫生问题,对于各种卫生问题是否给予足够的重视,并且在人力、物力、财力等方面给予保证。

(三)检查项目的进度

将各项项目活动的执行情况同原计划的进度相比较,调查项目活动未按计划执行的原因,找出存在的主要问题或障碍及其主要的影响因素。即开展各种工作、活动取得的进展与预期计划的目标相比较,评价成功或不足的原因,提出修改计划的措施。检查计划的时间进展可以了解计划的进度,了解计划实施取得的成就,及时提出需要引起重视的问题。

(四)检查项目的效率

效率是指实施研究项目所取得的成果,同投入的资源之间的对比关系,评价能否以更经济的方法来达到同样的结果,从而使项目的机会成本最小和边际效益最大。

(五)评价项目的效果

衡量项目活动所期望的预定目标的实现程度。如居民健康状况的改善,期望寿命的提高,主要卫生问题的解决等。规划执行过程中对解决某一卫生问题或改善卫生状况取得的预期效果。因此,效果可以用来评价一项规划或服务的预期目标实际达到的程度。在条件允许时,目标达到的程度应该尽可能由数字来衡量,卫生服务的许多指标是能够定量研究的。

(六)评价项目的效应

指项目对社会经济、医疗卫生、医学教育发展等所产生的影响,以确定所评价的项目的长期影响和贡献。

美国公共卫生学会对于卫生服务评价的认识:"卫生服务评价是判定预定卫生目标取得的数量、进展和价值的过程"。他们认为社区卫生服务评价至少应该包括以下五个内容:①测定卫生目标;②简单描述目标取得的进展;③测量与判断目标所取得的效果;④衡量目标所取得的社会与经济效益;⑤对今后的工作提出建议。

三、项目评价模型

常用的项目评价模型有以下几种。

（一）目标评价

重点放在评价项目的效果和项目的目标是否实现及其程度上。

（二）决策评价

为决策者（部门）提供有助于他们做出判断和决策的信息与情报。

（三）评价研究

重点放在对项目效果的解释，对因果关系的论证，以及探讨项目的效果从时间、空间及人群等方面是否能外推。在卫生服务研究中，评价研究是指利用一种或多种研究方法，对某个项目或某项政策的各个方面进行评价，包括其组成、运行、影响和普及能力，具有技术性、实用性和客观性特征。

（四）应答评价

强调评价应描述项目过程以及项目主要参与者的感受和价值取向。

（五）用途评价

着眼于使项目的成果在最大限度上得到项目参与者和受益者的应用。

（六）其他

包括非目标评价和正反评价等。

四、项目评价分类

根据划分标准不同，项目评价有各种各样的分类。

（1）根据项目内容所涉及的领域，可将项目评价分为教育项目评价、卫生项目评价、福利项目评价等。其中卫生项目评价根据评价对象分为服务项目评价（如社区卫生服务项目评价）和非服务项目评价（如卫生技术评估）。

（2）根据评价者是局内（人）还是局外（人），可将项目评价分为内部评价和外部评价。

（3）根据评价者主要的价值取向、项目结果的影响以及评价的主要指标源于的学科，可将评价分为社会学评价、经济学评价、卫生（健康）学评价等。

（4）根据不同的评价目的，可将评价研究分为需要评价、过程评价、产出评价和政策分析四种类型。

（5）Donabedian 把评价分为结构评价、过程评价和结果评价 3 种。这是最经典的可用于任何项目评价或服务评价的分类。实践证明，在 Donabedian 的分类框架基础上加以改良的一种结构-过程-结果-影响的混合模式比较实用。①结构评价：包括预评价、项目立项评价等，其目的是了解项目的内涵、项目的目的和目标、论证项目实施的可行性等。②过程评价和项目实施评价：主要目的是对项目的实施过程进行监测和监督，了解项目是如何运作的，及时发现与解决问题，以便项目能顺利进行，评价标准具有可行性、可接受性等。③结果（局）评价：主要目的是判断项目成功与否，评价的标准有效果（主要指直接和短期的效果）和效率等。④影响评价：指间接的、长期的效果，也指对社会或社区的影响效果，如社区卫生服务项目的社会学评价（公平性评价）与经济学评价（成本-效果、成本-效益和成本-效用分析等）。

五、项目评价环

尽管根据不同的划分标准，项目评价具有不同的分类，但从项目管理的角度出发，我们可以将整个项目评价简化成一个循环过程，称为"评价环"，其中包括项目评价所有的重要环节。

六、项目评价程序

一般来说,项目评价由提出关注的问题、确定评价标准、设计评价程序和选择参加者、收集资料、分析资料和报告结果等六个步骤组成。现分述如下。

(一)确定利益相关者

利益相关者是指与项目设计、实施与效果有一定联系的机构、组织和人群等。它们的期望和态度等对项目的开展与项目效果的扩散等都有一定的影响。例如,拟在某市开展社区卫生服务,这一项目的主要的利益相关者包括有:市政府的有关职能部门(计划部门、财政部门、卫生部门、教育部门等)、卫生服务机构(如医院、卫生保健单位等)、保险机构、药品生产厂家、居民等。

(二)明确不同的利益相关者所关注的问题

"对于同一个卫生项目,不同的利益相关者所关注的问题是不同的,有时是完全相反的。评价者必须首先明确它们对评价性研究的期望,从中确定谁是主要的利益相关者,根据其主要的期望来设计评价方案。

例如,对于社区卫生服务项目的评价,政府所关心的主要是,该项目是否改善了居民的健康水平,是否有利于密切政府和群众的关系等;计划部门主要关心的问题是,该项目是否在推动全市的社会经济的发展方面具有重要的作用,即是否为优先发展的项目;对于财政部门,其重要关注的是,该项目是否具有最大的边际效益,即其机会成本是否最小;医院所关心的是通过社区卫生服务的开展,是否有利于提高其在社会、社区和居民中的地位,是否促进了医院的发展;而对居民而言,它们最为关心的是,该项目是否有利于他们的健康水平的提高,增加了卫生服务质量和服务的方便程度,减少了医疗保健费用等。

(三)确定评价目标

在明确主要的利益相关者及其期望的基础上,评价者就应该确立评价的目标。这个目标既包括总目标,又包括具体目标。总目标是总体上阐述项目工作应该达到的目的,能够说明总体的要求和大致的方向。具体目标是总体目标分解到各个主要环节上的目标,是对总目标的具体说明。社区卫生服务的总目标是应该体现以社区为范围。以家庭为单位、以健康为中心,以人的生命过程为基础,以老年、妇女、儿童、慢性病患者、残疾人为重点服务对象,集预防、医疗、保健、康复、健康教育、计划生育技术服务为一体的综合服务功能,达到提高社区居民健康水平的目的。

任何一个社区卫生服务计划都需要有明确的目标,它是计划实施和效果评价的依据。没有明确的目标,整个计划就失去了意义。计划的目标分为总体目标和特异性目标。计划的总体目标是指计划理想的最终结果。它是概括性的,它为计划提供了一个总体发展方向。为了达到总体目标,必须依靠几个特异的目标的实现来完成。计划的特异目标又称为具体目标。它是为实现总体目标而设计的具体可操作的目标。

制订目标应遵循以下原则。①可实现性:目标的可实现性就是指所制定的目标要合理,能够有理由实现。也就是说,在制定社区卫生服务的目标时,应根据社区存在的问题制定合理的目标。②可测量性:目标的可测量性是指计划的实施中和完成后,对所产生的变化结果可以测量。这样既有利于对结果的评估,也有利于对结果的观察。③时间限制:目标的制定一定要有时间的限制。在制订目标时应考虑解决问题需要的时间和借鉴他人的工作经验,为自己的计划制定出一个合理的时间范围。④具有挑战性:所制定的目标应具有挑战性,即它可激励社区人员主动参

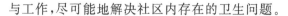

与工作,尽可能地解决社区内存在的卫生问题。

目标是一个广泛的概念,我们常按照"如果……就……"的方式将其细化与等级化。

总目标又称服务的理由,一般用健康水平的提高(如疾病率下降、期望寿命延长等)来表示。具体目标是说明为什么要开展活动,它表示产出的价值如卫生服务机构提供优良的服务。产出是最直接的目的,它说明活动必须达到的结果。如建立全科医疗服务模式或提高卫生服务能力等。活动说明如何开展服务的问题,如举办卫技人员培训班、建立全科医疗服务站等。

(四)确定评价需要回答的问题

在进行社区卫生服务项目评价时,我们通常需要在总体上对项目问以下的问题。

(1)哪种干预最有效,有无其他可替代方案:策略是为了实现计划目标而采取的一系列措施的原则。在制定策略时应首先分析卫生问题发生的原因,并根据可能的原因制定实现目标的策略。对于每一种原因都有可能提出多种达到目标的策略,但在确定实现目标的策略时,应该考虑到社区的资源和条件,使所提出和制定的策略既能够符合社区的基本情况,又能够实现计划目标。

(2)最有效的干预措施是什么:确定干预措施是社区卫生服务计划的关键。干预措施是在实现目标策略的指导下所制定的一系列为达到目标而进行的活动。活动是具体的和可操作的,活动计划要表明具体的活动时间、对象、人数和地点。也就是活动计划要解决为什么做、做什么、在哪里做、什么时间做、谁去做以及如何做的问题。应选择客观、可测量的指标来反映活动效果。在确定干预措施时,应考虑社区的人力、物力和财力等资源问题,也应注重成本效益的问题。即在几个可供选择的干预方案中,选取最为有效的那个方案。充分考虑项目方案的机会成本问题,从中选择最佳的方案,使有限的资源发挥最大的效益。

(3)最适宜的目标人群是什么:一个项目往往难以解决所有人群的卫生问题,要根据需求等情况,选择最为适宜的人群为项目干预的对象,这样才能充分发挥项目的效果和效益。

(4)干预是否施于目标人群:通常有些项目虽然已经按照预定的计划开展了,但是,由于各种因素的影响,干预措施有时并没有落实到准备干预的目标人群,以至于活动开展的很多,但居民的受益很小甚至没有任何的受益。这主要的原因是干预措施没有施加于目标人群。例如,某项目期望通过发放口服糖丸来预防小儿麻痹,主要的干预措施是发放糖丸,主要的发放干预对象应该是非入学的儿童,如果向在校的学生发放了很多的糖丸,难以取得良好的效果。

(5)干预是否按计划实施:原则上,项目计划是项目实施的指南,任何项目活动都必须严格按照预先确定的计划执行,否则,就有可能使项目失去方向和使其目标难以达到。

(6)干预措施是否有效:干预措施施加于目标人群后,紧接下来的问题就是要问该项措施的有效性问题。花费资源来实施没有效果或效果不大的干预措施,是不符合项目管理原则的,也是没有任何必要的。所以,在项目实施以后,就必须要了解项目所采取的干预措施的有效性。

(7)干预措施的费用如何:我们期望的良好的干预措施是,以较小的花费取得较大的成效。一项干预措施,虽然取得的成效较大,但是如果其所需要的费用很高,在卫生资源有限的今天,也是不可取的。有时,项目管理者将项目干预的费用作为最主要的一项指标来评价项目的适宜性。

(8)是否达到期望目标:即将项目的效果与预先制定的目标进行比较,看目标的达成度。目标达成度越高,项目就越成功,反之亦然。明确项目的实施所产生的效果与效益等问题。

(9)问题概念是否可操作化：项目的设立的基础首先是因为存在着问题。要解决该问题，必须制定详细的解决方案，即项目计划。在制定项目计划的时候，要建立项目假设，明确问题是什么及其造成问题的主要原因，如果对问题的理解不透，假设不明确，将会使项目缺乏可操作性。例如，某地人群痢疾发病率比上一年增高了1%，不能简单的理解为发病率的增高就是问题，要在查明增高原因的基础上，如主要是由于外来人口的增加，才能明确问题。此时，问题不是发病率的增加，而是外来人口的增加。所采取的项目就不应该是针对痢疾发病率控制方面的，而应该是针对控制外来人口方面的。只有这样，才能使项目具有针对性和可操作性。

(10)问题的分布和目标人群是否查明：在明确什么是问题之后，就需要阐明问题的分布范围及其所涉及到的人群，明确目标人群的特征、大小等。

(11)项目设计是否紧扣目标：项目的目标是要解决存在的主要卫生问题，它指导项目设计、实施与评价的指南。只有在具有明确目标的前提下，才能进行下面的设计。反过来，项目的设计必须紧密围绕目标，否则在项目结束后就无法保证目标的实现。

(12)项目实施概率多大：即明确实施该项目的环境条件、资源等因素是否具备。

(13)费用-效益比如何：只有收益大于支出的卫生项目才有可能实施。如果一个项目的效益越好，其实施的可能性就会越大。

(14)干预效果是否是项目期望的：有时项目产生了许多效果，有的效果往往是很大的。但是，从项目管理和评价的角度来看，一个项目是否成功，最为关键的是项目是否达到了其所期望的效果，即项目计划的目标。

(15)结果是否归于非项目的因素：由于在项目的实施过程中会有许多因素的影响，要明确项目最后所取得的效果哪些是由于项目的干预所产生的，哪些是由于其他的因素（我们称之为非项目因素）引起的，只有这样，才能正确地评价项目的成效。

(16)是否为最有效率的项目：一个好的项目，不仅需要具有良好的效果和效益，同时也应该具备良好的效率，即用最小的投入和时间来获得期望的效果和效益。

在社区卫生服务项目评价中，典型的项目评价问题主要包括：①项目达到预期目标了吗？在多大程度上达到了预期的目的与目标？②参加项目的个人和组织机构的特征是什么？③项目对哪个个人或机构最为有效果？④如何保证效果？效果是怎样持久的？⑤项目的哪些策略（活动、场所、管理等）最为有效？⑥项目的成效如何推广到其他地方和人群？⑦项目的费用效果关系如何？⑧项目在多大程度上对社会、政治、经济环境产生了影响？

(五)选择评价指标与标准

在明确了不同等级目标后，应再列出相应的评价指标。指标是指测定变化的工具，利用它可明确目标是否达到及达到的程度。指标确立的原则主要如下。

(1)客观性：指标体系的设计应该客观地评价总体目标，要求每项指标都与总体目标保持一致，使每项都能够反映客体的本质。

(2)独立性：要求指标体系中同一层次的指标是相互独立的，不互相包含，也不存在因果关系。并且指标之间互相没有矛盾的地方。指标独立性的要求可以避免指标的重复，提高指标评价的科学性。

(3)可测量性：为了提高指标评价的准确性，凡是可以量化的指标，应尽可能量化测量。凡是不能量化的指标，应该尽量有明确的观察结论，为数量化分析奠定基础。

(4)可比性：社区卫生服务评价是对客体的判断，要做出正确的判断，就必须保证质的一致性。因此,当设计指标时,应该注意从客体选择具有质的一致性的内容,以保证具有可比性。

(5)简易可行性:要求指标便于实施,容易测量和取得结论。为了信息收集的方便,保证信息的准确可靠,应该尽量简化测量的指标体系。

(6)时间性:即指标要有时间上的限制。因为,很多的指标是随着时间的变化而变化的,如果没有明确指标收集或分析的时间,往往就会得出错误的结论。例如,在评价促进儿童生长发育的项目中,其中的一个重要的指标为身高,由于身高在上午与下午的自然生理性变化,就必须要明确规定身高的测量时间。

满足了上述原则的指标,我们称之为客观可证实性指标。其制定的一般步骤:①确定指标干,即指标的核心部分。如在评价基层卫生管理干部培训项目时,其指标干为"培训基层卫生管理干部"。②加上数量,即在指标干的基础上将指标进行数量化。主要有两种方式,一种是用数量的变化来表示,如基层卫生管理干部培训率由30％增至80％;一种则以拟达到的数量值来表示基层卫生管理干部培训率达80％(拟达到的数量)。原则上讲,用数量的变化表示的指标要优于用数量值表示的指标。但是,在有些情况下,由于无法知道项目开始时指标的基线情况,此时就只能用指标值来表示了。例如,一个关于健康教育预防艾滋病的项目,其中的一个评价指标为吸毒人群的数量。由于我们预先难以知道在项目地区人群中有多少人吸毒,所以就只能使用项目结束后,吸毒人群占总人群的比例来表示项目的成效。③加上质量,这里所讲的质量是指项目指标的实质性内容,如在基层卫生管理干部培训率由30％增至80％这一具有指标干和数量的基础上,增加"全科医学"这一实质性内容,就将指标转变为"基层卫生管理干部全科医疗培训率由30％增至80％"。④加上时间,即使指标具有时间的限制,以确切的反映指标在项目实施前后的变化情况。如在具有指标干、数量和质量的指标上,再增加时间"项目结束后",就使得该指标变为:"项目结束时,基层卫生管理干部全科医疗管理培训率由30％增至80％"。至此,反映基层卫生管理干部培训项目的客观可证实性指标就设计完成了。

值得指出的是,任何一种指标,只有包含有指标干、数量、质量和时间这4个基本要素,才可认为是客观证实性指标,才能用于评价项目的成效。评价者必须按上述步骤来设计指标。

确定评价项目效果的标准是对已经确定的评价指标进行数量的规定。因为,在评价一个项目的成效时,往往不是一个指标,而是一组指标来表示项目的成效的。这一组指标就构成了项目的评价指标体系。在该指标体系中,必须明确每一个指标在该体系中的定位和价值,即指标的分值与权重问题。例如,反映儿童健康教育项目的评价指标有"儿童不良卫生习惯的改善""肥胖儿童比例的减少""儿童某种疾病的发病率下降"等,这几个指标在对评价项目成效的实际贡献上是不同的,"儿童不良卫生习惯的改善"这一指标的价值就大于其他的两个指标,为此,必须分析每一指标情况,并且给予不同的价值。此外,指标的标准的确定还是为了确定收集什么样的信息来证实项目效果,以"改善儿童不良卫生习惯"为例,可以通过以下的途径收集相应的资料来说明确定项目效果的标准。即可从父母、教师那里找到参加项目的儿童不良卫生习惯得以改善的证据;可通过对儿童的观察,了解他们已经改善的卫生习惯;可通过体检得到儿童身体状况改善的证据;可通过比较参加和未参加项目儿童的卫生习惯和身体状况之间的差异;等等。

(六)确立资料收集与分析方法

1.选择资料收集的方法

评价资料的收集由一系列的工作组成,包括确定测量变量。选择测量方法、确定测量的真实性和可靠性、对测量的质量控制、记录并解释测量结果,等等。

掌握及时、准确、可靠的信息是进行科学评价的基础,没有信息就没有评价工作。卫生服务的评价资料可以从下列途径获得:根据国家规定的登记报告制度,由各级医疗卫生机构定期逐级报告的医疗卫生工作报表、日常工作记录、各种报告卡、绩效测定记录、自填式问卷、个人访谈记录、现存的流行病学的资料、体格检查的记录,等等。另外,专题调查可以对所研究的问题进行深入细致的调查研究,可以取得常规登记和报告不能得到的信息,是卫生服务评价不可缺少的手段。一般可以将资料的获取方法划分为以下几种:①询问表调查法:是卫生服务研究中一种最为常用的方法。根据调查目的拟订专门的调查表,由专门训练的调查员向被调查者及其亲属询问来收集资料。询问调查一般采用抽样调查,要求样本要有代表性。通过询问调查既可以收集常规登记和报告所不能得到的资料,又能够核对他们的准确性和完整性。②通信询问调查法:调查表采用通信邮寄的方式分发给被调查者,由被调查对象根据调查表的填写说明填写。这种方法易于开展,但是其应答率较低。③观察法:分为两种。一种是直接观察,是指直接参与研究对象的活动,观察、收集记录所需要的资料;另一种是非直接观察,调查者不参与研究对象的活动,只是将观察的结果记录,然后进行分析。④健康检查法:采用健康检查和实验室辅助诊断等方法,找出可疑患者。该方法必须与询问相结合使用。

2.应注意的问题

在收集信息过程中,我们一般要问几个重要问题。①要测量的变量是什么?②对于要测量的变量,是否有现成的、公认的测量技术?③该测量技术是否在过去同本次测量类似的环境下使用过?④本研究是否具有足够的时间、资源和技术来创造新的测量技术?⑤被调查者是否乐于回答研究所提出的问题?⑥从伦理学的角度来看,信息的收集是否符合伦理的要求?⑦所收集的信息的可靠性如何?

3.分析资料

将资料分析划分为两个阶段。第一阶段为调查资料的核对、整理与分析阶段;第二阶段是对取得的调查资料进行判断、推理,得出有规律性的结论。针对社区卫生服务的情况,从社区卫生服务的投入、过程和产出三个方面,按照社区卫生服务的评价指标体系,结合社区卫生服务的综合性、全方位、一体化、连续性、协调性等特点进行综合的评价。

根据不同的资料选择相应的统计分析方法对资料进行处理,在分析时应该考虑:①要评价问题的特点是什么?②要评价项目成功的标准是什么?③所测量的变量的性质是什么?④选择的调查样本量是否有代表性、是否足够?⑤所收集资料的真实性和可靠性是否令人满意?⑥明确评价结果利用者及其期望

在完成1~6步骤后,评价者已经掌握了有关项目的基本素材。紧接着就要首先了解谁将要利用本资料的问题。正如前面所述,不同的机构和人群,他们对于评价性研究的期望是不同的,因此,他们利用评价所得资料的角度和动机也是有差异的。由此可见,只有在搞清评价结果的利用者是谁及其期望之后,才能撰写并提交有针对性的、有价值的评价报告。

(七)撰写并提交评价报告

评价报告是项目评价的书面总结,撰写评价报告是项目评价工作的重要组成部分,是评价性研究的最后一个环节,应以认真、严谨、求实的态度对待报告的撰写工作。评价报告是采用书面文字的形式系统地介绍项目评价的目的、方法、过程、结果以及结论的一种特殊文体。一方面,评价结果和结论,要通过一定的形式表现出来,才能对其进行传播、交流和应用;另一方面,对评价结果的表现过程又是对调查材料继续深入分析和研究的过程。有的时候,调查人员在撰写评价

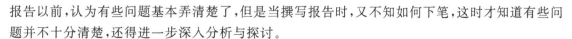

报告以前,认为有些问题基本弄清楚了,但是当撰写报告时,又不知如何下笔,这时才知道有些问题并不十分清楚,还得进一步深入分析与探讨。

有时,对于一项评价性研究,往往撰写好几种不同类型的评价报告。例如,当利用者为政府主要领导时,评价报告通常只是简明扼要地说明项目的成效和产生的影响等,而忽略评价的方法学等问题;如果利用者为财政部门,评价报告主要的重点是叙述关于资金的使用情况,以及有关费用效益的问题等;如果评价报告的利用者为项目管理专业机构和专业人员,则评价报告必须详细地描述和解释所有的有关项目设计、实施、成效及其影响等问题。

(1)评价报告的写作程序:评价报告的写作程序一般包括报告撰写的准备、主题的确立、材料的选择和应用、写作提纲的拟定、报告的形成和检查与修改等环节。

1)评价报告撰写的准备。①收集、掌握丰富的调查材料:评价报告是调查结果的反映,它是对所调查的事物、现象的本质及其规律的描述。而这些描述是在丰富的材料基础上完成的。也可以说,材料是撰写评价报告的基础。没有大量的关于调查对象的材料是很难完成评价报告的。因此,收集、掌握丰富的、能反映调查对象本质和规律的调查材料是写好评价报告的重要条件。②进行初步的分析研究:对调查材料进行初步的分析研究是写好评价报告不可缺少的环节。经过初步分析研究,不仅可以使调查者能初步形成评价报告的大致轮廓,而且还可以检查所收集到的资料是否真实、全面,是否可以利用。如果在通过初步分析发现已收集到的材料还不足以表达调查对象的本质和规律,那就需要进一步追踪调查,完善所收集的材料。③提高文学修养:评价报告是用文字的形式表达调查结果的,良好的文字表达能力是写好评价报告的重要条件。对同一问题的调查,即使在收集资料、分析资料过程基本相同的情况下,不同的作者写出的评价报告也会有很大的差别。可能会表现在写作风格、主题开拓以及说明问题方面存在有很大的差异。这些差异的出现不仅与作者的评价学素养有关外,还与作者的文学修养密切相关。因此,在撰写评价报告前,要多读、多看一些文献资料,积累写作经验,尽可能运用准确、恰当、清新的文笔写好评价报告。

2)评价报告主题的确立:评价报告的主题是报告中心思想的体现,是报告的核心。主题是否有价值,是否能引起人们的重视,对评价报告起到了决定性的作用。因此,确立主题对写好评价报告有着重要的意义。

3)调查材料的选择和应用:在主题确立以后,就应围绕评价报告的主题来选择和应用材料。在评价报告中,主题是论点,材料是论据。选择和应用材料必须根据主题的需要来进行。在撰写报告时并不是将所收集的所有材料都用上,而是选择那些对表现主题有用的材料,对于那些与主题无关的材料应舍去。在选择和应用材料时应注意以下几点:①选择和运用典型材料:典型材料是指那些能够深刻反映事物本质,具有广泛性、代表性和说服力的材料。一篇评价报告所用的材料是有限的,要利用有限的材料表达评价报告的主题,必须利用典型材料,否则会影响评价报告的主题表达。②选用真实、准确的材料:评价报告是学术性很强的文章,它对材料的真实性要求很高。只有选用真实、准确的材料才能反映事物的本质。③运用数字、统计材料:数字材料是最具有概括力和说服力的材料,运用恰当,可以增加评价报告的可信度、说服力与真实感。④尽量应用对比材料:"有比较才有鉴别",应用对比材料来探讨某一问题和观点,是评价报告重要的写作方法之一。因为它可以增加可信度,也可以增加说服力。

4)写作提纲的拟定:拟定评价报告的写作提纲,这一过程实际上是对调查材料的进一步整理和分析的过程。它是对评价报告的总体框架进行设计,理顺结构、层次和逻辑关系,以避免在写作时出现内容重复、遗漏、层次模糊、逻辑关系不清楚等情况。拟定写作提纲,可以在一页纸上,写下关键的词、短语和句子。先将主要的论点作为标题,在相应的标题下注明所应该引用的材料,并且标记好顺序。例如:①评价报告的目的是什么?②怎样引出主题?③要说明几个什么问题?④每个问题需要哪些材料?⑤这些材料用什么方式表达?图还是表?⑥哪些内容应该强调?⑦哪些内容应该忽略?⑧段落的安排是否合理?⑨怎样使文章更具有说服力?

5)评价报告的形成:写作提纲拟定后,就可以进入评价报告的撰写阶段。在写作时,应注意几个问题:①评价报告的结构要合理,内容要全面。②语言使用精练、准确和恰当,并且尽量做到通俗易懂。③运用多种形式的材料,使评价报告生动、有趣。

6)评价报告的检查与修改:评价报告不是一次就能完成的,要经过反复的检查、推敲和修改。检查和修改主要侧重于引用资料的合理性、准确性;所要表达的观点和概念的明确与准确;论点、论据是否充分以及评价报告的语言是否流畅,等等。

(2)评价报告的内容结构与写法:这种评价报告的撰写格式,包括题目、署名、摘要、关键词、前言、对象与方法、结果、讨论、致谢和参考文献等几个部分。

题目:评价报告的题目应简练、准确和醒目。它是读者认识本文内容的窗口和检索本文的标志。题目应与文章的内容紧密相符,并能突出文章中有独创性和有特色的内容。题目要求生动、切题,文字不应太长。如果有限的字数不能表达内容的话,可用副标题的办法来解决。题目忌浮夸和冗长。

署名:著者是指该课题的提出、设计、实施、资料总结及报告撰写的直接操作者。他们参与了调查的实践,对评价报告负责,并能为其答辩。报告的著者应按贡献大小进行名次排列,署名不宜过多,对于一般性的在调查时给予过支持或帮助的人员,可以放在文末的致谢之中。

摘要、关键词:在文章的摘要中,应该将调查的主题、方法、对象、主要结果、结论、意义等用十分准确具体、精练的文字扼要地介绍。它是文章内容的高度浓缩,并能提供报告中的主要信息,它能使读者在较短的时间,确切地了解报告的主要内容和结果,便于计算机储存。一般要求不超过300字。摘要分中文摘要和英文摘要两种。有的报告只要求中文摘要,有的报告则要求中英文摘要俱全。英文摘要的内容包括:评价报告的题目、作者及单位、内容提要、关键词等。在摘要之下,列出2~6个关键词。它们是评价报告的主题词,是从文章中选出的能代表文章中心内容的词或词组。所选用的关键词应该反映本报告的主题,然后说明这一主题所属的范畴,可以是表达调查对象,表达具有特色的调查方法,以及结论中新观点的词或词组。

前言:评价报告的前言应对所调查课题的历史、现状、存在问题等背景资料进行简明的阐述,写出本文的目的和要解决的问题,阐述报告的价值和意义,200~300字。表达应精练,"开门见山",富有吸引力。

对象与方法:这部分内容主要介绍根据调查目的和要解决的问题,所采用的调查方法和设计,它为评价报告提供科学依据。这部分内容要求描述详细,以便别人用同样的方法可以重复。重点强调几个方面的内容。①调查对象:项目评价的对象是人群。为了保证调查对象的准确与可靠,评价报告中应明确写出调查对象的确定标准和排除标准。使读者了解调查对象的具体条件,便于引用或验证。调查对象样本量的大小应注明估算依据。②调查设计:在这部分内容中,要简要地描述调查的方法与设计,如果引用了参照标准也应在此写明。③调查步骤与材料:尽可能详细地描述调查步骤。对调查所用的材料的批号、仪器的型号、动物的种类等也应详细说明。④质量控制措施:在项目评价的整个过程中,每一个环节和过程都有可能受到偏倚的影响。因此,对于本次调查所用的质量控制措施,应给予详细说明。⑤统计方法:资料处理方法、计算机型号、软件名称等都应加以说明。

结果:这是评价报告的主体部分。要求围绕调查设计和要解决的问题,如实叙述在调查过程中观察到的所有正、反面的事实。所有必要的调查数据、典型病例、观察结果等都要用图表、照片、结合文字分别表述出来。要求将结果有层次、按逻辑展开。主题有关的结果尽可能地列出,与主题无关的结果不需列出,与调查主题相矛盾的结果也应如实报告。在结果中,文字的说明基本上是对图表和照片的解释,不需要再加调查者的评论、分析和推论。对所观察到的现象和事实,进行统计学的处理与分析,并从有关专业和科学的角度进行审查,从中得出有关结论,来回答本次调查所要解决的问题。这是评价报告的精华。

讨论:主要是对结果的理论性分析,从深度和广度上来丰富和提高对调查结果的认识。这部分内容主要包括:①国内外对所调查的课题的观点和结论,与本文结果的区别,进行比较分析。②对本次调查的有关问题加以说明,对新的现象进行分析解释。③其他研究领域的有关结果支持或解释本文的结果。④调查过程中遇到的问题,本文涉及到但未能解释的问题以及今后研究的方向等都可在此提出。

小结:在评价报告的最后,写一扼要的小结,简洁地将本文的调查主题、调查方法、重要的阳性和阴性结果、调查结论等归纳成几条,以便读者理清思路,了解调查结果。

致谢:在评价报告结束时,应写一段致谢语,内容包括:感谢本次调查的资助单位、个人、基金会或其他组织;感谢协作完成调查工作和提供便利条件的组织或个人;感谢给予转载和引用权的资料、图片、文献等的所有者;其他应该感谢的组织和个人。

参考文献:评价报告的最后一部分是参考文献。对参考文献的著录有以下要求:①针对性地引用设计优良、方法可靠、结论可信的文献。不宜贪多,应少而精。②评价报告中的参考文献注号应与文末的参考文献注号一致。③参考文献的书写格式应规范化。参考文献的著录格式有两种:一种是在文章中按作者人名和年代方法著录的。使用这种著录方法,在文末的参考文献中,中文姓氏按笔画顺序,英文按人名西文字母顺序排列。另一种著录方法是在文章中用阿拉伯数字著录参考文献的。用这种方法著录,文末的参考文献应按阿拉伯数字顺序排列。

对于所引证的文献,要按规范化的格式书写。包括作者名、文献名、杂志名(书名、出版社、出版地)、年代、期刊号、页码以及标点符号等。①书籍的著录格式:[序号]作者.书名.卷(册)次.版次.出版地:出版者,年份;起页~迄页。②期刊的著录格式:[序号]作者.文题.刊名.年份;卷(期):起页~迄页

(3)评价报告的批评性阅读。①有关目标的清晰性,包括:评价的目的与假设陈述的清晰吗?标准清楚吗?操作性标准正确吗?统计学标准正确吗?其他?②有关评价需要方面,包括:评价的需要正当吗?目前的评价是否落脚在以前的工作范围?是否综述了所有有关的文献?是否对所综述的文献质量进行了评价?目前的评价是否是继承了他人以前的工作?目前的评价是否建立在他人以前工作的基础上?其他?③有关干预的描述,包括:项目所要解决的是否为重要的卫生问题?项目的目标是否特异?是否描述了所实验项目的主要特征?在项目执行过程中是否有质量保证系统来进行监督?在不同地方的质量保证是否标准化?是否描述了项目的资源情况?对照组的目标是否特异?是否描述了对照组的实施情况?其他?④有关评价设计与抽样,包括:是否包括了全人口?抽样方法是否适当地描述?评价的参与者是否是被随机地选择?是否随机地分组?实验组与对照组的可比性如何?实验组与对照组的判断标准是否一致?样本的大小是

否合适？参加者是否同意加入？是否所有的参加者都被进行了测量？参加者是否盲法？是否有中途退出，理由是什么？其他？⑤有关资料的收集问题。包括：是否定义了独立变量？是否定义了因变量？资料是否可靠？资料是否真实？资料的收集方法是否适当？其他？⑥有关资料分析，包括：统计方法是否适宜？分析的目的是否清晰？是否控制了潜在的偏倚？分析单位是否清晰？其他？⑦有关报告的完整性与精确性，包括：结论是否来源于调查的结果？是否有附录？是否有统计学的可信区间？是否解释了评价的偏倚？结果是否实用？其他？

七、社区卫生服务项目评价类型

从社区卫生服务评价是对社区卫生服务的全过程的评价这一角度来看，可以把社区卫生服务评价分为目标评价、过程评价和结果评价三种类型。

目标评价主要是围绕确立的计划目标，评价目标的科学性、合理性和可行性，最终评价目标的实现程度。

过程评价是对社区卫生服务实施过程的评价。通过对实施过程加强监督、控制、分析卫生资源的利用程度、计划的进展程度等，及时发现执行过程中存在的问题，制定相应对策，加以解决，保证计划顺利执行。

结果评价是针对实施后所取得的成效进行的评价。结果评价对于长、中、短期的卫生项目，可以细分为长期效应评价、中期效应评价和短期效应评价。长期效应评价体现了卫生服务的持续性发展绩效，短期效应则表现为卫生服务的短期绩效。完整的评价应该包括长、中、短期三个方面的效应。

（石建玲）

第十二节　社区卫生服务中的政策与法律

一、社区卫生服务中有关的政策

社区卫生服务作为基层卫生服务，是社会经济发展和社区文明建设的重要组成部分，它以保护居民健康和提高居民生活质量作为其终极目的。国家把发展社区卫生服务作为卫生工作的一项长期战略性措施，为保证其实施，制定了一系列的有关政策。

目前已出台的主要政策：《关于发展城市社区卫生服务的若干意见》（以下简称《若干意见》）、《城市社区卫生服务机构设置原则》（以下简称《设置原则》）、《城市社区卫生服务中心设置指导标准》（以下简称《设置标准》）、《卫生部关于 2005 年城市社区卫生服务发展目标的意见》（以下简称《发展目标》）、《关于加快发展城市社区卫生服务的意见》（以下简称《意见》）和《国务院关于发展城市社区卫生服务的指导意见》（以下简称《指导意见》）等相关政策，以保证社区卫生服务的实施和发展。

《中共中央、国务院关于卫生改革与发展的决定》（以下简称《决定》）提出："改革城市卫生服务体系，积极发展社区卫生服务，逐步形成功能合理、方便群众的卫生服务网络。"并特别明确了：政府各有关部门要认真研究，积极完善有关配套政策，支持发展社区卫生服务。《指导意见》明确了发展社区卫生服务的指导思想、基本原则和工作目标,提出了推进社区卫生服务体系建设,完善发展社区卫生服务的政策措施,并决定成立国务院城市社区卫生工作领导小组,指导协调全国城市社区卫生服务工作。要求地方各级政府和有关部门建立相应的领导协调机制,层层明确责任,密切配合,推动社区卫生服务健康持续发展。近年来,国家相继出台的相关文件为社区卫生服务的开展和发展提供了政策依据,奠定了政策基础。特别是2006年的国务院颁布的《指导意见》,更将社区卫生服务工作提高到一个新的高度来认识。《指导意见》明确提出,到2010年,全国地级以上城市和有条件的县级市要建立比较完善的城市社区卫生服务体系。完善社区卫生服务机构的运行机制,构建以社区卫生服务为基础的新型城市卫生服务体系,提高公共卫生和基本医疗服务的能力,发展社区卫生服务,为居民提供安全、有效、便捷、经济的公共卫生和基本医疗服务。这些不断修正完善的、合理的、适宜的社区卫生服务政策是促进社区卫生服务健康发展的重要保证。

(一)社区卫生服务的财政经济政策

按照"有利于社区卫生服务发展的财政经济政策"的宏观要求,以及《指导意见》提出的完善发展社区卫生服务的政策措施,国家在不断加大社区卫生服务的经费投入。各级政府要调整财政支出结构,建立稳定的社区卫生服务筹资和投入机制,加大对社区卫生服务的投入力度。地方政府要为社区卫生服务机构提供必要的房屋和医疗卫生设备等设施,对业务培训给予适当补助,并根据社区人口、服务项目和数量、质量及相关成本核定预防保健等社区公共卫生服务经费补助。

政府举办的社区卫生服务机构的离退休人员费用,在事业单位养老保障制度改革前,由地方政府根据有关规定予以安排。地方政府要根据本地实际情况进一步加大力度安排社区公共卫生服务经费,并随着经济发展逐步增加。中央财政从2007年起对中西部地区发展社区公共卫生服务按照一定标准给予补助。中央对中西部地区社区卫生服务机构的基础设施建设、基本设备配置和人员培训等给予必要支持。

各地区要积极探索建立科学合理的社区卫生服务收支运行管理机制,规范收支管理,有条件的地方可实行收支两条线管理试点。地方政府要按照购买服务的方式,根据社区服务人口、社区卫生服务机构提供的公共卫生服务项目数量、质量和相关成本核定财政补助;尚不具备条件的可以按人员基本工资和开展公共卫生服务所需经费核定政府举办的社区卫生服务机构财政补助,并积极探索、创造条件完善财政补助方式。

各地区要采取有效办法,鼓励药品生产经营企业生产、供应质优价廉的社区卫生服务常用药品,开展政府集中采购、统一配送、零差率销售药品和医药分开试点。

《指导意见》提出要改革收入分配管理制度,实行以岗位工资和绩效工资为主要内容的收入分配办法,加强和改善工资总额管理。社区卫生服务从业人员的收入不得与服务收入直接挂钩。

社区卫生服务要坚持政府主导,鼓励社会力量参与发展社区卫生服务,要按照平等、竞争、择优的原则,统筹社区卫生服务机构发展,充分发挥社会力量举办的社区卫生服务机构的作用。同时,教育、引导居民树立正确的健康消费意识,增加健康投入。

(二)社区卫生服务的发展规划政策

《指导意见》明确指出:社区卫生服务要坚持实行区域卫生规划,立足于调整现有卫生资源、辅以改扩建和新建,健全社区卫生服务网络。地方政府要制订社区卫生服务发展中长期规划和年度发展计划,将发展社区卫生服务纳入当地国民经济和社会发展规划及区域卫生规划,落实规划实施的政策措施。在城市新建和改建居民区中,社区卫生服务设施要与居民住宅同步规划、同步建设、同步投入使用。市辖区人民政府原则上不再举办医院,着力于发展社区卫生服务。

地方政府的发展规划,应有计划、有步骤地建立健全以社区卫生服务中心和社区卫生服务站为主体,以诊所、医务所(室)、护理院等其他基层医疗机构为补充的社区卫生服务网络。在大中型城市,政府原则上按照3万~10万居民或按照街道办事处所辖范围规划设置1所社区卫生服务中心,根据需要可设置若干社区卫生服务站。社区卫生服务中心与社区卫生服务站可实行一体化管理。社区卫生服务机构主要通过调整现有卫生资源,对政府举办的一级、部分二级医院和国有企事业单位所属医疗机构等基层医疗机构进行转型或改造改制设立。现有卫生资源不足的,应加以补充和完善。

卫生部应研究制订社区卫生服务发展规划、准入标准和管理规范,制订城市社区公共卫生服务项目,建立社区卫生服务机构与预防保健机构、医院合理的分工协作关系,建立分级医疗和双向转诊制度,探索开展社区首诊制试点工作。调整疾病预防控制、妇幼保健等预防保健机构的职能,适宜社区开展的公共卫生服务交由社区卫生服务机构承担。疾病预防控制、妇幼保健等预防保健机构要对社区卫生服务机构提供业务指导和技术支持。实行社区卫生服务机构与大中型医院多种形式的联合与合作,建立分级医疗和双向转诊制度,探索开展社区首诊制试点,由社区卫生服务机构逐步承担大中型医院的一般门诊、康复和护理等服务。将社区卫生服务与医院模式有机结合,构成新型的城市医疗体系。

在社区卫生服务中应发挥中医药和民族医药在社区卫生服务中的优势与作用。加强社区中医药和民族医药服务能力建设,合理配备中医药或民族医药专业技术人员,积极开展对社区卫生服务从业人员的中医药基本知识和技能培训,推广和应用适宜的中医药和民族医药技术。在预防、医疗、康复、健康教育等方面,充分利用中医药和民族医药资源,充分发挥中医药和民族医药的特色和优势。

《指导意见》指出,发展社区卫生服务是政府履行社会管理和公共服务职能的一项重要内容,主要责任在地方政府。地方政府要充分认识发展社区卫生服务对于维护居民健康、促进社区和谐的重要意义,认真贯彻落实国家有关方针政策,将发展社区卫生服务纳入政府年度工作目标考核。要成立以政府分管领导为组长、各有关部门负责同志参加的领导小组,加强对社区卫生服务发展工作的领导。省级人民政府要按照指导意见要求,结合本地实际,制订贯彻落实的具体政策措施,层层明确责任,加强调查研究,统筹协调,督查指导,落实工作任务。国务院成立由负责卫生工作的国务院副总理任组长的城市社区卫生工作领导小组,研究制订促进社区卫生发展的方针和政策措施,研究解决工作中的重大问题,加强对地方社区卫生服务工作的检查指导,推动社区卫生服务持续健康发展。

发挥社区卫生服务在医疗保障中的作用。按照"低水平、广覆盖"的原则,不断扩大医疗保险的覆盖范围,完善城镇职工基本医疗保险定点管理办法和医疗费用结算办法,将符合条件的社区卫生服务机构纳入城镇职工基本医疗保险定点医疗机构的范围,将符合规定的医疗服务项目纳入基本医疗保险支付范围,引导参保人员充分利用社区卫生服务。探索建立以社区卫生服务为基础的城市医疗救助制度。

(三)社区卫生服务的人才队伍建设政策

加强社区卫生服务专业技术人员和管理人员队伍建设是国家的政策要求。对此,首先应依法对社区卫生服务机构从业人员和技术服务实行准入管理。社区卫生服务机构卫生技术人员应具有法定的执业资格,要按照相关的政策、法律规定招聘专业技术人员。

加强高等医学院校的全科医学、社区护理学科教育,积极为社区培训全科医师、护士,鼓励高等医学院校毕业生到社区卫生服务机构服务。完善全科医师、护士等卫生技术人员的任职资格制度,制订聘用办法,加强岗位培训,开展规范化培训,提高人员素质和专业技术能力。要采取多种形式鼓励和组织大中型医院、预防保健机构、计划生育技术服务机构的高、中级卫生技术人员定期到社区卫生服务机构提供技术指导和服务,社区卫生服务机构要有计划地组织卫生技术人员到医院和预防保健机构进修学习、参加学术活动。鼓励退休医护人员依照有关规定参与社区卫生服务。

政府举办的社区卫生服务机构属于事业单位,要根据事业单位改革原则,改革人事管理制度,按照服务工作需要和精干、效能的要求,实行定编定岗、公开招聘、合同聘用、岗位管理、绩效考核的办法。对工作绩效优异的人员予以奖励;对经培训仍达不到要求的人员按国家有关规定解除聘用关系。要改革收入分配管理制度,实行以岗位工资和绩效工资为主要内容的收入分配办法,加强和改善工资总额管理。社区卫生服务从业人员的收入不得与服务收入直接挂钩。

(四)社区卫生服务的监督管理政策

社区卫生服务不以营利为目的的公益性质,决定了它的公共卫生服务和基本医疗服务内容,它是构建和谐社会、促进国家长治久安的重要途径。因此,政府在大力发展社区卫生服务的同时,应保证社区卫生服务机构的合理布局与发展,并对社区卫生服务强化监督管理,特别是从社区卫生服务准入制度、社区卫生服务质量、药品购销等方面加强监督和管理,才能保证社区卫生服务的良性运转和健康发展。

加强社区卫生服务的监督管理,就要规范社区卫生服务机构的设置和运行。社区卫生服务机构作为基层卫生组织,其设置条件和标准,必须符合《医疗机构管理条例》和《医疗机构管理条例实施细则》的相关规定,具体应按照卫生部根据社会经济发展状况修订的新的《设置原则》和《设置标准》的具体规定设立,并取得《医疗机构执业许可证》。

社区卫生服务机构的医护人员必须符合相关法规的要求,才能从事社区卫生服务工作。医务人员应按照《执业医师法》的规定,取得《医师执业资格证》或《助理医师执业资格证》并经注册,才能上岗从事社区卫生服务工作。社区卫生服务机构的护理人员应符合《护士管理办法》的有关规定,取得《护士执业证》,并经注册,才能从事社区卫生服务的护理工作。

社区卫生服务机构开展的技术服务应符合卫生部《城市社区卫生服务基本工作内容(试行)》的规定。严格技术服务项目的准入,明确社区卫生服务范围和内容,健全社区卫生服务技术操作规程和工作制度,完善社区卫生服务考核评价制度,推进社区卫生服务信息管理系统建设。各级卫生部门应加强对社区卫生服务的执业监管,并依法建立健全社区卫生服务的行业规章、技术规范和评价标准,加强社区卫生服务的标准化、规范化、科学化管理,并建立科学的考核、评价体系,对违反有关法律法规规定的社区卫生服务机构或人员依法严肃查处。

社区卫生服务的药品购销范围,应由省级卫生行政部门和药品监管部门共同限定。各省、自治区、直辖市卫生和药品监管部门制定社区卫生服务机构常用急救药品目录,社区卫生服务机构只能经销该目录内的药品,不能从事其他药品的购销活动。加强社区卫生服务机构的药品、医疗器械管理,确保医药安全。

加强社区卫生服务的标准化建设,对不符合要求的社区卫生服务机构和工作人员,要及时调整、退出,保证服务质量。加强社区卫生服务执业监管,建立社会民主监督制度,将接受服务居民的满意度作为考核社区卫生服务机构和从业人员业绩的重要标准。发挥行业自律组织提供服务、反映诉求、规范行为等作用。严格财务管理,加强财政、审计监督。

二、社区卫生服务中的有关法规

社区卫生服务工作的工作内容和工作性质决定其涉及多个卫生法规,有《医疗机构管理条例》《医疗事故管理条例》《突发公共卫生事件应急条例》《护士管理办法》《病历书写基本规范》《医疗机构病历管理规定》《医疗废物管理条例》《医疗广告管理办法》等,因篇幅所限,本节仅就《医疗机构管理条例》《医疗事故管理条例》《突发公共卫生事件应急条例》加以介绍。

(一)《医疗机构管理条例》与社区卫生服务

社区卫生服务机构作为基层卫生组织,承担着为社区居民解决基本医疗问题的任务,并通过健康教育、预防保健、计划生育技术服务等具体措施,满足群众的基本卫生要求。它直接关系提高人民健康水平,促进卫生事业改革的发展以及社会的发展稳定。因此,社区卫生服务机构的设立必须符合《医疗机构管理条例》(以下简称《机构条例》)的规定,《机构条例》对医疗机构的规划布局、设置审批、登记、执业和监督管理等都做了明确规定。具体操作应严格按照《医疗机构管理条例实施细则》(以下简称《机构细则》)、《设置原则》、《中心设置标准》和《站设置标准》的要求进行设置和管理。

1.社区卫生服务机构的规划布局

《机构条例》规定,医疗机构不分类别、所有制形式、隶属关系、服务对象,其设置必须符合医疗机构设置规划。社区卫生服务机构的建设须纳入当地的区域卫生规划和城乡建设发展总体规划。

社区卫生服务机构应按照不同的层次具备相应的基本功能。社区卫生服务站应能够开展社区卫生状况调查,协助社区管理部门实施健康促进工作;开展免疫接种、传染病的预防与控制工作;开展一般常见病、多发病的诊疗以及诊断明确的慢性病的规划管理工作;提供院外急救服务;提供家庭出诊、家庭控制、家庭病床等家庭卫生保健服务;提供双向转诊服务;提供妇女、儿童、老年人、慢性病、残疾病等重点人群的保健服务;提供康复服务;开展健康教育与心理卫生咨询工作;提供计划生育咨询、宣传工作;提供个人与家庭的连续性健康管理服务;在社区建设中,协助社区管理部门不断拓展社区服务、繁荣社区文化、美化社区环境,共同营造健康向上、文明和谐的社区氛围;并根据社区卫生服务功能和社区居民需求,提供其他适宜的基层卫生服务。

社区卫生服务中心除此之外,还应具备进行社区诊断,向社区管理部门提出改造社区公共卫生的建议和规划;有针对性地开展慢性非传染性等疾病的健康指导、行为干预和筛查,以及高危人群监测和规范管理工作;负责辖区内社区卫生服务信息资料的收集、整理、统计、分析与上报等功能。

2.社区卫生服务机构的设置审批

设置社区卫生服务机构由地市级政府卫生行政部门审批,并取得设置社区卫生服务机构批准书,才能向有关部门办理其他手续。

社区卫生服务机构以社区卫生服务中心为主体。社区卫生服务中心一般以街道办事处所管辖范围设置,服务人口3万~5万人。对社区卫生服务中心难以方便覆盖的区域,以社区卫生服务站作为补充。

社区卫生服务机构业务用房、床位、基本设施、常用药品和急救药品等基本设施应根据社区

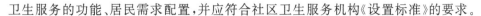

卫生服务的功能、居民需求配置,并应符合社区卫生服务机构《设置标准》的要求。

地方政府卫生行政部门应当自受理设置申请之日起 30 日内,作出批准或不批准的书面答复;批准设置的,发给设置批准书。

3.社区卫生服务的登记和执业

社区卫生服务机构执业,必须进行登记,领取《医疗机构执业许可证》。社区卫生服务机构的执业登记,由批准其设置的人民政府卫生行政部门办理。

申请社区卫生服务机构执业登记,应当具备一定条件:①有设置医疗机构批准书;②符合社区卫生服务机构的基本标准;③有适合的名称、组织机构和场所;④有与其开展的业务相适应的经费、设施和专业技术人员;⑤有相应的规章制度;⑥能够独立承担民事责任。

社区卫生服务机构执业,必须遵循有关法律、法规和医疗技术规范,按照核准登记的诊疗科目开展诊疗活动,不得使用非卫生技术人员从事医疗卫生技术工作。任何单位或个人,未取得《医疗机构执业许可证》,不得开展诊疗活动。社区卫生服务机构必须按照有关药品管理的法律、法规,加强药品管理。发生重大灾害、事故、疾病流行或其他意外情况时,社区卫生服务机构卫生技术人员必须服从县级以上人民政府卫生行政部门的调遣。

4.社区卫生服务机构的监督管理

县级以上地方人民政府卫生行政部门负责本行政区域内医疗机构包括社区卫生服务机构的监管工作。监管内容主要包括:①执行国家有关法律、法规、规章和标准的情况;②执行医疗机构内部各项规章制度和各级各类人员岗位责任制情况;③医德医风情况;④服务质量和服务水平情况;⑤执行医疗收费标准情况;⑥组织管理情况;⑦人员任用情况;⑧省、自治区、直辖市卫生行政部门规定的其他检查、指导项目。

5.法律责任

社区卫生服务机构在卫生服务活动过程中,如违反《机构条例》的有关规定,会受到相应的处罚,承担相应的法律责任,处罚分别针对社区卫生服务机构和社区卫生服务机构中的从业人员。

社区卫生服务机构在执业中违反《机构条例》的规定,例如:未取得《医疗机构执业许可证》擅自执业的;逾期不校验《医疗机构执业许可证》仍从事医疗活动的;出卖、转让、出借《医疗机构执业许可证》的;医疗活动超出登记范围的;使用非卫生技术人员从事医疗卫生技术工作的;出具虚假证明文件等违规行为的;县级以上人民政府卫生行政部门可以分别按情况给予社区卫生服务机构警告、责令限期改正、罚款、没收违法所得,直至吊销《医疗机构执业许可证》的处罚。

社区卫生服务机构的从业人员在执业中违反《医疗机构管理条例规定》出具虚假证明文件的,由县级以上人民政府卫生行政部门予以警告;对造成危害后果的可处以 1 000 元以下的罚款;对直接责任人员由所在单位或上级机关给予行政处分。

(二)《医疗事故处理条例》与社区卫生服务

《医疗事故处理条例》(以下简称《事故条例》)自 2002 年 9 月 1 日实行以来,已受到社会各方面的普遍关注。随着社区卫生服务网络的形成,社区卫生服务机构服务项目的逐渐增多,随之而来的医疗纠纷也在逐年增加。特别近年来,人民群众的法律意识、自我保护意识越来越强,社区卫生服务机构及其从业人员更应熟知医疗事故处理的法律规定,避免不当医疗行为的发生。

《事故条例》规定,医疗事故是指医疗机构及医务人员在医疗活动中,违反医疗卫生管理法律、行政法规、部门规章和医疗护理规范、常规,因医疗过失造成患者人身伤害的事故。根据《事故条例》的规定,医疗事故分为四级。①一级医疗事故:造成患者死亡、严重伤残的;②二级医疗事故:造成患者中度伤残、器官组织损伤导致严重功能障碍的;③三级医疗事故:造成患者轻度伤残、器官组织损伤导致一般功能障碍的;④四级医疗事故:造成患者明显人身损害的其他后果的。

社区卫生服务机构及其从业人员应了解医疗事故的预防与处理、医疗事故的技术鉴定、医疗事故的行政处理与监督、医疗事故的赔偿、出现医疗事故应承担的法律责任等方面的相关规定。

1.医疗事故的预防与处理

社区卫生服务机构及其医务人员在卫生服务活动中,应严格遵守相关法律、法规的规定,并应接受相关法律、法规、医疗护理规范、常规的培训。社区卫生服务机构配备专职人员,负责监督本单位医务人员的医疗服务工作,检查医务人员执业情况,并应制定防范、处理医疗事故的预案,预防医疗事故的发生。

社区卫生服务机构及其医务人员应按要求书写并妥善保管病历资料。在医疗活动中,应将患者的病情、医疗措施、医疗风险等如实告之患者,但应当避免对患者产生不利后果。

社区卫生服务机构及其医务人员在卫生服务活动中发生医疗事故或可能引起医疗事故的医疗过失行为的,应立即上报。社区卫生服务机构及其医务人员应立即采取有效措施,防止损害扩大,负责医疗服务质量监控的人员应立即进行调查核实,并向患者通报解释。社区卫生服务机构与患者发生医疗事故争议时,医患双方应共同封存相关病历资料,并由社区卫生服务机构保管。

社区卫生服务机构发生医疗事故、重大医疗过失行为的,应按规定向当地卫生行政部门报告。患者死亡,医患双方当事人不能确定死因或对死因有异议的,应当在患者死亡后48小时内进行尸检;具备尸体冻存条件的,可以延长至7日。尸检应当经死者近亲属同意并签字。

2.医疗事故的技术鉴定

(1)鉴定组织:医疗事故的技术鉴定工作由医学会负责组织,市级地方医学会负责组织首次医疗事故技术鉴定工作,省级地方医学会负责组织再次鉴定工作。卫生行政部门对需鉴定的医疗事故申请,应交由医学会组织;医患双方也可以共同委托医学会组织鉴定。当事人对首次鉴定不服的,可以在接到鉴定报告之日起15日内向社区卫生服务机构所在地卫生行政部门提出再次鉴定申请。

负责组织医疗事故技术鉴定的医学会应按要求建立专家库,医疗事故技术鉴定由负责组织医疗事故技术鉴定工作的医学会组织专家进行。参加医疗事故技术鉴定的相关专业的专家,由医患双方在医学会主持下从专家库随机抽取。专家鉴定组进行医疗事故技术鉴定,实行合议制。专家鉴定组按照相关法律、法规、规章和医疗护理规范、常规,运用医学科学原理和专业知识,独立进行医疗事故技术鉴定。

(2)鉴定程序:负责组织医疗事故技术鉴定工作的医学会应当自受理医疗事故技术鉴定之日起5日内通知医疗事故争议双方当事人,提交进行医疗事故技术鉴定所需的材料。当事人应当自收到医学会的通知之日起10日内提交有关医疗事故技术鉴定的材料、书面陈述及答辩。负责组织医疗事故技术鉴定工作的医学会应当自接到当事人提交的有关医疗事故技术鉴定的材料、书面陈述之日起45日内组织鉴定并出具医疗事故技术鉴定书。负责组织医疗事故技术鉴定工作的医学会可以向双方当事人调查取证。专家鉴定组应当认真审查双方当事人提交的材料,听取双方当事人的陈述及答辩并进行核实。专家鉴定组应当在事实清楚、证据确凿的基础上,综合分析患者的病情和个体差异,作出鉴定结论,并制定医疗事故技术鉴定书。医疗事故技术鉴定,可以收取鉴定费。

(3)不属于医疗事故的六种情况:《事故条例》第33条特别列出不属于医疗事故的六种情况。

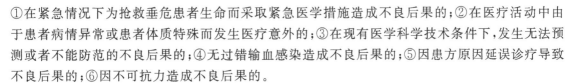

①在紧急情况下为抢救垂危患者生命而采取紧急医学措施造成不良后果的;②在医疗活动中由于患者病情异常或患者体质特殊而发生医疗意外的;③在现有医学科学技术条件下,发生无法预测或者不能防范的不良后果的;④无过错输血感染造成不良后果的;⑤因患方原因延误诊疗导致不良后果的;⑥因不可抗力造成不良后果的。

3.医疗事故的行政处理和监督

《事故条例》规定,当事人可以申请卫生行政部门处理医疗事故争议,并具体规定了卫生行政部门行政处理的内容和程序。

卫生行政部门处理医疗事故的主要内容:受理当事人申请;交由医学会组织鉴定;对鉴定结论进行审核;对发生医疗事故的医疗机构和医务人员进行处理;应当事人的要求进行医疗事故赔偿调解。

卫生行政部门对医疗机构的监督主要内容是对重大医疗过失行为进行调查并采取相应措施;和对医疗机构报告的医疗事故进行审核并逐级报告。

4.医疗事故的赔偿

发生医疗事故的赔偿等民事责任争议,医患双方既可以协商解决,也可以向卫生行政部门申请调解,还可以直接向人民法院提起诉讼。

双方当事人协商解决医疗事故的赔偿争议,应当制作协议书。协议书应当说明双方当事人的基本情况和医疗的事故原因、双方当事人共同认定的医疗事故等级以及协商确定的赔偿数额等,并由双方当事人在协议书上签名。已确定为医疗事故的,卫生行政部门应医疗事故争议双方当事人请求,可以进行医疗事故赔偿调解。调解时应当遵循当事人双方自愿原则,并应当依据本条例的规定计算赔偿数额。确定医疗事故赔偿数额,应按《事故条例》规定的医疗费、误工费、住院伙食补助费、陪护费、残疾生活补助费、丧葬费、被抚养人生活费、交通费、住宿费和精神损害抚慰金等十一项标准来确定;并应考虑医疗事故等级医疗过失行为在医疗损害后果中的责任程度和医疗事故损害后果与患者原有疾病状况之间关系等因素。

医疗事故赔偿费用,实行一次性结算,由承担医疗事故责任的社区卫生服务机构支付。

5.法律责任

《事故条例》对违反有关规定的机构和人员规定了相应的处罚。其中包括违反相关规定的卫生行政部门、医疗机构及其医务人员和参加医疗事故技术鉴定工作的人员,以及部分患方当事人。在此,我们只对社区卫生服务机构及其医务人员有关的法律责任做一说明,其他机构和人员的法律责任不在此赘述。

社区卫生服务机构在卫生服务活动中,违反《事故条例》规定或发生医疗事故的,首先承担相应的行政责任,由卫生行政部门给予警告、责令改正、责令限期停业整顿直至吊销执业许可证;其次,给患方造成损害的,应承担相应的民事责任,给予患方相应的民事赔偿。对负有责任的社区卫生服务机构中的人员,按其违反规定的不同情况,分别承担行政责任、民事责任,直至承担刑事责任。情节轻微的,由卫生行政部门依法给予行政处分或纪律处分,并可责令其暂停执业活动,情节严重的可吊销其执业证书。造成损害后果的,应承担相应的民事责任,由负有责任的医务人员承担相应的民事赔偿责任,构成犯罪的,应按刑法关于医疗事故罪的规定依法追究其刑事责任。

(三)《突发公共卫生事件应急条例》与社区卫生服务

突发公共卫生事件是指突然发生,造成或者可能造成社会公众健康严重损害的重大传染病疫情、群体性不明原因疾病、重大食物和职业中毒以及其他严重影响公众健康的事件。为了有效预防、及时控制和消除突发公共卫生事件的危害,保障公众身体健康与生命安全,维护正常的社会秩序,2003年5月7日国务院第七次常务会议通过了《突发公共卫生事件应急条例》(以下简称《应急条例》),并于2003年5月9日公布施行。

社区卫生服务机构承担着为居民提供公共卫生服务的重要任务,其从业人员应了解《应急条例》的有关规定,在日常工作中应当遵循预防为主、常备不懈的方针,发现问题及时反应,采取果断措施,加强与其他相关机构的合作,有效预防、及时控制和消除突发公共卫生事件的危害,保障社区居民的身体健康与生命安全,维护正常的社会秩序。

1.设立相关机构

突发事件发生后,国家设立国务院和省级突发事件应急处理指挥部。县级以上各级人民政府应当组织开展防治突发事件相关科学研究,建立突发事件应急流行病学调查、传染源隔离、医疗救护、现场处置、监督检查、监测检验、卫生防护等有关物资、设备、设施、技术与人才资源储备,所需经费列入本级政府财政预算。国家对边远贫困地区突发事件应急工作给予财政支持。

国务院有关部门和县级以上地方人民政府及其有关部门,应当建立严格的突发事件防范和应急处理责任制,切实履行各自的职责,保证突发事件应急处理工作的正常进行。

县级以上各级人民政府及其卫生行政主管部门,应当对参加突发事件应急处理的医疗卫生人员,给予适当补助和保健津贴;对参加突发事件应急处理作出贡献的人员,给予表彰和奖励;对因参与应急处理工作致病、致残、死亡的人员,按照国家有关规定,给予相应的补助和抚恤。

2.突发公共卫生事件的预防与应急准备

(1)制定突发事件应急预案:国务院卫生行政主管部门按照分类指导、快速反应的要求,制定全国突发事件应急预案,报请国务院批准。省、自治区、直辖市人民政府根据全国突发事件应急预案,结合本地实际情况,制定本行政区域的突发事件应急预案。

(2)突发事件的预防和监测:国家建立统一的突发事件预防控制体系。地方各级人民政府应当依照法律、行政法规的规定,做好传染病预防和其他公共卫生工作,防范突发事件的发生。县级以上各级人民政府卫生行政主管部门和其他有关部门,特别是社区卫生服务机构应当对公众开展突发事件应急知识的专门教育,增强全社会对突发事件的防范意识和应对能力。社区卫生服务机构应当在卫生行政主管部门的指导下,配合有关机构开展突发事件的日常监测。对早期发现的潜在隐患以及可能发生的突发事件,应当依照《应急条例》规定的报告程序和时限及时报告。

(3)突发事件的应急准备:国务院有关部门和县级以上地方人民政府及其有关部门,应当根据突发事件应急预案的要求,保证应急设施、设备、救治药品和医疗器械等物资储备。县级以上各级人民政府应当加强急救医疗服务网络的建设,配备相应的医疗救治药物、技术、设备和人员,提高医疗卫生机构应对各类突发事件的救治能力。社区卫生服务机构和人员应接受有关部门组织的突发事件应急处理相关知识、技能的培训,定期进行医疗卫生机构进行突发事件应急演练,推广最新知识和先进技术。

3.突发公共卫生事件的报告与信息发布

《应急条例》规定,国家建立突发事件应急报告制度。国务院卫生行政主管部门制定突发事件应急报告规范,建立重大、紧急疫情信息报告系统。

(1)报告程序和时限:发生或者可能发生传染病暴发、流行;发生或者发现不明原因的群体性疾病;发生传染病菌种、毒种丢失;发生或者可能发生重大食物和职业中毒事件的,省、自治区、直辖市人民政府应当在接到报告1小时内,向国务院卫生行政主管部门报告。国务院卫生行政主管部门对可能造成重大社会影响的突发事件,应当立即向国务院报告。

突发事件监测机构、医疗卫生机构和有关单位发现有突发事件的,应当在2小时内向所在地县级人民政府卫生行政主管部门报告;接到报告的卫生行政主管部门应当在2小时内向本级人民政府报告,并同时向上级人民政府卫生行政主管部门和国务院卫生行政主管部门报告。县级人民政府应当在接到报告后2小时内向设区的市级人民政府或者上一级人民政府报告;设区的市级人民政府应当在接到报告后2小时内向省、自治区、直辖市人民政府报告。

任何单位和个人对突发事件,不得隐瞒、缓报、谎报或者授意他人隐瞒、缓报、谎报。

(2)调查:接到报告的地方人民政府、卫生行政主管部门依照《应急条例》报告的同时,应当立即组织力量对报告事项调查核实、确证,采取必要的控制措施,并及时报告调查情况。

(3)通报:国务院卫生行政主管部门应当根据发生突发事件的情况,及时向国务院有关部门和各省、自治区、直辖市人民政府卫生行政主管部门以及军队有关部门通报。突发事件发生地的省、自治区、直辖市人民政府卫生行政主管部门,应当及时向毗邻省、自治区、直辖市人民政府卫生行政主管部门通报。

(4)国家建立突发事件举报制度:任何单位和个人有权向人民政府及其有关部门报告突发事件隐患,有权向上级人民政府及其有关部门举报地方人民政府及其有关部门不履行突发事件应急处理职责,或者不按照规定履行职责的情况。

(5)国家建立突发事件的信息发布制度:《应急条例》规定信息发布应当及时、准确、全面。

4.应急处理的法律规定

(1)启动突发事件应急预案:突发事件发生后,卫生行政主管部门应当组织专家对突发事件进行综合评估,初步判断突发事件的类型,提出是否启动突发事件应急预案的建议。

国务院有权决定是否启动全国突发事件应急预案;省级突发事件应急预案的启动由省、自治区、直辖市人民政府决定,并向国务院报告。

应急预案启动前,县级以上各级人民政府有关部门应当根据突发事件的实际情况,做好应急处理准备,采取必要的应急措施。应急预案启动后,突发事件发生地的人民政府有关部门,应当根据预案规定的职责要求,服从突发事件应急处理指挥部的统一指挥,立即到达规定岗位,采取有关的控制措施。

(2)社区卫生服务机构的有关工作:社区卫生服务机构应当服从突发事件应急处理指挥部的统一指挥,配合有关部门对突发事件现场采取控制措施,在社区内宣传突发事件防治知识,及时对易受感染的人群和其他易受损害的人群采取应急接种、预防性投药、群体防护等措施。配合突发事件应急处理指挥部对食物和水源采取控制措施。

参加突发事件应急处理的社区卫生服务人员,应当按照预案的规定,采取卫生防护措施,并在专业人员的指导下进行工作。配合专门机构,对突发事件现场进行调查、采样、技术分析、检验和技术指导。

社区卫生服务机构应当对因突发事件致病的人员、接诊的传染病病人、疑似传染病病人,提供医疗救护和现场救援,对就诊病人必须接诊治疗,并书写详细、完整的病历记录;对需要转送的病人,应当按照规定将病人及其病历记录的复印件转送至接诊的或者指定的医疗机构。并按照《传染病防治法》和《应急条例》规定的时限和程序报告有关部门。

社区卫生服务机构在应急处理过程中应当采取卫生防护措施,防止交叉感染和污染。对传染病病人密切接触者采取医学观察措施。应当协助卫生行政主管部门和其他有关部门做好疫情信息的收集和报告、人员的分散隔离、公共卫生措施的落实工作,对传染病疫区进行封锁,向社区居民宣传传染病防治的相关知识。应当对传染病做到早发现、早报告、早隔离、早治疗,切断传播途径,防止扩散。

5.法律责任

社区卫生服务机构及其工作人员在突发公共卫生事件应急处理过程中,未按照有关规定履行法定职责,应承担相应的行政法律责任和刑事法律责任。

社区卫生服务机构未按照规定储备突发事件应急处理所需要的设施、设备、药品和医疗器械的,对主要负责人依法给予降级或者撤职的行政处分;造成传染病传播、流行或者对社会公众健康造成其他严重危害后果的,依法给予开除的行政处分;构成犯罪的,依法追究刑事责任。

社区卫生服务机构对上级人民政府有关部门的调查不予配合,或者采取其他方式阻碍、干涉调查的,对主要负责人依法给予降级或者撤职的行政处分;构成犯罪的,依法追究刑事责任。

社区卫生服务机构在突发事件调查、控制、医疗救治工作中玩忽职守、失职、渎职的,由本级人民政府或者上级人民政府有关部门责令改正、通报批评、给予警告;对主要负责人、负有责任的主管人员和其他责任人员依法给予降级、撤职的行政处分;造成传染病传播、流行或者对社会公众健康造成其他严重危害后果的,依法给予开除的行政处分;构成犯罪的,依法追究刑事责任。

社区卫生服务机构未依照规定履行报告职责,隐瞒、缓报或者谎报;未依照规定及时采取控制措施;未依照规定履行突发事件监测职责;拒绝接诊病人;拒不服从突发事件应急处理指挥部调度的,由卫生行政主管部门责令改正、通报批评、给予警告;情节严重的,吊销《医疗机构执业许可证》;对主要负责人、负有责任的主管人员和其他直接责任人员依法给予降级或者撤职的纪律处分;造成传染病传播、流行或者对社会公众健康造成其他严重危害后果,构成犯罪的,依法追究刑事责任。

(石建玲)

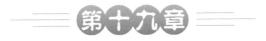

第十九章

基本公共卫生服务均等化

第一节 推进基本公共卫生服务均等化的战略分析

一、优势

(一)基本公共卫生服务项目组织管理制度日益健全

我国政府在开展基本公共卫生服务以来,不断出台包括国家基本公共卫生服务规范、绩效考核指导意见、项目补助资金管理办法、基本公共卫生服务项目进展情况监测和督导考核工作制度等相关的制度文件。各地方政府为了保障基本公共卫生服务的有效开展,也结合实际,针对服务项目的工作目标,制定细化的实施方案及考核指标,完善考核方案,制定资金管理办法,加强绩效考核,并且建立并明确各部门和机构的职责,为项目工作的开展提供了全方位的制度保障。

此外,很多地区明确了各卫生机构的服务责任,构建了完善的慢性病监控、妇幼保健及卫生监管等专业公共卫生机构负责业务指导,乡镇卫生院和社区卫生服务中心负责组织实施的分工协作机制。

(二)政府加大投入和支持,保障项目的实施

政府针对基本公共卫生服务,加大了财政投入。国家在基本公共卫生服务经费方面也进行了明确规定,从 2009 年的人均 15 元逐渐提高至 2021 年人均的 79 元。北京、上海、江苏、浙江、天津、青海等地区,在国家规定的基础上,还提高了经费补助标准。

此外,政府还加大了对基层医疗卫生机构的投入力度,基本保障了房屋建设、设备配备、人员等经费投入,为基本公共卫生服务项目实施提供了基础条件。各地基本建立了"财政预算、分级承担、年初预拨、年底结算"的项目经费保障机制。

(三)基本公共卫生服务的内容和功能逐渐的明确和完善

随着经济的发展,我国基本公共卫生服务包含的内容越来越多,功能也逐步完善,有效地保障了人民的生命健康权。在改革开放初始阶段,基本公共卫生服务只包含重度传染病,比如流脑以及麻疹等重型疾病。伴随着经济社会的快速发展及疾病疫苗的普及,现如今威胁到人们生命健康的疾病都是癌症、慢性病及流行病等疾病。由于疾病谱不断变化,我国现有的基本公共卫生服务也在做出一定程度的调整。

原卫生部前部长陈竺召开的全国卫生会议上指出基本公共卫生服务内容包括 12 个方面;大

力推进新型医疗改革,明确规定公共卫生服务涵盖开展健康讲座及为居民构建专门的健康档案等诸多内容。基本公共卫生服务内容不再局限于只针对重型疾病,已经延伸到劳动卫生、食品卫生、校园卫生、精神卫生及特殊病症医治等方面。

(四)基本公共卫生的服务可及性逐渐增强,公平性逐步提高

我国政府投入到卫生财政上的支出和具体分配也逐步公平化。各级财政部门不断增加投入,尤其是我国的中西部地区获得了中央财政的大力支持,建设了大量的基础设施,人均经费也有所提高,逐渐实现了统一,基本公共卫生服务趋于平等化。除此之外,各级政府部门也注重卫生服务薄弱的地方,不断加大投入,改善卫生服务条件,农村地区的基本公共卫生服务得到了更多的重视。

(五)政府执政理念的转变

随着我国经济的不断发展,城市化、工业化的进程加快,一些公共卫生问题日益凸显。重大传染病的流行、人口流动、环境污染、食品安全、职业卫生、精神卫生、居民生活方式等公共卫生问题使我国的公共卫生面临着十分严峻的形势。而城乡、区域和不同群体的健康水平差异也成为影响和谐社会构建的重大问题。面对着如此严峻的形势,政府深刻地认识到了我国公共卫生面临的严峻挑战,并且充分意识到实施国家基本公共卫生服务项目的重要意义。中国政府在十六届六中全会提出逐步实现基本公共服务均等化,是中国经济转轨、社会转型的关键时期提出的具有重大意义的战略决策,是政府执政理念的转变。实施国家基本公共卫生服务项目是中华人民共和国成立以来覆盖范围最大、受益人群最广的一项公共卫生干预策略。

二、劣势

新中国成立以来,我国在公共卫生服务建设方面的成绩有目共睹。然而,自从改革开放以来,医药卫生机制出现了变化,直接导致基本公共卫生服务的发展遭遇瓶颈,出现了很多困难。尤其是我国的公共卫生支出呈现明显不足的状态,显著低于世界平均水平。在提供公共产品的过程中,政府严重缺位。随着我国经济社会的不断发展,居民日益增长的对公共卫生的需求与我国当前公共卫生支出水平之间存在着显著矛盾。贫富差距使得我国现有的医疗卫生水平具有明显差距,基本公共卫生服务很难实现均等化,在具体的实施过程中还存在很多需要解决的问题。

(一)卫生人力资源环境的制约

经过不懈努力,以往的卫生人力资源不足的情况有所改善,从事卫生服务的人员越来越多,目前已经达到了国家规定的标准。即便卫生人员逐年增加,但是资源配置仍旧缺乏合理性。在这之中,医护人员所占的比重比世界卫生组织制定的比重低很多;从事卫生服务的人员整体学历偏低,专业素质不强,拥有中专学历的人数偏多,而高学历人才少之又少。除此之外,各地都存在卫生人力资源浪费的现象,大部分卫生人力资源均在一线城市以及发达地区,我国中西部以及农村地区所拥有的卫生人力资源严重缺失。导致这一现象出现的原因有两个方面:一是我国卫生人员整体素质较低,专业素质不强,工作效率不高;二是我国不具备成熟的人才引进机制,农村以及中西部地区条件差,绝大多数医疗人才不愿意投身基层。由于农村地区医疗人才严重流失,导致我国公共卫生服务很难实现均等化。

(二)居民对基本公共卫生服务项目知晓率低

由于宣传的不到位,很多居民对国家的基本公共卫生服务项目并不知晓,如 65 岁以上老年人每年一次的健康管理服务,包括体格检查及健康指导。社区卫生服务机构举办的健康知识讲座也并不能吸引太多的居民。

除了宣传的因素外,居民的健康保健意识也决定着基本公共卫生服务项目能否顺利开展。居民对部分服务项目并不知晓和认可。就建立健康档案而言,很多居民并不认为建立健康档案能为自身带来何种利益,因此部分居民并不配合医务人员的工作,使一些服务项目较难以开展。居民的防范心理也为医务人员的入户随访工作带来了一定的难度。

(三)地区之间、城乡间发展不平衡

1.我国东、中、西部地区在公共卫生服务方面一直都有差距

改革开放以来,我国政府逐渐开始放权,各级政府部门把一些重要的卫生服务项目放给财政收入偏低的地方政府。自从1978年初我国开始实行"分灶吃饭"的制度之后,地方政府逐渐开始负担公共卫生服务经费。因为我国东西部地区的发展水平差异很大,直接导致东西部地区在公共卫生服务方面差距逐渐拉大。详细来讲,东部、中部及西部地区地方政府投入到公共卫生服务中的资金存在十分明显的差距。即便我国各地区的人均公共卫生支出均呈现增长趋势,但就人均公共卫生支出水平而言,东部沿海发达地区要明显优于中部地区和西部地区。而随着西部大开发及中央对西部支出力度的加大和各种政策的倾斜,西部地区的增长速度又快于中部地区。地区间人均公共卫生支出差距显著,由此带来的地区间人均享有的基本公共卫生服务水平必然存在严重的不均等,地区间公共卫生支出结构失衡。

2.公共卫生资源在城乡之间配置严重不平衡

公共服务的内容和状况是随着经济的发展水平而变化的,发展不同的国家或地区必然存在着差异。即便农村与城市的卫生资源呈逐渐增加的趋势,但是卫生资源配置方面存在的缺陷仍旧是各级政府部门需要面临的现实问题。根据历年的相关数据显示,我国农村地区拥有的卫生资源远远低于城市。城乡之间的公共卫生支出存在着严重的分配不均。我国农村居民占全国2/3人口,只拥有不到1/4的卫生总费用。而占人口1/3的城镇居民却享有3/4以上的卫生总费用。城镇卫生费用增长速度明显高于农村地区。照此趋势长期发展下去,必将造成我国城乡间的医疗卫生水平差距进一步加大,城乡居民享受的基本公共卫生服务的不均等。

(四)不同基本公共卫生服务项目间发展不平衡

目前,传统的妇幼保健、免疫接种和健康教育等传统项目开展情况要好于健康档案的建立、慢性病管理。而建立居民健康档案、慢病管理和老年人保健,尤其是重型精神病管理依然较难开展,档案质量不高、管理水平低、使用效益差,对公共卫生事件应急处置和卫生监督协管项目工作措施落实也较不到位。

(五)社区信息化系统不够健全

我国卫生信息系统主要以地方规划为主,在地方财政资金支持下,建立了以居民健康档案为基础的区域卫生信息平台。但是,信息系统的建立不仅需要启动经费,还需要后期系统升级和维护所需费用,没有财力保障,难以建立完善的信息系统。系统间尚未完全实现对接,电子健康档案的利用率相对较低。

(六)尚未建立一个完善的监督与考核机制

对基本公共卫生服务的落实情况进行有效的监督考核,是实现均等化目标的重要保障。目前,基本公共卫生服务项目的实施中存在一些问题:在管理方面,一些地方基本公共卫生服务资金管理、绩效考核、责任分工等制度尚不完善;在资金方面,存在地方资金配套不到位、拨付滞后,以及挤占、挪用资金等问题;在落实服务任务方面,存在服务不规范、数量不足等问题;在考核方面,考核的主观性较强,考核能力较低,激励约束机制还不够完善。

三、机遇

(一)全球公共卫生治理

21世纪以来,全球化进程加快,而全世界卫生状况也出现了很多新的特征:医疗知识及技术更新速度加快,新型疾病在国际间传播。一个国家的安全、经济发展以及政治稳定都离不开医疗卫生的支撑。很多历史事实已经昭示卫生行业的发展呈现出了全球化的特点。

国际公共卫生合作是全球公共卫生治理的主要方式,其目的在于通过世界各国的协调来解决跨国的公共卫生安全问题,它也是全球公共卫生产品的重要组成部分,具体而言就是通过开展公共卫生外交,以促进全球公共卫生合作中集体行动困境的解决,世界卫生组织和世界贸易组织中有关公共卫生规范的形成都是世界各国开展公共卫生外交与合作的结果。

我国参与全球公共卫生外交的历史由来已久,中国代表在参加1945年4月25日至6月26日联合国于旧金山召开的关于国际组织问题的大会上,与巴西代表共同提交了建立一个国际性卫生组织的宣言,为创建世界卫生组织奠定了基础,成为世界卫生组织的创始国之一。中国参与全球层面上的公共卫生外交的过程也是其对全球公共卫生机制参与、融入和建构的过程。

近年来,我国的卫生工作得到国际社会的高度关注。全球189个国家共同制定《联合国千年宣言》,内容包括全球各国要达到8个目标,这之中的3个为卫生指标,就是减小儿童死亡率、抗击重大疾病以及改善妇幼卫生环境;还有3个同卫生有关联的指标,即实现可持续发展、消除全球饥饿与贫困以及构建新型合作关系。所有这些已经表明全球各国发展的中心与卫生息息相关。除此之外,各国外交事务也开始强调卫生。国际社会持续关注全球卫生状况,我国在外交事务中也开始不断提及卫生工作。在同其他国家开展外交事务的过程中,卫生已经成为了我国外交活动的重要内容。

我国在全球公共卫生治理项目中提供了力所能及的人力和财力支持,这是中国公共卫生外交的一个重要突破。同时,也是我国对全球公共卫生事业的一大贡献。

(二)人民群众对健康保健的需求逐渐增加

随着社会经济的不断发展,疾病谱的改变和人们对健康的持续追求,居民健康与医疗服务已经成为公共财政与社会投资的主要组成部分,居民健康与医疗服务需求及利用也就成为一个备受社会关注的重要问题。社区卫生服务改变了坐堂行医的传统服务方式,它具有功能齐全、廉价、便捷、服务优质以及就近的特点,越来越受欢迎。

社区卫生中心是一种基层卫生服务网络,服务对象就是社区群众,为社区居民提高医疗保障。社区卫生服务是一项比较复杂的社会工程,是供需双方互动的体系;社区卫生是积极的卫生服务,而不是消极地等待患者来求助。

由于社区卫生服务具有服务优质及便捷等诸多优势,越来越受到社区群众的欢迎,发展前景广阔。特别是新时期我国居民的生活水平不断提高,生活和工作压力加大,老年化程度加重,退休人口越来越多,社区群众对卫生服务的要求也随之提高,使得卫生服务项目朝多元化发展;此外,现阶段社区卫生服务的发展已经不能满足居民的实际需求,与社会的发展不同步,现存的社区卫生中心数量较少,一直都是供不应求。各级政府部门要加大财政投入,建立更多的社区卫生服务中心以满足社区居民的医疗需求,要做出针对性的改变,根据不同社区居民要求,专门设置卫生服务机构,满足市场需求,使得居民的基本医疗需求得到保障,从而提高他们的整体生活质量。

(三)健康中国战略

健康是卫生事业发展的中心,要始终将民众的健康放在卫生事业发展的首要位置,实现公共卫生均等化,提高民众生活质量,在发展经济的同时,不能忽视人们健康的发展;注重"预防为主",创新医疗模式,以开展免费问诊活动、中西医结合、技术进步以及国家政策为切入点,努力解决威胁民众生命安全的健康问题以及各种重度疾病;充分协调各个部门,共同努力解决卫生问题,应对全球卫生挑战,真正实现"健康中国,多方共建,全民共享"的目标。对于我国卫生事业的发展来说,必须遵循4个原则:①将"人人健康"加进经济发展的总体目标之中;②注重效率与公平,将政府部门职责同市场机制进行融合;③重点建设,统筹兼顾,促进卫生事业的全面协调发展;④要以预防为主,不断创新医疗模式。

在"健康中国2020"的具体战略中,第一次提出了"大卫生"的概念,卫生信息化得到空前的重视,构建全面覆盖城乡居民的医疗卫生制度,真正实现"全民共享"医疗改革的成果,建立医疗设施,提高保障水平,提高服务质量,改善医疗环境,不断缩小城乡医疗差距,使得我国民众的健康指标与中等发达国家保持一致,为我国基本公共卫生服务均等化的实现创造了机遇。

四、挑战

(一)我国人口的变化

根据中国国家统计局公布的第七次全国人口普查数据表明,全国总人口为141 178万人(14.117 8亿人)。其中,在年龄构成方面,16～59岁的劳动年龄人口88 222万人,占全国人口的比重为62.5%;60岁及以上人口26 736万人。占全国人口的18.9%,其中65岁及以上人口20 056万人,占全国人口的14.2%。人类期望寿命更长,是社会发展进步的表现,但同时社会的老龄化进程逐步加快,老年群体的医疗卫生、社会服务等方面需求的压力越来越大,给公共卫生带来巨大挑战。按照联合国的传统标准:一个地区60岁以上老人达到总人口的10%,新标准是65岁老年人占总人口的7%,即该地区视为进入老龄化社会。而中国在2000年11月底第五次人口普查时,65岁以上老年人已达8811万人,占总人口6.96%;60岁以上人口达1.3亿人,占总人口10.2%,按国际标准衡量,实际上在2000年中国就已经进入了老龄化社会。

我国人口数量和结构上的变化,对我国公共卫生事业的发展产生了重要的影响。满足老龄化社会需要,改善基本公共卫生服务。尊重国情,完善老年人医疗保障体系,满足老年人的基本医疗需求。建立疾病预防和健康维护保障制度,从源头降低或遏制慢性病增长的趋势。强化社区卫生服务,建立以社区为中心的老年医疗服务体系。充分认识老年人卫生保健的重要性,提高老年人卫生保健的专业性。重视老年人的精神文化需要,预防心理疾病,保障精神健康。

中国人口的老龄化有特殊的社会、经济、历史原因,对我国的公共卫生服务也提出了新的任务,唯有以现实国情为基础,动员各方面的力量,才能保障我国老年人的晚年幸福生活,让老年人享受到政府和社会的关爱。

(二)慢性病发病率不断增高

慢性病主要指以心脑血管疾病(高血压、冠心病、脑卒中等)、糖尿病、恶性肿瘤、慢性阻塞性肺部疾病(慢性气管炎、肺气肿等)、精神异常和精神病等为代表的一组疾病,具有病程长、病因复杂、健康损害和社会危害严重等特点。慢性病的高发病率已成为我国乃至国外健康普遍面临的挑战。

根据不完全统计数据显示,我国有5.8亿多人都患有一种疾病或者一种以上的慢性疾病,在这之中,65岁以下的人占了70%~85%的比重,形势十分严峻,如果再不进行控制,预计到2030年,我们居民花在治疗慢性疾病的成本将会直接增长50%之多。

世卫生组织发布了《全球非传染性疾病现状报告》,报告中提到,慢性疾病的现象在加重,成为了威胁全球人民生命安全的"头号杀手"。报告披露,每一年全球大概有3 600万人死于慢性疾病,这一数字占全球每年死亡人口总数的比重超过了60%,在这之中,部分发展中国家以及不发达国家的死亡人数占了约80%。死于慢性疾病的60岁以下的人数占了近1/4。按照世卫组织的估计,如果不进行控制,到了2030年,全球死于慢性疾病的人数将会达到5 200万人,每个国家平均的经济损失将高达数十亿美元之多,贫富差距进一步拉大。从中可以看出,慢性疾病给全球人民的健康带来了极大的威胁,各国要充分重视慢性疾病,做好防范工作。

(三)不公平现象突出

1.卫生资源分布不公平

我国的二元经济结构导致了我国各地区经济发展的不均衡,各区域之间、城乡之间由于经济水平的不同,卫生服务的数量、质量、种类以及卫生人力、财力和卫生服务设备并不均等。在部分贫困地区、边远山区和少数民族地区,居民健康状况堪忧。

2.卫生服务利用不公平

卫生服务利用是指卫生服务的可及性、利用量和费用。我国卫生服务利用不公平,表现在人均期望寿命、孕产妇死亡率、儿童死亡率等反映健康状况的综合指标在东中西区域之间、农村城市之间、常住与流动人口之间差距依然较大。

3.卫生服务筹资不公平

卫生服务筹资公平性是指社会成员按照自身的支付能力支付卫生服务费用。但在目前,我国的经济水平并不能保障相对公平的卫生筹资系统,不能按照个人的经济收入水平来决定支付的卫生费用。

(四)频发的公共卫生事件

目前,我国的重大传染病流行仍然比较严重。结核病患病人数居高,病毒性肝炎防治工作依然严峻,艾滋病病毒感染和发病人数也呈上升趋势,并开始从高危人群向一般人群扩散。其他新发传染病和输入性传染病不断出现,对群众健康和社会稳定构成严重威胁。食品安全、饮用水污染引起的突发公共卫生事件时有发生,职业病危害呈逐年上升趋势,群体性事件时有发生。这些突出的健康问题,都为我们的公共卫生服务体系和公共卫生制度建设,提出了新的挑战和更高的要求。

(王晓峰)

第二节　推进基本公共卫生服务均等化的对策

一、深化医疗体制改革,深入推进项目开展

(一)政府要坚持履行基本公共卫生服务政府职责

政府在基本公共卫生服务的开展中起到了尤为重要的作用。政府不仅承担着经费保障的职

责,更承担着领导并监督、管理基本公共卫生服务项目顺利实施的职责。政府要坚持履行政府职责,加强领导,建立完善的组织领导体制和项目监督管理制度。同时,要建立基本公共卫生服务项目管理的协调工作机制,加强和促进组织、部门的协调与配合,并且充分促进其他各种有利资源的合作与开展,并加强统筹与协调工作。此外,政府要建立稳定、长效的多渠道补偿机制,完善财政对基层医疗卫生机构运行的补助政策,努力保障和落实对基层医疗卫生机构的专项补助经费和基本公共卫生服务经费。

(二)完善项目管理制度

首先,要建立健全基本公共卫生服务项目的工作管理制度和绩效考核制度。各级卫生行政部门要建立基本公共卫生服务绩效考核信息公开发布制度,通过适宜的方式公布考核结果。其次,要根据质量管理的基本原则,加强基本公共卫生服务的质量管理,建立并完善质量管理制度,制定合理的服务规范和操作流程,建立转诊制度及信息收集制度,定期进行各种检查和质量评价。再次,要落实目标责任制度和责任追究制度,建立项目实施进展情况定期上报制度和通报制度,以确保项目实施的持续优化与改善。

(三)稳步推进,注重服务质量和效果

实施基本公共卫生服务项目是建立我国基本医疗卫生制度的一项基础性工作。因此,在服务开展中必须不断改善服务条件,转变服务模式,努力提高服务的公平性和可及性,坚持把提高居民的健康作为基本公共卫生服务工作的出发点和落脚点,让居民逐渐地感受到并且切身体会到基本公共卫生服务的开展为自身及家人带来的实效。此外,政府在推进基本公共卫生服务工作的进程中,应注重提高服务质量以及开展服务所带来的效果。比如,在开展慢性病管理中,不应只把管理人数或者建档率作为绩效考核的标准,而更应该注重居民慢性病的实际控制率以及档案的使用率。

二、合理安排、使用资金

(一)加大对农村地区的财政投入、完善城乡统筹

"破除城乡二元结构,实现城乡经济社会一体化"是中共十七届三中全会明确的目标。在统筹城乡发展、缩小城乡差距的目标实现过程中,通过缩小城乡基本公共卫生服务差距来缩小城乡差距,这是本阶段城乡统筹的一个重要课题。而政府加大对农村地区的财政投入,更是对农村发展公共卫生事业、缩小城乡差距的有力保障。

政府的财政投入,一方面要投入到卫生机构的基础建设上,修建更换陈旧的设备,改善农村的卫生服务功能,致力于建立标准化的卫生机构;另一方面,应该利用激励机制鼓励医务人员投入农村的公共卫生服务建设,提高农村基层卫生人员的收入,以此来吸引和稳定这些专业技术人才。

考虑到目前在基本公共卫生服务的实施过程中,政府对农村公共卫生的投入存在分配不合理或者私自挪用的现象,因此,应建立长效的监督机制,加大对农村资金筹集、拨付等方面的审计,保证农村专项资金的充分、合理利用。对于发现的问题,应该及时予以揭露和上报。

(二)提高资金利用率

在基本公共卫生服务经费的问题上,不仅要加大资金的投入,更要注重如何有效地利用资金。如何节约成本,在有限的经济资源下,提高资金使用带来的社会效益,这是一个需要深入探讨的问题。在资金的使用过程中,首先应避免铺张浪费,比如购买机器设备,应考虑到实用性原

则,以免购买利用率低却价格高昂的器材。其次,应避免领导者为了应对上级检查而开展所谓的"面子工程""形象工程",将经费用在未能给居民带来切身利益的事情上,造成了不必要的浪费。

我国政府在制定基本公共卫生服务政策时,更应该考虑到如何充分利用资金,体现社会效益,让居民直接受益于基本公共卫生服务带来的好处。就建立居民健康档案来讲,健康档案的印刷费用会占经费的一定比例。如何充分利用健康档案,为居民提供连续、综合、适宜、经济的基本公共卫生服务才是工作的最终目标,而不应该只是将档案建档率作为考察基本公共卫生服务工作的重点。

(三)适度引进社会资本

在发展基本公共卫生服务的过程中,应充分发挥与利用各种有利的资源和条件,体现"政府主导、社会参与"的原则。基本公共卫生服务的筹资方式与渠道也应向多元化发展。所以,应适度引入社会资本,建立以市、区两级财政预算为基础,中央、省补贴为辅,民政部门、个人捐赠、红十字会、民间团体以及疾病预防控制机构有偿服务收入等为补充的多渠道基本公共卫生服务筹资机制。多种筹资方式可以为我国基本公共卫生服务建设提供更充足的资金,同时也调动了全社会的力量,充分利用了社会资源,增加了基本公共卫生服务的供给。

同时,为了提高公共卫生服务的效率,也应适度引进社会资本,通过采用招标采购、政府参股、特许经营等多种方式,将部分政府职能转移到市场。在发挥政府主导作用的同时,努力引进市场机制与竞争机制。因此,需要政府在公共卫生服务领域放开市场门槛,根据为社会提供的公益服务数量来提供相应的财政支持。

三、完善监督与考核机制

(一)加强基本公共卫生服务项目资金监管

各级财政部门作为责任主体,承担着安排、拨付和管理基本公共卫生服务项目资金的重要任务。因此,各级财政部门除了要按照规定的经费标准及时、足额地拨付补助资金外,也应该严格管理基本公共卫生服务项目资金的使用,保证工作进度和质量。基本公共卫生服务项目资金的管理应按照原卫生部、财政部颁布的《基本公共卫生服务补助资金管理办法》严格执行相关规定,遵循专款专用原则、讲求效率原则和保证效益原则,确保项目资金的合理、有效使用。各级监管部门应制定相应的项目资金管理办法,成立财政专项资金处理小组,将专项资金进行统一管理和拨付。定期或不定期要求各基本公共卫生服务机构上交财务报表,分析各项目资金的收支明细,并分析资金使用过程中遇到的问题和不足,提出整改意见后,应及时制定整改策略,并落实到实处。

基层医疗卫生机构在收到专项资金后,要认真执行财务会计制度,设立专账对各项收支进行核算,按照基本公共卫生服务各项目规定权重分配资金,不得将补助资金用于基层医疗卫生机构的基础设施建设。一旦发现截留、挤占、挪用专项资金的机构和部门,应按照《财政违法行为处罚处分条例》等有关法律法规严肃处理。

(二)加强基本公共卫生服务项目实施监管

基本公共卫生服务项目的实施既要注重项目实施的效果和效率,也要注重项目实施的操作规范。因此,加强基本公共卫生服务项目实施监管,就是要在项目开展的过程中,严格监督、管理项目实施的流程,注重服务实施的质量,将基本公共卫生服务项目进行规范化管理。卫生行政部门应加强对社区卫生服务机构的统一管理,建立健全各项管理制度,并根据社区卫生服务机构的服务条件和能力,制定切实可行的工作方案,完善工作流程,采取多种服务方式开展服务项目。对服务的开展严格把关,不单注重服务的数量,更要注重服务的质量。同时,也要注重和加强公共卫生信息管理,积极推进电子化健康档案。负责业务指导的专业公共卫生机构,也要建立指导社区卫生服务机构开展基本公共卫生服务的责任意识,将指导任务纳入工作计划中,认真组织实施,做好业务指导工作。

(三)完善考核组织体系

对基本公共卫生服务项目开展情况进行考核,可以发现项目实施中存在的问题,及时提出意见和建议,有利于及时总结经验,提高组织化程度。因此,在考核指标的设计中,不仅要考核公共卫生服务项目的组织管理和服务数量,还应更加侧重对项目服务质量和服务效果进行考评。考核的标准也应该灵活制定,避免出现不切实际的高指标要求。

同时,也应加强对医务人员的业务考核,考核医务人员对基本公共卫生服务项目的熟练掌握程度,考核结果可计入年终考评。对医务人员的考核结果按照分数高低综合评定等级,可以根据考核结果做出不同的奖励兑现或绩效扣罚,甚至是岗位调整。在平时,也应通过定期或随机抽查的方式,加强日常的督导检查。

四、重视公共卫生服务人才的培养、开发和利用

(一)建立规范的全科医生人才培养模式

根据2011年颁布的《国务院关于建立全科医生制度的指导意见》,就建立规范的全科医生的人才培养模式提出以下几点建议:①应逐步建立规范并且统一的全科医生的培养制度,规范全科医生培养模式,即"5+3"培养模式。成为全科医生要先接受5年的临床医学本科教育,再进行3年全科医师规范化培养。②要将全科医生的培养方法和内容逐渐规范化,实施规范化的培养以及助理全科医生培训,采取定向免费培养或全科特岗的方式。③应规范参加全科医生规范化培养人员管理。根据培养人员来源的不同,实行不同的管理办法,财政部门也根据不同的情况给予补助。管理办法由原卫生部、教育部、财政部以及人力资源社会保障部制定。④应统一全科医生的职业准入条件以及全科医生专业学位授予标准,同时也应完善临床医学基础教育,改革临床医学(全科方向)专业学位的研究生教育,加强全科医学理论和实践教学,突出医患沟通、基本药物使用、医药费用管理等方面能力的培养。

(二)采取优惠政策,招聘引进人才

面对社区卫生服务机构医技人员缺少、公卫医师缺乏的现状,政府应加大人才培养力度,制定各种优惠的政策吸引优秀的人才投入到基本公共卫生服务建设。政府也应进一步加强临床医学专业学生能力的培养,逐步扩大全科方向的临床医学专业学位研究生招生规模。同时,也应鼓励医院医生到基层服务,建立健全城市医院与基层医疗卫生机构的对口支援制度和双向交流机制。

为了解决农村地区基层医务人员严重缺乏的现状,政府应制定政策鼓励优秀医务人才投入农村公共卫生服务建设。高校毕业生到中西部及农村地区可提供补助经费;实行城乡挂钩合作交流,建立定期巡诊和轮训机制,医务人员定期到农村地区进行服务。

(三)完善个人考核制度

在个人考核过程中,既要注重个人的履职情况,也要注重考核个人的工作作风以及职业道德规范。可以把居民的满意度作为个人考核的一项标准。个人考核的结果应与绩效工资以及个人

岗位的任用挂钩。对于全科医生而言,也应完善全科医生继续医学教育的考核制度,将参加继续医学教育情况作为岗位聘用、技术职务晋升和执业资格再注册的重要因素。

(四)加强岗前和在岗人员培训

员工培训既可以提高基本公共卫生服务工作的质量,也可以提高工作效率以及医务人员的素质,减少医疗事故与差错的发生。因此,应采取岗前培训、在职培训或者到医疗机构进修等多种培训方法,加强医务人员适宜技术、适宜技能的培训,并且应宣传基层医改政策、加强政策培训,加强医德医风以及职业素质教育。同时,也应以现代医学技术发展中的新知识和新技能为主要内容,加强全科医生针对性强、实用性强的继续医学教育。

五、提高居民的健康保健意识和满意度

(一)加大对居民的宣传力度

要提高居民对基本公共卫生服务的知晓率,可以通过各种传播媒介,如电视、广播、网络、报刊、发放宣传材料、短信等形式,让城乡居民了解到基本公共卫生项目的服务内容和免费政策,让基本公共卫生服务项目的受益者切实得到政策惠及。同时要多举办健康讲座,并开展针对高血压、糖尿病、肺结核等慢性常见病进行指导、预防活动,也要加大对家庭医生制度正确的宣传和引导工作。基层医疗卫生机构要将基本公共卫生服务内容纳入机构信息公开范围,接受社会和居民监督。

(二)提高居民的满意度

社区卫生服务机构应根据居民的实际需求,优化就诊程序,规范服务流程,制定合理的开放时间,设计合理服务项目,提高服务质量。医务人员应不断提高自身的医疗卫生技术水平和道德素质,耐心并热心地为患者服务。在医患沟通时,医务人员应主动询问患者的需求或建议,为患者提供个性化的建议和指导,以此来吸引居民,提高居民的满意度。

此外,上门问诊、等候时间、医疗设备和条件、就医环境等都是影响居民满意度的重要因素,因此,应努力提高社区卫生服务的质量和效率,为居民提供既安全,又方便、有效的基本公共卫生服务。

六、调动卫生服务人员积极性,提高满意度

(一)提高职工的薪酬待遇

较低的薪酬待遇是降低医务人员工作积极性的重要因素。因此,应逐渐提高基层医务人员的薪酬待遇,提高奖励性绩效工资比例,合理拉开收入差距,体现多劳多得、优绩优酬。或者设立职工福利基金、奖励基金,以此充分调动职工的积极性。

(二)充分发挥领导艺术的作用

领导者在发展基本公共卫生服务的过程中起到了关键的作用。优秀的领导者可以促进提高组织文化,增强员工之间的凝聚力。首先,领导者在制定政策时,应注重发挥集体的智慧,充分调动员工的积极性,集思广益;决策的执行也应注意决策的可行性,要考虑到职工在实施决策时所面临的困难与问题。其次,领导者应树立良好的领导作风,做到严于律己、宽以待人、光明磊落、不谋私利,应以身作则,做到表率作用。最后,领导者应处理好人际关系,不仅要处理好与居民的关系,同时也要处理好与职工的关系,提高满意度。

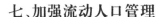

七、加强流动人口管理

(一)重视流动人口问题,提高流动人口的公共卫生服务覆盖率

我国经济的飞速发展带来了大批的进城务工人员。这批务工人员成为了城市流动人口的主要组成部分。目前,我国流动人口的公共卫生服务有着较低的覆盖率。由于流动人口存在着管理难度大、流动性强等不可控制因素,因此,针对流动人口实施基本公共卫生服务存在着很大的难度,这也成为了影响我国基本公共卫生服务实现均等化的一个重要问题。但是,由于流动人口的经济问题,他们的健康很难受到保障。根据资料表明,流动人口中的孕产妇住院分娩率低,孕产妇死亡率要高于当地城市居民;流动儿童接种率低于当地常住儿童,健康问题也无法得到保障。因此,流动人口作为影响基本公共卫生服务均等化的一个重要因素,必须做好流动人口的管理工作。

在 2010 年全国卫生工作会议上,我国原卫生部部长陈竺提出"要把基本公共卫生服务延伸到流动人口,使流动人口与户籍人口一样获得妇幼保健、疾病防治等基本公共卫生服务"。各个省市也已经把流动人口纳入基本公共卫生服务体系。但是,在实际开展中,流动人口的公共卫生服务覆盖率仍然偏低。很多外来务工人员没有享受到基本公共卫生服务项目。免费的基本服务项目面向的仍是当地的居民。外来务工人员通常居住在城市的边缘地带,那里与城市中心较远,交通不便利,居住条件差,因而成为了基本公共卫生服务覆盖的盲点。因此,各级政府及卫生行政部门应重视流动人口问题,提高流动人口的公共卫生服务覆盖率,将流动人口公共卫生服务完全纳入公共卫生服务系统。

(二)加大对流动人口的公共卫生管理

为了提高流动人口的公共卫生服务覆盖率,重点就是要加强流动人口的公共卫生管理,建立有效的流动人口管理机制,并逐步将流动人口纳入基本公共卫生服务规范。首先,各级卫生行政部门以及社区卫生服务机构应建立流动人口的管理制度及流动人口登记制度,并且要从实际出发,根据本地的流动人口数量制定流动人口管理规划,并设置专门管理人员负责组织、实施。尤其要重点针对特殊人群进行管理,如流动孕产妇以及流动儿童的管理。其次,由于流动人口的管理难度大,政府更应该加大对流动人口管理的投入,明确各级部门所承担流动人口的各项经费,并且要将流动人口的公共卫生服务经费落实到实处。再次,应加强社区卫生服务机构与各部门的联系。如加强与负责流动人口行政管理的公安部门以及负责流动人口的卫生、计划生育、劳动与社会保障等行政部门的联系。各部门的协调与配合有利于社区卫生服务机构更好、更全面地为流动人口开展基本公共卫生服务项目。最后,应充分利用政府、民间社会团体以及民众的力量,加大宣传力度,尤其要加大对流动人口的宣传。不仅要宣传可以免费享有的基本公共卫生服务,而且要对流动人口宣传健康、保健知识,提高流动人口的健康、保健意识,从根本上鼓励这些人群参与到公共卫生中去。

(王晓峰)

参 考 文 献

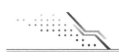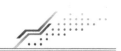

[1] 江鸿.中国财政公共卫生支出绩效研究[M].北京:经济管理出版社,2022.

[2] 吕志兰.医院感染管理与急危重症护理[M].北京:中国纺织出版社,2021.

[3] 励晓红.基本公共卫生服务筹资与评价机制[M].上海:复旦大学出版社,2022.

[4] 郑艳华.现代医院管理[M].北京:科学技术文献出版社,2020.

[5] 金荣华.新发突发传染病的医院应急管理[M].北京:科学技术文献出版社,2021.

[6] 杨吉凯,刘月华,李卉.新编公共卫生与预防医学知识精要[M].长春:吉林科学技术出版社,2019.

[7] 吴兆玉,陈绍成.实用医院医疗管理规范[M].成都:四川科学技术出版社,2019.

[8] 赵文.精编现代医院管理规范[M].哈尔滨:黑龙江科学技术出版社,2021.

[9] 王兆南.公共卫生实践手册[M].北京:人民卫生出版社,2019.

[10] 邹妮,孙喆.医院感染管理[M].上海:上海世界图书出版公司,2019.

[11] 汪鑫.预防医学[M].北京:科学出版社,2020.

[12] 王龙云.公共卫生学理论与实践[M].福州:福建科学技术出版社,2019.

[13] 欧阳新平,何平平,王阳.急性呼吸道传染病防治手册[M].北京:科学出版社,2021.

[14] 刘文清.医院信息化管理[M].哈尔滨:黑龙江科学技术出版社,2020.

[15] 李大旭.公共卫生管理理论与实证研究[M].延吉:延边大学出版社,2019.

[16] 吕建新.公共卫生与健康促进[M].北京:高等教育出版社,2022.

[17] 张小康,邹晓峰.三级综合性医院感染管理[M].南昌:江西科学技术出版社,2020.

[18] 王培刚.中国流动人口基本公共卫生服务均等化研究报告[M].武汉:武汉大学出版社,2022.

[19] 孔菊红.公共卫生基础与实用技术[M].北京:金盾出版社,2019.

[20] 刘乃丰.医院信息中心建设管理手册[M].南京:东南大学出版社,2020.

[21] 余金明,姜庆五.现代健康教育学[M].上海:复旦大学出版社,2019.

[22] 席元第.公共卫生与健康[M].北京:中国劳动社会保障出版社,2020.

[23] 吴丹,孙治国,姜岩.医院管理与公共卫生服务[M].北京:中国纺织出版社,2019.

[24] 杨思进.医院感染重点部门风险管理实用手册[M].成都:四川科学技术出版社,2020.

[25] 任顺成.食品营养与卫生[M].北京:中国轻工业出版社,2019.

[26] 程思.突发公共卫生事件法律知识读本[M].北京:中国法制出版社,2020.

[27] 庄建民.医院管理新思维[M].北京:人民卫生出版社,2020.

[28] 范从华.突发公共卫生事件理论与实践[M].昆明:云南科技出版社,2020.

[29] 张娟.慢性病管理[M].武汉:华中科技大学出版社,2020.

[30] 沈红玲.现代医院管理理论与实践[M].北京:科学技术文献出版社,2020.

[31] 孙向宁,孙彦荣.慢性病防治科普[M].哈尔滨:黑龙江科学技术出版社,2020.

[32] 李晨.预防医学[M].杭州:浙江大学出版社,2020.

[33] 莫言娟.现代医院管理与医院经济运行[M].天津:天津科学技术出版社,2020.

[34] 吕蕾.公共卫生与疾病预防控制[M].广州:世界图书出版广东有限公司,2021.

[35] 王伟,吴菁.突发公共卫生事件医院管理实践[M].北京:人民卫生出版社,2020.

[36] 蔡伟芹,高倩倩,于芳,等.我国传染病防控体系问题与分析——基于文献内容分析法[J].卫生经济研究,2019,36(11):21-25.

[37] 高秦伟.传染病防控中的隔离措施[J].中外法学,2020,32(3):590-611.

[38] 税章林,苟悦,袁璐,等.突发急性传染病的门诊防控策略初探[J].中国医院管理,2020,40(3):27-29.

[39] 熊智.我国慢性病防治面临的挑战与对策[J].中国慢性病预防与控制,2019,27(9):720-720,F0003.

[40] 贾伟平.慢性病防治管理新趋势的思考[J].中华内科杂志,2021,60(1):1-4.